主编

肖建如

脊柱肿瘤学

第2版

SPINAL
ONCOLOGY

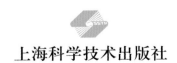

上海科学技术出版社

图书在版编目（CIP）数据

脊柱肿瘤学 / 肖建如主编. -- 2版. -- 上海 : 上
海科学技术出版社，2023.1
ISBN 978-7-5478-4991-0

Ⅰ. ①脊… Ⅱ. ①肖… Ⅲ. ①脊柱－肿瘤－诊疗
Ⅳ. ①R739.42

中国版本图书馆CIP数据核字(2022)第010148号

脊柱肿瘤学（第2版）

主编　肖建如

上海世纪出版（集团）有限公司
上 海 科 学 技 术 出 版 社　出版、发行
（上海市闵行区号景路159弄A座9F-10F）
邮政编码201101　　www.sstp.cn
上海雅昌艺术印刷有限公司印刷
开本 889×1194　1/16　印张 40.5
字数 1060千字
2019年1月第1版
2023年1月第2版　2023年1月第1次印刷
ISBN 978-7-5478-4991-0/R·2128
定价：350.00元

内容提要

本书对脊柱肿瘤的基础研究进展及各类脊柱肿瘤的诊断和治疗相关知识进行了详尽阐述，介绍了脊柱肿瘤外科领域的新理论、新成果和新技术，反映了脊柱肿瘤领域的诊断和治疗现状和发展方向。

本书内容由 3 篇组成。第 1 篇为总论，介绍脊柱肿瘤的诊治现状与进展、基础研究进展、分类及外科分期、影像学、病理学、放射及介入治疗、内科治疗、麻醉学、围手术期处理和围手术期护理等内容。第 2 篇为各论，介绍了各类脊柱肿瘤的诊断、治疗相关理论和一般原则，包括脊柱骨与软骨良性肿瘤、瘤样病变、恶性肿瘤、椎管内肿瘤、小儿脊柱肿瘤、血管畸形和转移性肿瘤的诊治。第 3 篇为手术学，具体介绍了各节段脊柱肿瘤手术入路、手术切除方式及骶骨肿瘤的外科治疗，并介绍了椎体成形术、脊柱肿瘤翻修术、射频消融、内镜及计算机辅助导航等一些新技术和新理念在脊柱肿瘤外科中的实践与应用。

本书内容翔实、图文并茂，适合骨科、脊柱外科、神经外科、影像科及肿瘤科等相关学科医师和研究人员阅读。

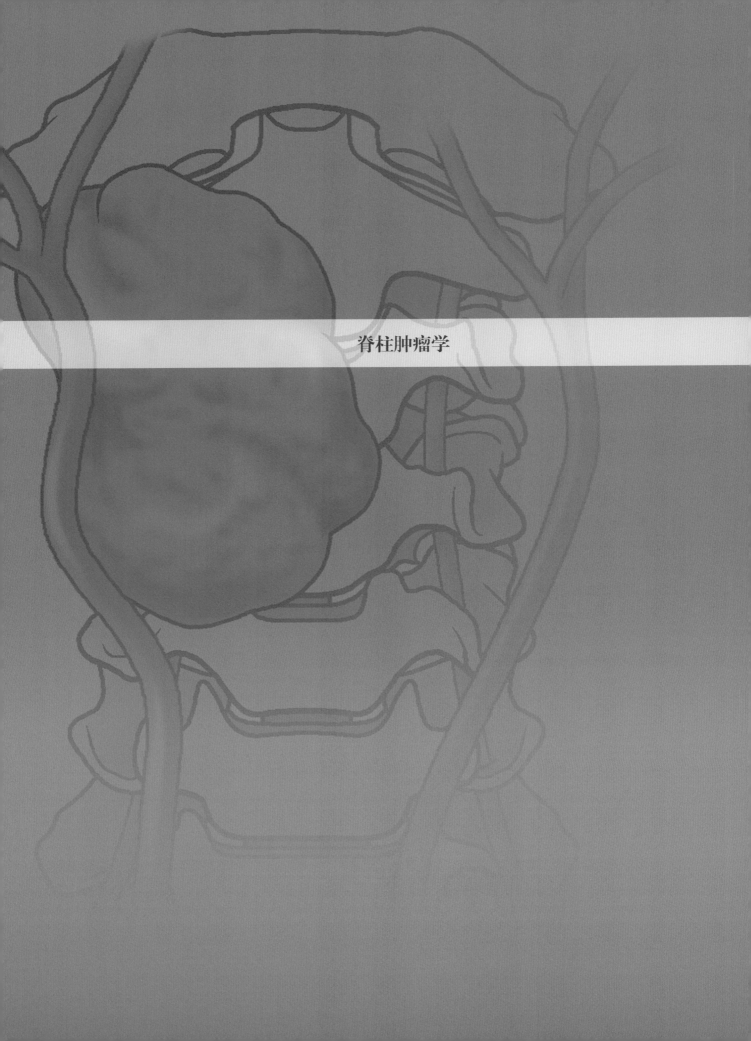

脊柱肿瘤学

编 者 名 单

主　编　肖建如

副 主 编　魏海峰　杨兴海　杨　诚　赵　剑　刘铁龙

参编人员（按姓氏拼音排序）

包丽华	蔡小攀	陈　素	陈秉耀	陈菊祥	陈天睿	陈文俊	程　旭
初同伟	董伟华	冯大鹏	付　琛	付卫军	傅海龙	高　欣	高春燕
龚海熠	郭　卫	郭　征	韩　帅	何爱娜	何韶辉	胡国汉	胡劲博
胡海燕	胡斯旺	胡永成	黄　权	黄承光	黄稳定	姬　涛	贾　齐
姜　丛	姜东杰	矫　健	孔金海	李　博	李　磊	李　林	李　嵩
李佳林	李洪涛	李晓林	李永华	李云园	李珍惜	林　峰	林在俊
刘　超	刘铁龙	刘晓光	刘永刚	马俊明	毛　敏	孟　通	闵大六
欧阳斌燊		彭东宇	钱　明	邱　勇	沈　赞	宋滇文	孙元珏
孙正望	谭　桃	汤　宇	滕红林	万　维	万昌丽	万宗森	王　辉
王　静	王　霆	王　臻	王晨光	王良哲	王拥军	韦　兴	魏海峰
吴志鹏	肖建如	徐乐勤	徐玉铎	许　炜	严望军	羊海琴	杨　诚
杨　建	杨明磊	杨兴海	姚　阳	叶珏岚	尹华斌	余宏宇	张　丹
张　浩	张剑军	赵　剑	赵铖龙	赵越超	郑　伟	郑水儿	钟南哲
周　旺	周振华	朱秋峰					

学术秘书　魏海峰　杨　诚

主编简介

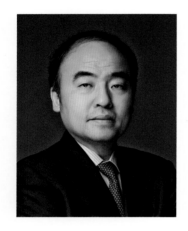

肖建如

教授
主任医师
博士生导师

海军军医大学第二附属医院（上海长征医院）骨科医院院长、全军骨科研究所所长、上海市"重中之重"脊柱疾病临床医学中心主任、上海市骨科临床研究中心主任。荣获国务院政府特殊津贴及军队优秀技术人才一类岗位津贴。现任全军骨科专业委员会副主任委员、上海市医学会骨科学分会副主任委员、上海市医师协会骨科医师分会副会长、中华医学会骨科学分会骨肿瘤学组副组长兼脊柱骨盆肿瘤组组长、中国医师协会骨科医师分会脊柱肿瘤学组主任委员。担任 Spine 杂志中文版副主编、《中华外科杂志》编委等。先后赴德国、美国、意大利等国的国际著名脊柱外科中心临床进修和学术交流。

在脊柱外科的临床、科研、教学工作中积累了丰富的经验，擅长脊柱常见伤病及疑难病症的诊断与治疗，尤其是原发性、转移性脊柱肿瘤和脊椎管内外肿瘤的诊断与治疗，率先在国内外开展脊柱肿瘤外科新技术 10 项，填补了国内脊柱肿瘤领域的多项空白。在 Lancet Oncol、Nature Medicine、JBJS、Spine 等杂志发表 SCI 论文 250 余篇，主编及参编骨科专著 25 部，牵头及参与指南及共识编写 10 余部。担任科技部重点研发项目首席科学家，主持国家自然科学基金重点项目等课题 30 余项。以第一完成人获得国家、军队及上海市重大科技成果奖 10 项（包括国家科技进步奖二等奖、上海市科技进步奖一等奖、军队医疗成果一等奖等）。荣立个人二等功 2 次，个人三等功 2 次，荣获长征医院临床医学名医奖、长征医院科技金星、建功立业感动长征年度人物。指导硕士研究生、博士研究生、博士后 80 余名。入选上海市优秀学科带头人、上海市领军人才，当选上海市十大科技精英、上海市十佳医生，获得"国之名医·卓越建树"奖。

前　言

　　20世纪90年代中期，作为国内领先的脊柱外科中心，上海长征医院脊柱外科在脊柱创伤和退变性疾病的诊治技术日趋成熟，华东地区甚至全国各地的脊柱疑难杂症患者慕名而来，其中不乏求治无门的脊柱肿瘤患者。由于肿瘤的侵袭性与脊柱解剖结构的特殊性和复杂性，脊柱肿瘤手术难度和风险极大。脊柱肿瘤的外科治疗在国际医学界也是极具挑战性的临床难题。

　　1997年，我们同时收治了2例胸椎骨巨细胞瘤患者，两人均处于人生的芳华阶段，满怀着对未来的期待。一位患者肿瘤病灶较小，肿瘤顺利切除，术后痊愈并组建了幸福的家庭。另一位患者却相当不幸，肿瘤病灶出血很多，术中难以彻底切除。此后，这名患者多次复发，在5年时间里做了5次手术，作为脊柱外科医生的我们还是只能眼睁睁看着年轻的生命在一次次与病魔抗争后最终逝去。

　　当时，与国际上顶尖脊柱肿瘤外科技术相比，我国脊柱肿瘤外科技术研究水平相对落后。在手术过程中我们常因外科技术的不成熟而底气不足，常常由于肿瘤病灶大出血而被迫中止手术，失去了进一步治疗的机会，而患者在绝望中面临瘫痪、器官功能衰竭甚至死亡。脊柱肿瘤手术在业内甚至曾被戏称为"开关手术"，用来形容这种浅尝辄止的遗憾。为此，我们痛下决心，一定要攻克这个国际性临床难题，否则更多的患者将会面临同样的无奈命运。

　　技术的探索攻关在初期可谓如履薄冰、举步维艰。每例手术对于我们来说都是一场全新的谋划和艰难的战役。历经20年艰辛的探索，我们首创了10项脊柱肿瘤治疗新技术，突破了高难度的枕颈段（含上颈椎）、颈胸段、腰骶段肿瘤等传统手术禁区，填补了国内外脊柱肿瘤外科治疗的多项空白，使肿瘤总体切除率由原来的40%提升至95%以上，术后中长期随访显示局部复发率明显降低。手术疗效明显提高，达到了国际先进水平，部分领域位居国际领先。迄今，上海长征医院脊柱肿瘤团队已成功实施各类脊柱肿瘤手术1.5万余例，成为国际上最大的脊柱肿瘤中心，并且建立了上海多学科强强联合协作的立体治疗模式，摸索出临床研究、基础转化、医工结合等相互合作交融的新学科发展模式，将脊柱肿瘤的综合诊治技术不断推陈出新，继续引领脊柱肿瘤学科的发展。

随着国内脊柱肿瘤诊疗水平的不断进步，相应治疗规范和标准体系的制定和普及迫在眉睫。为此，我们团队于2004年编写并出版了《脊柱肿瘤外科学》，这是国内第一部脊柱肿瘤外科领域的指导性专著。现在，我们推出了《脊柱肿瘤学》。本书汇集了国内知名的脊柱肿瘤团队及肿瘤内外科、影像科、病理科、放射介入科专家团队，阐述了国内外脊柱肿瘤诊疗最新进展，并对脊柱肿瘤的相关基础理论、临床诊断、手术入路、切除方式、重建策略、综合治疗等进行了系统更新和补充，展示了众多珍贵的临床病例资料；同时增加了病理诊断、介入放射、中西医结合、影像分析、麻醉、围手术期护理等各个紧密学科和细分领域的发展现状，尽可能展示在多学科团队协作下脊柱肿瘤的治疗革新。肿瘤的临床治疗随着前沿性基础研究转化的不断深入，更加强调个体化、精准化和规范化。本书独立成章的骨肿瘤基础研究进展和脊柱肿瘤的自然发展史，以及在各个部分章节的叙述中结合临床和基础医学的相关研究进展，保证了本书内容的鲜活、贴切与客观。希望新版的《脊柱肿瘤学》能为骨肿瘤外科、脊柱外科、骨科及肿瘤相关领域医师的临床诊治工作和基础科学研究提供帮助与参考。

最后，对于赵定麟教授、贾连顺教授等老一辈专家给予的鼎力支持与帮助深表感谢和敬意，特别感谢国内众多专家与同道的艰辛付出与倾囊奉献。书中若有不足或错漏之处，敬请广大读者批评指正。

肖建如

目　录

第2篇

各　论

第 3 篇

手 术 学

第1篇

脊柱肿瘤学

总论

第1章
脊柱肿瘤的诊治现状与进展

Progress on Diagnosis and Treatment
of Spinal Tumors

　　随着环境污染日益加重、社会人口老龄化，脊柱肿瘤的发病率呈逐年上升趋势。由于脊柱解剖结构的特殊性和复杂性，脊柱肿瘤的治疗难度大、风险高、手术并发症及局部复发率较高，预后也较四肢肿瘤差，脊柱肿瘤的外科治疗一直是临床面临的挑战性难题。近年来，肿瘤诊治相关领域取得长足的进步，国内外专家学者对脊柱肿瘤基础和临床研究方面展开了系列探索与攻关，取得了令人鼓舞的成绩。对于脊柱肿瘤的治疗，特别是脊柱转移性肿瘤的治疗，由既往相对消极的治疗方式逐渐转变为规范化、精准化的多学科治疗模式，其总体疗效及预后均有不同程度的改善。脊柱肿瘤外科已逐步成为脊柱外科及骨肿瘤外科发展的重要方向之一。

第1节　流行病学

一、脊柱肿瘤

　　骨肿瘤占全身肿瘤的2%～5%，脊柱肿瘤占全部骨肿瘤的10%～20%。按照肿瘤的来源，脊柱肿瘤可分为原发性和转移性，其中原发性脊柱肿瘤相对少见。脊柱肿瘤最常累及胸椎（约40%），其次为腰椎（25%～35%）、骶骨（20%～30%）和颈椎（5%～10%）。原发性脊柱肿瘤的病理类型有瘤样病变、良性骨肿瘤、侵袭性骨肿瘤和恶性骨肿瘤。主要的瘤样病变为嗜酸性肉芽肿、动脉瘤样骨囊肿、纤维异样增殖症、孤立性骨囊肿等；常见原发良性肿瘤为脊柱血管瘤、骨软骨瘤、骨样骨瘤等；常见侵袭性骨肿瘤包括骨巨细胞瘤、骨母细胞瘤、软骨母细胞瘤等；常见原发恶性肿瘤为脊

索瘤、软骨肉瘤、骨髓瘤、恶性淋巴瘤、恶性纤维组织细胞瘤和骨肉瘤等。转移性脊柱肿瘤主要的原发病灶为乳腺癌、前列腺癌、肺癌、肾癌、甲状腺癌等。

（一）常见瘤样病变

　　1. 嗜酸细胞肉芽肿（eosinophilic granuloma, EG）骨嗜酸细胞肉芽肿一般是指局限于骨的朗格汉斯细胞组织细胞增殖症，单发者多见，主要发生于颅骨，在股骨、骨盆、脊柱中均有分布。脊柱嗜酸细胞肉芽肿占所有骨嗜酸细胞肉芽肿的6.5%～25%。本病于1929年由Finzi首次报道，后由Jaffe命名为嗜酸细胞肉芽肿。它可发生于任何年龄，男女比例约为2.5∶1，儿童和青少年多发，约

1/3 见于 4 岁以下的幼儿，3/4 见于 20 岁以下的青少年，平均年龄为 10 岁。

2. 动脉瘤样骨囊肿（aneurysmal bone cyst，ABC） 脊柱动脉瘤样骨囊肿多见于青少年，约占所有骨肿瘤的 1.4%。75% 的患者年龄小于 20 岁，男女比例为 1:1.16。它可独立发病，也可继发于其他瘤样病变，如骨巨细胞瘤、骨母细胞瘤、软骨母细胞瘤等。约 70% 的脊柱动脉瘤样骨囊肿发生于胸椎、腰椎，约 2/3 的病例同时累及椎体与椎弓，约 1/4 的病例仅累及椎弓。肿瘤向骨外呈膨胀性生长，有特殊的 X 线表现。肿瘤内容物常为充满血液的囊腔血窦，以纤维组织为间隔，可见多核巨细胞聚积，并有骨化存在。

（二）常见原发性良性肿瘤

1. 血管瘤（hemangioma） 是脊柱最常见的良性肿瘤，10% ～ 20% 的患者在门诊影像学检查中发现椎体血管瘤，脊柱血管瘤通常无症状，仅约 1% 出现明显症状。发病率随年龄增加而增高，女性略高于男性。好发部位由高至低依次为胸椎、腰椎、颈椎和骶椎。

2. 骨样骨瘤（osteoid osteoma） 好发于儿童及青年人，以 10 ～ 20 岁患者居多，男女比例约为 2:1。该肿瘤多见于下肢长骨，10% ～ 20% 的骨样骨瘤发生于脊柱。Jackson 报道的 860 例骨样骨瘤中，仅 10% 发生在脊柱。国内刘子君等报道的 6 010 例良性骨肿瘤中，100 例为骨样骨瘤，其中 8% 位于脊椎。骨样骨瘤主要发生于脊柱后结构，以 WBB 分期 B 分级的 2 ～ 4 区、9 ～ 11 区居多。大部分为单发，也可多发。

3. 骨软骨瘤（osteochondroma） 好发于儿童，是一种较为常见的良性骨肿瘤，多发生于长骨，约占所有良性原发骨肿瘤的 40%，其既可单发呈散在性分布，也可为遗传性骨软骨瘤病。约 3% 的单发性骨软骨瘤和 7% ～ 9% 的遗传性多发性骨软骨瘤发生于脊柱，而脊柱骨软骨瘤仅占所有脊柱肿瘤的 0.4%。脊柱骨软骨瘤主要发生于脊柱后结构，如棘突和椎弓根。生长相对缓慢，

临床上表现为局部疼痛，较少发生脊髓、神经压迫。

（三）常见良性侵袭性肿瘤或交界性肿瘤

该类肿瘤主要包括骨巨细胞瘤和骨母细胞瘤，在传统意义上被认为是良性骨肿瘤，但相对其他良性肿瘤，该类肿瘤局部侵袭性强、复发率高，且有一定的远处转移风险，在临床治疗中与其他良性骨肿瘤存在显著差异，但远处转移率和整体预后明显好于恶性骨肿瘤。因此，笔者把该类肿瘤单列为一类，以便指导临床治疗和预后评估。

1. 骨巨细胞瘤（giant cell tumor of bone，GCTB） 是常见的原发性骨肿瘤之一。在所有原发性骨肿瘤中占 3% ～ 5%，好发于远端股骨和近端胫骨。多见于 20 ～ 40 岁，20 岁以下及 55 岁以上发病率较低，女性稍多于男性。脊柱骨巨细胞瘤占 10% ～ 15%，各个节段均可受累，但以胸椎、颈椎和骶椎发生率较高。脊柱骨巨细胞瘤多累及椎体，随着肿瘤的进展，可侵及椎弓根、椎板、关节突和棘突，也可突破骨皮质，侵及椎管或椎旁软组织。骨巨细胞瘤具有较强的局部复发倾向，少数患者可发生肺转移，极少数转变成高级别骨肉瘤。

2. 骨母细胞瘤（osteoblastoma） 也曾称为成骨性纤维瘤及巨大骨样骨瘤。1956 年，由 Jaffe 正式命名为骨母细胞瘤。骨母细胞瘤约占全部骨肿瘤的 1%，30% ～ 40% 的骨母细胞瘤发生于脊柱，以胸腰椎多见。该瘤好发于 10 ～ 25 岁的青少年，男性与女性患者之比为 2:1。骨母细胞瘤被认为是一种具有局部侵袭性的肿瘤，可恶变为骨肉瘤。脊柱骨母细胞瘤一般均起源于附件结构，单纯累及椎体者少见。

（四）常见原发性恶性肿瘤

1. 骨髓瘤（myeloma） 是最常见的恶性原发性骨肿瘤，占所有恶性原发骨肿瘤的 45%。本病多见于 40 岁以上的男性，主要发生于 50 ～ 70 岁。脊柱为好发部位，其中胸腰颈椎常见，其他

部位如胸骨、髂骨等也常发现。骨髓瘤主要侵犯骨髓，但也可在骨外形成浸润灶，如发生于肝、脾、肾、淋巴结等，后者大多见于本病的晚期阶段。初期骨髓瘤多发生于椎体。本病需与骨转移癌相鉴别。

2. 脊索瘤（chordoma） 是一种起源于脊索组织胚胎残留物的肿瘤，相对少见，人群发病率约为0.08/10万，占所有原发恶性骨肿瘤的1%～4%。脊柱是脊索瘤的好发部位，由于脊索瘤的起源的特点，该病主要发生于颅底、上颈椎及骶骨，一般均为单发，少数多发。脊索瘤呈侵袭性缓慢生长，因此好发年龄大多数在40～70岁，男性多于女性。

3. 骨肉瘤（osteosarcoma） 是起源于骨或骨样组织的恶性肿瘤，占所有原发恶性骨肿瘤的1/4～1/3，骨肉瘤在脊柱的发病率相对较低，占脊柱恶性肿瘤的3%～5%。男性患者居多，但对于年龄低于15岁的骨肉瘤患者，女性稍多见。骨肉瘤多发生于青少年及青年人，骶骨为脊柱最易受累部位，其次为腰椎、胸椎，颈椎发病罕见。

4. 软骨肉瘤（chondrosarcoma） 是一种较为常见的恶性骨肿瘤，在恶性骨肿瘤中发病率为19.08%，仅次于成骨肉瘤，按发生部位可分为中心型、周边型和骨膜型。按发病过程可分为原发性和继发性。软骨肉瘤主要发生于骨盆、股骨、肩关节等处，脊柱部位发病率约为12%，在各节段之间无明显分布差异。脊柱软骨肉瘤的发病年龄范围分布较广，以30～70岁较为多见。男女性别比为2.1∶1。

（五）脊柱转移性肿瘤

脊柱转移性肿瘤是指原发于骨外的恶性肿瘤，通过血行、淋巴等途径，转移至脊柱，并在脊柱继续生长的肿瘤，而脊柱邻近的软组织肿瘤直接侵犯脊柱进而造成的继发性骨损伤患者不属于脊柱转移性肿瘤的范畴。脊柱转移性肿瘤远较原发性脊柱肿瘤更为常见，其发病率为原发性恶性肿瘤的25～30倍，其中，以胸腰椎较为多

见，其次为颈椎。据统计，转移至脊椎的恶性肿瘤仅次于转移至肺或肝脏的恶性肿瘤，居于第三位，有研究表明，晚期癌症死亡患者在尸检时发现有约90%发生脊柱转移。容易发生脊柱转移的恶性肿瘤依次为乳腺癌、前列腺癌、肺癌、肾癌、甲状腺癌、胃肠道肿瘤、妇科肿瘤和黑色素瘤等。

二、椎管内肿瘤

椎管内肿瘤是较为常见的一类脊柱肿瘤，据报道，原发性椎管内肿瘤的发病率为每年0.4/10万～1.5/10万。在原发性椎管内肿瘤中，神经鞘瘤和脊膜瘤最为常见。椎管内肿瘤可分为椎管内硬膜外、髓外硬膜下和髓内肿瘤。前两者以神经鞘膜瘤、脊膜瘤和转移瘤等居多，占所有椎管内肿瘤的70%～80%。而髓内肿瘤以神经胶质瘤居多，占所有髓内肿瘤80%，其中神经胶质瘤又可分为星形细胞瘤（占比60%～70%）、室管膜瘤（占比30%～40%）、少突胶质细胞瘤，更少见的是非胶质源性肿瘤、胚胎源性肿瘤和髓内转移瘤，占所有椎管内肿瘤的20%～30%。椎管内肿瘤以胸椎更为多见，其次为颈椎和腰椎。

1. 神经鞘瘤（nerve sheath tumor） 可起源于任何周围神经纤维，大部分呈散发型。其起病相对缓慢，多在中年时发现，占所有脊柱肿瘤的25%，以胸段为最多见，其次为颈段和腰段。良性为主，恶性神经鞘瘤少见，常与神经纤维瘤病（neurofibromatosis，NF）1型神经纤维瘤病相关，或由放疗导致。

2. 脊膜瘤（meningioma） 常见的椎管内肿瘤之一，女性患者多于男性，以30～60岁最为多见，多发生于胸段，其次为颈段和腰骶段。WHO分级将脊膜瘤分为4级，其中Ⅰ级和Ⅱ级为良性，Ⅱ级（非典型）较Ⅰ级（良性型）更为常见，Ⅲ级和Ⅳ级为恶性，相对较为少见。

第2节 脊柱肿瘤的临床表现及诊断

一、临床表现

由于脊柱肿瘤早期缺乏特征性的临床表现，故难以早期发现，易出现误诊、漏诊，大部分患者就诊时往往已处于中晚期，给治疗带来一定的困难，并影响治疗效果。脊柱肿瘤早期及时地诊断与治疗，对于疾病疗效、患者的预后都具有非常重要的影响。

无论是原发性还是转移性脊柱肿瘤，其典型的临床表现有局部疼痛、神经功能障碍、局部包块或脊柱畸形等（表1-1）。而无症状的脊柱肿瘤通常是在常规体格检查中被发现，这种情况并不少见。

表 1-1　原发性脊柱肿瘤的症状和体征的发生率

症状和体征	发生率（%）
疼痛	80～95
无力	40～75
反射变化	35～45
自主神经功能障碍	5～20
感觉缺失	30～50
包块	15～60
侧弯/后凸畸形	10～40

（一）疼痛

疼痛是脊柱肿瘤患者最主要的症状。对于脊柱转移性肿瘤，有80%～95%的患者出现局部疼痛症状。脊柱肿瘤所致疼痛的机制包括：骨的浸润和破坏（尤其是骨膜的膨胀），骨病变组织的压迫，炎症因子的释放病理性骨折，脊柱椎节不稳，脊髓、神经根或神经丛的压迫和侵蚀等。疼痛的性质主要有局灶痛、根性痛和机械性痛。局部的疼痛往往是最先出现的症状，局限于肿瘤侵犯的节段；夜间疼痛是脊柱肿瘤疼痛的特点，多呈持续性。疼痛在最初往往较轻，但是随着病情的发展，疼痛呈进行性加重。此种疼痛的主要原因为肿瘤对骨膜和软

组织的侵犯，以及硬膜外静脉丛的扩张。服用抗炎药物和皮质激素可部分缓解。机械性疼痛是由于椎体塌陷或者病理性骨折所引起，提示脊柱不稳。此种疼痛多于活动时加重，平躺或外带支具保护时可缓解。根性痛是由于神经根受肿瘤侵犯或压迫所致，呈间断性、放电样疼痛，于颈椎和腰椎多为单侧，于胸椎多为双侧，可向四肢和胸、腹部放射。此种疼痛也具有夜间加重的特点，并且在 Valsalva 动作等增加椎管内压力的情况下可加重。此外，脊柱转移性肿瘤患者还可能出现牵涉痛，牵涉痛多发生在远离肿瘤病灶的一定区域。对于髓外硬膜下和髓内转移性肿瘤患者，疼痛较为少见。而此区域原发性肿瘤患者可出现疼痛症状。

根据肿瘤性质的不同，疼痛发生的时间、性质等亦有所区别。从疼痛发生的时间上看，疼痛可出现在脊柱肿瘤得到确诊前的数月或数年。其中脊柱良性肿瘤疼痛病程一般较长，可为数月甚至数年，而恶性脊柱肿瘤，如成骨肉瘤、尤因肉瘤（Ewing 肉瘤）或骨转移瘤等，其疼痛病史的时间相对较短。Weinstein 等的临床研究显示，原发性脊柱良性肿瘤患者从症状初发到确诊的疼痛持续平均时间是19.3个月，恶性肿瘤患者的平均时间为10.4个月，脊柱转移性肿瘤患者的平均时间为1～2个月，但最长可以达到2年。

夜间疼痛几乎是所有骨肿瘤的特征性表现，且多为恶性骨肿瘤的特点，同样也是脊柱肿瘤患者的常见表现。其原因主要在于：① 夜间患者通常采取卧位，静脉压力相对较高，对肿瘤周围的末梢神经形成刺激。② 夜晚患者的精神注意力相对较为集中，对疼痛变得较为敏感。③ 肿瘤释放的一些炎性介质对神经形成刺激等。患者咳嗽、打喷嚏、用力或其他增加腹内压的动作可诱发疼痛或使其加重。

脊柱肿瘤发生的部位不同，可以产生相应的具有一定特征性表现的疼痛，值得注意。

（1）枢椎齿突肿瘤可产生严重的颈部疼痛，并

经枕部放射到头顶部，颈部活动时（尤其是前屈时）疼痛加重；能诱发放射到手臂或后背部的尖锐的放电样异常感觉（Lhermitte 征），或诱发从上肢到下肢的麻木、乏力感。

（2）第 7 颈椎、第 1 胸椎椎体肿瘤的疼痛可从一侧或双侧肩后部经上臂内侧达肘部或手的尺侧，也可能出现环指与小指麻木、无力，手内在肌、腕伸肌、指伸肌、肱三头肌发生失用性萎缩。出现霍纳综合征（Horner 综合征）时提示椎旁的交感神经受累。

（3）中胸段脊柱肿瘤产生的放射样疼痛一般围绕胸背部，呈束带感，有时易与心绞痛混淆。侵及下胸椎或上腰椎的肿瘤产生的疼痛放射到腹前壁，易与胆囊炎、阑尾炎、憩室炎或肠梗阻混淆，尤其是自主神经受累产生麻痹性肠梗阻时更易混淆。第 1 腰椎椎体肿瘤产生的疼痛可以放射到一侧或两侧的骶髂部、髂前上棘或腹股沟部，产生膀胱、直肠功能缺失或性功能障碍；伴有大腿麻木、无力时，提示脊髓圆锥部受压。

（4）肿瘤累及下腰椎可以产生类似坐骨神经痛和神经功能障碍的表现，易与腰椎间盘突出混淆，但这种疼痛在卧床休息时常常不减轻反而加重。

（5）肿瘤侵及骶骨时可产生下腰部或骶尾部疼痛，并可以放射到会阴部或肛周。但肿瘤早期由于瘤体较小，并因骶尾部空间大，故疼痛常常不明显，多表现为隐胀不适感。当瘤体长大，破坏骶尾骨并压迫马尾神经时疼痛明显加剧，夜间痛尤其明显。同时可伴有马尾神经支配区功能异常，如便秘、排尿困难等。膀胱直肠功能缺失或性功能障碍可在会阴部或肛周感觉缺失之前发生。腰骶部肿瘤产生的疼痛经常在端坐或仰卧时加重而站立时减轻。可出现神经牵拉试验阳性、大腿或臀部放射痛、下肢无力和麻木。

（二）肿块

以肿块为首发表现的患者并不常见，主要见于颈椎或脊柱后部附件结构的肿瘤。由于脊柱骨肿瘤多发生在椎体，而椎体的位置深在，所以难以在体表发现。形成较大包块的良性脊柱肿瘤主要有骨软骨瘤、动脉瘤样骨囊肿、颈椎巨大哑铃型神经鞘瘤或神经纤维瘤等。这些病变的特点包括生长缓慢，常常是偶然被发现，无明显疼痛或有轻微疼痛。恶性脊柱肿瘤中如恶性纤维组织细胞瘤、恶性神经鞘瘤、软骨肉瘤等多见椎旁、后腹膜包块，在胸背部通常可以触及有压痛的包块。恶性肿瘤的包块增长较快，对周围组织常形成压迫，故常有局部疼痛、不适等表现，但可见于四肢肿瘤中的局部温度升高等表现则不明显。

转移性脊柱肿瘤由于有原发病灶的存在，以及转移肿瘤一般恶性程度较高，生长比较迅速，易于诱发脊柱疼痛和神经症状等，故在形成较大包块前即可被发现。而部分转移性肿瘤患者在脊柱区以外的其他部位可以发现有肿块的存在，如恶性淋巴瘤等，此时触及的包块往往不对称，大小不一。对于脊柱皮样囊肿或表皮样囊肿可在表皮下触及包块或见皮肤小凹。神经纤维瘤病可触及沿神经根走行的皮下包块，腰骶部可有多发性咖啡牛乳色斑。

（三）畸形

脊柱肿瘤导致的脊柱畸形并不少见，其主要机制包括：肿瘤对椎体和（或）附件的破坏，脊柱周围组织的痉挛性反应，以及肿瘤体积较大对周围结构形成挤压等。常见的脊柱畸形有脊柱侧弯或后凸畸形。文献报道，骨样骨瘤和成骨细胞瘤有 70% 以上病例可伴有侧弯。脊柱内肿瘤也可以引起侧弯。多发性神经纤维瘤病是儿童脊柱侧弯中较为常见的疾病，且多以侧弯就诊。骨巨细胞瘤、淋巴瘤、骨髓瘤及脊柱转移性肿瘤因椎体溶骨性破坏造成椎体塌陷，易形成后凸畸形。严重的脊柱畸形可造成脊髓严重扭曲而产生脊髓病。脊柱畸形也可以压迫椎间孔的神经根而出现神经根病。

（四）神经功能障碍

当肿瘤压迫或侵犯脊髓、神经根或椎旁神经丛时会出现相应的神经功能障碍，其表现通常为神经支配区域的疼痛、感觉与运动功能障碍及自主神经功能紊乱等。在就诊时，55%以上的原发性恶性脊柱肿瘤患者出现神经功能障碍的表现，35%的良性原发性脊柱肿瘤患者出现神经功能障碍。有35%～75%的脊髓压迫症患者表现出肌力减弱或行走能力的显著下降，有大约2/3的患者在确诊脊髓压迫症的时候失去了行走的能力。由于脊髓受压的位置不同，上运动神经元（锥体系统）和下运动神经元（脊髓前角及前根）均可受到肿瘤的压迫，临床表现各不相同。脊髓受累而诱发的脊髓神经功能改变通常引起痉挛性瘫痪，往往是对称的，但根据脊髓受累轻重，双侧的表现可以有不同，其表现为：脊髓损伤平面以下肌无力、感觉缺失和痉挛，常伴有自主神经功能障碍（膀胱、直肠及性功能缺失）。临床上多见肿瘤压迫初期出现双下肢迟缓性瘫痪，晚期出现痉挛性瘫痪；神经根或神经丛受累的体征和症状通常引起弛缓性瘫痪，多为一侧的瘫痪，并且多从肢体远端开始出现，可在其受累神经的分布区产生根性疼痛、肌无力、肌萎缩、感觉丧失、反射消失及自主运动功能丧失。在硬膜外脊髓压迫水平偶尔会出现带状疱疹，可能与肿瘤侵犯背根神经节激活了潜伏的病毒有关。颈髓压迫症多由于下运动神经元受损导致上肢的肌力减弱，以及由于上运动神经元受损导致下肢的肌力减弱；肿瘤压迫在第4颈椎平面以上时可出现心悸、胸闷、呼吸困难等。脊柱肿瘤脊髓压迫症最多见于胸椎，因上运动神经元受损导致双下肢肌力减弱，并且多从下肢远端开始，患者往往主诉双下肢沉重感、行动困难等。

临床实践表明，若不能得到及时的诊断和治疗，患者可在数天至数周内神经功能呈进行性加重，逐渐发展至完全性截瘫或四肢瘫。而且，临床经验及临床研究均已明确，手术之前脊髓压迫症患者的神经功能状态是术后神经功能恢复程度及生存期的重要预后因素之一。因此，脊髓压迫症的早期诊断和治疗，特别是在出现神经功能受损之前发现脊髓压迫症并给予及时合理的治疗是至关重要的。75%以上硬膜外肿瘤患者会出现运动无力，50%患者有感觉异常，60%以上患者有自主功能障碍。但由于后柱破坏导致严重的本体感受器缺失或破坏了脊髓小脑传导通路而产生的共济失调并不常见。

二、体格检查

1. 检查有无肿块及肿块的性质 肿块及肿块的性质是鉴别良性与恶性脊柱肿瘤的重要临床依据，同时也是判断肿瘤范围并确定其外科分期的重要标志。

2. 进一步详细了解脊髓神经功能情况 通过详细的脊髓神经功能检查可以判断病灶的范围及侵犯程度。

3. 局部皮肤和软组织情况 某些脊柱肿瘤早期局部常常无任何异常，当病灶扩展突破骨皮质进入软组织或向关节侵犯时，可以出现明显的软组织或关节的肿胀。肿瘤侵犯软组织而形成的肿块血液丰富，所以局部皮温常升高。

4. 关节活动度、全身骨骼活动度和压痛的检查 关节活动度、全身骨骼活动度和压痛的检查没有特异性诊断意义，但这些是评估病情（特别是对于转移性脊柱肿瘤）及确定治疗方案的参考指标。

5. 详细的全身体格检查 虽然脊柱肿瘤往往无明显的阳性体征，但仍然强调仔细、全面的全身体格检查，此对于疾病的诊断和鉴别都具有非常重要的意义，特别是对于转移性脊柱肿瘤患者更有价值。例如颈部检查、肛门指检等。另外，全身体格检查对于患者术前状态的评估也是非常重要的。

三、实验室检查

1. 一般实验室检查 包括红细胞沉降率（血沉）、肝功能、肾功能、血清钙、血磷、尿钙及尿磷等。溶骨性骨转移先在尿内有尿钙显著增多，若病情进展血钙将进一步增高。

2. 生化标志物 酸性磷酸酶（ACP）、碱性磷酸酶（AKP）、尿本周蛋白等。当骨骼有正常形成或异常成骨时，如骨折愈合、骨肉瘤、成骨性转移性肿瘤、畸形性骨炎等AKP将会增高。血清中

ACP增高，多见于前列腺癌骨转移。尿本周蛋白增高常见于骨髓瘤。

近年来，研究发现了一系列反映骨代谢早期改变的生化标志物。这些标志物与影像学手段如发射型计算机断层扫描（ECT）的结合使用，有助于提高骨转移的早期诊断率。这些标志物可分为成骨性标志物及溶骨性标志物（表1-2）。然而，成骨性标志物的特异性还有待于进一步临床验证。溶骨性标志物还可用于骨保护治疗骨转移的疗效评价。

表1-2　骨代谢改变骨性标志物

溶骨性标志物	成骨性标志物
血清	血清
ICTP、CTX	骨钙素、碱性磷酸酶、TALP、BALP、PICP、PINP
尿	
尿钙、羟基脯氨酸、Pyr、脱氧吡啉啶、NTX、CTX	

注：ICTP，Ⅰ型胶原C末端；CTX，α1链C末端；TALP，总碱性磷酸酶；BALP，骨碱性磷酸酶；PICP，前胶原ⅠC末端前肽；PINP，前胶原ⅠN末端前肽；Pyr，吡啉啶。

3. 肿瘤标志物　多发性骨髓瘤患者尿和血清中可出现M蛋白。转移性肿瘤根据原发肿瘤的不同可有一些不同的肿瘤相关标志物，如结直肠癌血清癌胚抗原（CEA）、糖蛋白抗原19-9（CA19-9）多为阳性，前列腺癌血清前列腺特异抗体（PSA）多为阳性。

4. 现代生物技术检测　细胞生物学、分子生物学和遗传学等现代生物研究和技术能够更好地帮助诊断脊柱肿瘤和进行脊柱肿瘤的分类与分期，并可能揭示肿瘤的临床转归及预后的相关机制，有助于脊柱肿瘤发生、发展等机制的研究。Ewing肉瘤中85%以上存在t（11；22）（q24，q22）染色体易位，50%以上在1号染色体的长臂和8、12号染色体的畸变率，与之相关的mRNA可用于肿瘤的诊治及预后评估。利用逆转录聚合酶链反应（RT-PCR）技术可从少量瘤细胞中检测到融合基因的表达，有助于疾病诊断及预后评估。

四、影像学检查

1. X线检查　摄X线平片简便、价廉，是目前骨肿瘤诊断的首选常规检查方法之一。对于发生病理性骨折造成脊髓压迫、移位可能性大和全身情况较差者，如果必须检查，应由医师陪同进行。摄片时由患者自己做伸屈运动，不能施加外力，以避免加重脊髓损伤。

脊柱肿瘤可在X线片上出现成骨性、溶骨性和混合性表现。椎弓根破坏常提示恶性肿瘤侵犯。但骨肿瘤来源复杂、种类繁多，大多数的X线表现并无特征性。许多骨肿瘤及非肿瘤疾病中可出现同样的X线影像，如骨的溶骨破坏、囊状改变、致密硬化、骨膜反应等征象，而且同一骨肿瘤在不同的发展阶段其X线征象也可不同，故在临床工作中应不断地积累经验加以鉴别。

2. CT检查　CT扫描图像具有较高的密度分辨率，可直接显示X线平片无法显示的器官和病变，是诊断骨肿瘤的重要手段。

CT在脊柱肿瘤中的主要应用为：① 能较X线平片更清楚、更早期地显示肿瘤对骨皮质、骨松质等部位的侵蚀破坏及肿瘤突破皮质形成瘤性软组织肿块等。② 能通过CT值的测量和分析，初步判断肿瘤的性质。③ 能显示横断面结构，较X线平片更充分地显示病变的解剖位置、范围及与邻近结构，如肌肉、脏器、血管、神经之间的关系。④ 有助于手术入路的选择。⑤ CT脊髓造影（CTM）可进一步了解脊髓受压情况及其程度。

3. MRI检查　MRI检查对于脊椎肿瘤是一种重要的诊断手段。其主要的优点为：① 是一种无创性的检查方法。② 诊断脊髓压迫症具有更高的灵敏度和特异度。文献报道，MRI诊断脊柱肿瘤脊髓压迫症，特别是恶性肿瘤脊髓压迫症的敏感度为93%、特异度为97%，并且发现恶性脊髓压迫症的整体准确率为95%。③ 分辨率高。T1加权像提供了清晰的解剖图像。T2加权像可达到脊髓造影的效果，能清晰地显示髓内变化如水肿、出血、胶质增生、肿瘤、炎症等；同时也能清晰地显示肿物与其周围组织的关系，从而提示肿瘤的界面、侵犯范围，对手术治疗方式选择、手术范围的确定及放、化疗后的疗效观察极有帮助。④ 有助于早期发现骨髓病变。肿瘤侵犯替代骨髓后可使正常骨髓信号消失而产生不正常的信号，因此用MRI可很容易发现占据正常骨髓的病变。⑤ 是诊断脊柱转移性肿瘤的重要手段。MRI的敏感性可以和放射性核素骨扫描相媲美。MRI可以更好地显示硬膜外转移病灶的范围，其显示的多发椎体跳跃性受累、椎间盘嵌入征、椎间隙扩大征及附件受累是诊断脊柱转移肿瘤的有力依据之一，而且矢状位MRI扫描可以发现脊柱多发病灶。也正是因为肿瘤可能侵犯脊柱的多个节段，尤其对于转移性肿瘤的患者，建议尽量进行全脊柱MRI扫描，若无法实现，至少应该行全脊柱的矢状位扫描，并应该行MRI增强扫描。⑥ MRI在显示肿瘤与重要血管关系的同时，在增强情况下动态扫描病灶内信号强度的变化，进一步区别良恶性肿瘤。MRI对于界定肿瘤的反应区也有重要的意义，能为手术中行整体或广泛切除的范围提供依据。⑦ MRI还具有一定的定性的作用。个别肿瘤在MRI上有一些特殊表现，如脂肪瘤在T1和T2加权像上均表现为高亮信号；液–液平面常见于动脉瘤样骨囊肿；原发性非骨化性纤维瘤由于缺乏易感质子而在T1和T2加权像上均表现为明显的低信号；T1加权像呈低信号，T2加权像为高信号，Gd–DTPA增强，而且凸向硬膜外和脊柱旁，见于有症状的脊柱血管瘤。

根据MRI成像，可将影像学上显示脊髓受侵犯但尚未出现神经系统症状和体征的脊髓压迫症分为两类，一类为"显性脊髓压迫症"，另一类为"隐性脊髓压迫症"。前者是指硬膜外肿瘤或髓内肿瘤病灶造成的脊髓或者马尾神经的明显侵犯和压迫，后者是指脊柱肿瘤所致硬膜囊的侵犯、凹陷或者清晰度降低。Venkitaraman等对150例转移性前列腺癌患者行全脊柱的MRI扫描，结果发现有27.3%的患者虽然临床上没有出现神经功能的损害，但MRI已经显示出"隐性脊髓压迫症"。Liu等进一步研究了MRI影像特点与神经功能损害

之间的关系，结果发现MRI上显示椎板受到侵犯、椎体后壁的后凸，以及病灶位于上胸椎或者颈胸段和神经功能损害具有明显的相关性。由此可见，MRI有助于脊髓压迫症的早期诊断和治疗，特别是对于仅表现为疼痛而尚未出现神经功能损害的可疑病例很有诊断价值。

MRI有助于脊髓压迫症的及时诊断，因此对于怀疑脊柱肿瘤及脊柱肿瘤脊髓压迫症的患者，应该尽快行MRI检查。对于以疼痛为主要症状而尚未出现神经功能障碍的患者，应该尽量在1周内行MRI检查；而对于已经出现了神经功能障碍的患者，应该紧急在24小时内行MRI检查。

4. 放射性核素检查 放射性核素骨显像（radionuclide bone imaging）对于骨与软组织肿瘤的诊断具有安全、简便、灵敏等优点，且便于临床应用，目前已成为临床在诊断脊柱肿瘤（尤其是骨转移肿瘤）和随访治疗效果的一种有力手段。

正电子发射计算机断层显像（positron emission tomography, PET）是通过向人体内注入正电子放射性元素示踪的方法，获得包含示踪元素的化合物在人体内吸收和分布的特点，从而形成影像的一种新技术，属于核医学的范畴。与CT、MRI不同，PET显像是在分子水平上反映人体生理或病理变化，是一种代谢功能显像，能在形态学变化之前发现代谢或功能异常，有助于发现一般手段难以发现的微小原发灶和软组织转移灶。但是，PET图像仅仅能反映出肿瘤的生化代谢特点，难以反映出肿瘤的解剖位置信息。因此，将PET与CT进行融合，从而形成兼具解剖学特点和功能性特点的图像，而融合得到的图像更加精确，即为PET–CT技术。与既往常规检查相比，PET–CT对原发病灶、脊柱外骨转移、脊柱转移、内脏转移等的筛查具有更高的敏感性和特异性，可能在疾病的评估和治疗方案制订中更加具有优势。

PET–CT成像与CT成像相比较，一项关于PET–CT在脊柱转移癌中的作用的研究显示，PET–CT比CT可以发现更多的肿瘤病灶，比单纯的PET具有更高的敏感度，并且PET–CT可以更好地显示

软组织肿块。在国内一项对35例脊柱转移性肿瘤患者进行的分析研究中比较了PET-CT与CT的诊断效率，结果发现，PET-CT对于脊柱转移性肿瘤的总检出率高于CT。关于PET-CT与MRI的比较，有研究认为MRI在发现肿瘤骨转移方面具有更高的敏感度，而PET-CT在发现肿瘤原发灶方面优于MRI。也有研究认为，PET-CT和MRI在发现肿瘤侵犯脊柱方面的能力是相似的。Balogova等人在一项对10例前列腺癌脊柱转移患者进行的研究中发现，PET-CT与MRI在前列腺癌脊柱转移病情进展（新增病灶、病灶增大）的诊断中具有高度的相关性，而且PET-CT的相关性更显著。临床工作中，仍将MRI作为脊柱转移性肿瘤的首选检查方法，特别是当出现或有可能出现脊髓压迫症等危急情况时；然而在条件允许的情况下，可以将PET-CT与MRI结合起来，对脊柱转移性肿瘤进行综合评价。另一方面，目前已开发出将PET与MRI相结合，取两者优势的PET-MRI检查，为脊柱肿瘤的影像学检查提供了新的技术。

作为PET-CT诊断重要参数之一的标化摄取值（standard uptake value, SUV），在软组织肿瘤诊断时，以2.5作为鉴别良、恶性的阈值已被证明有很好的敏感性和特异性，但该SUV应用于脊柱肿瘤诊断时准确率并不理想。各类脊柱转移性肿瘤的PET-CT影像特点亟待研究，以充分发挥PET-CT的优势，获得早期、全面的诊断信息。近期有研究发现SUV与乳腺癌、肺癌等恶性肿瘤患者生存期相关，提示SUV很可能是与恶性肿瘤预后紧密相关的因素之一。在脊柱转移性肿瘤的临床诊治工作中还发现了这样一种趋势，即SUV较高的患者生存期较短。但是针对SUV与脊柱转移性肿瘤预后的关系仍需进一步研究。未来可以通过分析SUV与脊柱转移性肿瘤患者生存期的相关性，将PET-CT影像表现引入并改进脊柱转移性肿瘤预后评估系统，用于指导脊柱转移性肿瘤的治疗决策。

5. 数字减影血管造影 数字减影血管造影（digital subtraction angiography, DSA）可清晰地显示肿瘤的主要供血动脉来源及其分支、侧支循环状况、血管分布等。

DSA介入治疗在脊椎肿瘤中应用较为广泛。通过术中对肿瘤供血血管的精确显影，进行动脉内灌注、栓塞肿瘤的供养血管，使化疗药物在杀伤肿瘤细胞的同时，导致了肿瘤内许多小血管内皮的变性、坏死，进而使血管狭窄、闭塞，导致肿瘤组织的液化和坏死。目前，随着对肿瘤供血血管可做到超选水平，介入治疗可更精确地显示并栓塞肿瘤供血血管，从而使DSA更为广泛地应用在骨肿瘤的治疗中。

五、病理检查

病理组织学检查在脊柱肿瘤的诊断和治疗中有重要的意义，是最后确定诊断的唯一可靠的依据。在做出一个正确的骨肿瘤诊断时应严格掌握临床、影像和病理三结合的原则。术前行病理活检，既有助于明确病变的类型、区分原发肿瘤与转移性肿瘤，同时也能为制订化疗、放疗、手术方案及评估预后提供依据。按照标本采集的方法分为开放活检和闭合活检两种。开放活检又分切取式和切除式。切取式手术破坏了肿瘤原有的包围带和软组织间室，可能会扩大肿瘤污染的范围。故对体积不大的肿瘤，最好选择切除式活检。闭合活检则是使用针或者套管针闭合穿刺活检，具有手术方法简便、血肿出现少、瘤细胞不易散落、较少造成病理性骨折等优点，多用于脊柱的溶骨性病损。临床上需注意，有些类型的脊柱肿瘤，如某些成骨性肿瘤，一次活检可能无法明确肿瘤病理性质，必要时需多次活检甚至手术切除标本才能明确诊断。

六、鉴别诊断

（一）肿瘤和非肿瘤病变的鉴别

1. 结核 在脊柱炎症性疾病中结核最为常见。结核可致局部持续性钝痛，使患者活动受限；可导致病理性骨折，患者出现高位脊髓受压时可危及生命。

主要鉴别点为：① 结核常伴有全身中毒症状，如全身不适、倦怠乏力、身体消瘦、午后低热及夜间盗汗等。患者可合并有肺结核、泌尿系结核等其他部位的结核。② 结核所致颈部疼痛常在卧床休息后可减轻，夜间痛不明显。③ 结核影像学上可见椎前软组织阴影增宽，气管可被推向前方或偏于一侧，可见脓肿形成，晚期脓肿内可见钙化影。结核在好转时首先表现为骨质破坏停止，破坏区的边缘变为清楚和密度增高，在破坏区内逐渐出现骨质硬化现象。CT平扫显示为密度略低的肿块，CT值提示为液性密度，不均匀，增强后脓肿周缘有环状强化。结核MRI在T1加权像上信号减低，T2加权像上信号增强，骨皮质模糊。在矢状面成像上可以比较清楚地显示椎前脓肿光滑的边界。④ 经短期的抗结核治疗有效。

2. 骨质疏松骨折　椎体骨质疏松以50岁以上老年女性为多见。其与脊柱肿瘤在病因上完全不同，但骨质疏松骨折后可导致相似的症状。骨质疏松所引起的椎体骨折，X线片上可表现为双凹或楔形改变，后缘相对较直，后上、下缘呈锐角改变。椎间隙一般不狭窄，但合并椎间盘突出者可引起间隙的狭窄。研究认为MRI上椎体肿瘤转移灶可依据以下特点与骨质疏松性骨折相鉴别：① 椎体后缘骨皮质后凸。② 硬膜外肿块。③ T1加权像椎体或椎弓根弥漫性低信号改变。④ T2加权像为增强后高信号或不均匀信号改变。

在诊断中还应注意与椎间盘突出、良性肿瘤、原发恶性肿瘤、血管及脊髓疾病相鉴别。

（二）良性和恶性脊柱肿瘤的鉴别

脊柱良性和恶性肿瘤的鉴别见表1-3。

表 1-3　良性和恶性脊柱肿瘤的鉴别

分类	症状及表现	良性	恶性
症状	骨破坏（肿瘤生长）	缓慢	迅速
	疼痛程度	无或轻微	剧烈
	神经脊髓受压情况	无或轻微	有，进行性加重
局部体征	全身变化	无	发热、贫血、晚期恶病质
	触及肿块	不易	不易
	脊柱活动限制	无	有
转移		无	晚期可有
骨破坏程度		局限	广泛
影像学表现	骨破坏边界	清楚	不规则
	软组织影像	无软组织肿块影	有软组织肿块影
检验	血象及酶		贫血，红细胞沉降率及碱性磷酸酶增高

第3节　脊柱肿瘤的治疗进展

近些年来，由于肿瘤相关领域的进步、脊柱肿瘤外科技术的创新与优化，以及多学科的协作，脊柱肿瘤的整体疗效有所提高，尤其是外科手术技术的提升，降低了局部复发率。对于良性或恶性脊柱肿瘤，外科手术治疗对于切除肿瘤病灶、改善或维护脊髓神经功能具有不可替代的作用。对于转移性脊柱肿瘤而言，外科手术对于切除转移病灶、解除脊髓与神经根压迫、减轻或缓解局部疼痛、维护和重建脊柱稳定、改善患者的生存质量乃至延长生存期至关重要。研究表明，彻底地切除原发脊柱肿瘤病灶，是减少复发和转移、缓解神经症状和保护脊髓功能的关键所在。现代脊柱肿瘤治疗学强调多学科协作的综合治疗模式，特别是原发恶性或转移性脊柱肿瘤，合理规范的综合治疗对于提高临床疗效、改善预后具有非常重要的作用。

一、脊柱肿瘤的治疗原则

1. 综合考虑多方面因素　需要综合考虑多方面的影响因素来选择治疗方法，这些因素包括：年龄、一般状况评分、预后、肿瘤类型、肿瘤负荷、局部稳定性和脊髓功能等。

2. 手术治疗目的　① 尽可能切除肿瘤病灶，完整切除肿瘤病灶有利于降低复发率。② 维持和恢复脊柱稳定性，内固定稳定性重建有利于恢复椎间高度，避免脊髓、神经根受压。③ 恢复或保留神经功能。④ 缓解疼痛。⑤ 最大限度地改善患者的生存质量，延长生存期。

3. 综合治疗　综合治疗包括化学治疗、放射治疗、激素治疗、靶向治疗、免疫治疗等，以减少术后复发和转移。

4. 对症支持治疗　脊柱肿瘤治疗，尤其是对恶性肿瘤的治疗，对症支持治疗有助于维持和改善患者全身功能状况、提高生活质量。包括维持水电酸碱平衡、全身营养支持、止痛、抗恶病质治疗等。

5. 医患沟通的重要性　脊柱肿瘤的诊治过程中应该高度重视医患之间的沟通，应向患者及家属详尽交代病情，说明手术和其他治疗的意义，提出要求患者及家属配合的事项和手术前后应该注意的问题，预告治疗效果、手术风险、术中及术后可能出现的相关并发症等意外情况及遗留问题，以便取得患者及家属的理解。

二、脊柱肿瘤的外科治疗

对于脊柱肿瘤特别是脊柱肿瘤脊髓压迫症，手术治疗为重要的治疗方法。对于良性或原发恶性脊柱肿瘤，手术治疗对于神经功能的恢复是至关重要的，可以使患者获得较好的预后。对于转移性脊柱肿瘤，手术可以最大限度地保存和恢复患者的神经功能，改善患者的生存质量。研究表明，彻底地切除脊柱肿瘤是减少复发和转移、缓解神经症状和保护脊髓功能的关键所在。

1. 术前评估　脊柱肿瘤患者必须进行严格而准确的术前评估，从而决定所采取治疗的原则。术前评估应包括：① 是否具备手术适应证，是行放疗、化疗还是综合治疗。② 患者的一般状况，是否能耐受手术。③ 预后情况。④ 脊柱肿瘤的分期和局部椎体侵袭情况。⑤ 手术时机，是继续观察后给予择期手术还是立即施行手术。⑥ 手术方式，是行以根治为目的的手术还是姑息性的手术治疗。

目前临床对于脊柱肿瘤的评估系统尚未统一，大致分为两种：① 以全身评估为基础，侧重于预后的判断，主要有 Tomita 评分、Tokuhashi 评分。② 以评估肿瘤局部病变为基础，侧重于手术方式的判断，主要有 Harrington 分型、Tomita 分型、Enneking 分期及 WBB 分期。

2. 手术目的及适应证

（1）脊柱肿瘤的手术治疗目的：① 尽可能切除病灶。② 维持即时的或永久的脊柱稳定性。③ 恢复或充分保留神经功能，防止脊髓压迫。④ 缓解疼痛。⑤ 最大限度地保留和改善患者的生存质量、延长生存期。

（2）脊柱肿瘤的手术适应证：目前关于脊柱肿瘤的手术适应证尚存在不少的争论。对于一些个别的肿瘤，其适应证也不尽相同，尚未达到统一。一般而言，脊柱肿瘤主要的手术适应证是：① 进行性的椎体不稳或塌陷，可能或已经引起脊髓受压、神经功能损害。② 脊髓受压，引起进行性的神经功能障碍，用非手术治疗无效。③ 保守治疗无效的顽固性疼痛。④ 明确病变性质。同时在进行手术时应充分考虑到社会经济因素，了解患者的期望值，取得患者的理解和充分的配合。

目前对于脊柱肿瘤脊髓压迫症，特别是转移

性脊柱肿瘤脊髓压迫症的手术适应证尚存在一定争论。治愈的可能性较小，且患者的预期寿命较短，因此手术的目的必须要明确，并且应该在多学科会诊后决定。手术应该使患者获益。

对于髓内肿瘤（如室管膜瘤和星形细胞瘤）和髓外硬膜下肿瘤（如神经鞘瘤和神经纤维瘤）所致的脊髓压迫症，应该行手术治疗，术后可选用联合辅助放疗。

对于原发性脊柱肿瘤脊髓压迫症，若无法明确诊断且尚未出现神经系统症状时，可先选择病理活检明确诊断；若已经出现严重的神经系统症状或者有明确的脊柱不稳和骨性压迫时，应该行手术治疗。

对于转移性脊柱肿瘤脊髓压迫症，适应证有：① 进行性的椎体不稳或塌陷。② 已经出现神经系统症状、体征，用非手术治疗无效。③ 可以耐受手术的患者应该在失去行走能力之前进行手术。④ 对于已经出现神经系统症状但预后尚好的患者（预期寿命在 3 个月以上），应该行手术治疗，以期望最大限度地恢复神经功能。⑤ 已经出现完全性截瘫或者四肢瘫并且超过 24 小时，不建议行手术治疗，除非顽固性疼痛用非手术治疗无效，而手术可以缓解疼痛时，才考虑手术治疗。

三、脊柱肿瘤的放射治疗

脊柱特别是颈椎肿瘤所处解剖位置的特殊性，手术常难以实现完整的病灶切除。因此，放射治疗（简称放疗）是治疗脊柱肿瘤的一种重要方法。

（一）放射治疗的作用

1. 局部治疗椎体转移性肿瘤，直接杀灭肿瘤细胞　一些肿瘤对于放疗非常敏感，如 Ewing 肉瘤、淋巴瘤、骨髓瘤、血管瘤和精原细胞瘤等，可将放疗作为首选治疗；另一些肿瘤对放疗中度敏感，如乳腺癌、前列腺癌、动脉瘤样骨囊肿等，也可先行放疗治疗。对于对放疗不敏感的原发性肿瘤（如骨肉瘤等）或转移性肿瘤，实践证明也可将放

疗作为术后辅助治疗的主要手段之一，将有助于缓解症状和防止复发。

2. 缓解疼痛，防治病理性骨折　60% ～ 80% 的患者在行放疗后其疼痛能得到有效的缓解。影像学可见其溶骨性破坏出现重新钙化，因而有助于预防病理性骨折。若疼痛始终不能缓解，应考虑存在脊柱不稳定因素或有骨折碎片直接压迫脊髓等情况。

3. 术前准备　放疗可缩小瘤体，引起肿瘤血管栓塞，减少出血，以便于手术切除，即术前治疗为手术做准备。

（二）放射治疗的分类

根据放疗的方式可分为外放射和内放射。

根据放疗的时机可分为术前放疗、术中放疗和术后放疗。

为避免脊髓在放疗后出现放射性脊髓炎，一般总剂量控制应小于 50 Gy。20 世纪 90 年代以来，随着计算机技术和高新技术的发展，脊柱肿瘤的放疗模式正面临着巨大的变革。

传统的二维治疗模式逐渐被三维立体定向放疗取代。目前三维立体定向放疗技术主要包括立体定向放射手术（stereotactic radiosurgery，SRS）、三维适形放疗（3-dimension conformal radiotherapy，3D-CRT）和调强放疗（intensity modulated radiation therapy，IMRT）等。现代放疗强调"四个最"，即靶区的照射剂量最大、靶区外周围正常组织受照射剂量最小、靶区的定位和照射最准、靶区的剂量分布最均匀。随着放疗技术的发展，脊柱肿瘤的治疗策略也在发生改变。20 世纪末，纪念斯隆-凯特琳癌症中心（Memorial Sloan Kettering Cancer Center，MSKCC）提出了脊柱转移性肿瘤的 NOMS 治疗体系（N：neurologic，神经学；O：oncologic，肿瘤学；M：mechanical，机械力学；S：systemic，系统性），强调 SRS 与外科手术的结合，有效减小手术创伤并改善患者生存质量，近年来得到了临床医师的广泛认可。SRS 理论上可在肿瘤局部达到高放射剂量，形成锐利的"刀"切状，可忽略肿瘤对放疗的敏感

性并发挥杀灭肿瘤细胞的作用。目前国内常用的 SRS 包括 X 刀、γ 刀等。3D-CRT 是从体部常规放疗发展来的，目的是改善靶区的剂量分布，使高剂量分布区与靶区的三维形状适合度比常规放疗显著提高，减少周围正常器官和组织受到的照射。IMRT 是指在满足 3D-CRT 条件的基础之上，要求每一个照射野内诸点的输出剂量率能够按要求的方式进行调整，使得靶区内及表面的剂量相等。IMRT 进一步克服了 3D-CRT 的局限性，并能使肿瘤受到更为精确的大剂量照射的同时，减少在周围组织中的剂量，提高放射治疗精确度。通过三维立体定向放疗技术，可以使脊柱肿瘤的放疗剂量超出 50 Gy，而同时使脊髓的剂量仍局限于安全范围内。

目前放疗多用于对放疗敏感的脊柱肿瘤及无法承受手术治疗的患者，可作为手术的辅助治疗，也可单独用于脊柱肿瘤患者。虽然有观点认为，对于可以行走的患者，应该首先予以放疗，而对于放疗无效或者加重的患者再予以手术治疗。但是，对于存在脊柱不稳或者由于病理性骨折及肿瘤直接造成脊髓压迫症的患者，放疗可能是无效的，应首选手术减压和稳定，因为脊髓压迫是一种临床上急需处理的情况，但是肿瘤对放疗的反应是延迟的，放疗的作用一般在治疗 3～4 周后才会体现。对于转移性脊柱肿瘤脊髓压迫症而言，手术治疗后辅以放射治疗。目前，对患者术前是否应该进行放疗仍然存在不少争议，不仅是因为术前放疗可能会影响术后切口的愈合，更是因为对于术前无法行走的患者，术前放疗有可能阻碍脊髓神经功能的恢复，甚至对脊髓神经功能造成损伤，反而会降低恢复神经功能的可能性。英国的转移性肿瘤脊髓压迫症的治疗指南也指出，对于拟行手术治疗的脊髓压迫症患者，不应予以术前放疗。

四、脊柱肿瘤的化学治疗

对全身化学治疗（简称化疗）敏感的肿瘤，如 Ewing 肉瘤、淋巴瘤、骨髓瘤、精原细胞瘤和神经母细胞瘤等，化疗可作为一线治疗方案。

对于脊柱转移性肿瘤而言，手术即使能以边缘切除的方式切除瘤体，但也不能消除所有的局部微转移灶。单纯依靠手术治疗的效果是有限的，而微转移灶的存在是肿瘤复发和转移的主要原因，也是影响存活的主要原因。全身化疗可以对原发肿瘤本身进行治疗，同时能有效地消灭卫星病灶，减少肿瘤复发和转移。因此，手术辅以放疗、化疗，能有效提高转移性肿瘤的 5 年存活率。但应该看到，对于转移性肿瘤出现脊髓压迫时，单纯行全身化疗是不充分的。即使是对于化疗高度敏感的淋巴瘤，仍应联合放疗及手术治疗，以避免因脊髓压迫或脊柱不稳而导致不可逆的神经功能障碍。

化学药物很多，目前多主张行多药联合化疗以提高疗效，尽量降低肿瘤耐药性。

五、其他治疗

1. 双膦酸盐　通过抑制骨吸收发挥抑制骨破坏的作用，被推荐用于几乎所有具有溶骨破坏的骨肿瘤患者。双膦酸盐类药物已被证实可显著降低骨巨细胞瘤的术后复发率，降低包括乳腺癌、肺癌、肾癌等患者的骨事件发生率，并改善骨局部疼痛，在临床上已得到广泛使用。

2. 靶向治疗　对于脊柱原发肿瘤，目前成熟的靶向药物仍较为有限。RANKL 的抗体地诺单抗通过抑制破骨细胞分化和骨破坏发挥与双膦酸盐类似的作用。地诺单抗可有效缩小骨巨细胞瘤的体积，并降低其复发率，并已进入临床使用。有研究也将地诺单抗用于治疗乳腺癌、肺癌等肿瘤导致的脊柱转移，但在脊柱转移的临床治疗中，相比双膦酸盐，地诺单抗尚未表现出明显的优势。其他骨原发肿瘤的靶向治疗多在临床试验或探索阶段。

3. 血管栓塞治疗　应用血管造影技术，施行选择性或超选择性血管栓塞达到治疗的目的，可用于栓塞血供丰富肿瘤的主要血管，减少术中出血；不能切除的恶性肿瘤也可行姑息性栓塞治疗，为肿瘤的手术切除创造条件。局部动脉内插管辅助以栓塞治疗或栓塞后辅助以放疗，可得到更好的疗效。

4. 免疫治疗 包括PD-1、PD-L1、肿瘤疫苗等方法。该类治疗方法是肿瘤治疗领域的未来方向，并获得了2018年诺贝尔生理学或医学奖。虽然目前尚未有免疫治疗在骨原发肿瘤中的确切临床研究结果报道，但其治疗的临床前景广阔。

综上所述，近年来对于脊柱肿瘤的认识有了长足的进步。随着检测手段的进步，脊柱肿瘤的早期检出率已明显提高。在治疗方面，外科治疗、放疗、化疗靶向治疗、免疫治疗等多学科综合治疗方面都取得了一定的进步。尤其是外科治疗由既往较为消极的姑息治疗，正转变为较为积极的、规范化、个体化手术治疗。应该认识到脊柱肿瘤的治疗必须强调多种手段的综合治疗。只有这样才能有效地降低局部复发率，延长患者的生存期，并更大限度地提高患者的生活质量。

（肖建如　钟南哲　李嵩）

【参考文献】

[1] Meng T, Yin H, Li B, et al. Clinical features and prognostic factors of patients with chordoma in the spine: a retrospective analysis of 153 patients in a single center [J]. Neuro Oncol, 2015, 17(5): 725–732.

[2] Portenoy R K, Lipton R B, Foley K M. Back pain in the cancer patient: an algorithm for evaluation and management [J]. Neurology, 1987, 37(1): 134–138.

[3] Babu R, Karikari I O, Owens T R, et al. Spinal cord astrocytomas: a modern 20-year experience at a single institution [J]. Spine (Phila Pa 1976), 2014, 39(7): 533–540.

[4] Samartzis D, Gillis C C, Shih P, et al. Intramedullary spinal cord tumors: part Ⅰ – epidemiology, pathophysiology, and diagnosis [J]. Global Spine J, 2015, 5: 425–435.

[5] Sawin P D, VanGilder J C. Spinal cord compression from metastatic Leydig's cell tumor of the testis: case report [J]. Neurosurgery, 1996, 38(2): 407–411.

[6] Stacchiotti S, Casali P G, Lo Vullo S, et al. Chordoma of the mobile spine and sacrum: a retrospective analysis of a series of patients surgically treated at two referral centers [J]. Ann Surg Oncol, 2010, 17(1): 211–219.

[7] Suzer T, Coskun E, Tahta K, et al. Intramedullary spinal tuberculoma presenting as a conus tumor: a case report and review of the literature [J]. Eur Spine J, 1998, 7(2): 168–171.

[8] Tokuhashi Y, Matsuzaki H, Oda H, et al. A revised scoring system for preoperative evaluation of metastatic spine tumor prognosis [J]. Spine (Phila Pa 1976), 2005, 30(19): 2186–2191.

[9] Tucker M A, Coleman C N, Cox R S, et al. Risk of second cancers after treatment for Hodgkin's disease [J]. N Engl J Med, 1988, 318(2): 76–81.

[10] Dea N, Gokaslan Z, Choi D, et al. Spine oncology–primary spine tumors [J]. Neurosurgery, 2017, 80(3S): S124–S130.

[11] Xu W, Li X, Huang W, et al. Factors affecting prognosis of patients with giant cell tumors of the mobile spine: retrospective analysis of 102 patients in a single center [J]. Ann Surg Oncol, 2013, 20(3): 804–810.

[12] Yin H, Zhou W, Meng J, et al. Prognostic factors of patients with spinal chondrosarcoma: a retrospective analysis of 98 consecutive patients in a single center [J]. Ann Surg Oncol, 2014, 21(11): 3572–3578.

[13] Zhang D, Yin H, Wu Z, et al. Surgery and survival outcomes of 22 patients with epidural spinal cord compression caused by thyroid tumor spinal metastases [J]. Eur Spine J, 2013, 22(3): 569–576.

第2章
骨肿瘤的基础研究进展
Advance in Basic Research of Bone Tumors

第1节 概述

在生物进化过程中，骨骼化被认为是生物结构复杂化的基础，而内骨骼的出现已成为高等生物体进化成熟的标志之一。骨作为人体最大的功能性器官，除了对生命体形态的保护与支撑外，骨骼系统的功能已经涵盖了造血、免疫、内分泌调节等诸多方面。骨骼系统已经成为高等生命体进化及发展的重要标志性器官。

骨骼系统主要由成骨及溶骨两种功能维持。在成骨系统的作用下引起骨的矿化并产生新的骨骼，而在溶骨系统的作用下衰老的骨骼被不断降解清除。成骨与溶骨系统的功能受到严格的调控，因此虽然骨骼系统是人体代谢最活跃的器官，但在人的生命周期中始终维持着精确的动态平衡。

在骨骼系统功能的维持过程中，多种多样的激素分子、细胞因子、功能膜蛋白等生物活性分子共同完成了对骨骼系统稳态平衡的调控作用，这种细胞间及细胞内部的信号调控网络共同构成了骨骼系统开放却相对独立的微环境体系。越来越多的研究认为，这种骨微环境体系的功能失调是引起骨相关疾病尤其是骨相关肿瘤的重要生物及病因学基础。

目前的研究认为，来自骨骼系统内部的祖细胞群变异可导致多种原发性的骨肿瘤。这种类型的骨肿瘤可以直接调控并利用骨微环境，达到自身快速增殖及对骨骼的功能性破坏。而由于骨微环境中存在大量生物活性分子，这种微环境的独特性又使骨骼成为多种其他来源肿瘤的终末靶器官，从而衍生出了多种继发性骨肿瘤。肿瘤细胞与骨微环境的相互作用被认为是骨相关肿瘤发生和发展的重要原因。

本章主要以骨微环境为出发点，重点阐述重要生物大分子对骨肿瘤发生、发展的调控作用，包括发病率较高的原发性骨肿瘤，以及继发性骨肿瘤的发生和引起骨转移相关机制的研究进展，还涵盖了骨肿瘤基础研究最新的前沿科学发现，以期为骨肿瘤基础研究提供方向及思路。

第2节 骨微环境与肿瘤的关系

骨骼是实体肿瘤转移最常见的靶器官。据统计，30% ～ 70%的恶性肿瘤患者会发生骨转移。常见的以骨为重要转移靶器官的肿瘤有乳腺癌、前列腺癌、肺癌、肾癌及甲状腺癌等，其中乳腺癌和前列腺癌最终发生骨转移率高达70%。众所周知，在骨生理微环境中，成骨细胞和破骨细胞共同参与维持骨质代谢的平衡。肿瘤细胞发生骨转移的步骤非常复杂，原位肿瘤细胞通过分泌细胞因子和外泌体，改造骨微环境并形成适合肿瘤细胞转移和生长的巢穴；转移到骨的肿瘤细胞经过休眠期后利用正常骨代谢促进自身快速生长，并与之形成复杂的微环境。在这样一个相对封闭而又营养充裕的环境里，多细胞之间发生相互作用，形成恶性循环。

一、肿瘤骨转移概论

肿瘤由原发部位转移到骨并导致骨质破坏是一个非常复杂的过程。首先，肿瘤细胞在原发部位由于基因突变、细胞特性改变等逐渐向恶性转化，具备了改造骨微环境和迁移侵袭的能力，并使骨微环境适合肿瘤细胞定向转移；其次，原发灶肿瘤细胞进入循环系统，通过血流及骨倾向性相关细胞因子的吸引机制，实现在骨的定位、增殖，形成转移灶。肿瘤细胞可表达和分泌多种与骨微环境细胞相互影响的受体、细胞因子、趋化因子等，调控成骨细胞、破骨细胞的相互作用，使正常的骨代谢平衡被破坏，最终导致骨丢失或骨过多形成，从而产生骨损伤。

关于肿瘤转移的分子机制，19世纪英国Paget提出的"土壤和种子"学说已得到广泛认可。该学说认为，肿瘤细胞通过血液等途径播散，倾向性停留在靶器官并形成转移灶。目前许多研究证据表明，一些肿瘤细胞在原位时就具备了分泌细胞因子及外泌体的能力，使特定的"土壤"形成适合将要转移过来的肿瘤细胞生长，即在骨微环境中形成巢穴——肿瘤转移前微环境（premetastatic niches）。这种改变使肿瘤细胞易转移到骨器官。肿瘤转移取决于微环境提供的适宜"土壤"和肿瘤细胞对微环境的适应能力，靶器官适宜的微环境是肿瘤发生转移的必要条件。

关于肿瘤转移骨倾向性的分子机制，已有充分的研究证明，肿瘤细胞高表达G蛋白偶联受体趋化因子受体4（CXCR4），其配体基质细胞衍生因子-1（stromal cell-derived factor-1, SDF-1）在骨髓中大量存在，肿瘤细胞在SDF-1的吸引下，倾向性地进入骨微环境中。CXCR4和其他骨转移相关因子一起，如白细胞介素-11（IL-11）、组织细胞生长因子（CTGF）、骨桥蛋白（OPN）、基质金属蛋白酶-1（MMP-1），增强了乳腺癌细胞系的骨转移能力。在调节骨倾向性的分子中，整合素类也发挥了很大的作用。如整合素$\alpha_2\beta_1$作为Ⅰ型胶原的受体，可通过增强前列腺癌细胞和骨基质蛋白的结合，促进肿瘤细胞对骨的黏附，提高了骨转移的效率。同时，肿瘤细胞也会发生一些骨倾向性改变。研究者发现，发生骨转移的肿瘤细胞会逐渐表现出部分与骨细胞相似的特点，这一现象被称为骨拟态（mimicry of bone tumor）。骨拟态能够促进肿瘤细胞向骨的运动、黏附、增殖和存活。有意思的是，研究发现肿瘤细胞骨拟态的特征更多地相似于成骨细胞，如调节成骨细胞分化以及诱导骨蛋白表达的重要转录因子Runx2、MSX2等被显著地上调表达。肿瘤细胞发生骨拟态后显著表达一系列的骨蛋白，包括骨桥蛋白（osteopontin）、骨钙蛋白（osteocalcin）、骨粘连蛋白（osteonectin）及骨唾液蛋白Ⅱ（bone sialoprotein Ⅱ）等。

当肿瘤细胞转移至骨微环境中并经过一段时期的休眠后，部分肿瘤细胞开始生长。肿瘤细胞分泌大量的细胞因子，这些细胞因子一方面可以直接刺激破骨细胞活化，另一方面通过刺激成骨细胞改变其破骨细胞活化因子RANKL/OPG的分泌比例，也使得破骨细胞被大量活化。剧烈活化的破骨细胞导致大量的骨吸收，从而形成溶骨性损伤，而此时原本保存在骨基质中的一些生长因子如转化生长因子-β（transforming growth factor beta, TGF-β）、胰岛素样生长因子-1（insulin-like growth factor 1, IGF-1）和骨形态发生蛋白（bone morphogenetic protein, BMP）等由于骨质的破坏而大量释放。释放的这些生长因子反过来又能刺激肿瘤细胞的生长和迁移，导致其进一步恶化。这就是所谓的"恶性循环"（vicious cycle）。肿瘤细胞打破骨环境中原有的生理平衡，对骨骼产生了破坏作用。根据肿瘤骨转移对骨骼产生的影响，将骨转移分为3类：溶骨性骨转移、成骨性骨转移及混合性骨转移。

二、成骨性骨转移的分子机制

成骨性骨转移，即肿瘤细胞转移到骨后导致骨生成增加，代表性肿瘤为前列腺癌。前列腺癌发生骨转移的概率高达68%，肿瘤细胞转移到骨后和骨微环境相互作用的结果表现为使骨量增加。

在成骨性骨转移过程中，肿瘤细胞表达出大量促进骨生成的细胞因子。比如血小板衍生生长因子（platelet-derived growth factor, PDGF）、IGF、肾上腺髓质素（adrenomedullin）等参与了成骨性骨转移的调节。研究发现，在成骨性骨转移中内皮素-1（endothelin-1, ET-1）起到了促进新骨形成的作用。ET-1是肿瘤细胞分泌的又一个重要细胞分子，通过与成骨细胞上表达ET-1的受体，即ETAR（endothelin A receptor）结合，促使成骨细胞中一系列的基因表达上调，其中包括分泌蛋白IL-6、Wnt5a、TIMP-3、Cyr61、CTGF、RANKL、信号分子SGK、转录因子TSC-22、C/EBP δ、TGIF和Twist等。这些基因中如*IL-6*、*Wnt5a*、*TIMP-3*、*Cyr61*、*CTGF*、*RANKL*、*TGIF*等已经被实验证实参与了成骨性骨转移的调节。值得注意的是，Wnt信号通路早已被报道是对正常成骨细胞分化和功能调节非常重要的信号通路。然而无独有偶，ET-1在成骨细胞中显著地下调了Dkk1，后者是Wnt信号通路的负调控者。研究发现Dkk1能够显著地抑制由ET-1刺激引起的成骨细胞增殖与分化，因此ET-1显然是成骨性骨转移的重要调控者，一方面上调促进成骨的相关基因，另一方面下调成骨形成的负调控基因。

调节成骨性骨转移中成骨细胞功能的另一个重要因子是甲状旁腺相关蛋白（parathyroid hormone-related protein, PTHrP）。PTHrP在溶骨性骨转移中与TGF-β一起形成了调节溶骨性骨损伤的"恶性循环"。研究表明，在前列腺癌中往往伴随着PTHrP的丰富表达，虽然这在成骨性骨转移过程中显得有些

矛盾，但在进一步的研究中发现，这与PTHrP蛋白合成分泌后的不同剪切有关。当PTHrP剪切形式为氨基酸1～16位氨基酸残基时能够刺激成骨细胞分化，生成新骨。将序列细分发现，PTHrP的1～20位氨基酸残基及1～23位氨基酸残基都能具备促进成骨细胞分化的作用，而当是1～34位时则主要表现为促进溶骨性作用。通过序列分析对比，PTHrP氨基酸8～11的残基是LHDK，而ET-1的6～9位氨基酸残基是LMDK，两者具有极高的序列相似性。提示这段序列可能与ETAR结合并激活了其信号通路。事实上，PTHrP介导的促成骨细胞功能特异的被ETAR的抗体或者拮抗剂所抑制，表明PTHrP这段剪切多肽作为ETAR的激动剂而发挥功能。不仅如此，进一步生化分析显示PTHrP的这段序列和ET-1在激动ETAR的效率上几乎相当。前列腺特异抗原（prostate specific antigen, PSA）是一个丝氨酸蛋白酶，它在PTHrP剪切中发挥作用。PSA在PTHrP的23位氨基酸残基切割，导致PTHrP不能激活其在破骨细胞上的经典受体PTHrP受体，同时产生能够激动ETAR的多肽片段。因此，PSA和PTHrP也是前列腺癌成骨性骨破坏的重要分子（图2-1）。

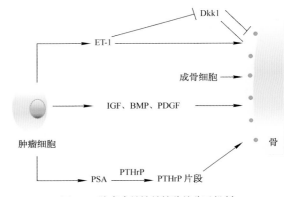

图2-1　肿瘤成骨性骨转移的分子机制

肿瘤细胞分泌产生诸多信号分子，如ET-1、IGF、BMP、PDGF等，它们直接能够调节成骨细胞的活性，促进成骨细胞分化。ET-1同时能够抑制成骨细胞Dkk1的表达，进一步协同扩大Wnt信号通路对成骨细胞功能的调节。PSA作为水解酶，能够切割PTHrP产生激动ETAR的肽片段，从而促进成骨细胞分化〔修改自Clines G A, Guise T A. Molecular mechanisms and treatment of bone metastases. Expert Rev Mol Med, 2008, 3(06): 10〕

尽管定义上表明成骨性骨转移导致骨生成增加，但这不单单局限于成骨细胞自身，实际上也是骨吸

收和骨生成共同作用的结果。有研究表明在成骨性骨转移肿瘤中，破骨细胞诱导的骨吸收也发挥着重要作用。明显的证据是在成骨性转移中，抵抗溶骨性骨吸收的双膦酸盐药物能够显著地减少相应的骨并发症。

三、溶骨性骨转移的分子机制

溶骨性骨转移导致骨溶解，其代表性肿瘤就是乳腺癌，肿瘤细胞通过直接或间接作用使破骨细胞过度活化，导致异常的骨破坏与吸收。

在骨微环境中，破骨细胞和成骨细胞是相互作用的，成骨细胞通过旁分泌的细胞因子受体激活核因子-κB配体（receptor activator of nuclear factor-κB ligand, RANKL）及其诱饵受体骨保护素（osteoprotegerin, OPG）来调节破骨细胞的分化。RANKL为促进破骨细胞分化的细胞因子，可以结合其存在于破骨细胞表面的受体（RANK）刺激破骨细胞的成熟。OPG竞争性结合RANK并阻止破骨细胞的激活。

肿瘤细胞可以产生一些细胞因子直接作用于破骨细胞诱导破骨细胞的活化，或间接地促进破骨细

胞骨吸收。肿瘤细胞分泌的细胞因子PTHrP、肿瘤坏死因子α（tumor necrosis factor α, TNF-α）、IL-1β、IL-6、IL-11可以直接刺激成骨细胞上调RANKL/OPG的比例，间接促进破骨细胞的活化。同时，肿瘤细胞分泌的细胞因子TNF-α、IL-1β可以直接作用在破骨细胞，促进破骨细胞的分化。破骨细胞的过度活化导致骨质溶解的过程中使储存在骨质中的生长因子TGF-β、IGF、EGF等释放出来，这些细胞因子又会反作用于肿瘤细胞，进一步促进肿瘤细胞的生长并释放大量的破骨细胞活化因子，因此形成"恶性循环"（图2-2）。乳腺癌骨转移灶PTHrP表达（92%）比原位肿瘤（50%）或非骨转移（17%）的患者高，这些临床观察也在小鼠模型中得到了证实，用PTHrP的抗体中和之后可以明显降低乳腺癌相关骨转移的发生。

四、展望

乳腺癌和前列腺癌是容易发生骨转移的肿瘤，肿瘤细胞转移到骨后，利用正常的骨代谢以促使自身大量增殖，癌细胞分泌的细胞因子可以从依赖RANKL-RANK轴和不依赖RANKL-RANK轴两种

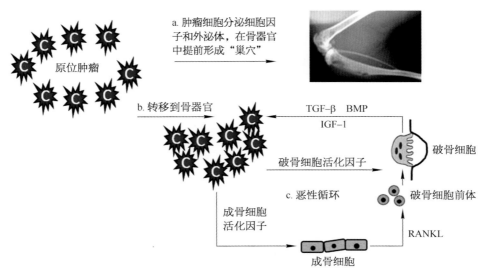

图2-2 肿瘤骨转移机制示意图

a. 肿瘤分泌细胞因子和外泌体，在骨微环境中形成"巢穴"；b. 肿瘤细胞迁移，通过淋巴、血液系统特定转移至骨；c. 肿瘤细胞继续改造骨微环境，利用正常骨代谢促进自身生长，导致骨损伤，骨破坏过程释放生长因子，促进肿瘤细胞快速增殖，形成恶性循环

途径促进成骨细胞和破骨细胞的活化而形成骨损伤。骨破坏过程中释放大量的TGF-β、BMP和IGF-1，又反作用到肿瘤细胞，诱导新一轮的破骨细胞活化因子产生，因此形成了无限放大的恶性循环。

癌症骨转移会直接破坏骨结构，引起剧烈的疼痛、神经压迫及血钙过多，进而加速癌症患者死亡。与其他癌症相比，目前只有很少的药物可以有效地治疗癌症骨转移。临床上针对骨转移最常用的药物是双膦酸盐。双膦酸盐只靶向于破骨细胞。另一个治疗骨转移的药物为狄诺塞麦（denosumab）。狄诺塞麦是人源破骨细胞活化因子RANKL的单抗，通过靶向于破骨细胞，抑制破骨细胞活性而治疗肿瘤骨转移。研究肿瘤细胞与骨微环境之间的关系，发现新的分子靶点能阻断肿瘤细胞和骨微环境之间的恶性循环，对于治疗肿瘤骨转移具有非常重要的意义。

第3节　关键蛋白在骨肿瘤中作用的研究进展

蛋白质功能失调在肿瘤的发生和发展中有着不可替代的作用，癌症发生关键蛋白的鉴定及其分子机制研究无疑将会对肿瘤诊断及药物靶点的开发提供重要的理论基础。骨肿瘤可大致分为两种类型：①原发性骨肿瘤，主要起源于骨及骨来源的细胞及组织；②继发性骨肿瘤，由良性骨肿瘤转变或者由其他系统的恶性肿瘤远端转移到骨组织中的肿瘤。近年来，随着基因测序，全基因组筛选，临床样本分析，以及动物模型的研究，越来越多的骨肿瘤关键蛋白被相继报道，为骨肿瘤的诊断和治疗提供了有效的分子检测的靶点。常见的原发性骨肿瘤包括骨肉瘤、骨巨细胞瘤、脊索瘤、多发性骨髓瘤及软骨肉瘤等。本节将着重介绍常见原发性骨肿瘤中的关键蛋白，为相关肿瘤的诊断、治疗和药物开发奠定理论基础。

一、骨肉瘤中的关键蛋白

骨肉瘤是常见的原发性骨肿瘤之一，位列儿童和青少年常见癌症的第三位。骨肉瘤以长骨的间充质细胞形成梭形细胞和类骨质为病理学变化特征，其恶性程度很高。在过去的30年中，其治疗的方案没有太多的改变，主要是以肿瘤切除和非特异性结合的化疗为主。骨肉瘤的发生往往伴随着全基因组和肿瘤基因的扩增和突变，是最无序的癌症之一。许多骨肉瘤相关的驱动基因被鉴定，但现在被验证

的只有TP53、Rb1、CDKN2A、MYC及DNA解旋酶Recq等，这些基因的功能涉及细胞周期的调控、代谢的调控、细胞的分化、蛋白质的降解、转运及细胞信号转导等。我们将在以下分别阐述相应基因的功能。

（一）GWAS的数据分析

基因组测序技术的发展为深入了解骨肉瘤的遗传学改变提供了良好的技术支持。第一次大规模的全基因组关联研究（genome-wide association study, GWAS）筛查发现了骨肿瘤的易感基因，即谷氨酸受体GRM4（6p21.3），该基因参与调控cAMP及谷氨酸的信号通路，而这两条信号通路的失调与骨肿瘤的发生密切相关。同时，研究已经发现谷氨酸的离子型受体GRIK4及cAMP依赖的磷酸激酶Prkar1a都可以参与调控骨肉瘤的发生，这也进一步支持了谷氨酸信号途径在骨肉瘤发生中的作用。

（二）体细胞突变的关键蛋白

稀有性、基因组的复杂性及肿瘤的异质性，对骨肉瘤分子表征的鉴定提出了巨大的挑战。其中TP53与RB1基因的突变是目前在骨肉瘤中报道最多的，其突变率分别为80%～90%与10%～39%，其中TP53的基因突变主要发生在第一个外显子中。另外，在骨肉瘤中常见的关键蛋白还包括DNA解旋酶Recq及Runx2等。研究还发现，在骨肉瘤中端粒的

过度延长十分常见，主要负责抑制端粒缩短和衰老的替代延长端粒酶ALT蛋白在骨肉瘤中存在突变，并且与骨肉瘤患者的预后密切相关。

（三）表观遗传修饰关键蛋白

在骨肉瘤中，许多基因启动子区存在过度的甲基化，同时组蛋白修饰的相关基因HDAC等也已经被报道与骨肉瘤的发生密切相关，因此表观遗传修饰无疑对骨肿瘤的发生有着重要的作用。与此相对应的是，DNA去甲基化及乙酰化抑制剂已在抗辐射骨肉瘤中进行Ⅰ期和Ⅱ期临床试验。

（四）信号通路中的关键蛋白

Hedgehog、Wnt、Notch等信号通路在正常的骨发育中发挥重要的作用，而这些信号通路与骨肉瘤的发生也密切相关。其中Hedgehog信号通路中的PTCH1、GLI，以及Notch通路的Notch1、Notch2、Notch3在骨肉瘤中高表达。Wnt信号通路的抑制因子DKK3及WIF1的表达量在骨肉瘤中明显地下降。

1. 受体酪氨酸激酶　已经发现，许多受体酪氨酸激酶及其受体包括血管内皮生长因子（vascular endothelial growth factor, VEGF）、IGF-1、PDGF、人表皮生长因子受体-2（human epidermal growth factor receptor 2, HER2）、Met［也称HGFR（hepatocyte growth factor receptor）］等都在骨肉瘤中高表达，而它们相应的靶向药物也已经用于骨肉瘤的治疗中。

2. 磷酸激酶　激酶信号通路的过度激活与癌症的治疗密切相关。其中Src、mTOR，以及Aurora A、B、C已有报道在骨肿瘤中过度激活，而Src的抑制剂（AZD0530）、mTOR的抑制剂（ridaforolimus），以及Aurora的靶向药物VX-680及ZM447439已经用于临床的试验中。

3. 新鉴定的关键蛋白　为了进一步鉴定骨肉瘤的驱动基因，许多课题组做了其他的尝试。Khokha利用"睡美人"系统发现了新的关键蛋白，这些蛋白质涉及Erb2、PI3K-AKT-mTOR及MAPK信号通路。该系统除了发现TP53、Myc这些已知的蛋白质外，还发现了Nrf1、Nrf2、Sema4d、Sema6d等新的

蛋白质参与调控骨肉瘤的发生。

二、骨巨细胞瘤中的关键蛋白

骨巨细胞瘤是一类较为稀有的骨肿瘤，约占原发性骨肿瘤的3%～5%，在中国的患者中约占20%。骨巨细胞瘤主要发生在20～40岁的人群中，女性稍多于男性。骨巨细胞瘤主要发生在股骨远端、胫骨近端和肱骨近端。

（一）RANKL信号通路

骨巨细胞瘤主要由3种细胞组成：巨细胞、单核细胞及基质细胞。在骨相关的疾病中，许多的病理状态都是由于RANKL/OPG比例失调造成的。2000年，有课题组通过RT-PCR及原位杂交的实验方法，发现RANKL及其受体RANK在骨巨细胞瘤中高表达；2002年，Roux等用免疫染色的方式鉴定了其在蛋白质水平的过表达。这些研究都表明，RANK、RANKL在骨巨细胞瘤的发生中有重要的作用。RANKL在基质细胞中的过表达对于此类肿瘤中大量破骨细胞的形成有重要的作用。

（二）集落刺激因子-1（CSF-1）

骨巨细胞瘤的发生往往与破骨细胞过度活化相关。CSF-1基因在许多腱鞘巨细胞瘤中过表达。并且研究发现CSF-1的受体CSFR-1的选择性抑制剂PLX3397可以用于腱鞘巨细胞瘤的治疗，并获得了良好的预后。

（三）新的关键蛋白

随着对骨巨细胞瘤研究的深入，许多与骨巨细胞瘤发生相关的新关键蛋白被逐一鉴定。M Fernanda Amary等在Nature Genetics的文章中报道，通过基因组的测序发现了新的驱动基因H3F3。其中，H3F3A的G24A和G34L突变占所测肿瘤的92%，而H3F3B的G34R的突变占10%左右。值得注意的是，这些突变主要存在于骨巨细胞瘤的基质细胞中，而鲜少存在于骨巨细胞中。这些都提示H3F3A及H3F3B的突变可

能通过改变破骨细胞的招募，进而影响骨巨细胞瘤的发生。但是对于其中的分子机制笔者并不是十分清楚，它可能通过改变 RANKL 或者是 CSF-1 的表达来影响骨巨细胞瘤的发生。

三、多发性骨髓瘤中的关键蛋白

多发性骨髓瘤的特点是恶性浆细胞在骨髓中的浸润，在患者的血液或血清中可检测到过量的 M 蛋白，造成患者的溶骨性的病变、贫血、高钙血症及肾功能的损害。目前以分子生物学为基础的转化医学研究有可能在多发性骨髓瘤的治疗中有着非常好的前景。这主要基于两个方面：① 分子遗传学、基因组学及蛋白质组学的研究，为了解多发性骨髓瘤的发病机制、潜在靶点的确定，以及将来为增加肿瘤细胞的细胞毒作用，减少非特异性细胞毒作用和克服传统的耐药性的靶向治疗，提供了重要的基础。② 随着对于多发性骨髓瘤肿瘤微环境的研究，更清楚地认识到多发性骨髓瘤细胞对于骨髓的黏附，会进一步影响到骨髓间充质干细胞的基因表达，从而增加肿瘤的生长、生存、耐药性和在骨髓环境中的迁移。下面将着重介绍多发性骨髓瘤中的关键蛋白。

（一）Cyclin 蛋白

多发性骨髓瘤的基因组极为不稳定，染色体异位和基因突变经常造成基因功能的缺失或者过度激活。其中有两个位置的突变可以引起 Cyclin 蛋白的过表达：① 基因组 t（11；14）（q13；q32）异位，在多发性骨髓瘤中发生的概率为 15%～20%，引起 Cyclin D1 的过表达；② t（6；14）（p21；q32）异位，存在于 15% 的多发性骨髓瘤细胞中，引起 Cyclin D3 的过表达。Cyclin 蛋白的过表达往往引起细胞周期的改变，造成细胞的过度增殖。

（二）WHSC1 蛋白

WHSC1 是一类组蛋白的甲基化转移酶，可以影响基因组的表观遗传修饰。研究发现，约有 15% 的多发性骨髓瘤中 WHSC1 基因表达失调。

（三）新的关键蛋白

aGCH 与基因表达谱的分析发现了一些新的与多发性骨髓瘤发生相关的蛋白质。这其中包括抑癌基因，如 TP53、PTEN 的突变及细胞周期蛋白依赖性激酶抑制蛋白 CDKN2A 及 CDKN2C 等，这些都提示许多抑癌基因在多发性骨髓瘤中有重要的作用。

另外，约有 10% 的患者存在激活突变的 FGF3；更重要的是 RAS 家族的两个成员 NRAS、KRAS 在密码子的 12、13 和 61 位存在突变，其在多发性骨髓瘤中的突变概率为 40%～55%。这些都说明 MAPK 信号通路在多发性骨髓瘤的发生和发展中发挥重要的作用。

四、脊索瘤中的关键蛋白

脊索瘤是一种罕见的骨肿瘤，发病率占所有骨肿瘤的 1%～4%，侵袭性较高，预后较差，复发率较高。Virchow 在 1857 年第一次发现脊索瘤的病例；1890 年，Ribbert 提出了脊索瘤起源于幼年脊索的假说。研究发现，在脊索瘤中有许多与胚胎的脊索细胞巢相关蛋白的高表达。虽然没有直接证据表明脊索瘤起源于胚胎时期的脊索，但是相同的分子表达谱提示它们很大程度上是由脊索转分化来的。最值得信服的能够支持脊索假设的证据是：在一类家族性的脊索瘤中发现了转录因子 Brachyury 的过表达，而这一转录因子主要表达在正常未分化的胚胎时期的脊索中。在许多其他的癌症中，Brachyury 会影响上皮细胞间质化（EMT），但是 Brachyury 影响脊索瘤发生的具体原因还不是十分清楚。

脊索瘤分子生物学分析发现，血小板性生长因子受体 PDGFRB、PDGFRA 及 Kit 的受体高表达。在 2004 年和 2009 年，分别有文章报道了脊索瘤患者对靶向 PDGFR 和 Kit 的药物伊马替尼（imatinib）的响应。

随着研究的深入，新的关键蛋白也被进一步鉴定，如在 12 例的脊索瘤病例中发现了表皮生长因子受体（epidermal growth factor receptor, EGFR）和 c-Met 的过表达。同时通过对 70 例临床样本的分析发现，信号传导及转录激活因子 3（signal transducers and activators of transcription 3, STAT3）的磷酸化水平有明显的提高。STAT3蛋白的过度激活已经表明与许多肿瘤的发生和预后密切相关，而且STAT3的抑制剂可以抑制脊索瘤的生长。

五、软骨肉瘤中的关键蛋白

软骨肉瘤位于常见骨肿瘤的第三位，可以分为常规型和变异类型。变异类型的软骨肉瘤又可以分为3种，包括透明细胞型软骨肉瘤、间充质样软骨肉瘤和去分化型软骨肉瘤。以下将分别对这几类软骨肉瘤中的关键蛋白进行介绍。

（一）常规型软骨肉瘤

*EXT*基因参与合成硫酸乙酰肝素硫酸乙酰肝素蛋白多糖（HSPG），是细胞信号转导的基本物质之一。研究表明，*EXT1*与*EXT2*基因的失活对于原发性和继发性软骨肉瘤的发生和发展至关重要，但是其中具体的分子机制并不十分清楚。

许多在骨骼的发育中激活的信号通路，如Ihh、PTHLH、TGF-β、Wnt信号通路在软骨肉瘤的发生中有重要的作用。其中Ihh及Wnt信号通路的活性在软骨肉瘤中下降，而TGF-β及PTHLH信号通路对软骨肉瘤的增殖有重要的作用，在软骨肉瘤中过度活化。

（二）变异型软骨肉瘤

透明细胞型软骨肉瘤的预后较好。有研究表明，第20位染色体的重排及9q的丢失与透明细胞型软骨肉瘤的发病密切相关。而且PTHLH、PDGFIHH、Runt相关的转录因子及MMP-2在透明细胞型软骨肉瘤中高表达。

间充质样软骨肉瘤的预后较差。该肿瘤在青年中的发病率较高。在约60%的间充质样软骨肉瘤中发现有P53的过表达。同时，抗凋亡的分子BCL2、PDGFR及PKC在此类肿瘤中也存在过表达。

（三）去分化型软骨肉瘤

去分化型软骨肉瘤是一类预后极差的骨肉瘤，其主要特征是具有普通的软骨肉瘤和非软骨未分化的肉瘤。基因组测序表明，*H-Ras*基因的外显子的12和13位在此类软骨肉瘤中存在突变，*H-Ras*突变肿瘤的预后比未突变的患者预后差，这些证明*H-Ras*在去分化型软骨肉瘤发生中有重要的作用。

六、展望

骨肿瘤对于患者生存和生活质量有较大威胁，蛋白质功能失调与骨肿瘤的发生密切相关。在本文中笔者结合基因组测序分析、临床数据分析及动物模型介绍了骨肉瘤、多发性骨髓瘤、骨巨细胞瘤、脊索瘤及软骨肉瘤中的关键蛋白，并对其可能的分子机制及药物开发和治疗进行了简要阐述。

在骨肿瘤的研究中，骨肉瘤、多发性骨髓瘤及骨巨细胞瘤的关键蛋白的阐释较多，主要涉及抑癌基因*p53*、*PTEN*，以及信号通路的过度激活。将来我们还需要扩大临床的样本分析，利用生化和动物模型研究此类蛋白质在骨肿瘤中发病的具体分子机制，为将来药物的治疗提供理论基础。同时，在骨肿瘤中，VEGF、IGF-1、PDGF、HER2、MET等细胞表面受体有过量的表达，造成其信号通路的过度活化，引起肿瘤的过度增殖。这些蛋白质的具体分子机制已经在肺癌、乳腺癌、结肠癌中有非常深入的研究，且相关抑制剂已用于癌症的治疗中。笔者认为可借鉴其他癌症研究的经验，详细阐述表面受体的过度激活对于骨肿瘤发生的具体作用。

近几年，基因编辑技术发展迅速，CRISPR/Cas9技术被用于许多遗传性疾病的基因修复中。我们发现在骨肿瘤，许多关键蛋白都存在过表达或者是基因的过度活化，利用基因编辑的手段对某些关键基因进行修复可能发挥治疗骨肿瘤的作用。

同时，随着测序技术及蛋白质组学等新技术的发展，新的与骨肿瘤发生相关的关键蛋白将进一步被鉴定，关键蛋白的图谱将不断被完善，而这些关键蛋白的鉴定无疑将对骨肿瘤的诊断和治疗提供了必不可少的理论基础，将为药物的开发提供坚实的后盾。

第4节 骨肉瘤的基础研究进展

骨肉瘤是青少年最常见的原发恶性骨肿瘤。随着肿瘤相关领域的发展，对骨肉瘤发病机制及转移机制的研究不断深入，新辅助化疗出现，如今骨肉瘤的治疗由肿瘤科、外科、病理科、放射科等多学科经验丰富的医师紧密合作共同完成。骨肉瘤的5年生存率仍处于平台期（50% ～ 60%），并且绝大部分（90%以上）的肢体骨肉瘤患者可行保肢治疗。

一、骨肉瘤可能的发病机制

大部分骨肉瘤患者中，发病原因尚无具体定论。但由于骨肉瘤好发于青少年，与青春期骨组织的快速生长发育不无关系。研究发现，辐射照射也是诱发骨肉瘤的一大因素。钍与镭均可致骨肉瘤。约有40%与放射有关的骨肉瘤发生于或邻近中轴骨。良性骨肿瘤恶变导致的骨肉瘤较少见。骨生成障碍恶变出现大量骨痂形成也可导致骨肉瘤。罕见的是，骨肉瘤可能发生在骨梗死的基础上。另外，以抑癌基因突变为代表的基因突变或多种遗传性疾病导致的遗传性视网膜母细胞瘤患者中也有较高的骨肉瘤发病率。大约10%成视网膜细胞瘤患者有家族史，其他30%有多灶病。这组患者能将该病传给后代，这种遗传倾向是由第13号染色体左臂上13q14位点控制的，在这种人群中骨肉瘤的发病率比其他人群高2 000倍。近来数据表明，成视网膜细胞瘤的肿瘤组织与13q左臂部分有纯合性，这一发现提示13q的纯合性可能是成视网膜细胞瘤和骨肉瘤同时发生的根本原因。

二、骨肉瘤细胞的起源

现代研究认为，鉴定肿瘤起源的细胞系——肿瘤干细胞（cancer stem cell, CSC）意义重大。CSC在研究肿瘤发生、发展及对治疗后的预后评估十分重要。可能并不同源，但与只是反映肿瘤表型的细胞相比，CSC的一些重要标志物显得更有价值，这一点已经在诸如前列腺癌、乳腺癌、基底细胞癌及胰腺癌中得到论证。目前研究认为，由于间充质干细胞可定向分化为成骨细胞，因而前者被认为参与骨肉瘤细胞的起源。另一个事实——骨肉瘤好发于长骨的干骺端（干骺端组织中富含间充质干细胞和成骨细胞前体）也很好地支持这一论点。而随后的体外实验、转基因小鼠模型及恶性细胞与间充质干细胞基因序列的比较也相继验证了这一点。除了骨肉瘤，其他肉瘤类型也存在此共性，如未分化软组织肉瘤。

三、骨肉瘤的肿瘤异质性

骨肉瘤的诊断是基于恶性成骨基质细胞的组织学发现，后者能够产生很多类骨性基质（osteoid matrix）。骨肉瘤在病理学上存在很多种亚型，包括成骨细胞型（osteoblastic）、成纤维细胞型（fibroblastic）、成软骨细胞型（chondroblastic）、上皮样（epithelioid）、富于巨细胞型（giant-cell rich）、小细胞型（small cell）和毛细血管扩张型（telangiectatic），具有各自的组织细胞学或放射学特征。骨肉瘤细胞往往存在异常的染色体核型。现代的基因测序发现，骨肉瘤细胞存在一共同现象：染色体碎裂，即一种灾难性的基因不稳导致的染色体重组，进而出现上百种的融合基因产物。巨大的肿瘤异质性往往使得试图寻找可靠的生物标志来指导治疗、预测预后变得十分困难，同时也使得骨肉瘤广泛耐药的出现，甚至复发或者转移。现代研究认为，骨肉瘤病灶中存在一种多能肿瘤干细胞（multipotent CSC），具有自我更新和多向分化潜能，被认为是肿瘤耐药的根源。目前研究技术能够将具有一定干细胞潜质的骨肉瘤细胞亚群鉴定并分离出来，但尚无明确的标志物来鉴定此亚类。

四、骨肉瘤的骨代谢微环境

肿瘤-骨的"恶性循环"使骨基质释放大量的生长因子，进而促进肿瘤细胞的增殖和扩散。而针对上述异常标志物的靶向药已成为研究抑制骨肉瘤增殖的热点之一。最新研究发现，GRM4的水平在骨组织的形成和吸收过程及骨肉瘤的易感性中起着重要作用。另外，RANL/RANKL/OPG轴的紊乱被认为与骨肉瘤的发生、发展有关。

五、骨肉瘤的相关信号通路

目前研究发现，Notch、Wnt、Hedgehog、PI3K/AKT-mTOR及JAK/STAT通路均在骨肉瘤的发生、发展中扮演着重要的角色。Notch通路是一条相对保守的信号通路，因其多功能性，易受到信号组分异常活化的影响而出现相应的畸形和恶变。例如Notch通路中的姜黄素（curcumin）组分可通过下调Notch1及其下游靶基因 Hes-1、Hey-1 和 Hey-2 的水平以增加活性氧水平，进而诱导细胞凋亡。Wnt通路则与细胞的迁移、分化、胚胎器官的形成以及干细胞的自我更新等有密切关系。Wnt通路可激活细胞内级联反应，包括Wnt/β连环蛋白（β-catenin）依赖性和非依赖性途径。目前研究发现Wnt/β连环蛋白依赖性途径中，信号组分白藜芦醇（resveratrol）可靶向作用于β连环蛋白和组蛋白H2AX，通过下调β连环蛋白和c-Myc的mRNA和蛋白质水平诱导细胞凋亡，而组蛋白H2AX的磷酸化则可导致染色体端粒结构的失稳和DNA结构的破坏。目前研究发现，约70%的骨肉瘤样本涉及Hedgehog信号通路中的组分，后者被认为在多种肿瘤的发生、发展中起着关键作用。该信号通路中的组分环杷明（cyclopamine）可与SMO（G蛋白偶联受体类似蛋白）结合，阻断相关信号传导，进而导致骨肉瘤细胞凋亡和增殖受抑。而在PI3K/AKT-mTOR信号通路中，PI3K可与相应配体结合，自身被磷酸化而活化，通过激活AKT而使mTOR活化，促进细胞的增殖和生存。在JAK/STAT通路中，相关的细胞因子或生长因子可与骨肉瘤细胞表面的受体结合活化JAK2蛋白，使得相应酪氨酸磷酸化，同时JAK2蛋白也可使招募的信号转导因子磷酸化，STAT出现二聚化，转移至细胞核内诱导相关靶基因的表达。

六、骨肉瘤与微小RNA

微小RNA（miRNA）调控骨肉瘤恶性生物学行为的研究已有较大的进展。High-mobility group box 1（HMGB1）可促进骨肉瘤细胞的自噬并加速肿瘤的增殖与运动能力，调控骨肉瘤的恶性生物学行为。与瘤旁细胞相比，miR-22在骨肉瘤细胞中表达显著降低，且在骨肉瘤细胞中，miR-22无法抑制HMGB1的表达，使HMGB1相关的自噬及肿瘤细胞的增殖和运动能力均大幅提高，同时还影响了基于HMGB1骨肉瘤化疗抵抗作用。miR-23a也是骨肉瘤相关miRNA研究的热点。miR-23a不但可调控缝隙连接蛋白43（connexin-43，Cx43）与RunX2，进而影响骨肉瘤相关骨微环境，还可调控细胞趋化因子12（cell-derived factor-1 alpha，CXCL12），通过自分泌和旁分泌途径影响骨肉瘤的恶性行为。miR-23a还可以通过调控AT序列结合蛋白1（special AT-rich sequence-binding protein，SATB1）的表达进而影响骨肉瘤细胞的增殖。同时，miR-133家族可作为骨肉瘤特异性分子标志物，并参与调控骨肉瘤细胞的增殖、运动性、侵袭及上皮细胞间质化。miR-199a-3p可直接调控CD44的表达进而影响骨肉瘤侵袭能力，并可调控受体酪氨酸激酶Axl（AXL receptor tyrosine kinase）的表达，影响骨肉瘤的恶性行为能力，且miR-199a-3p的切割共同产物miR-199a-5p可作为骨肉瘤诊断的分子标志物。miR-34家族是进化中一类高度保守的miRNA家族，在骨肉瘤中发挥重要作用，miR-34a可作为骨肉瘤的特异性分子标志，并直接调控CD44的表达，影响骨肉瘤侵袭能力；miR-34b可进入循环系统，是潜在的骨肉瘤分子标志物以及骨肉瘤药物作用的靶点；而miR-34c对骨肉瘤恶性行为以及抗药性均有较大的影响。且血清中miR-9、miR-195及miR-148可作为骨肉瘤的诊断标志物，而血清miR-148a的水平还与肿瘤大小及患者5年生存率密切相关。

七、骨肉瘤与长链非编码RNA

目前研究认为，长链非编码RNA（lnc RNA）参与调节骨肉瘤细胞的生长、增殖、侵袭、转移及细胞凋亡等。抑制lnc RNA TUSC7的活性可明显促进骨肉瘤细胞的增殖和侵袭能力。而HNF1A-AS1水平的下调可不通过激活Wnt/β连环蛋白信号通路抑制骨肉瘤细胞的增殖。TUG1和PRC2协同作用可抑制骨肉瘤特异性基因表达，进而调控细胞周期。另外ODRUL的表达量在骨肉瘤肺转移的标本中明显升高，提示ODRUL可能与骨肉瘤的转移相关。同样的，MALAT1可通过激活PI3K/AKT通路促进骨肉瘤细胞的转移。而相关研究发现，lnc RNA MFI2可通过调节FOXP4的基因表达，促进骨肉瘤细胞的凋亡。通过体外实验抑制BANCR的表达不仅可

抑制细胞增殖和侵袭，还可促进MG-63细胞系的细胞凋亡。另外，lnc RNA还可作为骨肉瘤的诊断标志物和预后指标，诸如lnc RNA FGFR3-AS1、HOTTIP等。

八、笔者团队在骨肉瘤基础研究中的发现

团队先后发现通过敲除*IRX2*基因可以激活AKT/MMP-9信号通路，进而抑制骨肉瘤细胞的增殖和侵袭；三氮杂苯修饰的聚合物在*TRAIL*基因治疗骨肉瘤中有很好的应用价值；*IRX2*基因可以通过PI3K/AKT依赖性途径上调MMP-2和VEGF的表达，进而介导骨肉瘤细胞的增殖和侵袭；TGF-β可诱导人骨肉瘤细胞中miR-202表达量上调，抑制肿瘤细胞凋亡，进而介导肿瘤的耐药性；P50相关的基因外RNA（PACER）的过表达可激活*COX-2*基因，进而介导骨肉瘤细胞的增殖和转移；miR-92b可靶向作用于RECK，从而促进肿瘤细胞的增殖、迁移及侵袭；热休克转录因子1可促进骨肉瘤细胞系的增殖、迁移和侵袭；分离并鉴定了来源于脊柱的骨肉瘤细胞系NEO217等。

第5节　骨巨细胞瘤的基础研究进展

骨巨细胞瘤（GCTB）是一种良性、侵袭性的原发性骨肿瘤，占全身原发性骨肿瘤的3%～5%。其中女性患者的发病率略高于男性。大多数骨巨细胞瘤患者的发病年龄在20～40岁。该肿瘤好发于长骨的干骺端，常见于股骨下端、胫骨上端以及桡骨远端（图2-3），呈溶骨性破坏。肉眼观瘤组织呈灰红色，质软而脆，常伴有出血、坏死、囊性变而呈多彩性；瘤体周围常有菲薄的骨壳。X线表现为肥皂泡样阴影。根据影像学特征可将骨巨细胞瘤分为3级：Ⅰ级，静息型；Ⅱ级，活跃型；Ⅲ级，侵袭型。骨巨细胞瘤病灶内切除（刮除）后，20%～50%复发，5%～10%发生恶性变，转变为纤维肉瘤或骨肉瘤；并有少量的病例报道会发生肺

转移（发生率为1%～4%）。

目前认为骨巨细胞瘤的发病机制主要是骨巨细胞瘤中的癌性基质细胞分泌募集单核细胞的细胞因子，趋化单核细胞到达肿瘤部位，进一步在癌性基质细胞表达的RANKL作用下，融合形成多核的巨细胞；巨细胞在多种细胞因子的作用下，引起蚀骨反应，最终导致溶骨性破坏。然而引起骨巨细胞瘤发病的起始因素目前尚不明确。现有的研究证实，骨巨细胞瘤由3种细胞成分（巨细胞、单核细胞、骨巨细胞瘤基质细胞）共同组成，每一种细胞成分都具有独自的特征和功能。下面对这3种细胞成分进行逐一阐述。

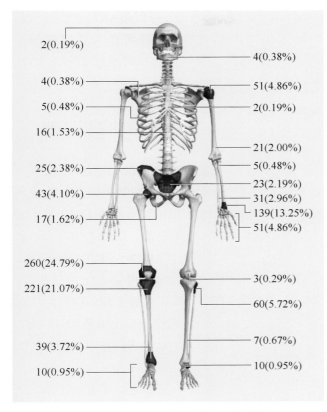

2(0.19%)
4(0.38%)
4(0.38%)
51(4.86%)
5(0.48%)
2(0.19%)
16(1.53%)
21(2.00%)
25(2.38%)
5(0.48%)
23(2.19%)
43(4.10%)
31(2.96%)
17(1.62%)
139(13.25%)
51(4.86%)
260(24.79%)
221(21.07%)
3(0.29%)
60(5.72%)
39(3.72%)
7(0.67%)
10(0.95%)
10(0.95%)

图2-3　1 049例骨巨细胞瘤在全身的分布情况

(一) 多核巨细胞

骨巨细胞瘤的多核巨细胞与体内的破骨细胞有很多相似之处，同时也是骨巨细胞瘤的主要病理特征之一，所以骨巨细胞瘤又被称为"破骨细胞样肿瘤"。多核巨细胞表达许多破骨细胞的标志性基因，如抗酒石酸酸性磷酸酶（TRAP）、组织蛋白酶K（cathepsin K）、碳酸酐酶Ⅱ（carbonic anhydrase Ⅱ），以及许多调控破骨细胞活性的基因，如受体活化核因子-κB（RANK）、降钙素受体（calcitonin receptor）、整合素αvβ3（αvβ3 integrin）。此外，多核巨细胞还具有与破骨细胞相同的骨吸收能力。因此，有研究者将其从肿瘤组织中分离出来用作破骨细胞模型进行体外研究。与破骨细胞唯一不同的是，巨细胞可以融合许多单核细胞，使细胞体型变得巨大，细胞核数目甚至可以达到数百个以上。

破骨细胞的形成需要RANKL的诱导，当

RANKL和RANK结合以后，激活T细胞活化转录因子（NFATc1）入核，促进破骨细胞分化基因的表达，比如组织蛋白酶K、TRAP、降钙素受体和整合素αvβ3等。而在骨巨细胞瘤患者血清中RANKL的浓度明显高于正常人。此外，在多核巨细胞中高表达的转录因子CCAAT/增强子结合蛋白β（C/EBPβ）也可能参与了巨细胞的形成。有研究结果显示，多核巨细胞中表达的C/EBPβ可以促进巨细胞本身表达RANKL。其次，PTHrP也可能促进RANKL表达，因为在正常的破骨细胞中PTH1R是无法被检测到的；然而，骨巨细胞瘤的巨细胞却表达PTH1R。还有数据显示，巨细胞的细胞周期是停滞不前的，其周期蛋白D1（Cyclin D1）大量累积，并伴随着介导G_2期向M期转换的周期蛋白B1（Cyclin B1）的缺失。

溶骨性破坏是骨巨细胞瘤的主要影像学表现。体外研究结果表明，巨细胞可以独立完成对骨片的吸收。它可以通过表达组织蛋白酶K溶解骨组织，表达小泡状的H^+-ATP酶（V-ATPase）降解羟基磷灰石形成的矿物质结晶，同时表达TRAP酶对骨基质蛋白进行去磷酸化并协助破骨样细胞的迁移。这个过程与传统的破骨细胞进行骨溶解和吸收是一致的。但是在骨巨细胞瘤的组织样本中，可检测到大量基质金属蛋白酶（MMP），其中MMP-2和MMP-9占主要成分。MMP是一类具蛋白溶解酶活性的锌依赖性内肽酶家族，可溶解许多细胞外基质。这些酶与骨伤愈合、骨质重吸收和肿瘤浸润等过程有关。基因芯片和PCR分析结果均显示MMP家族另外一个成员MMP-13在骨巨细胞瘤中也有较高水平的表达；骨巨细胞瘤还表达MMP-1、MMP-3、MMP-14以及多种组蛋白酶。研究者还发现骨巨细胞瘤条件培养基中的某些刺激因子（如IL-1β和TNF-α）可以刺激癌性基质细胞分泌MMP-9。此外，巨细胞本身也表达细胞外MMP诱导因子（EMMPRIN），能够刺激MMP的产生。诸多细胞因子的相互作用最终导致巨细胞的形成及溶骨性破坏（细胞因子的来源和作用详见表2-1）。

表 2-1　骨巨细胞瘤中重要的功能分子

功能	细胞来源	基因	在骨巨细胞瘤中的作用
招募单核细胞	S	SDF-1	与CXCR4（M）结合诱导单核细胞趋化反应
	S	MCP-1	与CCR1（M）结合诱导单核细胞趋化反应
	S	VEGF	促进血管新生；与FIT-1（M）结合诱导单核细胞趋化反应
促进单核细胞增殖	S	MCS-F	与CSF1R（M）结合促进单核细胞的生长和RANKL的分泌
	S/G	IL-34	与CSF1R（M）结合促进单核细胞的增殖
促进巨细胞融合	S	RANKL	与RANK（M）结合诱导巨细胞形成
	S	OPG	RANKL的竞争性结合受体，抑制巨细胞的形成
	M/G	NFATc1	调控破骨细胞分化成熟的关键转录因子
	M/G	DC-STAMP	调控细胞融合的细胞膜蛋白
	S/G	C/EBPβ	促进RANKL表达，诱导巨细胞的形成
	S	CaSR	钙离子受体，可以促进RANKL表达
	S	PTHrP	与PTHR1（S）结合促进RANKL的表达
骨吸收	G	Cathepsin K	降解骨基质
	G	V-ATPase	为组织蛋白酶K提供酸性反应环境
	G	TRAP	促进巨细胞降解骨基质
	G	αvβ3 integrin	调节巨细胞骨架和附着骨
	G	MMP-9	刺激巨细胞进行骨吸收
	S	MMP-13	刺激巨细胞进行骨吸收
	S	MMP-2	促进内皮细胞的浸润
	S	TGF-β1	与TGFBR2（G）结合促进巨细胞的趋化作用

注：按照其功能和细胞来源进行分类；S，基质细胞；M，单核细胞；G，巨细胞。

（二）单核细胞

骨巨细胞瘤的单核细胞（monocytes）是被癌性基质细胞分泌的趋化因子，包括基质细胞衍生因子-1（SDF-1）和单核细胞趋化蛋白-1（MCP-1）招募到肿瘤部位的，进而在破骨细胞分化因子的刺激下融合形成巨细胞。这些单核细胞与破骨细胞前体细胞一样表达细胞表面分子CD68、HLA-DR、CD14、CD33、CD45和CD51。单核细胞的前体细胞占所有骨巨细胞瘤单核细胞的1/3，常被认为来源于血液。骨巨细胞瘤组织中含有非常丰富的血管，VEGF在肿瘤组织中高表达。VEGF能够促进血管内皮细胞的大量生成，从而形成丰富的血管，这就为招募单核细胞提供了良好的基础，同时为肿瘤生长提供了足够的营养成分。其次，VEGF本身也是参与招募单核

细胞的细胞因子之一。免疫荧光染色结果显示，在骨巨细胞瘤中血管内皮生长因子受体1（Flt-1）与CD68共定位，表明单核细胞膜上具有VEGF受体，这就提示VEGF也参与了单核细胞的趋化反应。

癌性基质细胞在完成对单核细胞的招募之后，可进一步分泌巨噬细胞集落刺激因子（M-CSF）促进单核细胞增殖。而且单核细胞分泌的IL-34也能促进自身的增殖或分化。同时，M-CSF还可以促进单核细胞表达RANK。RANK是RNAK配体（RANKL）的受体，当RANK与RANKL结合会介导单核细胞的融合形成多核的巨细胞。RANKL属于肿瘤坏死因子（tumor necrosis factor, TNF）超家族的膜结合蛋白，在骨巨细胞瘤中由癌性基质细胞产生。与正常组织相比，骨巨细胞瘤中的RANKL含量非常丰富。虽然骨巨细胞瘤中的癌性基质细胞也

有表达 RANKL 的可溶竞争性受体——骨保护素蛋白（OPG），但是它的表达水平远不及 RANKL，所以不能完全弥补 RANKL 引起的破骨细胞过度分化。

单核细胞有许多亚群，具体是哪一亚群融合形成多核巨细胞目前还不十分明确。最近的文献报道 CD33 阳性的单核细胞是形成巨细胞的重要组分之一。但 CD14 阳性的单核细胞，可以在体外形成破骨细胞，并且能和多核的 CD33 阳性的巨细胞融合形成双阳性的多核巨细胞。研究发现，当多核巨细胞形成后，并没有表达造血细胞的标志基因，如 CD14 和 HLA–DR。因此，融合形成巨细胞的单核细胞来源还有待进一步证实。

（三）癌性基质细胞

大量研究结果显示，癌性基质细胞（neoplastic stromal cell）才是骨巨细胞瘤真正的肿瘤细胞成分。首先，癌性基质细胞可以在体外快速、无限地增殖，并且能够在小鼠体内形成肿瘤，符合肿瘤细胞的基本特征。其次，在骨巨细胞瘤的癌性基质细胞中有一类 Stro-1（+）的细胞群体，这类细胞具有干细胞样的特性；换言之，癌性基质细胞群体中存在骨巨细胞瘤的肿瘤干细胞。有临床数据显示，骨巨细胞瘤之所以有近 50% 的复发率，很可能是因为癌性基质细胞的残留；而且癌性基质细胞还表达间充质成骨前体细胞的标记基因，如骨涎蛋白（bone sialoprotein）、骨粘连蛋白（bone osteonectin）、Runt 相关转录因子 2（RunX2）及骨钙素。骨巨细胞瘤的癌性基质细胞群和很多肿瘤细胞群一样本身就是一个异质群体，可能由多种分化阶段的细胞组成。体外培养结果显示，采用诱导成骨细胞分化的条件培养基培养癌性基质细胞，可以使其分化成成熟的成骨细胞，如果延长培养时间还可以形成矿化结节。而且骨巨细胞瘤的癌性基质细胞还可以在小鼠皮下形成成骨性肿瘤。另外，在有些骨巨细胞瘤的组织中可观察小面积的类骨质。已有的文献报道，癌性基质细胞还能够像间充质干细胞一样分化成为脂肪细胞和软骨细胞。

核型分析显示，大部分骨巨细胞瘤都发生了非整倍染色体畸变，包括插入突变、缺失突变、异位突变，还有结构和数量上的染色体重排。当然，也有个别病例发生了整倍突变，然而这种整倍突变大部分发生在复发病例中。这就提示我们，骨巨细胞瘤的复发来源于单个癌性基质细胞或者少量的细胞群。另外，在骨巨细胞瘤中常常发生染色体端粒联合，即两个不同的染色体臂在它们的端粒末端融合在一起，而且发生这种融合的病例高达 70% 以上。在体外单独培养的癌性基质细胞同样可以检测到这种染色体异常。由于多核巨细胞并不会发生有丝分裂，而且这种基因突变只发生在 CD68 阴性表达的细胞中，所以也就可以排除单核细胞。因此，骨巨细胞瘤发生的遗传学改变理论上都来源于癌性基质细胞。据文献报道，某些染色体臂比较容易发生染色体端粒融合，包括 11p、15p、9q 和 20q，但是其是否能预测肿瘤的某些病理特征依然未知，具体意义也不清楚。但是，有数据显示端粒酶在肿瘤的表达存在差异，提示染色体端粒的不稳定性可能是骨巨细胞瘤发生、发展的重要原因。尽管如此，这些遗传学改变并没有和临床分期、分级有机地联系起来，说明骨巨细胞瘤来源于一个统一的遗传因素的可能性不大。事实上，这些不稳定性可能提示各种遗传畸变可能会导致肿瘤生长出现不同的分期和分级。

鉴于以上的研究发现，肿瘤抑制蛋白 P53 的表达水平和其他调控细胞周期基因的表达水平对骨巨细胞瘤的发生、发展也起着至关重要的作用。有学者报道骨巨细胞瘤中的 P53 大部分都会发生突变，但也有实验证明这种突变不会发生在原发的肿瘤中，并且 P53 的突变和肿瘤的复发、恶变、转移都成正相关。在骨巨细胞瘤中检测到 P53 抑制剂——MDM2 高表达，它能够通过泛素化降解 P53，从而抑制其活性。此外，骨巨细胞瘤中泛素羧基末端水解酶 L1（UCHL1）基因往往是非活化的，这将导致 P53 的不稳定和促进 MDM2 的积累。以上实验结果表明，在骨巨细胞瘤中 P53 的抑癌功能是不足的。有趣的是，有报道证明 P53 缺失的小鼠可以自发产生骨巨细胞瘤。另外，有实验结果显示，在癌性基质细胞中过表达 MDM2 的另外一种剪切形式可以促进肿瘤的生长，这种生长是非P53依赖的。所以，进一步研究 p53以及其相关蛋白在骨巨细胞瘤的作用对于研发新型骨巨细胞瘤的治疗方案具有广阔的前景。

组蛋白参与基因的转录激活和沉默过程，近期研究发现，组蛋白的多种突变表型与多种肿瘤的发生密切相关，其中，组蛋白3.3A（histone 3.3A，H3F3A）相对特异性地存在于GCTB基质细胞中。H3F3A G34W突变在2013年首次被报道，后续研究表明，69%～100%的GCTB样本中存在G34W突变，且仅存在于GCTB基质细胞中，在巨细胞和单核细胞中均无G34W突变；进一步研究发现，即使在其他富含破骨细胞的肿瘤中G34W突变也极少出现，无成软骨细胞瘤和仅0～3.8%的骨肉瘤存在G34W突变。因此，目前认为G34W突变可能是导致GCTB基质细胞形成的关键因素，但这仍有待进一步验证。研究表明，G34W突变可促进GCTB基质细胞的增殖和侵袭能力，但具体作用机制尚不清楚。针对H3F3A G34W突变的进一步研究可能为GCTB的诊断和治疗提供新的思路。

miRNA在GCTB基质细胞的功能调控中也发挥重要作用。miR-30a在GCTB基质细胞中表达显著降低，且可通过调控RUNX2抑制巨细胞的分化成熟，从而抑制溶骨破坏。miR-126-5p可抑制基质细胞中PTHrP和MMP-13的表达及分泌，从而抑制巨细胞形成、骨破坏、血管生成及细胞增殖等过程。miR-106b可以直接调控基质细胞中RANKL的表达，进而调控RANKL-RANK-NFκB通路影响GCTB融骨性骨破坏过程。同时，Fellenberg J等人发现miR-127-3p及miR-376a-3p在GCTB中通过靶向COA1、GLE1、PDIA6等靶基因，调控GCTB增殖及骨破坏等相关生物学表型。

综上所述，我们不难发现骨巨细胞瘤的3种细胞成分是相互作用、相互依赖的（图2-4）。单一的细胞成分分离培养或者体内荷瘤，往往会失去骨巨细胞瘤原有的病理学特征，所以进一步研究细胞间的相互作用以及细胞复合成分的荷瘤是将来的重点方向。

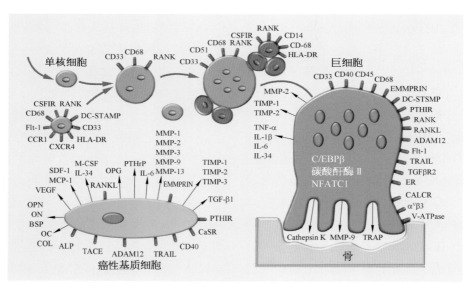

图2-4 骨巨细胞瘤的细胞成分及其分泌的细胞因子
修改自Cowan RW, et al. Giant cell tumor of bone: a basic science perspective. Bone, 2013, 52(1): 238-246

第6节 软骨肉瘤的基础研究进展

软骨肉瘤属成软骨性的恶性骨肿瘤，可从软骨细胞或间胚叶组织发生，可起源于躯体任何软骨内化骨的骨骼，是骨组织的第二大常见恶性肿瘤，约占原发恶性骨肿瘤的10%。85%的软骨肉瘤是普通型软骨肉瘤，并可分为原发性软骨肉瘤和继发性软骨肉瘤两大类。原发性软骨肉瘤具有局部侵袭性和远处转移性，其病因及生物学行为的机制尚不明了；继发性软骨肉瘤多由内生性软骨瘤和骨软骨瘤恶变而来。去分化型、透明细胞型和间叶软骨肉瘤在软骨肉瘤中较少见，约占软骨肉瘤的15%。普通型软骨肉瘤分级较低，进展缓慢，发生转移的可能性小；去分化型软骨肉瘤转移的可能性大，并且转移的主要部位是肺，区域淋巴结转移和肝脏转移较少。

近年来，随着免疫组织化学和遗传学检测等辅助手段的兴起，越来越多的分子标志物被发现，并应用于诊断、治疗和预后评估等方面。目前普遍认为，软骨肉瘤的发病和各种肿瘤抑癌基因、致癌基因、细胞因子和错综复杂的信号级联放大途径都有关，并且同源染色体丢失、核型改变也关系到软骨恶变。

一、异柠檬酸脱氢酶基因突变在软骨肉瘤中的作用

异柠檬酸脱氢酶（isocitrate dehydrogenase, IDH）是柠檬酸循环的关键代谢酶，有3种异构体：IDH-1、IDH-2和IDH-3。IDH-1位于细胞质和过氧化物酶体，而IDH-2和IDH-3位于线粒体。IDH催化异柠檬酸氧化脱羧生成二氧化碳和α-酮戊二酸（αKG）。*DH1*、*IDH2*基因突变最早发现于成人多形性胶质母细胞瘤患者中，后来许多研究报道在软骨肉瘤、急性髓细胞白血病、胆管癌、副神经节瘤、结直肠癌、前列腺癌、肺癌等不同类型的肿瘤中均检测到*IDH1*、*IDH2*基因突变。据统计，87%良性内生软骨瘤及50%以上的原发性软骨肉瘤都存在IDH基因突变的现象。

纪念斯隆-凯特琳癌症中心研究了1991—2011年的200名软骨肿瘤患者冷冻组织样本，并分析*IDH1*、*IDH2*及IDH相关的遗传标记的突变情况，提出了两个假说：① 软骨肉瘤中的*IDH1*和*IDH2*的突变导致2-羟基戊二酸（2-HG）表达增多；② 这些突变导致的表观遗传变化，对细胞的生长和分化产生了严重影响。目前发现的IDH基因突变均为杂合型突变，这些突变大多数位于酶催化活性中心的保守区域，其中*IDH1-R132*、*IDH2-R172*是最常见的突变位点。目前针对*IDH1 R132H*位点突变的特异性抗体已经推向市场，在*R132H*突变的肿瘤中，其可以识别肿瘤蛋白的表达。

IDH的基因突变改变了酶的结合位点，使酶具有了新的活性。αKG不再产生，取而代之的是高水平的2-HG。2-HG在患者血清中积累，可以抑制αKG依赖的酶类活性，并对DNA和组蛋白进行甲基化修饰，导致多种肿瘤相关基因的表达。例如，TET是αKG依赖的DNA修饰酶TET家族的一员，可以介导DNA的去甲基化，而2-HG通过抑制TET的去甲基化而发挥对DNA甲基化的作用。再如，αKG依赖的JHKDMs通过修饰染色质以调控表观遗传学的基因表达，2-HG同样抑制了JHKDMs的功能。

IDH的基因突变和内生软骨瘤病相关的非遗传性的骨软骨瘤病（Ollier病）和Maffucci综合征存在很大联系。内生软骨瘤病有着较高的IDH基因突变频率，而且骨软骨瘤病和Maffucci综合征也是软骨肉瘤的早期事件。骨软骨瘤病和Maffucci综合征中，*IDH1*或*IDH2*的突变与肿瘤形成存在着因果关系。在软骨肉瘤中，*IDH2*突变已被证明和2-HG依赖的DNA甲基化相关，可以通过表观遗传的失调抑制间叶组织分化。而5-氮杂胞苷具有去甲基化的作用，可以解除分化抑制，也意味着这可能是一个潜在的治疗方式。AGI-5198是一种独特的*IDH1*突变抑制剂，在多种软骨肉瘤细胞株中都被证明可以减少至少90%的2-HG生成。但是在不同软骨肉瘤细胞株中，IDH对肿瘤细胞存活、增殖及迁移能力的影响不尽相同。意味着软骨肉瘤中的表观遗传下调有着更加复杂的影响因素。有临床试验正在评估一些新的IDH抑制剂的临床效果。AG-221是口服IDH-2抑制剂，目前处于 I / II 期临床试验，聚焦于包括神经胶质瘤、血管免疫母细胞性T细胞淋巴瘤和软

骨肉瘤在内的多种伴有*IDH2*突变的实体肿瘤的研究（NCT02273739）。IDH抑制剂AG-881和AG-120也处于Ⅰ期临床试验，针对*IDH1*或*IDH2*突变的胶质瘤、胆管癌、软骨肉瘤正在研究中（NCT02481154/NCT02073994）。此外，有一个正在进行的一期、单中心、随机的临床试验，即评估氯喹联合二甲双胍治疗*IDH1*、*IDH2*突变的脑胶质瘤、肝内胆管癌或软骨肉瘤的疗效和毒性（NCT02496741）。基于上述数据，我们认为IDH抑制剂在软骨肉瘤的治疗方面有着广阔前景。

二、Hedgehog信号通路在软骨肉瘤中的作用

Hedgehog（HH）的基因是在研究果蝇的基因突变时被发现的，是胚胎发育过程中细胞生长和分化的重要调节因子，通过调节干细胞的分化来维持后胚胎组织内的稳态。Hedgehog信号通路由信号分子（hedgehog）、膜受体PTCH（patched）、SMO（smoothened）及某些中间信号转导分子和核转录因子神经胶质瘤相关癌基因同源蛋白1（glioma-associated oncogene homolog 1, GLI1）等组成。其中Hedgehog有3种同源基因，分别为*SHH*（sonic hedgehog）、*IHH*（Indian hedgehog）和*DHH*（desert hedgehog），这3种基因所编码的蛋白质均可与PTCH受体结合，形成膜相关复合物而发挥生物学效应。当细胞外配体结合PTCH1，PTCH1介导的信号通路就会被SMO抑制。SMO被激活后，不仅激活由GLI家族锌指编码的转录因子，还可以导致包括GLI1和PTCH1在内的Hedgehog靶基因的表达。IHH/PTHrP途径对于软骨细胞分化有重要作用，并且最近的证据表明IHH信号通路在软骨肉瘤的发病机制中发挥关键作用。这一通路的异常活化可以诱导软骨细胞增殖，促进软骨细胞向软骨膜分泌PTHrP，而PTHrP可以介导软骨细胞分化和凋亡，从而维持细胞的增殖状态。当这个通路被下调后，其膜内受体PTCH1的表达及下游转录因子GLI都升高。

最近的一项关于原发性软骨肉瘤研究评估了一个口服的HH抑制剂IPI-926（赛瑞德吉，saridegib）对于肿瘤形成和生长的作用。结果显示，IPI-926对于人软骨肉瘤细胞株有着显著的抗肿瘤作用。总结以前的研究，IPI-926也被发现在基底细胞癌、髓母细胞瘤的异种移植模型中具有抗肿瘤作用，且这两种肿瘤也是和HH信号通路高度相关的。在另一项研究中，在人类软骨肉瘤SW1353细胞株中给予HH通路抑制剂-4（HPI-4），肿瘤的增殖能力、侵袭性及迁移能力显著下降。还有研究人员用siRNA敲除GLI1，发现包括PTCH1和SMO在内的HH通路的重要分子的表达均下调，并且软骨肉瘤细胞的生长和存活均受限。这些研究结果为探索通过HH通路阻断治疗HH通路异常激活的软骨肉瘤提供了可靠的依据。

尽管临床前数据已经表明，IPI-926对很多肿瘤都有抑制作用，但是一项面对晚期软骨肉瘤患者的Ⅱ期临床随机安慰剂对照试验的数据很不乐观。类似的，GDC-0449（维莫德吉，vismodegib）在很多1级或2级的传统性软骨肉瘤中展现出一定的活性，但是在一个Ⅱ期单组临床试验中，GDC-0449还不能达到6个月的临床获益。这些结果不尽如人意，意味着在软骨肉瘤中，HH通路的激活可能是非配体依赖性的，并且可能伴随有PTCH功能丧失的突变和SMO功能获得的突变。

三、软骨肉瘤和Src通路

Src和Src蛋白酪氨酸激酶家族的其他成员在调节细胞表面受体的信号转导中起着关键作用。已经在几种肿瘤中观察到c-Src通路的激活，这种激活与细胞存活、血管生成、增殖和迁移密切相关。Src在人肉瘤组织（平滑肌肉瘤、高恶性骨肉瘤）和肉瘤细胞系（骨肉瘤、Ewing肉瘤、横纹肌肉瘤）中被激活，并且在滑膜肉瘤细胞中已被确认为一种磷酸化程度最强的激酶。因此，有人提出Src在人肉瘤的信号转导中起到了重要作用，包括骨肉瘤、横纹肌肉瘤、平滑肌肉瘤、纤维肉瘤和Ewing肉瘤。基于这些发现，Src成为药物开发的新靶点，许多如达沙替

尼（dasatinib, BMS354825）等 Src 抑制剂目前处于不同的开发阶段。达沙替尼是一种小分子抑制剂，以各类酪氨酸激酶为靶点，包括 ABL、SRC 家族激酶、c-KIT，以及 PDGFR-α 和 PDGFR-β。达沙替尼在肉瘤细胞系中对 Src 通路的抑制取得了治疗效果，有效预防了生长和转移；而在另一项研究中，9 个软骨肉瘤细胞培养中有 7 个出现细胞活力下降。

尽管达沙替尼作为单一药物已经在软骨肉瘤中显现出临床前活性，但是达沙替尼与其他抗肿瘤药物联用治疗软骨肉瘤的证据仍在积累中。Oosterwijk 等人证明了达沙替尼在克服化疗耐药性方面的有效性，并成功致敏软骨肉瘤对多柔比星治疗有效，特别是在 TP53 突变型软骨肉瘤细胞系中。相反，SARC009 试验，即对以前接受过治疗的高恶性晚期肉瘤（包括软骨肉瘤）的患者进行的达沙替尼 II 期研究，得出达沙替尼作为单一药物无效的结论。因此，Src 抑制剂可能需要同其他化疗方案联合用于治疗肉瘤。

四、软骨肉瘤和 PI3K-Akt-mTOR 通路

PI3K-Akt-mTOR 通路在各种正常细胞过程中具有重要的作用，包括细胞增殖、生长和存活。该通路的激活是通过受体酪氨酸激酶（RTK）的配体活化进行的，如 IGF-1R 和 PDGFR-α 和 PDGFR-β。PI3K 通路的异常活化与各类肿瘤的发生相关，并且该通路的活化增强通常与肿瘤对细胞毒性疗法的抵抗有关。基于这些认识及其对细胞生长和存活的关键作用，该通路成为药理学干预的靶点。抑制 mTORC1 的雷帕霉素类似物依维莫司（everolimus）和替西罗莫司（temsirolimus）是批准用于治疗肾癌的首例 PI3K 通路靶向药物。随后，一系列的 PI3K 通路抑制剂进入了临床评估。

在最近的研究中，很多 RTK 在软骨肉瘤细胞中被激活，并在介导细胞生长中发挥着关键作用。在 69% 的传统性软骨肉瘤和 44% 的去分化软骨肉瘤临床样本中检测到 S6 激酶（PI3K-mTOR 通路活性的替代物）的强磷酸化，这表明细胞系中 PI3K-

Akt-mTOR 通路的激活在临床上与肿瘤是相关的。该研究显示 RTK 抑制剂抑制了 Akt 和 S6 激酶磷酸化，从而考虑软骨肉瘤细胞中的 RTK 活化与 PI3K-Akt-mTOR 信号传导是相互关联的。使用双重 PI3K/mTOR 抑制剂 BEZ235 的处理后，软骨肉瘤的异种移植模型中软骨肉瘤细胞系的生长显著减缓，这表明对 PI3K/mTOR 通路的抑制是一种很有效的治疗策略。

另一项研究是在大鼠中央型肉瘤模型中，对植入的肿瘤行 R1 切除术，在残余病灶中观察多柔比星和（或）依维莫司作为单一药物或联合使用时的抗肿瘤作用。作为单一药物使用时，多柔比星在抑制肿瘤生长方面是无活性的，而依维莫司从大体上看，对肿瘤进展具有较强抑制作用，在具有微小残留病灶的小鼠体内，也显著延迟或阻止了肿瘤复发，但是其与多柔比星的组合没有显示出协同效应。这些临床前数据支持 mTOR 抑制剂作为治疗软骨肉瘤的单一药物使用，并且支持软骨肉瘤患者在手术后使用依维莫司作为长期辅助治疗。一项针对 10 例不能切除的软骨肉瘤患者的回顾性研究显示，患者接受了 mTOR 抑制剂西罗莫司与环磷酰胺的联合治疗后，耐药性良好，疾病控制率为 70%，意味着临床治疗有意义。最近报道了一项 I 期/II 期临床试验，评估了替西罗莫司强化脂多糖多柔比星细胞毒作用的能力。该研究第一阶段数据证明了该药物对成人和患儿的安全性，研究的第二阶段扩展部分正在进行中。将继续研究依维莫司对原发性或复发性软骨肉瘤患者的作用，目的在于评估依维莫司作为新辅助治疗的疗效和安全性（NCT02008019）。

IGF-1R 介导的 PI3K-Akt 通路的激活机制在一系列恶性肿瘤（包括肉瘤）中均有描述，它是一种内在的 mTORC1 抑制剂抗性机制。许多肉瘤亚型中都报道有 IGF-1R 的过表达现象。临床前数据表明 mTOR 与 IGF-1R 抑制剂联用导致 Akt 活化的抑制和药物诱导的抗增殖作用的增强。这项认知推动了几项早期临床试验的设计，以评估 mTORC1 和 IGF-1R 的组合对肉瘤的抑制作用。早期结果表明，相比于每种药物单独使用，两者联用可能具有更好的临

床疗效。PDGFR-α是另一种RTK，可以在肉瘤细胞株中介导雷帕霉素诱导的Akt的磷酸化。此外，对软骨肉瘤的蛋白激酶分析发现，相比于其他通路，PDGFR通路在软骨肉瘤中过度活跃。

R1507（IGF-1R抑制剂）的Ⅱ期试验招募了复发的或难治的骨骼和软组织肉瘤患者，并证明了R1507是安全和良好耐受的，但临床疗效有限。另一项Ⅱ期研究用IGF-1R抑制剂西妥木单抗（cixutumumab，IMC-A12，一种完全人IgG1单克隆抗体）治疗晚期或转移性骨和软组织肉瘤的患者，结果表明，西妥木单抗耐受性良好，脂肪细胞肉瘤患者受益良多。另外一项Ⅰ期临床试验正在探索针对不可切除、局部晚期或转移性软组织肉瘤患者联合使用西妥木单抗与多柔比星的安全性、有效性及最佳剂量（NCT00720174）。

意大利的肉瘤小组在伊马替尼（imatinib）Ⅱ期试验中招募了26名患者。伊马替尼是一种多重酪氨酸激酶抑制剂，包括对PDGFR的抑制。在复发的且无法手术切除的软骨肉瘤患者中，免疫组织化学结果显示其PDGFR表达均为阳性。尽管伊马替尼耐受良好，但试验未能证明有意义的临床疗效。一项面对PDGFR-α和PDGFR-β阳性的骨髓肿瘤和软骨肉瘤患者的试验也正在评估伊马替尼的疗效（NCT00928525）。

五、软骨肉瘤和组蛋白脱乙酰酶抑制剂

组蛋白的乙酰化修饰是调节基因表达的关键机制，并在确定细胞分化状态中发挥着核心作用。组蛋白修饰的调节在各类肿瘤类型中均有发现，并已成为重要的治疗靶点。现已知表观遗传改变可以改变基因表达及表型，扰乱体内平衡并促进肿瘤生长，这使得组蛋白脱乙酰酶抑制剂（histone deacetylase inhibitor, HDACI）成为肿瘤治疗的热点。组蛋白乙酰化后，可以改变染色质结构，在修饰基因表达中具有重要作用。组蛋白乙酰化异常状态与各种疾病的发展密切相关。在很多肿瘤中，组蛋白H4都表现有Lys16处的去乙酰化和Lys20的三甲基化。目前，

美国FDA批准了4种HDACI用于治疗难治性皮肤T细胞淋巴瘤（vorinostat/ZOLINZA and romidepsin/ISTODAX®）、外周T细胞淋巴瘤（belinostat/Beleodaq and romidepsin）、复发和（或）难治性多发性骨髓瘤（panobinostat/FARYDAK）。临床前数据显示，HDACI可以诱导肉瘤的肿瘤干细胞以及软骨肉瘤细胞的生长停滞、凋亡和分化，因此一项Ⅱ期临床试验正在研究单一药物罗米地辛（romidepsin）在转移性或不可切除性的软组织肉瘤中的作用（NCT00112463）。临床前试验和早期临床试验的临床效果表明，这类药物在软骨肉瘤中的作用值得进一步研究。

六、软骨肉瘤血管生成方面的研究

血管生成是肿瘤生长、进展和转移的标志性特征，在过去20年里已被证明是重要的治疗靶点。越来越多的临床前数据显示，血管生成与软骨肉瘤的发病机制密切相关。此外，随着组织学分级的增加，血管生存能力也在增加。奥安替尼（orantinib，SU6668）是RTKs Flk-1/KDR（VEGR2）、PDGFR-β和FGFR1的抑制剂。在软骨肉瘤动物模型中，SU6668呈现出生长抑制作用，这似乎与SU6668的抗血管生成作用有关。塞来昔布（celecoxib，血管生成的一种介质）对COX-2的抑制已经在4个高分级的软骨肉瘤细胞系中进行了测试。体外实验中给予塞来昔布，可使得细胞活力降到最低。对来自66例患者的传统的中枢和外周软骨肿瘤进行了COX-2蛋白表达的免疫组织化学评估，其中65%呈阳性。尽管肿瘤在治疗6周后出现了复发，但肿瘤生长中的初始反应还是可以体现出塞来昔布的作用。

NCT01330966 Ⅱ期研究旨在研究单一药物帕唑帕尼（pazopanib）在不可切除的或转移性软骨肉瘤患者中的疗效和安全性。帕唑帕尼是一种有效的和选择性的多靶标RTK抑制剂，可抑制c-KIT、FGFR、PDGFR和VEGFR等酶。此外，NCT02066285 Ⅱ期试验也在不可切除或间隔性孤立性纤维性肿瘤和骨骼外骨髓样软骨肉瘤的患者中检测帕唑帕尼的

作用。瑞戈非尼（regorafenib）是另一种口服多激酶抑制剂，针对血管生成、基质和致癌RTK发挥作用。面向转移性的骨组织肉瘤患者的Ⅱ期研究（NCT02389244）正在对瑞戈非尼的作用进行测定。

七、其他靶向治疗

雌激素受体是长骨骨骼生长的关键调节因子，由长骨骺板中的软骨细胞分化和增殖产生。人们已经在软骨肉瘤中确认了雌激素和芳香酶受体的表达，这表明这些肿瘤可能对雌激素和芳香酶信号传导抑制敏感。然而在一项研究中发现，体外和体内研究均显示芳香酶抑制剂对传统的软骨肉瘤增殖并无影响。

单克隆抗体PRO95780（drozitumab）是一种促细胞凋亡的受体激动剂，靶向针对DR5，后者在许多血液恶性肿瘤和实体瘤中都有表达。它可以激活外源性凋亡通路，并在多种人类肿瘤细胞系和异种移植模型中诱导细胞凋亡。一项关于PRO95780对晚期恶性肿瘤患者作用的Ⅰ期研究发现，一例软骨肉瘤病例表现出了对该激动剂的反应；但另一项关于PRO95780在晚期软骨肉瘤患者中作用的Ⅱ期研究由于缺乏疗效而已被终止（NCT00543712）。

*INI-1/hSNF5*是一种肿瘤抑制基因，编码SWI/SNF染色质重塑复合物的亚基，在大多数正常细胞中广泛表达。*INI-1/hSNF5*的突变或缺失在恶性横纹肌瘤、上皮样肉瘤中已有报道。组蛋白赖氨酸N-甲基转移酶EZH2由*EZH2*基因进行编码，通过H3K27的甲基化抑制基因表达。*EZH2*突变或过表达与各种癌症的发生有关，与预后不良相关，因此EZH2一直是抗癌治疗的理想靶标。EZH2抑制剂阿特珠单抗（tazemetostat）在Ⅱ期研究中进行临床评估，招募成年INI-1阴性肿瘤患者，包括骨骼外黏液样软骨肉瘤或复发/难治性滑膜肉瘤（NCT02601950）。此外，阿特珠单抗正在被一项针对儿童复发性或难治性INI-1阴性肿瘤或滑膜肉瘤进行的Ⅰ期研究进行测试（NCT02601937）。

具有免疫检查点抑制的免疫治疗是目前许多恶性肿瘤（包括肉瘤）研究的热点。PD-1及其配体（PD-L1）是细胞毒性免疫反应的关键抑制因子，它们的相互作用导致T细胞反应的下调。据研究，阻断PD-1和PD-L1之间的相互作用具有较强的抗肿瘤作用。Kostine等人报道了在一系列传统的间质透明细胞和去分化软骨肉瘤中的PD-L1蛋白表达的分析，只有去分化软骨肉瘤呈PD-L1阳性，而其与免疫浸润细胞的相关性及近50%的去分化软骨肉瘤中的HLA Ⅰ类分子表达，为针对这些患者尝试PD-1/PD-L1靶向治疗提供了依据。针对晚期软组织肉瘤和骨肉瘤的抗PD-1抗体派姆单抗（pembrolizumab，MK-3475）的Ⅱ期研究（SARC028）初步结果显示，33%的未分化多形性肉瘤和去分化的脂肪肉瘤患者出现了肿瘤大小的缩小，而除外去分化软骨肉瘤的6例患者中仅有1例显示出部分肿瘤缓解。这些结果意味着在这些肉瘤类型中需要进一步进行研究。

八、miRNA在软骨肉瘤中的研究进展

miRNA通过抑制靶基因表达在软骨肉瘤中发挥重要作用。miR-519d可通过调控MMP-2的表达，介导CaMKII-p38通路活性，进而影响软骨肉瘤的增殖与凋亡。而脂连素蛋白通过抑制miR-27b介导了淋巴管的生成，在软骨肉瘤增殖及侵袭过程中发挥作用。Wang CQ等人发现，miR-206在软骨肉瘤中通过抑制FAK/c-Src/PKC通路，上调VEGF-A的表达，从而促进软骨肉瘤的血管生成。miR-381也可以通过调控VEGF-C影响软骨肉瘤的血管生成。并且，研究发现芍药醇通过miR-141调控FAK/c-Src/PKC通路，抑制了软骨肉瘤细胞的侵袭转移能力。而在Wnt通路的调控中，miR-129通过抑制SOX4/Wnt/β-Catenin轴，抑制软骨肉瘤增殖及侵袭行为。但目前miRNA在软骨肉瘤中的研究仍处于试验阶段，仍需较多工作探索miRNA在软骨肉瘤临床诊断和治疗中的作用。

九、展望

过去几年的研究主要集中在对软骨肉瘤发病

机制的分子事件的研究，并推动了几个新的潜在治疗靶点的认知。尽管早期临床研究中的结果不一致，但大多数的靶点在临床前研究中表现出有意义的抗肿瘤活性。未来的研究应进一步探讨这些候选分子靶向治疗在软骨肉瘤患者不同亚组中的效用。

第7节 恶性外周神经鞘瘤的基础研究进展

恶性外周神经鞘瘤（malignant peripheral nerve sheath tumors, MPNST）是一种罕见的、神经来源、极具侵袭性的恶性肿瘤。WHO神经系统肿瘤分类将原来神经肉瘤、神经纤维肉瘤、恶性施万细胞瘤及恶性神经鞘瘤统称为MPNST。MPNST也应该与罕见的恶性颗粒细胞瘤（malignant granular cell tumor），施万（Schwann）细胞来源的其他具有侵袭性的软组织瘤区分开来，后者通常出现于小神经支而不是大神经干。在50%病例中，MPNST出现在多发性神经纤维瘤病1型（neurofibromatosis type 1, NF1）的患者中，其特征表现为神经纤维瘤蛋白（neurofibromin）的功能突变和丧失。神经纤维瘤蛋白是一种肿瘤抑制因子，是鸟苷三磷酸酶（guanosine triphosphatase, GTP酶）的激活蛋白，通过加快降低原癌基因 $p21-Ras$（在细胞内有丝分裂信号传导系统中起主要作用）的GTP酶活性而减缓细胞增殖。该疾病早期诊断困难，在治疗过程中具有高比例的复发概率和风险。基于细胞毒性的化学疗法对该疾病晚期疗效甚微，而且大部分该病的病程发展迅速，病死率高。

近期，围绕着导致神经纤维瘤蛋白缺失的潜在的目标分子靶点进行的研究获得了大量的数据和成果。这些数据涉及细胞调控的各个水平，涵盖了信号传导途径、血管生成、细胞凋亡、有丝分裂及表观遗传学等各个领域，如TP53、同源性磷酸酶（phosphatase and tensin homolog, PTEN）、促分裂原活化蛋白激酶（mitogen-activated protein kinase, MAPK）、雷帕霉素标靶（target of rapamycin, TOR）、极光激酶（aurora kinases），以及Wnt（Wingless/int）信号传导途径等。

一、NF1的基因突变在MPNST中的作用

MPNST在总人口中的发病率约为0.001%。MPNST可发生于任何年龄段且没有性别差异。相对于其他只有在60岁以后才会普遍发生的恶性肿瘤，MPNST更倾向于出现在生命的早期阶段，患者年龄大多在20～50岁，与NF1相关的MPNST患者平均年龄在20～40岁。

半数MPNST患者的发病与NF1相关。NF1属于常染色体显性遗传病，其特征为形成咖啡牛奶斑（cafe-au-lait spots）及多发性纤维神经瘤。MPNST首先由德国病理学家雷克林霍森（von Recklinghausen）在1880年发现，之后临床上对该病的精确预测和早期诊断一直十分困难。影响几乎所有NF1患者的纤维神经瘤来源于外周神经分支，通常是没有症状并且具有非常低的恶变潜能。不到一半的NF1患者具有丛状神经纤维瘤，但具有更高的恶性癌变发病率。许多纤维神经瘤发生于很深的组织中，来源于单个或多个更大的神经纤维分支或神经丛，并且可以长得非常巨大。丛状神经纤维瘤常伴有广泛的临床症状，并且可以转化成MPNST。其他NF1的临床病症包括腋窝斑点（axillary freckling）、视神经胶质瘤（opticgliomas）、虹膜色素缺陷瘤（iris hamartomas）或Lisch小结（Lisch nodules）、骨发育不良（bone dysplasia）等；如果上述症状满足任意两个条件即可诊断为NF1。NF1也可能与心血管畸形、学习障碍、白血病、胃肠道间质瘤及横纹肌肉瘤（rhabdomyosarcoma）相关。

NF1的致病基因位于常染色体17q11.2，该位点基因编码神经纤维瘤蛋白。该蛋白拥有一个GTP酶相关的结构域，其可以通过催化活化的ras-GTP转化

成不活化的蛋白构象来抑制 ras 原癌基因（ras proto-oncogene）的活性。因此，NF1 基因的失活导致 ras 极度活跃并且顺向激活下游多个细胞存活和增殖途径，包括 MAPK、哺乳动物雷帕霉素标靶（mammalian TOR, mTOR）及蛋白激酶 B（protein kinase B）通路。神经纤维瘤蛋白的缺失导致 ras 的极度活跃被认为是导致 NF1 综合征中纤维神经瘤的直接原因，而导致纤维神经瘤的信号通路非常复杂；NF1 基因突变是其中的必要条件，但不足以导致癌变。在人类纤维神经瘤组织中可以检测到 NF1 基因的缺失，在小鼠模型中敲除 NF1 可以导致纤维神经瘤。对小鼠模型的研究发现，单倍体的 NF1 杆状细胞可以促进丛状纤维神经瘤中肿瘤的生长和炎症反应。这些杆状细胞的成熟、扩增和募集由干细胞因子（stem cell factor, SCF）调节，而 SCF 发挥作用需依赖 c-KIT 受体与其形成配体受体复合物，从而启动相应信号传导通路，所以丛状纤维神经瘤的形成除了需要 ras 活化还需依赖 SCF/KIT 基质相互作用。

在 NF1 综合征中丛状纤维神经瘤转化成 MPNST 的分子途径目前还不清楚，在所有 NF1 患者中只有大约 10% 的患者最终发展成为 MPNST。围绕着 MPNST，无论是在临床前还是临床研究中，均发现有大量异常的分子途径，所以 MPNST 无疑是异常复杂的疾病。

二、MPNST 与 Lats1/2-YAP/TAZ 信号通路

NF1 基因突变并不一定发生 MPNST，MPNST 的发生需要额外的基因组发生改变，包括 PDGFRA、EGFR 或者 MET 基因高表达并且 CDKN2A、RB、TP53、PRC2、SUZ12 或 EED 基因缺失。目前，NF1 及其他原因导致的 MPNST 整体遗传变异通路仍然是个谜。人们普遍认为 MPNST 来源于 Schwann 细胞（SC）系。包括 RAS/RAF-MEK-ERK 及 PI3K/AKT/mTOR 等多种信号传导通路的激活促进了 MPNST 的生长。但是抑制了这些通路只是有限地阻止了 MPNST 的生长进程。通过基因筛查只是筛选出了与 MPNST 相关的临床诊断生物标志物，仍然需

要找出针对 MPNST 有效的治疗通路。MPNST 发生、发展的信号通路及发病机制目前仍然未知。近期发现的 HIPPO-YAP/TAZ 信号通路有可能成为治疗 MPNST 的关键信号通路，其在 MPNST 的生长调控及肿瘤发生中发挥了重要作用。HIPPO 由 Lats1 和 Lats2 两个信号元件组成，各编码了一种肿瘤抑制丝氨酸/苏氨酸-蛋白酶，可以抑制它们的效应因子 YAP/TAZ。细胞核内的 TAZ 和 YAP 与 TEAD 转录因子发生反应，进而调节细胞生长，并维持细胞稳态。YAP/TAZ 信号持续的激活使得分化的成熟细胞表现出一系列的致癌属性，包括增生、化学及药物抗性、转移及癌症干细胞相关的特征。近期对外周神经鞘的全基因组测序也发现 LATS1 基因发生了无义突变，外周神经鞘瘤的 LATS1 或 LATS2 基因丢失拷贝数以及启动子发生了甲基化，都说明了其对 YAP/TAZ 的抑制作用缺失，进而可能促使癌症的发生。另外，对 MPNST 的全基因组测序，发现 25% 的患者样本 HIPPO 元件（LATS2、TAZ、BIRC5 及 CTGF）的基因发生了拷贝数的改变。

三、Raf-MEK-ERK 信号通路在 MPNST 中发挥的作用

在对 MPNST 大量的研究发现，ras 基因突变后 Ras 蛋白持续激活，胞内 Ras-GTP 水平升高，并对抗 GTP 酶激活蛋白的负性调节，造成下游信号通路 Raf-MEK-ERK 的过度激活，从而导致细胞的过度增殖与肿瘤的发生。例如，在一项研究中发现超过 90% 的 MPNST 组织中有磷酸化的 MEK 大量表达，而这一比例在良性的纤维神经瘤中只有 21%。

四、MPNST 与 PI3K/AKT/TOR 信号通路

另一个 ras 下游主要的信号传导途径为促有丝分裂信号传导途径，即 PI3K/AKT/TOR 途径同样也参与 MPNST 的形成。用免疫组化的方法来检测发现相对于纤维神经瘤，MPNST 组织中的磷酸化的蛋白激

酶B（AKT，即PKB或Rac）和激活的TOR的下游靶点具有更高的表达量，同样的结论在MPNST的细胞系中也可以得到验证。在MPNST组织样本中可以检测到一种关键的调节PI3K/AKT/TOR通路的肿瘤抑制因子，即PTEN相对于纤维神经瘤明显具有更低的表达量。

五、MPNST与受体络氨酸激酶

在受体络氨酸激酶（receptor tyrosine kinase，RTK）中，人们对表皮生长因子受体（EGFR）做了大量的研究，发现其与MPNST的发育具有密切的相关性。近来的研究发现，经过遗传工程改造过的小鼠模型表明过量表达EGFR可激活Janus激酶2信号传感器和转录激活因子3（STAT3），使得纤维神经瘤转化成为MPNST。MET基因（MNNGHOS transforming gene）也被认为在MPNST的病变过程中扮演十分重要的角色；在体外模型实验中MET基因的激活可以增加MPNST的侵袭性、运动型和血管生成，在裸鼠模型中敲低MET基因的表达可以显著减慢肿瘤的生长速度。近期通过对小鼠模型以及人类肿瘤样本的基因筛查表明，激活Wnt信号通路可以诱导Schwann细胞癌变，而下调该信号通路可以减弱MPNST细胞系的致瘤性。

六、MPNST与TP53

在许多恶性肿瘤病例中，TP53的突变已经被认为与MPNST的发育相关。该突变可以在很多MPNST发育模型中检测到，包括已经被证明了的在NF1肿瘤相关的模型中很有效的斑马鱼模型，然而另外的研究表明只有不到25%的患者样本中TP53基因发生了突变。

七、MPNST与miRNA

通过基因芯片技术对MPNST及纤维神经瘤中所有的mRNA及miRNA进行分析表明，当纤维神经瘤转化成MPNST时mRNA及miRNA的表达量有所降低。进一步的研究证实了上述发现。通过甲基化分析发现，启动子的甲基化可能导致了这种基因下调现象。然而另外的研究表明，肿瘤抑制因子miRNA的下调（如miR-29c）在纤维神经瘤的癌变过程中起到了至关重要的作用。同时也有数据表明，在NF1突变导致的MPNST模型中起着重要作用的神经纤维瘤蛋白可能不是由ras和MEK来调节的，而是通过其他的诸如BMP2-SMAD通路的激活来调节的。

八、展望

在所有病例中大约有40%是散发性MPNST（sporadic MPNST），虽然其与NF1突变相关的MPNST在发病机制方面有着相似的分子机制，但是研究发现它们彼此之间还是具有一定的区别。例如TP53突变常常与散发性MPNST相关，而EGFR过量表达以及Raf、PI3K/AKT通路的激活则经常在NF1相关的MPNST中检测到。但是目前为止还没有确凿的基因表达水平方面的证据来证实散发性MPNST与NF1相关的MPNST的区别。

另外还有大约5%的MPNST由放疗所导致，这在乳腺癌或淋巴瘤患者所采用的放疗中最为常见。放疗诱导的恶性肿瘤比散发性的软组织恶性肿瘤更加难以治疗，放疗相关的MPNST比NF1或散发性的MPNST更加恶劣。

生物学上，MPNST尽管在大多数病例中可能简单地被认为与一个基因的缺失相关，即神经纤维瘤蛋白17号染色体的缺失，但其仍然存在很多谜团。虽然MPNST与其他恶性肿瘤具有相似性，但是针对其他恶性肿瘤的常规治疗方法往往对MPNST无效。

我们需要更加了解MPNST的生物属性，在NF1病例中我们需要筛选出良性纤维神经瘤转化成MPNST的临床生物标志物。近年来不断增加的分子生物学和临床数据让我们有希望能在复杂的机制中获得一些线索，尤其是以TOR和hsp90为靶点的信号通路的研究是治疗MPNST的一种可行的策略。

Ras似乎是一个明显的治疗靶点，但数据表明该靶点并不容易找到相应的抑制剂，然而其下游的一些靶标例如MEK似乎更容易被抑制。

MPNST历来是临床诊断和治疗的难点，除了高侵袭性外，低发病率所致诊断和治疗方法的局限性也是重要原因。随着人类基因组计划的实施和推进，生命科学研究已进入后基因组时代，其主要研究对象为结构基因组和蛋白质组等，而蛋白质组学技术未来将成为包括恶性肿瘤在内多种疾病的研究重点，也将成为MPNST诊治研究的重中之重。伴随对MPNST生物学特性认识的不断加深及分子生物学的发展，尤其是分子靶向治疗和基因治疗的进展，有望为MPNST发病机制研究、肿瘤标志物筛选、肿瘤转移相关蛋白及治疗靶点寻找、肿瘤预后判断等方面开辟新领域，为治疗MPNST带来新的希望。

第8节 Ewing 肉瘤的基础研究进展

Ewing肉瘤是一种低分化、高度恶性的小圆形细胞肿瘤。James Ewing于1921年首次报道了一种以圆形细胞为主要成分的肉瘤，当时称作"弥散性骨内皮瘤"，后来命名为Ewing肉瘤（尤因肉瘤、尤文肉瘤）。1976年，Nesbitt和Vidone描述神经上皮瘤为原始神经外胚层肿瘤（primitive neurotodermal tumour, PNET）。1979年Askin描述了一种胸肺部起源的小圆细胞肿瘤，后来称Askin瘤。由于Ewing肉瘤、PNET、Askin瘤有着同样的病理学特征，并且大都存在t（11；22）（q24；q12）染色体异位，表达EWS-FLI1融合蛋白，所以上述肿瘤同为Ewing肉瘤家族肿瘤。

达神经细胞的标志物，并诱导该细胞的表型向Ewing肉瘤转化。也有许多证据表明Ewing肉瘤细胞可能来源于间充质干细胞。在骨髓间充质干细胞中表达Ewing肉瘤细胞特有的EWS-FLI1蛋白，可以抑制干细胞向成骨细胞或脂肪细胞分化；在小鼠骨髓间充质干细胞中表达EWS-FLI1蛋白后接种裸鼠，可形成Ewing肉瘤样的肿瘤；同时，在Ewing肉瘤细胞中敲除*EWS-FLI1*后其基因表达谱近似间充质干细胞。所以，EWS-FLI1融合蛋白已被视为Ewing肉瘤发生和发展的核心因素。与其争议Ewing肉瘤的组织来源，许多学者更倾向于依据EWS-FLI1来界定Ewing肉瘤。

一、Ewing肉瘤的组织起源

关于Ewing肉瘤的细胞起源至今尚无定论，早期根据其细胞形态和胞质稀少的特点归类为内皮细胞来源。1971年时根据其超微结构特征类似骨髓细胞，将其归类于髓源性肿瘤。目前，关于Ewing肉瘤组织起源的假说主要集中在神经嵴细胞和间充质干细胞。关于起源于神经嵴细胞的依据在于：Ewing肉瘤细胞表达烯醇酶、S-100蛋白等神经细胞特有的标志物，在电镜下可以观察到Ewing肉瘤细胞中存在神经内分泌颗粒，而且Ewing肉瘤细胞的基因表达谱与神经嵴细胞十分接近；而有趣的是，在横纹肌肉瘤细胞中表达EWS-FLI1蛋白可促使该细胞表

二、Ewing肉瘤特征性的染色体异位

染色体易位是恶性肿瘤的常见现象，Ewing肉瘤是典型的以染色体易位为重要特征的恶性肿瘤。目前，在Ewing肉瘤中已发现多种染色体易位方式，其中约85%为t（11；22）（q24；q12）易位。这种易位使第11号染色体上的*FLI1*基因易位到第22号染色体，并转录正常组织不存在的融合蛋白EWS-FLI1。这种融合蛋白保留了EWS蛋白5′端有富含谷氨酰胺的转录活性区，以及FLI1蛋白3′端的DNA结合序列，形成了具有强转录活性的蛋白结构。EWS-FLI1蛋白通过结合GGAA/T序列启动靶基因的转录，造成多种基因异常表达。其余的

易位方式包括 t（21；22）（q22；q12）易位，形成融合基因 *EWS-EGR*，约占 ESFT 染色体易位的 5%；t（7；22）（p22；q12）易位，形成融合基因 *EWS-ETV1*；t（17；22）（q12；q12）易位，形成融合基因 *EWS-E1AF*；t（2；22）（q33；q12）易位，形成融合基因 *EWS-FEV*；t（16；21）（p11；q21）易位，形成融合基因 *FUS-EGR*；t（2；16）（q35；p11）易位，形成融合基因 *FUS-FEV*。上述易位所形成的融合基因中，仅 *EWS-FLI1* 与 Ewing 肉瘤的形成和发展紧密相关，既可以作为一个特异性分子参考诊断，又可以作为潜在的分子靶点，探索治疗策略。

三、Ewing 肉瘤的分子治疗

以往 Ewing 肉瘤的主要治疗方式是手术加放疗、化疗，对于尚未发生转移的患者，治疗后 5 年生存率可以达到 70% 左右。然而，有 20%～25% 的患者在明确诊断时就已经发生远处转移。对于肿瘤复发或远处转移的患者，传统治疗方式效果不明显，所以总体生存率仍不乐观。为探索更为有效的治疗方式，学者们把目光集中在分子靶向治疗上。

目前研究显示，Ewing 肉瘤的基因组突变率在所有恶性肿瘤中是最低的，然而特异性的染色体易位产生了 Ewing 肉瘤标志性的融合蛋白 EWS-FLI1。EWS-FLI1 蛋白仅在 Ewing 肉瘤细胞中表达，并且与 Ewing 肉瘤的恶性生物学行为紧密相关，这使得 EWS-FLI1 成为十分理想的靶点。自 1992 年 EWS-FLI1 被鉴定后，许多研究证明 EWS-FLI1 对于保持肿瘤恶性特征有至关重要的作用。使用小干扰 RNA（siRNA）干扰 EWS-FLI1 表达，可以明显抑制 Ewing 肉瘤细胞增殖、侵袭以及相关肿瘤学表型。然而由于 siRNA 药代动力学上的缺陷，致其在目前阶段尚无法应用于临床。Toretsky 等利用噬菌体文库筛选能与 EWS-FLI1 结合的多肽，发现 EWS-FLI1 可与 RNA 解旋酶 A 的末端解螺旋结构域结合，随后通过等离子共振技术在 3 000 个化合物中筛选可以与 EWS-FLI1 匹配

的化合物，最后鉴定出 YK-4-279 可以结合 EWS-FLI1 并抑制其与 RNA 解旋酶 A 解离。进一步研究发现，YK-4-279 通过阻断 EWS-FLI1 与 RNA 解旋酶 A 的结合，明显抑制了 EWS-FLI1 的转录活性，并对 Ewing 肉瘤细胞产生细胞毒性作用。目前 YK-4-279 药物（TK216）已经进入临床试验阶段，并表现出良好的临床效果。

基因表达谱和组织芯片分析发现，赖氨酸去甲基化酶 1（lysine-specific demethylase 1，LSD1）在 Ewing 肉瘤中高表达，且通过对比发现 Ewing 肉瘤中 LSD1 的表达程度在 36 种恶性肿瘤中排第二；同时，研究发现 LSD1 可参与调控 EWS-FLI1 的转录活性。因此，LSD1 也可作为 Ewing 肉瘤的理想靶点。在 Ewing 肉瘤细胞培养基中加入 LSD1 抑制剂 HCI-2509 可逆转 EWS-FLI1 所介导的基因表达变化，这已预示着良好的临床前景。目前，有 3 个 LSD1 抑制剂——苯环丙胺、GSK-2879552、ORY-100，在急性髓细胞白血病的研究中已进入临床试验阶段。

聚腺苷二磷酸-核糖聚合酶（poly ADP-ribose polymerase, PARP）超家族是一组多功能酶，对于单链 DNA 修复具有重要作用。PARP1 是该家族的重要成员之一，在 Ewing 肉瘤中 PARP1 表达升高，抑制 PARP1 活性可导致 EWS-FLI1 蛋白表达降低。奥拉帕尼（olaparib）是 PARP1 的抑制剂，Ewing 肉瘤细胞对奥拉帕尼的敏感性要优于其他恶性肿瘤。同时，临床试验发现奥拉帕尼联合放疗可增强放疗对 DNA 的损伤。目前，奥拉帕尼对于 Ewing 肉瘤的治疗已进入 II 期临床试验。

在以 Ewing 肉瘤特异性分子为靶点探索靶向药物的同时，一些恶性肿瘤所共有的靶点分子也在 Ewing 肉瘤中开展探索，如针对 IGF-1 受体（IGF-1 receptor, IGF-1R）、mTOR、血小板衍生生长因子受体 α（platelet-derived growth factor receptor α，PDGFRα）、EGFR、VEGF 受体（VEGF receptor, VEGFR）等靶点的药物，在 Ewing 肉瘤的研究中也取得了较好的效果。

miRNA 也被证实在 Ewing 肉瘤中发挥重要作用，如 miR-34a 可通过调控 Notch 相关 NF-κB 信号通

路影响 Ewing 肉瘤的分化,并可作为 Ewing 肉瘤预后评估的分子标志物;MiR-30a-5p 可通过调控 EWS-FLI1 及 CD99,在 Ewing 肉瘤增殖及分化中发挥重要作用。

随着分子生物学技术的不断发展,人们对 Ewing 肉瘤恶性生物学行为内在机制的了解不断加深,对于 Ewing 肉瘤的靶向治疗一定会取得令人瞩目的成效。

(周旺 李磊 姜丛 李珍惜

王辉 万宗森 陈天睿)

【参考文献】

[1] Ritter J, Bielack S S. Osteosarcoma [J]. Ann Oncol, 2010, 21: 320-325.

[2] Osborne T S, Khanna C. A review of the association between osteosarcoma metastasis and protein translation [J]. J Comp Pathol, 2012, 146: 132-142.

[3] Wafa H, Grimer R J. Surgical options and outcomes in bone sarcoma [J]. Expert Rev Anticancer Ther, 2006, 6: 239-248.

[4] Tan M L, Choong P F, Dass C R. Osteosarcoma: conventional treatment vs. gene therapy [J]. Cancer Biol Ther, 2009, 8: 106-117.

[5] Mutsaers A J, Walkley C R. Cells of origin in osteosarcoma: mesenchymal stem cells or osteoblast committed cells? [J]. Bone, 2014, 62: 56-63.

[6] Botter S M, Neri D, Fuchs B. Recent advances in osteosarcoma [J]. Curr Opin Pharmacol, 2014, 16: 15-23.

[7] Cheng D, Qiu X B, Zhuang M, et al. MicroRNAs with prognostic significance in osteosarcoma: a systemic review and meta-analysis [J]. Oncotarget, Advance Publications 2017, 8(46).

[8] Pridgeon M G, Grohar P J, Steensma M R, et al. Wnt signaling in Ewing sarcoma, osteosarcoma, and malignant peripheral nerve sheath tumors [J]. Curr Osteoporos Rep, 2017, 15(4).

[9] Angulo P, Kaushik G, Subramaniam D, et al. Natural compounds targeting major cell signaling pathways: a novel paradigm for osteosarcomatherapy [J]. J Hematol Oncol, 2017, 7; 10(1): 10.

[10] Chen R, Wang G, Zheng Y, et al. Long non-coding RNAs in osteosarcoma [J]. Oncotarget, 2017, 21; 8(12): 20462-20475.

[11] Liu T, Zhou W, Zhang F, et al. Knockdown of IRX2 inhibits osteosarcoma cell proliferation and invasion by the AKT/MMP9 signaling pathway [J]. Mol Med Rep, 2014, 10(1): 169-174.

[12] Wang Y, Li L, Shao N, et al. Triazine-modified dendrimer for efficient TRAIL gene therapy in osteosarcoma [J]. Acta Biomater, 2015, 17: 115-124.

[13] Liu T, Zhou W, Cai B, et al. IRX2-mediated upregulation of MMP-9 and VEGF in a PI3K/AKT-dependent manner [J]. Mol Med Rep, 2015, 12(3): 4346-4351.

[14] Lin Z, Song D, Wei H, et al. TGF-β1-induced miR-202 mediates drug resistance by inhibiting apoptosis in human osteosarcoma [J]. J Cancer Res Clin Oncol, 2016, 142(1): 239-246.

[15] Qian M, Yang X, Li Z, et al. P50-associated COX-2 extragenic RNA (PACER) overexpression promotes proliferation and metastasis of osteosarcoma cells by activating COX-2 gene [J]. Tumour Biol, 2016, 37(3): 3879-3886.

[16] Zhou Z, Wang Z, Wei H, et al. Promotion of tumour proliferation, migration and invasion by miR-92b in targeting RECK in osteosarcoma [J]. Clin Sci (Lond), 2016, 1; 130(11): 921-930.

[17] Zhou Z, Li Y, Jia Q, et al. Heat shock transcription factor 1 promotes the proliferation, migration and invasion of osteosarcoma cells [J]. Cell Prolif, 2017, 50(4).

[18] Zhou Z, Li Y, Yan X, et al. Does rarity mean imparity? Biological characteristics of osteosarcoma cells originating from the spine [J]. J Cancer Res Clin Oncol, 2017, 27.

[19] Weilbaecher K N, Guise T A, McCauley L K. Cancer to bone: a fatal attraction. Nature reviews [J]. Cancer, 2011, 11: 411-425.

[20] Nguyen D X, Bos P D, Massague J. Metastasis: from dissemination to organ-specific colonization [J]. Nat Rev Cancer, 2009, 9(4): 274-284.

[21] Chen Y C, Sosnoski D M, Mastro A M. Breast cancer metastasis to the bone: mechanisms of bone loss [J]. Breast Cancer Res, 2010, 12(6): 215.

[22] Jo V Y, Fletcher C D. WHO classification of soft tissue tumours: an update based on the 2013 (4th edition) [J]. Pathology, 2014, 46(2): 95-104.

[23] Wunder J S. TP53 mutations and outcome in osteosarcoma: a prospective, multicenter study [J]. J Clin Oncol, 2005, 23(7): 1483-1490.

[24] Cesare A J, Reddel R R. Alternative lengthening of telomeres: models, mechanisms and implications [J]. Nat Rev Genet, 2010, 11(5): 319-330.

[25] Stephens P J. Massive genomic rearrangement acquired in a single catastrophic event during cancer development [J]. Cell, 2011, 144(1): 27-40.

[26] Watanabe K, Okamoto K, Yonehara S. Sensitization of osteosarcoma cells to death receptor-mediated apoptosis by HDAC inhibitors through downregulation of cellular FLIP [J]. Cell Death Differ, 2005, 12(1): 10-18.

[27] Yang W. Targeting hedgehog-GLI-2 pathway in osteosarcoma [J]. J Orthop Res, 2013, 31(3): 502-509.

[28] Pignochino Y. The combination of sorafenib and everolimus abrogates mTORC1 and mTORC2 upregulation in osteosarcoma preclinical models [J]. Clin Cancer Res, 2013, 19(8): 2117-2131.

[29] Moriarity B S. A Sleeping Beauty forward genetic screen identifies new genes and pathways driving osteosarcoma development and metastasis [J]. Nat Genet, 2015, 47(6): 615-624.

[30] Cassier P A. CSF1R inhibition with emactuzumab in locally advanced diffuse-type tenosynovial giant cell tumours of the soft tissue: a dose-escalation and dose-expansion phase 1 study [J]. Lancet Oncol, 2015, 16(8): 949-956.

[31] Kim J Y. Multiple-myeloma-related WHSC1/MMSET isoform RE-IIBP is a histone methyltransferase with transcriptional repression activity [J]. Mol Cell Biol, 2008, 28(6): 2023-2034.

[32] Ge N L, Rudikoff S. Expression of PTEN in PTEN-deficient multiple myeloma cells abolishes tumor growth in vivo [J]. Oncogene, 2000, 19(36): 4091-4095.

[33] Weinberger P M. Differential expression of epidermal growth factor receptor, c-Met, and HER2/neu in chordoma compared with 17 other malignancies [J]. Arch Otolaryngol Head Neck Surg, 2005, 131(8): 707-711.

[34] Boumediene K, Takigawa M, Pujol J P. Cell density-dependent proliferative effects of transforming growth factor (TGF)-beta 1, beta 2, and beta 3 in human chondrosarcoma cells HCS-2/8 are associated with changes in the expression of TGF-beta receptor type I [J].

Cancer Invest, 2001, 19(5): 475−486.

［35］Hou C H. WISP−1 increases MMP−2 expression and cell motility in human chondrosarcoma cells [J]. Biochem Pharmacol, 2011, 81(11): 1286−1295.

［36］Li X. Millimeter wave radiation induces apoptosis via affecting the ratio of Bax/Bcl−2 in SW1353 human chondrosarcoma cells [J]. Oncol Rep, 2012, 27(3): 664−672.

［37］Sakamoto. H−ras oncogene mutation in dedifferentiated chondrosarcoma: polymerase chain reaction-restriction fragment length polymorphism analysis [J]. Mod Pathol, 2001, 14(4): 343−349.

［38］Zhou W, Yin H, Wang T, et al. MiR−126−5p regulates osteolysis formation and stromal cell proliferation in giant cell tumor through inhibition of PTHrP [J]. Bone, 2014, 66: 267−276.

［39］Wu Z, Yin H, Liu T, et al. MiR−126−5p regulates osteoclast differentiation and bone resorption in giant cell tumor through inhibition of MMP−13 [J]. Biochem Biophys Res Commun, 2014, 443(3): 944−949.

［40］He C, Xiong J, Xu X, et al. Functional elucidation of MiR−34 in osteosarcoma cells and primary tumor samples [J]. Biochem Biophys Res Commun, 2009, 388(1): 35−40.

［41］Wang Y, Jia L S, Yuan W, et al. Low miR−34a and miR−192 are associated with unfavorable prognosis in patients suffering from osteosarcoma [J]. Am J Transl Res, 2015, 7(1): 111−119.

［42］Zhao H, Ma B, Wang Y, et al. MiR−34a inhibits the metastasis of osteosarcoma cells by repressing the expression of CD44 [J]. Oncol Rep, 2013, 29(3): 1027−1036.

［43］Tian Q, Jia J, Ling S, et al. A causal role for circulating miR−34b in osteosarcoma [J]. Eur J Surg Oncol, 2014, 40(1): 67−72.

［44］Zhang P, Li J, Song Y, et al. MiR−129−5p inhibits proliferation and invasion of chondrosarcoma cells by regulating SOX4/Wnt/β−catenin signaling pathway [J]. Cell Physiol Biochem, 2017, 42(1): 242−253.

［45］Wang T, Yin H, Wang J, et al. MicroRNA−106b inhibits osteoclastogenesis and osteolysis by targeting RANKL in giant cell tumor of bone [J]. Oncotarget, 2015, 6(22): 18980−18996.

［46］Fellenberg J, Sähr H, Kunz P, et al. Restoration of miR−127−3p and miR−376a−3p counteracts the neoplastic phenotype of giant cell tumor of bone derived stromal cells by targeting COA1, GLE1 and PDIA6 [J]. Cancer Lett, 2016, 371(1): 134−141.

［47］Osaka E, Yang X, Shen J K, et al. MicroRNA−1 (miR−1) inhibits chordoma cell migration and invasion by targeting slug [J]. J Orthop Res, 2014, 32(8): 1075−1082.

［48］Duan Z, Shen J, Yang X, et al. Prognostic significance of miRNA−1 (miR−1) expression in patients with chordoma [J]. J Orthop Res, 2014, 32(5): 695−701.

［49］Franzetti G A, Laud-Duval K, Bellanger D, et al. MiR−30a−5p connects EWS−FLI1 and CD99, two major therapeutic targets in Ewing tumor [J]. Oncogene, 2013, 32(33): 3915−3921.

［50］Gupta R, Seethalakshmi V, Jambhekar N A, et al. Clinicopathologic profile of 470 giant cell tumors of bone from a cancer hospital in western India [J]. Ann Diagnost Pathol, 2008, 12(4): 239−248.

［51］Lindeman J H, Hanemaaijer R, Mulder A, et al. Cathepsin K is the principal protease in giant cell tumor of bone [J]. Am J Pathol, 2004, 165(2): 593−600.

［52］Kanehisa J, Izumo T, Takeuchi M, et al. In vitro bone resorption by isolated multinucleated giant cells from giant cell tumour of bone: light and electron microscopic study [J]. Virchows Arch Patholog Anatomy Histopathol, 1991, 419(4): 327−338.

［53］Werner M. Giant cell tumour of bone: morphological, biological and histogenetical aspects [J]. Int Orthop, 2006, 30(6): 484−489.

［54］Liao T S, Yurgelun M B, Chang S S, et al. Recruitment of osteoclast precursors by stromal cell derived factor−1 (SDF−1) in giant cell tumor of bone [J]. J Orthop Res, 2005, 23(1): 203−209.

［55］Forsyth R G, De Boeck G, Baelde J J, et al. CD33⁺ CD14⁻ phenotype is characteristic of multinuclear osteoclast-like cells in giant cell tumor of bone [J]. J Bone Miner Res, 2009, 24(1): 70−77.

［56］Knowles H J, Athanasou N A. Hypoxia-inducible factor is expressed in giant cell tumour of bone and mediates paracrine effects of hypoxia on monocyte-osteoclast differentiation via induction of VEGF [J]. J Pathol, 2008, 215(1): 56−66.

［57］Matsumoto Y, Okada Y, Fukushi J, et al. Role of the VEGF−Flt−1−FAK pathway in the pathogenesis of osteoclastic bone destruction of giant cell tumors of bone [J]. J Orthop Surg Res, 2010, 5: 85.

［58］Baud'huin M, Renault R, Charrier C, et al. Interleukin−34 is expressed by giant cell tumours of bone and plays a key role in RANKL−induced osteoclastogenesis [J]. J Pathol, 2010, 221(1): 77−86.

［59］Murata A, Fujita T, Kawahara N, et al. Osteoblast lineage properties in giant cell tumors of bone [J]. J Orthop Sci, 2005, 10(6): 581−588.

［60］Joyner C J, Quinn J M, Triffitt J T, et al. Phenotypic characterisation of mononuclear and multinucleated cells of giant cell tumour of bone [J]. Bone Mineral, 1992, 16(1): 37−48.

［61］Alberghini M, Kliskey K, Krenacs T, et al. Morphological and immunophenotypic features of primary and metastatic giant cell tumour of bone [J]. Virchows Archiv: an international J Pathol, 2010, 456(1): 97−103.

［62］Gorunova L, Vult von Steyern F, Storlazzi C T, et al. Cytogenetic analysis of 101 giant cell tumors of bone: nonrandom patterns of telomeric associations and other structural aberrations [J]. Genes Chromosomes Cancer, 2009, 48(7): 583−602.

［63］de Souza P E, Paim J F, Carvalhais J N, et al. Immunohistochemical expression of p53, MDM2, Ki−67 and PCNA in central giant cell granuloma and giant cell tumor [J]. J Oral Pathol Med, 1999, 28(2): 54−58.

［64］Zou C Y, Smith K D, Zhu Q S, et al. Dual targeting of AKT and mammalian target of rapamycin: A potential therapeutic approach for malignant peripheral nerve sheath tumor [J]. Mol Cancer Ther, 2009, 8: 1157−1168.

［65］Gregorian C, Nakashima J, Dry S M, et al. PTEN dosage is essential for neurofibroma development and malignant transformation [J]. Proc Natl Acad Sci USA, 2009, 106: 19479−19484.

［66］Wu J, Patmore D M, Eetal J. EGFR−STAT3 signaling promotes formation of malignant peripheral nerve sheath tumors [J]. Oncogene, 2014, 33: 173−180.

［67］Torres K E, Zhu Q S, Bill K, et al. Activated MET is a molecular prognosticator and potential therapeutic target for malignant peripheral nerve sheath tumors [J]. Clin Cancer Res, 2011, 17: 3943−3955.

［68］Watson A L, Rahrmann E P, Moriarity B S et al. Canonical Wnt/β−catenin signaling drives human schwann cell transformation, progression, and tumor maintenance [J]. Cancer Discov, 2013, 3: 674−689.

［69］Berghmans S, Murphey R D, Wienholds E, et al. Tp53 mutant zebrafish develop malignant peripheral nerve sheath tumors [J]. Proc Natl Acad Sci USA, 2005, 102: 407−412.

［70］Sun D, Haddad R, Kraniak J M, et al. RAS/MEK−independent gene expression reveals BMP2−related malignant phenotypes in the Nf1−deficient MPNST [J]. Mol Cancer Res, 2013, 11: 616−627.

［71］Ramanathan R C, Thomas J M. Malignant peripheral nerve sheath tumors associated with von Recklinghausen's neurofibromatosis [J]. Eur J Surg Oncol, 1999, 25: 190−193.

［72］Li C S, Huang G S, Wu H D, et al. Differentiation of soft tissue benign and malignant peripheral nerve sheath tumors with magnetic resonance imaging [J]. Clin Imaging, 2008, 32: 121−127.

［73］Anghileri M, Miceli R, Fiore M, et al. Malignant peripheral nerve sheath tumors: prognostic factors and survival in a series of patients treated at a single institution [J]. Cancer, 2006, 107: 1065−1074.

［74］Levy A D, Patel N, Dow N, et al. From the archives of the AFIP: abdominal neoplasms in patients with neurofibromatosis 1: radiologic-pathologic correlation [J]. Radiographics, 2005, 25: 455−480.

[75] Ferner R E, Golding J F, Smith M, et al. [18F] 2-fluoro-2-deoxy-D-glucose positron emission tomography (FDG PET) as a diagnostic tool for neurofibromatosis 1 (NF1) associated malignant peripheral nerve sheath tumours (MPNSTs): a long-term clinical study [J]. Ann Oncol, 2008, 19: 390-394.

[76] Castillero-Trejo Y, Eliazer S, Xiang L, et al. Expression of the EWS/FLI-1 oncogene in murine primary bone-derived cells Results in EWS/FLI-1-dependent, ewing sarcoma like tumors [J]. Cancer Res, 2005, 65: 8698-8705.

[77] Crompton B D, Stewart C, Taylor-Weiner A, et al. The genomic landscape of pediatric Ewing sarcoma [J]. Cancer Discov, 2014, 4(11): 1326-1341.

[78] Smith R, Owen L A, Trem D J, et al. Expression profiling of EWS/FLI identifies NKX2.2 as a critical target gene in Ewing's sarcoma [J]. Cancer Cell, 2006, 9(5): 405-416.

[79] Barber-Rotenberg J S, Selvanathan S P, Kong Y, et al. Single enantiomer of YK-4-279 demonstrates specificity in targeting the oncogene EWS-FLI1 [J]. Oncotarget, 2012, 3(2): 172-182.

[80] Bennani-Baiti I M, Machado I, Llombart-Bosch A, et al. Lysine-specific demethylase 1 (LSD1/KDM1A/AOF2/BHC110) is expressed and is an epigenetic drug target in chondrosarcoma, Ewing's sarcoma, osteosarcoma, and rhabdomyosarcoma [J]. Hum Pathol, 2012, 43(8): 1300-1307.

[81] Barretina J, Caponigro G, Stransky N, et al. The cancer cell Line encyclopedia enables predictive modelling of anticancer drug sensitivity [J]. Nature, 2012, 483(7391): 603-607.

[82] Theisen E R, Pishas K I, Saund R S, et al. Therapeutic opportunities in Ewing sarcoma: EWS-FLI inhibition via LSD1 targeting [J]. Oncotarget, 2016, 7(14): 17616-17630.

[83] Brenner J C, Feng F Y, Han S, et al. PARP-1 inhibition as a targeted strategy to treat Ewing's sarcoma [J]. Cancer Res, 2012, 72(7): 1608-1613.

[84] Osborne T S, Khanna C. A review of the association between osteosarcoma metastasis and protein translation [J]. J Comp Pathol, 2012, 146: 132-142.

[85] Mutsaers A J, Walkley C R. Cells of origin in osteosarcoma: mesenchymal stem cells or osteoblast committed cells [J]? Bone, 2014, 62: 56-63.

[86] Botter S M, Neri D, Fuchs B. Recent advances in osteosarcoma [J]. Curr Opin Pharmacol, 2014, 16: 15-23.

[87] Qian M, Yang X, Li Z, et al. P50-associated COX-2 extragenic RNA (PACER) overexpression promotes proliferation and metastasis of osteosarcoma cells by activating COX-2 gene [J]. Tumour Biol, 2016, 37(3): 3879-3886.

第3章
脊柱肿瘤的自然史
The Natural History of Spinal Tumors

发生于骨骼肌肉系统的肿瘤有其自身特性，形成一组具有独特性的疾病谱。不同病理类型的脊柱肿瘤在生物学行为有各自特殊表现，但各类脊柱肿瘤都有一个相对共同的自然史，在肿瘤的性质衍变、生长形态及与周围正常组织的相互关系和播散方式上存在相对共性。这些特点都与脊柱肿瘤治疗策略的制订、治疗效果及预后直接相关。

第1节 脊柱肿瘤与周围组织的关系

肿瘤的发生和发展必然会引起周围正常组织反应。这些反应的程度和范围受诸多因素的综合影响，主要包括肿瘤本身的性质及周围组织的生物学特性等因素。因此，通过局部反应的研究有助于了解肿瘤的整体生物学行为。脊柱肿瘤的局部反应通常包括间质细胞繁殖、神经血管增生和炎性细胞浸润。

一、间质反应

间质反应均为非特异性反应。不论是物理性、生化性或代谢性刺激，间质反应总的表现为间质细胞增殖。肿瘤间质反应的显微镜下形态与感染和创伤没有明显区别，表现为正常的生长和修复，其骨形成、骨形态及成熟度也相似。

间质增殖的区别主要视病灶的部位而定：软组织肿瘤将激发纤维性反应，而骨肿瘤的刺激将

激发骨形成反应。同一病灶可以在不同条件下激发不同的间质反应，骨内病灶的繁殖为反应骨，而穿入软组织的病灶，其间质反应为反应性纤维组织。

骨内原始的反应性间质细胞，其成熟度因不同的物理环境而异。与骨折的骨痂一样，若承受力为活动状态，则为软骨性；若处于张力下，则为纤维性；若处于制动状态，则为骨性。事实上，在研究愈合的病理性骨折病灶时，很难鉴别它是骨折性骨痂，还是反应性骨质，这是由于间质细胞对不同刺激有共同的非特异性反应。

反应性间质增殖可以在肿瘤周围形成一个包囊。此包囊由较成熟的纤维组织构成，充填于肿瘤与正常组织之间。在骨内，这两部分可以很容易地分开，因为被挤压的包囊为纤维性，而反应性增殖则形成骨组织。但在软组织病灶，两者可能混杂在一起，因为两者均属纤维组织。增殖和成熟的速度

也属非特异性。在同一情况下，由不成熟的类骨衍化为原始交织骨，再由原始骨小梁至形成最后的骨皮质。肿瘤周围的反应性骨质与骨折性骨痂生长的速度是一致的。同样，软组织病灶的间质反应速度与软组织撕裂伤的愈合速度也是一样的。由于其反应无特异性，所以很难从其间质反应性质上加以区别良性与恶性肿瘤，但可以从其反应的量，以及根据在病灶与反应之间的界面上所发生的变化来区别。

二、血管反应

肿瘤的血管反应可分为非特异性和特异性两大类。非特异性部分是指非肿瘤反应组织的部分，是原已存在的区域性血管被牵拉和扩张后而形成的病灶性生长，需有新的芽枝提供额外的血液供应。非特异性反应的血管自正常血管上分叉，穿越包囊和间隔而进入病灶，成为细小的毛细血管。该血管越向远侧就变得越细，具有正常血管的所有成分，对神经和药物的刺激反应也与正常血管相同，很像正常生长与修复程序的血管增殖，且生长反应与间质反应同步。这种非特异性血管反应在良性肿瘤和恶性肿瘤内是相同的，仅在不同病灶内，可有不同的量和不同的形成速度的区别。且这种差异主要与病灶内的代谢活动有关，而非病灶的良恶性差异所致。所以一个良性病灶在不成熟和生长时，可以有大量血管反应，待成熟至迟发阶段，血管增殖反而逐渐减缓直至静止。这种非特异性血管反应主要反映病灶的营养需求状况，而不是肿瘤特征。

血管特异性反应始于异常肿瘤细胞及其释放出来的物质。Folgman 等在 20 世纪 50 年代对此进行了大量研究，称这种物质为肿瘤-血管生成因子（tumor-angiogenesis factor, TAF），并描述 TAF 存在的量、效应及释放速度等在各类肿瘤都有其独特性。特异性反应血管虽然也见于正常血管，但在反应区内增殖成为无休止的危害状态，

其血管壁很薄，只有 1～2 个细胞层厚，直径只有数微米到毫米级大小，在呈扭曲状前进时并不变细，同时可在无任何原因下直接形成动静脉分流，性质和形态与非特异性者完全不同。特异性反应血管与包囊连接，成为大而壁薄的血管"血池"。这种在反应区内的血管"血池"以后将变成病灶外围的"血窦"，这表明侵袭病灶的倾向是过度生长。在外围的"血窦"区和病灶内的"血池"区的血循环是很慢的，它并不受神经或药物的刺激而有反应，也无营养作用。脊柱肿瘤新生血管的特异反应性，可一定程度反映病灶的性质：病灶的侵袭性越大，新生血管的特异性反应也越旺盛。

三、炎性反应

反应区组成的第三部分为参与炎性反应的炎性细胞、水肿和纤维蛋白渗出物。与新生血管反应一样，一部分属非特异性，另一部分则属肿瘤特异性。非特异性部分与伤口修复或感染消退的炎性反应相似，有慢性炎性细胞，主要是淋巴细胞和巨噬细胞浸润，其他为水肿和纤维蛋白渗出。该反应很少成为反应区内的主要现象，甚至可以完全不存在，也可为增厚的多层表面。在具有较强侵袭性的病灶中，非特异性反应可表现为恶性病灶的溃烂、坏死和出血反应。

反应区内的特异性炎性反应表现为肿瘤相关抗原（tumor associated antigen, TAA）的细胞免疫性反应。参与细胞包括未成熟的免疫活性 T 淋巴细胞和 B 淋巴细胞，以及来源于淋巴结与脾脏的浆细胞，这些细胞倾向于在整个反应区内的小血管周围形成簇群的血管旁结节，是导致血管栓塞的主要因素之一。这些血管旁结节内含有不同细胞组成的免疫链，可自行识别、攻击、杀死及消灭抗原细胞，其反应的强度可从无反应至广泛反应。此外，当侵袭性病灶出现剧烈反应时，组织生成类型可以相应地更明显。

第2节 脊柱肿瘤的演变

一、脊柱肿瘤的生长与包囊形成

肿瘤病灶生长的离心性模式如同水池中波浪的播散，最不成熟的组织位于生长边缘。病灶生长多以不规则的激发形式进行，正常结缔组织受挤压后形成明确的成熟纤维结缔组织包囊。若病灶起于肌肉或向肌肉延伸，因为没有筋膜或结缔组织能抑制其扩张，故而没有明显包囊，病灶可至筋膜边缘。在显微镜下，分离肌束的肌外膜和肌束膜网均被挤压为2～5层的细胞厚膜。这些膜如同自病灶边缘至周围正常组织的细小疏松组织束。病灶的血供由供应肌纤维的毛细血管床提供；病灶生长时，这些血管才进入囊内，直至病灶内部。

一般来说，肿瘤多沿阻力最小的方向蔓延，主要是沿滋养该肿瘤的血管旁疏松间隙"爬行"。软组织内的抗力主要是在形成肌鞘的致密筋膜和隔膜上。当肿瘤推向包囊时，纤维组织向间隔膨胀，把肿瘤分隔成小叶状。与此同时，包囊的纤维向肿瘤延伸，逐渐穿入肿瘤，而在这些穿入处，血管也进入以给肿瘤提供营养。这些血管为原有的血管，因肿瘤生长而被牵伸和膨胀。包囊向外伸延的同时，非瘤性的纤维组织将肿瘤分隔成小叶。起于骨的病灶，往往由髓质、骨内膜和骨外膜的结缔组织所包裹。当病灶沿骨小梁间隙向最小阻力方向延伸或沿哈佛管延伸时，肿瘤与骨质之间仍有一受挤压的薄层纤维结缔组织。骨内病灶的外缘一般呈不规则状或块状，表现为小梁间的不规则延伸。若将病灶完整取出，在周围的骨面上，可见骨小梁之间有挤压痕迹。

对于软组织内病灶，包囊的形成可使肿瘤切除时容易在包囊和周围正常组织之间的界面进行钝性剥离。只有在包囊外进行剥离，才不会遇上阻力。除非有血管自正常组织穿入包囊时，才会遇到阻力。若剥离面在包裹内或包囊下部分，剥离至包囊延伸入病灶的间隔时可遇到阻力，此时很可能在剥离时已进入病灶。

骨内病灶则另当别论。在进行包囊外剥离时，包囊与骨之间有不规则的挤压匹配，必然要穿通包囊。进行包囊外剥离骨内病灶，必然要移除一些周围骨。同理，自包囊内刮除时必然会遗留一些延伸至邻近小梁内的病灶。

二、脊柱肿瘤包囊与反应区的相互关系

脊柱肿瘤包囊和反应区的关系，在一定意义上可直接反映病灶的侵袭程度，对肿瘤的生物学行为具有提示意义，是制订外科治疗策略和预后评估的重要参考依据，其指导作用在于确立手术切除方式及切除范围等具体操作方案。脊柱肿瘤外科医师应对此关系形成完整的系统理念，术前对患者予以评估。

(一) 迟发性良性阶段

迟发性良性阶段指良性病灶在儿童和青少年期生长，然后进入迟发阶段，保持静止或自发愈合，并有很薄的成熟纤维性囊包裹。这种病灶只有非常轻微的反应区，并没有新生血管，也很少有炎性细胞。若该病灶是在软组织内，则间质反应不明显，包囊与周围正常组织之间的分界线很清晰。骨内的迟发性病灶同样由极薄的成熟纤维组织所包裹。包囊周围的反应区内间质是一薄层原发小梁骨，为不成熟的骨皮质壳。病灶边缘有几束成熟纤维组织，与包壳分开。良性脊柱肿瘤在生长阶段内，包壳内缘可有一层吸收性破骨细胞，而在外缘可有一层骨母细胞。因此，病灶在扩张时不会穿通包囊或反应壳，生长过程可以是自愈的。处于迟发性良性阶段的病灶是惰性的，虽然同时存在内在性吸收和外在性沉积，但包壳仍是成熟的骨皮质样骨。病灶成熟后，就开始愈合，破骨细胞的吸收也消失，并由骨母细胞替代，新骨与原始的反应壳混合。反应区外层不一定会被吸收，而同内部一样产生骨化。因此病灶趋于愈合时，反应壳的厚度会有所增加。病灶

消失后，原始的轮廓可形成成熟的板层骨，然后逐渐再塑型。

认识该演变过程具有重要意义，说明良性肿瘤的自限性过程即是形成良好的包裹，反应区完全限于间质反应范围内。值得注意的是，肿瘤与周围组织形成的囊外分离面只是在反应区与正常组织之间，而不是在反应区与包囊之间。

（二）活跃性良性阶段

活跃性良性阶段是指病灶呈渐进性生长，而不是迟发或自发愈合，一般无自限性。在病灶与反应区之间，可以出现不同的关系。病灶常被受挤压的间质组织所包裹，但边缘往往呈结节状，并有小块病灶突入包囊。与迟发性病灶不同，活跃性良性阶段的病灶，包囊和反应区之间没有光滑和规则的凹面，包囊的反应区较厚，成熟不足，细胞较丰富，与受挤压的正常组织之间形成很清晰的内包囊；病灶周围有中度炎性反应和新生血管反应，并有间质增殖和较厚的反应区；在反应区外缘，增殖的间质向正常组织消散；反应区和正常组织之间的分界线仍清晰，但自然的分离面仍在反应区内，而不是在反应区与正常组织之间。

若病灶在骨内，或自软组织陷入骨内，反应区主要是在成熟的小梁骨内。若病灶发展停止，小梁骨乃成熟为骨皮质。这种骨成熟表明病灶不处于局部侵袭阶段，反应壳的外缘在正常骨松质或骨皮质内消失，但反应区内的正常骨髓腔和哈弗管仍充满数毫米厚的间质，是从反应组织到正常组织的过渡。针对此种特点，对活跃性良性阶段病灶的手术要求是施行锐性切除，钝性剥离不能完全移除反应区。由于包裹形态不规则的特点，剥离反应区易使病灶播散，包囊上的结节也使得真正意义上的囊内刮除难以彻底进行。

（三）良性侵袭性阶段

非转移性的良性侵袭性阶段病灶可有局部侵袭，病灶边缘不规则生长，病灶结节可突入包囊。包囊极薄，有时会突入反应区内。反应区可以增厚、水

肿，且新生血管的反应剧烈，反应区血管直接渗入病灶，但究竟是血管先穿透而后肿瘤随血管腔进入，还是血管跟随肿瘤的渗入而生长，目前尚不清楚。多数学者认为先是有反应性血管长入，形成一个进入口，肿瘤组织由此突入包囊。穿至反应区内的病灶仍与主体保持连续性，不论细胞形态属静止性还是活跃性，这些病灶仍属侵袭性。如在反应区内进行剥离，会有更大的穿通危险，不能完全移除。唯一能防止复发的方法是经周围正常组织行剥离术，远离在反应骨内的包囊外延伸部分进行彻底剥离。

（四）低度恶性阶段

低度恶性阶段病灶是指肿瘤发生、发展的过程中有较长时间的惰性生长，而在以后发生区域性或远处转移。若能及时治疗，远处转移的发生率相对较低。但应注意，即使是最低度恶性的组织学发生的肿瘤类型，仍可在许多部位穿通包囊进入反应区。

在反应区内，包囊外延伸表现为小的孤立性结节，很像良性侵袭性肿瘤，并与肿瘤主体有直接联系。这种小结节称为"卫星灶"。这种"卫星灶"不是从病灶至反应区的血管内转移，而是沿低阻力的方向呈显微延伸。最多见的是在软的疏松血管旁结缔组织内，沿小静脉而生长，并穿越包囊。有时可见肿瘤的"假足"挤越包囊，并有狭窄的肿瘤峡，与反应区内的肿瘤结节连接。这种布局往往给予一种印象，即这些"假足"会变成孤立性"卫星"病灶。这些"卫星灶"的生长将挤压外围的组织，形成波浪形纤维组织。这种"卫星灶"形态与那些不规则的囊外指状的侵袭性延伸有所不同。尽管有些像良性病灶，但"卫星灶"是所有肉瘤的标志；不论是低度或高度恶性的骨或软组织病灶，"卫星灶"是肉瘤的证据。

低度恶性病灶的反应区比良性病灶的厚，而且相对不成熟，间质成分仍占主要部分，但新生血管和炎性变化比良性病灶更明显。反应区和钻进囊内的残余组织以后会形成假囊。良性病灶的真囊是由被挤压的正常组织所构成，而恶性病灶的假囊则是

由反应组织所构成。恶性病灶周围的反应区可像手指样向正常组织穿入数毫米，其边缘与正常组织分界不明。在肌肉内，它可以使肌纤维分离，产生暗红色的"反应性"肌肉区，处于假囊和周围正常肌肉之间。在筋膜面和血管旁区域，反应迅速播散。在骨内的反应性小梁，不会成熟形成皮质壳。在反应性小梁之间的髓腔内，很快会被"卫星灶"填塞。反应骨以外的髓腔充满新生血管。病灶缘邻近的内层反应骨常被破骨细胞所吸收。外层增加多少，内层也被吸收多少，因而病灶能慢慢地生长和延伸。在原来的延伸病灶缘，会包围反应区，并出现破坏早期的反应。

这种假囊形成本身即是病灶的一部分。若只在反应区内进行剥除，则意味着肿瘤未能彻底切除，仍保留在主体内。只有将反应区外围的正常组织一并剥离，方可认为是低度恶性肿瘤的完全切除。脊柱肿瘤外科医师应充分理解其危害本质，术中应识别穿透以前的反应区，才能正确进行切除手术。

（五）高度恶性阶段

高度恶性阶段病灶是指自认识肿瘤性质至转移之间只有很短自然发展史的肿瘤。即使进行及时恰当的局部控制，转移的风险仍很高。高度恶性肿瘤带有严重的侵袭性，即使人体抵抗力试图将肿瘤包裹起来，在病灶边缘，仍然没有被挤压的正常组织。肿瘤不是跳越包囊，而是破坏包囊，很快地侵入反应区，形成一个假囊。肿瘤"卫星灶"在反应区内形成，而且比低度恶性病灶要更多些。反应区内的间质成分要比良性病灶更加不显著。相反地，反应区内的血管反应和炎性反应程度要比良性病灶更显著。巨大薄壁血管穿越反应组织而形成病灶的一个重要组成部分。炎性反应也可有不同表现，非特异性反应与肿瘤内的坏死和出血有关，程度很轻或很严重；但免疫刺激的特异性炎性结节可以不出现或广泛出现，从结节的组织学看不出是否有免疫反应过程。反应区往往较广泛，水肿很严重，并深入至正常组织。最显著的表现是"卫星灶"的延伸，超越反应区而至正常组织内。正常组织被肿瘤直接破

坏。肿瘤灶侵入血管道，并可在反应区以外的正常组织内出现孤立的跳跃性肿瘤结节。

正常组织可被高度恶性肿瘤直接破坏，肿瘤细胞通过蛋白酶及其他酶的作用，破坏胶原和其他成分，也可直接破坏骨与肌肉，甚至筋膜和软骨，但这并不意味这种破坏都来自肿瘤本身。在同一病灶，可见反应性破骨细胞和肿瘤细胞的骨吸收。在良性和低度恶性病灶内，吸收主要是来自反应性破骨细胞，而不是起于肿瘤细胞。"卫星灶"生长迅速，破坏性反应组织可直接进入正常组织，不像低度恶性病灶的延伸是经过阻力最小的部位，经血管旁的疏松组织，沿神经与血管的路程而延伸，而是通过肿瘤内血管中的瘤栓。瘤栓见于反应区内大的新生血管道的薄壁内，其固定核心可以仅有几个细胞至几毫米大。这些新生血管可见于病灶内，也可见于反应区内，其内可以有或无血细胞，或仅有淋巴细胞。

在骨和软组织内，可见孤立性肿瘤结节，这种结节称为"跳跃性转移"。它可见于高度恶性肉瘤内，大小不等。"跳跃病灶"与"卫星灶"不同。前者一般在正常组织内，离反应区较远；而后者常见于反应性假囊内或从假囊内穿出，在血管外直接显微延伸。"跳跃病灶"实质是血管内的显微转移，多见于病灶的同一组织间室内。"跳跃病灶"一般很少见于局部延伸的自然屏障之外，所以仍属于间室内。其外科意义是：在高度恶性病灶中，含有"卫星灶"的反应性假囊不是唯一受到威胁的病灶部位，正常组织显然也会受到威胁，因为它有跳跃转移的特性。所以即使外围的正常组织已被移除，高度恶性病灶仍有局部复发可能。

综上所述，当肿瘤变得更加有侵袭性时，会激发更为复杂的特异性和非特异性反应，可以由包裹良好的良性病灶转换为带有"卫星灶"和"跳跃病灶"的恶性病灶。局部的反应受病灶的侵袭性所控制，而不是其组织的发生类型。当然，特异的组织发生类型可以显示其个别特性，提供特殊的手术选择。有些组织发生类型，如纤维肉瘤，可以存在坚实的包囊，也可有渗透边缘和多处跳跃；而另一些类型，如骨肉瘤，则是单一形态，其局部反应是特

定肿瘤侵袭的正确反映，比组织发生更明确，但也有一些病灶只能依赖组织发生来确认诊断。

病灶与组织的关系不仅显示病灶的侵袭性，也显示患者的自身天然防御能力。外科医师和病理学家不应只着重于良性与恶性肿瘤的不同类型和组织发生的类型，而忽视患者的特异性。患者自身的免疫防御能力可能会更多地影响病灶的进程。所以组织发生类型和患者的防御能力也应予以考虑。

第3节　影响脊柱肿瘤自然史的因素

一、脊柱肿瘤的生长通道和天然屏障

迟发性良性病灶和自限性病灶可一直存留于起源的组织内，但有时也可扩大至较大范围。就良性病灶而言，起于骨内的肿瘤可保留于骨内，即不穿入软组织；起于肌肉内的病灶可不侵入肌间筋膜面或间隙内；起于皮下组织的病灶可不穿入深筋膜；而深位病灶也不会穿至浅筋膜。其他如腱鞘、神经鞘、韧带的病灶等也是如此。

由于良性病灶很少破坏正常组织，其延伸受到天然屏障的制约，如椎间盘、终板、骨皮质、硬膜囊、筋膜隔、腱鞘和韧带等，只能通过对正常组织的挤压而有所延伸。在软组织内，良性病灶可因其逐渐生长而达到较大的扩张，但不会破坏被挤压的组织。即使病灶长得很大，如脂肪瘤、骨疣等，仍不会发生侵袭，也不破坏周围受挤压的软组织。在骨内，病灶生长挤压产生的压力激发了破骨细胞性吸收，但这种吸收往往进展很慢，即使同时有增长或粘连，病灶仍保留于骨内。

活跃性良性病灶对正常组织产生挤压和吸收，其扩张往往是不自限的。软组织病灶和骨病灶有所不同。软组织病灶扩张时会产生压力，但很缓慢，几乎没有明显的吸收；有时肿瘤组织可长至较大体积，但其生长方向有赖于周围组织的性质，而不是肿瘤本身。例如皮下组织内的表浅肿瘤可向外延伸而膨胀，但离胶原含量少的皮肤可以还有一些距离，也不会向内推动到抗力较大的含有丰富胶原的深筋膜。深部病灶可使神经血管束有较大的移位，当这些结构位于肿瘤内，或处于不可延伸的骨或筋膜之间时，就会因受肿瘤挤压而发生相应的功能障碍。天然屏障，如致密的椎间盘、硬膜囊，厚实的胶原筋膜和骨皮质及终板，是制约良性肿瘤的最强屏障。关节软骨、关节囊、肌腱和韧带虽比肌肉、脂肪、神经、血管和疏松组织的松弛力小，但比骨皮质或厚的筋膜松弛力要大些，它们仍可制约恶性病灶扩张。正常细胞也可有类似现象，称为接触抑制（contact inhibition），病灶可因这种不可调节的生长而受到抑制。简言之，接触抑制是一种反馈功能，说明正常细胞生长时产生的压力较大，可在一定程度上阻抑病灶的生长。良性病灶受到该机制的影响，不会无限制地生长。临床观察所见的病灶总是向最小阻力方向生长，因而在外围阻力较小时，良性病灶可以迅速生长。

决定病灶大小和形状的另一因素是病灶本身的生长特性。良性病灶自限性生长与持续生长进而局部产生侵袭行为之间的差别，取决于病灶本身的内在生长因素。最终，良性肿瘤的大小、形态和生长速度是病灶本身的内在因素和局部解剖制约性能的一种联合效应。

骨和软组织的良性肿瘤在扩张和延伸上可有不同方式。骨是不能膨胀的，它比软组织有更大的接触抑制，可扩张性较小，所以在某种程度上，反应组织将吸收骨组织。骨松质比骨皮质更易被吸收，所以病灶容易沿髓管延伸，并经骨松质使骨皮质缓慢膨胀。迟发性病灶生长很慢，致使反应骨有足够时间成熟为骨皮质外环绕的包壳，使阻力增大，限制以后的生长。若活跃性病灶毗邻骨皮质，不论是包壳还是原来的骨皮质或软骨下骨板，可在界面上刺激破骨细胞性吸收。当阻挡的骨皮质变薄时，对侧的骨皮质因骨母细胞增生而使骨皮质增厚。通过

这一机制，活跃的良性病灶能"撑开"不能被膨胀的骨而生长。这种膨胀反应可见于骨内的病灶，也可见于骨外向骨内压迫生长。

当肿瘤延伸至被吸收的骨皮质内时，可沿血管道向前穿透。同时还存在以下现象，即肿瘤毗邻关节软骨下的骨皮质时，它的骨吸收至骨软骨界面上时即停止，并有一薄层皮质包壳和钙化软骨，以保护关节软骨。所以极少见到整个软骨下骨板被吸收而肿瘤侵袭至软骨本身。目前认为软骨很可能是肿瘤延伸的天然屏障。肿瘤和骺板的关系可用来解释上述情况。骺板软骨在胚胎学上与关节软骨是同一组织，内含物质也相同。在生长的不同时期，有血管穿通连接干骺端与骨骺的骺板。当肿瘤在穿透部位毗邻骨骺软骨时，肿瘤会很快地穿越骺板，但远离血管道的软骨不会被肿瘤或因肿瘤所激发的反应组织所吸收。这表明无血管的关节软骨阻挡肿瘤的原因是其没有血管为肿瘤的延伸提供营养。另一支持这种理论的观点是骨病灶可以通过关节内韧带附着处穿越关节软骨上的通道侵入关节腔。最常见的部位是在膝关节的十字韧带连接处。所以正常无血管的软骨虽是肿瘤扩张的天然屏障，但还是有可能通过软骨而延伸。

恶性病灶也可因同样的机制而膨胀侵袭，即挤压和刺激性吸收；此外还有另一种因素，即肿瘤细胞直接破坏正常组织。除具有良性肿瘤吸收正常组织的方式外，恶性肿瘤还有以下额外方式：① 使正常组织丧失血液供应，导致组织坏死、自溶和吞噬；② 酶分泌，使结缔组织的母质去极化，造成天然屏障的崩解；③ 炎性浸润物，使周围正常组织变得脆弱，促使酶的作用加强，引起结缔组织吸收。

另一个重要差别是恶性肿瘤细胞不受接触抑制功能所制约或影响，表现为恶性肿瘤的活力和内在的推动力增大。纤维包囊、间质反应、血管反应和炎性反应代表体内的局部防御功能。病灶的进程是病灶的侵袭与人体抵抗力的博弈过程。由于每一种肿瘤在其组织学生成的类别、局部侵袭性、特殊病灶的自然史，特别是有关生长的通道，有广泛的差异，所以不能单凭组织学分类来预测其发展，应予全面考虑。

二、间室对脊柱肿瘤的抑制作用

脊柱肿瘤自然史的另一表现是肿瘤被天然屏障限制于功能性解剖间室内，这具有极为重要的临床意义。自限和包裹的迟发性良性病灶所表现的局部惰性生长与正常的组织生长不同，并受天然屏障的限制。

活跃的良性病灶生长较快，但它不能破坏正常组织而向囊外扩张，也不能穿透天然屏障。这意味着它起始于功能性"间室"，如骨、关节、肌肉间室或由筋膜包围的间隙或面，肿瘤的生长虽使这些结构扭曲，但不会超越这些间室。相反，如果良性病灶起始于没有天然屏障形成的间室，如软的疏松组织，则沿血管神经束、关节旁组织、腱旁组织或肌肉间室之间的疏松组织扩张，它们也不会侵入邻近的间室内。相应地，间室外组织内的病灶生长迅速，界限不清，不受功能性解剖间室的限制。

侵袭性良性病灶具有囊外穿透的能力，可逃避骨、筋膜和肌肉的制约，所以将超越其起源的间室。由于其反应强烈，不像迟发和活跃的良性肿瘤那样与周围正常组织的分界很清楚。但在反应区内，没有"卫星灶"形成，所以也不像恶性肿瘤那样有弥散性侵袭，或固定于周围组织内。侵袭性良性病灶的间室外延伸是沿血管、神经的穿通处延伸，不是直接破坏屏障。侵袭性良性病灶比恶性病灶延伸速度慢，临床上容易察觉到早期扩张的部位。

低度与高度恶性病灶会通过破坏屏障而延伸，虽然在某一阶段可局限于解剖间室内，但最终会破坏间室组织，并经血管、神经显微延伸而向外发展。高度恶性病灶的破坏相对更快，而低度恶性病灶可呈隐匿性显微扩散。通过反应区内的"卫星灶"扩散和邻近组织深处的反应性渗透，恶性病灶会逐渐与正常组织混合，很快固定起来。一旦恶性病灶自间室内穿至间室外组织，将很快扩散至疏松组织内。这种扩散几乎都是沿主要神经血管束纵向蔓延。凡起于间室外筋膜平面疏松组织内的病灶，可沿主要神经血管束，向上下延伸，不一定需要跨越筋膜隔或骨皮质而侵袭骨、关节和主要肌肉间室。恶性肿瘤生长的速度和体积，除病灶本身的组织形成和侵袭性外，还受周围解剖结构的影响。

三、创伤的作用

另一影响肿瘤自然史的因素是创伤。创伤可在几个方面加速肿瘤的延伸：① 创伤可敞开屏障，使肿瘤发生间室外延伸或间室内侵袭；② 创伤也可使病灶出血，从而将肿瘤细胞移植至离开病灶边缘较远的部位，甚至发生远处播散。

病理性骨折是脊柱肿瘤较为常见的并发症。骨折可延伸至反应区和包囊，引起病灶内出血，使肿瘤很快沿组织面而蔓延。一旦发生出血，就有发生瘤细胞移植的潜在危险性。而是否出现瘤细胞移植则受多种因素的影响，如肿瘤细胞的生长特性、创伤的严重性、出血范围的大小、出血量的多少等。

良性自限性病灶于骨折后一般不会发生病灶移植，同骨痂一样会愈合，特别是肿瘤属迟发者或已开始有自发愈合者则更是如此。骨折修复的初始生物学发展与高度恶性肉瘤的进展速度和量是相同的。虽然良性病灶的包囊被破坏，打开了一个缺口而进入正常组织，但修复细胞会很快封闭破坏处，并阻滞延伸。对侵袭性良性病灶就不是如此，修复组织往往会进入病灶，被新骨所挤压，使骨痂形成并成熟，发生自发性愈合。

生长活跃的良性病灶发生病理性骨折后，可形成一定的血肿并向远处种植，或向间室外延伸，但一般不会再生长。包囊上的破口很快被堵住，病灶不会超过骨痂的范围，愈合很少会加速，而进入的修复性细胞被外移病灶所阻碍。开始时早期骨痂也会被推向病灶之外，但骨折愈合后，修复的生物性活力也将停止，病灶将局限于骨痂内，包囊反应和骨的情况与骨折前一样。

恶性肿瘤的恶性程度可因骨折而增高，分化将变得更为不良，细胞更多，母质更少。高度恶性病灶犹似麦糊，质软易碎。这些病灶很容易因创伤而粉碎，并随形成的血肿播散。细胞恶性度越大，细胞也越容易播散。所以不论从生物性还是物理性，高度恶性病灶在病理性骨折后都会更容易通过血肿而向远处播散。

经创伤而发生的局部肿瘤直接扩散与其侵袭性有关。若病灶在骨折前有较好的控制，修复可在扩散前被封合，在反应区以外的隐匿性生长可能性较小。有时"卫星灶"在损伤前就已伸展至反应区内，所以很难肯定是否因骨折而能穿越骨痂，但骨折肯定会促使其播散。

第4节 脊柱肿瘤的危害及转归

一、脊柱肿瘤的局部危害

脊柱是人体的中轴骨，起着支撑躯干的重要作用，更是神经中枢、循环中心与外周联系的骨性桥梁。脊柱的中轴作用及其毗邻结构在解剖上的特殊性决定了脊柱肿瘤局部危害的特殊性。

（一）致压效应

脊柱肿瘤具有向最小阻力方向生长的特性。由于椎旁、椎管内相对于脊柱的骨性结构阻力较小，即使是良性病灶也可以突入椎旁、椎管内造成压迫，出现各种临床症状。椎旁压迫的危害依脊柱邻近结构而异，如位于颈椎的肿瘤可压迫椎旁的食管而出现食管异物感、吞咽困难，压迫气管导致呼吸困难等上呼吸道阻塞症状，压迫刺激椎旁的颈交感神经链出现霍纳综合征、心悸等症状，椎动脉受压可出现头晕等椎动脉缺血症状；位于中下胸段（$T_4 \sim T_{10}$）的脊柱肿瘤如压迫胸髓的主要供应血管（脊髓前动脉），则可出现脊髓缺血性损害，这种损害即使在手术解除压迫后也很难恢复，预后相对较差。椎管内压迫是脊柱肿瘤较为常见且严重的危害，常造成肢体的运动、感觉功能和括约肌功能障碍，甚至截瘫；位于上颈椎的肿瘤压迫延髓和上颈髓更可造成致命的呼吸、循环中枢抑制；位于腰椎、骶尾部的肿瘤可压迫圆锥、马尾神经或神经根造成腰腿痛、大小便功能及性功能障碍而严重影响生活质量。

（二）侵蚀效应

侵蚀效应是局部危害特殊性的另一体现。脊柱椎体及附件的肿瘤可通过瘤体向外不断扩张与内部的破骨细胞或瘤细胞直接破坏导致骨质吸收而使骨性结构改变。临床统计资料表明，脊柱肿瘤以溶骨性或混合性改变居多。软组织恶性肿瘤也可通过直接侵袭而造成脊柱骨性结构破坏。脊柱肿瘤对脊柱骨性结构的破坏是椎体塌陷的常见原因，是否导致病理性骨折取决于肿瘤的位置、大小和缺损周围组织的反应类型。在负荷状态，应力常集中于骨皮质，低负荷的骨松质更易发生骨折；不成熟骨或无反应骨的肿瘤灶比具有厚的骨皮质反应壳者更易发生骨折。椎体及附件的溶骨性破坏还可造成脊柱节段性不稳，而导致继发性脊髓、马尾、神经根压迫。对于椎体破坏，颈椎达正常椎体体积的35% ～ 45%、胸椎达50%、腰椎达35%即可造成椎体塌陷、病理性压缩性骨折、后突畸形及椎节不稳。

脊柱恶性肿瘤还可侵袭破坏椎旁重要结构而产生严重危害。位于胸椎、腰椎的脊柱恶性肿瘤侵袭胸主动脉、腹主动脉、下腔静脉等大血管，这些大血管一旦发生穿孔可造成致命性的大出血。

二、脊柱肿瘤的全身转移

脊柱肿瘤主要经血行转移。多数高度恶性病灶在血管内有瘤栓形成，有些在间室内扩散，形成跳跃灶；有些被人体免疫系统清除；有的到达远处脏器如肺部。与其他恶性肿瘤不同，脊柱肿瘤局部转移至淋巴结比远处转移至肺部要少得多。脊柱无淋巴系统，由大静脉窦替代淋巴系统，其引流不经区域淋巴结-胸导管-中央静脉系统途径，而是直接引流至周围静脉系统。这种解剖差异使脊柱肿瘤很少累及淋巴结。若出现局部淋巴结转移，通常是由于病灶穿通骨皮质进入间室外侵袭软组织所致。脊柱回流血液直接流入腔静脉系统、右心室，然后至肺部，而不涉及门静脉系统，所以也很少有肝脏转移。

局部浸润是脊柱肿瘤转移的另一途径。与其他恶性肿瘤相似，脊柱恶性肿瘤不能形成完整的真包囊，可破坏屏障而向周围浸润。低度恶性肿瘤虽然有时可局限于解剖间室，但最终会破坏包裹组织，并经血管、神经通道呈隐匿性显微扩散。高度恶性肿瘤的破坏速度更快，通过反应区内的"卫星灶"扩散和邻近组织深处的反应性渗透，逐渐浸润正常组织及邻近脏器。脊柱肿瘤也可浸润椎旁的胸、腹、盆腔脏器，如位于胸段的肿瘤可浸润肋骨、胸膜，骶骨肿瘤可浸润邻近的髂骨、骶髂关节等。值得注意的是，脊柱肿瘤很少侵袭椎间盘、硬膜和椎体的上下终板。其可能原因为：椎间盘由致密的纤维组织构成，硬膜为致密的结缔组织，椎体终板为致密的骨皮质，三者耐受缺血能力均较强，且有一定的对抗生物酶的能力。

淋巴转移对于原发脊柱肿瘤是非常罕见的，只有约13%的软组织肉瘤和7%的骨肉瘤患者在初次就诊时会有这种情况，其预后也与肉瘤发生远处转移相似。而脊柱转移瘤基于原发肿瘤特征而有不同表现，比如乳腺癌较容易发生淋巴转移，而肺癌则以血行转移为主。

三、脊柱肿瘤的转归

（一）脊柱肿瘤的局部复发

有条件行手术切除的脊柱肿瘤，由于脊柱及其毗邻结构在解剖上的特殊性，增大了脊柱肿瘤手术切除的难度，客观上造成了较高的复发率。通常所说的局部复发是指因肿瘤没有被完全切除，在原来进行手术切除的部位病灶重新生长，或在伤口近侧又出现肿瘤。应注意与局部再发相区别。复发率肯定与治疗的恰当与否相关。

肿瘤被部分切除后，残余的肿瘤对抗伤口内非瘤性的修复性细胞，在伤口修复早期，修复细胞处于主导地位。当伤口的修复高潮下降后，肿瘤细胞会繁殖、替代软组织和骨的修复。对良性病灶，伤口修复有时会破坏肿瘤再生长，使肿瘤消失。但在多数情况下，残留的肿瘤细胞会恢复其侵袭性。这与炎性反应、坏死、缺氧和侵袭性修复有关。一般在 3 个月后，可见肿瘤出现。脊柱肿瘤局部复发的危险高峰期是在手术后 1 年内，以后的 2 年才出现下降，据此可制订合理的随访计划。

（二）脊柱肿瘤的远处转移

脊柱肿瘤术后也可能通过血行播散、局部跳跃转移、淋巴转移等途径发生转移。肺部是脊柱肿瘤远处转移的最常见部位，90% 以上肉瘤的第一转移部位是肺。到达肺部的微小病灶，开始接受渗出液的营养，之后出现源于支气管血管的新生血管增殖。这种"显微转移"可以维持很长时间。从隐匿性的肺部显微转移至出现症状一般需 24 个月左右，多数是在原发病灶切除后 6～18 个月出现肺转移的相关症状。这可能是由于手术本身导致个体免疫防御功能下降所致。术后定期随访仍然是监测远处转移的重要手段。

（杨兴海　钱明）

【参考文献】

［1］ Luksanapruksa P, Buchowski J M, Hotchkiss W, et al. Prognostic factors in patients with spinal metastasis: a systematic review and meta-analysis [J]. Spine J, 2017, 17(5): 689–708.

［2］ Arshi A, Sharim J, Park D Y, et al. Chondrosarcoma of the osseous spine: an analysis of epidemiology, patient outcomes, and prognostic factors using the SEER registry from 1973 to 2012 [J]. Spine (Phila Pa 1976), 2017, 42(9): 644–652.

［3］ Meng T, Yin H, Xiao J, et al. Clinical features and prognostic factors of patients with chordoma in the spine: a retrospective analysis of 153 patients in a single center [J]. Neuro Oncol, 2015, 17(5): 725–732.

［4］ Boriani S, Gasbarrini A, Bandiera S, et al. Predictors for surgical complications of en bloc resections in the spine: review of 220 cases treated by the same team [J]. Eur Spine J, 2016, 25(12): 3932–3941.

［5］ Talac R, Yaszemski M J, Currier B L, et al. Relationship between surgical margins and local recurrence in sarcomas of the spine [J]. Clin Orthop, 2002, 397: 127–132.

［6］ Graham G N, Browne H. Primary bony tumors of the pediatric spine [J]. Yale J Biol Med, 2001, 74(1): 1–8.

［7］ Yamaguchi T, Yamato M, Saotome K. First histologically confirmed case of a classic chordoma arising in a precursor benign notochordal lesion: differential diagnosis of benign and malignant notochordal lesions [J]. Skeletal Radiol, 2002, 31(7): 413–418.

［8］ Wu H, Wang T, Deng Z, et al. Study on angiogenesis factor of human osteosarcoma [J]. J Tongji Med Univ, 2000, 20(3): 227–230.

［9］ Shen Y, Shi F W, Chen Y, et al. Relationship between micorvascular structure and biological characteristics of giant cell tumor of bone [J]. China Med J, 1994, 107(5): 368–370.

［10］ Kaya M, Wada T, Akatsuka T, et al. Vascular endothelial growth factor expression in untreated osteosarcoma is predictive of pulmonary metastasis and poor prognosis [J]. Clin Cancer Res, 2000, 6(2): 572–577.

［11］ 陈少卿，吴朝霞，程敬之. 骨肿瘤边界分形特性的研究 [J]. 中国图象图形学报，2000，5（9）：790–793.

［12］ Sharma M C, Arora R, Deol P S, et al. Osteochondroma of the spine: an enigmatic tumor of the spinal cord. A series of 10 cases [J]. J Neurosurg Sci, 2002, 46(2): 66–70.

［13］ Bruckner J D, Conrad Ⅲ E U. Spine [M]//Simon M A, Springfield D. ed. Surgery for bone and soft-tissue tumors. Philadelphia: Lippincott-Raven, 1998: 435–450.

［14］ 李松建，王臻，黄耀添. 良性骨巨细胞瘤周边生物学行为及 SMAa 微血管标记的意义 [J]. 中国矫形外科杂志，2001，8（1）：8–10.

［15］ Sharma R R, Mahapatra A K, Pawar S J, et al. Craniospinal giant cell tumors: clinicoradiological analysis in a series of 11 cases [J]. J Clin Neurosci, 2002, 9(1): 41–50.

［16］ Ozaki T, Flege S, Liljenqvist, et al. Osteosarcoma of the spine: experience of the Cooperative Osteosarcoma Study Group [J]. Cancer, 2002, 94(4): 1069–1077.

［17］ Boriani S, Weinstein J N, Biagini R. Primary bone tumors of the spine: terminology and surgical staging [J]. Spine, 1997, 22: 1036–1044.

［18］ Okada K, Hasegawa T, Yokoyama R. Rosette-forming epithelioid osteosarcoma: a histologic subtype with highly aggressive clinical behavior [J]. Hum Pathol, 2001, 32(7): 726–733.

［19］ Whyne C M, Hu S S, Workman K L, et al. Biphasic material properties of lytic bone metastases [J]. Ann Biomed Eng, 2000, 28(9): 1154–1158.

［20］ Chimelli L. Tumors and tumor like lesions of the spine and spinal cord [J]. Neuroimaging Clin N Am, 2001, 11(1): viii, 79–110.

［21］ Lewis D R, Resnik C S, Aisner S C, et al. Chondrosarcoma of the spine [J]. Skeletal Radiol, 1994, 23(6): 677.

［22］ Jose M, Izquierdo E, Santonja C, et al. Osteochondroma of the thoracic spine and scoliosis [J]. Spine, 2001, 26(9): 1082–1085.

［23］ Whyne C M, Hu S S, Lotz J C. Parametric

finite element analysis of vertebral bodies affected by tumors [J]. J Biomech, 2001, 34(10): 1317−1324.

[24] Lausten G S, Sensen P K, Schiodt T, et al. Local recurrences in giant cell tumor of bone: Long term follow up of 31 cases DNK−lnt [J]. Orthop, 1996, 20(3): 172−176.

[25] Kimura K, Nakano T, Park Y B. Establishment of human osteosarcoma cell lines with high metastatic potential to lungs and their utilities for therapeutic studies on metastatic osteosarcoma [J]. Clin Exp Metastasis, 2002, 19(6): 477−485.

[26] Abe E, Sato K, Tazawa H, et al. Total spondylectomy for primary tumor of the thoracolumbar spine [J]. Spinal Cord, 2000, 38(3): 146−152.

[27] HaDuong J H, Martin A A. Sarcomas [J]. Pediatr Clin N Am, 2015, 62: 179−200.

[28] Dabestani S, Marconi L. Local treatments for metastases of renal cell carcinoma: a systematic review [J]. Lancet Oncol, 2014, 15: e549−e561.

[29] Laurens S, Karoly S, Pancras H. Sequencing overview of Ewing sarcoma: a journey across genomic, epigenomic and transcriptomic landscapes [J]. Int J Mol Sci, 2015, 16: 16176−16215.

[30] Kale S H. Osteochondromas of the spine [J]. Clin Radiol, 2014, 69: e584−e590.

第4章
脊柱肿瘤的分类及外科分期
Classification and Surgical Staging of Spinal Tumors

第1节 脊柱肿瘤的分类

脊柱肿瘤来源广泛，在各个节段均可发生各种类型的骨肿瘤。依据肿瘤组织来源可分为原发性和转移性脊柱肿瘤；依据生物学性质可分为良性和恶性脊柱肿瘤；依据发生的部位可分为硬膜外、硬膜下髓外及髓内肿瘤。目前的脊柱肿瘤没有统一的分类标准，主要还是参照WHO骨肿瘤分类标准（表4-1），同时将各种分类方法结合补充使用。

原发性肿瘤占脊柱肿瘤的20%～30%，转移性脊柱肿瘤占70%～80%。原发硬膜外良性肿瘤常见种类为：神经鞘瘤、滑膜囊肿、海绵状血管瘤、血管脂肪瘤、朗格汉斯细胞组织细胞增生症、动脉瘤样骨囊肿、纤维结构不良、血管瘤、成骨样肿瘤、骨样骨瘤、骨软骨瘤等；硬膜外侵袭性肿瘤包括骨巨细胞瘤、骨母细胞瘤；恶性肿瘤常见种类为：脊索瘤、浆细胞瘤/骨髓瘤、软骨肉瘤、淋巴瘤、

Ewing肉瘤、恶性神经鞘瘤、骨肉瘤等。硬膜下良性肿瘤常见种类为：神经鞘瘤、脊膜瘤、蛛网膜囊肿、神经纤维瘤、副神经节瘤、神经节瘤、囊肿等；硬膜下髓外恶性肿瘤常见种类为：恶性周围神经鞘瘤、血管外皮细胞瘤等；髓内肿瘤包括室管膜瘤、血管母细胞瘤、脂肪瘤、星形胶质细胞瘤等。

转移性脊柱肿瘤根据其对骨的影响、形态表现可分为3类，即溶骨性转移、成骨性转移和混合性改变。溶骨性转移约占转移性脊柱肿瘤的70%，原发病灶常见于：甲状腺癌、肾癌、肺癌、宫颈癌及消化道恶性肿瘤；成骨性转移约占转移性脊柱肿瘤的10%，绝大多数来自前列腺癌，少数为乳腺癌、膀胱癌、鼻咽癌及肺癌；混合性转移约占20%，多为成骨性转移癌出现溶骨表现，最常见于前列腺癌。

表 4-1　WHO 骨肿瘤分类（2013 年，第 4 版）

英文名	中文名	国际疾病分类号
1. chondrogenic tumours	软骨源性肿瘤	
—benign	—良性	
osteochondroma	骨软骨瘤	9210/0
chondroma	软骨瘤	9220/0
enchondroma	内生软骨瘤	9220/0

（续表）

英文名	中文名	国际疾病分类号
periosteal chondroma	骨膜软骨瘤	9221/0
osteochondromyxoma	骨软骨黏液瘤	9211/0*
subungual exostosis	甲下外生骨疣	9213/0*
bizarre parosteal osteochondromatous proliferation	奇异性骨旁骨软骨瘤样增生	9212/0*
synovial chondromatosis	滑膜软骨瘤病	9220/0
—intermediate (locally aggressive)	**—中间型（局部侵袭性）**	
chondromyxoid fibroma	软骨黏液样纤维瘤	9241/0
atypical cartilaginous tumour/chondrosarcoma grade Ⅰ	非典型软骨样肿瘤/软骨肉瘤Ⅰ级	9222/1*
—intermediate (rarely metastasizing)	**—中间型（偶见转移型）**	
chondroblastoma	成软骨细胞瘤	9230/1*
—malignant	**—恶性**	
chondrosarcoma grade Ⅱ, grade Ⅲ	软骨肉瘤Ⅱ级、Ⅲ级	9220/3
dedifferentiated chondrosarcoma	去分化型软骨肉瘤	9243/3
mesenchymal chondrosarcoma	间叶型软骨肉瘤	9240/3
clear cell chondrosarcoma	透明细胞型软骨肉瘤	9242/3
2. osteogenic tumours	**骨源性肿瘤**	
—benign	**—良性**	
osteoma	骨瘤	9180/0
osteoid osteoma	骨样骨瘤	9191/0
—intermediate (locally aggressive)	**—中间型（局部侵袭性）**	
osteoblastoma	成骨细胞瘤	9200/0
—malignant	**—恶性**	
low-grade central osteosarcoma	低级别中心性骨肉瘤	9187/3
conventional osteosarcoma	传统型骨肉瘤	9180/3
chondroblastic osteosarcoma	成软骨型骨肉瘤	9181/3
fibroblastic osteosarcoma	成纤维型骨肉瘤	9182/3
osteoblastic osteosarcoma	成骨型骨肉瘤	9180/3
telangiectatic osteosarcoma	毛细血管扩张型骨肉瘤	9183/3
small cell osteosarcoma	小细胞型骨肉瘤	9185/3
secondary osteosarcoma	继发型骨肉瘤	9184/3
parosteal osteosarcoma	骨旁型骨肉瘤	9192/3
periosteal osteosarcoma	骨膜型骨肉瘤	9193/3
high-grade surface osteosarcoma	高级别表面骨肉瘤	9194/3
3. fibrogenic tumours	**纤维源性肿瘤**	
—intermediate (locally aggressive)	**—中间型（局部侵袭性）**	
desmoplastic fibroma of bone	骨促结缔组织增生性纤维瘤	8823/1*
—malignant	**—恶性**	
fibrosarcoma of bone	骨纤维肉瘤	8810/3

（续表）

英文名	中文名	国际疾病分类号
4. fibrohistiocytic tumours	**纤维组织细胞性肿瘤**	
—benign fibrous histiocytoma/Non-ossifying fibroma	**—良性纤维组织细胞瘤/非骨化纤维瘤**	8830/0
5. haematopoietic neoplasms	造血系统肿瘤	
—malignant	**—恶性**	
plasma cell myeloma	浆细胞骨髓瘤	9732/3
solitary plasmacytoma of bone	骨孤立性浆细胞瘤	9731/3
primary non-Hodgkin lymphoma of bone	骨原发非霍奇金淋巴瘤	9591/3
6. osteoclastic giant cell rich tumours	富含破骨巨细胞的肿瘤	
—benign	**—良性**	
giant cell lesion of the small bones	小骨的巨细胞病变	
—intermediate (locally aggressive，rarely metastasizing)	**—中间型（局部侵袭性，偶见转移型）**	
giant cell tumour of bone	骨巨细胞瘤	9250/1
—malignant	**—恶性**	
malignancy in giant cell tumour of bone	恶性骨巨细胞瘤	9250/3
7. notochordal tumours	脊索组织肿瘤	
—benign	**—良性**	
benign notochordal tumour	良性脊索组织肿瘤	9370/0*
—malignant	**—恶性**	
chordoma	脊索瘤	9370/3
8. vascular tumours	血管源性肿瘤	
—benign	**—良性**	
haemangioma	血管瘤	9120/0
—intermediate (locally aggressive，rarely metastasizing)	**—中间型（局部侵袭性，偶见转移型）**	
epithelioid haemangioma	上皮样血管瘤	9125/0
—malignant	**—恶性**	
epithelioid haemangioendothelioma	上皮样血管内皮瘤	9133/3
angiosarcoma	血管肉瘤	9120/3
9. myogenic tumours	肌源性肿瘤	
—benign	**—良性**	
leiomyoma of bone	骨平滑肌瘤	8890/0
—malignant	**—恶性**	
leiomyosarcoma of bone	骨平滑肌肉瘤	8890/3
10. lipogenic tumours	脂肪源性肿瘤	
—benign	**—良性**	
lipoma of bone	骨脂肪瘤	8850/0
—malignant	**—恶性**	
liposarcoma of bone	骨脂肪肉瘤	8850/3
11. tumours of undefined neoplastic nature	未明确肿瘤性质的肿瘤	

（续表）

英文名	中文名	国际疾病分类号
—benign	—良性	
simple bone cyst	单纯性骨囊肿	
fibrous dysplasia	纤维结构不良	8818/0*
osteofibrous dysplasia	骨性纤维结构不良	
chondromesenchymal hamartoma	软骨间叶性错构瘤	
Rosai-Dorfman disease	Rosai-Dorfman 病	
—intermediate (locally aggressive)	—中间型（局部侵袭性）	
aneurysmal bone cyst	动脉瘤样骨囊肿	9260/0*
Langerhans cell histiocytosis	朗格汉斯细胞组织细胞增生症	
monostotic	单骨型	9752/1*
polystotic	多骨型	9753/1*
Erdheim-Chester disease	Erdheim-Chester 病	9750/1*
12. miscellaneous tumours	其他肿瘤	
Ewing sarcoma	Ewing 肉瘤	9364/3
adamantinoma	釉质瘤	9261/3
undifferentiated high-grade pleomorphic sarcoma of bone	骨未分化高级别多形性肉瘤	8830/3

注：① 生物学行为编码，/0表示良性肿瘤；/1表示未特别指出的、交界性的或行为不确定的；/2表示原位癌和Ⅲ级上皮内瘤变；/3表示恶性肿瘤。② 带"*"的新编码由 IARC/WHO 的 ICD-O 委员会于2012年通过。

第2节 肌肉骨骼肿瘤外科分期系统及在脊柱肿瘤中的应用

近年来，在肌肉骨骼肿瘤的治疗过程中，随着人们对肿瘤认识的不断深入，一个统一的标准有助于在选择相应的手术方法和比较治疗结果时有一个共同的依据，使结论较准确合理。Enneking根据骨及软组织肉瘤的组织学类型和生物学行为，提出了肌肉骨骼系统肿瘤的外科分期，即GTM外科分级系统（表4-2）。G表示病理分级；T表示肿瘤与解剖学间隔的关系；M表示淋巴结受到侵犯及远隔转移。

Enneking等介绍了一种较好的良恶性骨骼、软组织肿瘤分期系统（表4-3），它能帮助确定治疗方案，还利于对不同治疗方法进行比较。良性肿瘤的分期以阿拉伯数字标记，恶性肿瘤的分期以罗马数字标记。

表 4-2　GTM 外科分级

病理分级（G）	外科部位（T）	转移（M）
G_0：良性肿瘤	T_0：肿瘤由完整的纤维组织囊绕或反应骨所包绕	M_0：无局部淋巴结转移和远隔转移
G_1：低度恶性肿瘤	T_1：肿瘤位于囊外，间隔内	M_1：有局部淋巴结转移和远隔转移
G_2：高度恶性肿瘤	T_2：肿瘤位于囊外，间隔外，超过肿瘤的间隔或起源于分界不清的间隔	

注：间隔是指骨内、筋膜下、肌间隔及骨膜内或骨旁间隔及潜在的间隔。

表 4-3　肌肉骨骼系统良恶性肿瘤的 Enneking 分期系统

项目	分期			
良性肿瘤	1期，潜隐性：稳定存在或自愈 2期，活动性：进行性生长，但局限于自然屏障中 3期，侵袭性：进行性生长，超出自然屏障			
	分期	分级	部位	转移
恶性肿瘤	Ⅰ A	低度恶性	间室内	无
	Ⅰ B	低度恶性	间室外	无
	Ⅱ A	高度恶性	间室内	无
	Ⅱ B	高度恶性	间室外	无
	Ⅲ	任何分级	任何部位	局部或远处转移

良性肿瘤的分期为：1期，潜隐性；2期，活动性；3期，侵袭性。1期肿瘤为囊内病变，通常无症状，常偶然被发现。X线片示周边有一圈较厚的反应骨，边界清楚、完好，无骨皮质破坏或膨胀。此肿瘤因不影响骨的强度，不需治疗，症状常自行消失。如非骨化性纤维瘤，病灶小，常无症状，常在诊断其他创伤时于X线片上偶然发现之。2期肿瘤也为囊内病变，但生长活跃，因而出现症状或导致病理性骨折。其边界较清楚，但有骨皮质膨胀、变薄。通常病灶周边反应骨圈非常薄。需行扩大的刮除术治疗。3期肿瘤为囊外病变，无论在X线片还是在临床上均表现明显的侵袭性，常穿破周边反应骨甚至骨皮质，MRI上可出现软组织包块，高达5%的此类患者还会出现转移灶。其治疗包括扩大刮除术、边缘切除术甚至广泛切除术，常出现局部复发。

骨肿瘤外科分期的基本观点也适用于脊柱肿瘤。脊柱肿瘤的组织分级和部位分级与四肢肿瘤的分级类似，骨皮质及骨膜、软骨终板、椎间盘、关节突软骨包绕而成的脊柱节段可以看作是一个间室，骨或椎旁软组织内的有包膜的良性肿瘤均为T_0；椎体或后部椎弓根内的囊外肿瘤为间室内或T_1；从椎体突出到椎旁软组织肿瘤，为间室外或T_2；直接来源于椎旁软组织的肿瘤为间室外或T_2；来源于椎体内的肿瘤向椎管内扩散，于硬膜外的为T_1，穿透硬膜的肿瘤为间室外或T_2；穿透椎体终板进入，不穿过纤维环及后纵韧带，为间室内或T_1。全脊椎切除是治疗原发性间室内肿瘤的最佳治疗方案。对于肿瘤侵及骨松质、肌肉、脂肪组织及椎旁组织，应行扩大切除。

第3节　脊柱肿瘤的外科分期与评分系统

近年来，脊柱转移性肿瘤发病率逐年升高，尸检结果发现约70%的肿瘤患者最终发生脊柱转移，其中约10%的患者伴有脊髓压迫。脊柱转移性肿瘤常引起剧烈疼痛和神经功能障碍，晚期严重影响患者的生存质量。由于晚期肿瘤患者一般状况较差，对手术及其相关并发症的耐受性较差，脊柱转移性肿瘤评分及其分期具有重要的临床意义，可以指导手术适应证的判断及治疗方案的制订。Enneking外科分期系统用于肢体肿瘤目前已得到公认，但脊椎有其解

剖复杂的特点，因此骨肿瘤外科分期方法不完全适用于脊柱肿瘤。故难以直接将Enneking系统应用于脊柱病变，但可借鉴Enneking关于肢体肿瘤的肿瘤学分期。

目前国际上应用较多的WBB分期系统及Tomita系统是专用于脊椎肿瘤的外科分期系统，利于手术的规范、手术彻底性评估、资料的比较及评价。除了WBB分期系统及Tomita系统，在本节我们对脊柱肿瘤领域各类评分系统和外科分期进行梳理，虽然很多分类已经弃之不用，但这些分类系统指明了医

师必须在制订治疗方案时需要考虑的关键因素。

绝大多数的评分系统和分期都是从以下 3 个角度进行归纳分类：① 基于患者神经功能；② 基于局部解剖结构和脊柱稳定性；③ 基于患者预后分析。

一、基于患者神经功能的分类

早在 1965 年，Brice 和 McKissock 将椎管转移瘤患者神经功能从轻度损害到完全损害分为 4 级。

轻度损害：轻度无力，尚能行走。

中度损害：可以活动双腿，但不能对抗重力。

重度损害：保留有微弱的运动和感觉功能，深部痛觉保留。

完全损害：病变节段以下运动、感觉或括约肌功能丧失。

在 Brice 与 McKissock 合作的研究中，他们发现术前患者的神经功能保留得越好，术后患者行走能力和括约肌功能就保留得越好。但是遗憾的是，虽然他们发现了原发灶的组织学类型和预后密切相关，但并未将其纳入分类中。

二、基于局部解剖结构和脊柱稳定性的评分系统及分类

（一）Harrington 分级

Harrington 在 1986 年根据脊柱稳定性破坏程度和神经功能状况对脊柱转移性肿瘤进行了分级。

Ⅰ级：无神经功能受累。

Ⅱ级：骨结构受累但无压缩性骨折及脊柱不稳。

Ⅲ级：明显的神经功能障碍，但无骨结构破坏。

Ⅳ级：椎体塌陷伴疼痛或脊柱不稳，但无神经功能障碍。

Ⅴ级：椎体塌陷伴疼痛或脊柱不稳且有神经功能障碍。

Harrington 认为，Ⅰ、Ⅱ级可采用化疗、放疗等非手术治疗；Ⅲ级可根据具体情况，选择内科或外科治疗；Ⅳ、Ⅴ级建议手术治疗。但是该分级过于

简单，同一级别的患者的预后差异会很大。而且囿于当时的外科技术水平，治疗方面较大程度地依赖于内科治疗；对于放、化疗不敏感肿瘤，外科治疗的重要性并未突出，临床指导意义较低，现已经很少使用。

（二）世界脊柱肿瘤研究小组脊柱肿瘤不稳定性评分

世界脊柱肿瘤研究小组（Global Spine Tumour Study Group, GSTSG）根据肿瘤位置、局部疼痛、骨溶解程度、脊柱力线、椎体塌陷程度及脊柱后外侧受累情况等造成脊柱不稳定的相关因素对脊柱肿瘤进行了分类（表 4-4），总分 0～6 分为脊柱稳定，7～12 分为脊柱潜在不稳定，13～18 分为脊柱不稳定；总分超过 7 分即需要手术治疗。脊柱肿瘤不稳定评分（spine instability neoplastic score, SINS）系统具有一定的临床意义，已有相关临床研究验证其有效性。GSTSG 对 SINS 系统进行可信度及有效性分析，认为其预测准确性较好，灵敏度和特异度分别为 95.7% 和 79.5%。但 SINS 系统仅针对病灶局部稳定性进行评价，并未考虑患者全身情况，仅能用于制订局部治疗方案，无法评估患者预后。

（三）Weinstein-Boriani-Biagini 分期

1994 年，3 个国际性的肿瘤机构（Rizzoli Institute, Mayo Clinic 和 University of Iowa Hospital）根据术前脊柱肿瘤三维影像学资料来描述肿瘤侵犯的范围，从而确定肿瘤切除边界的一种新的分类方法，以 Weinstein-Boriani-Biagini 3 位学者名命名的 WBB 脊柱原发肿瘤分期系统已常在文献中出现。这种分期系统根据术前脊柱肿瘤三维影像学资料来描述肿瘤的侵袭范围，进而制订合理的肿瘤切除边界（图 4-1）。目前该系统包括三方面内容：① 脊柱横断面上按顺时针方向分 12 个扇形区域，其中 4～9 区为前部结构，1～3 区和 10～12 区为后部结构。② 组织层次从椎旁到椎管共分成 A～E 5 层：A 为骨外软组织，B 为浅层骨性结构，C 为深层骨性结构，D 为椎管内硬膜外部分，E 为椎管内硬膜

表 4-4　GSTSG 脊柱肿瘤不稳定性评分（SINS）

项目	评分
部位	
交界节段（枕颈部、$C_7 \sim T_2$、$T_{11} \sim L_1$、$L_5 \sim S_1$）	3
活动节段（$C_3 \sim C_6$、$L_2 \sim L_4$）	2
半固定节段（$T_3 \sim T_{10}$）	1
固定节段（$S_2 \sim S_5$）	0
疼痛	
有	3
非活动性疼痛	1
无	0
骨受累	
溶骨性	2
混合性	1
成骨性	0
脊柱力线影像学表现	
脱位/半脱位	4
原发性畸形	2
正常	0
椎体塌陷	
> 50%	3
< 50%	2
椎体受累	
> 50%，但无塌陷	1
无	0
后外侧结构受累	
双侧	3
单侧	1
无	0

于行整块切除时的手术计划是非常重要的。为了将肿瘤和脊髓（或马尾）分开，手术医师必须按计划切除扇区。相反，如果肿瘤位于偏心的位置，医师也常必须先去除肿瘤对侧的椎骨，将硬膜囊移开，然后用骨刀或其他合适的工具将受肿瘤累及的部分作扇形切除。这个分期系统已经过多个临床研究的检验与评估。在原手术分期基础上，Boriani 又进一步细分了肿瘤侵及范围及相关手术切除方法（图4-2）。

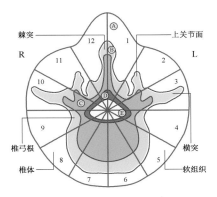

图 4-1　WBB 分期示意图

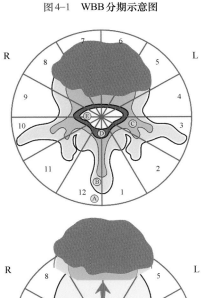

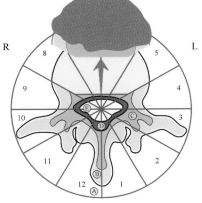

A. 肿瘤侵及5～8区，以及A、B层而不侵及C层，可采用单一前方入路切除

图 4-2　肿瘤侵及范围与相关手术切除方法示意

内部分。③ 肿瘤纵向累及的节段。对于每例患者都要记录肿瘤的扇形位置、侵犯组织层次和受累椎体。WBB 分期对于手术方案制订的指导意义在于兼顾脊柱肿瘤总体切除的同时，力求保留脊髓这一重要结构。WBB 分期的应用和推广，使国际学术交流有了一个相对统一的标准。该分期能够确定肿瘤的空间位置和范围，以及受累节段的毗邻关系，根据肿瘤空间位置和毗邻关系制订手术方案。

WBB 分期系统的基本概念是以受累节段的脊髓或马尾为纵轴由12个扇区构成的表盘为基础，这对

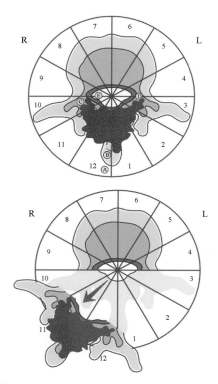

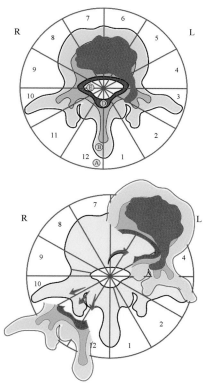

B. 肿瘤侵及3～10区，以及A、B、C层，而不侵及D层，可采用单一后方入路切除

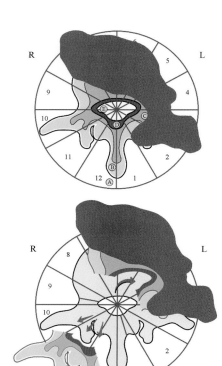

D. 肿瘤侵及5～10区，侵及A层，前后路联合切除

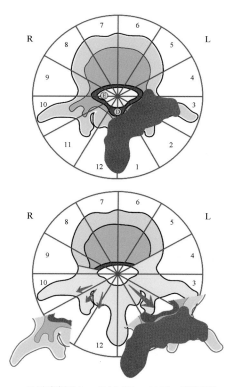

C. 肿瘤侵及3～8区或5～10区，不侵及A层和D层，前后路联合切除

E. 肿瘤侵及3～12区或1～10区，后路切除

图4-2（续）

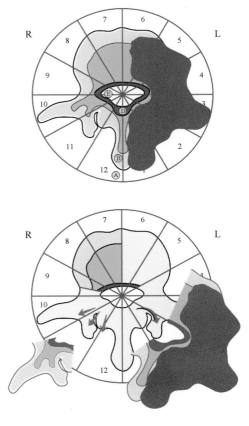

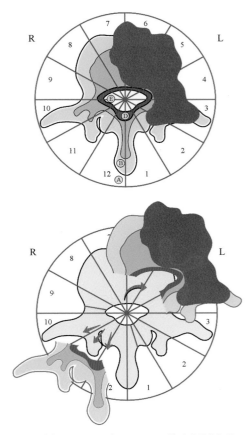

F. 肿瘤侵及 1 ～ 6 区或 7 ～ 12 区，后路切除

G. 肿瘤侵及 2 ～ 7 区或 6 ～ 11 区，前后路联合切除

图 4-2（续）

三、基于预后分析的评分系统及分类

（一）Tomita 评分系统和分类

Tomita 根据肿瘤恶性程度、脏器转移及骨转移情况，制定了评分系统（表4-5），进行预后评价。总分为 2 ～ 10 分。根据不同评分指导选择不同治疗方案：2 ～ 3 分，推荐广泛或 En-bloc 边缘切除以达到长期局部控制；4 ～ 5 分，建议行边缘切除或病灶内大块切除以达到中长期局部控制；6 ～ 7 分，建议行姑息性手术如神经减压以达到短期局部控制；8 ～ 10 分，建议行临终支持治疗。值得注意的是，该评分系统并不包括患者的全身功能状态或神经功能。

另外，Tomita 还根据肿瘤侵袭范围对脊柱转移性肿瘤进行分期，以指导手术方案选择。在1988 年，Magerl 等提出单一后路切口进行全脊椎

表 4-5　Tomita 评分系统

项目	评分
原发肿瘤恶性程度	
慢速生长	1
中速生长	2
快速生长	4
脏器转移情况	
无脏器转移	0
存在脏器转移，可以治疗	2
存在脏器转移，无法治疗	4
骨转移情况	
单发或孤立的脊柱转移灶	1
多处的骨转移灶	2

切除，虽然实现了脊髓的有效减压，但不是整块切除，而是一块一块去除。因为脊柱手术显露困

难，毗邻结构复杂，邻近大血管和内脏器官，既往所行手术大部分是刮除、囊内切除或是分块切除。为尽可能避免手术造成的瘤细胞污染，以及由此进一步造成的不良预后，Tomita设计出了一种更积极的手术方式：单一后路的全脊椎整块切除。为此而将脊柱解剖学分类为5区：椎体区（1区），椎弓根区（2区），椎板、横突和棘突区（3区），椎管内区（4区），椎旁区（5区）。根据肿瘤侵犯的区域将肿瘤分为3类7型（根据Enneking外科分期系统改进）。第一类：局限型（间室内），包括：1型，单纯前部或后部的原位病灶（1或2或3区）；2型，前部或后部病灶累及椎弓根（1+2区或3+2区）；3型，前部、后部及椎弓根均受累（1+2+3区）。第二类：侵蚀型（间室外），包括：4型，累及硬膜外（任何部位+4区）；5型，累及椎旁（任何部位+5区）；6型，累及相邻脊椎。第三类：跳跃型（多节段），包括：7型，多发或跳跃性病灶（图4-3）。

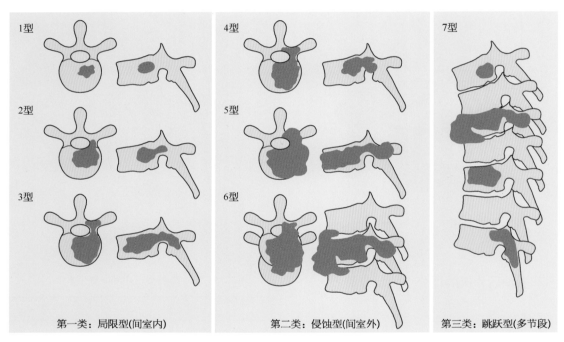

图4-3　Tomita分型（3类7型）

Tomita分类系统中1～3型为局限性病灶，手术切除可以获得一个较宽的肿瘤"外科切缘"，至少也可以获得肿瘤的边缘性切除；而4～6型的病灶则为侵犯性病灶，除非肿瘤被一层纤维反应膜包绕，一般不易获得明确的手术外科切缘，但有时可以从肿瘤周围的正常组织处行扩大切除；7型为跳跃性病灶。根据上述分型，Tomita制定出手术计划：对于3型、4型和5型主张采用全脊椎整块切除术（total En-bloc spondylectomy, TES），以最大限度地降低脊柱肿瘤的复发率，并明显提高生存率；1、2、6型属于TES的相对适应证，同时1型和2型可选择放疗、化疗、单纯椎体切除或半椎体切除术；7型病灶不建议行TES，全身治疗或临终关怀可能是这些患者的首选方案。依据这一分期不仅可以对脊柱肿瘤本身的生长状况做出详细和客观的判断，而且根据分类参考可以决定是否手术以及外科手术策略，最大程度地做到肿瘤学意义上的治疗。目前这种分类系统受到广泛应用。

（二）Tokuhashi修正评分系统

Tokuhashi等于1990年提出脊柱转移性肿瘤评分系统，并于2005年对原有的评分系统进行了修正，强调原发肿瘤类型对患者预后的重要影响，前瞻性地对246例脊柱转移性肿瘤患者进行分析，认为预后相关因素包括患者一般状况（Karnofsky 评分）、脊柱转移数目、脊柱外骨转移灶数目、脏器转移情况、原发肿瘤类型及患者神经功能状态（Frankel 分级）等6项（表4-6），最高分值为15分，评分为 0～8、9～11、12～15 分患者的预后生存时间分别为6个月以下、6个月至1年、1年以上，并建议分别行保守治疗、姑息性手术治疗及肿瘤切除术，其中评分为 9～11 分但仅有孤立的脊

柱转移病灶且不伴有重要脏器转移的患者，也可行肿瘤切除术。

（三）Bauer 评分系统

Bauer 等对241例骨转移性肿瘤患者（其中脊柱转移88例）进行回顾性分析并总结制定预后评分系统。评分项目包括：无脏器转移，无病理性骨折，孤立的骨转移灶，原发肿瘤不是肺癌，原发肿瘤为乳腺癌、肾癌、淋巴瘤、骨髓瘤等，每项1分。评分4～5分术后1年生存率可达50%，建议行前后联合入路手术；2～3分术后1年生存率可达25%，建议行单纯后路手术；0～1分患者术后生存期在6个月以内，建议非手术治疗。

Bauer 评分系统中，仅四肢转移性肿瘤患者病理性骨折对预后产生影响，因此 Leithner 等对其进行了修订，删除了病理性骨折因素，预后总分0～4分。

（四）其他评分系统和分类

Van der Linden 根据前瞻性随机对照研究制定了一套评分系统。该评分系统对 Harrington Ⅰ、Ⅱ级患者进行再评价，包括 Karnofsky 评分、原发肿瘤及脏器受累情况；将总分0～3、4～5及6分患者分为A、B、C 3组，中位生存时间分别为3、9及18.7个月，仅建议C组患者行手术治疗。尽管有研究证实了该评分系统的有效性，但因其过于局限，大多数需要手术治疗的患者不仅存在局部疼痛，还伴有神经功能障碍、脊柱不稳定等（Harrington Ⅲ～Ⅴ级），因此不适用于外科治疗的术前评价。

除以上评分系统及分类外，尚有大量关于脊柱肿瘤预后相关因素的研究，多种多样的分类系统已经用于指导脊柱肿瘤患者的治疗。但这些系统无一是完美无缺或面面俱到的，应根据患者特点，选择适当的评分系统和分类。尤其重要的是，应综合考虑预后评估与脊柱局部不稳定评价，决定是否施行手术治疗，同时结合基于局部解剖结构的分类，制订合适的手术方案。更为重要的是，医师在评估脊柱肿瘤患者的时候能够认识到这些系统所强调的关键因素。在制订治疗计划时必须要考虑到肿瘤的组

表 4-6　Tokuhashi 修正评分

项目	评分
一般状况（Karnofsky 评分）	
差（10～40分）	0
中（50～70分）	1
好（80～100分）	2
脊柱外骨转移灶数目	
≥3	0
1～2	1
0	2
脊柱转移灶数目	
≥3	0
2	1
1	2
主要脏器转移灶情况	
不可切除	0
可切除	1
无转移	2
原发病灶	
肺、骨肉瘤、胃、膀胱、食管、胰腺	0
肝、胆囊、未知原发灶	1
肾、子宫	3
直肠	4
甲状腺、乳腺、前列腺、类癌	5
其他	2
神经功能障碍（Frankel 分级）	
完全性（A、B级）	0
不完全性（C、D级）	1
无（E级）	2

织学、病变范围、前期治疗情况、患者功能状态、神经功能以及脊柱稳定性，每一个病例都应做出个体化评价。并且，这样的系统应该是动态的，对治疗前景的预测应随着新的化疗、放疗、分子靶向诊疗和外科新技术的出现而做出改变。

（王臻　万维）

【参考文献】

[1] Fletcher C D M, Bridge J A, Hogendoorn P C W, et al. WHO classification of tumours of soft tissue and bone [M]. Lyon: IARC Press, 2013: 239–394.

[2] Jo V Y, Fletcher C D. WHO classification of soft tissue tumours: an update based on the 2013 (4th edition) [J]. Pathology, 2014, 46(2): 95–104.

[3] Enneking W F. A system of staging musculskeletal neoplasms [J]. Clin Orthop, 1986, 9: 204.

[4] Nambu K, Tomita K, Kawahara N，et al. Interruption of bilateral segmental arteries at several levels: influence on vertebral blood flow [J]. Spine, 2004, 29(14): 1530–1534.

[5] Gasbarrini A, Cappuccio M, Mirabile L, et al. Spinal metastases: treatment evaluation algorithm [J]. Eur Rev Med Pharmacol Sci, 2004, 8(6): 265–274.

[6] Tomita K, Kawahara N, Kobayashi T, et al. Surgical strategy for spinal metastases [J]. Spine, 2001, 26(3): 298–306.

[7] Tomita K, Kawahara N, Mnrakami H. et al. Total en bloc spondylectomy for spinal tumors: improvement of the technique and its associated basic background [J]. Orthop Sci, 2006, 11(1): 3–12.

[8] Tomita K, Kawahara N, Baba H, et al. Total en blocspondylectomy. A new surgical technique for primary malignant vertebral tumors [J]. Spine (Phila pa 1976), 1997, 22(3): 324–333.

[9] 胡云州，宋跃明，曾建成.脊柱肿瘤学 [M].北京：人民卫生出版社，2015.

[10] 郭卫，汤小东.脊柱肿瘤 [M].北京：北京大学医学出版社，2010.

[11] Boriani S, Bandiera S, Colangeli S, et al. En bloc resection of primary tumors of the thoracic spine: indications, planning, morbidity [J]. Neurol Res, 2014, 36(6): 566–576.

[12] Fisher C G, DiPaola C P, Ryken T C, et al. A novel classification system for spinal instability in neoplastic disease: an evidence-based approach and expert consensus from the Spine Oncology Study Group [J]. Spine (Phila Pa 1976), 2010, 35 (22): E1221–E1229.

[13] Boriani S, Weinstein J N, Biagini R. Primary bone tumors of the spine. Terminology and surgical staging [J]. Spine (Phila Pa 1976), 1997, 22(9): 1036–1044.

第5章
脊柱肿瘤病理学
Pathology of Spinal Tumors

　　病理学检查对于脊柱肿瘤正确的诊断具有极其重要的作用。几乎所有脊柱肿瘤的确诊均依据病理学诊断。脊柱肿瘤的正确分析方式是"临床、影像和病理三结合"的原则。其中任何一项的不符合都要求我们重新分析探索、反思原先考虑的诊断是否正确。著名的病理学家Jaffe曾经说过："病理学诊断是诊断的最后步骤，而非捷径。"

第1节　骨肿瘤组织病理中的基本概念

一、细胞

　　1. 骨祖细胞（osteogenitor cell） 又称前骨母细胞，本质上是成体干细胞，分布在骨内膜和骨外膜中，呈梭形，与纤维母细胞相似，但体积小、胞质少，有细小突起，核染色淡，可进一步分化为骨母细胞和骨细胞。

　　2. 骨母细胞（osteoblast） 又名成骨细胞，是产生骨的细胞，源自骨祖细胞。骨母细胞体积肥大，形态大多似浆细胞，但因功能状态不同而可有不同变化。它能合成胶原、黏多糖和糖蛋白，并排泌到细胞外，构成骨基质的有机成分。骨母细胞到骨细胞是一个动态渐进过程，我们将埋入骨基质并嵌入陷窝者称为骨细胞。

　　3. 骨细胞（osteocyte） 骨母细胞逐渐成熟而成为骨细胞。骨细胞较骨母细胞体积小，扁平状，位于骨陷窝内，而且越成熟体积越小，陷窝越宽。

　　4. 破骨细胞（osteoclast） 是与骨吸收过程相关的多核巨细胞。破骨细胞起源于单个核的单核-巨噬系统前体细胞。其表达特异性抗原（13c2和23c6）、组织细胞抗原和多种基质金属蛋白酶。

二、骨质

　　1. 类骨质（osteoid） 是非矿化有机基质的前体，由胶原（Ⅰ型为主）、酸性黏多糖和非胶原蛋白混合而成。非胶原蛋白包括骨桥蛋白、骨钙素和骨成型蛋白，其中骨成型蛋白在从软骨吸收开始到最后成骨的全过程中均起重要作用。类骨质不是均质的团块，而是一种稳定有序、发育成熟的组织结构，HE染色呈嗜酸性红染，有时难以与玻璃样变的胶原相鉴别。

　　2. 骨（bone） 由有机骨基质经矿化而成。

　　3. 编织骨（woven bone） 具胚胎骨骼特征，

基质中的胶原纤维不规则排列，呈交织网格状，又称非板层骨。编织骨是诊断纤维结构不良的重要标准，但也可见于其他任何与快速骨质更新相关的过程（如骨折愈合中的骨痂、囊性纤维性骨炎等），区别在于前者通常不形成板层骨而后者中的编织骨最终形成板层骨。在编织骨（纤维骨）基质中有很多排列紊乱的胶原纤维。

4. 板层骨（lamellar bone） 以同轴、平行排列的板层结构为特征，在偏光显微镜下明显。

5. 新生骨（bone production） 可通过着色好的小骨针来识别。骨针陷窝内有骨细胞，边缘有一排明显的骨母细胞。其可见于许多生理或病理过程，如骨折愈合、Paget病、骨组织转化（化生）、骨化性肌炎和纤维性囊性骨炎等。

6. 骨坏死（osteonecrosis） 可通过死骨的染色程度来识别。死骨比正常骨颜色更深蓝，陷窝细胞消失，骨边缘参差不齐。若边缘出现破骨细胞，表明坏死骨正在被吸收。

第 2 节　脊柱肿瘤的病理学研究方法

脊柱肿瘤的病理学研究方法与一般肿瘤的病理学研究方法基本相同。

一、常规石蜡切片 HE 染色

常规石蜡切片苏木素-伊红（hematoxylin-eosin, HE）染色技术是经久不衰的病理技术之一。尽管它也存在一些缺点，但仍具有相当多的优点，如：相对快速、经济，满足多数情况下的病理诊断要求，并且技术比较容易掌握。最重要的是应用这项技术能为绝大多数送检标本提供显微镜下形态，利于医师做出准确的描述和考虑到初步甚至最终的诊断意向。然而它对于确定病因、组织发生或发病机制的研究还明显不足。

二、术中活检冷冻切片 HE 染色

此法的观察目的有以下几种。

1. 证明某种病变的存在及其可能的性质　冷冻切片对于脊柱肿瘤的术中诊断也尤为重要。

2. 检查手术切缘是否足够　尤其当累及脊髓附近软组织时，能确切地指导手术切除边界。对于脊柱肿瘤的整体切除而言，理论上应保证经冷冻切片确认切缘阴性（未被肿瘤累及或未被微卫星病灶所累及）。

3. 确认取样有效　确认所得到的标本是今后能够运用 HE 等其他手段做出更确切诊断的组织，而不是不合格或无效的取样。

由于冷冻切片 HE 染色本身存在清晰度欠佳及观察范围局限等缺陷，依靠其做出确切诊断的难度较大，需要临床医师和影像学医师向病理医师提供他们较具体的分析意见和倾向性诊断意见，也需要病理医师在临床医学和影像学意见的基础上合理地应用病理学知识，在"三结合"的基础上分析判断，并具有相当的"冷冻实战"经验，才能尽量地避免冷冻切片诊断中的错误。

三、免疫组织化学、特殊染色和电子显微镜

（一）免疫组织化学

免疫组织化学是近 20 多年来飞速发展的一种方法，是目前外科病理学不可缺少的常规辅助诊断工具。已广泛应用于外科病理学各个领域，大大地提高了外科病理学的诊断水平。

免疫组织化学是原位免疫学原理和技术在细胞和组织形态研究中的应用。目前有数种方法可供使用，应用较多的方法是过氧化物酶-抗过氧化物酶免疫复合物方法和生物素-卵白素免疫酶技术，以及在此基础上不断改进的新方法，如链霉素亲和素-过氧化物酶连接法、SABC 法等。现已设计出多种"抗原

暴露"技术,用来提高敏感性,其目的是把其他情况下可能不暴露("遮蔽")的抗原(抗原表位)暴露出来。

免疫组织化学在脊柱肿瘤病理诊断中的应用有助于更深入地分析:① 是否是肿瘤?② 肿瘤的增殖活性和良恶性;③ 原发?或转移?④ 肿瘤的类型?亚型?⑤ 判断转移性病灶的来源,尤其是对一些首先发现于脊柱的转移性肿瘤,免疫组织化学的结果可能有助于我们推测其来源,意义十分重大,尽管并不总是能准确地判断其起源部位。

免疫组织化学也存在着多种因素的局限,可能会造成假阴性或假阳性的结果。如异位的抗原表达,抗体与组织非特异性结合及至今不明原因的交叉反应,原先认为特异性很高的抗体经常经过历史的检验被证明并非如前所认为的那么特异等。因此在临床解释免疫组织化学结果时应强调其仅仅是辅助性的,应从属于 HE 观察,同时必须是在结合临床诊断意见及影像学诊断意见的基础上,最后才能得出相对准确的判断。

(二)特殊染色

特殊染色是比免疫组织化学技术开发和应用得更早的辅助诊断手段。在诸多特殊染色中,仅小部分在骨相关肿瘤病理诊断中具有真正的辅助诊断价值。相对而言,与脊柱肿瘤病理诊断联系较为密切地有:

1. PAS 染色 此法可以确定糖原或糖蛋白等物。一些肿瘤的瘤细胞内含有丰富的糖原,用此法可在一定程度上协助其诊断。如骨 Ewing 肉瘤、转移到骨的肾透明细胞癌和某些其他含糖原肿瘤(附近的皮肤汗腺肌上皮瘤等)等。

2. 网状纤维染色 可显示"网状纤维"和基底膜物质。网状纤维主要由纤细的 Ⅲ 型胶原纤维组成,广泛地分布于体内结缔组织和基底膜中。有时一些未分化癌与肉瘤两者 HE 形态很相似,未分化癌阳染的网状纤维包绕在癌巢周围,在巢内癌细胞间为阴性;肉瘤细胞相互间则含较多阳性染色的网状纤维。

3. 髓鞘染色 是以 Luxol 固蓝为核心的,用来显示髓鞘质的非免疫组织化学方法。它是基于铜肽

菁染料与磷脂和胆碱基具有强亲和性的原理。

4. 黏液染色 可以显示中性、弱酸性和强酸性黏液物质,用于某些黏液分泌性肿瘤的诊断和鉴别诊断。

(三)电子显微镜

电子显微镜在肿瘤病理学诊断中能提供重要信息,甚至是关键的诊断信息,如在颗粒细胞瘤、神经鞘瘤、朗格汉斯细胞组织细胞增生症、间皮瘤、梭形细胞胸腺瘤、不同部位的类癌和小细胞癌、精母细胞性精原细胞瘤等的诊断中。

但我们必须充分认识到电镜在肿瘤诊断中的局限性:① 无论在哪一点取样,用于研究的只是肿瘤的极微小的部分。② 常缺少专一的特异性超微结构特征,因为专属于一种细胞或组织类型的细胞器或其他特征结构极少。③ 可能将混杂在肿瘤中的非肿瘤细胞成分误认为肿瘤细胞而被研读。

电镜应用的时机是病理医师已在光镜水平将肿瘤的鉴别诊断范围缩小到 2～3 种肿瘤,然后对组织进行超微结构检查,以寻找期待的每种疾病的相对特异性结构或标志物。

四、分子病理和基因检测技术

近二十几年来分子生物学的革命性进展对外科诊断病理学实践产生了越来越重要的影响。分子病理检测技术对于外科病理医师的重要性在于它们不仅可应用于新鲜标本组织,而且还可应用于部分常规病理处理后的组织(如适合应用于福尔马林固定的石蜡包埋的材料)。其中,原位杂交(in situ hybridization, ISH)是应用标记的互补核酸序列或探针检测组织切片或细胞样本中特定的 DNA 或 RNA 序列。在适当的条件下,探针(通过氢键的建立)与靶 DNA 或 RNA 杂交,并通过探针中标记的放射活性物质或非放射性物质(过氧化物酶、生物素、地高辛配基)得以显示。原位杂交技术主要用于肿瘤特殊成分的癌基因表达定位,荧光原位杂交(fluorescence in situ hybridization,

FISH）还可用于特定基因扩增的检测等。其他重要的技术还包括：PCR相关的突变和融合基因检测、分裂间期细胞遗传学研究技术等。一系列肿瘤分子病理学新技术包括二代测序等的开展和应用，将给精准诊断与治疗带来新的巨大推动力。

第3节 脊柱肿瘤组织检查方法

脊柱肿瘤活检的组织获取方法主要有闭合活检、局部切开活检和手术切除标本送检（本节主要介绍前两者）。

理想的活检组织是一个切除利落、未受挤压的楔形组织。它应该包含"正常"组织和肿瘤组织，特别是两者交界的部位。取材时就应避免仅取肿瘤的边缘、假包膜或中心已坏死区域。同时，无论是外科医师钳取活组织时，还是病理医师大体检查时，或者是技术人员包埋组织时，都应尽量避免造成组织挤压，挤压性人工假象常使活检标本的切片难以观察诊断。

一、闭合活检

（一）闭合活检在脊柱肿瘤诊治中的作用

闭合活检有助于在术前明确该部位病变诊断的大方向，如它是属于肿瘤、瘤样病变还是炎症，从而有利于采取更周密的方案，包括充分的术前准备。若能于术前正确诊断出肿瘤的具体类型，则对于部分对放、化疗敏感的肿瘤而言就可以考虑行术前放、化疗，为后续手术创造更有利的条件，甚至改善预后。有研究表明，部分种类肿瘤的术前辅助化疗有助于消除患者体内的微转移病灶。

而对于一些在影像学上与肿瘤有类似表现的疾病，如结核，则可以进行系统有效的抗结核治疗，以避免不必要的手术。

（二）闭合活检的优点

（1）在术前快速、安全、经济和有效地获得病理诊断。

（2）不切开肿瘤组织，极大降低根治性手术前医源性肿瘤播散的风险。

（3）局部损伤小。

（三）闭合活检的方法

1. 抽吸活检（aspiration biopsy） 常用细针抽吸。肿瘤细胞成分丰富的肿瘤，活检阳性率较高。但对于实质性的含纤维、骨或软骨的肿瘤，取材则相对较困难，能获取的标本细胞量较少，不易确诊。

2. 粗针活检（core needle biopsy） 相对抽吸活检而言，粗针活检能取得较大的组织块，有利于脊柱肿瘤的确诊。

我们应当注意到，闭合活检不能在直视下取材，有时不容易准确穿刺到病变部位，即使在超声或X线引导下，也难以准确地到达肿瘤组织的核心部位；脊柱肿瘤部位深在，更增加了穿刺取材的难度。如取到周围正常或反应性组织或肿瘤内出血坏死组织，则会导致阴性病理结果。目前报道脊柱肿瘤闭合活检成功率为16%～92%。

（四）闭合活检术前准备

1. 一般状况要求

（1）全身情况能耐受。

（2）血小板计数与凝血机制正常。

（3）活检处皮肤无红肿（软组织感染等）等情况。

2. 选择合适的穿刺针 如粗针活检穿刺针，有Osty-Cut针、Ackerman针和Tru-Cut针等。

3. 优选穿刺入路 首先对病灶进行CT或MRI扫描，以明确病灶的确切部位、数量等情况。

（1）多发病变者，多选择操作方便、危险性小、易取得标本的入路。

（2）位于椎板的占位性病变或位于椎旁偏后侧的软组织肿块，可较为方便地在C臂X线机透视或CT监控下经棘旁后方入路取材。

（3）病变位于腰椎椎体，如病变较大、累及软组织明显者，可选择经椎旁入路；病变处于早期、局限于椎体者，经椎旁入路较难穿入外侧皮质时可采用经椎弓根入路。

（4）胸椎病灶可采用经椎旁入路，但并发症较多。Jelinek等认为，如CT显示横突与肋椎关节间凹槽较大，允许穿刺针进入椎体时可采用经肋椎关节入路；如横突与肋椎关节之间凹槽太小，不允许穿刺针进入，则可采用经椎弓根入路。

（5）病灶位于C_1～C_3者，可行前路经咽后壁穿刺活检或行口外甲状腺上方穿刺。

（6）病灶位于C_7、T_1侧方或后方者，也可选择胸锁乳突肌后缘穿刺。

4. 影像设备准备　准备好在高分辨率C型臂X线机透视或CT监控下进行，这样可显示穿刺针路径和病变组织周围血管与脏器的相对位置关系，以避免损伤。

5. 医师配合　应选由有经验的骨科医师与影像科医师配合施行。

（五）闭合活检的穿刺方法

1. 体位　根据病变部位及计划入路灵活选择。

2. 麻醉　局麻为主，可配合镇静剂，并监测患者的血氧饱和度及血压等。

3. 皮肤穿刺点　应选在以后手术的预期切口上，以便将来手术时能把穿刺道上有可能被污染的组织一并切除。

4. 操作过程中的重要事项　以腰椎经椎弓根活检为例，Osty-Cut穿刺针首先可能先遇到后侧皮质并遇较大阻力；此时在影像学监控下正确定位椎弓根后，穿刺针将较容易刺入皮质，然后以顺时针方向旋转穿刺针向前推进；穿刺针应偏椎弓根上外侧而避免穿破下内侧皮质；可于术中反复行C型臂X线机透视或CT扫描以证实。一旦确认穿刺针已进入椎体病灶，则可移去套管针内芯，用20～22号取材针取材。移去套管针后发现标本量不够时还可在C臂X线机透视下找到原针道反复取材。

5. 活检后检查　闭合活检（尤其是行经椎弓根活检）后，应对患者行必要的体检以排除活检过程中神经根或脊髓损害。对于C型臂X线机透视下经椎弓根活检后应再次行X线片检查，以除外气胸和椎旁血肿等并发症。

6. 标本处理　穿刺获得的标本应立即放入固定液固定，后再行组织处理程序、切片、HE染色观察分析，以及结合免疫组织化学等其他病理技术手段。最常使用的固定液是10%缓冲中性福尔马林，固定液要浸没标本并且足量。对于含骨标本，取材前或后应予以脱钙，以保证能顺利切片（有硬切片及其染色设施的另当别论）。

（六）闭合活检的并发症

1. 气胸　可发生于胸椎肿瘤经椎旁或椎弓根入路活检。一些学者报道胸椎肿瘤闭合活检气胸的发生率为2.2%～6.6%。

2. 气管损伤　可见于颈椎肿瘤闭合活检。

3. 血管损伤和血肿　小者应不少见，多无妨；如为大血管损伤（尤其是颈部大血管损伤）则应及时紧急处理。

4. 神经根及脊髓损伤　偶见。

5. 肿瘤播散　椎旁入路时更常见。相对于椎旁入路而言，经椎弓根入路活检通道位于椎骨内，可减少肿瘤椎旁播散的可能性。应尽量避免反复穿刺操作，以免增加肿瘤播散的可能性。

二、切开活检

由于能在直视下切取肿瘤组织，对于获得准确、可靠的病理诊断比闭合活检有更大的把握。但因为切开活检手术破坏肿瘤原有的屏障，可能使肿瘤污染周围邻近组织而更易于扩散，所以目前多优先考虑闭合活检。

（一）脊柱肿瘤（样）病变切开活检适用证

（1）闭合活检无法确诊时。

（2）病变处解剖关系复杂，行闭合活检风险大（易损伤重要的血管、神经及脏器等），如颈胸椎处病变。

（二）脊柱肿瘤（样）病变切开活检术的要求

（1）手术较闭合活检复杂，应充分术前准备。

（2）脊柱肿瘤（样）病变的切开活检作为未来脊柱肿瘤切除术的一部分，故最好由以后进行脊柱肿瘤切除术的医师参与施行。

（3）切口应沿纵轴进行（与以后做根治性的手术切口相符），以便二期手术可处理活检切口和通道。

（4）切开操作要求直达肿瘤，锐性剥离（尽量少暴露正常组织），避免骨科常规手术的间隙入路。

（5）通常应做好肿瘤的快速冷冻活检准备，请病理科做好准备、配合、及时跟进。

有学者认为，某些节段的脊柱肿瘤毗邻结构复杂且同时伴椎体塌陷引起畸形，导致单独行切开活检或闭合活检的手术难度较大，容易损伤重要的血管、神经及脏器。因此，建议可将这两种方法结合运用，以兼顾活检的准确性和安全性。例如，Fazzi等提出对于上胸椎（$T_1 \sim T_4$）肿瘤可施行半开放针吸活检：患者俯卧位，透视定位后在患椎旁切一小口，显露相应节段的横突，切除横突内侧及下方肋骨头尾侧，用Craig针以45°经肋骨的关节面插入椎体进行取材，并进行透视以实时监测取材部位的准确性。用此法行5例上胸椎肿瘤半开放针吸活检的诊断阳性率与准确率均为100%。

（余宏宇　欧阳斌燊　李云园　王良哲）

【参考文献】

[1] Fletcher C D, Bridge J A, Hogendoorn P C W, et al. WHO classification of tumours of soft tissue and bone [M]. Lyon: IARC Press, 2013.

[2] 蒋智铭.骨关节肿瘤和瘤样病变的病理诊断 [M].上海：上海科学技术出版社，2008.

[3] Rosai J.外科病理学 [M]//郑杰，主译.10版.北京：北京大学医学出版社，2014.

[4] Huang A J, Kattapuram S V. Musculoskeletal neoplasms: biopsy and intervention [J]. Radiolog Clin Nor Am, 2011, 49(6): 1287–1305.

[5] Kattapuram S V, Khurana J S, Rosenthal D I. Percutaneous needle biopsy of the spine [J]. Spine, 1992, 17(5): 561–564.

[6] Jelinek J S, Kransdorf M J, Gray R, et al. Percutaneous transpedicular biopsy of vertebral body lesions [J]. Spine, 1996, 21(17), 2035–2040.

[7] Fazzi U G, Waddell G. Semi-open needle biopsy of the upper thoracic spine [J]. Spine, 1994, 19(12): 1395–1396.

[8] Kim E Y, Shim Y S, Hyun D K, et al. Clinical, radiologic, and pathologic findings of subdural osteoma: a case report [J]. Brain Tumor Res Treatment, 2016, 4(1): 40–43.

[9] Erlemann R. Imaging and differential diagnosis of primary bone tumors and tumor-like lesions of the spine [J]. Eur J Radiol, 2006, 58(1): 48–67.

[10] Kransdorf M J, Stull M A, Gilkey F W, et al. Osteoid osteoma [J]. Radiographics, 1991, 11(4): 671–696.

[11] Bottner F, Roedl R, Wortler K, et al. Cyclooxygenase–2 inhibitor for pain management in osteoid osteoma [J]. Clin Orthopaedics Related Res, 2001, 393: 258–263.

[12] Pettine K A, Klassen R A. Osteoid-osteoma and osteoblastoma of the spine [J]. J Bone Joint Surg, 1986, 68(3): 354–361.

[13] Kim D H, Nam K H, Choi B K, et al. Lumbar spinal chondroma presenting with acute sciatica [J]. Kor J Spine, 2013, 10(4): 252–254.

[14] Ozes G, Fawaz A, Perper H, et al. Chondroma of the cervical spine: case report [J]. J Neurosurg, 1987, 66(1): 128–130.

[15] Freisinger P, Finidori G, Maroteaux P. Dysspondylochondromatosis [J]. Am J Med Genet, 1993, 45(4): 460–464.

[16] Kozlowski K, Brostrom K, Kennedy J, et al. Dysspondyloenchondromatosis in the newborn [J]. Pediatr Radiol, 1994, 24(5): 311–315.

[17] Kenis V, Baindurashvili A, Melchenko E, et al. Spinal and extraspinal deformities in a patient with dysspondyloenchondromatosis [J]. GMS, 2013, 11. ISSN 1612–3174 (p1–6).

[18] Kozlowski K S, Masel J. Distinctive enchondromatosis with spine abnormality, regressive lesions, short stature, and coxa vara: Importance of long-term follow-up [J]. Am J Med Genet, 2002, 107(3): 227–232.

[19] Rodallec M H, Feydy A, Lardoussie F, et al. Diagnostic imaging of solitary tumors of the spine: what to do and say [J]. Radiographics, 2008, 28(4): 1019–1041.

[20] Barzin M, Maleki I. Incidence of vertebral hemangioma on spinal magnetic resonance imaging in Northern Iran [J]. PJBS, 2009, 12(6): 542–544.

[21] Acosta F L, Sanai N, Chi J H, et al. Comprehensive management of symptomatic and aggressive vertebral hemangiomas [J]. Neurosurg Clin Nor Am, 2008, 19(1): 17–29.

[22] Templin C R, Stambough J B, Stambough J L. Acute spinal cord compression caused by vertebral hemangioma [J]. Spine J, 2004, 4(5): 595–600.

[23] Chi J H, Manley G T, Chou D. Pregnancy-related vertebral hemangioma: Case report, review of the literature, and management algorithm [J]. Neurosurg focus, 2005, 19(3): 1–7.

[24] Sferopoulos N K, Anagnostopoulos D, Webb J

K. Cystic angiomatosis of bone with massive osteolysis of the cervical spine [J]. Eur Spine J, 1998，7(3): 257−259.

[25] Sekharappa V, Arockiaraj J, Amritanand R, et al. Gorham's disease of spine [J]. Asian Spine J, 2013, 7(3): 242−247.

[26] Bjornsson J, Wold L E, Ebersold M J, et al. Chordoma of the mobile spine. A clinicopathologic analysis of 40 patients [J]. Cancer, 1993，71(3): 735−740.

[27] Ma X, Xia C, Liu D, et al. Benign notochordal cell tumor: a retrospective study of 11 cases with 13 vertebra bodies [J]. International J Clin Experimental Pathol, 2014, 7(7): 3548.

[28] Yamaguchi T, Suzuki S, Ishiiwa H et al. Intraosseous benign notochordal cell tumours: overlooked precursors of classic chordomas [J]. Histopathology, 2004，44(6): 597−602.

[29] Demiralp B, Kose O, Oguz E, et al. Benign fibrous histiocytoma of the lumbar vertebrae [J]. Skeletal Radiology, 2009, 38(2): 187−191.

第6章
脊柱肿瘤影像学
Imageology of Spinal Tumors

脊柱肿瘤诊断应遵循"临床、影像、病理"三结合原则。影像学检查是脊柱肿瘤诊断的重要手段，影像学诊断也提倡多种影像学技术的结合。目前脊柱肿瘤诊断相关的影像学手段有：X线、CT、MRI、ECT、PET-CT等。本章将简述常见的脊柱肿瘤影像学特征。

第1节　脊柱原发性恶性肿瘤

一、软骨肉瘤

（一）一般情况

软骨肉瘤是一种趋向于分化成为软骨细胞的肉瘤。软骨肉瘤的发病年龄是3～80岁，平均约45岁，发病高峰50～60岁。软骨肉瘤是中年人最常见的原发恶性骨肿瘤之一。软骨肉瘤约占脊柱肿瘤的6%，在脊柱各节段之间无明显发病分布上的差异。脊柱软骨肉瘤可分为原发性和继发性。病理上软骨肉瘤产生恶性软骨组织，肿瘤软骨基质钙化，瘤内可发生黏液样变、囊变和出血。电镜下瘤细胞表面常形成特征性微绒毛突起。

（二）影像学诊断

1. X线　软骨肉瘤可发生在椎体和（或）附件，表现为溶骨性骨质破坏，破坏区内可见分散点状分布的高密度钙化斑，具有特征性。1/4的软骨肉瘤发生于椎体边缘，多为继发性软骨肉瘤，通常起源于

骨软骨瘤；这种类型的软骨肉瘤内部钙化更为明显，可见叶状的模糊影像，类似菜花状。

2. CT　能很好地显示肿瘤的部位、范围，尤其在显示肿瘤内部结构的改变及椎骨皮质破坏和增生等方面更为有效。典型表现为溶骨性破坏（图6-1）、骨质轻度膨胀，病灶密度不均，可见点

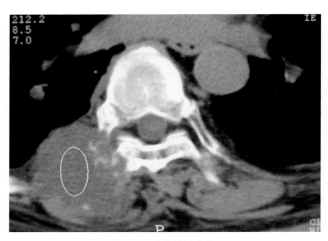

图6-1　胸椎软骨肉瘤

胸椎CT平扫横断面示：T_5椎体右侧附件区软组织肿块，呈溶骨性骨质破坏，密度不均，其内可见点状钙化影

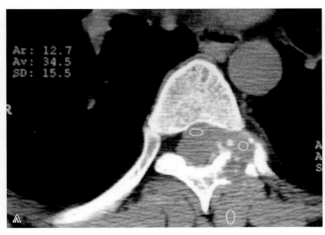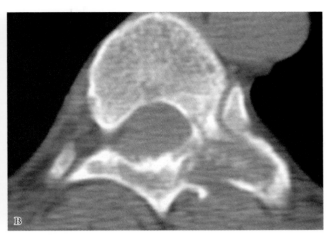

图6-2　胸椎软骨肉瘤Ⅰ级

胸椎CT平扫横断面，软组织窗（A）示：胸椎左侧附件区可见软组织肿块，边界欠清，平扫CT值为34.5～47.8 Hu，其内可见点片状高密度钙化。骨窗（B）示：左侧附件区溶骨性破坏

状、环形钙化（图6-2），伴椎旁软骨性特点的软组织肿块，增强后肿瘤间隔可强化，软骨成分不强化。

3.MRI　在显示脊柱软骨肉瘤的侵犯范围以及与周围组织（如脊髓、神经及肌肉等）的关系上具有明显的优势，有助于界定肿瘤的反应区；增强检查可提供更多诊断信息。肿瘤基质表现为T1WI等信号，T2WI为高信号，增强扫描表现为不均匀强化。

二、成骨肉瘤

（一）一般情况

骨肉瘤是起源于间叶组织的原发性恶性成骨性肿瘤，发病原因不明。脊柱原发性骨肉瘤少见，国外统计，脊柱原发性骨肉瘤约占脊柱原发恶性肿瘤的3.6%，占全身骨肉瘤的0.85%～3.0%。骨肉瘤组织学上由肉瘤性成骨细胞、瘤性骨样组织所构成，具有诊断特征性。

（二）影像学诊断

1.X线　表现多样，取决于肿瘤内瘤骨的多少和硬化的程度。少量瘤骨表现为低密度破坏区

内有片状高密度改变，完全硬化者表现为致密的高密度改变。骨膜反应征象较少见到。脊柱骨肉瘤最常见的是溶骨与硬化并存的混合型，病理性骨折常有发生。90%的病例表现为椎体受累，但后结构也可受累。

2.CT　可显示病变内的结构如瘤骨、骨质破坏的形态、骨膜反应，具有较高价值。瘤骨是诊断骨肉瘤的关键（图6-3）。硬化型骨肉瘤多无椎旁软组织肿块；而溶骨型骨肉瘤则无瘤骨形成。

3.MRI　肿瘤组织在T1加权像上为相对低

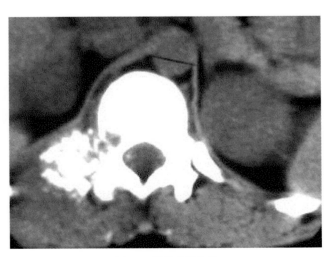

图6-3　胸椎成骨肉瘤

腰椎CT平扫示：椎体溶骨性破坏，伴瘤周软组织肿块，瘤内可见瘤骨

信号，在T2加权像上为高信号，瘤骨所在区域在所有序列像上都显示低信号。增强扫描肿瘤强化明显。总的来说，MRI对脊柱骨肉瘤病变定性困难。

4. ECT　对检出病灶敏感，有利于发现卫星病灶和远处骨转移灶，但不能定性。表现为放射性浓聚。

三、骨巨细胞瘤

（一）一般情况

骨巨细胞瘤是一种以多核巨细胞散在分布于圆形或纺锤形单核基质细胞中为特征的原发性骨肿瘤，属于良性侵袭性或恶性倾向骨肿瘤，一般认为起源于破骨细胞。脊柱骨巨细胞瘤较为常见，约占脊柱肿瘤发生率的15%。发病年龄多在20～40岁，发病节段最常见于胸椎、骶椎，颈椎、腰椎次之。病变最常发生于椎体，其次为椎弓根。组织学上，肿瘤具有丰富血管并含有单核基质细胞和很多破骨细胞样的多核的巨细胞。

（二）影像学诊断

1. X线　肿瘤多位于椎体，偏心生长，可累及附件，表现为单纯溶骨性破坏，瘤周少有反应性硬化。病变区膨胀明显，可以延伸至骨皮质表面，造成骨皮质中断。当发生病理性骨折或者手术治疗后，可以出现明显的钙化。

2. CT　能清晰显示椎弓根、椎板等附件的微小骨破坏病灶，明确肿瘤浸润范围、累及周围软组织情况、毗邻血管神经关系。病灶表现为溶骨性破坏，呈膨胀性偏心生长、多房性，瘤内可见骨嵴。边界欠清楚，可见扇形边缘，边缘多无硬化（图6-4A）。

3. MRI　具有高质量的对比度和软组织分辨率，有助于确定病理与正常组织界限，显示病变范围。巨细胞瘤可表现为实性和囊性表现，囊性巨细胞瘤内常可见瘤内无结构液化区。巨细胞瘤血供丰富，增强后强化明显（图6-4B～E）。

4. ECT　常用于鉴别诊断。

四、骨髓瘤

（一）一般情况

骨髓瘤分孤立性浆细胞瘤和多发性骨髓瘤。发病年龄多为50～70岁，平均年龄是65岁，40岁以下少见，随年龄增大，发病率呈指数增长。男女发病比例相近。单发的浆细胞瘤可发生于脊柱各节段，其中以腰椎者更常见。骨髓瘤主要侵犯骨髓，也可有骨外浸润灶。实验室检查贫血、红细胞沉降率增快、血清M蛋白增高、尿本-周蛋白阳性等具有诊断价值。

（二）影像学诊断

1. X线　用于筛查，可发现椎体溶骨性破坏、椎体广泛压缩或广泛性骨质疏松。

2. CT与MRI　常表现出多椎体溶骨性破坏或广泛性骨质疏松。溶骨性病灶的边缘呈穿凿状破坏，破坏边缘锐利清晰，周围无骨膜反应。小灶性破坏可呈弥漫性的斑点状，MRI上可表现为盐和胡椒征。大灶性破坏直径可达4～5 cm并形成椎旁软组织肿块（图6-5、图6-6）。偶尔出现的硬化型骨髓瘤可呈"象牙质"椎体。骨髓瘤病灶内具有血供，增强扫描后可有明显强化。

五、恶性淋巴瘤

（一）一般情况

恶性淋巴瘤为源于淋巴组织的恶性肿瘤。原发于骨的淋巴瘤起源于骨髓淋巴组织，继发者指骨外淋巴瘤的骨转移或直接侵犯。本病发病高峰在40岁左右。

（二）影像学诊断

1. X线　没有特征性，表现多为不规则、边界

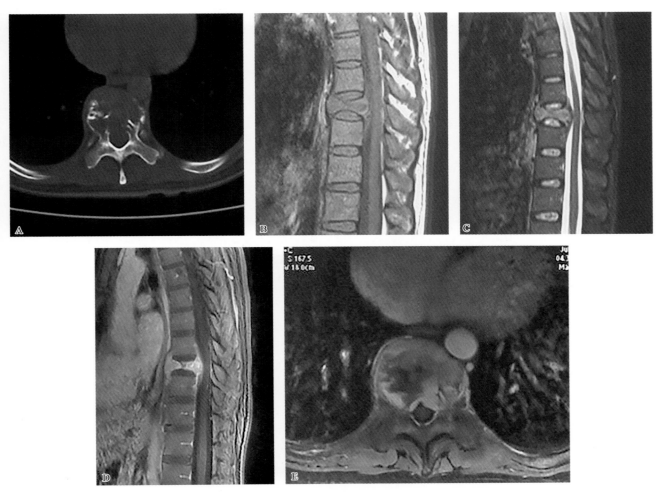

图6-4　第9胸椎椎体骨巨细胞瘤

胸椎CT平扫横断面（A）示：第9胸椎椎体溶骨性、膨胀性破坏，瘤内可见骨嵴；MRI检查T1WI（B）示肿瘤为低信号，T2WI（C）示肿瘤为不均匀高信号，GD-DTPA增强后强化明显（D、E）

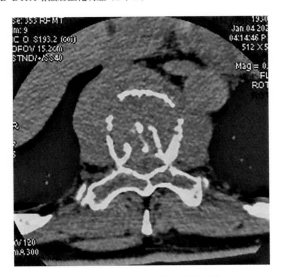

图6-5　第9胸椎椎体浆细胞骨髓瘤

胸椎CT平扫横断面示：椎体呈溶骨性破坏，椎体边缘及椎体内有残存骨嵴

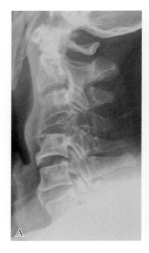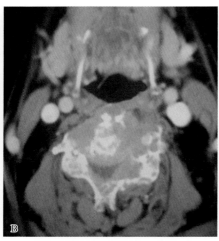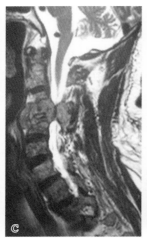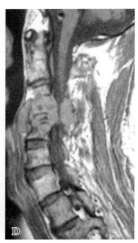

图6-6 第3、4颈椎椎体浆细胞骨髓瘤

颈椎侧位X线片示第4颈椎椎体溶骨性骨质破坏（A），CT（B）、MRI扫描可见软组织肿块明显（C），部分溶骨性破坏区呈脑回状，MRI增强扫描示第3、4颈椎椎体及附件肿瘤组织强化（D）

不清楚的溶骨性破坏和不同程度的反应性骨质增生。椎体溶骨性破坏且压缩变扁，但椎间隙基本正常，椎旁可以有软组织肿块影，极少椎体表现为成骨样密度增高。

2. CT　可发现椎体及其附件结构骨质破坏，无特征性改变。胸、腹部CT发现纵隔和腹腔淋巴结肿大。

3. MRI　淋巴瘤多表现为地图样溶骨性破坏或虫蚀样髓腔内浸润；肿瘤硬脊膜外肿块呈"袖套"样生长并可伸延数节段范围，为淋巴瘤特征性改变。MRI除可以发现椎体及其附件结构信号异常外，还可以观察脊髓、神经的受累情况，还可以发现许多椎体邻近淋巴结呈串珠样肿大（图6-7）。

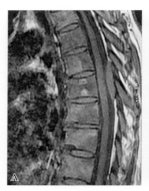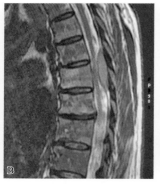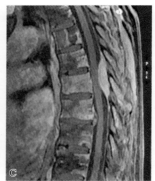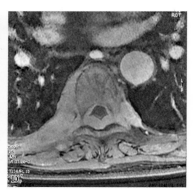

图6-7 第7胸椎椎管内外淋巴瘤

胸椎MR平扫矢状面T1WI（A）示：胸椎椎体形态尚可，多个椎体内见斑片状低信号，第7胸椎椎管内硬膜外可见低信号软组织影，边界欠清。胸椎MR平扫矢状面T2WI（B）示：第7胸椎椎管内硬膜外肿瘤组织信号较低，且信号较均匀。胸椎MR矢状面及横断面T1WI增强（C、D）示：肿瘤组织明显强化，硬膜外病灶呈袖套样生长

六、脊索瘤

（一）一般情况

脊索瘤是一种起源于胚胎残余脊索组织的原发性恶性骨肿瘤。胚胎发育时，残留部位常见于颅底蝶骨、枕骨部和骶尾部。这些残存或异位的脊索组织可发生脊索瘤。脊索瘤约50%发生在骶尾部、30%在颅骨斜坡、20%分布在颈、胸、腰椎，极少见于中轴骨骼系统以外。约10%脊

索瘤可发生远处转移。脊索瘤发病年龄主要在40 ～ 70 岁。

（二）影像学诊断

1. X 线与 CT　可见肿瘤一般发生在脊柱两端的上颈椎和骶尾椎，发生在骶尾椎的脊索瘤多位于第2 骶椎以下椎体正中部，以溶骨性骨质破坏为特征。

肿瘤内钙化多呈条形或片状。

2. MRI　肿瘤成 T1WI 等信号，T2WI 高信号，肿瘤内部可见条索样分隔，增强扫描肿瘤实质有不规则强化。MRI 可明确病变范围和毗邻关系，如侵犯范围，以及与神经根、血管、坐骨神经的毗邻关系。脊索瘤的椎旁软组织肿块明显，肿瘤边缘可出现硬化（图 6-8）。

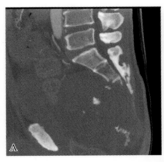
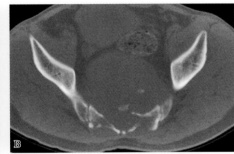
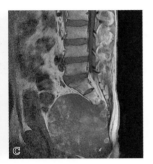
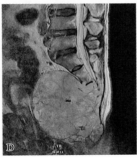
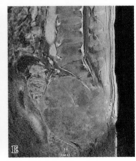

图6-8　骶骨脊索瘤

腰骶椎CT平扫及增强矢状位重建（A、B）示：S2及以下骶尾骨溶骨性骨质破坏，形成巨大软组织肿块，肿瘤内部及边缘有不规则骨块。腰骶椎MRI（C、D、E）示：肿瘤边界较清楚，T1加权像呈低信号，T2加权像呈高信号，肿瘤内部有隔膜、呈分叶状，肿瘤组织钆强化不均匀

第2节　脊柱原发性良性肿瘤

一、骨样骨瘤

（一）一般情况

骨样骨瘤是由骨母细胞及其产生的骨样组织所构成的良性肿瘤。脊柱骨样骨瘤约占所有脊椎良性骨肿瘤的6%。病变节段中腰椎最多发、颈椎和胸椎次之，骶椎最少见。其组织学特点为肿瘤瘤巢核心由排列致密、交织成网状的骨样组织小梁构成，

小梁边缘有分化成熟的成骨细胞，骨样小梁可钙化。瘤巢内含有无鞘膜的交感神经纤维。骨样骨瘤具有特征性夜间疼痛，服用水杨酸类药物疼痛可缓解。

（二）影像学诊断

骨样骨瘤主要发生于脊椎的后部结构，大部分病灶位于椎弓根或椎板，也可以发生在小关节和椎旁软组织。

1. X 线与 CT　典型特点为肿瘤内部出现的瘤

巢，瘤巢内可钙化，表现为低密度病变内存在点状高密度影，X线、CT可清楚显示。

2. MRI　瘤巢在T2WI上为高信号，若钙化则为低信号（图6-9）。瘤巢周围硬化带于T1WI、T2WI均低信号，骨髓腔及椎旁软组织可表现明显水肿，增强后瘤巢强化。

3. ECT　对瘤巢具有高度敏感性，表现为放射性浓聚。

二、骨母细胞瘤

（一）一般情况

骨母细胞瘤是一种趋向于分化为成骨细胞的良性或局部侵袭性肿瘤。病理上骨母细胞瘤由肿瘤样骨样组织形成较粗的骨小梁，小梁边缘有大量新生的成骨细胞，小梁间充满扩张的毛细血管，与骨样

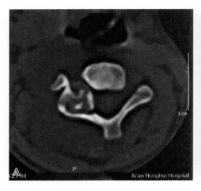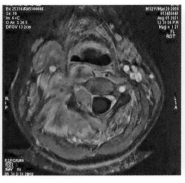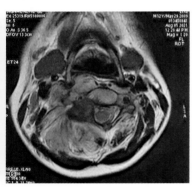

图6-9　第3颈椎附件骨样骨瘤

颈椎CT平扫（A）示：C₃右侧椎弓根及关节突呈膨胀性改变，病灶密度低，中间局部有高密度钙化。颈椎MRI平扫（B、C）示：T2WI下肿瘤病灶呈低信号，中等度强化，周围组织反应区较大

骨瘤鉴别困难。脊柱骨母细胞瘤约占脊柱原发良性肿瘤的11%，好发于脊椎的椎弓和椎体后部，有较大范围的病损和侵及邻近结构，仅累及椎体的极为少见。病变节段以腰椎、胸椎为多见。与骨样骨瘤不同，骨母细胞瘤可仅表现为局部钝痛，夜间不加重且水杨酸类药物不能缓解疼痛。

（二）影像学诊断

1. X线　表现为边界清楚的孤立性溶骨性破坏区，可有膨胀性改变。

2. CT　病变常发生在脊柱的棘突、椎弓，病灶表现为较大的瘤巢。瘤巢直径多大于1 cm，边界清楚，瘤巢内可见大片状钙化（图6-10）。瘤巢周边硬化较骨样骨瘤轻，骨膜反应少，出现向外突出的软组织肿块应考虑侵袭性骨母细胞瘤。

3. MRI　瘤巢和周围软组织肿块在T1加权像为低信号，在T2加权像为高信号（图6-11）。钙化和硬化的边缘在T1加权像和T2加权像都为低信号。

增强后瘤巢可见强化。

4. ECT　对检出病灶敏感，但不能定性。

三、骨软骨瘤

（一）一般情况

骨软骨瘤又称外生骨疣，为最常见的良性骨肿瘤。原发于脊柱者多见于颈椎和胸椎附件，组织学上肿瘤分为3层：表层为纤维组织，基底部为海绵状骨松质，表层和基底部之间为透明软骨。病变节段多见于颈椎和上胸椎，多发生在附件。骨软骨瘤分孤立性和多发性，后者为显性遗传性软骨发育障碍，易恶变。恶变时可出现局部疼痛及肿块短期内迅速增大表现。

（二）影像学诊断

1. X线　可见菜花样突起或宽基底骨性突起，

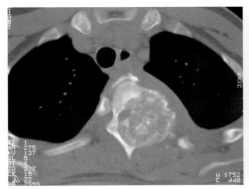
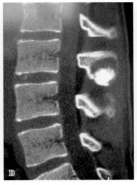
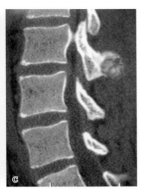

图6-10　胸、腰椎骨母细胞瘤

CT平扫（A）示：胸椎后缘及左侧附件区可见边界清楚的孤立性、溶骨性骨质破坏区，病灶呈膨胀性改变，周边可见明显硬化带，病灶向外突出，其内可见云絮状高密度钙化影；腰椎CT矢状位重建（B、C）示：腰椎棘突内见膨胀性溶骨性骨质破坏区，内见瘤巢

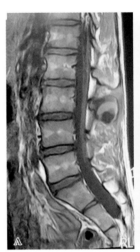
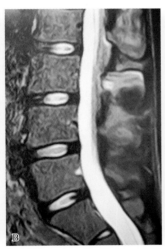
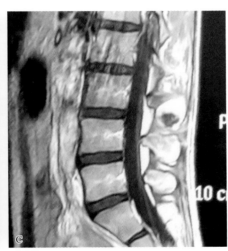

图6-11　腰椎骨母细胞瘤

腰椎MRI可见肿块呈长T1（A）长T2信号变化（B），瘤巢呈低信号且无强化（C）

X线一般能得到可靠诊断。对多发性骨软骨瘤应摄全脊柱平片和四肢平片。

2. CT　表现为与宿主骨相连的菜花样骨性突起（图6-12），骨性部分可见骨松质骨小梁，肿瘤软骨帽见点或环形钙化。肿瘤相连的宿主骨常表现为粗大或短缩。

3. MRI　肿瘤表面纤维帽表现为薄层低信号带，与周围脂肪组织分界清楚。软骨帽在T2WI为分叶状高信号，增强后多不强化（图6-13）。

肿瘤软骨帽短期增厚明显或软骨帽厚度＞1.5 cm应考虑恶变，出现瘤周骨质破坏、骨膜反应、软组织肿块等也应考虑肿瘤恶变。

四、血管瘤

（一）一般情况

血管瘤是较为常见的骨良性肿瘤，据统计有1/4～1/3发生于脊柱。组织学上血管瘤由大小不等的薄壁毛细血管或充满血液的内皮细胞腔隙构成。肿瘤穿插于骨小梁间，残留垂直骨小梁数量减少但不同程度增粗。血管瘤最常见于胸椎，其次是腰椎、颈椎和骶椎。

（二）影像学诊断

1. X线　血管瘤多发生于椎体，由于血管瘤区域有反应性骨化，可见垂直样的细条结构（俗称栅栏样）改变。

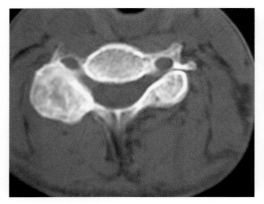

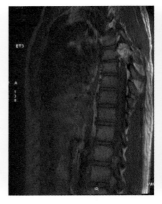

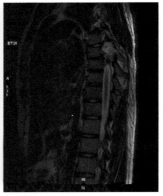

图6-12　颈椎骨软骨瘤CT

椎体右侧椎板菜花样骨性突起，内见骨小梁，肿瘤界清

图6-13　胸椎骨软骨瘤MRI

软骨帽在T2WI呈分叶状高信号

2. CT　能较明确显示病变，椎体可有点状密度增高表现，显示病变的范围和软组织的浸润程度。增强扫描可进一步显示病变、软组织扩散或侵入硬膜外腔病灶，软组织可能被强化。

3. MRI　主要表现为T1、T2加权像上均为高信号并混杂有垂直条状的低信号区（图6-14）。增强后肿瘤区延迟强化。血管瘤出现椎旁软组织肿块，也可生长至硬膜外腔发生椎管内出血。

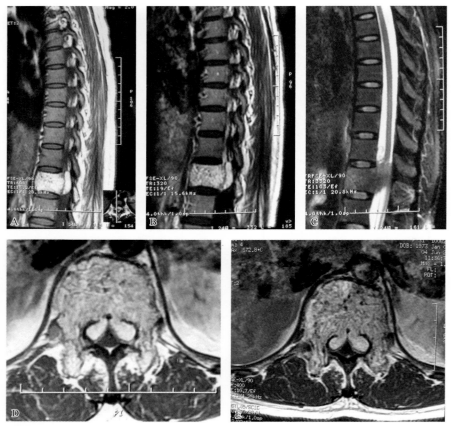

图6-14　第12胸椎椎体血管瘤

胸椎MRI矢状位T1WI（A、B）示：T₁₂椎体呈明显高信号。胸椎MRI矢状位T2WI（C）示：T₁₂椎体呈不均匀高信号，椎体略变扁，向后压迫硬膜囊及脊髓。胸椎MRI横断面T1WI增强（D、E）示：椎体明显强化，其内可见垂直平行的、增粗的骨松质条纹（栅栏征）呈低信号

第3节 脊椎瘤样病变

一、朗格汉斯细胞组织细胞增生症

（一）一般情况

朗格汉斯细胞组织细胞增生原因不详，儿童发病多见，有6.5%～25%侵犯脊柱。组织学为不同程度嗜酸性的朗格汉斯细胞增生。发病高峰在5～10岁。发病节段胸椎最多，腰椎次之，颈椎最少。椎体是最常见的受累部位，脊椎后柱结构很少受累，可出现发热、白细胞增高、红细胞沉降率增快等全身症状。

（二）影像学诊断

1. X线　早期病灶表现为椎体中心区骨质破坏，呈现局灶性溶骨性病损，很快出现椎体压缩、塌陷，最终形成扁平椎（图6-15）。

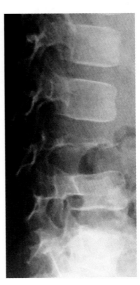

图6-15　第3腰椎朗格汉斯细胞组织细胞增生症
侧位X线示L$_3$椎体溶骨性破坏，压缩、成扁平椎

2. CT　表现为溶骨性病灶，病灶周围无骨质硬化，骨皮质可不完整，椎旁出现软组织肿块。

3. MRI　病灶T1加权像上为均匀低信号，在T2加权像显示均匀的高信号；椎旁软组织肿块明显（图6-16）。

4. ECT　敏感，病变局部可见放射性浓聚，但无特异性。

二、纤维异常增殖症

（一）一般情况

纤维异常增殖症基本病理变化为正常骨组织被纤维组织和发育不良的网状骨小梁替代，产生病理骨折或畸形。伴皮肤色素沉着、性早熟等内分泌功能紊乱称为Albright综合征。本病临床并非罕见，但脊柱较少发生。约60%发生于20岁以前。纤维异常增殖症可恶变，以成骨肉瘤多见。

（二）影像学诊断

1. X线和CT　多表现为不同程度的溶骨性、膨胀性、非均质样椭圆形骨质缺损，骨皮质变薄，可见囊腔样构造。病灶周边可有薄层硬化带。由于病变处新生骨及钙化分布不同，故病变内可呈现透明、半透明状或磨砂玻璃样等改变，或丝瓜瓤样改变。

2. MRI　病灶在T1WI表现不一，18%为低信号，部分表现为中等信号；在T2WI，60%病灶显示稍高信号。MRI有助于判断是否有周边软组织的侵犯和椎管的变化。增强后病灶内大部分强化。

3. ECT　病变区域通常表现为放射性核素浓聚。

三、畸形性骨炎（Paget病）

（一）一般情况

畸形性骨炎（Paget骨病）是骨重建异常所致的临床综合征，其病变特点是过多的破骨细胞失去控制后引起高速骨溶解，并导致成骨细胞增多和骨

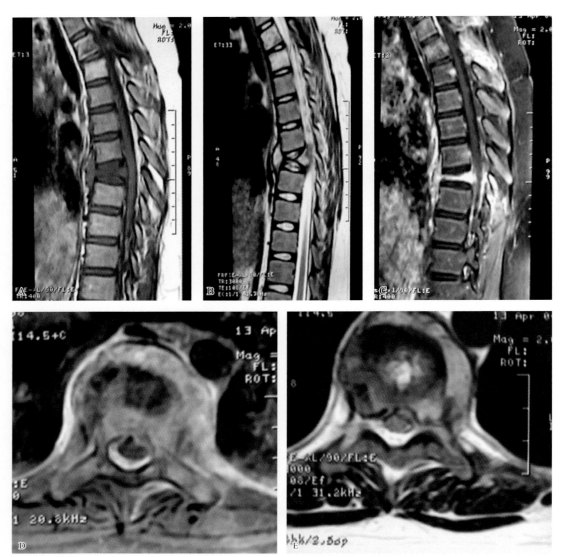

图6-16　第7胸椎椎体朗格汉斯细胞组织细胞增生症

胸椎MRI矢状位T1WI平扫（A）示：T$_7$椎体明显变扁呈楔形，其内信号均匀减低，上下椎间隙保持不变。椎体前缘可见梭形软组织影，呈稍低信号。胸椎MRI矢状位T2WI平扫（B）示：T$_7$椎体及其椎旁软组织肿块呈高信号，椎体向后突出压迫硬膜囊及脊髓。胸椎MRI矢状位与横断面T1WI增强（C～E）示：T$_7$椎体及其椎旁软组织明显均匀强化

形成过多，且生成的骨组织结构脆弱。骨盐及胶原的转换率显著增高致使骨局限膨大、疏松，易发生病理性骨折；骨周围血管增生或出现骨肉瘤。畸形性骨炎全身骨骼均可受累，但好发部位是股骨、胫骨、颅骨、脊椎的腰骶部及骨盆。病变可为单发，累及某一骨骼的一部分，但也可同时侵犯数骨。发生于寰、枢椎者可同时伴有齿突前脱位或扁平颅底。畸形性骨炎实验室检查可见血清碱性磷酸酶升高，尿排泄羟脯氨酸总量增加，而血清钙、磷含量一般正常。

（二）影像学诊断

1. X线　表现为病变椎体增大，且有致密的成骨团影和成骨细胞岛，另外还有增厚和有包被的骨小梁。

2. CT　病灶部位骨质破坏和增生同时存在，出现椎旁软组织肿块时应注意恶变。

3. MRI　平扫和增强检查有助于了解局部病变及脊髓神经受压情况。

4. ECT 锝标记磷酸盐显示病变局部对核素的摄取量增加。

四、动脉瘤样骨囊肿

（一）一般情况

动脉瘤样骨囊肿原因不明，为一种良性、膨胀性、进行性发展的肿瘤样病变。病变由大小不等相互交通的分房血腔组成，内壁光滑且薄层骨壳向外膨胀。它占脊柱原发性肿瘤的 10% ~ 15%，多为继发性改变。

（二）影像学诊断

1. X 线 表现为病椎的溶骨性、膨胀性、气球样改变。外周骨皮质变薄，骨皮质可以连续或中断，部分病损有骨膜反应和反应骨生成。

2. CT 病变内为低密度，可见分隔。病变内可形成特征性的液平面（有形成分和无形成分）。

3. MRI 特征表现在 T1WI 上显示病灶内高信号改变；典型的多囊腔液-液平面，具有诊断特征。囊内出血 MRI 检查中 T1WI 和 T2WI 信号变化不定，这种变化反映了囊内出血时间的长短。急性出血拥有

长 T1 弛豫时间，显示低的 T1 加权像信号；数天后由于血红蛋白的氧化，降低了 T1 弛豫时间，增加了 T1 加权像的信号强度。增强检查可见囊内分隔强化（图 6-17、图 6-18）。

4. ECT 病变区异常浓聚。

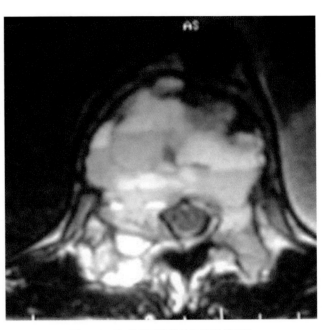

图 6-17 T$_{12}$ 椎体及附件动脉瘤样骨囊肿

胸椎 MRI 横断面 T2WI 示：T$_{12}$ 椎体及附件内可见 "吹气球样" 囊性高信号病变，正常骨小梁消失；病变明显压迫硬膜囊和脊髓，侵占椎管。病变内可见明显液-液平面

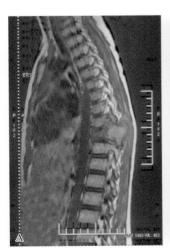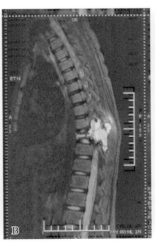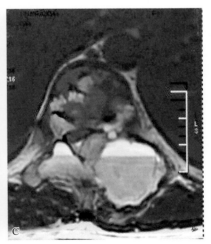

图 6-18 胸椎椎体及左侧附件动脉瘤样骨囊肿

腰椎 MRI 矢状面示（A、B）：L$_5$ 椎体后缘可见类圆形 "吹气球样" 囊性区，肿瘤周围类似厚壁强化，中心无强化。病灶边界清楚，周围可见硬化带。腰椎 MRI 横断面 T1WI 增强（C）示：L$_5$ 椎体左侧及附件区可见多个溶骨性、膨胀性、气球样病灶。外周骨皮质变薄，部分中断

第4节 脊柱转移性肿瘤

（一）一般情况

脊柱是肿瘤骨转移最常见的部位，转移性肿瘤发病率较高。脊柱转移性肿瘤以胸、腰椎为多见，其次为骶椎和颈椎。最容易产生脊椎转移的恶性肿瘤有乳腺癌、肺癌、前列腺癌、宫颈癌、肾癌、甲状腺癌、肝癌、胃癌、直肠癌等，其中乳腺癌、肺癌、前列腺癌转移最为多见。转移的主要途径为血行，少数为淋巴道转移。受肿瘤细胞的影响，骨转移组织可出现反应性骨破坏和反应性骨增生变化。

（二）影像学诊断

脊柱转移性肿瘤多为多节段病变，常累及椎体和附件。根据肿瘤内密度分为成骨性转移灶、溶骨性转移灶和混合性转移灶。成骨性转移灶为致密硬化改变，椎旁软组织肿块与病理骨折少见；溶骨性转移灶为骨质破坏，肿瘤血供丰富，椎旁软组织肿块与病理骨折多见；混合性病灶即上述两种病变的混合存在。

1. X线　可见发生在椎体和附件的病灶。若仅显示椎弓根破坏，大多应首先考虑转移瘤。

2. CT　可显示骨皮质及骨小梁的微小破坏，早期表现为骨质稀疏或细小片状硬化。根据不同骨质破坏类型表现有椎体溶骨性（图6-19）病灶、成骨性病灶（图6-20）或混合性破坏（图6-21）。肿瘤易侵入硬膜外腔或椎旁软组织，肿瘤边缘多无硬化。

3. MRI　椎体骨质破坏表现出异常信号，横断面可显示附件受累（图6-22）。Gd-DTPA增强后强化明显，可区别大部分肿瘤的良恶性（图6-22）。

4. ECT　病灶区核素异常浓聚。

5. PET　即正电子发射计算机断层成像，有助于发现微小原发灶和软组织转移灶。

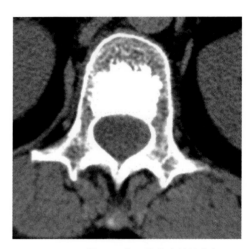

图6-20　腰椎CT平扫示椎体成骨性改变

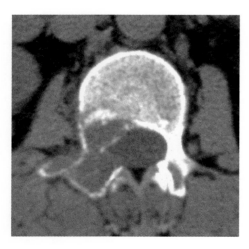

图6-19　腰椎CT平扫示椎体附件溶骨性骨质破坏

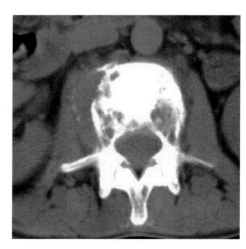

图6-21　腰椎CT平扫示椎体附件既有溶骨性又有成骨性破坏

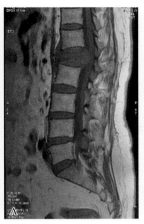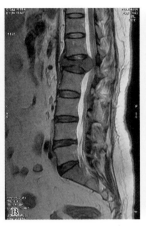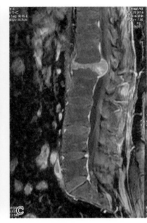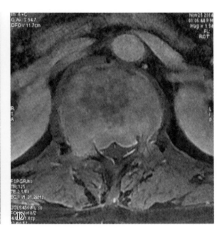

图6-22　第1腰椎椎体转移性腺癌

腰椎MRI，平扫矢状位T1WI、T2WI（A、B）示：L₁椎体及附件T1WI序列呈低信号，T2WI呈稍高信号，病变椎体向后压迫硬膜囊及马尾、终丝。椎管变窄。增强扫描T1WI（C、D）示：L₁椎体及附件、相应层面硬膜外可见异常强化

第5节　椎管内肿瘤

一、髓外硬膜外肿瘤

（一）一般情况

髓外硬膜外肿瘤包括原发性和转移性肿瘤，分良性、恶性肿瘤，累及范围包括椎骨、邻近软组织、神经根、硬膜。硬膜外肿瘤约占全脊柱肿瘤的30%，常见转移瘤、淋巴瘤等（图6-23）。

（二）影像学诊断

常见肿瘤表现如下。

1. 血管瘤　良性病变，表现为硬膜外膨胀性病变，MRI上常呈T1WI中等信号，T2WI高信号，可见病灶中扭曲引流血管；若肿瘤内有多量脂肪，则在T1WI上也为高信号，增强扫描可见病变缓慢充填强化。

2. 淋巴瘤　较常见，成人多发，主要症状为疼痛。MRI特征表现为硬膜外"袖套样改变"包绕硬膜囊。Gd-DTPA增强后明显强化。

3. 转移瘤　转移瘤没有特征性，MRI上大部分表现为局限性硬膜外占位，脊髓和硬膜囊受压

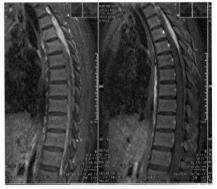
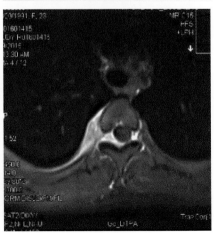

图6-23　胸椎椎管内硬膜外肿瘤

T1WI呈高信号，术后病理示小圆细胞恶性肿瘤

明显；增强后大部分病灶强化。诊断需结合临床资料。

4. 蛛网膜囊肿　硬膜外蛛网膜囊肿并不少见，表现为硬膜外囊性占位，大部分位于椎管后方或侧方，内部为水样密度，增强扫描不强化，若伴出血则可见液-液平面。

二、髓外硬脊膜下肿瘤

（一）一般情况

脊髓髓外硬脊膜下肿瘤为最常见的椎管内肿瘤，占53%～68.6%。以神经鞘瘤及脊膜瘤最多见，前者占椎管内肿瘤的23.1%～46.7%，后者占12.9%～32.3%。其次为血管瘤、上皮样囊肿、脂肪瘤、转移瘤等。神经鞘瘤源于Schwann鞘的良性肿瘤，起病缓慢，多在中年时发现，占所有脊柱肿瘤的25%，以胸段为最多见。脊膜瘤自硬脊膜长出，大多在脊髓背侧或外侧，少数可在脊髓腹侧，基底一般都较广。女性多于男性，以30～60岁最为多见，多发生于胸段。

（二）影像学诊断

各种髓外硬膜下肿瘤影像学表现如下。

1. 神经鞘瘤　肿瘤沿神经根生长，多数呈椎管内外交通呈哑铃状，X斜位片与CT可见椎间孔扩大，肿瘤压迫可使椎弓根内缘骨质吸收变薄或凹陷，若发生在骶骨可见骶孔扩大，脊髓被髓外肿瘤压迫使之变形移位。MRI有特征表现（图6-24）。

2. 脊膜瘤　脊膜瘤起源于蛛网膜颗粒细胞，MRI诊断价值高（图6-25）。

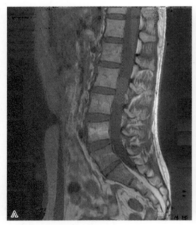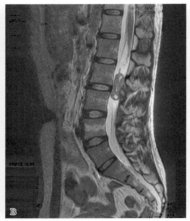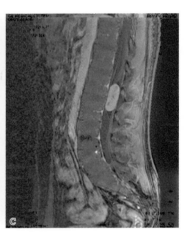

图6-24　腰椎管内神经鞘瘤

MRI呈长T1（A）与长T2（B），增强后明显强化（C）

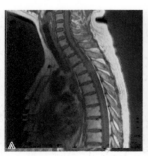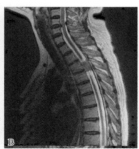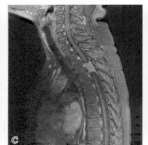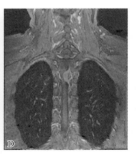

图6-25　胸椎管内脊膜瘤

MRI显示与硬膜囊关系密切，大多数呈宽基底连接，T1WI为等信号（A），T2WI上呈等或低信号（B）。肿瘤实质均匀，注射造影剂后瘤体明显均匀强化，显示"尾征"（C、D）

三、脊髓肿瘤

(一) 一般情况

脊髓髓内肿瘤占椎管内肿瘤的10%～15%，80%为神经胶质瘤。其中以室管膜瘤最多，占55%～60%；其次为星形细胞瘤，约占30%。其他较少见的尚有血管母细胞瘤、脂肪瘤、转移瘤和先天性肿瘤等。室管膜瘤好发于颈髓和圆锥马尾终丝，起源于中央管，可沿脊髓长轴发展到长达数个或十余个脊髓节段。星形细胞瘤在颈、胸段脊髓多见。血管母细胞瘤在颈段多见。

(二) 影像学诊断

主要依靠MRI和脊髓血管造影检查，CT、X线平片和椎管造影意义不大。脊髓造影可见脊髓增粗，造影剂流动不畅，梗阻面呈现梭形充盈缺损外观，且与椎间隙多不在同一水平。MRI可清楚显示肿瘤的部位、范围和侵蚀方向。蛛网膜下隙变窄或闭塞，硬膜外脂肪间隙变窄或消失。髓内肿瘤表现为：脊髓局限性增粗；T1WI瘤体信号等或高于脊髓，T2WI信号不均匀；囊变区呈长T1与长T2信号（T1低、T2高信号）；瘤体上下可形成肿瘤性空洞。

各类脊髓肿瘤的特征性表现如下。

1. 室管膜瘤 以低度恶性者居多，多见于儿童和青年，主要发生在脊髓的两端——颈髓、圆锥和终丝，表现为脊髓增粗变大。肿瘤内信号和密度不均匀，肿瘤易于囊变为其特点（图6-26）。肿瘤内可见钙化，增强后病变明显强化。肿瘤可沿脑脊液播散转移。

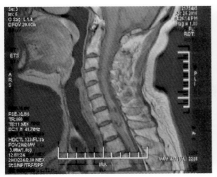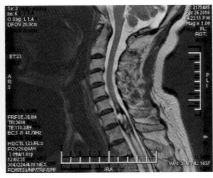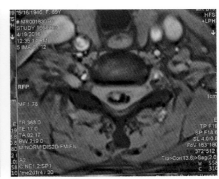

图6-26 **颈椎管内室管膜瘤**

MRI示颈段脊髓增粗，信号不均匀，内呈囊性信号

2. 星形细胞瘤 主要发生在儿童（59%），多见于胸段脊髓，偶尔累及全脊髓。MRI表现为脊髓实质内的软组织肿块，脊髓增粗，部分病变可被强化。肿瘤呈浸润性生长。星形细胞瘤和室管膜瘤均可出现空洞。肿瘤头侧或尾侧的空洞是非肿瘤性的，Gd-DTPA增强有助于区别良恶性空洞。

3. 血管母细胞瘤 组织学上类似血管母细胞性脊膜瘤，起源于软脊膜上的小结节。表现为髓内囊性的含有血管结节的肿块。囊性病变典型的表现长T1长T2信号，Gd-DTPA增强壁结节部分明显强化是诊断要点（图6-27）。偶见脊髓实质内供血的流空血管及其周围水肿区。

4. 转移瘤 脊髓内转移瘤罕见，脑内肿瘤如髓母细胞瘤、室管膜瘤、胶质瘤可随脑脊液播散到软脑膜产生脊髓侵犯。中枢神经系统外的原发肿瘤也可血行播散到脊髓。胸髓是最常见的转移部位。MRI多表现为脊髓增大、T1WI低信号、T2WI高信号，如果没有占位效应或进行过放疗，则与放射性脊髓炎鉴别困难。恶性肿瘤可出现强化。

5. 脊髓血管瘤 脊髓海绵状血管瘤为一种先天性非血管瘤性血管畸形。MRI上脊髓海绵状血管瘤表现为特征性髓内扭曲的流空血管，病变周围可见水肿和含铁血黄素沉着（T1WI等信号、T2WI低信号），病变区脊髓常可出现轻度肿胀，增强检查可见

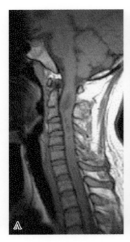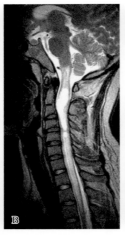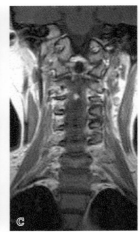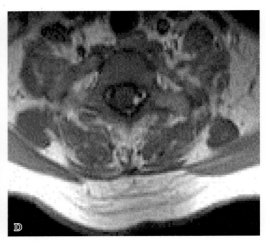

图6-27 颈椎脊髓血管母细胞瘤

MRI示脊髓增粗，髓内囊性病呈长T1（A）、长T2（B）信号，Gd-DTPA增强（C、D）示壁结节明显强化

病灶不均匀强化，偶尔可出现脊髓梗死表现。

（王晨光　赵越超）

【参考文献】

[1] Boriani S, Gasbarrini A, Bandiera S, et al. En bloc resections in the spine: the experience of 220 patients during 25 years [J]. World Neurosurg, 2017, 98: 217−229.

[2] Henry D H, Costa L, Goldwasser F, et al. Randomized, double-blind study of denosumab versus zoledronic acid in the treatment of bone metastases in patients with advanced cancer (excluding breast and prostate cancer) or multiple myeloma [J]. J Clin Oncol, 2011, 29: 1125−1132.

[3] Lewis M A, Hendrickson A W, Moynihan T J. Oncologic emergencies: pathophysiology, presentation, diagnosis, and treatment [J]. CA, 2011, 61: 287−314.

[4] Loblaw D A, Laperriere N J. Emergency treatment of malignant extradural spinal cord compression: an evidence-based guideline [J].

J Clin Oncol, 1998, 16: 1613−1624.

[5] Nagata K, Hashizume H, Yamada H, et al. Long-term survival case of malignant glomus tumor mimicking "dumbbell-shaped" neurogenic tumor [J]. Eur Spine J, 2017, 26: 42−46.

[6] Patchell R A, Tibbs P A, Regine W F, et al. Direct decompressive surgical resection in the treatment of spinal cord compression caused by metastatic cancer: a randomised trial [J]. Lancet, 2005, 366: 643−648.

[7] Rades D, Stalpers L J, Veninga T, et al. Evaluation of five radiation schedules and prognostic factors for metastatic spinal cord compression [J]. J Clin Oncol, 2005, 23: 3366−3375.

[8] Ramis R, Tamayo-Uria I, Gomez-Barroso D, et al. Risk factors for central nervous system

tumors in children: new findings from a case-control study [J]. PloS one, 2017, 12: e0171881.

[9] Smith M R, Halabi S, Ryan C J, et al. Randomized controlled trial of early zoledronic acid in men with castration-sensitive prostate cancer and bone metastases: results of CALGB 90202 (alliance) [J]. J Clin Oncol, 2014, 32: 1143−1150.

[10] Wanman J, Grabowski P, Nystrom H, et al. Metastatic spinal cord compression as the first sign of malignancy [J]. Acta Orthopaedica, 2017, 1−6.

[11] Zong S, Wu Y, Tao Y, et al. Treatment results in different surgical approaches for intraspinal tumor in 51 patients [J]. International J Clini Experimental Med, 2015, 8: 16627−16633.

第7章
放射性核素在脊柱肿瘤中的应用
Radionuclide Technique Application in Spinal Tumors

第1节　放射性核素在骨科的应用历史和现状

1896年，法国物理学家贝可勒尔（Becquerel）在研究铀矿时，发现铀矿能使包在黑纸内的感光胶片感光，由此推断铀能不断地自发地放射出某种人的肉眼看不见的、穿透力强的射线，揭示了铀-238（^{238}U）的天然放射性。这是人类第一次认识到放射现象。2年后，波兰化学家玛丽·居里（Marie Curie）夫妇成功提取了放射性核素镭-226（^{226}Ra）和钋-218（^{218}Po）。居里夫人将这种物质放出的辐射现象取名为"放射性"，称铀的射线为贝可勒尔射线。此外，居里夫人制成了镭针，用于治疗病变，从此揭开了核医学的序幕。此后，大量的放射性核素不断地被人类所发现和提取，特别是在20世纪的30年代和40年代，随着加速器和原子能反应堆的问世，实现了人造放射性核素。这些核素包括碘-131（^{131}I）、碘-125（^{125}I）、磷-32（^{32}P）、氢-3（^3H）、碳-14（^{14}C）和锝-99m（^{99m}Tc）等。放射性核素的品种和产量也在迅速增加，价格也相应降低，为人们大量使用放射性核素奠定了物质基础，并极大地推动了核医学的发展。

在核医学的仪器设备方面，20世纪50年代，闪烁扫描机、甲状腺功能仪、肾功能仪等逐步应用于临床，开启了核医学显像的序幕，实现了功能信息和解剖信息的可视化，但这时获得的图像质量很差，

且只能进行平面图像采集。后来随着计算机技术的进步和^{99m}Tc的广泛临床使用，γ照相机开始广泛应用，图像质量较前有了明显的提高。该仪器不仅可以进行局部显像，也可以用于全身显像，为人们获得连续的全身骨骼图像提供了可能；此外，该仪器不仅可以进行平面图像采集，也可以完成断层图像采集。此后，为了提高γ照相机的数据采集性能，带有多探头的单光子发射计算机断层显像（single photon emission computed tomography, SPECT）开始出现和普及，SPECT可以完成静态、动态、局部和全身等多种不同的图像采集方法，其最主要的应用就是完成全身骨扫描，用于诊断和鉴别诊断转移性骨肿瘤、原发性骨肿瘤及其他骨关节疾病。例如在诊断转移性骨肿瘤方面，全身骨扫描可以较其他影像学技术（如X线等）提前3～6个月发现转移病灶，有助于肿瘤的早期诊断和临床分期，具有重要的临床应用价值，占到目前SPECT临床应用的40%～60%。

核医学是一门利用放射性核素或其标志物诊断和治疗疾病的学科，这些放射性核素及其标志物主要是参与到机体的生命代谢活动中，因此，核医学主要是反映功能和代谢信息，是一种分子水平上的显像。例如，核素骨扫描等能反映骨骼的矿物质

（无机盐）代谢活跃程度和骨骼的血供情况，对早期发现骨骼病变具有较高的敏感性，是早期筛选转移性骨肿瘤的首选影像学方法，加之价格低廉，临床应用广泛。但是，核素骨扫描图像分辨率较差，图像质量不尽如人意，诊断转移性骨肿瘤时易出现假阳性，导致诊断的特异性降低；另外，骨扫描对成骨性病变的诊断价值较高，但对溶骨性病变的诊断价值却相对有限。X线、CT、MRI等作为主要反映解剖结构变化的影像方法，在诊断转移性骨肿瘤方面具有图像分辨率高、软组织显影清晰、髓内病变判断准确等优点，但这些影像学方法不能直接反映骨组织功能代谢的变化情况，而且检查时通常采用局部显像的方法，使其在判断骨转移的临床应用上受到较大限制。

为了将主要反映功能代谢特征的核素显像和主要反映解剖学信息的X线等影像学技术完美结合，人们一直在进行着不懈的追求和探索，并取得了令人瞩目的成就。2004年，首台SPECT-CT断层融合显像设备应用于临床，开启了融合显像设备临床应用的篇章。随着设备硬件和计算机技术等方面的不断进步，SPECT-CT融合显像设备所同机配置的CT装置也从早期的非诊断级CT到目前的多排螺旋诊断级CT，甚至带有64排CT以上的SPECT-CT融合显像设备，临床应用包括骨关节疾病、内分泌甲状腺和甲状旁腺疾病、心血管疾病、肾脏和泌尿系统疾病、消化系统疾病和神经精神疾病等多个领域，特别是在骨骼系统，大量的临床研究探讨和验证了SPECT-CT在骨关节疾病包括脊柱肿瘤方面的诊断和应用价值。总体来说，SPECT-CT断层融合显像能够明显提高病变诊断的特异性和准确性，可提供更准确的解剖定位信息。

20世纪90年代末，正电子发射计算机断层显像（PET）开始应用于临床。PET显像以核素标记的参与人体基本生命代谢物质作为示踪剂，以特定的分子示踪剂在体内某处聚集的多少，即其影像的浓淡，来反映该处该分子的数量、密度和包括转运、合成、代谢等生物活性，是真正的分子显像。氟-18（^{18}F）标记的脱氧葡萄糖（^{18}F-FDG）是最主

要的PET显像剂，占目前临床应用的99%以上。该显像剂具有和葡萄糖相似的生物学特征，利用肿瘤细胞葡萄糖代谢旺盛的特点，从分子代谢水平上显示肿瘤原发灶及转移灶的影像性质，被称为"世纪分子"。PET的临床应用导致了核医学显像的飞跃，成为核医学发展的重要里程碑，也为骨转移的诊断带来了新的机遇。PET显像主要以^{18}F-FDG作为显像剂，因为退行性病变不摄取^{18}F-FDG，而骨扫描时退行性变放射性摄取增高，故^{18}F-FDG PET显像在排除骨转移方面要优于骨显像。PET优于骨显像还在于它的断层采集，空间分辨率显著高于骨显像。而PET-CT的诞生和发展被人们寄予了极大期望。1999年6月，美国第46届核医学年会上发布其原型机研制成功，引起世人瞩目。2001年，首台商业PET-CT安装在瑞士苏黎世大学医院，并正式使用。近十余年来，PET-CT的发展极为迅速，临床应用快速普及，在我国乃至全世界的检查病例数呈直线上升。大量的研究表明，PET-CT不仅解决了PET影像的可读性难题，使之迅速被广泛接受，并且由于PET和CT的优势互补，使PET-CT对疾病诊断和分期的准确度、确定度和可信度都明显优于单独PET和单独CT平扫检查。PET-CT较好地将解剖和代谢信息结合起来，在骨转移诊断方面优于单独的PET显像。

放射性核素治疗一直是核医学的重要组成部分，利用不同的放射性核素及其标志物治疗的疾病不仅包括甲状腺功能亢进症、分化型甲状腺癌、肾上腺肿瘤、前列腺癌、肝癌和真红细胞增多症等疾病，也大量地应用于转移性骨肿瘤和骨关节炎等疾病。特别是为转移性骨肿瘤核素治疗积累了较为丰富的循证医学证据。由于骨骼是各种恶性肿瘤最容易发生转移的组织，骨转移肿瘤患者常伴有顽固骨痛和病理性骨折等，严重影响生存期和生活质量。用于治疗转移性骨肿瘤的放射性核素药物与骨组织具有较高的亲和性，且骨转移肿瘤病灶部位骨组织受破坏，成骨修复过程非常活跃，能大量浓聚放射性核素药物。放射性核素发射的射线（包括α和β射线），对病灶局部的肿瘤细胞发挥内照射作用，可直

接杀伤病灶细胞或诱导细胞凋亡，使肿瘤病灶坏死或纤维化，从而不同程度地抑制、缩小或清除骨肿瘤病灶。目前，临床常用的治疗骨转移肿瘤的放射性核素药物包括二氯化锶-89（$^{89}SrCl_2$）、钐-153-乙二胺四甲基膦酸（^{153}Sm-EDTMP）和铼-188-羟基亚乙基二膦酸（^{188}Re-HEDP）等。

第 2 节　脊柱肿瘤的放射性核素诊断

一、机制和概述

骨组织是由有机物、矿物质和水等化学成分组成。组成骨组织的有机物主要包含骨细胞、细胞间质、黏多糖和胶原纤维等。无机物是骨组织的主要组成部分，矿物质占骨骼组织干重的2/3，而其中主要成分为羟基磷灰石晶体 [$Ca_{10}(PO_4)_6(OH)_2$]，羟基磷灰石晶体的表面积非常大，使全身骨骼犹如一个巨大的离子交换柱，类似于离子交换树脂，能与体液中可交换的离子或化合物发生离子交换或化学吸附作用，从体液中获得磷酸盐和其他元素来完成骨的代谢更新。利用骨的这一特性，将放射性核素标记的特定骨显像剂（如 ^{99m}Tc 标记的膦酸盐类）从静脉注射进入人体，并随着血流分布到达全身各处骨骼，与骨的主要矿物质成分也就是羟基磷灰石晶体发生离子交换和化学吸附，和骨组织中的有机成分相结合，在骨组织内沉积。体外，利用放射性核素显像设备（包括 γ 照相机、SPECT、SPECT-CT 和PET-CT 等）探测放射性核素显像剂在全身各处骨骼内的分布，并最终获得全身骨骼的影像。

骨骼各部位摄取显像剂的多少主要与以下几个因素有关：① 骨的局部血流量；② 无机物质的代谢更新情况；③ 成骨活跃程度；④ 局部的神经功能状态。当骨的局部血流量和矿物质代谢速度增加，成骨细胞活跃程度增加以及新骨形成时，可较正常骨组织摄取更多的放射性核素显像剂，在所得的核素显像图像上就呈现为异常的放射性浓聚区（即"热区"）；反之，当骨的局部血流量减少、矿物质代谢速度减慢、成骨细胞活跃程度降低或发生溶骨性改变时，骨显像剂在该区域摄取减少，图像上呈现为放射性分布稀疏或缺损（无放射性分布，称为"冷区"）。因此，当某处骨骼发生病理性改变时，如肿瘤、骨折和炎症等，均会引起骨组织局部血流和代谢的变化，导致成骨反应等变化，并造成图像上的相应部位出现影像的异常改变，据此对骨关节疾病提供诊断、鉴别诊断、定量、定性、治疗疗效判断和预后评价等依据。

二、显像剂和显像方法

（一）显像剂

目前常用于SPECT显像的单光子类显像剂有两大类：即 ^{99m}Tc 标记的磷酸盐和 ^{99m}Tc 标记的膦酸盐。前者在化学结构上含无机的P—O—P键，主要以焦磷酸（PYP）为代表。由于其在组织中清除较慢、本底高，且P—O—P键在血液、软组织和骨骼表面容易被磷酸酶水解，所以显像质量较差，目前已很少将其应用于骨显像；但由于PYP能被急性心肌梗死灶（内有矿物质沉积）摄取，故可用于对急性心肌梗死的早期诊断。后者主要包括 ^{99m}Tc 标记的亚甲基二膦酸盐（^{99m}Tc-MDP）和 ^{99m}Tc 标记的亚甲基羟基二膦酸盐（^{99m}Tc-HMDP）。这类显像剂在体内极为稳定，血液清除快，骨组织摄取迅速，静脉注射后2～3小时就有50%～60%的显像剂在骨骼中沉积，其余则经肾脏排出，靶组织与非靶组织比值较高，是较为理想的显像剂，也是目前临床工作中最主要使用的骨显像剂。

随着PET、特别是PET-CT在临床上的快速应用，适用于PET-CT的正电子骨骼显像剂也开始被人们所接收和应用，其中，氟（^{18}F）化钠（^{18}F-sodium fluoride）是应用最多的正电子类骨显像剂。由于^{18}F与羟基磷灰石晶体中的OH$^-$化学性质类似，可与之进行离子交换而具有很好的亲骨性。与^{99m}Tc标记的单光子类显像剂相比，氟（^{18}F）化钠在骨骼中摄取浓度更高、血液清除更快，具有更佳的骨/本底放射性比值，加之PET-CT设备本身所具有的更好的空间分辨率和时间分辨率，以及随机配备的多排螺旋CT所发挥的衰减矫正作用等，本法所获得的图像解剖结构显示更为清晰、成像质量更佳。

（二）显像方法

1. 全身骨显像 静脉注射^{99m}Tc-MDP或^{99m}Tc-HMDP，成人所用剂量为555～740 MBq（15～20 mCi）。儿童剂量则常规按9 250 kBq（250 μCi）/kg计算，最小剂量不应低于74 MBq（2 mCi）。如所给显像剂的剂量低于上述剂量者，需适当延长采集时间。患者无需特殊准备。静脉注射显像剂后鼓励多饮水、多排尿（避免尿液污染衣裤），注射后2～4小时后排空小便，对于有尿潴留等不能排尿的患者建议导尿后进行扫描，否则膀胱处的放射性浓聚影会影响周围骨骼病变的判断。患者仰卧于SPECT或γ相机的检查床上行全身前位和后位显像，双探头SPECT一次通过即可完成前后位采集，而单探头仪器需分别前位和后位，时间增加1倍。采集矩阵256×1 024，扫描速度为每分钟10～20 cm。

如果γ相机无全身扫描功能，则可以分段采集前后位图像，然后进行图像拼接。常规采集前位和后位图像。根据全身图像所见结果，必要时加作局部静态显像、侧位或斜位采集，亦可加局部断层显像。

2. 局部骨平面与断层显像 某些特殊部位的骨与关节（如椎体、关节等），或是全身骨显像显示欠清时，需要进一步加做局部平面显像（包括特殊体位）和断层显像，利用更准确的所显示病灶的解剖结构和病变形态，提高图像空间分辨率，有助于鉴别图像伪影，提高诊断的准确性。

所用的显像剂及其剂量与全身骨显像相同，但

关节显像也可静脉注射^{99m}TcO$_4^-$，成人剂量常为111～185 MBq（3～5 mCi）。

（1）局部平面显像：骨与关节平面显像时，根据患者情况或参考全身骨显像的图像选择采集的具体部位，如采用前位、后位、侧位或其他特殊体位，矩阵为128×128或256×256，保证采集足够计数以利图像清晰显示。行全身或局部骨显像时，可以采用一些特殊体位便于显示病变。例如，臂外展和内收后显像有助于鉴别肩胛区的病变是位于肩胛骨还是肋骨，抑或鉴别由于肩胛骨与肋骨重叠而引起的伪影；排尿后立即显像有助于耻骨和骶尾骨的显示；膀胱内的残留放射性影响邻近骨骼的显示，可采取将骶尾部置于探头上的坐位显像。

（2）局部骨断层显像：骨断层显像有助于改善图像的对比度和分辨率，克服平面显像结构重叠的不足，对于深部病变的检测和定位更为准确。所得断层图像还可以与CT图像进行同机或异机融合，对病变的定位和鉴别更有帮助。断层图像采集时一般可采用低能通用准直器或低能高分辨率准直器（后者椎体显像推荐采用），矩阵64×64或128×128，360°采集，5.6°～6°/帧，每帧采集25秒。采集后重建横断面、矢状面和冠状面图像，Hanning滤波（截止频率0.8），层厚1像素（pixel）。

3. SPECT-CT局部断层融合显像 对全身平面显像可疑的部位进行局部SPECT-CT断层融合显像。断层融合图像采集过程如下：先行SPECT断层图像采集，矩阵128×128，采用连续采集；两个探头各自旋转180°，共采集360°；根据计数率情况每帧定时采集12～20秒。SPECT采集结束后，探头自动复位进行CT图像采集，先采集CT拓扑图像，后进行螺旋CT扫描，扫描层厚5 mm，能量130 keV。应用仪器自带软件对原始图像进行重建（不需要衰减校正）。重建结束后使用仪器自带的融合软件进行SPECT和CT图像的自动同机融合。

近年，图像融合技术在骨关节疾病中应用越来越多。据估计，在有SPECT-CT设备的医院，融合显像约占骨骼系统疾病检查数量的1/3，甚至更多。传统的放射性核素骨显像的最大优点是诊断敏感性

高，但特异性较差、空间分辨率低。采用融合显像的技术方式后，在对病变进行定性诊断、定位判断、确定病灶大小、范围和与周围组织的关系，对指导治疗、选择活检部位、疗效评价和判断预后等方面均具有重要的价值。

4. 骨三相显像（three-phase bone scan） 又称骨动态显像或三相骨显像。静脉注射显像剂后于不同时间进行骨骼局部连续动态采集，分别获得局部骨及周围组织的血流、血池及延迟静态骨显像的数据和图像，故称骨三相显像。本方法可同时了解骨骼和邻近软组织的血流情况和骨盐代谢变化，具体方法如下。

（1）血流相：将探头置于病变局部上方，探测视野应包括对侧相应部位，以便于对比分析图像。显像剂与前述骨静态显像剂相同，或适当增加剂量提高图像质量。采集矩阵 64×64 或 128×128。"弹丸"式静脉注射显像剂后立即启动照相机并以每帧 1～3 秒的速度动态采集 60 秒。血流相主要反映较大血管的通畅和局部动脉灌注情况。

（2）血池相：血流相采集结束 1～5 分钟静态采集一帧图像，矩阵 128×128 或 256×256，采集 60 秒。血池相主要反映骨骼与软组织血液分布情况。

（3）延迟相：注射显像剂后 2～4 小时，按前述局部骨平面或断层显像相同方法进行。延迟相则主要反映局部骨骼的骨盐代谢活性。

如果在三时相骨显像的基础上加做 24 小时的静态影像，则称为四时相骨显像，能更准确地诊断和鉴别诊断骨髓炎等骨骼疾病，也有助于良恶性骨病变的判断。

5. ^{18}F-氟化钠（^{18}F-NaF）PET-CT 骨显像 ^{18}F-NaF 是用于 PET-CT 骨显像常用的显像剂，注射剂量为 2.22 MBq/kg（0.06 mCi/kg），注射后 15～30 分钟即可进行全身骨 PET-CT 显像。PET-CT 采集和图像处理过程与 ^{18}F-FDG PET-CT 显像类似，可获得全身骨骼三维图像和各部位断层图像，图像质量明显优于 SPECT。利用配置符合线路的 SPECT-CT 亦可进行 ^{18}F-NaF 骨显像，但图像质量不如 PET-CT，现在已极少使用。

6. ^{18}F-氟化脱氧葡萄糖（FDG）PET-CT 全身显像 ^{18}F-FDG 是临床上最常用的 PET-CT 正电子显像药物，其生物学行为类似于葡萄糖，能通过葡萄糖转运蛋白转运至细胞内。由于恶性肿瘤细胞通常具有高代谢的特征，所需葡萄糖等基本生命代谢物质增多，导致肿瘤细胞内大量聚集 ^{18}F-FDG，从而得以显示病灶。^{18}F-FDG 的半衰期为 110 分钟，既方便制备和扫描检查，又便于放射性废物处理和减少不必要的辐射。^{18}F-FDG 全身肿瘤显像同样可以反映全身骨骼的葡萄糖代谢情况，对于高代谢病灶 ^{18}F-FDG 摄取增加，所以成骨性和溶骨性的转移性病灶均表现为 ^{18}F-FDG 摄取增加、放射性浓聚，结合同机多排螺旋 CT 所获得的 CT 图像，还有助于鉴别骨结核等良性骨病变。

显像方法：所有患者检查前均禁食 6 小时以上，注射显像药物前均测量空腹血糖（应 < 10 mmol/L），静脉注射 ^{18}F-FDG，剂量为 3.70～5.55 MBq/kg。^{18}F-FDG 由加速器生产，放化纯度 >95%。注射显像剂后嘱受检者休息 60 分钟，排尿后行全身 PET-CT 图像采集，扫描范围上至颅顶、下至股中段。PET 图像采集分多个窗位，每个窗位采集 3 分钟。CT 的采集条件为 120 kV、200 mA、1.5 s/r，层厚为 5 mm。应用 CT 数据进行衰减校正，采用迭代法进行图像重建，获得横断层、冠状面断层、矢状面断层的 PET、CT 及融合图像。

三、图像分析

（一）正常图像

^{99m}Tc-MDP 和 ^{99m}Tc-HMDP 静脉注射后能迅速被骨骼组织摄取，并随时间延长摄取增加，而血液和软组织中的随时间逐渐被清除，主要经肾脏代谢排出体外。相对而言，^{99m}Tc-PYP 经肾脏排泄较慢，肝、肾、脾、心肌等亦有不同程度的显影；在骨骼、红骨髓、性腺等组织器官的吸收剂量也较 ^{99m}Tc 标记二膦酸盐高，近年来在临床上已较少用于骨显像。

1. 静态骨显像　在正常成人骨显像图上，全身各部位骨骼结构显示清晰，放射性分布均匀、左右对称。不同部位的骨骼因其结构、代谢活性和血供状态的差异，放射性分布浓度亦有差异。通常密质骨或长骨（如四肢）的骨干放射性摄取较低，显影较淡，而骨松质或扁骨（如颅骨、肋骨、椎骨、盆骨）及长骨的骨骺端等显影较浓。显像质量好的图像应能清晰地分辨肋骨和椎骨，软组织不显影，但因显像剂从肾脏排泄，双肾和膀胱显影。

正常儿童、青少年骨显像与成人有差异。由于正常骨骺生长中心部位及更新较快的骨骼摄取显像剂较多，故儿童及青少年骨骺处普遍较浓，尤以骨骺部位显示为放射性浓聚。一般而言，此种表现在10岁以下儿童尤为明显，18～20岁以后则逐步消失趋于成人影像。

在正常的成人骨显像图像上，常可见某些部位的放射性摄取明显增高，阅片时应注意鉴别。如鼻咽部和鼻旁窦区血流丰富，放射性摄取常较高；上、下颌骨的牙槽部位常可见点状放射性浓聚影；颈椎下段常可见放射性增高，多因退行性改变所致，在老年人更为常见；老年患者还常见膝关节的退行性改变所致的膝关节显影较浓；肩胛下角与肋骨重叠处常形成放射性浓聚影（可通过抬高双臂行局部显像来鉴别）；此外，胸锁关节和骶髂关节常显影较浓，肌腱附着部位等亦可出现放射性摄取增高等。

在图像分析时，应注意可能出现的一些"伪影"，如注射显像剂部位呈现放射性"热点"；患者体位不对称常会导致左右结构显影的不对称；患者身上的金属物品会屏蔽γ射线造成局部放射性稀疏或缺损（"冷"区）；尿液污染或者注射时使用的带放射性沾染的棉签等，亦可造成局部皮肤的假性放射性浓聚（"热"区）等。

2. 骨三相显像

（1）血流相：静脉注射显像剂后8～12秒，可见局部较大动脉显影，随后软组织轮廓逐渐显示。骨骼部位的显像剂分布较软组织低，左右两侧动脉显影时间及局部显像剂分布浓度基本对称、一致。此时相主要反映的是大动脉的血流灌注和通畅情况。

（2）血池相：由于体内血池中此期仍滞留大量显像剂，软组织轮廓清晰显示，显像剂分布均匀，双侧对称，大血管可持续显示。此期骨骼显像剂分布仍较低。此时相主要反映软组织的血液分布情况。

（3）延迟相：骨骼显示清晰，软组织影消退，与常规静态骨影像相同。

（二）异常图像

1. 骨静态显像

（1）放射性分布异常浓聚：局部骨质发生病变时，如骨骼恶性或良性肿瘤、炎症、代谢性骨病、损伤修复、退行性骨病等，由于血流增加及骨质代谢活跃，从而该部位膦（磷）酸盐显像剂摄取增加而形成异常放射性浓聚（"热"区）。

（2）放射性分布缺损：如果局部骨质的病变以破骨改变为主（溶骨性病变）或在血供障碍的早期，则膦（磷）酸盐显像剂的局部摄取减低而形成局部放射性缺损区（"冷"区）。如以溶骨性病变为主的肿瘤病灶、多发性骨髓瘤、骨缺血性坏死、骨囊肿和骨梗死等；也可见于放射治疗后和外科手术切除后，以及体内外致密物质阻挡，如钡剂、心脏起搏器和骨关节金属植入物等。

（3）"炸面圈"征（doughnut sign）：为病灶中心区呈放射性冷区，而冷区周围呈环形放射性分布增高影，形似"炸面圈"，亦称为混合型改变。这时因为在骨代谢中，骨质的合成与骨质的破坏常常同时存在，两者互相影响，在破骨细胞活跃导致溶骨性破坏时，邻近损伤的周边部位常伴随成骨细胞的活性增加，以便对骨损伤进行修复，从而形成此类影像。可见于骨无菌性坏死、镰状细胞病、骨膜下血肿、未愈合的骨折、急性骨髓炎、关节感染、骨巨细胞瘤，以及来源于滤泡状甲状腺癌、神经母细胞瘤、多发性骨髓瘤、肾细胞癌和乳腺癌等的转移性骨病灶。

（4）超级骨显像：指全身骨骼对放射性显像剂呈普遍、均匀性摄取增加，表现为全身骨骼显影异常清晰，双肾常不显影，软组织放射性很低（图7-1），其产生机制可能与弥漫的反应性骨形成有关。超级骨显像可见于原发性或继发性甲状旁腺功能亢进、恶性肿瘤骨骼广泛转移以及其他一些良性病变。恶性肿瘤广泛转移引起的超级骨显像常以中轴骨和骨盆为主，多数患者的放射性分布不均匀，呈异常浓聚灶，而甲状旁腺功能亢进患者则常累及全身各部位骨骼，多数分布尚比较对称，有时可见软组织摄取显像剂，有助于病因的鉴别。

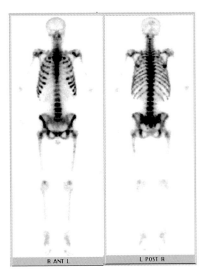

图7-1　恶性肿瘤广泛骨转移的超级骨显像

（5）骨外异常放射性分布：一些骨骼外的软组织病变有时亦可摄取骨显像剂，而形成放射性浓聚影，如伴有骨化或钙化成分的肿瘤或非肿瘤病变、局部组织坏死、放射治疗后改变、浆膜腔积液、骨化性肌炎、某些结缔组织病和急性心肌梗死病灶等。因此，在对全身骨显像图像进行判读时，不仅要评估骨骼的放射性分布，亦需关注有无骨外异常放射性分布。

2. 骨三相显像

（1）血流相：局部放射性摄取增高提示该部位动脉血流灌注增加，最常见于骨恶性肿瘤和急性骨髓炎；局部放射性摄取减少表明动脉血流灌注减少，可见于股骨头缺血性坏死、骨梗死和其他一些良性骨病变。

（2）血池相：放射性摄取增加提示局部呈充血

状态，如急性骨髓炎和蜂窝组织炎等。放射性摄取减少则提示局部血供减少。

（3）延迟相：与骨静态显像的异常表现相同。

3. 骨断层显像与融合显像　对平面显像发现的可疑病灶、部位特殊的病灶或定性困难的病灶等可进行断层显像或融合显像。骨断层显像可以对解剖结构进行立体显示，更有助于病变定位和提高深部病变的检出率。融合显像则将核素断层图像与CT断层图像进行同机融合，结合CT断层图像进行精确的解剖定位，以及诊断和鉴别诊断。目前骨断层显像特别是融合显像应用增长快速，其对骨骼系统病变（特别是脊柱病变、单发病灶）的良恶性鉴别、手足小关节病变等的早期诊断与鉴别诊断等均具有重要价值。骨断层显像与融合显像的正常图像和异常图像的判断同平面静态显像。

4. 骨显像的半定量分析　骨显像的半定量分析方法主要有两种，一是记录时间-放射性活度曲线，二是取相应部位感兴趣区（regional of interest，ROI）的平均计数比（摄取比值）。其中时间-放射性活度曲线主要用于骨三相显像的动态分析。骨三相显像的血流相可以在特定的部位通过积分的方法记录最初60秒的时间-放射性活度曲线；在血池相，可以记录注射显像剂后1～25分钟的骨动态摄取情况。病灶部位的摄取比值主要用于常规骨平面显像，感兴趣区可以取正常骨、病灶骨或软组织等部位，最常用的是计算病灶部位与对侧部位或邻近正常组织的放射性计数比值。

四、临床应用

（一）转移性骨肿瘤

转移性骨肿瘤是骨骼最常见的恶性肿瘤，恶性肿瘤中有30%～70%患者出现骨转移，其中尤以肺癌、乳腺癌、前列腺癌和肾癌等最易发生骨转移。正确判断恶性肿瘤患者有无骨转移，以及转移的范围和程度有助于对肿瘤患者进行准确的分期、指导治疗计划的制订、进行治疗效果及预后评价，均具有重要的临床意义。

多种影像学方法可用于评估转移性骨肿瘤，包括核素全身骨扫描、X线摄片检查、CT扫描、MRI检查，以及PET和PET-CT显像等。X线平片对鉴别转移性骨肿瘤、原发性骨肿瘤可做出最基本的判断。一般可分为溶骨性、成骨性和混合性，表现为成骨性反应的原发肿瘤有前列腺癌和消化道肿瘤；溶骨性病灶常见的原发肿瘤包括肾癌、骨髓瘤、乳腺癌和肺癌；而混合性病灶常见于乳腺癌、消化道肿瘤和部分生殖系统肿瘤。CT扫描可以较为准确地评估骨质破坏程度、范围，以及与相邻组织的解剖关系，在判断骨质破坏方面优于X线平片。溶骨型转移的CT表现为骨松质中单发或多发的斑片状骨质破坏，破坏区随病变的发展融合扩大，边缘较清楚，无硬化。骨皮质破坏，但一般无骨膜增生。发生在脊柱者则见椎体广泛性破坏，常因承重而被压扁，常见椎弓根受侵犯、破坏。成骨型转移常多发，呈斑片状、棉团状或结节状边缘模糊的高密度灶，密度均匀。位于骨松质内者，骨皮质多完整，一般无软组织肿块，少有骨膜反应，骨轮廓多无改变。发生于椎体时，一般不被压缩。MRI不仅能对骨质破坏情况进行评估，还能准确显示病灶周围软组织情况，并能对髓腔病灶浸润范围的认定提供帮助。MRI对含脂肪的骨髓组织中的肿瘤组织及其周围水肿非常敏感，因此能检出X线平片、CT甚至核素骨显像不易发现的转移灶；发现尚未引起骨质破坏的骨转移性肿瘤，明确转移瘤的数量、大小、分布及周围邻近组织的受累情况，与CT和X线平片相比具有一定的优势。溶骨型骨转移瘤在T1WI上呈等信号或低信号，而骨髓组织则表现为高信号；在T2WI上呈不同程度的高信号，抑脂后亦可清楚显示。注射Gd-DTPA后可表现为中等或明显增强。成骨型骨转移瘤的MRI表现为类圆形长T1、短T2异常信号区。

核素全身骨扫描能反映骨骼的矿物质代谢活跃程度和骨骼血供情况，对早期发现骨骼病变具有较高的敏感性。一般认为，与X线检查相比，核素骨扫描能够提前3～6个月发现骨转移病灶。此外，核素骨扫描通过一次显像即可显示全身骨骼的放射

性分布情况，能对全身骨有无病灶进行评估。利用目前临床广泛使用的双探头SPECT设备，完成整个图像采集过程仅需要数分钟；再者，核素骨扫描使用最多的显像剂为^{99m}Tc-MDP，不会发生过敏等副作用，具有极好的安全性；而且核素骨扫描检查价格低廉，患者易于接受。上述这些优点使得核素骨扫描成为早期筛选转移性骨肿瘤的首选影像学方法，临床应用广泛。

1. 转移性骨肿瘤的典型征象　转移性骨肿瘤病灶核素骨扫描的特征性表现是多发性放射性浓聚灶，其分布以中轴骨受累较多，以胸椎、腰椎、肋骨、骨盆、四肢骨近端、胸骨、颅骨等常见，四肢骨远端较少受累。典型病例的核素骨扫描图像见图7-2。

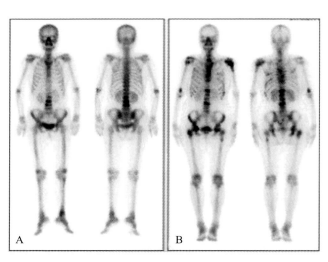

图7-2　癌症多发骨转移的核素骨扫描图像
肺癌多发骨转移（A）和乳腺癌多发骨转移（B）

少数病例表现为单发病灶，常常难以判断病灶的性质。如为单个圆形病灶不能确定是转移病灶还是良性病灶时，需要结合其他影像学和临床资料进行综合判断，或者通过定期复查、动态观察其病灶变化进行鉴别。骨显像对骨骼转移性病变探测的优点是敏感性高，但其不足是特异性差。骨显像图中浓聚灶不仅见于恶性肿瘤，也可见于某些良性病灶，如炎症、损伤、骨代谢异常等。

2. 转移性骨肿瘤常见异常类型　常见的在骨显像图像上，转移性骨肿瘤的表现也不一样，以成骨性破坏为主的转移性病灶多呈放射性异常浓聚的

"热"区,其骨显像的阳性率也较高;而以溶骨性破坏为主的转移性病灶,多表现为放射性分布稀释或缺损,即"冷"区;有些转移病灶既有成骨性破坏,又有溶骨性破坏时,可以表现为"热"和"冷"区共存的混合型病灶。弥漫性骨转移患者可呈超级骨显像。对于骨扫描发现的病灶性质不易确定者,需要结合X线、CT、MRI等形态学改变进行鉴别。

有人探讨了核素全身骨平面显像在脊柱肿瘤方面的显像特点和临床价值。李舰南等回顾性分析了90例手术病例证实的脊柱肿瘤患者 ^{99m}Tc-MDP 全身骨显像结果,49例骨转移瘤中骨显像阳性者43例,37例椎体放射性摄取明显增高;30例累及整个椎体,其中18例伴椎体对称性膨大;29例伴有其他骨骼放射性浓聚或稀疏。病理证实为原发性恶性骨肿瘤的17例患者中,骨显像阳性者12例,11例摄取明显增加,其中8例累及整个椎体,3例为不规则病灶并伴有不对称性膨出,仅4例伴有其他骨骼病变。24例良性骨肿瘤者骨显像阳性13例,6例呈明显放射性摄取增高,仅1例伴有其他骨骼病变。该研究结果显示,多脊柱骨转移瘤的骨显像特点是多节椎体放射性异常浓聚或稀疏(缺损),多伴有其他部位骨骼病灶,常累及整个椎体,并伴有对称性膨大。多数原发性恶性骨肿瘤表现为单发或多发脊柱异常放射性摄取增高,多数累及整个椎体,但不伴有对称性膨大,少数可表现为局灶性不规则病灶和(或)向周围不对称性膨出。该研究也指出,单发病灶的诊断仍是一个问题,转移性骨肿瘤、原发性骨肿瘤和良性骨肿瘤均可表现为单发性异常放射性浓聚灶,必要时需结合其他影像学手段进行诊断和鉴别诊断。

3. SPECT-CT 在鉴别骨骼病灶性质方面的作用 对于核素骨显像,骨折、外伤和良性骨肿瘤等多种因素均可以引起放射性分布的异常,导致全身骨扫描在诊断骨转移时出现假阳性,而且由于SPECT图像分辨率较低,难以对放射性分布异常区域的病变性质进行准确鉴别,使得核素骨扫描具有敏感度高但特异度低的特点。此外,全身骨扫描是重叠的平面显像,没有断层的图像,对病灶的定位存在较大的困难。带有诊断级CT的SPECT-CT融合

设备,尽管只能进行局部断层融合显像,但借助于同机CT的空间分辨率和密度分辨率,可准确地对病变性质进行鉴别,包括病变为溶骨性改变和成骨性改变,通过局部形态学的变化,能够有效鉴别骨折、退行性病变等良性病变,从而避免了全身骨扫描诊断的假阳性,有效地提高诊断的特异度和准确性;而且,SPECT-CT断层融合图像较好地解决了常规骨扫描对阳性病灶难以进行精确解剖定位的问题,具有较好的临床应用价值,近年来发展也极为迅速。SPECT-CT同机融合显像在鉴别良恶性骨疾病方面具有一定的优势,主要与以下几个因素有关:① SPECT-CT对单纯SPECT显像中的骨代谢异常增高病灶进行准确定位,判断病灶与周边邻近组织和脏器的位置关系;② 结合断层融合图像,能够明确CT所显示病灶的代谢功能状态,判断病灶代谢是否异常;③ 结合断层融合图像,能够较为明确地区分骨代谢增高灶为生理性摄取或是病理性摄取。

大量的研究探讨了SPECT-CT对骨骼病变,特别是脊柱肿瘤方面的诊断价值。据国内资料对一组脊柱骨病患者的研究显示,全身骨显像、局部断层骨显像、骨CT及SPECT-CT融合图像对骨转移病灶诊断符合率分别为51.7%、93.1%、89.7%和100%,对良性骨病的诊断符合率分别为32.7%、60.0%、92.7%和94.5%,提示骨断层显像和SPECT-CT多模式融合影像的诊断符合率明显优于单独的全身显像和骨CT影像。

赵祯等探讨了带6排螺旋CT的SPECT-CT系统在恶性肿瘤患者中鉴别诊断良恶性病灶的价值。研究对于全身骨显像难以确诊的125例恶性肿瘤患者的141个病灶进行SPECT-CT同机融合显像,同时获得SPECT图像、CT图像和SPECT-CT图像,最终诊断经病理、其他影像学检查或随访确定。结果显示:SPECT、SPECT+CT和SPECT-CT对病灶诊断骨转移的敏感性分别为82.5%、93.7%和98.4%,特异性分别为66.7%、80.8%和93.6%,准确性分别为73.8%、86.5%和95.7%。与SPECT、SPECT+CT相比,SPECT-CT断层融合显像诊断骨转移病灶的特异性和准确性显著提高($P < 0.05$)。该研究的研究者也分析了可

能原因，包括：① 对SPECT+CT图像的评估取决于阅片者的记忆力和主观上对病灶的再定位，该方法可用于图像之间的普通比较，但对脊柱、肋骨等部位的病灶，准确定位受到限制，而该研究中75.9%的病灶位于脊柱和肋骨，从而导致SPECT+CT诊断的特异性较低。② SPECT-CT同机融合显像更易于发现病灶，引导阅片者仔细分析可疑部位的CT图像，不仅提高了阅片者的效率，也避免了对微小病灶的漏诊，提高了诊断的特异性。该研究与Horger等的研究结果有相似之处。Horger等对47例肿瘤患者行SPECT、SPECT+CT或其他放射性检查、SPECT-CT同机融合显像诊断骨转移癌的敏感性分别为94%、100和98%，特异性分别为19%、68%和81%。SPECT-CT诊断的敏感性和SPECT+CT相似，

但诊断的特异性明显增高（P=0.015）。SPECT-CT诊断转移性骨肿瘤典型病例见图7-3和图7-4。

SPECT-CT不仅可以提高对病变诊断的特异性和准确性，还有助于提供更多的增益价值和增强阅片者的信心。程旭等比较了SPECT-CT与全身骨显像的诊断特点，研究共纳入恶性肿瘤患者76例，单纯根据全身平面显像进行骨病变判断，认为良性的4例（5.3%）、可能良性20例（26.3%）、不确定良恶性32例（42.1%）、可能恶性16例（21.1%）和恶性4例（5.3%）；而通过SPECT-CT断层融合显像，认为良性23例（30.3%）、可能良性16例（21.1%）、不确定良恶性2例（2.6%）、可能恶性6例（7.9%）和恶性29例（38.2%）。结果显示：SPECT/CT能够提供轻度增益（评分差值为1）价值的有33例

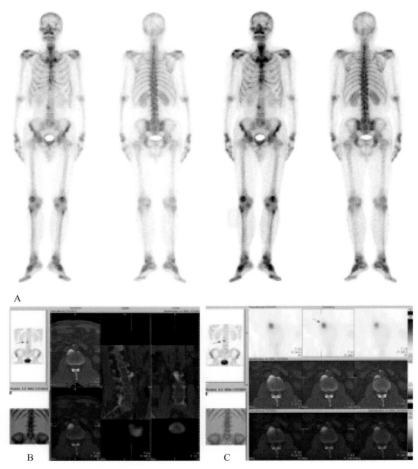

图7-3　膀胱癌患者SPECT-CT图像

患者男，56岁，临床诊断为膀胱癌，无特殊不适主诉。全身骨显像（A）示第3腰椎右侧缘点状异常放射性摄取浓聚影。SPECT-CT断层融合图像示第3腰椎前缘偏右侧呈唇样增生，放射性摄取增高，证实为良性病变（B.不同断面融合图像；C.横断层连续融合图像）

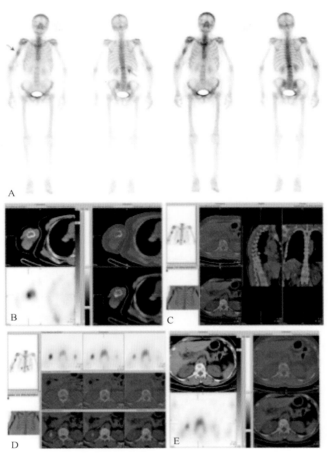

图 7-4 **肺癌患者 SPECT-CT 图像**

患者女，60 岁，临床诊断为肺癌。全身骨显像（A）示右侧肱骨中段及第 1 腰椎异常放射性摄取浓聚影（箭头示），SPECT-CT 断层融合图像（B、C）示右侧肱骨中段骨质破坏，局部放射性摄取增高，证实为转移性病变（B. 不同断面融合图像；C. 横断层连续融合图像）。D. 横断层 2×2 融合图像示右侧肱骨中段骨质破坏，骨皮质不连续，局部放射性摄取增高，证实为转移性病变。E. 不同断面融合图像示第 1 腰椎椎体呈溶骨性病变，局部放射性摄取增高，证实为转移性病变

（43.4%），提供明显增益（评分差值为 2）价值的有 23 例（30.3%），提供显著增益（评分差值为 3）价值的有 1 例（1.3%）。也就是说，SPECT-CT 能够对 75%（共 57 例）的患者提供增益价值。上述结果显示，SPECT-CT 显像与单纯的全身平面图像相比能够提供更多有价值的图像信息，为诊断提供更大的帮助。此外，通过 SPECT-CT 断层融合显像，能够提高阅片者在诊断时的信心。本研究结果显示，单纯根据平面图像，在 76 例患者中共有 68 例（89.5%）被认为是不能明确诊断的（包括可能良性 20 例，不确定良恶性 32 例，可能恶性 16 例）；但在对 SPECT-CT 断层融合图像进行评估后，76 例患者中不能明确诊断的病例数为 24 例（占总数 31.6%，包括可能良性 16 例，不确定良恶性 2 例，可能恶性 6 例），显示出 SPECT-CT 断层融合图像在提高阅片者诊断自信心方面的价值。

程旭等研究还显示，SPECT-CT 断层融合图像对于不同部位的诊断所带来的增益价值并不相同。该研究结果显示，SPECT-CT 断层融合图像对胸部诊断的增益价值最高，有增益比例为 90%（9/10 例），其次分别为四肢骨（有增益比例为 80%，8/10 例）、脊柱（有增益比例为 79.4%，27/34 例）、骨盆骨（有增益比例为 78.9%，15/19 例）、颅骨（有增益比例为 66.7%，2/3 例），而对肋骨诊断的增益价值最低，有增益比例为 70.6%（12/17）。SPECT-CT 断层融合图像对胸部诊断的增益价值最高，主要与

胸部（包括胸骨、锁骨、胸锁关节、肩胛骨和肩关节）的解剖结构较为复杂有关，且上述部位在平面显像时多与其他骨骼有部分重叠，影响到病变的判断，通过SPECT-CT断层显像可以较好地进行病灶定位及解剖结构显示，故增益价值最大。SPECT-CT断层融合图像对肋骨诊断的增益价值最低主要原因为肋骨本身为扁骨，且肋骨受到外伤、治疗（如手术）等影响的可能性较大，同机CT本身诊断肋骨转移性病变存在一定的难度，较大地影响到了SPECT-CT诊断时的增益价值。对于不同部位，SPECT-CT断层融合显像在提高阅片者信心方面也并不相同。本研究结果显示，SPECT-CT断层融合图像在对胸部诊断时最能提高阅片者的信心，对于通过平面图像不能得到肯定诊断结果的10例患者，其中有9例（90%）通过该部位SPECT/CT断层融合显像得到了肯定的诊断结果；其次分别为骨盆骨、脊柱、颅骨和四肢骨，提高信心的比例分别为81.2%（13/16）、72.4%（21/29）、66.7%（2/3）和50%（5/10）。在提高阅片者信心方面价值最小的部位是肋骨，对于该部位通过平面图像不能得到肯定诊断结果的17例患者，其中只有8例（47.1%）通过该部位SPECT-CT断层融合显像得到了肯定的诊断结果。

程旭等研究同时指出，SPECT-CT断层显像需要的检查时间较长，如研究中所使用的Siemens Symbia T6 SPECT-CT仪完成一个床位的断层融合显像需要20分钟以上，使得受检者可能在断层显像过程中发生体位改变，导致SPECT图像和CT图像的匹配精准度降低，影响到融合图像的质量。研究中也发现，部分患者的图像匹配尚不够精准，尽管研究者通过随机自带的校正软件可以对两者图像的匹配进行手动校正，但这种手动校正仅仅是根据图像上的解剖标志，通过视觉判断而进行的，缺乏足够的客观证据，而且在校正过程中，校正者并不能清楚知道校正后会对整体图像造成什么样的影响，因此，进行手动校正可能会导致新的图像伪影发生，影响整体图像的质量。

4. 骨转移病灶治疗的疗效评价　对于恶性肿瘤骨转移患者，放疗、化疗或其他治疗过程中或随访中，核素骨显像上肿瘤转移灶放射性浓聚的程度、累及范围和病灶数量分布等动态变化可反映治疗疗效和转归。治疗过程中病灶范围缩小、显影变淡、病灶数量减少等提示治疗有效。但需注意，在放疗后早期，受照射病灶可呈现放射性摄取增加；而对于一些接受化疗的患者，骨转移灶也可在化疗后呈一过性放射性摄取增加现象，称为"闪烁现象"（flare sign），这并不表示病变恶化，此时应在治疗后6个月进行复查评价。

（二）原发性骨肿瘤

核素骨显像诊断原发性骨肿瘤的阳性率介于70%～90%，能够在X线或血清学检查出现之前显示放射性异常浓聚，但其特异性不及X线平片、CT和MRI，难以鉴别其病灶的良恶性，因此其诊断价值有限。

核素骨显像在原发性骨肿瘤的意义在于：① 可正确判断原发骨肿瘤浸润的实际范围。骨显像显示的肿瘤浸润范围通常较X线片所见异常区域大，有助于确定手术范围及合理选取放疗照射野，特别是对骨盆和胸骨等处的肿瘤，骨显像具有更大的价值。② 有助于检出远离原发肿瘤部位的转移灶，更准确地进行肿瘤分期。③ 有助于术后复发与转移的监测。

常见的原发性恶性骨肿瘤为成骨肉瘤、Ewing肉瘤及软骨肉瘤等，其恶性程度高、血管丰富、生长迅速，核素骨显像均表现为放射性异常浓聚。由于肿瘤的扩张，病损局部骨骼的轮廓常有变形。

（1）成骨肉瘤：典型的核素骨显像表现为放射性"热"区中可见到斑块状"冷"区，边缘较为清晰。

（2）Ewing肉瘤：多数病灶放射性呈均匀分布，边缘不清晰。

（3）软骨肉瘤：其特征性表现为浓密的斑片状放射性浓聚，边缘很清晰，但不易与成骨肉瘤鉴别。

（4）多发性骨髓瘤：常呈多样性表现，主要取决于病灶类型。溶骨性病变多表现为"冷区"，而成骨性病变则成"热"区，也可表现为"冷""热"相间的"炸面圈"征或"热区"。病灶一般为多发性，常见于颅骨、髂骨和脊柱等。典型病例的核素骨显像图见图7-5。CT影像上呈"穿凿样"溶骨性破坏有助于诊断和鉴别诊断。

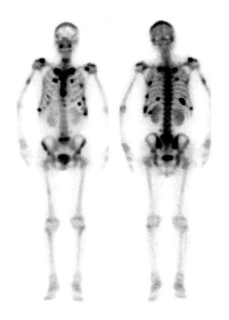

图7-5　多发性骨髓瘤患者全身核素骨显像

（三）骨良性肿瘤

核素骨显像对于一些良性骨肿瘤也有一定的诊断价值，如骨样骨瘤，该症是良性成骨细胞的病变，常见于儿童和青少年，典型症状为剧烈的骨痛，夜间加重，服用阿司匹林可缓解，手术切除是治愈本病的主要方法。核素骨显像对于骨样骨瘤的诊断有很高的灵敏度，其典型表现为"双密度"征（double-density sign），即病灶结节呈边界清楚的放射性异常浓聚区，其周围存在弥散放射活性的增加。如果病变发生在脊柱、盆骨、股骨颈等常规X线不易发现的部位，骨断层显像或SPECT-CT融合显像往往能易检出病变，结合典型病史则能提示诊断。

骨纤维结构不良多见于年轻人，股骨与胫骨为好发部位，核素骨显像的典型表现为局限于一侧肢体骨骼的明显异常放射性浓聚，一般不累及骨端，异常浓聚区与受累长骨横径一致。此外，对骨软骨瘤、成软骨瘤、非骨化纤维瘤及内生软骨瘤等良性骨肿瘤，核素骨显像时显像剂摄取可以正常，也可

出现异常浓聚。此时，结合骨三相显像有助于原发良恶性骨肿瘤的鉴别。

（四）骨髓炎和骨关节炎症

骨髓炎（osteomyelitis）是常见的骨科感染性疾病，X线检查是常规诊断方法，但X线出现阳性征象常在病程2周之后。核素骨显像对骨髓炎的早期诊断敏感性很高，在发病12～48小时病变部位即可出现放射性异常浓聚；当临床出现骨髓炎症状时，核素骨显像几乎都能探测到病变部位放射性摄取增加。应用骨三相显像，可鉴别骨髓炎与软组织蜂窝织炎，因骨髓炎病变部位在骨骼，故骨三相显像时血流相、血池相和延迟相均可见病灶有放射性浓聚，而蜂窝织炎病变在软组织，血流相和血池相病灶呈放射性浓聚，而延迟相病变部位放射性浓聚不明显。

骨三相显像对人工关节松动和感染的探测具有较高的敏感性，主要表现为：骨血流相和血池相无放射性异常浓聚，而2～3小时的延迟相人工髋关节的髋臼、股骨粗隆大小转子及假体远端股骨，由于假体松动产生缝隙与骨界面摩擦引起增生活跃，或者并发感染，表现为局部放射性异常浓聚。

核素骨显像对关节炎症也有一定的应用。引起关节炎症的原因不同，其骨显像的影像学特征也不同。滑膜炎早期，关节软骨和邻近骨质尚未出现明显损害时即可引起骨显像剂摄取增加，病变关节呈异常放射性浓聚；类风湿关节炎显像的特点为双侧腕关节、掌指关节及指骨间关节放射性浓聚；骨关节炎多表现为负重关节（如髋关节、膝关节、骶髂关节、下部胸椎和腰椎等）和经常处于肌肉负荷的部位［如拇（踇）指（趾）关节、第一腕掌关节、颈椎关节等］呈放射性异常浓聚；强直性脊柱炎则以骶髂关节放射性增高为特点，脊柱放射性弥漫性增高，椎后两侧的小关节相连形成线条样放射性浓聚条带。

（五）骨创伤

1. 创伤性骨折　核素骨显像在骨折的应用价值

在于对某些特殊部位的骨折提供诊断信息，如胸骨、骶骨、肩胛骨、手、足等处的隐匿性骨折，X线片常难以发现，骨显像则更为灵敏，有助于诊断。

2. 应力性骨折的诊断　应力性骨折（stress fracture）又称疲劳性骨折，是由于骨骼承受超负荷引起的骨折，多见于运动、军事训练或体力劳动过程中的超负荷活动。应力性骨折部位并未出现骨质断裂，而是损伤部位出现骨的再吸收、骨小梁萎缩和微小骨折刺激骨的重塑，进而引起骨皮质损害。应力性骨折早期核素骨显像即可出现显像剂异常浓聚，其灵敏性明显高于X线检查。骨显像的特征性变化是在骨三相显像的血池相显示局部血流增加，延迟相骨折部位出现卵圆形或梭形的放射性浓聚影。如果骨显像正常，则可排除应力性骨折，职业运动员则可避免中止运动。典型病例的核素骨显像见图7-6。

3. 骨折的修复与愈合情况评价　骨折愈合早期核素骨显像表现为放射性浓聚，随着骨折的愈合显像剂浓聚逐渐减少，60%～80%的患者1年内骨显像恢复至正常，90% 2年内恢复正常，95% 3年内恢复正常。延迟愈合可表现为骨折处呈持续显像剂异常浓聚。

（六）股骨头缺血坏死

核素骨显像对于股骨头缺血坏死的诊断具有较高灵敏度，特别是股骨局部断层显像和骨三相显像阳性率更高，在症状早期甚至在出现症状之前核素骨显像即可出现异常。核素骨显像上的表现与病程有关，早期阶段股骨头部位因血供中断而在骨三相显像的血流相、血池相、延迟相上均表现为放射性摄取低，周围无浓聚反应，但此期改变一般在临床上常较少检出；随病程进展，由于股骨头与髋臼表面的损伤、骨膜炎症、血管再生与修复等因素，股骨头放射性缺损区周边出现放射性浓聚影，形成所谓的"炸面圈"征象，此为本病的特征表现，通常需要采用局部断层显像更易显示此征象。到中后期，股骨头周围的成骨反应更为活跃，股骨头和髋臼部均呈放射性浓聚影，但此时局部骨断层显像仍可能显示"炸面圈"征。

（七）代谢性骨病

代谢性骨病（metabolic osteopathy）是以骨代谢异常为特征的一类疾病，主要包括骨质疏松症、甲状旁腺功能亢进症、肾性骨营养不良、骨软化

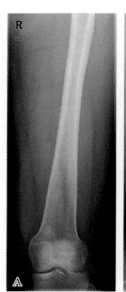
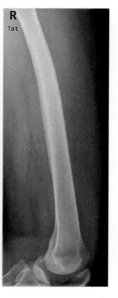
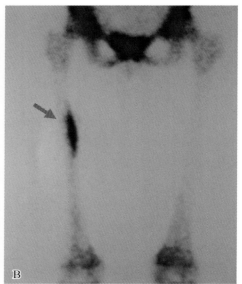

图7-6　右股骨应力性骨折

男，20岁，长跑运动员，右股部疼痛1周。X线片阴性（A），核素骨显像阳性（B）

症、维生素 D 过多症及畸形性骨炎（Paget 病）等。不同的代谢性骨病在核素骨显像上的影像特点也不同，大多表现为广泛弥漫性显像剂摄取增加，以颅骨、长骨干骺端、肋软骨连接处和胸骨等更明显，有时可见肋骨连接处的"串珠征"和胸骨"领带征"、肾脏不显影或显影差、颅骨放射性摄取普遍增加等。多数代谢性骨病的影像改变不具有特异性，不能直接提供病因诊断，需结合临床资料综合分析。

（八）PET-CT 在骨骼病变中的作用

PET 的临床应用导致了核医学显像的飞跃，成为核医学发展的重要里程碑，也为骨转移的诊断带来了新的手段。PET 显像主要以 ^{18}F-FDG 作为显像剂，因为退行性病变不摄取 ^{18}F-FDG，而骨扫描时退行性变放射性摄取增高，故 ^{18}F-FDG PET 显像在排除骨转移方面要优于骨显像。十多年来，PET-CT 的发展极为迅速，解决了 PET 影像的可读性难题，并且由于 PET 和 CT 的优势互补，使 PET-CT 对疾病诊断和分期的准确度、确定度和可信度都明显优于单独 PET 和单独 CT 平扫检查。

程旭等比较了 ^{99m}Tc-MDP 全身骨显像和 ^{18}F-FDG PET-CT 显像在评估癌骨转移方面的价值。结果显示，^{18}F-FDG PET-CT 诊断骨转移的敏感性为 94.1%（32/34），特异性为 95.1%（39/41），准确性为 94.7%（71/75），其阳性预测值和阴性预测值分别为 94.1%（32/34）和 95.1%（39/41）。^{99m}Tc-MDP 骨扫描诊断骨转移的敏感性为 91.2%（31/34），特异性为 58.5%（27/41），准确性为 77.3%（58/75），其阳性预测值和阴性预测值分别为 68.9%（31/45）和 90%（27/30）。两者比较，在诊断特异性、准确性和阳性预测值等方面均具有非常显著性的统计学差异，P 值分别为 0.000（χ^2=11.18）、0.002（χ^2=9.36）和 0.006（χ^2=7.63）。在诊断敏感度和阴性预测值方面则无统计学差异（$P > 0.05$）。同时，该研究还探讨了两种核素显像方法对不同部位骨转移病变的诊断价值，将全身骨分为 6 个区域，分别为颅骨、脊柱骨、肋骨、骨盆骨、四肢骨和胸

部（胸部包括胸骨、锁骨、肩胛骨、胸锁关节及肩关节）。研究结果显示，在 34 例最终诊断为骨转移的患者中，^{18}F-FDG PET-CT 显像共发现异常放射性摄取的病灶 86 处，包括：10 例患者发现单个部位异常放射性摄取，7 例患者发现 2 个部位异常放射性摄取，6 例患者发现 3 个部位异常放射性摄取，2 例患者发现 4 个部位异常放射性摄取，6 例患者发现 5 个异常放射性摄取，1 例患者发现 6 个部位异常放射性摄取。在这 86 个异常放射性摄取的部位中，颅骨 1 个、脊柱 23 个、肋骨 19 个、骨盆 18 个、四肢 11 个和胸部 14 个。在最终诊断为无骨转移的 41 例患者中，^{18}F-FDG PET-CT 显像亦发现 2 例患者中有 3 处异常放射性摄取病灶，部位包括胸部 2 个和四肢骨 1 个。对于 ^{99m}Tc-MDP 核素骨显像而言，在 34 例最终诊断为骨转移的患者中，^{99m}Tc-MDP 骨扫描共发现异常放射性摄取的病灶 72 处，包括：9 例患者发现单个部位异常放射性摄取，13 例患者发现 2 个部位异常放射性摄取，2 例患者发现 3 个部位异常放射性摄取，5 例患者发现 4 个部位异常放射性摄取，各有 1 例患者发现 5 个和 6 个部位异常放射性摄取。在这 72 个异常放射性摄取的部位中，颅骨 4 个、脊柱 18 个、肋骨 19 个、骨盆 12 个、四肢 13 个和胸部 6 个。在最终诊断为无骨转移的 41 例患者中，^{99m}Tc-MDP 骨扫描亦发现 14 例患者中有 20 处异常放射性摄取病灶，这些部位包括颅骨 1 个、脊柱 5 个、肋骨 8 个、骨盆 4 个和四肢 2 个。上述研究结果显示，^{99m}Tc-MDP 骨显像在评价肋骨和脊柱情况时容易出现假阳性。分析原因可能主要是由于肋骨接近体表，容易受到外伤、骨折或接受临床穿刺等，这些因素均可能导致假阳性的发生，而脊柱特别是腰椎容易发生退行性改变，也会导致假阳性的发生。因此，在评估 ^{99m}Tc-MDP 骨扫描图像的时候，对于肋骨和脊柱的异常放射性摄取，特别需要进一步结合 CT、MRI 等影像学检查，以进一步明确诊断。典型病例见图 7-7。

其他一些国内外的研究也探讨了 ^{18}F-FDG PET-CT 对脊柱病变的诊断价值。Metser 等对 51 例肿瘤患者研究后显示，对于脊柱转移瘤，PET-CT 和单

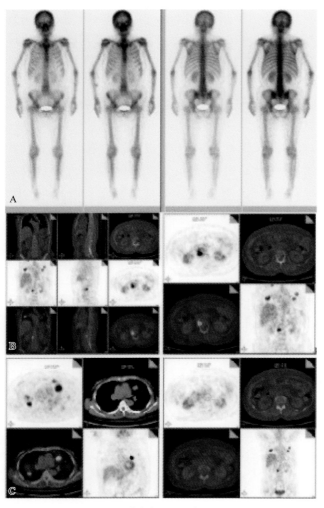

图7-7　结肠癌患者术后核素骨显像检查

患者女，62岁，结肠癌术后。患者诉有下腹部、腰骶部疼痛。^{99m}Tc-MDP全身骨显像（A）示全身骨放射性分布基本均匀、对称，未见明显异常放射性分布浓聚或缺损影。^{18}F-FDG PET-CT显像（B）示L$_2$椎体右侧见溶骨性骨质破坏，局部伴软组织影形成，放射性摄取异常增高，SUV$_{max}$=15.9。^{18}F-FDG PET-CT显像（C）示双肺多发大小不等软组织结节影，放射性摄取异常增高，SUV$_{max}$=16.7，证实双肺多发转移。部分椎体边缘轻度骨质增生，放射性摄取未见异常增高，证实退行性变

独PET检查的检出率分别为98%和74%。也有人比较了PET-CT和MRI的诊断价值，如毛庆聪等报道PET-CT诊断脊柱转移瘤较MRI等具有更高的检出率。Schmidt等研究显示MRI和PET-CT在骨转移中诊断的敏感性分别为94%和78%，特异性分别为76%和80%，诊断准确性分别为91%和78%。Nanni等针对骨髓瘤进行了研究，结果显示MRI对诊断脊柱浸润性病灶可能更有优势。总之，MRI和PET-CT的诊断准确性在不同的研究之间差异较大，可能和

入选的人群、检查设备以及扫描方法等有关，尚需更大规模的研究加以评价。

Metser等提出的^{18}F-FDG PET-CT对脊柱恶性病变的诊断标准具有一定的临床指导性，标准如下：① 若PET和CT诊断一致则判定为恶性。② 如果局部有FDG摄取增高，但CT提示为良性病变，或椎旁肌肉生理性FDG摄取，则判定为良性病变。③ 如果两者诊断不一致，具备以下两种情况之一者则判定为恶性病变：其一是CT结果为阴性，但PET结果肯定为恶性，且广泛转移累及其他骨骼；其二是CT显示的小病灶肯定为恶性，但无FDG摄取增高。④ 如果一种影像学方法诊断为可疑骨转移，另一诊断为良性病变，则判定为不确定。

脊柱转移性肿瘤常伴有椎骨病理性骨折，可以用PET-CT作为诊断的补充手段。如病灶未见FDG浓聚或仅见沿骨折面的条状轻度摄取，提示为良性病灶；如压缩性骨折周围出现异常软组织并呈现FDG摄取增高，则高度提示肿瘤。PET-CT还可以用于脊柱转移瘤的原发病灶寻找。依靠传统检查方法诊断脊柱转移瘤时，约有10%的患者未能找到原发病灶，这时PET-CT可以作为补充手段甚至在特定情况下可作为首选方法。临床实践中，PET-CT不仅能追踪转移瘤的原发病灶，同时由于其为全身扫描，还可发现其他部位的转移病灶，有助于临床分期和指导治疗。对于全身不明原发灶的转移瘤，PET-CT能检出常规影像学检查未能发现的33%～57%的原发灶，还能发现一些其他影像学检查未能发现的转移病灶，改变了48.5%患者的治疗方案。

^{18}F-NaF PET-CT骨显像可以获得高分辨率、质量好的骨骼显像图像。一些国内外的研究显示，^{18}F-NaF PET-CT骨显像在诊断转移性骨肿瘤方面的敏感性和特异性均优于^{18}F-FDG PET-CT和^{99m}Tc-MDP全身骨显像，甚至^{18}F-NaF PET-CT骨显像诊断骨转移的敏感性达100%、特异性达90%以上。但由于其价格较贵，且仅用于骨骼病变的判断，故不作为临床常规应用，检查数量远远低于全身骨显像和^{18}F-FDG PET-CT显像。

第3节 脊柱肿瘤的放射性核素治疗

一、治疗原理

用于治疗转移性骨肿瘤的放射性核素药物与骨组织具有较高的亲和性。骨转移肿瘤病灶部位因骨组织受破坏，成骨修复过程非常活跃，故能浓聚大量放射性核素药物。放射性核素发射的射线（包括α射线和β射线），在病灶局部对肿瘤细胞发挥内照射作用，可直接杀伤病灶细胞或诱导细胞凋亡，导致病灶内细胞水肿、细胞核固缩、肿瘤细胞核空泡形成或消失，使肿瘤病灶坏死或纤维化形成，从而不同程度地抑制、破坏、缩小或清除肿瘤病灶。

放射性药物缓解骨痛的机制可能与以下因素有关：① 缩小病灶，减轻骨膜的张力和骨髓腔的压力，减轻对周围神经的机械性压迫；② 病灶缩小后，受肿瘤侵蚀的骨骼重新钙化；③ 电离辐射作用影响神经末梢去极化过程，干扰疼痛信号传导；④ 电离辐射作用抑制缓激肽、前列腺素等疼痛介质的释放等。

二、治疗药物

目前，临床常用的治疗骨转移肿瘤的放射性药物包括$^{89}SrCl_2$、^{153}Sm-EDTMP、^{188}Re-HEDP和^{186}Re-HEDP。^{89}Sr为β源，^{153}Sm和^{188}Re为β、γ混合源，具体物理参数见表7-1。

表7-1 常用的治疗骨转移肿瘤的放射性核素物理参数

放射源	半衰期（天）	最大能量（MeV）	组织最大射程（mm）	γ射线能量（keV）	γ发射丰度（%）
^{89}Sr	50.5	1.49	6.7	0	0
^{153}Sm	1.93	0.81	3.4	103	28.3
^{186}Re	3.8	101	1.1	137	9
^{188}Re	0.7	2.12	3.0	155	15

三、适应证和禁忌证

（一）适应证

（1）经临床及核素骨显像确诊的转移性骨肿瘤，核素骨显像显示病灶呈异常放射性浓聚。

（2）转移性骨肿瘤并伴有骨痛。

（3）原发恶性骨肿瘤未能手术切除或术后残留病灶，或伴骨内多发转移，且核素骨显像证实有异常放射性浓聚。

（4）白细胞计数 $\geq 3.5 \times 10^9$/L、血小板计数 $\geq 80 \times 10^9$/L。

（5）预期生存期大于3个月。

（二）禁忌证

（1）核素骨显像显示病灶无放射性浓聚，呈放射性"缺损区"的溶骨性病灶。

（2）放、化疗后出现严重的骨髓抑制。

（3）严重肝、肾功能损害。

（4）近期（6周内）进行过细胞毒素药物治疗。

（5）妊娠和哺乳期妇女。

（三）重复治疗指征

（1）骨痛减轻但未消失，或骨痛缓解后又复发。

（2）骨痛缓解，进一步重复治疗以控制或消除病灶。

（3）第一次治疗效果显著而未达到红骨髓最大吸收剂量。

（4）达到红骨髓最大吸收剂量，但外周血象变化不明显，仍有骨痛。

四、患者的准备

（1）停用放疗或化疗至少6周，避免并发骨髓抑制；停用膦酸盐类药物2天以上。

（2）治疗前完善各项检查，包括身高、体重、X线、病理学检查，治疗前1周内的血常规、肝功能、肾功能和电解质等，治疗前8周内核素骨显像示转移病灶处有异常放射性浓聚。

（3）患者可在门诊或住院接受治疗，治疗前签署知情同意书。

五、给药方法和剂量

（一）给药方法

静脉给药。用生理盐水建立静脉通道，将药物一次性注入，注射后生理盐水冲注。最好使用三通管。

（二）给药剂量

1. $^{89}SrCl_2$　最常用固定剂量法，每次给予148 MBq（4 mCi），病灶少而小的患者可给予111 MBq（3 mCi）。按体重给药法，1.48～2.22 MBq（0.04～0.06 mCi）/kg。通常3～6个月一次为1个疗程。根据情况可连续用药几个疗程。

2. $^{153}Sm-EDTMP$　最常用固定剂量法，每次给予1 110～2 220 MBq（30～60 mCi）。按体重给药，22.2～37 MBq（0.6～1.0 mCi）/kg。通常4周一次为1个疗程。根据情况可连续用药几个疗程。

3. $^{188}Re-HEDP$　最常用按体重给药，14.8～22.2 MBq（0.4～0.6 mCi）/kg。通常1～4周一次为1个疗程。根据情况可连续用药几个疗程。

收到满意疗效或已连续多个疗程给药的患者，可暂停治疗，以缓解放射性药物在体内的累积效应，密切观察患者血象、临床骨痛情况、全身骨显像病灶的改变、血清肿瘤标志物的变化等，根据病情再决定是否继续用药。

六、治疗疗效评价

（一）骨痛反应评价标准

Ⅰ级：所有部位的骨痛完全消失。

Ⅱ级：至少有25%以上部位的骨痛消失；或骨痛明显减轻，必要时服用少量止痛剂。

Ⅲ级：骨痛减轻不明显，或无任何改善及加重。

（二）转移灶疗效评价标准

Ⅰ级（显效）：影像学检查或核素骨显像证实所有部位的转移灶出现钙化或消失。

Ⅱ级（有效）：影像学检查证实转移灶的体积缩小或其钙化 > 50%，或者核素骨显像显示转移灶数目减少50%以上。

Ⅲ级（好转）：影像学检查证实转移灶的体积缩小或其钙化 > 25%，或核素骨显像显示转移灶数目减少 > 25%。

Ⅳ级（无效）：转移灶体积缩小或其钙化小于25%，或无变化，或者核素骨显像显示转移灶减少数目小于25%或无变化。

（三）缓解骨痛效果

1. $^{89}SrCl_2$　用于前列腺癌、乳腺癌、肺癌、肾癌和鼻咽癌等骨转移骨痛的治疗，对前列腺癌和乳腺癌疗效尤为显著。通常给药后10～20天疼痛症状开始减轻，6周内症状明显改善，一次注射后镇痛效果可持续3～6个月。部分患者在治疗后早期（5～10天）可有一过性疼痛加重，持续7～10天，称"反跳痛现象"或"骨痛闪烁现象"，预示具有较好的疗效。

"反跳痛现象"或"骨痛闪烁现象"的机制尚不明确，可能与放射性药物在病灶部位的辐射作用引起局部水肿、炎性细胞浸润、炎性介质释放和局部压力增加等因素有关。

2. ^{153}Sm-EDTMP 总有效率为65%～92.7%，止痛效果出现时间为7.9±6.8天，疼痛维持时间为1～11个月（平均2.6～3个月）。对于不同病因所致的癌性骨痛，以乳腺癌和前列腺癌的治疗效果最好，肺癌和鼻咽癌次之。少数患者可在给药后2～3天出现"骨痛闪烁现象"。

3. ^{188}Re-HEDP 该放射性药物逐渐应用于临床并显示了良好的缓解骨痛效果。80%患者的骨痛在治疗后出现迅速而显著的减轻，20%患者可以停用止痛药。对多种不同原发肿瘤类型的骨痛均有较好疗效，包括肺癌、前列腺癌、乳腺癌和膀胱癌等。

七、不良反应

1. ^{89}SrCl$_2$ 被认为是安全性非常高的药物，少数患者可呈现轻度一过性骨髓抑制的不良反应。有20%～30%的患者治疗后出现白细胞和血小板轻度减少，下降幅度一般小于治疗前基础值的20%，常在治疗后4周出现，多在2～3个月恢复，建议治疗后每周复查血象，直至恢复正常。

2. ^{153}Sm-EDTMP 少数患者在接受治疗后可出现恶心、呕吐、少量蛋白尿或血尿、皮疹、发热等，对症处理即可。白细胞和血小板在治疗后可呈一过性降低，一般在3～4周降至最低，多数不严重，8周左右可恢复到治疗前水平。其一过性骨髓抑制较 ^{89}SrCl$_2$ 常见，且程度相对严重。

3. ^{188}Re-HEDP 无急性不良反应，一般不产生明显的骨髓抑制反应。

临床常用的治疗骨转移肿瘤的放射性药物均有一定的骨髓毒副作用，主要表现为白细胞、血小板计数一过性减低，尤其在多次治疗后出现更为明显。此外，恶性肿瘤骨转移患者往往接受过化疗或放疗，其骨髓功能不同程度受到损伤，所以给予放射性药物一般要与放化疗间隔4周以上，必要时给予升白细胞药物等支持治疗。

放射性药物对肝、肾功能影响并不明显，但亦有损伤的可能性。如果肾功能不全，导致血本底浓度持续较高，全身辐射剂量增加。接受放射性药物治疗的患者应定期检查肝、肾功能，肝、肾功能严重受损的患者禁用此类药物。

（包丽华　程旭）

【参考文献】

［1］Lang T F, Hasegawa B H, Liew S C, et al. Description of a prototype emission-transmission computed tomography imaging system [J]. J Nucl Med, 1992, 33(10): 1881-1887.

［2］O'Connor M K, Kemp B J. Single-photon emission computed tomography/computed tomography: basic instrumentation and innovations [J]. Semin Nucl Med, 2006, 36(4): 258-266.

［3］Gnanasegaran G, Barwick T, Adamson K, et al. Multislice SPECT/CT in benign and malignant bone disease: when the ordinary turns into the extraordinary [J]. Semin Nucl Med, 2009, 39(6): 431-442.

［4］Buhmann Kirchhoff S, Becker C, Duerr H R, et al. Detection of osseous metastases of the spine: comparison of high resolution multi-detector-CT with MRI [J]. Eur J Radiol, 2009, 69(3): 567-573.

［5］Savelli G, Maffioli L, Maccauro M, et al. Bone scintigraphy and the added value of SPECT (single photon emission tomography) in detecting skeletal lesions [J]. Q J Nucl Med, 2001, 45(1): 27-37.

［6］Horger M, Bares R. The role of single-photon emission computed tomography/computed tomography in benign and malignant bone disease [J]. Semin Nucl Med, 2006, 36(4): 286-294.

［7］程旭.FDG PET/CT、BS 和SPECT/CT诊断转移性骨肿瘤的临床研究和循证评价［D］.南京：南京医科大学，2012：9-52.

［8］高智颖，肖建如.PET/CT 在脊柱肿瘤外科的应用［J］.国际骨科学杂志，2010，31（2）：71-72.

［9］李舰南，尚玉昆，蔡良，等.病理证实的90例脊柱肿瘤核素骨显像特点［J］.第二军医大学学报，2004，25（6）：679-680.

［10］李少林，王荣福.核医学［M］.8版.北京：人民卫生出版社，2013：136-162.

［11］Uchida K, Nakajima H, Miyazaki T, et al. (18)F-FDG PET/CT for diagnosis of osteosclerotic and osteolytic vertebral metastatic lesions: comparison with bone scintigraphy [J]. Asian Spine J, 2013, 7(2): 96-103.

［12］Desai B, Gross M E, Jadvar H. Multimodality imaging in biochemical recurrence of prostate cancer: utility of (18)F-NaF PET/CT in early detection of metastasis [J]. Rev Esp Med Nucl Imagen Mol, 2012, 31(4): 231-232.

［13］Berker Y, Li Y. Attenuation correction in emission tomography using the emission data — a review [J]. Med Phys, 2016, 43(2): 807−832.

[14] Rana N, Rawat D, Parmar M, et al. Evaluation of external beam hardening filters on image quality of computed tomography and single photon emission computed tomography/ computed tomography [J]. Med Phys, 2015, 40(4): 198−206.

[15] Costelloe C M, Chuang H H, et al. Bone windows for distinguishing malignant from benign primary bone tumors on FDG PET/CT [J]. Cancer, 2013, 4(7): 524−530.

[16] Yu H, Cui J L, Cui S J, et al. Differentiating benign from malignant bone tumors using fluid-fluid level features on magnetic resonance imaging [J]. Radiol, 2014, 15(6): 757−763.

[17] O'Connor W, Quintana M, Smith S, et al. The hypermetabolic giant: 18F−FDG avid giant cell tumor identified on PET−CT [J]. Radiol Case Rep, 2014, 8(6): 27−38.

第8章
脊柱肿瘤的放射治疗
Radiotherapy for Spinal Tumors

第1节　概述

　　放射治疗（radiotherapy）简称放疗，是应用放射线治疗疾病的一种方法。目前主要用于恶性肿瘤的治疗，随着新的系列放疗技术的应用，其疗效不断提高。

一、放射治疗常用设备

　　1. 深部X线治疗机　产生的X线能量低，穿透力较低，仅适合表浅肿瘤的治疗，如腹股沟淋巴结的照射。目前已不作为放疗科的主要设备。

　　2. 钴-60治疗机　钴源释放的γ射线具有部分高能射线的优点，皮肤剂量较深部X线低，深部剂量较高。另外还具有成本低、结构简单、维修方便等优点，是目前的常用设备。

　　3. 医用电子直线加速器　是目前三级甲等医院最常用的放疗设备，其可以产生两种高能射线，即X线和电子线。X线和电子线都可以有不同的能量档次，可适应不同深度的病灶。其安全性能好，但结构复杂，成本较高。可通过多叶准直器（multi-leaf collimator）和治疗计划系统完成三维适形调强放疗。

　　4. 后装治疗机（afterloader）　是近距离治疗的设备，也是软组织肿瘤插植治疗的最主要设备，它是将放射源封闭在微小仓中，通过施源管直接放入肿瘤周围或肿瘤组织内部的照射方法，治疗软组织肉瘤。

　　5. 模拟定位机　是一种具有特殊功能的X线透视机，根据需放射治疗肿瘤病灶大小，可将照射野的尺寸、形状通过可见光野投射在皮肤上，来模拟实际治疗中的各种参数，为治疗做准备。

　　6. 治疗计划系统（treatment planning system, TPS）　是一套以高容量电脑工作站及图像（两维或三维）软件为主的剂量计算设备。可包括扫描仪、数字化仪、打印机等。对于优化设计照射野，了解靶区剂量分布等极有帮助。

　　7. 医用回旋加速器及同步加速器　可以产生质子和碳离子线。由于其不同于X线的物理学特性及生物学特性，在脊柱肿瘤的放疗中更有优势，但因为造价昂贵，并不普及。

二、放射治疗的种类

　　放射治疗分为外照射（teleradiotherapy）和近距离放疗（brachytherapy）。外照射是指放射源位于体外一定距离集中照射身体某一部位。例如应用钴-60治疗机治疗，源皮距为75～80 cm。近距离放疗是将放射源直接放入被照射组织内，如乳腺组织、软组织肿瘤内的插植治疗；或天然体腔内，如子宫腔、阴道腔、食管腔内进行照射的方法。与外照射比较，其特点为：① 放射源体积及强度较小，容易接近肿瘤，治疗的距离短，在0.5～2 cm，对周边正常组织影响较小。② 由于射线的强度与距离的平方成反比，距放射源近的组织剂量相对较高，而远离放射源的组织内剂量较低，因此治疗区内的剂量分布相对不均匀。另外，将放射性同位素经血液注入体内，使其在某一器官浓聚，如碘-131治疗甲状腺癌的肺转移；钐-153治疗恶性肿瘤的骨转移。同位素在衰变的过程中以射线的方式释放能量，这种照射方法被称为内照射，适用于转移性肿瘤。

三、放射线的质与量

放射线的质是表示电离辐射穿过物质的能力，通常用能量表示，能量越高，穿透力就越强。临床上常用下述方法描述射线的质：① 对2 MV以下的X线，通常用它的管电压值表示X线的峰值能量，如200 kV的X线，它的最大能量为220 kV。临床上一般用半价层（HVL）表示X线的硬度，即减弱射线一半强度所需吸收材料的厚度，如1 mm的铜、2 mm的铜、3 mm的铝等。② 对2 MV以上的X线，通常以兆伏（MV）数表示，如10 MV的X线、23 MV的X线等。③ 对γ射线通常用放射性核素表示，如钴-60γ射线、铯-137γ射线等。放射线的量有照射量与吸收量之分。照射量又称曝射量，是指放射源释放到空气中的能量。临床医学更关心的是吸收量，其定义为单位质量的机体组织所吸收的电离辐射的平均能量。吸收剂量的单位是J/kg，1 J/kg = 1 Gy = 100 rad。单位时间内的吸收剂量称为吸收剂量率，其单位是J/（kg·s），或Gy/s。

四、外照射常用射线的物理特性

1. 光子（包括X线和γ射线） 是不带电的粒子，由X线治疗机、钴-60治疗机和各类直线加速器产生。能量越高，百分深度量就越大（图8-1）。图中是射野面积为6 cm×6 cm的各种射线

的百分深度量，其最大值的位置各不相同，100 kV（加2 mm铝滤板）的X线在皮肤表面，钴-60与4 MV的X线在皮肤表面和皮下0.5～1 cm处，而23 MV的X线的最大剂量处位于皮下3 cm。同样在皮下10 cm处上述各种射线的百分深度量分别为18%、42%、50%和72%。由此看来，能量越高对射线入口皮肤的保护越好，越适合治疗深部肿瘤。

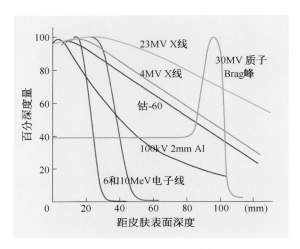

图8-1 各种射线的百分深度剂量

2. 电子线 是加速器产生的带电射线，其生物学效应与X线无差异，但物理学特性不一样。图8-1中见到电子线表面剂量大，曲线下降坡度陡峭，因此适合治疗表浅肿瘤。体积较大的表浅肿瘤适合高能的电子线治疗。选择电子线能量的原则可粗略地按下式计算：

电子线能量=靶区后缘的深度（cm）×3（MeV）

例如：某肿瘤有锁骨上区转移，淋巴结直径4 cm，选用多大能量的电子线合适？答案是4×3=12 MeV的电子线较好。

3. 质子、碳离子和中子等粒子射线 随着相关设备逐渐引进，国内临床应用近年来逐渐开展起来。中子线的物理特性与X线无明显差异，但其生物学性质特殊，相对生物学效应高于X线3倍，但因其副作用较大而存在很大争议。目前医用回旋质子加速器成本很高，几乎是普通直线加速器成本的20～30倍，其产生的质子射线的物理特性极其特殊，射线的入口剂量极低，最大剂量点的峰值高

耸，随之陡降，称为Brag峰（图8-1）。其放射物理学方面的特性有利于肿瘤的适形放疗，即最大限度地照射肿瘤的同时，有效地保护肿瘤周围的正常组织，并使靶区的剂量均匀一致。碳离子射线不仅与质子射线一样有Brag峰，同时还有生物学优势，相对生物效应相当于X线的2～3倍。

五、靶区和照射区的相关概念（图8-2）

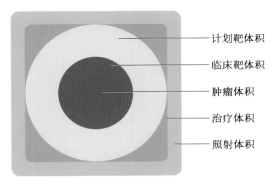

图8-2　靶区和照射区的体积概念（ICRU 50号文件）

计划靶体积
临床靶体积
肿瘤体积
治疗体积
照射体积

1. 肿瘤宏观体积（gross tumor volume, GTV）指临床可以通过检查手段证实的肿瘤体积，是肿瘤的实质。

2. 临床靶体积（clinical target volume, CTV）除包含GTV外，还包含肿瘤可能侵犯的亚临床病变。临床经验认为，GTV边缘的1 cm左右的范围为CTV。对这一体积应当予以适当的射线剂量，才能达到根治或姑息的目的。

3. 计划靶体积（planning target volume, PTV）是计划照射的体积，其大小和形状取决于CTV。考虑到机器的各种误差和半影，和内部器官的移动（如横膈运动、膀胱充盈等），PTV要大于CTV。

4. 治疗体积（treatment volume, TV）为由放射肿瘤医生根据治疗目的（根治性或姑息性治疗）确定的，包含在等剂量表面内的组织体积。在有些情况下，TV可能大于PTV，因为放射治疗时要考虑到应用的照射技术不同可能造成治疗时的误差。

5. 照射体积（irradiation volume, IV）指受到照射的组织体积。这一组织体积所接受的射线剂量

与正常组织耐受量有重要的相关性。

6. 受威胁器官（organs at risk, OR）指放射敏感的正常组织，其放射敏感性可以影响治疗计划和处方剂量。受威胁器官可分为3等：一等器官，此类器官（如中枢神经系统、脊髓）的放射性损伤可致命或造成严重并发症；二等器官，此类器官（如关节、肌肉、皮肤）的放射性损伤造成中、轻度并发症；三等器官，此类器官（如毛囊、汗腺）的放射性损伤为轻微、一过性、可逆的，不造成明显并发症。

六、放射治疗的程序

（1）了解病史与病理诊断，明确诊断和分期，确定总体治疗方案，是根治还是姑息，术前、术后是否合用化疗。选择射线、外照射增减近距离放疗等。

（2）模拟定位：在常规模拟定位机上确定治疗部位，模拟照射条件，并将照射野标记在体表，拍定位片，确定治疗计划。三维放疗需要在CT模拟定位机下行CT扫描，采集图像，必要时可以行模拟MRI扫描，进行图像融合。

（3）靶区勾画：根据CT、MRI、X线片等各种检查结果在定位CT上勾画GTV、CTV、PTV等，并根据靶区位置勾画正常组织。

（4）处方剂量确定：包括肿瘤和正常组织器官的剂量。

（5）治疗计划设计和优化：三维放疗需要在治疗计划系统上根据PTV设计照射野，尽量避开正常组织又使靶区内剂量均匀达到处方要求。

（6）治疗计划的评估：医生评估治疗计划。

（7）治疗计划的验证：包括几何位置及剂量验证。

（8）治疗实施前的验证：患者初次治疗前，技术员在治疗机器上摆位后拍验证片，医生审核通过后方可实施治疗，必要时医生与技术员共同在机房内摆位，使之达到模拟定位的标准。

（9）治疗中应密切观察患者，及时处理可能出现的放射反应，或使其发生率降为最低。同时观察肿瘤体积的变化，调整放射野。

（10）治疗计划完成后的报告及随访。

第 2 节 近距离后装放射治疗

一、基本概念

（一）近距离治疗及其放射源

近距离放疗是20世纪20年代提出的概念，是相对于远距离的外照射而言，将放射源直接放入肿瘤周围或肿瘤组织内部。与外照射比较其特点是：① 放射源体积及强度较小，容易接近肿瘤，治疗的距离短，为0.5 ～ 2 cm，对正常组织影响较小；② 由于射线的强度与距离的平方成反比，距放射源近的组织剂量相对较高，而远离放射源的组织剂量较低，因此治疗区内的剂量分布相对不均匀。

近距离放疗主要应用的放射源种类有 ^{60}Co、^{137}Cs、^{192}Ir 等。^{226}Ra 因半衰期长，能谱复杂，不易防护等原因现已被淘汰。目前国内外应用最多的是 ^{192}Ir，它的质地柔软，易制成各种长度，适合于各种施源器。通常 ^{192}Ir 被制成0.1 ～ 0.7 mm直径的铱丝，外包有0.1 mm厚的白金，起封闭和坚固作用。

主要放射源的物理特性见表8-1。

表 8-1 主要放射源的物理特性

特性	^{192}Ir	^{137}Cs	^{60}Co	^{125}I
半衰期	74.02天	30.18年	5.27年	59.8天
光子平均能量（MeV）	0.38	0.662	1.25	0.28
电子最大能量（MeV）	0.67	1.17	1.44	

（二）放射源强度的表达

在历史上，近距离放疗源强的表达有多种方式，如毫克镭、毫克镭当量、等效毫克镭当量等，目前已不再应用。20世纪80年代起，ICRU组织推荐应用活度和比释动能表达源强。

1. 吸收剂量单位（D） 是电离辐射给予质量为 dm 介质的平均能量 dE。

D=dE/dm，单位是戈瑞（Gy，J/kg）。

2. 活度（activity, A） 放射性物质的活度是指单位时间内放射性物质原子核自发衰变的数量。A=dN/dt。

每秒钟一次衰变称为1 Bq。旧制中1 Ci=3.7×10^{10} Bq 或 1 mCi=37 MBq。

实际应用中的源强由于受各种屏蔽因素的影响，源壳内的活度与外观现存实测活度有差异。因此又区分为内含活度与显活度。但是由于外壳材料的进步及源的微小化，使内含活度与显活度趋于一致。

3. 比释动能（kerma, K） 即非带电致电离辐射在质量为 dm 的介质中所释放的所有带电电离粒子的初始动能之和。K=dEtr/dm，单位是Gy。Etr包括带电电离粒子在韧致辐射中辐射的能量和在dm介质中产生的所有带电粒子的能量。在达到电子平衡后和忽略韧致辐射时，比释动能和吸收剂量在数值上相等。

4. 参考空气比释动能率（reference air kerma rate） 即指距放射源1 m处的空气介质中的某一点，经空气衰减和散射校正后的比释动能率。考虑到近距离放疗时的能量等级及组织的密度较小，可以近似认为组织内达到电子平衡时，$D \cong K$，带电粒子以韧致辐射形式丢失的部分能量可以忽略不计。单位用μGy/（m^2·h）或单位长度放射源空气比释动能率 μGy/（m^2·cm·h）表示。

（三）半衰期

放射性核素的活度随着时间的延长逐渐衰减。

尽管其原子核数量的变化是随机现象，但可以用其数量衰减一半的时间即半衰期来计算其活度。Kerma率与半衰期之间的关系为：$K = K_0 \cdot e^{-0.693t/T}$。式中 K_0 为最初的 Kerma 率；K 为一定时间之后的 Kerma 率；$e^{-0.693\,t/T}$ 称为衰减因子，其值可以通过计算或查表获得。

（四）参考剂量点

近距离放疗的参考剂量给定方式一般有两种。

1. 处方剂量点　根据体内各种形式的特殊标记为处方剂量参考点，或称剂量归一点，即肿瘤剂量点。如手术中为标记残存肿瘤所留置的"银夹"；某个人为的并被大家认同的标记点，如曼彻斯特系统中的"A"点和"B"点。在巴黎系统中，管腔内的治疗常将剂量归一点选在施源管的外径外 0.5 cm，如食管，也可将剂量归一点选在距施源管的中心外 1 cm，如支气管、胆管等。骨科处方剂量点是根据手术中为标记残存肿瘤所留置的"银夹"设定，一般留置 4 枚左右，以能够框定肿瘤靶区为准。

2. 正常组织剂量参考点　为使肿瘤周围正常组织能够得到保护，要求规定正常组织剂量参考点（Rm），如某重要器官、神经或血管的剂量不得超过某一限制。这些标识点的受量常是我们报告治疗结果时要求提到的。

二、治疗原理与方法

（一）治疗原理

一般来说，近距离放疗常用的放射源中，距放射源某点处的剂量与该点至放射源的距离长度平方呈反比。

近距离放疗中在一定范围内靠近放射源与远离放射源都出现剂量陡降。在 0 ~ 5 mm 范围内，每毫米剂量下降约为 17%，随着放射源距离增加，剂量下降幅度逐渐减小。以距离 10 mm、20 mm 处为剂量归一点，即治疗半径分别为 10 mm、20 mm 时，每毫米剂量下降的幅度分别为 6% ~ 7% 和

3% ~ 5%。但是治疗半径越大，治疗半径内的剂量就越不均匀。若以治疗半径处剂量为 1 Gy，则靠近源中心的剂量约为 17 Gy；治疗半径为 20 mm 时，这种差异将扩大至 52 倍以上。

高剂量率后装治疗是通过点源步进模拟线源，因此与行进方向垂直的径向剂量是极不均匀的。在实践中为弥补这一缺陷，除采用电脑计算外，临床上应用多种方法使治疗区域内的剂量达到均匀。

（二）治疗方法

组织间插植治疗，应避免单管照射，因单管照射的剂量分布极不均匀。多管插植宜遵循一定原则如巴黎系统方法，各管平行、等距，并与中心平面垂直等原则。或根据肿瘤形状采取计算机优化的方法使治疗区域的剂量尽可能地均匀。

1. 靶区设置

（1）术后肿瘤靶区的确定：临床实践中发现，传统的保留乳腺手术加放疗后的局部复发部位仍在原瘤床位置，或靠近原瘤床位置 1 ~ 2 cm，因此靶区设置一般考虑的是手术切缘的表层和安全边缘，其大小与肿瘤体积（直径）有关。因为在大多数情况下宏观肿瘤已经被切除，间质内插植放疗的目的是对肿瘤切缘予照射剂量的补充治疗。靶区设置更大程度上是依赖临床经验和术中放置的银夹标记。如果术中未放置银夹，靶区设置需根据术前钼靶片或 CT 片的肿瘤位置决定。

（2）术前肿瘤靶区的确定：目前采用 CT 定位更为方便，可将肿瘤靶区体积进行三维重建，在各层面上勾画出肿瘤边缘距参考点的空间坐标。

2. 插植技术

（1）术中插植：手术中，在切除肿瘤的同时在瘤床位置插植后装针管，此时肿瘤位置最直观、确切。应由外科医生和放疗科医生协助进行。根据肿瘤位置及形状设定靶区，插植方法应尽量遵循巴黎系统，各针管间平行、等距；断面可呈三角形或正方形（图 8-3）。实践证明，遵循巴黎系统插植可使电脑优化更趋简易。了解巴黎系统可使进针位置更加合理，术者手术时即应在头脑中计划处方剂量所

包括的照射范围，靶区体积形状呈梯形体或长方形体（图8-4）。皮肤应远离高剂量区（< 8 Gy）。

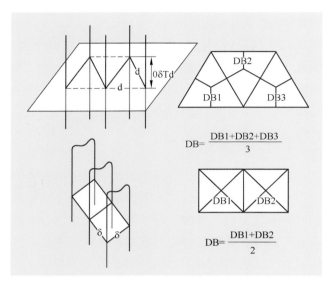

图8-3　中心平面取垂直于放射源长轴，每只放射源长度的中点均位于三角形或正方形的中心

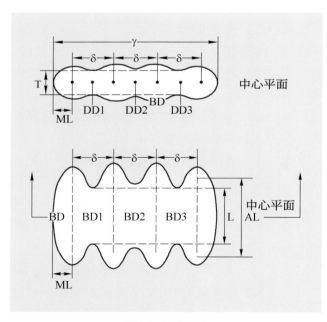

图8-4　巴黎系统

T：靶区厚度；δ：施源管间距；L：靶区长度；AL：放射源长度；DD：基础剂量点；BD：参考剂量曲线；ML：安全边缘；γ：靶区宽度

1）麻醉：全麻或局麻。

2）患者准备：同肿瘤切除手术。

3）银夹标记：手术切除肿瘤后，应在瘤床周围放置银夹标记，为术后放疗提供方便。银夹应分深浅层面，左右或头脚方向放置4枚，最好能使之在X线平片上被区分开来。

4）切缘标记：通常的做法是在病理切片前，将切除的肿块浸染墨汁，使切缘均匀染成薄薄一层黑色。这样一来可在切片后显微镜下观察肿瘤边缘（黑色）距离手术切缘的宽度，进而判定肿瘤是否被完全切除，有利于治疗后对放疗靶区设定进行评价。也可将切除的组织再次拍片，并与原来钼靶片原肿物对比，以确认该肿物是否被完全切除。

5）单层面插植：适合较小肿瘤（T_1）的插植。一般平行插3 ～ 4根针，平面在深浅层银夹之间，间距为1 ～ 1.7 cm，靶区厚度不超过1.2 cm（图8-5）。根据各医院应用的设备不同，可有不同规格的模板。高剂量率后装，如NUCLETRON公司模板由夹板和夹板固定器构成，单层面插植模板的针间距为1.0 cm和1.6 cm两种。应用模板的好处在于各针之间易于平行，操作简便、快捷。在靶区部位摆好模板，轻轻夹住包括靶区在内的乳腺组织，按夹板上针孔位置插针并从对侧夹板的针孔中穿出；穿出的针尖部分不宜过长，过长的针尖部分容易扎伤对侧皮肤。插植针两端由专用螺钉固定，使夹板紧贴皮肤。

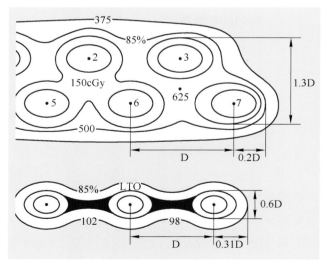

图8-5　单层插植时的治疗厚度是针间距的0.6倍；双层时的治疗厚度是针间距的1.3倍

6）多层面插植：适合较大肿瘤（$T_2 \sim T_3$）的术中插植，一般为双层或三层平行插4～6根针，中心平面在深浅层银夹之间，各针间距相等，一般在1.5～1.8 cm。若应用核通公司模板，D为1～1.6 cm，构成等腰三角形。两个层面之间的垂直距离为0.87D。

（2）术后插植：是指术后外放疗后的瘤床插植，一般于放疗后1周后开始。一般在局麻下进行，在放疗科后装手术室完成。

首先确定治疗靶区体积。要了解肿瘤的术前状况、体积大小、深度、侵犯范围，肿瘤与重要结构的位置关系，根据切口位置、手术记录、银夹标记和术前钼靶片等，推算正确的瘤床位置。并在皮肤上用色笔标出治疗区域（长度、高度和宽度）。该区域应包括瘤床及其一定程度的安全边界。根据情况应用模板或不用模板。应用模板的好处在于各针间距较易相等（平行）。根据需要，在透视下观察各针距银夹标记的直线距离，一般要求最好靠近银夹标记。

（三）注意事项

肿瘤边缘及肿瘤的亚临床病灶，不应通过近距离治疗解决，而应结合外照射达到根治目的。可首先通过外照射使肿瘤缩小，然后经局部加量后装治疗，保护正常组织。事实上考虑后装治疗的主要目的应是根治肿瘤，其姑息治疗的意义较小。

目前大部分的肿瘤的放疗均应是近距离与远距离治疗的结合，如妇科肿瘤、乳腺癌、食管癌、鼻咽癌、肺癌、胆管癌、直肠癌等。尽管仍无大样本的随机对照研究来做出最终结论，但远近结合的照射方法已逐渐被人们接受。

三、骨科近距离放疗的设备

按剂量率区分近距离放疗设备有高、中、低剂量率，如curietron、selectron-LDR和高剂量率设备micro-selectron，以及国内各家生产的同类产品。根据ICRU1985年出版的38号报告，以宫颈癌治疗为例的剂量率划分标准为：低剂量率，0.4～2 Gy/h；中剂量率，2～12 Gy/h；高剂量率，＞12 Gy/h（普通为2.5 Gy/min）。

（1）低剂量率后装：如curietron、selectron-LDR。它们可以保持传统腔内放疗的优点。但因患者治疗时间长［60 Gy/（5～6天）］、治疗机的使用率不高，需设放射防护病房，治疗成本较高。我国应用不多。

（2）高剂量率后装：是近些年来国内较多采用的后装技术。它是在远离放射源，完全防护下操作，工作人员完全免受辐射；治疗时间短，患者痛苦少；不需放射病房，减少了护理工作。高剂量率后装治疗，一般为每周1次，个别的为每周2～3次或每2周1次。骨科近距离放疗一般在术中一次完成。

四、治疗程序与步骤

近距离放疗程序一般分6个步骤。

1. 明确治疗靶区体积　治疗前明确治疗靶区体积是正确实施治疗的基础。同时也要了解靶区的周围情况，正确估计处方剂量点的可能区域。带有金属标记的X线平片、血管造影、内脏器官的CT片及手术记录等均是必不可少的材料。

2. 放置施源器和定位缆　施源器的放置可通过手术或非手术的方法。组织间插植一般需要手术方法；而腔内放疗一般无需麻醉，可通过正常解剖腔道放入施源器。鼻咽和气管内放置则需要一定的表面麻醉。通过施源器放置定位缆。后者常由条带镶嵌金属颗粒组成，可在X线片上显影。要确切固定施源器和定位缆。

3. 拍定位片　除简单的单管或平面治疗外，大部分治疗均需拍定位片。一般要求等中心正交或成角的两张平片。如果条件允许，也可摄CT断层片。

4. 参数输入计算机，预计中剂量分布　将定位片通过扫描仪或数字化仪输入电脑；也可通过数字化网络直接将图像输入计算机，计算等剂量曲线分布情况。

5. 剂量分布的优化　结合临床，医生与物理师共同分析等剂量曲线分布的合理性。可通过改变驻留点或驻留时间来调整剂量分布，也可以通过设置组织参考点剂量由电脑计算驻留点或驻留时间。

6. **治疗实施** 一旦医生认定了治疗计划，即可实施治疗。

五、放射源特性

常用放射源的形状大体分为 3 类。

1. **线源** 主要是铱（^{192}Ir）源。目前铯（^{137}Cs）的线源已很少应用。由铱源与铂制成合金直径在 0.1 ～ 0.4 mm，外面包以纯铂外壳，厚度约为 0.1 mm。这样的线源外径在 0.3 ～ 0.6 mm。其质地柔软。纯铂金外壳不仅可以防止污染，同时可屏蔽 β 线。进口线源有 14 mm 和 50 mm 两种，根据不同直径其强度 Kerma 率一般可在 1 ～ 43 μGy/（m^2·cm·h）。

2. **颗粒源** 体积很小，可以近似为点状源。如 ^{137}Cs 可制成球形，外层由不锈钢包裹。这种源强度一般不超过 117 μGy/（m^2·cm·h）（40 mCi）。相反作为高剂量率后装治疗的 ^{192}Ir 源强却可以很高。外径 1.2 mm，活性内径 0.7 mm，长度 9 mm，活性长度 4 mm 的（CiS Bo-International）源强度可达 64 200 μGy/（m^2·cm·h）（15 Ci）。而更小直径 1.1 mm，活性内径为 0.6 mm，长度 5 mm，活性长度 3.5 mm（Americium Intentional）的 Kerma 率也可达 42 800 μGy/（m^2·cm·h）（10 Ci）。核通 V2 型的步进源外径仅为 0.9 mm。

3. **带状源** 是将颗粒源等间距热封于塑料袋或尼龙条内的串源，也可以根据需要非等距离布源。另外可以将颗粒源按一定的电脑程序控制并由步进电机驱动形成模拟的"带状源"。这种活动点源的活度很高，如前述。步进速度在 25 cm/s 左右，可以控制间隔在 4、5、6 或 7 mm，可分别被送入 20 根施源管中

（如 Curietron）。核通产品的步进速度更快，可达到 40 cm/s，间隔 2.5 或 5 mm，可分别送入 18 根施源管中。

六、常用新旧单位换算

历史上近距离放疗所使用的放射源种类较多，其放射源强度的表达形式也比较多，但不外乎为两个方面：一是表示源本身的含量，即活度；二是表示源所能产生的效应，即空气比释动能率。

活度与放射源的内在特性相联系，它表示其放射能力。由于近距离治疗起源于 ^{226}Ra，故早期人们把源的活度表示为毫克镭（mgRa），测量方法简单，只需分析天平即可，1 mgRa=1 mCi。镭针组成固定，其白金壁厚 0.5 mm。随着放射种类的增加，又出现等效毫克镭当量（mgRa equ）。近年毫克镭与毫居里的单位已被单位时间内的衰变次数所取代，即每秒一次衰变定为 1 贝克勒尔（becquerel，Bq）。1 mCi=37 MBq。

不同放射源的参考比释动能率新旧单位换算系数见表 8-2。

由于放射源是被某些材料密闭在壳内，经壁材料滤过，衰变后的现存表现与壳内原来活度有较大差异，因此才有显活度的概念，即一个实际密封源当其在相同一点产生的照射量率与一个无滤过的活度点源相同时，称此活度为显活度（这个距离相对于源的大小应足够大，才能把该源视为点源）。显活度可通过测量比释动能率得到。

七、近距离放疗的剂量率效应

在放射生物学的研究中剂量率效应作用极为重要。因近距离放疗中许多常见的实际问题都与剂量

表 8-2 不同放射源的参考比释动能率 ［μGy/（m^2·h）］ 与旧制的换算系数

旧制单位	铯-137	铱-192	钴-60	镭-226
1 mCi	2.92	4.28	11.43	7.29
1 mRh^{-1}m^2	8.76	8.76	8.76	8.76
1 mgRaeq（0.5 mmPt）	7.23	7.23	7.23	7.23

率有关。早年的实践中就发现尽管总剂量相等，分次剂量大的治疗反应明显高于分次剂量小的治疗反应。高剂量率后装治疗反应明显高于低剂量率治疗。另外在比较不同治疗方案，或为适应治疗时间而调整剂量时，了解剂量率效应作用十分必要。

一次连续性照射的效果取决于照射剂量及其持续时间。由于剂量率效应作用，为达到某一定效应所必需的剂量可以不同，这些不同的剂量称为等效剂量。表8-3显示一些单次剂量相当于常规分次照射（每次2 Gy）时的等效剂量。组织类型不同，等效剂量也不一样。

常规低剂量率近距离放疗中（几天内给几十戈瑞）的剂量率一般在0.25～1.0 Gy/h。但仍有许多

表8-3　分次照射的等效剂量

单次量（Gy）	相当于常规每次2 Gy的等剂量	
	$\alpha/\beta=10$ Gy	$\alpha/\beta=3$ Gy
4	4.7	5.6
5	6.3	8
6	8	10.8
7	9.9	14
8	12	17.6

特殊应用的治疗方案，如在永久性植入方案的极低剂量率照射和在几十分钟内完成的高剂量率后装放疗，使剂量率效应的范围扩展许多。

第3节　骨科放射治疗的适应证和常规放射治疗剂量

一、治疗目的

（一）根治性放疗

根治性放疗的目的是将恶性肿瘤细胞的数目减少至可获得永久性局部肿瘤控制的水平。一般地说，肿瘤体积越大所需要照射的根治剂量也越大。单独放疗对某些比较早期的肿瘤能获得完全治愈，例如早期骨淋巴瘤根治放疗，也可通过单纯放疗2 Gy×25次达到治愈目的。根治放疗后一旦肿瘤复发，外科治疗尚能补救，挽救性手术有时与首次手术疗效相一致。因此，严格挑选病种与早期病例，正确采用放疗技术与剂量，放射治疗的根治效果完全可与外科治疗相比。照射体积应该包括大体肿瘤体积及亚临床病灶。如果肿瘤已被切除，对残余组织内可能存在的仅根据临床检查不能确定的肿瘤的亚临床病变问题应该有充分的认识。放疗剂量根据肿瘤病理类型、手术情况、疾病分期及治疗目的等因素决定。要充分利用现代放疗技术、各类射线和各种照射方式的特点及性能，根据需要实行各种射

线与各种照射方式的合理匹配，如远近距离照射的结合，光子和电子线的结合或光子和粒子的结合等。给予正常组织能够耐受的并能足以控制肿瘤的最大治疗剂量，这将有助于提高疗效，改善生存质量。

（二）姑息放疗

有时癌症患者在确诊时已无治愈的机会，但仍可设法缓解症状，减轻痛苦，改善生存质量及延长生存期，放疗在这方面可发挥重要的作用。姑息放疗通常是指在较短时间内采取较高的照射剂量，达到姑息减症的目的。例如，多种癌的骨转移，均可通过每天3 Gy，照射10天的方法达到止痛目的。骨肿瘤脑转移的全脑照射每天3 Gy，每天照射1次，共照射10天，同样可以明显缓解颅内高压的症状。原发于其他部位的骨转移癌也可以通过上述办法照射骨转移灶，可以达到局部控制肿瘤、止痛和缓解压迫症状的目的。

另外，姑息放疗并不是一成不变的，小部分患者可能通过姑息放疗过渡至根治性治疗。特别是某些肿瘤可能在放疗后经手术完全切除。例如某些局部晚

期Ewing肉瘤通过姑息放疗，肿瘤缩小后可经手术治疗。因此，姑息放疗临床适用的范围十分宽广。

（三）放疗的禁忌证

肿瘤患者已出现恶病质，有大出血或大量胸腔积液、腹水，则不宜放疗。

二、外照射放疗剂量

（一）常规放疗根治剂量

每次肿瘤剂量2 Gy，每天1次，每周5次的外照射治疗，称为常规分次放疗。肿瘤致死量是指达到95%肿瘤控制率的剂量（TCD$_{95}$）。TCD$_{95}$受多种因素影响，特别是受肿瘤性质及其体积大小的影响，按照射剂量的大小分为3类：① 敏感肿瘤，TCD$_{95}$常规分次放疗在25～60 Gy，如生殖细胞瘤、骨恶性淋巴瘤等，单纯放疗可以治愈。② 中等敏感肿瘤，常规分次放疗TCD$_{95}$在60～80 Gy，如Ewing肉瘤、骨髓瘤等，这类肿瘤在承受一定放射损伤情况下配合化疗可能治愈。③ 敏感性差肿瘤，常规分次放疗TCD$_{95}$在80 Gy以上，如骨肉瘤、脊索瘤等，这类肿瘤目前治疗手段以手术为主。

（二）正常组织耐受量

粗略地讲，正常组织对放射线的敏感性与其增殖能力成正比，与其分化程度成反比，即增殖能力越强的组织放射敏感性越高，分化程度越高的组织放射敏感性越低。放疗过程中出现的反应主要是急性反应，是增殖能力强的组织损伤造成的。如常规分次照射3～4周即可出现黏膜溃疡；皮肤可出现红斑。另外，需要了解的是单次照射剂量越大（>2 Gy），晚期的放射反应就越重。

造成的放射损伤发生率在放疗后5年内<5%以TD$_{5/5}$表示。把造成TD$_{5/5}$的放疗剂量作为正常组织器官的耐受剂量。对肿瘤患者采取根治性放疗，要治愈肿瘤又要降低放射损伤率应熟悉有关资料（表8-4），使正常组织不超过其允许的耐受量。

表8-4　不同容积正常组织的放射耐受量 TD$_{5/5}$（Gy）

器官	受照体积			损伤表现
	1/3	2/3	3/3	
脑	60	50	45	坏死、梗死
脊髓	45～50（长度5 cm）			神经损伤
生长期软骨			10	生长抑制
儿童骨			10	生长抑制
成人软骨			60	坏死
成人骨	60（10 cm×10 cm）			硬化骨折
肌肉			60	纤维化
儿童肌肉			30	萎缩
大动、静脉	80（10 cm×10 cm）			硬化
肝	50	35	30	肝炎、肝衰竭
小肠	50		40	梗阻、穿孔
结肠	55		45	溃疡、穿孔
直肠			60	溃疡、坏死
膀胱		80	65	溃疡、挛缩
股骨头			52	骨坏死
脑垂体			45	功能低下
双侧卵巢			3	不育

第4节　常见骨肿瘤的放射治疗方法

作为治疗手段，放疗可单独进行（如转移癌造成骨破坏的治疗）或与外科手段联合完成，后者可分为术前、术中和术后放疗。

一、术前放疗

1. 术前放疗目的

（1）给予肿瘤区照射，缩小肿瘤范围或体积，使部分原不能手术病例得以手术。

（2）降低肿瘤细胞活性，减少由于手术操作过程引起的肿瘤转移、种植可能。

（3）减少手术中的出血。

2. 术前放疗方式　常见有骨肉瘤和Ewing肉瘤的术前放疗。采用两野对穿或多野旋转聚焦照射，照射野为肿瘤及淋巴引流区，总剂量为40～45 Gy，每天2 Gy，28～30天完成，可使软组织肿块缩小，利于根治性切除。

二、术后放疗

1. 术后放疗适应证　① 估计有残存肿瘤细胞。② 局部有残存或可疑残存病变。③ 手术证实有淋巴转移。④ 术后标本检查，切缘不净或疑有肿瘤残存者。

2. 术后放疗方式　例如脊索瘤术后体外照射，对术后需盆腔照射者，一般采用全盆照射方式，40～45 Gy/（4～6周）。若术前做过体外照射，则根据术前剂量进行调整，总剂量不宜超过60 Gy。

三、术中放疗

术中放疗（intraoperative radiation therapy, IORT）是通过手术方法切除或暴露肿瘤，并在手术中直视下放置限光筒，准确地单次大剂量直接照射肿瘤、瘤床与淋巴引流区，避免和减少肿瘤附近重要器官和组织的照射，最大限度地防护了正常组织，从而提高局部控制率。被称为术中放射治疗。IORT已有近50年的历史，常用的射线有浅部X线、电子线。主要适用于对射线相对不太敏感的、局部复发率与区域淋巴结转移高的腹腔和盆腔肿瘤的治疗。

1. IORT的特点　能对宏观肿瘤与淋巴结转移区进行直接的较精确的治疗；用特制的铅皮遮挡敏感的邻近健康组织，有效地保护了不需照射的器官与组织；更容易准确选择合适的射线能量与射线照射方向；射野小，全身反应轻；单次剂量高，缩短了放疗时间。

2. IORT的适应证　根据治疗目的IORT可分为预防性与治疗性两种。

（1）预防性IORT：是在肿瘤行根治切除术后，为降低高复发病种的局部失败率，杀灭亚临床病灶，对手术区及淋巴引流区进行照射。如脊索瘤根治术后，对盆底的照射；脊柱骨巨细胞瘤根治切除后对残留病变的照射。单次大剂量为2 000～2 500 cGy，一般不需再用术后体外放疗。

（2）治疗性IORT：是指因解剖关系无法切除或术后残存瘤灶者的放疗，单次量予2 500～3 000 cGy。病灶区需要由银夹标记，与术后外放疗联合。因此IORT要有总体设想，正规精确的综合治疗计划。

3. 放射源与照射剂量

（1）放射源：安装在手术室的低能X线治疗机，使用方便，价格便宜，可适用于直径2 cm的表浅治疗，一般能满足90%以上的临床需要。存在缺陷是治疗深度有限。加速器的高能电子线具有在一定深度后剂量骤减的特点，能量在6～20 MeV，可适用于2～6 cm深的瘤灶治疗。但价格昂贵，一般安装在放疗科的专业机房中，使用并不方便。目前有价格更昂贵的、小型、活动的，并能够自屏蔽的电子加速器MOBITRON问世。治疗前，应准确地测定靶区厚度与范围，挑选适宜的电子线能量，使整个靶区的表面与所需要的深度接受90%以上较均匀的照射，而X线污染要求限定在10%以下。

（2）放射剂量：根据肿瘤细胞固有的敏感性、肿瘤体积以及照射区内正常组织对单次照射剂量的耐受性而定。预防剂量应为2 000～2 500 cGy；治疗剂量瘤体最大径在1 cm以内者2 500～3 000 cGy，且术后再予外照射。

4. IORT操作程序　行IORT宜在肿瘤切除后，限光筒置入紧贴瘤灶表面，对应保护的脏器需要铅皮遮挡。未切除肿瘤行姑息照射，应先分离邻近组织，IORT后再行姑息切除；瘤床四周放金属标志，供术后外照射定位时参考。

IORT需要放疗、外科、麻醉及手术室各方面人员密切合作，术前共同会诊，取得患者配合，麻醉充分与平稳，肌肉要松弛，手术切口要延长，充分暴露手术野，方便限光筒的插置。

手术前对放疗室与限光筒应消毒，治疗机头应用消毒的大洞巾包裹。通过闭路电视观察患者，并用呼吸机信号、心电图监测。应用高剂量率（每分钟9 Gy）射线，照射2～3分钟完毕。手术者继续完成吻合操作。整个时间比单纯手术稍长20～30分钟。手术可在手术室或放疗科手术室内施行。从手术室转运患者到放疗室的沿途，应保证麻醉安全，避免污染。最理想的是有专供IORT用的放疗室，它具备手术室必备的设施。加强消毒、严格操作才不会增加伤口的感染、IORT意外及手术并发症。

第5节　放射治疗早期反应与晚期并发症

一、早期反应

放射治疗中，一般剂量下（照射2 Gy×10次），从第2周开始，如颌面部肿瘤及上颈椎肿瘤，可较早出现口腔干燥、咽痛，剂量较大时可出现黏膜溃疡。腹腔内脏器官照射时，患者早期可出现一般放射反应，如乏力、食欲不振，可出现肠鸣、尿频、大便次数增多等，予以对症处理即可缓解。常规照射50 Gy后，皮肤可能发生红斑或皮炎。盆腔照射野较大时（>10 cm×10 cm），照射40～50 Gy后可出现白细胞下降至$3×10^9$/L以下，但可在照射停止后自行恢复。肢体、关节的照射无明显的早期反应。

二、晚期并发症

1. 皮肤及皮下组织的改变　皮肤及皮下组织的并发症出现得较晚也较少见。表现为照射区皮肤色素沉着。多次大剂量照射（>60 Gy）可造成皮肤纤维化、挛缩，进而缺血、坏死，偶尔可见放射性溃疡，尤以骶骨肿瘤放疗后多见此类并发症，要严格预防。要选择合适的放射工具，正确掌握时间、剂量因素；照射范围要适当，在照射一定剂量后要根据肿瘤消退情况缩小照射野，避免放射野重叠形成超量区；注意保护照射区皮肤，避免外伤及刺激。

2. 肠道的损伤　放射线对肠道的损伤与照射剂量和照射体积呈正相关。可出现肠黏膜充血、水肿，进而形成溃疡出血，甚至穿孔成瘘（>60 Gy剂量下），尤以小肠为多见。腰椎肿瘤放疗后多见。

3. 泌尿系统的表现　放射治疗对泌尿系统的影响主要是由于盆腔照射时的放射性膀胱炎，发生率为3%～6%。主要症状为血尿，膀胱镜检查可见膀胱黏膜水肿、毛细血管扩张，严重者可形成溃疡，发展成瘘者罕见。放射性膀胱炎比放射性直肠炎出现要迟一些，74%在放疗后1～6年出现，9年以后出现者占13%，持续时间亦较放射性直肠炎为长；它可长期反复发作，绝大部分在4年内恢复。出现放射性膀胱炎后应给予止血，预防感染。骨量不足的肿瘤放疗者多见。

4. 对骨骼的影响　骨肿瘤放疗对骨骼的影响主要是在体外照射区域内的骨组织。青少年生长期的骨骺对射线的敏感性高，会影响骨生长，应避免照射。晚期常见的并发症是放射性骨炎，其特点是骨质硬化及骨质稀疏，严重者可致骨坏死或病理性骨折。

5. 放射后继发恶性肿瘤　是指发生在原放射区域内，经组织学证实，有相当长的潜伏期，并能排除复发或转移的恶性肿瘤，亦可称为放射癌。是放疗晚期的严重并发症。骨巨细胞瘤放疗后恶变发生率文献报道为 0.2% ～ 3%。

6. 放疗对脊柱植骨块的影响　放疗产生甲状旁腺素样物质引起骨溶解和高钙血症，使植骨块吸收，植骨融合率下降。因此，理想的脊柱放疗时间是术后 4 ～ 8 周，以保证皮肤愈合和自体骨松质植骨的成活。另外，术前放疗 4 周后再行手术，因术前放疗可增加感染率和融合失败率。

7. 放疗后的延迟神经损伤　放疗后数月可发生脊髓病、脑、臂丛的神经损伤和周围神经病变。当多次用大剂量照射范围广泛的神经组织，则危险性明显增大，分次小剂量的照射可预防神经或脊髓的急性或延迟损伤。脊髓的放射总剂量不超过 50 Gy 较为安全。

第 6 节　各种原发性骨恶性肿瘤的放射治疗

原发性骨恶性肿瘤占骨骼原发肿瘤发病的 40% 左右，其包括范围较广，性质也比较复杂。根据其组织学特性及细胞来源进行分类，如骨肉瘤、软骨肉瘤、Ewing 肉瘤、骨巨细胞瘤、骨淋巴瘤、脊索瘤和骨纤维肉瘤等。

一、骨肉瘤

骨肉瘤占原发恶性骨肿瘤的第一位，男女性别之比约为 1.5 ∶ 1。该病可见于各年龄段，但以 10 ～ 20 岁为主，25 岁以下发病占 60%，30 岁以后发病率逐渐下降。该病好发于四肢长骨，其中发生于膝关节周围者占半数以上；其次为肱骨上端，91% 发生于干骺端，发生于骨干的小于 9%。发生于脊柱则较为少见，仅占骨肉瘤的 3% ～ 5%。

（一）治疗原则

根据 2016 年骨肿瘤的 NCCN 指南，治疗前需行空心针活检或者切取活检，明确病理分级。Ⅰ A 以手术为主，全身化疗为辅。其余各期在手术的同时辅以局部放疗和全身化疗。手术应局部完整切除肿瘤，再予功能重建。可采用人工关节置换、异体骨移植，或自体骨灭活后［乙醇（酒精）、X 线照射、冷冻等］再植。

（二）放疗方法

由于脊柱肿瘤邻近脊髓，放疗的应用受限于脊髓的耐受剂量，一般低于 45 Gy，而这个剂量是远低于骨肉瘤的治疗需要的。近些年来三维调强放射治疗及粒子放疗等新技术的应用，逐步解决了这个问题。

1. 术前放疗　为防止术后局部复发，特别是皮肤、皮下的复发，术前可行切口部位的放疗。常用方案为 5 Gy×2 次，或 4 Gy×3 次。Wagner 等人研究发现，术前采用 19.8 ～ 20 Gy（每次 1.8 Gy 或 2 Gy）的放疗能够有效降低手术切口、瘢痕及引流区的肿瘤种植，进而缩小术后放疗的范围。在某些情况下，肿瘤过大，难以切除，也可考虑术前放、化疗结合，创造手术机会，提高肿瘤局部控制率及坏死率，并能够更好地保留功能。可照射 2 Gy×20 次。

2. 术中放疗　同内脏器官肿瘤比较，发生于椎体的骨肉瘤术中放疗指征较少。可根据具体情况选用 4 ～ 6 MeV 电子线照射肿瘤残留部位，每次 15 ～ 20 Gy，应尽量避开大血管。对于残留较小的肿瘤，也可采用术中插植留管方法，行后装放疗。1 次 10 ～ 15 Gy，参考点距离 1 cm，要远离血管和神经（大于 1 cm）。

3. 术后放疗　对于R_1和R_2切除术后应给予辅助放疗。建议瘤床放疗剂量55 Gy，残留病灶加量9～13 Gy，总量达到64～68 Gy。由于病变靠近脊髓，需考虑脊髓的耐受量而及时缩小剂量。

4. 根治性放疗　单纯放疗仅限于不能手术治疗的患者，总剂量建议达到60～70 Gy。肿瘤对X线不敏感，提高靶区照射剂量有助于提高局部控制率，但由于病变部位特殊，特别是靠近脊髓，提高剂量将会增加正常组织损伤的风险。新的放疗技术，如质子或碳离子放疗，将有助于降低急性和慢性不良反应的发生率，对不能手术的患者来说是可以选择的一种治疗方法。

（三）疗效和预后

临床上见到的初诊患者中的80%已发生了微小的肺转移灶。因此理论上大约有20%的患者可以通过局部处理获得治愈。而其他大部分患者则需要通过术前或术后化疗达到治愈目的。发生肺转移的患者预后不良。术前动脉化疗的肿瘤缩小率比全身静脉化疗要高30%～80%，而且与预后关系密切，治疗后3年的局部复发率很低。但也有报道化疗只能推迟肺转移时间，不能完全防止肺转移。对于四肢肿瘤而言，国外综合资料显示，骨肉瘤现代治疗的5年存活率为50%～65%，截肢与否不是决定治愈的关键因素。骨肉瘤治疗的关键就是肺转移的治疗，目前主要靠药物治疗。找到更有效的化学生物药品，应用于手术前后，将为临床上进一步改善存活率提供保证。脊柱骨肉瘤的预后要差于无转移的四肢骨肉瘤，5年生存率为30%～40%。

二、软骨肉瘤

软骨肉瘤是一种起源于软骨细胞的恶性肿瘤，其发病率为骨肉瘤的一半，占恶性骨肿瘤的20%。软骨肉瘤也可以由良性的软骨瘤转变而来，特别是由多发的骨软骨瘤或内生性软骨瘤恶变而来。多见于50岁以上患者，20岁以下少见（4%），常见于骨盆、股骨和肱骨上端，少见于脊柱。

（一）治疗原则与方法

同骨肉瘤相似，软骨肉瘤一般对放射不敏感，但目前尚未见到有效的化疗方案。因此Ⅰ、Ⅱ期以局部治疗为主，肿瘤切除，功能重建。关节旁的小肿瘤也可行局部刮除加液氮冷冻治疗，需要冻融2～3个周期。根据2016年NCCN指南，对于不能手术切除的肿瘤，可以单纯放疗，建议总剂量70 Gy以上。可能难以完整切除的肿瘤可行术前放疗19.8～50.4 Gy，再根据手术情况辅以术后放疗，总剂量达到70 Gy（R_1切除）或72～78 Gy（R_2切除）。对于高级别或未分化软骨肉瘤或者是切缘不充分的R_0术后的患者，也建议术后放疗50～60 Gy。对已有远处转移的Ⅲ期患者，可作姑息性综合治疗。

（二）疗效和预后

肿瘤手术切除的局部复发率在60%～70%，首次治疗是否得当也影响预后。单纯放疗也有治愈可能。综合治疗的5年生存率在50%～70%。远处转移的患者预后不良。组织学分级越高肺转移率也增高。周围型软骨肉瘤较中心型预后好。

三、Ewing肉瘤

Ewing肉瘤是高度恶性的小圆细胞肿瘤，占恶性骨肿瘤的6%～8%，但在青少年骨肿瘤的发病中位于第二位，仅次于骨肉瘤。根据免疫组化、电镜及细胞遗传学研究提示，Ewing肉瘤可能起源于神经外胚层。好发于下肢骨干和髂骨，脊柱发病相对少见。80%的病例发生于20岁以下，多见于10～20岁青年，男性多于女性，约1.4：1。

（一）治疗原则与方法

Ewing肉瘤对放射线和化疗药物均很敏感，对各期患者，临床上用以放、化疗为主的治疗原则。一般先以化疗开始。

1. 手术　手术一般仅限于取活检和原发病灶切除或椎体及附件肿瘤所致病理性骨折或已经引起脊

髓压迫者。单纯手术的 5 年生存率小于 10%。

2. 放疗 单纯放疗的局部控制率可达到 40%～80%，长期生存率在 16%～25%。病灶较大时（达全骨的 50% 以上）放疗照射野要包括整个受累骨。病灶较小时（全骨的 30% 以下），特别是在生长期的主要长骨，可在保证 5 cm 的安全边缘的前提下，不照射骨骺。并在照射 40 Gy 时缩野。选用高能 X 线（4～10 MV）或钴-60 照射，总肿瘤量 50～60 Gy/（25～30 次）。与化疗结合，局部控制率可达 80%～85%。

（1）根治性放疗：对于不适合手术治疗的患者可以采用联合放、化疗。根治性放疗前一般先行 12 或 18 周的 VAC/IE 或 VIDE 化疗。放疗的靶区要根据化疗前影像所提示的肿瘤范围（GTV_1）来确定，一般为 GTV_1+1.5～2.5 cm，先大野照射 45 Gy 后，根据化疗后的肿瘤范围（GTV_2）来确定缩野加量的范围，一般为 GTV_2+1.5～2.5 cm，总剂量达到 55.8 Gy；对于化疗后体积缩小小于 50% 的肿瘤，建议将剂量提升到 59.4 Gy。

（2）术前放疗：对于获得阴性切缘可能有难度的肿瘤，可行术前同期放、化疗，照射范围为 GTV+2 cm，照射剂量为 36～45 Gy。

（3）术后放疗：应在术后 2 个月内开始，建议同期化疗。对于 R_1 切除术后或者虽然是 R_0 切除，但是术前化疗退缩小于 50% 的肿瘤，建议行术后放疗，范围为化疗后体积加上 1.5～2.5 cm 的外放边界，剂量为 45 Gy。R_2 切除的肿瘤还需要对残留病灶加量照射至 55.8 Gy。

3. 化疗 VACA（长春新碱、更生霉素、环磷酰胺、多柔比星）方案被认为是最有效的化疗方案之一。将其中环磷酰胺由异环磷酰胺替代后（VAIA），使 5 年无瘤生存率提高到 70% 以上。

（二）预后

影响 Ewing 肉瘤预后的因素有肿瘤大小、骨破坏程度、软组织受侵范围，血清乳酸脱氢酶（LDH）水平也影响预后，有远处转移者预后不良。在初诊患者中，大约 30% 患者已发生肺转移。淋巴结转移者较少见。总体可治愈比例远较骨肉瘤者为高。

四、骨巨细胞瘤

骨巨细胞瘤是常见的具有潜在恶性的骨肿瘤，占原发骨肿瘤的 3%～5%。好发年龄为 20～40 岁，女性发病略多于男性。多位于长骨的骨端，以股骨下端、胫骨上端及桡骨下端常见。在脊柱发病中，以胸椎和骶椎发生率较高。该肿瘤局部侵袭性强，容易复发，并具有潜在的远隔转移的特性。因此属于一种介于良恶性之间的肿瘤，有放疗的适应证。

（一）临床特点

病理分级根据骨巨细胞瘤组织学表现，Jaffe 分为 3 级，对预后有指导意义。Ⅰ级为良性骨巨细胞瘤；Ⅱ级为交界性，细胞核较大，有一定异型性，偶尔可见核分裂象；Ⅲ级属恶性骨巨细胞瘤，呈肉瘤表现，早期出现肺转移。Ⅰ、Ⅱ级的临床表现可能与组织学分级无关，可呈恶性经过，肺转移并非偶见。

（二）临床分期

无统一的国际分期。可参考 GTM 分期。Enneking 曾提出改良分期法，与预后关系较大。Ⅰ期：无临床症状，组织学呈良性表现；X 线呈轻微骨破坏。Ⅱ期：有临床症状，组织学呈良性表现；X 线呈明显的膨胀性骨破坏，但局限于骨皮质内，无肺转移。Ⅲ级：临床症状明显，组织学可呈良性或恶性改变，骨皮质破坏伴随软组织受累，或有肺转移。

（三）治疗原则与方法

骨巨细胞瘤的总治疗原则是以手术为主的综合治疗。临床Ⅰ期患者少见，可行局部刮除病灶后植骨。对于大多数Ⅱ期患者也可用上述方法，并在刮除后局部灌注液态氮冷冻或酒精灭活后植骨。当肿瘤破坏较大，超过长骨周径的 2/3 时，邻近关节面容易塌陷或碎裂，宜行肿瘤大块切除，再予功能重建。Ⅲ期患者，特别是伴随有软组织受累时，宜采用根治性切除后加局部放疗。选高能X线或γ线外照射，肿瘤量不超过50 Gy/25次。不能手术的部位也可用单纯放疗，肿瘤量一般为50～60 Gy。但放疗后有诱发肉瘤变（5%～8%）的报道。局部破坏较广的Ⅲ期病变也可采用截肢术。肺转移者应行术后化疗。放疗定位主要根据X线片和MRI。

（四）疗效和预后

Ⅰ、Ⅱ、Ⅲ期单纯手术刮除/切除，功能重建术后5年复发率分别为7%、26%和41%。局部刮除加液氮冷冻的复发率为2%～16%；局部刮除术后骨水泥填充法也可获得良好疗效，局部复发率为10%～15%。单纯放疗对局部控制有一定的帮助。影响预后的因素有肿瘤大小，局部骨、关节及软组织受侵程度，组织学分级和肺转移情况。

五、骨非霍奇金淋巴瘤

骨非霍奇金淋巴瘤过去称为骨原发性网状细胞肉瘤，是较少见的淋巴结之外的发生于骨的非霍奇金淋巴瘤，占整个原发性骨肿瘤的5%。其组织病理学特点同原发于淋巴结区的肿瘤一致。好发于20～40岁，多见于股骨、骨盆和脊柱。

（一）临床特点

局部疼痛和包块是早期的症状、体征，X线表现为局部骨破坏，晚期可出现病理性骨折。全身无明显改变。确诊常需要组织病理学诊断。一旦确认为骨非霍奇金淋巴瘤时应全面查体，准确区分是非霍奇金淋巴瘤的淋巴结外表现（骨转移），还是原发性骨非霍奇金淋巴瘤。文献记载相当一部分所谓单灶的"骨淋巴瘤"，常合并淋巴结病变。除全面查体外，应拍X线胸片或CT检查纵隔，以及做腹膜后B超检查。

关于临床分期，因该病属于非霍奇金淋巴瘤的一种，有人建议将单发的骨淋巴瘤分期为ⅠE期。

（二）治疗原则与方法

因骨非霍奇金淋巴瘤细胞对放射线较为敏感，故放疗是首选治疗方法。可选钴-60γ线或高能X线，外照射整个受累骨器官。一般采用两野对穿照射，40 Gy/20次。然后缩野照射至肿瘤区剂量达50 Gy。区域淋巴结应包括在照射野内。外科手术仅限于取活检和处理病理性骨折。对于局部未控、复发或放射诱发骨肉瘤的病例宜行根治性手术，同时应辅助性全身化疗。多药联合化疗以蒽环类抗肿瘤药物为主，如多柔比星，联合长春新碱或环磷酰胺及泼尼松四药联合的CHOP方案。

（三）预后

早期病变单纯放疗的局部控制率可达90%。局部复发少见。本病的预后与肿瘤侵犯范围有关，有软组织侵犯的肿瘤预后较差。肿瘤的病理学特点如同普通发生在淋巴组织的淋巴瘤一样影响预后，母细胞无裂型预后差。放疗结合化疗和手术的5年存活率达60%～80%。

六、脊索瘤

脊索瘤是起源于胚胎期残留或异位的脊索组织的恶性肿瘤。脊索瘤的发生部位是沿着身体中心轴线分布，多见于颅底和骶尾部，前者占35%，后者占50%，其余15%分布于脊柱和其他部位。发病年龄常见于50岁以上，男性多见，男女比约1.8∶1。

（一）临床特点

疼痛是最早期的主诉。发生于骶尾部的肿瘤以钝痛和盆腔压迫症状为主。X线表现患骨呈膨胀性骨破坏，肿瘤内呈磨砂玻璃样阴影及大小不等的透亮区。肿瘤的发展是以局部侵犯为主，只有在晚期才可能发生转移。骶尾部肿瘤逐渐向周围膨胀生长，出现盆底压迫症状，如尿频或便秘。肛门指诊可扪及骶前肿物。蝶枕区的肿瘤可向下蔓延至咽喉顶部，也可向上破坏蝶鞍，引起头痛；压迫脑干及周围脑神经产生相应症状及体征，容易与颅内肿瘤混淆。颅底及颅内CT或MRI是必需的诊断方法。必要时需活检，重点是观察肿瘤的多处切片，特别是找到脊索瘤极具特征的"空泡状"细胞，可作为确诊依据之一。

（二）治疗原则与方法

由于脊索瘤发展缓慢，远处转移也不多见，因此以手术切除为主。但因发病部位的特殊性，大部分手术切除不彻底，可行术后放疗。可以选用高能X线或γ线外照射，总剂量建议为70 Gy或以上。由于脊索瘤对光子放疗不敏感，可以考虑质子或碳离子放疗。手术后残留的部位要求用银夹标记，以利于术后定位方便。肿瘤较大，手术前估计难以切除者，可考虑通过相关动脉插管化疗，待肿瘤缩小后手术。有效药物有多柔比星、氨甲蝶呤、氮烯咪胺等。或者术前行放疗19.8～50.4 Gy，手术后继续放疗，总剂量达到70 Gy。对于不能手术的患者，也可以行光子、质子或碳离子单纯放疗，总剂量建议在70 Gy以上。

七、骨纤维肉瘤

骨纤维肉瘤是由胶原纤维交织而形成的原发于骨内的恶性肿瘤。不含骨样组织和软骨。它多见于中年人。男性发病略高于女性。以股骨和胫骨干骺端最为多见。其发病率远低于骨肉瘤和软骨肉瘤，不到恶性骨肿瘤的5%。

（一）临床特点

局部疼痛是最主要症状，无全身症状。局部可扪及肿块和压痛。X线表现以长骨干骺端透亮区为主。肿瘤区内无成骨现象，可见不规则的溶骨性破坏，边界不清。可伴有软组织肿块或病理性骨折。

病理分型分为两大类，即分化良好的骨纤维肉瘤和分化不良的骨纤维肉瘤。前者切面呈灰白色，质地坚实；病程较缓慢，骨皮质的穿破发生较晚，远处转移的发生较迟，预后较好。相反，后者症状出现早，一般在症状出现（如疼痛）1～2个月即出现局部肿块，并早期出现肺转移。

（二）治疗原则与方法

骨纤维肉瘤各期的治疗均以手术为主。

该肿瘤对放疗不敏感，只有在无法进行手术时，才考虑放疗的姑息作用。外照射45～60 Gy/（4～5周）。

八、脊柱血管瘤

脊柱血管瘤是良性病变之一，可以发生于各个年龄段，发病高峰在50多岁，男女发病比2：3。发病部位以胸、腰椎为主，颈椎和骶椎少见。Schmorl等人在尸检中发现约11%的人伴有脊柱血管瘤，但仅有0.9%～1.2%的椎体血管瘤会出现临床症状。临床表现以背部疼痛为主。

脊柱血管瘤由于解剖部位与病变弥散的关系，放疗可达到相当好的疗效。当伴脊髓压迫、不稳时应行手术减压内固定重建术。放疗宜用高能X线或钴-60照射，照射范围包括病变椎体及上下各半个椎体在内。照射剂量为30～40 Gy/（3～4周），也有研究认为40 Gy/20次的照射相对于30 Gy/15次能够更有效地缓解临床症状。放疗后有70%～80%的患者疼痛均有不同程度的缓解，有55%的患者疼痛完全消失。

第7节　脊柱转移性肿瘤的放射治疗策略

在尸检研究中发现，5%～30%的恶性肿瘤患者伴有椎体转移。尸检发现多达90%的前列腺癌患者伴有脊椎转移，74%乳腺癌患者、45%肺癌患者、29%的淋巴瘤患者、25%的胃肠道恶性肿瘤患者存在椎体转移。其中20%转移是有症状的，包括剧烈的疼痛，运动受限，对止痛药物的需求增加，生活质量下降，以及由于并发症引起的生存时间缩短等。83%～95%的病例伴有疼痛，2/3有脊髓压迫的患者伴有活动受限。脊柱转移瘤的治疗方法包括单纯放疗或配合化疗、放射性核素治疗、激素治疗、双膦酸盐治疗、手术减压等。随着肿瘤治疗的发展，常见的恶性肿瘤（乳腺癌、前列腺癌和肺癌等）患者的生存期越来越长，脊柱转移瘤引起的并发症逐渐增多，因此需要更加有效的治疗方法来控制转移病灶。高剂量的放疗包括立体定向手术与立体定向放疗，以及质子治疗都能够更加有效地控制椎体转移灶的进展。

对于有广泛转移并且预期生存期较短的患者，脊柱转移瘤的主要治疗目的是缓解临床症状。采用放疗时要考虑到患者的全身治疗情况，以免增加治疗毒性。并不是所有的脊柱转移瘤都需要放疗，有椎体塌陷风险的转移灶应行放疗。对于多发椎体转移，选择症状明显的椎体进行放疗；病变轻微的、没有症状的椎体除非邻近严重病变的椎体，否则可以选用双膦酸盐治疗或化疗，将来出现症状时再采用放疗。

对于有脊髓压迫症状的患者可以考虑先手术缓解压迫，术后辅助放疗。一项前瞻性随机研究显示，123例刚出现脊髓压迫症状的患者接受手术解除压迫加术后辅助放疗，或者单纯行放疗，结果显示手术联合放疗组患者活动能力恢复明显好于单纯放疗组。并不是所有存在脊髓压迫的患者都需要行椎体转移灶的手术，Rades和其同事曾提出一个评分标准，放疗效果预期好的患者可以只行放疗。放疗的剂量没有统一的标准，一个Meta分析显示，8 Gy单次大剂量放疗，与20 Gy/5次，或者30 Gy/10次的放疗相比在缓解疼痛方面没有显著差异。70%～80%的脊柱转移瘤患者放疗后疼痛可以得到完全或部分缓解。

脊柱外科、肿瘤科及放疗科医师之间的通力协作对大多数脊柱肿瘤的预后是有重要影响。脊柱转移瘤的放射敏感性不同于原发性肿瘤。放疗敏感的肿瘤通常很快对放疗产生反应，表现为肿瘤体积迅速缩小和症状减轻。前列腺癌、肺癌、甲状腺癌对放疗中度敏感，而肾癌转移灶对放疗不敏感。如果

放疗对神经损害进一步加重，应考虑手术治疗。当脊柱转移瘤未出现椎体明显塌陷、不稳和神经压迫症状时，应选择放疗，有症状的多发性转移瘤应行大照射野的半身或全身放疗。

无疑放疗可减轻肿瘤骨转移并阻止其进一步破坏，从而避免对脊髓的压迫。大多数情况下，患者放疗后疼痛迅速得到缓解，部分或完全缓解者可占60%～80%，这可能是前列腺素和缓激肽产物的作用结果。当疼痛不能缓解时，应考虑脊柱不稳或骨块压迫等机械因素所致。这种情况下尽可能施行外科手术以缓解疼痛。

虽然发生骨转移的肿瘤患者平均生存期相对较短，但乳腺癌和肾癌的患者则相对较长。

缓解疼痛的放疗一般规则是治疗时间短、能有效延长患者生存期并且副作用小。一些随机研究表明，从疼痛缓解的发生及持续时间上看，短期放疗方案如3 Gy×10次，4 Gy×5次和5 Gy×5次的效果相似。来自英国的研究表明，8 Gy的片段照射与3 Gy、10次的效果相近。然而，这些研究中患者的生存期较为有限，因而随访时间较短。因此，是单个片段照射还是少量多次照射有益于患者的治疗前景仍有争论。虽然未得到文献的证实，笔者认为治疗无脊髓压迫的转移性肿瘤时连续3天1个片段的8 Gy与3个片段的5 Gy至少在缓解疼痛方面一样有效。

大剂量照射接近脊髓的耐受力，可减少同一区域反复治疗的可能性，但有损伤脊髓的危险。小剂量放疗可反复多次，对脊髓的危险性相对较小，脊髓修复的机会大，但对肿瘤细胞的杀伤作用较小。应权衡两者的优缺点。大多数有脊髓压迫的患者预后较差，只有30%的病例存活超过1年，一些研究中平均存活期限少于3个月，Maranzano等发现29%的乳腺癌患者有3年的存活期。因此，确定照射剂量时应考虑放疗起效的速度、患者的预后及肿瘤对放疗的敏感程度。对放疗较为敏感的肿瘤如精原细胞瘤、淋巴细胞增殖性肿瘤、Ewing肉瘤和小细胞肺癌不考虑使用大剂量照射。

由于脊髓耐受力有限，在对脊柱不同节段的转移性肿瘤进行放疗时都应避免重叠照射。因此，对

椎体认真的定位及对已治疗区域的记录都极其重要。

一些回顾性和前瞻性研究表明，无论术后是否行放疗，单纯放疗的效果与椎板切除术相似。有些机构目前将放疗作为治疗脊髓压迫的首选方法，在诊断不能确定、以前放疗区域出现脊髓压迫、放疗过程中神经症状加重和出现骨块压迫的情况下才考虑外科治疗。椎体塌陷通常是手术治疗的指征。一些对放疗不敏感的肿瘤如恶性黑色素瘤、肾母细胞肉瘤和骨肉瘤可考虑行手术治疗。大多数学者建议放疗应尽早开始，最好在确诊后24小时内进行。若诊断被延误，应使用皮质激素，虽然剂量并未统一。为了迅速而充分地消灭肿瘤细胞以尽快解除脊髓压迫，放疗开始就使用4 Gy或5 Gy的较大照射片段。Greenberg和Kim建议开始使用3次5 Gy，4天休息后进行3 Gy 5个片段照射，总剂量为30 Gy。我们的方法是使用3次4 Gy照射后休息1～2天，接着进行7次2.5 Gy的放疗，总剂量为29.5 Gy。

与其他骨转移性肿瘤一样，约80%的脊柱转移性肿瘤患者放疗后可缓解疼痛，60%～70%可获得完全缓解。除缓解疼痛外，恢复功能是治疗的主要目的。50%～70%的神经源性运动功能障碍患者可保留或恢复扶拐或不扶拐行走能力。大多数确诊时能行走的患者仍能保留行走能力。Maranzano等研究中发现约74%的下肢轻瘫患者恢复行走。然而在另一些研究中只有30%的双下肢轻瘫不能行走的患者恢复行走功能。这种差别可能是患者的选择及对下肢轻瘫的定义所造成。完全瘫痪者很少能恢复。无论恢复的程度如何，文献表明必须在患者瘫痪前行早期治疗，因为神经损害的程度是决定预后的最重要因素。若瘫痪持续数小时，其恢复的机会将很小，所以抢救要及时。

然而，如果脊髓压迫缓慢形成，完全瘫痪的恢复也较为缓慢，这可能因为脊髓受缓慢压迫的病理过程不同于被急性压迫。值得注意的是即刻放疗对泌尿功能障碍的作用。Maranzano在研究中发现约有2/3的患者不再需要留置导尿管，提高了生活质量，尽管患者的生存时间较短。大多数患者神经症状缓解一直维持至死亡，说明放疗对脊髓压迫的疗效较好。

笔者倾向于使用接近于脊髓耐受力的较大照射剂量治疗巨大肿瘤，特别适用于一般情况较好的患者且没有肿瘤远处转移者。

第 8 节 原发性脊柱肿瘤的放射治疗策略

大多数转移性肿瘤为硬膜外病变，本章将首先讨论放疗在治疗原发性脊髓肿瘤中的作用。

一、室管膜瘤

室管膜瘤起源于室管膜细胞，覆盖脑室系统和脊髓，是最常见的原发性脊髓肿瘤，根据2007年WHO的分类，室管膜肿瘤可分为4种不同的亚型：室管膜下瘤（WHO Ⅰ级）、黏液乳头型（WHO Ⅰ级）、室管膜瘤（WHO Ⅱ级）和间变性室管膜瘤（WHO Ⅲ级）。其中WHO Ⅱ级室管膜瘤又分为细胞型、乳头型、透明细胞型和伸展细胞型4个亚型。

多房型室管膜瘤是一种髓内肿瘤。乳头型室管膜瘤是一种低级马尾肿瘤，起源于圆锥或终丝。

手术治疗是首选治疗方式，术后是否辅助放疗目前仍然存在争议。部分临床研究证实术后放疗可以提高无复发生存率，部分文献认为次全切除的黏液乳头型室管膜瘤和WHO Ⅱ级室管膜瘤应该行术后放疗。对间变型室管膜瘤，有临床研究认为，不论其是否被完整切除，都应行术后辅助放疗，可以提高局部控制效果。

这些肿瘤的首选治疗是外科手术。术后放疗可获得较好的肿瘤局部控制和较高的生存质量。而肿瘤不完全切除术后放疗，在病灶局部控制上很难获得一个稳定结果。

值得注意的是，几乎所有报告均指出10年无复发的生存率低于5年生存率，而且10年后依然有复发可能。但绝大多数复发出现于治疗的最初3年，大部分曲线趋向于平台期，这提示放疗能潜在控制局部肿瘤。

放疗的目标范围是争论的一个主题，但现在普遍接受的是放疗局限于肿瘤床及边界区域。一些学者建议放疗范围应包括1～2 cm边界或两个椎体。放疗边界的扩大应以肿瘤的生长方式和通过手术、造影或MRI对肿瘤床范围的精确估计为基础。Wen等建议行硬膜囊放疗。不提倡大范围放疗或全脊柱放疗的主要原因是几乎整个治疗区域内均可出现复发，这意味着提高局部控制能力是最重要的目标，而并非对整个脊柱的治疗。但有一个例外，罕见的恶变型室管膜瘤向颅内蔓延的趋势较大。Waldron等在加拿大多伦多Princess Margaret医院的大样本病例中发现4例这样的患者，其中2例有颅内肿瘤复发。因此，针对这种病例提倡进行全脊柱放疗。

大多数学者建议的放疗剂量是45～50 Gy，其导致放射性脊髓炎的风险较低。

由于这一系列的患者数量较少，大多数学者没确定放疗剂量与患者反应的关系。然而，剂量小，效果小，大剂量放疗仍能降低局部复发率。Shaw等建议放疗剂量略高点，为55 Gy，50 Gy用于大范围照射，增加5 Gy放疗剂量只用于病灶。一般建议进行一周5次1.5～1.8 Gy的片段照射，剂量不超过2 Gy。

二、星状细胞瘤

星状细胞瘤占脊柱神经胶质瘤的40%～50%。与室管膜瘤相比，其生长更为弥漫，完全切除的可能性更小。这类肿瘤有沿脊髓多处生长或弥漫生长的趋势。

在不影响患者神经功能的情况下不可能完全切除星状细胞瘤，首选的治疗包括活检术或局限性肿瘤切除术，并行术后放疗。由于脊髓星状细胞瘤较为少见，文献记载的病例也较少，对其疗效和放疗作用的了解少于室管膜瘤。

Lindstadt等描述15例星状细胞瘤，12例级别较

低的肿瘤患者无复发的5年生存率为66%，10年生存率为53%。所有死亡病例（33%）均出现于放疗初期；3例高度退变型肿瘤在确诊后1年内死亡，所有病例均有局部复发，2例出现弥漫性全脊柱转移。Chun等报告16例星状细胞瘤，5年无复发生存率为40%，10年生存率为25%，差于室管膜瘤的80%的5年无复发生存率；16例患者中有9例均在放疗阶段内出现复发，肿瘤未沿脊柱向头端蔓延。Huddart等描述在英国皇家Marsden医院治疗的27例脊髓星状细胞瘤患者，11例组织学分级为Ⅰ级，8例为Ⅱ级，6例Ⅲ级或Ⅳ级，2例分级未知。5年无进展生存率为38%，10年生存率为26%。分级较低的肿瘤患者生存率较高，但在无进展生存率上无差别，而且分级较低的肿瘤疗效较好。在最初治疗区域外出现复发的16例患者中有5例治疗失败，其中3例为高度恶性肿瘤。

脊髓星状细胞瘤的预后一般要差于室管膜瘤。高度恶性的肿瘤前景较差，大多数患者的存活时间不超过1年。高度恶性肿瘤有沿脊柱向头端蔓延的较大趋势。放疗对其作用难以证实，局部肿瘤控制率，特别是放疗后患者神经功能的改善表明，放疗至少可以暂时控制病变发展。

然而，放疗在治疗这些肿瘤中的作用仍是问题，与脑部神经胶质瘤一样，放疗对恶性程度低的肿瘤的作用仍未证实。恶性程度高的肿瘤的侵袭性特性对放疗等治疗是一个挑战。尽管如此，大多数研究所目前仍倾向于对星状细胞瘤进行放疗处理。与室管膜瘤一样，其放疗范围应包括2～4 cm周边在内的肿瘤区域。

虽然这些肿瘤特别是高度恶性肿瘤有扩散的风险，但全脊柱放疗通常并不提倡，因为它的价值还未得到证实，而且并不是所有病例在最初治疗区域均出现复发。脊髓室管膜瘤推荐放疗剂量为50 Gy，片段照射剂量为1.5～1.8 Gy。

三、其他原发性脊髓肿瘤

其他原发性脊髓肿瘤，如Schwann细胞瘤、脑

膜瘤及血管母细胞瘤，大多数为髓外或硬膜外肿瘤，放疗对其作用的研究没有室管膜瘤和星状细胞瘤那么详尽。对这些肿瘤的治疗经常是行外科切除术，而不是放疗。与头部脑膜瘤不完全切除术后一样，考虑在脊柱肿瘤局部行放疗处理，特别是出现复发的病例。但所使用的放疗剂量较高，并接近于脊髓的耐受限度，应权衡其可能的优势、对肿瘤的诱导作用及迟发的脊髓损伤。目前还未有研究更加准确地表明术后放疗对这些肿瘤的作用。

四、脊柱肿瘤放疗的注意事项

放疗后脊髓可出现迟发性放射性损伤，所以脊髓被认为是较敏感脆弱的神经结构。大多数肿瘤放疗专家希望能尽量避免放射性脊髓炎的发生。脊髓损伤的放射剂量与反应曲线陡直，这意味着剂量的微小变化会导致脊髓损伤的可能性大大增加。根据临床和实验数据可确定脊髓的耐受剂量约为 50 Gy。传统放射剂量为 2 Gy，脊髓损伤的发生率小于 1%；55 ~ 60 Gy 的放射剂量，脊髓损伤率为 5%。然而，大多数临床医师很少使用超过 50 Gy 的放射剂量。

使用小于 1.5 Gy 或者 1.8 Gy 的放疗剂量结果如何目前仍不清楚。在放疗间隙期进行细胞修复可提高脊髓对放疗的耐受力，但通过这种所谓超片段技术能将放疗总剂量提高多少仍未知。用小剂量放疗片段来测试脊髓的耐受力是有价值的，因为提高放疗总剂量可获得更好的局部控制效果，特别是对原发性脊髓肿瘤。

脊柱周围的组织易受侵犯，如胸椎部位的肺脏及腰椎水平的肾脏和肠道。在大剂量放疗前应仔细计算周围组织的放射量，对原发性脊髓肿瘤尤其重要。前后相反平行照射野有导致放射性心脏或胃部和小肠损伤的缺点，出现迟发的心脏损害和致命的胃肠道溃疡。当照射野呈斜线楔形时施加于脐或肾脏的放射量过高，而使用一个背侧照射野可使通过靶区的剂量不一致，并且如果剂量集中于错误的照射深度，脊髓受损伤的风险极大。因此，在不得不使用大剂量放疗前必须仔细分析 CT 图像。

在治疗开始前必须仔细描绘放射靶组织的范围。现代影像学技术很有帮助，但应确定神经症状与影像上神经解剖和畸形相一致。增强 MRI 可用于制定原发性脊髓肿瘤的治疗方案。CT 扫描特别在搜索骨破坏和椎旁病灶时较为有用，但 CT 在确定脊髓压迫长度时作用较小，这种情况下建议行椎管造影术。

是否治疗脊髓压迫及如何治疗应由至少各一名神经内科医生、脊柱外科医生、神经放射学家和肿瘤放疗学家共同决定。

第 9 节　术中放射治疗在脊柱肿瘤中的应用

骨肿瘤的放射治疗分为两大方式，一是体外照射，常用的放射线如深部 X 线、钴-60 治疗机产生的 γ 线、高能 X 线、高能电子线及快中子，另外就是近距离照射治疗。与体外照射不同，近距离治疗时把射线源置入中空脏器的腔内（腔内放疗）、直接插植在肿瘤组织内（组织间插植放疗）或置于尽可能做到 R_0 切除的瘤床内进行照射。它的特点首先是单次照射剂量非常高，是单次外照射剂量的 10 倍以上，因此对外照射"射线不敏感"肿瘤类型同样有效；其次是治疗距离短，在 0.5 ~ 5 cm 之间，放射线剂量主要集中在瘤床周围组织，可有效杀死残存肿瘤细胞，最大限度地保护周围正常组织。放射治疗中应用的剂量主要是吸收剂量，即被照射介质每单位质量所吸收的致电离粒子或光子的能量。

一、软组织肉瘤

对于放疗不敏感的软组织肉瘤，临床上有明显肿块时单独放疗的局部控制率仅为 29% ~ 33%，故以往该病的治疗以外科为主。但近年来对肢体软组织肉瘤的治疗发生了明显的变化，已从单一的外科治疗转变为手术和放疗相结合的综合治疗。综合治疗采用局部切除术消灭原发肿瘤的大病灶，用照射控制周围的显微病灶，使患者避免因大剂量照射引起的后期并发症，达到既能控制局部肿瘤又能保留有良好肢体功能的目的。作为局部控制最重要的手段，术中放疗逐步被纳入治疗指南。根据美国NCCN指南的临床证据，以手术加术中放疗的方法，5 年局部控制率可以达到 77.3%～94%，5 年生存率达 52%～75%，90% 左右的患者保存了良好的肢体功能。在治疗流程中明确指出，对于显微镜下残留的肿瘤瘤腔，可以利用 10～12.5 Gy 的剂量进行术中放疗；对于大块残留的肿瘤瘤腔，可以利用 15 Gy 的剂量进行术中放疗。

二、椎体转移瘤

随着恶性肿瘤患者数量增加及治疗手段越来越先进，患者带瘤生存时间越来越长，患者发生远处转移的概率也越来越大。其中发生椎体转移的患者

也相应增多。对于可以保留椎体功能的椎体转移瘤患者，通常采用的治疗手段包括外科手段和放疗。外科通常会进行椎体后凸成形术，这样的治疗可以迅速缓解患者因肿瘤压迫和椎体骨折而引起的剧烈疼痛。但对于生存期较长，尤其是生存预期超过 6 个月的患者，肿瘤复发而导致的椎体被侵蚀和骨折会使患者生存质量大幅下降。放疗科通常会进行立体定向放射治疗，这样的治疗可以有效控制患者肿瘤的生长和复发，但对于患者迅速缓解疼痛的要求疗效有限，患者治疗后往往需要忍受较长时间的疼痛。而且放疗的适应证选择十分严格，如果把握不准，放疗导致的骨折会使患者病情加剧。

目前在术中放疗领域正在兴起一种结合外科和放疗科优势的治疗方案，即利用椎体后凸成形术建立的通道，在注射入骨水泥之前进行一次术中放疗，利用大剂量放疗杀死残存肿瘤细胞，既使患者迅速缓解疼痛，塑形椎体，又能有效控制患者肿瘤复发，达到两种手段的一站式治疗。该种治疗方式被称为椎体后凸成形术联合术中放疗（Kypho-IORT），目前已经进入到 III 期临床研究阶段（NCT02773966）。该种治疗方法步骤如图 8-6 所示。

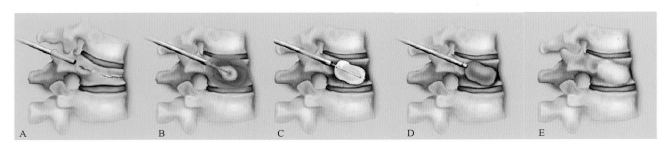

图 8-6　椎体后凸成形术联合术中放疗步骤

A. 第一步，建立微创通道；B. 第二步，在影像学引导下，选择针形施用器对骨转移病灶做放疗（每个椎体 < 5 分钟，单次手术最多可行 3 个椎体的术中放疗），8 Gy/5 mm，耗时约在 5 分钟内；C. 第三步，球囊被插入引起病变的椎体内；D. 第四步，球囊被小心地充气撑开，使椎体复位；E. 第五步，球囊内填充骨水泥固定

（付琛　张浩）

【参考文献】

[1] Pompili A, Crispo F, Raus L, et al. Symptomatic spinal cord necrosis after irradiation for vertebral metastatic breast cancer [J]. J Clin Oncol, 2011, 29(3): e53–e56.

[2] Parihar V K, Pasha J, Tran K K, et al. Persistent changes in neuronal structure and synaptic plasticity caused by proton irradiation [J]. Brain Struct Funct, 2015, 220(2): 1161–1171.

[3] Laughton S J, Merchant T E, Sklar C A, et al. Endocrine outcomes for children with embryonal brain tumors after risk-adapted craniospinal and conformal primary-site irradiation and high-dose chemotherapy with

stem-cell rescue on the SJMB-96 trial [J]. J Clin Oncol, 2008, 26(7): 1112-1118.

[4] Schleicher U M, Dohmen B M, Gripp S, et al. Bone marrow recovery after irradiation of the spine [J]. Strahlenther Onkol, 1999,175(8): 374-377.

[5] Benk V, Liebsch N J, Munzenrider J E, et al. Base of skull and cervical spine chordomas in children treated by high-dose irradiation [J]. Int J Radiat Oncol Biol Phys, 1995, 31(3): 577-581.

[6] Inoha S, Inamura T, Ikezaki K, et al. A case of effective urgent irradiation therapy for metastatic spine tumor [J]. No To Shinkei, 2000,52(12): 1109-1112.

[7] Bouchard J A, Koka A, Bensusan J S, et al. Effects of irradiation on posterior spinal fusions. A rabbit model [J]. Spine, 1994,19(16): 1836-1841.

[8] Pugachev A, Li J G, Boyer A L, et al. Role of beam orientation optimization in intensity-modulated radiation therapy [J]. Int J Radiat Oncol Biol Phys, 2001, 50(2): 551-560.

[9] Rades D, Dunst J, Schild S E. The first score predicting overall survival in patients with metastatic spinal cord compression [J]. Cancer, 2008, 112(1): 157-161.

[10] Rades D, Stalpers L J, Veninga T, et al. Evaluation of five radiation schedules and prognostic factors for metastatic spinal cord compression [J]. J Clin Oncol, 2005, 23(15): 3366-3375.

[11] Rades D, Fehlauer F, Veninga T, et al. Functional outcome and survival after radiotherapy of metastatic spinal cord compression in patients with cancer of unknown primary [J]. Int J Radiat Oncol Biol Phys, 2007, 67(2): 532-537.

[12] Prasad D, Schiff D. Malignant spinal-cord compression [J]. Lancet Oncol, 2005, 6(1): 15-24.

[13] Patchell R A, Tibbs P A, Regine W F, et al. Direct decompressive surgical resection in the treatment of spinal cord compression caused by metastatic cancer: a randomised trial [J]. Lancet, 2005, 366(9486): 643-648.

[14] Maranzano E, Trippa F, Chirico L, et al. Management of metastatic spinal cord compression [J]. Tumori, 2003, 89(5): 469-475.

[15] Aapro M, Abrahamsson P A, Body J J, et al. Guidance on the use of bisphosphonates in solid tumours: recommendations of an international expert panel [J]. Ann Oncol, 2008, 19(3): 420-432.

[16] Sze W M, Shelley M, Held I, et al. Palliation of metastatic bone pain: single fraction versus multifraction radiotherapy—a systematic review of the randomized trials [J]. Cochrane Database Syst Rev, 2004, (2): CD004721.

[17] Miszczyk L, Ficek K, Trela K, et al. The efficacy of radiotherapy for vertebral hemangiomas [J]. Neoplasma, 2001, 48(1): 82-84.

[18] Louis D N, Ohgaki H, Wiestler O D, et al. WHO classification of tumours of the central nervous system [M]. 4th ed. International agency for research on Cancer, Lyon, 2016, 317.

[19] Akyurek S, Chang E L, Yu T K, et al. Spinal myxopapillary ependymoma outcomes in patients treated with surgery and radiotherapy at M.D. Anderson Cancer Center [J]. J Neurooncol, 2006, 80: 177-183.

[20] Child S E, Nisi K, Scheithauer B W, et al. The results of radiotherapy for ependymomas: the Mayo clinic experience [J]. Int J Radiat Oncol Biol Phys, 1998, 42: 953-958.

[21] Boström A, von Lehe M, Hartmann W, et al. Surgery for spinal cord ependymomas: outcome and prognostic factors [J]. Neurosurgery, 2011, 68: 302-309.

第9章
脊柱的经皮穿刺活检技术
Percutaneous Biopsy of Spinal Tumors

第1节　概述

　　脊柱肿瘤治疗的首要问题是明确诊断。明确的病理诊断将在各个方面影响到治疗方案的确定和实施，其意义已被大多数医生所认识。经皮穿刺活检是一种行之有效的病理诊断方法，它的应用在20世纪的医学发展中起了重要作用。Leyden在1883年用盲目性的穿刺方法开始对肺癌患者做诊断性穿刺，以期获得病理学诊断及分类。这应该是穿刺活检的最早应用。但是其并发症多，很快即遭淘汰。对于体表可触及的肿块，采用经皮穿刺活检则在临床开展起来。1922年，Micottin用穿刺方法诊断脊索瘤获得成功是最早的报道。1930年美国医生Martin和Ellis报道了最

早的经皮穿刺针吸活检成功的病例。随后，1931年在同一家医院的Coley等医生报道了35例怀疑骨肿瘤而行穿刺的病例，他们的随访结果在区分是否为肿瘤的诊断上达到了91%的准确率。至1945年，该组人员已总结了567例骨骼系统的穿刺针吸活检，其准确率达到82%。此后在欧洲的意大利、英国等均有骨科和放射科医生报道有关穿刺活检的研究和结果，其准确率达到68% ～ 81%。临床上依靠术前获得对骨肿瘤的组织学诊断，进而选择合适的方法，使骨肿瘤的治疗取得极大进展，特别是在脊柱肿瘤的术前诊断和治疗方法的选择上显示出优越性。

第2节　操作器械

一、CT扫描机

　　CT扫描机作为脊柱肿瘤经皮穿刺活检的监测系统有良好的应用价值，普通的第三代机已能完全满足需要。它能发现普通X线片或透视不能发现的较小病灶。在病灶直径 > 0.5 cm时即可施行。同时它能较好地显示脊柱肿瘤的范围、周围的重要结构，对椎管内的脊髓及穿出椎管的神经根亦能准确显示。

对于患者其X线辐射量每10层为0.03 ～ 0.1 Gy，大大低于透视监测的辐射量。因而自Haaga和Hardy于1976年及1980年报道在骨骼系统中应用以来，已取得很好的临床应用效果。使脊柱特别是胸椎病变的经皮穿刺活检更加安全，也使颈椎病变的经皮穿刺活检成为可能。1981年Adapo等报道了22例CT引导下脊柱病变经皮穿刺活检并证明有效，随后许多学者对腰椎、胸椎的经皮穿刺做了报道，证实了这一

技术的安全性与准确性。

二、穿刺针

穿刺针是经皮穿刺活检的重要工具。随着穿刺活检的应用，穿刺针的发展也经历了不同的阶段，出现了各种不同构造及用途的穿刺针，但基本上分为三大类，即抽吸针、切割针和骨钻针。

1. 抽吸式活检针 应用最早，常见的有千叶针（Chiba针）、Turner针。此针径细，一般为18～22 G，柔韧性好，常用于内脏器官的抽吸活检，适用于软组织肿瘤和溶骨性病变的活检。也有报道在骨骼系统中，先用环锯式骨活检针穿透骨皮质，再用千叶针抽吸标本。文献报道常用抽吸式活检针做细胞学检查。由于脊柱肿瘤标本与肝、肾等完全"软性而富血"的脏器相比有自身的特点，特别是混合性病灶内总有骨的成分干扰抽吸取材；另外，抽吸针在到达取材部位后，需在不同角度、深度快速取材，无法再继续用CT监测，因而在较小的病灶活检中精确性及安全性均受影响。

表 9-1　穿刺针国际规格针号的标准值

国际（G）	22	21	20	19	18	17	16	15	14
外径（mm）	0.7	0.8	0.9	1.0	1.1	1.2	1.3	1.4	1.5
内径（mm）	0.5	0.6	0.7	0.8	0.9	1.0	1.1	1.2	1.3

2. 切割活检针 较粗，常用的为14～18 G（表9-1）。所取组织为条状，较抽吸式取材量大，所取标本常用10%福尔马林或95%乙醇固定，石蜡包埋后做组织切片检查。也可用于涂片细胞学检查。常用的有Trucut（真切式）针（图9-1）、Vin-Silverman针、Menghini针。骨组织的溶骨性病变多用真切式活检针，其取材满意，阳性率高。近来在切割针的基础上又发展产生了带弹簧装置的自动活检枪，针壳的切割速度大大加快，使所取组织成条状，避免了切割针易发生组织碎裂的缺点。应用较细的活检枪就能取到与较大管径抽吸针相当或更多量的标本，而且损伤小、并发症少，临床上广泛应用于溶骨性、混合性及软组织病变的活检。真切式活检枪则可以将切割针在CT监测下刺入到任何想取材部位并留下取材位置的图像，避免了抽吸针的缺点。切割取出的条状组织条做切片观察较涂片观察也更易被病理科医师所接受。同等条件下，组织量越多，诊断的正确率越高。并且一条组织内能包括肿瘤细胞分化的各个阶段，便于辨别诊断。

3. 骨钻式活检针 常用的有Ackermann针、Craig针（图9-2）。前者由套管及针芯组成。针芯呈锯齿状，故又称环钻式骨活检针。此针在骨活检中被广泛应用。Craig针与Ackermann针基本相同，针径较大，针芯近端有一金属柄，可加强钻锥力量，且取材量大。骨钻针常用于成骨性病变及骨皮质病变的活检，也可配合其他针共同使用。

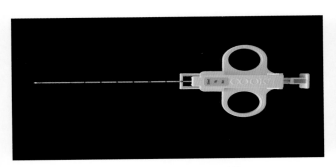

图9-1　Trucut（真切式）活检针

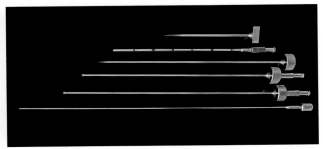

图9-2　骨钻式活检针

4.穿刺针的选择

（1）原则：脊柱病变的经皮穿刺活检，各种针均可选用，其原则为根据活检的部位、肿块邻近的组织结构及病变的性质而定。一般提倡选用较细的针，20～22 G针称为安全针，穿刺标本属细胞学检查。直径18 G以上的穿刺针所取标本为组织学检查。转移性肿瘤和多数的感染性病变可选用较细的穿刺针，而原发性骨肿瘤倾向于使用较粗的穿刺针以提高病理诊断的准确性，脊柱肿瘤从取材量及安全角度选用18 G针较合适。

（2）根据病变性质选用不同种类的穿刺针：成骨性及骨皮质病变选用骨钻针，溶骨性及软组织性病变选用抽吸式针及真切式活检枪或切割针。溶骨性病变其周围有骨皮质包围者可采用骨活检针与抽吸针联合应用。对于混合性病变，由于其硬度介于软硬之间，病灶内成分多样，因而取材一直是难点，诊断率在文献报道中也较低。对这类病变可采取如下的方法：① 病变内以骨性成分居多且致密时采用骨活检针，进针过程要缓慢，旋转进针，以保证取材量；拔针时也要旋转而且更要缓慢，必要时外接注射器抽成负压，以免标本从骨活检针内脱落。② 病灶中含骨质细碎或较疏松时采用真切式活检枪直接取材，但要注意选用较粗的活检枪，常用16 G。进针过程中小心仔细，遇有阻挡可适当拨回，改变方向后再刺入，同时将取材针芯推入病变后要用CT扫描，看清活检针切割外壳取材途径上无骨块阻挡后再取材，不可用蛮力，防止发生断针、弯针等意外。③ 病变的骨皮质外壳完整或溶骨性病变的外周残留部分骨皮质时，先用骨穿针刺破骨皮质外壳，再用真切式活检枪取材，所取出的标本量多，且成条状，效果满意。

三、其他器械

定位器可用单根大头针固定于胶布上制成，或用多格自动定位器。其他用品还包括2%普鲁卡因及利多卡因麻醉药，盛有10%福尔马林的小标本玻璃瓶，无菌培养管。CT室备有消毒设备及抢救设备。

第3节 穿刺活检技术及要点

一、适应证

脊柱肿瘤CT引导下穿刺活检有以下几方面适应证。

（1）脊柱原发肿瘤的组织学诊断。

（2）脊柱原发与继发肿瘤的鉴别。

（3）临床已确诊为脊柱转移瘤，原发灶不清，需找原发灶者。

（4）脊柱肿瘤与炎症疾病的鉴别诊断。

（5）内分泌代谢性病变的诊断和鉴别诊断。

（6）脊柱肿瘤手术后是否复发的判定。

（7）脊柱肿瘤的组织细胞培养和实验研究。

二、禁忌证

CT引导下脊柱肿瘤的穿刺活检同其他部位的穿刺一样，没有绝对的禁忌证，相对的禁忌证包括未经治愈的有出血倾向的疾病、缺乏安全的穿刺路径以及患者不合作。怀疑椎体血管瘤者，特别是怀疑血管内皮瘤或有侵袭性生长者可行穿刺活检。

三、技术方法

1. 穿刺前准备　患者术前一般均携有X线平片，但有些平片未能清楚显示病变情况，尤其是病变周围的解剖结构，所以对一些危险部位的穿刺或是患者有明显的神经功能障碍时，应行MRI检查；破坏超过一个脊椎节段的患者要行放射性核素骨扫描。

术前患者要行血常规检查，但凝血时间测定以排除出血倾向。对于一些合并有慢性肝炎、肝硬化或服用抗凝药物，长期服用非甾体类消炎药的患者，还要进一步检查凝血酶原时间、凝血酶原活动度等凝血机制方面的检查，以避免术中、术后出血、血肿形成，保证安全。

对于一些因病痛或呼吸受限等影响取材时体位的患者，要进行必要的体位练习。术前患者要做麻醉药过敏试验。对于寰、枢椎取材的患者要做局部皮肤准备，剃除取材区的头发。术前要给患者及家属介绍病情，让其签字，并消除他们对穿刺的紧张、恐惧心理。个别疼痛严重的患者可给予镇痛剂，以保证操作时能够较好地配合。

2. 穿刺及取材方法　患者先行常规的 CT 扫描，扫描层厚为 3 mm，层距为 3 mm。扫描时的体位根据术前已有的影像学资料确定，原则为病灶易于取材且安全，此时的体位即可为穿刺时的体位。若先前无资料提示，则根据预扫的 CT 图像确定患者应采取的穿刺体位，并将患者重新摆位。颈椎常用的穿刺体位为仰卧位、侧卧位及俯卧位。胸、腰、骶椎常用的穿刺体位为俯卧位及侧俯卧位。根据预扫的 CT 图像，选择病变明显而且操作相对安全的平面为穿刺平面；于 CT 监视屏上，设计好皮肤的穿刺点、穿刺所经过的路径、进针的角度、针壳进入的深度及取材的深度。注意避开重要的血管、周围的重要组织及神经等，并尽可能沿病变的长轴进行取材，以保证取材量足够。当以上血管等结构显示不清时，为保证穿刺时的安全，有些病例可采用静脉推注碘普罗胺（优维显）等造影剂，帮助分辨血管和确定取材界限。之后，按测定值用 CT 机扫描光标在患者体表定出穿刺点，将用大头针自制的定位器固定于穿刺点。再次移床至该点复扫，确认位置无误后进行取材。

碘酒、酒精做皮肤常规消毒，铺无菌孔巾，2% 的利多卡因或普鲁卡因自皮肤至骨膜或病灶边缘做局部麻醉，14 岁以下患儿可辅以基础麻醉。用小尖刀或破皮针将皮肤表面至真皮层切开 1 ～ 2 mm 小口，以利于穿刺针进入。将穿刺针按预定方向刺入，缓慢进针，进针过程中要注意观察和询问患者的反应。当穿刺针进入预定深度的一半左右时，要进行

CT 复扫，及时纠正进针时的偏差，防止损伤重要结构。当穿刺针进针刻度到达设定的深度时，再次复扫确认针尖的正确位置，然后将活检针的针芯或骨钻针的环锯芯推入病灶内，CT 扫描并留下针尖位置的图像后，开始取材。此时要注意仔细辨认针尖的位置，尤其是扫描层面与穿刺针所走平面略有偏差时，真正的针尖与实物形状相同。取材时可略加变动方向及深度。一般取材 3 ～ 4 针。

取材时穿刺针的选用应根据病灶内含骨性成分的多少及骨性成分的致密度而定，一般的选择有以下几种。

（1）溶骨性病变：当其病变已破坏骨皮质，甚至是侵及周围的软组织，此时病灶的 CT 值与肌肉组织相当，一般选用 18 ～ 20 G 的真切式活检枪或切割针（图9-3）；对于疑诊为原发性骨肿瘤的或其周围无大的血管、神经，取材可用 16 G 穿刺针，从而能减少取材次数，并获得足够量的标本。

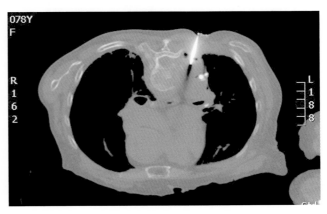

图9-3　胸椎18 G真切式活检枪取材

女性，78岁，胸椎占位

（2）对于成骨性病变及混合性病变，但其中骨性成分居多时，选用骨活检针。

（3）对于混合性病变，以软性成分居多，所含的骨片较疏松、细碎时可选用 16 G 真切式活检枪，但要注意进针时应缓慢，遇有骨块阻挡时，可稍加改变方向，不可用蛮力刺入，以防止发生弯针及断针。

（4）对于骨皮质外壳完好，其内为溶骨性破坏或是骨质破坏不完全，但其内有较多量的软性瘤组

织时，可先用骨钻针穿透皮质壳或破坏不完全的骨组织层，抽出针芯，沿着保留的套管内置入真切式活检枪取材（图9-4）。因为穿刺标本总的取材量少，应尽量取软性瘤组织成分，避免取骨性成分标本，因为骨性标本在做组织切片时易发生碎裂，甚至需脱钙处理，以提高诊断率。

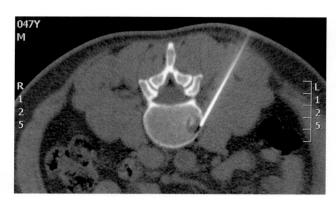

图9-5 骨活检针椎旁入路取材
男性，47岁，胸椎体占位

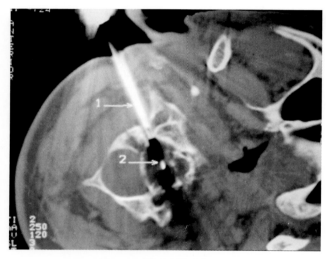

图9-4 两种穿刺针联合取材
男性，61岁，C_2骨髓瘤。1. 套管；2.穿刺针

穿刺过程中注意出血情况。每次将取材针取出后，应将保留于病灶的套管针用穿刺针芯塞住以减少出血。遇有相对出血多的病例，压迫止血或将明胶海绵通过套管填塞在穿刺点，均能较好止血。

取材的标本放入盛有10%福尔马林的小瓶内固定，送病理科检查。怀疑感染的病变，标本还需要送培养。穿刺后，再对穿刺平面进行复扫，以排除局部有血肿形成。穿刺后的患者应卧床24小时，并在4小时内观察神经功能及伤口局部情况。

3. 穿刺路径 胸、腰椎病变的穿刺途径报道较多，多采用后侧直接取椎板或棘突的病变，采用后外侧经椎旁、经肋横突关节取材椎体病变（图9-5）。

（1）胸椎：患者常规取俯卧位。进针路径为经椎肋关节的后外缘或经椎弓根进针，这样可避免气胸的发生。经椎弓根进针，应从椎弓根外侧旁进入椎体，可避免使椎管塌陷压迫脊髓，或避免穿刺针插入椎管损伤脊髓。

（2）腰椎和骶椎：患者常规取俯卧位。腰椎穿刺多采取经椎旁进针，骶椎穿刺采取后入路垂直进针，注意避开骶孔，以免损伤神经。但是当胸、腰椎椎体的病变较小，仅限于椎体后部并邻近椎管时，可采用经椎弓根的穿刺途径。操作者要有立体概念，熟悉解剖结构，特别是不同节段椎弓根有一定的倾斜角度，穿刺时要沿其方向，不要误入椎管。

（3）颈椎肿瘤CT引导下穿刺活检的穿刺途径，文献报道的较少；对于更加高危的寰、枢椎取材，仅提及从口腔入路取材，病例较少。颈椎周围解剖关系复杂，椎管内容纳脊髓及神经根，两侧横突孔内走行椎动脉，周围有气管、食管、甲状腺及颈内动、静脉等，而且颈椎前方及前外侧组织疏松，肌间隙多，不似胸、腰椎后方多为肌肉成分，穿刺较易。上述这些结构在穿刺过程中均应避免损伤。总的原则为：① 根据病变部位选择体位及穿刺的前、后、侧方入径；② 避开椎管，进针方向与椎管相切而不直接指向椎管，防止损伤脊髓；③ 避开颈动、静脉等大血管，甲状腺血供丰富，也应尽量避免损伤；④ 因颈椎椎体及椎板附件均较小，为保证取材量，穿刺还应兼顾取材方向与病变长轴平行。具体穿刺途径有以下几种。

1）颈侧方或略偏向前侧方、后侧方入路：于颈内动、静脉与椎动脉之间进针，穿刺时采用侧卧位，头向健侧略弯，使穿刺侧颈椎间隙张大。这种穿刺途径适用于下段颈椎，病变位于椎体或椎前已有肿瘤软组织团块时，操作简单。

2）颈后侧方入路：穿刺针经颈动、静脉及椎动脉之后，经椎弓根进入椎体病变，一般采用侧卧位（图9-6）。此种方法适用于椎体病变位于后方，并向后、向外侵及椎弓根、与之相连的椎板或病变已破坏横突，侵及椎动脉，椎动脉包含在肿块内，并向外移位的病变。这种方法完全避开了血管，但进针角度应与椎管外侧缘相切，防止误入椎管损伤脊髓。

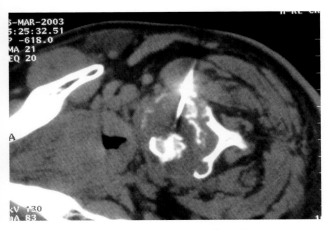

图9-6 颈后外侧真切式活检针取材
男性，43岁，C_4软骨肉瘤

3）颈前侧方入路：经颈动、静脉与椎动脉之前，甲状腺外缘的咽旁间隙内进针。此种方法适用于C_3以下椎体内病变较小、较深或椎体前方病变向前外生长，将颈动、静脉挤向后外侧与椎动脉相平时。文献曾有报道此类病变采用经甲状腺穿刺取材。由于此入路取材对甲状腺有损伤，且甲状腺组织易出血，笔者认为前侧方入路较经甲状腺入路更有优势。

4）位于椎板、棘突的病变，可采用颈后方侧入路垂直于棘突、平行于椎板取材。此入路安全，无血管损伤的顾虑，而且操作简单。

5）寰、枢椎的病变取材则更加困难，除前述的解剖因素外，其位置更加深在。下颌骨、颌下腺对穿刺有遮挡。甲状腺上动脉，喉上、喉返神经，舌下神经等围绕在周围，使操作困难。寰椎本身无椎体，病变位于寰椎前弓及枢椎齿状突时取材不易。国内外单独报道寰、枢椎病变的穿刺活检极少，一般主张经口腔入路。北京医科大学第三医院刘晓光也做过类似尝试，但发现在局麻下操作时，患者有

难以控制的吞咽反射，术者仅能快速抽吸取材。仅适合于经口腔发现咽后壁肿块较大，向外隆起的病变，但不能精确了解穿刺针的取材部位，对于更深部的骨质取材，难以控制深度，危险性大。全麻下操作时人力、财力花费又过大，且咽后壁软组织薄且疏松，术中、术后出血多，需不停吸引，增加了取材难度，故应慎用。进而改变寰、枢椎的病变采用颈侧方入路和颈后外侧入路。遵循避开血管、神经、脊髓的原则，穿刺的部位包括了寰椎前弓、侧块，枢椎齿状突、侧块，椎体及椎板，均获成功。笔者体会在以下几个方面有较大优点：① 寰、枢椎位置高，早期症状多不典型，常见的X线平片投照中心指向第4、5颈椎，因观察不满意，常得不到及时正确的诊断。直至出现寰、枢椎不稳、脱位及神经损害时，才用MRI等检查方法发现病灶。② 寰、枢椎结核病例中，除临床上结核的一般中毒症状表现不突出外，某些相对敏感的辅助检查如红细胞沉降率增快、PPD试验阳性等也与文献报道相似，不具支持性。因寰、枢椎之间无间盘而失去了脊柱结核较典型的X线表现——椎间隙狭窄，椎前脓肿不大或少有，影像学改变以骨破坏为主，死骨不多，使依靠影像学及临床做诊断变得十分困难。③ 寰、枢椎病变切开活检术的暴露十分困难，这种手术暴露大、损伤大，操作难，针对部分骨髓瘤及骨巨细胞瘤，因无脊髓压迫，可用放射治疗，避免了手术。嗜酸细胞肉芽肿、结核行手术治疗，只采用了常规的颈前路手术的入路，对病灶做刮除、植骨，不像肿瘤切除那样需要广泛和清晰的暴露，简化了手术。这些都是直接得益于手术前病理诊断的明确。

当然以上穿刺的途径只是基本原则，实际操作中，不应拘泥于侧方、前侧、后侧等某一途径。在穿刺前预扫描时，辨清肿瘤的部位、预取材点及分清周围重要的血管、神经结构，和放射科医生共同阅片合作，选择安全有效的途径才是根本。

肿瘤病灶内不同取材点其病理诊断结果阳性率存在差异。做穿刺活检时，操作者一贯的做法是希望穿刺针取到病变中心，这样似乎更能得出准确的

病理诊断结果。笔者在开始工作时也有同样的想法，但发现有时取出的组织条，肉眼观察不成条，含血凝块多，随后即在CT监测下对20例溶骨性病变及混合性病变进行病变边缘0.5～1.5 cm、病变中心点及介于二者之间的部位分别取材、编号，送病理科检查。病理科医生在单盲的情况下，做出了不同的诊断结果，且经统计学处理有显著性差异。结果发现，在病变的边缘及中间部位取材，阳性结果率高于中心取材。这可能与病变边缘的肿瘤细胞生长活跃，而肿瘤中心处的细胞存在缺血、坏死有关。因此脊柱肿瘤的穿刺活检在CT监测下进行，能够清楚显示肿瘤内的情况，选择取材点并监测取到满意的标本，这一点是X线摄像、透视或B超所无法达到的。

4. 穿刺结果的判定与分析　穿刺结果判断的正确与否将直接影响到治疗方案的选择。错误的判断会导致治疗计划制定困难，而漏诊将直接延误治疗。常用的判定病理结果的方法是判定真阳性率、真阴性率、假阴性率及穿刺结果的准确率。由于病理科医生的判定是最终的结果，所以很少存在假阳性的问题。而真阴性和假阴性后果的判定需长时间的随访。由于一些真阴性病例的失访，使有学者提出对于穿刺结果准确性的估计有偏低的倾向。CT引导下脊柱肿瘤的穿刺活检比盲穿、X线摄片监测及透视监测，穿刺准确率有所提高。目前报道的准确率

为71%～94%。其中胸椎及颈椎的准确率较低，约为78.3%。Laredo报道40例胸椎的穿刺结果，31例为真阳性，准确率为77.5%。Tehranzadeh报道120例中，真阳性率为58%，真阴性率为14%，准确率为72%。病变在脊椎的不同分布其准确率亦不同，椎体为84%，椎板及附件为66%；病变性质不同其穿刺活检的准确率也各有高低，其中转移瘤最高，依次为感染性炎症、骨代谢性疾病，原发性肿瘤最低，因为原发性肿瘤由于瘤体内的肿瘤细胞其分化程度不一，组织形态会有所不同，病理科医生是根据切片中占优势的细胞类型来判定肿瘤性质，而穿刺标本量少，尤其是其内含有骨性成分时，制作病理切片较困难，给诊断带来困难。同样由于标本少，对于脊柱的原发性肿瘤，其肿瘤细胞处在不同的分化阶段时形态表现不一样。当有软骨组织细胞混杂在其中时，对于是软骨来源性的肿瘤，还是病理骨折后骨修复成分中的软骨细胞较难区分。因此，病理科医生在诊断中起着重要作用，要求有丰富的经验。此时需免疫组化来帮助进一步鉴别，结合临床的倾向性诊断提出进行免疫组化染色的抗体种类。判定上必须设对照，抗原表达必须在特定的部位，要注意假阴性和假阳性都存在。病变的成分也影响穿刺结果的判定，通常溶骨性病变活检准确率高，而成骨性及混合性病变活检率低；当发生病理骨折时，各种成分细胞混在一起将更难判定。

第4节　并发症的预防和处理

脊柱肿瘤穿刺活检的并发症由于病变部位、穿刺针及监测手段的不同而有较大差别。正确选择穿刺点和穿刺入路可以减少并发症的发生。相关并发症的发生与操作的技术和经验有关，主要并发症有气胸、结核窦道形成、椎旁血肿、一过性麻痹或瘫痪、病理骨折等，而各家报道的发生率有一定差异，但发生率在10%以下。国内学者穿刺活检并发症较少，多数无相关并发症发生或出现少数一过性疼痛等。Ozsarlak等认为，主要并发症不太常见，诊断

不明和取材不足的也不到10%。Puri等报道128例患者出现2例并发症，一例患者在穿刺后出现半小时的下肢麻痹，另一例在穿刺过程中出现腿部的麻感，持续几分钟后消失。Lis等报道的410例脊柱椎体病变穿刺出现2例主要并发症（1例为纠正了的凝血障碍，1例为穿刺后出现神经功能下降）和1例次要并发症（穿刺过程中穿刺针折断）。Olscamp等对94例穿刺后的6例并发症做了详细描述：1例主动脉刺破，2例腰大肌刺破伴血肿，1例穿刺平面错误和

2例穿刺失败，但没有感染和神经后遗症病例出现。Eugenio Rimondi 回顾研究430例中9例发生并发症，其中5例一过性麻痹，4例未经治疗自行消退的血肿。现针对可能存在的并发症及相应处理进行罗列。

1. 疼痛　进针过程中，尤其当穿刺针在骨膜和骨皮质中行进时，患者感到明显疼痛，这主要有如下原因：① 患者过于紧张，过分专注穿刺过程，心理因素造成痛阈下降。因此，术前必须耐心与患者交流，说明穿刺的方法和目的，减轻其精神负担，或在术前给予适量镇静剂。② 术者麻醉不充分。这可能是麻醉剂量不足，腰背肌群较厚，注射麻醉剂的针头不够长，没有到达椎体的骨膜表面做阻滞麻醉，也可能是麻醉路径和穿刺路径不一致。

2. 进针途径偏离术前设计的途径　这包括多种因素，在患者方面，要求绝对配合，如有体位移动，则需重新定位。在医师方面，要熟练掌握设备和器械性能，注意CT存在的部分容积效应、系统误差等因素。在穿刺针进入骨皮质前，必须重新在监视器下测量进针的角度和深度，这样才能保证进针途径的准确，因为穿过坚硬的骨皮质后则很难再调整进针途径，如果用力不当可造成穿刺针折断或骨折。

3. 进针困难和骨折　遇到钙化或成骨为主的病变，进针不容易，这时可以一手扶住穿刺针使之不偏离穿刺路径，用骨锤击打针座，注意动作轻柔，并及时CT监控穿刺针位置，防止进针路径改变和邻近器官损伤，一般不难经过硬化区。多数病例通常选择经椎弓根途径穿刺，这主要有如下优点：① 路径较短。② 上关节突和横突之间的间隙成锐角，有助于把针尖导向椎弓根。③ 活检针与穿刺的骨皮质呈直角。椎弓根后部的骨皮质相当薄，易于穿刺。根据术前测量椎弓根的横径来选择合适的骨穿刺针，穿刺针口径过小，获取的标本也就细小，显然使病理诊断的准确率降低；而穿刺针口径过大，则有可能形成穿刺路径的椎弓根等处骨折，产生不必要的并发症和后遗症。所以，选取合适的穿刺针是获取足以诊断的标本和避免不必要的医源性损伤的前提。注意实时监测穿刺路径和操作动作轻柔，一般不会导致骨折。即使是椎弓根破坏的患者，穿刺针行进

造成的挤压也能保证椎板的内侧骨皮质韧带完整。万一发生骨折，多是骨皮质索状隆起，穿刺针退出后可借助黄韧带和骨组织自身的弹性回缩，相应的神经症状也随即逐步消失，无需进行特殊处理。

4. 神经损伤、轻瘫和足下垂　术者必须熟悉进针行径周围的血管、神经分布，严格按照预先设计的穿刺路径进针，动作轻柔，操作过程中不时询问患者，一旦出现肢体针刺样或电击样感，要及时修改穿刺方案或进针方向。在不便于语言交流术中感觉的部位作活检，如颈椎，术前应该与患者沟通，用合适肢体动作来表达，以形成一定的默契。出现此类并发症的报道极少。如果发生这些并发症，术后应严密观察，及时予以激素、脱水剂、维生素、营养神经的药物等，辅以康复治疗和功能锻炼，可望逐步恢复肌力等神经功能。

5. 椎体外血肿、气胸或邻近脏器损伤　很大程度上取决于病例的选择、操作者的熟练程度、取材的适应性、活检器械的适用性，还与术者的心细及动作幅度有关。由于CT部分容积效应，还可能存在对针尖的位置估计偏差的问题。所以，建议使用薄层扫描、螺旋CT的容积扫描后图像重建，有助于判断。此类并发症极为罕见。一旦出现这些并发症，应采取积极的治疗措施，如插管、栓塞或外科手术治疗等。气胸量少时不用处理，量较大时应及时作胸腔闭式引流。

6. 穿刺点出血　骨组织不如肌肉组织那样存在明显的弹性回缩，所以出血机会较多，但若凝血功能正常，一般性的出血都会自凝止血。若为富血供的病变或者可能穿刺到椎体的血管丛，在压迫止血无效的情况下，可沿穿刺道再次进针至骨皮质，很容易找到原有的骨皮质上的针口，拔出针芯，往针腔中放入数条明胶海绵条，用针芯推压填塞止血。活检前可能需要调整患者用药，对于口服长效抗凝剂的患者应该改为短效，一般在活检前12小时停用并于活检后立即恢复使用。抗血小板药物应该适当停用，以恢复血小板功能。目前比较一致的共识是活检前停用阿司匹林3～7天，停用氯吡格雷3～5天。如果为血管破裂出血，可采用动脉插管造影明

确出血部位，再行栓塞治疗。

7. 继发感染　术前注意机房和器械消毒，遵守手术室操作及管理规范，术中严格无菌操作。

8. 恶性肿瘤针道种植　Charboneau报道这一并发症发生率约为5/10万。虽然发生率不高，且并未证实这是骨肿瘤患者死亡的主要死亡原因，但是对于原发骨肿瘤患者，应该遵守基于解剖学的指导原则，以便外科医生能应用标准切口兼顾切除活检通道，而无需额外切除软组织。

总之，虽然近年来影像学技术的发展为临床提供了更多的诊断手段，但穿刺活检的组织病理学诊断仍然具有其不可替代的意义。首先，穿刺活检有利于早期诊断。胸、腰椎椎体病变发生率较高，包括原发、继发或转移性肿瘤等。由于脊柱解剖特点，其病灶早期不易发觉或诊断，晚期又会出现较严重的神经系统症状，因此早期诊断与治疗尤为重要。其次，对于可疑肿瘤病变进行穿刺活检，符合骨肿瘤治疗的原则或程序。文献证实根据活检病理对恶性骨肿瘤患者进行术前辅助化疗或放疗，可以明显提高疗效。基于类似的组织学特点等因素，对于一些脊柱恶性肿瘤，活检诊断后进行术前新辅助化疗可能有利于改善手术中的安全界限及预后，部分病例（如淋巴瘤、骨髓瘤）通过放、化疗便可取得较为满意的效果。

（刘晓光　孙正望）

【参考文献】

［1］黄承达，李春林，廖威明，等.骨肿瘤及肿瘤样病变38 959例统计分析 [J].中华骨科杂志，1990，（增刊）：27-31.

［2］刘子君，李瑞宗，刘昌茂，等.骨肿瘤及瘤样病变12 404例病理统计分析 [J].中华骨科杂志，1986，3：162-166.

［3］刘晓光，刘忠军，党耕町，等.CT监测下经皮脊柱穿刺活检352例分析 [J].中国脊柱脊髓杂志，2004，14（2）：82-85.

［4］Nussbaum E S, Lockswold G L, Bergman T A, et al. Spinal tuberculosis: a diagnostic and management challenge [J]. J Neurosurg, 1995, 83: 243-247.

［5］刘晓光，刘忠军，党耕町.CT引导下穿刺活检在寰枢椎病变诊断中的应用 [J].中华骨科杂志，2000，20（4）：226-229.

［6］Howard S, Thomas G, Cahn Nguyen, et al. Can we distinguish between benign versus malignant compression fracture of the spine by magnetic resonance imaging [J]? Spine, 1995, 20: 1776-1782.

［7］Black P. Spinal metastasis: current status and recommended guidelines for management [J]. Neurosurgery, 1979, 5: 726-746.

［8］Siegal T, Tiquva P. Vertebral body resection for epidural compression by malignant tumors [J]. J Bone Joint Surg, 1985, 67A: 375-382.

［9］Swee R G, Mcleod R A, Beabout J W. Osteoid osteoma: detection, diagnosis and localization [J]. Radiology, 1979, 130: 117-123.

［10］Savini R, Gherlinxzoni F, Morandi M, et al. Surgical treatment of giant-cell tumor of the spine [J]. J Bone Joint Surg, 1983, 65A: 1283-1289.

［11］Marcove R C, Sheth D S, Brien E W, et al. Conservative surgery for giant cell tumors of the sacrum [J]. Cancer, 1994, 74: 1253.

［12］Tong D, Gillick L, Hendrickson F R, The palliation of symptomatic metastases: final results of the study by the radiation therapy oncology group [J]. Cancer, 1982, 50: 893-899.

［13］Hosono N, Yonenobu K, Fuji T, et al. Orthopaedic management of spinal metastases [J]. Clin Orthop Relat Res, 1995, 312: 148-159.

［14］林俊东，徐建成.CT引导下椎体穿刺活检的相关问题及解决办法 [J].介入放射学杂志，2008，17（7）：518-521.

［15］韦兴，史亚民，侯树勋.经皮穿刺活检胸腰椎椎体病变的临床研究 [J].中华外科杂志，2012，50（11）：1027-1028.

［16］Puri A, Shingade V U, Agarwal M G, et al. CT- ided percutaneous core needle biopsy in deep seated musculoskeletal lesions: a prospective study of 128 cases [J]. Skeletal Radiol, 2006, 35(3): 138-143.

［17］Ozsarlak O, De Schepper A M, Wang X, et al. CT-guided percutaneous needle biopsy in spine lesions [J]. JBR-BTR, 2003, 86(5): 294-196.

［18］Lis E, Bilsky M H, Pisinski L, et al. Percutaneous CT-guided biopsy of osseous lesion of the spine in patients with known or suspected malignancy [J]. AJNR Am J Neuroradiol, 2004, 25(9): 1583-1588.

［19］Olscamp A, Rollins J, Tao S S, et al. Complications of CT-guided biopsy of the spine and sacrum [J]. Orthopedics, 1997, 20(12): 1149-1152.

［20］Rimondi E, Staals E L, Errani C. Percutaneous CT-guided biopsy of the spine: results of 430 biopsies [J]. Eur Spine J, 2008, 17(7): 975-981.

第10章
脊柱肿瘤的血管造影和栓塞技术

Angiography and Embolization of
Spinal Tumors

1964年Djindjian和DiChiro首先描述了脊柱、脊髓的选择性血管造影，此后有关脊髓根髓动脉及脊柱血供造影的解剖报道逐渐增多，但早期的临床应用大多局限于髓内血管病变的诊断。随着脊柱肿瘤（包括转移瘤）治疗不断地向扩大化和根治化发展，脊柱血管造影的适应证和应用范围亦在逐渐扩大。1971年，Djindjian报道了经股动脉血管栓塞，开创了血管内治疗的新纪元。1974年，Benati等报道了椎体肿瘤的栓塞。随着超选择插管技术的提高、导管系统和栓塞材料的不断推陈出新，肿瘤栓塞的价值日益受到人们的了解和重视，在骨科领域的应用亦日趋增多。

现代非创伤影像学技术如CT和MRI等可提供大量信息，结合X线平片多可显示脊椎病变的特征，血管造影对病变的诊断意义不大，目前脊椎肿瘤的血管造影和栓塞主要用于治疗的目的，栓塞尤其是术前栓塞已成为许多脊柱脉管性及富血供肿瘤综合治疗的方式。术前血管造影和栓塞意义在于：造影明确肿瘤侵及脊柱的范围和部位，显示肿瘤血供丰富程度及其血管网，了解肿瘤与硬膜囊、脊髓及重要血管如椎动脉之间的关系，并判断有无根髓动脉供应脊髓，以免手术时误伤，有利于手术方案的制订；栓塞可减少术中出血，有利于手术野暴露，提高肿瘤切除的机会，并缩短手术时间，减少输血，以及输血引起的并发症等。姑息性或单纯治疗性栓塞可使肿瘤缩小，缓解脊髓压迫，并可延缓肿瘤的生长，可选择性地应用于一些脊柱肿瘤病例。

第1节　脊柱脊髓血供解剖

一、椎体的动脉血供

椎体的血供在不同的区域来源有所不同。颈部主要来自颈升动脉、椎动脉和颈深动脉，其中椎动脉分支主要供应横突部位，甲颈干的颈升动脉主要供应横突腹侧，而肋颈干的颈深动脉主要供应横突背侧部分，有时咽升动脉和枕动脉也供应颅颈交界。

胸腰段由相应层面的肋间或腰动脉供应，起源于主动脉弓的上肋间动脉供应上2～3个胸椎；上胸段（尤其是T_2以上）尚有肋颈干和颈升动脉等供应。骶部血供来自髂内动脉的分支骶外侧动脉以及主动脉分叉处的骶正中动脉。通常一侧血管供应同侧半个椎体。

虽然血供来源有所不同，但不同层面椎体的

血管结构基本相似，可分为前组、椎管组和后组（图10-1）。前组由弧形围绕椎体的血管发出小的血管穿支供应椎体前、外侧部分；前椎管组为两血管形成的动脉弓在后纵韧带腹侧走行，通过穿支供应椎体后部；后椎管组在神经根背侧进入椎管，在硬膜外间隙走行，供应椎板和部分棘突；后组为一支主干沿椎板外侧走行，在棘突处形成血管丛。在胸段，每根肋间动脉在椎间孔外侧面分出腹侧支和背支。腹侧支供应横突、肋骨和腹侧肌肉，背支发出根动脉或脊髓支进入椎间孔。根动脉在硬膜外间隙发出分支供应椎间孔的前后骨壁，在根动脉的不同水平可发出根髓动脉和根软膜动脉。相邻层面间，在椎体的外前方、横突附近和椎间孔内有丰富的吻合。

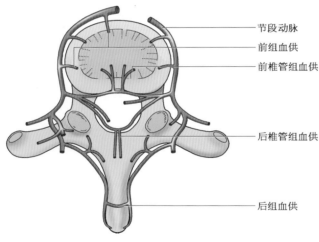

图10-1　脊椎的动脉血供

二、脊髓的动脉供血

脊髓血供由一条脊髓前动脉和两条脊髓后动脉组成，这些血管在脊髓不同层面接受根动脉血供。根据对脊髓的供血情况，根动脉分为3种：① 单纯根动脉，只供应神经根和脊膜，不供应脊髓；常细小，造影上可见不到。② 根软膜动脉，供应脊髓后动脉，是软膜丛的主要血管，但与脊髓前动脉之间无直接交通；脊椎各层面共有10 ～ 20条根软膜动脉发出。③ 根髓动脉，指供应脊髓前动脉的动脉，是脊髓的主要供血动脉，共有6 ～ 8条，沿神经根腹侧走行，至中线分成较小的升支和较大的降支汇入脊髓前动脉，常在中线旁与脊髓前动脉汇合处形成"Y"形；造影上典型的"发夹"影就是由根髓动脉的降支和中线的脊髓前动脉汇合而成。

脊髓前动脉走行于脊髓前正中沟，是全身最长的血管，通常自枕大孔持续至圆锥，是各层面脊髓的主要供血动脉。脊髓前动脉实际上是相邻根动脉的升支和降支间的吻合，与其他血管由粗变细不同，该血管在整个走行中管径有起伏，血管管径不但反映前动脉纵轴上吻合和最近的根动脉的大小，而且反映了不同层面神经组织的数量和代谢的不同。在血管需求少的层面，根髓动脉较细，脊髓前动脉常较窄或丛状甚至中断。脊髓前动脉主要在3个层面接收供血：颈胸段、中胸段和胸腰段。虽然解剖上这三段之间的脊髓前动脉是连续的，但实际上相互的侧支吻合和血流并不丰富，呈相对独立状态，尤其是较细的中胸段，一旦供血的根髓动脉受到压迫则易造成脊髓梗死。颈胸段自枕大孔至T2节段，该处有多处潜在的脊髓供血源如椎动脉、肋颈干和甲颈干等，在髓外可形成广泛

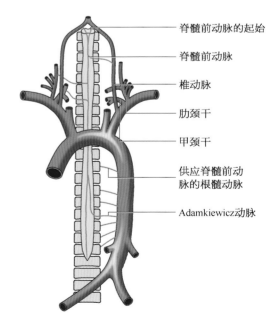

图10-2　脊髓前部的血供

的侧支和吻合，可持续供应颈膨大。中胸段包括下方的 6 或 7 个脊髓节段，该段胸髓代谢较低，相应的血供较少，通常只有一条根髓动脉供应该段的脊髓前动脉，多起源于 T_4 或 T_5 水平。胸腰段自 T_8 节段至圆锥，其中的腰膨大在 $L_3 \sim L_5$ 脊髓节段，有较丰富的血供，通常有一条单一较大的根髓动脉供应，称 Adamkiewicz 动脉。75% 的病例中该动脉在 $T_9 \sim T_{12}$ 水平进入椎管，多为左侧，10% 伴 $L_1 \sim L_2$ 神经根走行，还有 15% 在 $T_5 \sim T_8$ 较高水平进入；当高位起源时常在低位水平还有一条血管，称圆锥动脉（图 10-2）。

两条脊髓后动脉平行走行于脊髓背侧表面，供应脊髓表面丰富的环形软膜丛，最头端由硬膜内椎动脉供血，整个脊髓的不同水平接受根软膜动脉供血。脊髓后动脉直径一般小于脊髓前动脉，其管径在整个脊髓不同层面可有变化。两条脊髓后动脉间有纵横交通，一支常粗于另一支，但脊髓侧面的软膜分支变细，难以形成脊髓前后动脉间的交通。脊髓后动脉的临床意义不如脊髓前动脉。与根髓动脉–脊髓前动脉关系相似，根软膜动脉常分出较大的降支供应脊髓后动脉，形成"发夹"形，但位于脊髓背侧偏离中线，应与根髓动脉与脊髓前动脉形成的"发夹"形相区分。

在圆锥头侧 $1 \sim 2$ cm，脊髓前动脉与两条脊髓后动脉形成血管网，该处也是唯一脊髓前、后动脉持续吻合的部位。

第 2 节 脊柱脊髓血管造影

一、血管造影适应证

多数情况下作为术前或活检前的血供评价，有时也用于因大量出血而被迫终止手术的病例。血管造影的适应证取决于病变的性质和范围，以及手术方案的设计，一般有以下适应证。

（1）脊柱肿瘤经胸或经腹手术切除前对脊髓供血动脉的定位。

（2）颈段、下胸段和上腰段肿瘤，脊髓前动脉多起源于这些区域。

（3）CT 上中等至高度强化的肿瘤。

（4）MRI 上肿瘤内部有信号流空，提示存在高流速血流。

（5）已知血管源性肿瘤。

（6）需做栓塞或局部化疗的肿瘤。

二、血管造影方法

不同单位的方法不同，由于操作者对导管的喜好和技术不同，常难以规范造影技术。术前常规使用镇静剂及麻醉药，一般采用局麻。常规经股动脉入路，若插管失败则可经腋动脉或肱动脉，应使用导管鞘以便交换导管。导管的使用因人而异，Cobra 和 Headhunter 导管较常用。应采用非离子型造影剂，以减少对脊髓的化学毒性。最好行数字减影血管造影（DSA），以去除骨结构的影响而有利于辨别脊髓动脉和观察肿瘤内部的染色。如先前手术有金属固定物，则可使用斜位或侧位，以便观察硬膜腔内血管。

如前所述，不同层面椎体血供来源不同，应对可能的肿瘤供血予以全面了解。颈段、上胸段血供起源和名称不同，有必要行主动脉或锁骨下动脉造影以了解肿瘤是否富血供，并判断血供可能的来源，也有利于血管的定位和插管。同样，腰骶段病变时可行主动脉分叉处造影。但少量或中等血供减少时可能会被忽视，有些危险的吻合可能被遗漏，另外，富血供或较大的肿瘤常有多支血供，因此有必要对所有可能供血动脉的超选插管行双侧造影。根据血供的不同可将脊柱分为 5 个区域。

（1）上颈椎（$C_1 \sim C_4$）：椎动脉、枕动脉、喉

上动脉、甲颈干（颈升动脉）、肋颈干（颈深动脉）。

（2）下颈椎（$C_5 \sim C_7$）：椎动脉、甲状颈干（颈升动脉）、肋颈干（颈深动脉）、上肋间动脉。

（3）上胸椎（$T_1 \sim T_4$）：上肋间动脉、甲颈干、肋颈干。

（4）胸椎和上腰段（$T_5 \sim L_3$）：病变所在层面的肋间动脉或腰动脉、上和下两层面的肋间动脉或腰动脉。

（5）下腰椎和骶区：下方腰动脉（L_3和L_4）、髂腰动脉、骶外侧动脉、骶正中动脉。

三、血管造影表现

Voegeli 和 Fuchs 曾指出骨肿瘤的血管造影可使组织学诊断的准确率提高20%。但总体而言，除了少数良性病变如椎体血管瘤和骨样骨瘤外，脊柱骨肿瘤血管造影无特征性表现。血管造影的分析重点应放在肿瘤的范围、脊髓动脉的发现和良恶性肿瘤的分辨上。正常情况下，选择性节段性造影在椎体内形成较浅淡的均匀染色，常限于造影一侧。一些典型的血管表现有助于某些良性肿瘤的鉴别。

1. 血管瘤　为最常见的脊柱良性肿瘤。X线平片上典型征象为椎体栅栏状改变伴较厚的骨小梁形成。多为偶然发现，常见的症状为背痛、节段性痛和（或）进行性下肢瘫痪，压缩性骨折时可发生突然截瘫。血管造影上供血动脉常不增粗，可见椎体内不规则染色伴有小的血管湖形成（图10-3、图10-4）。这些血管湖大小不一，无动静脉瘘，并持续至静脉期。引流血管常不增粗。早期血管瘤局限于椎体，但多数有症状病变CT或MRI上可有脊柱外和硬膜外侵犯。有时可发生脊柱内多发血管瘤或伴有身体其他部位血管瘤。

2. 动脉瘤样骨囊肿　X线平片上典型表现为骨膜下球样膨胀性改变伴骨皮质和骨松质偏心性破坏，椎旁扩展多见。造影表现与长骨病变相似。供血动脉常增粗，分布于病灶周围，动脉晚期囊内常可见弥漫染色，肿瘤染色斑片状并持续至静脉期（图10-5）。可有一定程度的动静脉瘘，但不如恶性肿瘤严重。

3. 巨细胞瘤　现认为是良性侵犯性或偶尔恶性的肿瘤。脊柱中骶骨最多发，颈椎和胸椎较少见。造影上为富血供肿瘤，供血动脉增粗，可见椎体表面多根增粗的供血动脉进入椎体。常见致密不规则肿瘤染色（图10-6），但肿瘤中央可不染色，多可见动静脉瘘和静脉回流早显，有时难以与动脉瘤样骨囊肿或富血供恶性肿瘤鉴别。

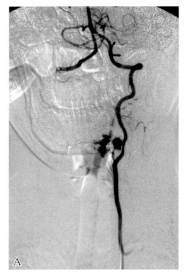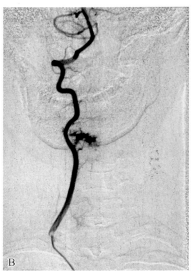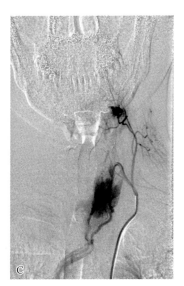

图10-3　第4颈椎体血管瘤血管造影

左、右椎动脉（A、B）和左颈升动脉（C）均参与供血

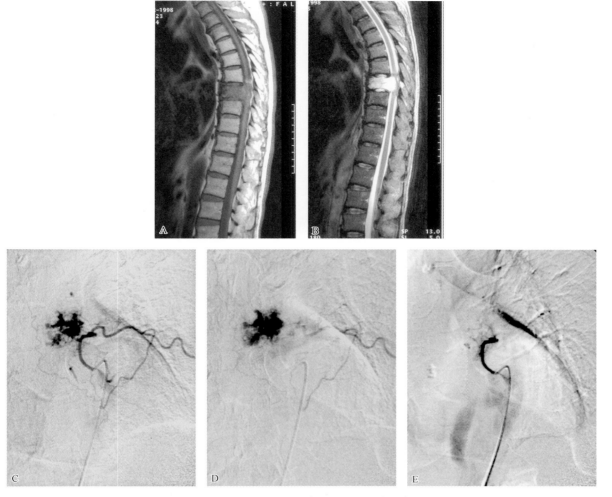

图 10-4　第 8 胸椎体血管瘤影像表现与栓塞治疗

A、B. 胸椎 MRI 的 T1 和 T2 加权图像；C、D. 造影显示 T_8、T_9、T_{10} 左侧和 T_9 右侧肋间动脉均参与供血；分别为 T_9 左侧肋间造影的动脉期和实质期像；E. PVA355 ～ 500 μm 栓塞 T_9 左肋间动脉后的造影

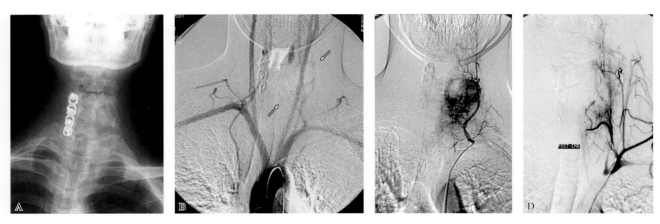

图 10-5　第 6 颈椎动脉瘤样骨囊肿术后复发，术前栓塞

A. 颈部正位 X 线平片，示 C_6 左侧类圆形低密度区，边界较清，累及 C_5、C_7 椎体，内部可见较高的骨样密度；B. 主动脉弓造影早期，隐约显示肿瘤轮廓，提示富血供肿瘤；C. 超选至颈升动脉造影见浓密染色；D. 用 355 ～ 500 μm PVA 颗粒栓塞后，导管退至颈升动脉和颈深动脉干后造影，肿瘤染色近乎消失

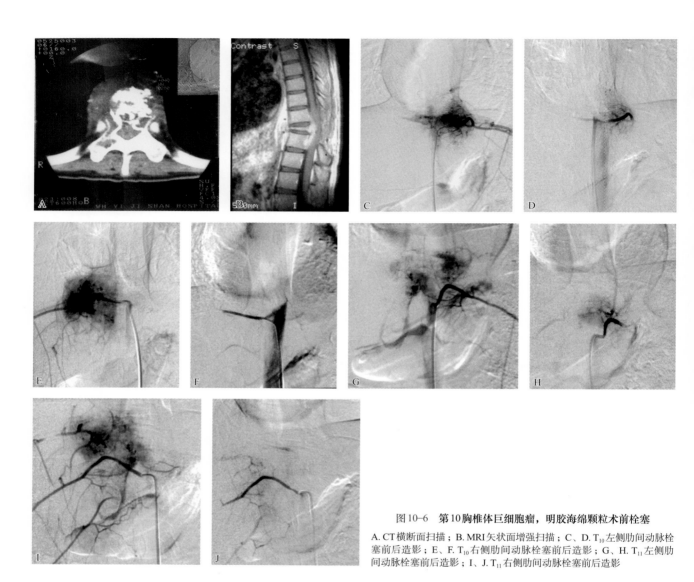

图10-6　第10胸椎体巨细胞瘤，明胶海绵颗粒术前栓塞

A. CT横断面扫描；B. MRI矢状面增强扫描；C、D. T$_{10}$左侧肋间动脉栓塞前后造影；E、F. T$_{10}$右侧肋间动脉栓塞前后造影；G、H. T$_{11}$左侧肋间动脉栓塞前后造影；I、J. T$_{11}$右侧肋间动脉栓塞前后造影

4.恶性肿瘤　造影可表现为：① 供血动脉常增粗，可见细小的供应骨肿瘤的血管分支（图10-7）。这些细小分支数量可较多，管径粗细不均，可见突然成角。② 血管丰富程度不一，与良性肿瘤相比，

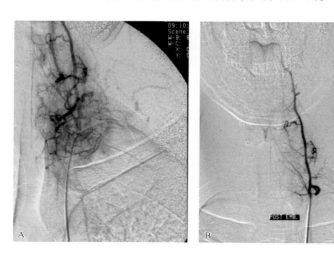

图10-7　第1、2胸椎椎体转移瘤栓塞前后血管造影

A. 左颈深动脉造影，示血管增多、中等染色，可见发出根髓动脉汇入脊髓前动脉呈发夹型。B. 超选避开根髓动脉行明胶海绵栓塞后的造影，可见肿瘤染色消失，但根髓动脉显示如前

肿瘤染色较早,常可见不规则的血管湖;肿瘤内部血管粗细不均、扭曲和突然成角。③ 常可见动静脉瘘和硬膜外或椎旁占位。④ 静脉丛早显,引流静脉可增粗或不增粗。由于恶性肿瘤常侵犯邻近椎体,并产生寄生血供,应了解所有可能侧支供血,以明确肿瘤的边界和范围。

第3节　血管栓塞在脊柱肿瘤中的应用

为获得最佳的栓塞效应,有几个因素应考虑,这些因素有助于栓塞剂的合理选择,达到最佳、最安全的栓塞效果:① 肿瘤内部的解剖和血流特点;② 所使用的导管系统的大小和物理性能;③ 导管头的位置;④ 栓塞剂的物理、化学和生物学特性;⑤ 栓塞的目的,为术前、活检前或是姑息性;⑥ 肿瘤的性质,良性还是恶性。

一、栓塞剂的选择

(一)聚乙烯醇颗粒

聚乙烯醇(PVA)是不可吸收的生物相容性海绵材料,可使血管永久闭塞,可保证择期手术和栓塞的效果。多数情况下使用颗粒制剂。市售的材料中有颗粒直径大小不同的规格,很容易通过常规或同轴导管系统而进入血管床;如有危险吻合,则选用大于吻合口径的颗粒,以免误栓,故是较理想的栓塞剂。但一旦正常血管被误栓,则永久闭塞,可增加栓塞并发症的风险。

(二)明胶海绵

明胶海绵属中期栓塞剂,一般在 7 ~ 21 天被吸收,是较常用的术前栓塞剂,便宜易得,可根据需要即时制备成不同大小的颗粒行远端栓塞或片条行近端栓塞(图10-8)。由于自制的明胶海绵颗粒直径一般不小于 500 μm,属非末梢栓塞剂,不易通过体内"危险侧支或吻合",理论上使栓塞并发症减少,较安全,即使栓塞了正常组织,造成功能障碍,常由于再通而恢复。但由于明胶海绵有栓塞后再通的特性,甚至有报道 24 小时即可开始再通,因此栓塞后应尽早手术。市售的明胶海绵粉末直径大小在 40 ~ 60 μm,可进入肿瘤床产生血管周围坏死,但颗粒直径小于危险吻合和一些动静脉瘘的口径,也有人使用后认为效果不佳。

(三)钢圈或可脱球囊

钢圈或可脱球囊为近端栓塞剂,单独使用与外科供血动脉结扎相似。常与颗粒栓塞结合使用,以加强栓塞效果。但有报道发现用PVA颗粒栓塞后再用钢圈与单用PVA颗粒相比手术出血量并不减少。也可用于正常血管或非肿瘤供血分支的保护栓塞。

(四)氰基丙烯酸异丁酯

氰基丙烯酸异丁酯(IBCA)为低黏滞液态物质,与离子结合或pH值改变时可迅速聚合,有组织黏合性能,造成血管壁炎性反应。对有高流速动静脉瘘以及复发或无法切除的肿瘤有较大意义。由于处理上有难度,并需有丰富经验,因此在肿瘤方面不多用。

(五)无水酒精

无水酒精有低黏滞、价格低廉、杀菌的特点。可造成供血动脉和组织的大片坏死,促进血栓形成,使侧支吻合不易建立。常与碘油或泛影酰胺粉等合用,以利于X线跟踪。但反应较大,易通过侧支,必须严格超选,以避开正常组织。

(六)微纤维胶原

微纤维胶原直径为 20 ~ 500 μm,是动脉末梢

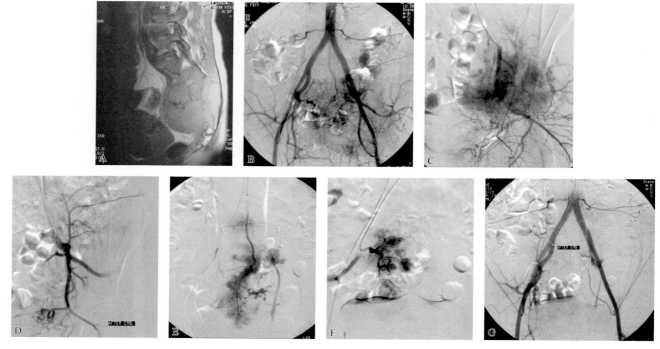

图 10-8 骶骨巨大骨巨细胞瘤，明胶海绵颗粒术前栓塞前后影像

A. MRI矢状面T1加权像；B. 腹主动脉分叉处造影早期，显示富血供肿瘤和骶正中动脉增粗；C. 超选至右髂内动脉分支后的造影；D. 右髂内动脉供血分支栓塞后髂内动脉主干造影；E. 骶正中动脉造影；F. 左髂内动脉分支超选造影；G. 栓塞后腹主动脉分叉处造影的晚期，可见肿瘤血供阻断、染色消失

栓塞剂，既可达到病灶栓塞，又可避免侧支的形成，常造成肿瘤的大部或近乎完全梗死。有人使用后认为效果满意，但须超选或作保护性栓塞。

二、栓塞技术

（一）栓塞原则

根据对不同层面多种类型脊柱肿瘤造影的经验，脊柱肿瘤大多为中等或富血供肿瘤，应对造影上发现的供血动脉逐一予以栓塞。栓塞时应明确导管头的位置，确保导管位置的固定。尽可能超选栓塞，保留正常组织的血供。可用较大的明胶海绵颗粒或条、钢圈、球囊等栓塞肿瘤供应血管。应明确有无根髓动脉发出供应脊髓前动脉或其他危险吻合（如颅内外血管吻合），发现根髓动脉或其他危险吻合而无法用超选或钢圈等避开时则应放弃栓塞。应选较细小的颗粒，尽可能作病灶栓塞。若术前栓塞则

选用较大颗粒如直径300～500 μm PVA即可。若以姑息性栓塞为目的，则应用较小的颗粒（直径<300 μm）栓塞剂如PVA、液体黏合剂等，但出现神经并发症的风险增加。应在严格的透视监控下操作，避免反流，直至血流停止后或明显减缓，造影上肿瘤染色应减少75%以上为栓塞满意。栓塞停止或血流明显缓慢时可稍等片刻，待肿瘤组织"虹吸作用"后"冒烟"，观察血流情况，考虑有无继续栓塞的必要，以期栓塞彻底。多支血供时，应逐一栓塞。

多数颈椎肿瘤由椎动脉发出多支细小分支参与供血，常难以超选，即使能超选也难免反流，可根据肿瘤与椎动脉的关系以及手术医师的意向决定是否牺牲椎动脉，可在20分钟椎动脉球囊闭塞试验后行钢圈或球囊栓塞。胸腰段肿瘤常由同侧和对侧多层面肋间动脉或腰动脉供血，由于肿瘤血管常从肋间动脉或腰动脉近端发出细小分支，加上血流的作用，常先栓塞肋间动脉或腰动脉远端，再进入肿瘤

血管，此时推注应缓慢；血流缓慢或停止时，可先做其他血管的造影及栓塞，待其他供血动脉出现类似栓塞结果时，再对先前栓塞的动脉"冒烟"观察血流情况，必要时继续栓塞，最后造影证实栓塞的效果。这样可保证栓塞的质量，减少造影的次数和造影剂用量。有条件时可用微导管超选至远端用明胶海绵大颗粒或条，或可脱性钢圈或球囊行保护性栓塞，再对近端肿瘤血管用小颗粒栓塞。正常情况下骶正中动脉非常细小，造影上常不显影，但骶骨肿瘤时除了髂内分支外，骶正中动脉常明显增粗供血，有时还有腰动脉供血，应逐一栓塞，可结合运用明胶海绵条或钢圈等。

(二) 术前栓塞

由于椎体肿瘤位置深，周围组织器官解剖结构复杂，肿瘤血供丰富，术前栓塞被认为是以手术为主的椎体肿瘤综合治疗中的一项重要手段，已被骨科医师广泛采用。

经栓塞后手术的出血量可明显减少，一般报道的估计出血量在 2 000 ml 以下，不但有助于肿瘤的切除或完全切除，而且有些认为无法手术切除或首次手术因大出血而终止的病变经栓塞后可得以切除。出血多少与肿瘤血供丰富程度、栓塞是否完全、栓塞材料和栓塞后的手术时机有关。栓塞后应尽早手术，明胶海绵栓塞时应在 24 ～ 48 小时手术，以免血管再通和邻近侧支循环的重建。有报道发现，栓塞后 24 小时内血管腔内明胶海绵与血管内膜呈机械性栓塞，而 48 小时后普遍有红血栓形成。即使用 PVA 颗粒，一般也建议在 1 周内手术，超过 1 周原则上应行二次栓塞。

(三) 姑息性栓塞或化疗栓塞

有关这方面的报道较少，主要适应于多发转移、年老患者、有其他并发疾病及不能忍受手术等而又无进展性畸形发生的情况。主要目的为缓解疼痛、改善神经功能，其缺点是远期效果欠佳、常需多次栓塞、无法预防压缩性骨折等。

有人对脊柱的动脉瘤样骨囊肿和血管瘤用 PVA 颗粒进行多次栓塞后，患者的症状可缓解或消失，1 年后大部分病灶可出现钙化，但无明显缩小或增大。笔者对 2 例胸椎血管瘤多次栓塞后发现肿块略缩小，其中 1 例出现部分钙化。转移瘤栓塞成功后，除疼痛减轻外，神经症状在 1 周后可望改善，多可维持 3 ～ 9 个月，提高了生存质量，与放疗等手段结合可免除一些手术。有个案报道，脊柱肾转移癌经栓塞后压迫脊髓的肿块可明显缩小。经供血动脉化疗可提高浓度，有人报道用丝裂霉素微胶囊或丝裂霉素对脊柱转移瘤进行化疗栓塞，随访 58 个月，疼痛和神经症状均得到改善。

(四) 栓塞术后处理

术后处理与其他部位血管造影与栓塞术相似，包括穿刺点加压包扎、输液抗感染及加速造影剂的代谢、患者生命体征的监测等。可适当运用激素以减轻栓塞引起的肿胀压迫症状。

第4节　并发症的预防和处理

一、脊髓损伤的预防

早期主动脉造影显示脊柱血管结构时常并发永久性的神经损害，但采用选择性脊柱血管造影时这些并发症的发生率反而减少。由于非离子型造影剂的低毒性，该操作的安全性进一步提高。近期报道脊柱动脉造影的神经并发症的发生率为 2% ～ 4%，且多数为一过性，但这些有关并发症的报道均基于脊髓血管畸形或血管病变时所做的操作，造影的血管可能较多，而脊柱肿瘤时造影的血管数目有限，并发症则可能更低。脊髓损伤大多是由于不慎对发出根髓动脉的血管造影所致，因此预防的重要手段是对脊髓不同区域供应脊髓动脉的血管有全面的了解。但即使非常细致慎重，这些损伤也不能完全避免。脊柱血管大剂量高压注射时可造成血管夹层、血栓形成，从而导致供应脊髓的血管栓塞。导管楔入供应脊髓的血管时也可能造成损伤。

栓塞前重要的是要发现任何供应脊髓的动脉，包括 Adamkiewicz 动脉，因为栓塞这些血管可导致严重的并发症。应当指出的是，椎体血供来源的血管均可发出根髓动脉，尤其在颈膨大和腰膨大处。由于根髓动脉较细小，一般造影上难以发现，DSA 上显示较佳，因此强调 DSA 的重要性。血供非常丰富的肿瘤，由于"盗血"作用在造影上根髓动脉可不显示，或被染色遮盖，因此有必要在栓塞过程中重复造影。当不确定有无脊髓动脉供血时，可用异戊巴比妥钠或利多卡因团注试验，甚至进行躯体感觉诱发电位监测，也有常规做上述试验或检测者，但由于这些试验和检测的可信度尚难以断定，多数学者一般并不做这些监测，关键还是在造影上仔细辨别。化疗灌注时，化疗药应稀释并缓慢推注，以免化学毒性造成脊髓损伤。

发现任何提示脊髓功能障碍的先兆包括感觉异常或肌肉痉挛时，应立即将导管从插管的血管中拔出。出现脊髓损伤症状时应咨询神经科医师。针对脊髓损伤，目前治疗的手段有限，高剂量的激素可考虑，严重肌肉痉挛时可静脉使用地西泮。

二、其他不良反应及处理

椎动脉闭塞试验阳性患者，可感到一侧头部剧烈疼痛，一般 24 小时后自行缓解。少数胸椎肿瘤患者栓塞后数小时内可出现上腹饱胀，呼吸、心跳加快，可能与椎旁神经节受压刺激有关，静脉使用地塞米松后可缓解，但应排除胸腹部脏器的误栓。部分患者栓塞后脊髓压迫症状有所缓解，但另一部分会有所加重，另外还有胸腹壁疼痛、盆腔酸痛难忍等，使用地塞米松后均有不同程度的缓解。

（董伟华　王静）

【参考文献】

[1] Sybert D R, Steffee A D, Keppler L, et al. Seven-year follow-up of vertebral excision and reconstruction for malignant hemangioendothelioma of bone [J]. Spine, 1995, 20(7): 841-844.

[2] Wang F A, He S C, Xiao E H, et al. Sequential transarterial embolization followed by percutaneous vertebroplasty is safe and effective in pain management in vertebral metastases [J]. Pain Physic, 2016, 19(4): E559-E567.

[3] Facchini G, Di Tullio P, Battaglia M, et al. Palliative embolization for metastases of the spine [J]. Eur J Orthop Surg Traumatol, 2016, 26(3): 247-252.

[4] Tang B, Ji T, Tang X, et al. Risk factors for major complications in surgery for hypervascular spinal tumors: an analysis of 120 cases with adjuvant preoperative embolization [J]. Eur Spine J, 2015, 24(10): 2201-2208.

[5] Oppermann J, Bredow J, Siewe J, et al.

Hypervascular cervical spine metastases: embolization by direct injection of Onyx-18 [J]. Eur Spine J, 2015, 24 (Suppl 4): S580-S584.

[6] Shi H B, Suh D C, Lee H K, et al. Preoperative transarterial embolization of spinal tumor: embolization techniques and results [J]. Am J Neuroradiol, 1999, 20(10): 2009-2015.

[7] 王继芳, 卢世璧, 胡永成, 等.选择性动脉栓塞在胸、腰段脊柱肿瘤治疗中的应用 [J].中华外科杂志, 1999, 37（12）: 724-726.

[8] 倪才方, 杨惠林, 刘一之, 等.脊柱肿瘤术前动脉造影和栓塞的临床研究 [J]. 中国临床医学影像杂志, 2001, 12（1）: 40-42.

[9] Vetter S C, Strecker E P, Ackermann L W, et al. Preoperative embolization of cervical spine tumors [J]. Cardiovasc Intervent Radiol, 1997, 20(5): 343-347.

[10] Chiras J, Cognard C, Rose M, et al.

Percutaneous injection of an alcoholic embolizing emulsion as an alternative preoperative embolization for spine tumor [J]. Am J Neuroradiol, 1993, 14(5): 1113-1117.

[11] Cotton A, Deramond H, Cortet B, et al. Preoperative percutaneous injection of methyl methacrylate and N-butyl cyanoacrylate in vertebral hemangiomas [J]. Am J Neuroradiol, 1996, 17(1): 137-142.

[12] 陈晓明, 罗鹏飞, 胡景矜, 等.经导管动脉栓塞在脊柱肿瘤手术切除前的应用 [J].实用放射学杂志, 1995, 11（8）: 459-461.

[13] 刑冲冲, 张金山, 崔志鹏, 等.脊柱、骨盆肿瘤术前栓塞对减少术中出血的意义 [J].中华放射学杂志, 1996, 30（4）: 237-240.

[14] 董伟华, 欧阳强, 肖建如, 等.脊柱肿瘤的术前造影及栓塞的临床意义 [J].第二军医大学学报, 2002, 23（12）: 1389-1390.

[15] Trystram D, Aymard A, Godon H S, et al.

Preoperative devascularization of a vertebral metastasis with a spinal artery at the same level [J]. J Radiol, 2000, 81(3): 250-253.

[16] Ide C, Ganbi A, Rimmelin A, et al. Vertebral haemangiomas with spinal cord compression: the place of preoperative percutaneous vertebroplasty with methyl methacrylate [J]. Neuroradiology, 1996, 38(6): 585-589.

[17] Kuether T A, Nesbit G M, Barnwell S L. Embolization as treatment for spinal cord compression from renal cell carcinoma: case report [J]. Neurosurgery, 1996, 39(6): 1260-1263.

[18] Lum C, Terbrugge K G. Intervention in vascular lesions of the vertebrae [J]. Semin Intervent Radiol, 2002, 19(3): 245-256.

[19] Gangi A, Guth S, Imbert J P, et al. Percutaneous vertebroplasty: indications, techniques, and results [J]. Semin Intervent Radiol, 2002, 19(3): 265-270.

[20] Denardo A. Percutaneous vertobroplasty [J]. Semin Intervent Radiol, 2002, 19(3): 271-277.

第11章
脊柱恶性肿瘤的内科治疗
Medical Management of Malignant Spinal Tumors

第1节 脊柱恶性肿瘤内科治疗原则

一、脊柱恶性肿瘤内科治疗总论

除浆细胞性骨髓瘤、恶性淋巴瘤等好发于脊柱但以内科治疗为主的肿瘤外，手术治疗仍是绝大多数脊柱原发恶性肿瘤的主要治疗方式。脊柱转移性肿瘤强调多学科综合治疗模式（图11-1），其中内科治疗是脊柱恶性肿瘤综合治疗的重要组成部分，主要包括化学治疗（化疗）、内分泌治疗、分子靶向治疗和生物治疗等手段。

（一）化学治疗

化疗目前仍是恶性肿瘤最重要的内科治疗手段，可分为新辅助化疗、辅助化疗、姑息性化疗，给药途径分为口服化疗、静脉化疗、动脉栓塞灌注化疗等。

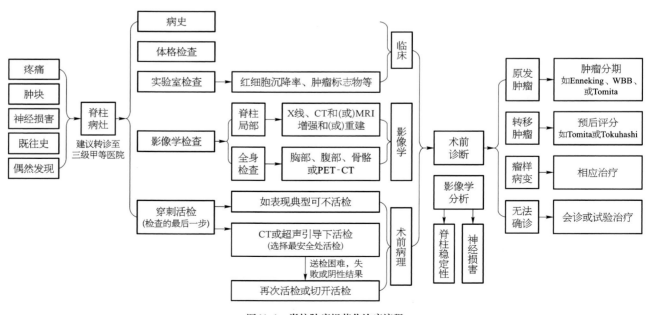

图11-1 脊柱肿瘤规范化诊疗流程

154

1. 新辅助化疗　又称诱导化疗，是指手术或放疗前进行的化疗，主要包括静脉化疗和动脉灌注化疗，可以单药也可以联合化疗。主要优点：① 杀灭血液循环中可能存在的微小转移灶，减少术后远处转移的概率；② 测定肿瘤细胞坏死率，了解其对化疗的敏感性，为术后化疗方案的选择提供依据；③ 缩小局部病灶，降低肿瘤负荷，提高肿瘤完整手术切除率。

能够一期完整手术切除的脊柱恶性肿瘤不常规推荐新辅助化疗，但对于预计一期手术切除困难或无法获得 R_0 切除，且对放、化疗敏感的肿瘤，如骨肉瘤、Ewing 肉瘤/原始神经外胚层肿瘤、未分化多形性肉瘤等，推荐新辅助化疗（全身化疗 ± 动脉栓塞灌注化疗）± 局部放疗。对于病理高级别、早期容易远处转移、术后局部复发肿瘤患者，无论是否能够一期完整手术切除肿瘤，均推荐术前全身化疗，以降低术后肿瘤复发和远处转移率。

2. 辅助化疗　是指手术或放疗后进行的化疗，主要是静脉化疗，也有口服化疗，可以单药也可以联合化疗。辅助化疗具有消灭亚临床病灶、减少或推迟局部复发和远处转移、提高生存率和延长总生存期的作用。对于病理高级别、肿瘤负荷大、年龄 < 35 岁、容易远处转移、对化疗较为敏感的肿瘤，如骨肉瘤、Ewing 肉瘤/原始神经外胚层肿瘤、未分化多形性肉瘤、去分化软骨肉瘤等，推荐术后辅助化疗。手术无法达到安全外科边界或者 R_0 切除者，建议再次手术争取广泛切除，如果无法再次手术或患者拒绝手术，推荐术后放疗 ± 化疗。局部复发或转移瘤手术切除后建议术后辅助放、化疗。

3. 根治性化疗　指可以通过细胞毒药物治愈恶性肿瘤的治疗。能够通过化疗根治的主要是化疗敏感型肿瘤，如急性淋巴细胞白血病、恶性淋巴瘤、恶性葡萄胎、绒毛膜癌、睾丸精原细胞瘤等。一般包括诱导缓解、强化治疗和巩固治疗三个阶段。此类肿瘤侵犯脊柱或出现脊柱骨转移，化疗是主要根治手段，必要时合用局部放疗。

4. 姑息性化疗　对于不可切除的局部晚期或转移性脊柱恶性肿瘤，积极有效的姑息性化疗有利于减轻症状、延长生存期和提高生活质量。姑息化疗需要充分权衡利弊，对于年老体衰、一般状况欠佳、多线化疗失败、已经证明很难从化疗中获益、预计生存期 < 3 个月的患者，不推荐继续化疗，否则无法体现姑息舒缓治疗的目的，不仅无法延长生存期，还可能进一步增加患者痛苦，降低生活质量，甚至缩短生存期。

（二）内分泌治疗

某些恶性肿瘤的发生、发展与一种或数种激素有一定的依赖关系，被称为激素依赖性肿瘤，其多为内分泌器官肿瘤，如卵巢癌、甲状腺癌等；或为激素靶器官肿瘤，如乳腺癌、子宫内膜癌、前列腺癌等。内分泌治疗的原理就是通过各种方法阻断激素对肿瘤的作用，使激素依赖性肿瘤的生长逐渐被抑制直至死亡。其中，对乳腺癌、前列腺癌、甲状腺癌的疗效较好，对子宫内膜癌、卵巢癌有一定的疗效。

内分泌治疗的主要手段可分为以下四大类。

1. 消除激素治疗　以往多通过手术、放疗手段切除或破坏卵巢、睾丸、肾上腺、脑垂体等减少性激素产生，达到治疗乳腺癌、前列腺癌的目的。近年来随着芳香化酶抑制剂、促性腺激素释放激素类似物等新药的相继问世，药物性肾上腺切除、药物去势等可逆性治疗逐步取代了手术、放疗等不可逆性破坏治疗在内分泌治疗中的地位。

2. 激素竞争治疗　将结构与激素相同或相似的外源性药物与激素竞争肿瘤细胞上相应受体，使激素无法与受体结合发挥相应的作用，抑制肿瘤的生长。他莫昔芬（三苯氧胺）、托瑞米芬治疗乳腺癌，氟他胺、比卡鲁胺治疗前列腺癌均属于此类治疗。

3. 抗激素治疗　外源性给予与肿瘤生长依赖激素相拮抗的其他激素，达到抑制肿瘤生长的目的。雄激素治疗乳腺癌，雌激素治疗前列腺癌均属于此类治疗。

4. 反馈抑制激素治疗　给予大剂量与目标激素相同的外源性激素，使肿瘤细胞的受体达到饱和状态，并通过人体内分泌系统的反馈性抑制机制，减少目标激素的产生。雌激素、孕激素治疗乳腺癌，雄激素、孕激素治疗前列腺癌，甲状腺素治疗甲状腺癌等均属于此类。

内分泌治疗一般不与化疗同时使用，但可以与放疗、分子靶向治疗等合用，用药方便，适合长期、居家治疗，不良反应较化疗轻，患者耐受性好，在肿瘤的新辅助治疗、辅助治疗、姑息治疗中发挥重要作用。此外，激素在缓解疼痛、改善食欲、减轻放疗与化疗不良反应、纠正恶病质、提高生活质量等方面均有一定的效果，成为肿瘤内科治疗重要的手段之一。

（三）生物治疗

肿瘤的生物治疗是通过生物制剂调动肿瘤患者自身防御机制，激发机体自身的免疫保护作用，增强免疫系统的能力，从而达到抑制或阻止肿瘤生长、转移和复发目的的一种治疗方法，对手术或放、化疗后的患者能消除残留的微小转移灶，防止肿瘤复发，提高机体免疫力。其主要抗肿瘤机制包括：① 增强宿主的防御机制效应，使荷瘤宿主的免疫抑制得以改善，从而提高对肿瘤的免疫应答能力；② 给予天然或基因重组的生物活性物质，以增强宿主的防御机制；③ 修饰肿瘤细胞，诱导强烈的宿主反应；④ 促进肿瘤细胞的分化、成熟，使之正常化；⑤ 减轻放疗、化疗的不良反应，增强宿主的耐受力。

淋巴因子/细胞因子技术、免疫细胞继承性输注技术、单克隆抗体及其偶联物技术、肿瘤疫苗技术和基因治疗技术是五大生物治疗技术。因此，广义的现代肿瘤生物治疗主要包括体细胞与细胞因子治疗、分子靶向治疗、肿瘤疫苗治疗、生物导向治疗、基因治疗和生物化疗等内容，目前已成为继手术、放疗、化疗之后恶性肿瘤的第四大治疗手段。

当前，临床上狭义的肿瘤生物治疗一般是指免疫治疗，开展最广泛、疗效最确切的是非特异性主动免疫治疗，主要包括免疫刺激剂、细胞因子治疗和过继免疫治疗（表11-1）。细胞因子治疗目前仍然是临床上使用最广泛的生物治疗，主要用于肾癌、恶性黑色素瘤、慢性粒细胞白血病、低度恶性非霍奇金淋巴瘤、多发性骨髓瘤等恶性肿瘤，以及癌性体腔积液的治疗。现已有50余种细胞因子被分离出来，被美国食品药品管理局（FDA）批准用于临床的有7种（表11-2）。

表 11-1　免疫治疗方法的分类

免疫方法	被动免疫	主动免疫
非特异性	LAK 细胞 激活的巨噬细胞	细胞因子 化学刺激剂 生物刺激剂 化疗药物
特异性	异体免疫抗血清 单抗及其交联物 T 淋巴细胞（自体、异体、异种） 同种骨髓移植 致敏淋巴细胞提取物	灭活的肿瘤疫苗 人肿瘤异基因杂合体 肿瘤抗独特型单抗

在肿瘤细胞因子治疗方法中，干扰素（IFN）是应用最早、最多、最广，疗效最为肯定的一种细胞因子类群。IFN-α是第一个用于临床的重组基因细胞因子，1986年被美国FDA正式批准用于临床。IFN-α临床疗效最突出的是治疗毛细胞白血病，有效率高达80%～90%，迄今尚未发现比IFN治疗效果更好的药物，其对不适宜骨髓移植的慢性粒细胞白血病也是最有效的药物。目前临床上也常用于肾癌、恶性黑色素瘤、Kaposi肉瘤、低度恶性非霍奇金淋巴瘤和多发性骨髓瘤的治疗。IFN治疗的不良反应主要有流

表 11-2　FDA 批准临床使用的细胞因子

细胞因子	适应证
干扰素-α（interferon-α，IFN-α）	毛细胞白血病、慢性粒细胞白血病、Kaposi 肉瘤、低度恶性非霍奇金淋巴瘤、皮肤 T 细胞淋巴瘤、恶性黑色素瘤、肾癌、尖锐湿疣、慢性乙型肝炎和丙型肝炎
干扰素-β（interferon-β，IFN-β）	多发性硬化症
干扰素-γ（interferon-γ，IFN-γ）	慢性肉芽肿性疾病
白细胞介素-2（interleukin-2，IL-2）	转移性肾细胞癌和恶性黑色素瘤
粒细胞集落刺激因子（granulocyte colony stimulating factor，G-CSF）	中性粒细胞减少、非骨髓性恶性疾病
粒细胞-巨噬细胞集落刺激因子（granulocyte-Macrophage colony stimulating factor，GM-CSF）	淋巴瘤、急性淋巴细胞白血病、骨髓移植
促红细胞生成素（erythropoietin，EPO）	贫血

感样症状、皮疹、胃肠道反应、肝功能异常、神经症状、慢性疲劳和高剂量依赖性等。

IL-2 是另一个临床上应用较广泛的细胞因子，由淋巴细胞、巨噬细胞等产生，刺激 T、B 淋巴细胞及免疫效应细胞的增殖、分化的淋巴因子，具有多种生物学活性，在免疫调节中起重要作用。IL-2 单独或与被动过继免疫治疗联合应用治疗肾细胞癌和恶性黑色素瘤效果较好，有效率为 20% 左右，其中高剂量 IL-2 治疗晚期肾癌（透明细胞为主型）比低剂量有更好的缓解率，部分患者甚至可以达到完全缓解。这是文献报道的唯一可使肿瘤达到持续消退的药物。尽管高剂量 IL-2 治疗晚期肾癌的疗效优于低剂量，但在恶性黑色素瘤和其他肿瘤治疗中未观察到此类现象。因此，不必盲目追求高剂量 IL-2 进行生物治疗，因为随着用药剂量的逐步增大，寒战、发热、血液学毒性、胃肠道反应、肝肾毒性、心肺毒性及神经毒性等不良反应发生率会明显升高，用药风险显著增加。值得一提的是，IL-2 无论是高剂量分次给药还是持续给药，都可能出现毛细血管渗漏综合征（capillary leak syndrome, CLS）并继发水、钠潴留，导致胸腹腔积液、睾丸鞘膜积液、全身水肿、体重增加；同时有效循环血量明显减少，加上全身血管阻力下降，以致血压下降，冠状动脉灌流不足，心肌缺血、水肿，引起心脏、肾脏功能损害。毛细血管通透性增加、输液量过多，以及心功能不

全导致肺水肿或呼吸窘迫综合征，出现呼吸困难等不良反应。

由此可见，肿瘤生物治疗也并非适用于所有恶性肿瘤患者，主要禁忌证如下：① 妊娠或哺乳期妇女；② 器官移植后使用免疫抑制剂抗排斥反应的患者；③ 严重自身免疫性疾病患者；④ 存在不可控制的感染性疾病者；⑤ 对生物制剂过敏者；⑥ T 细胞淋巴瘤患者。

（四）分子靶向治疗

肿瘤分子靶向治疗是肿瘤生物治疗的有机组成部分，是指在肿瘤分子生物学基础上利用肿瘤组织或细胞所具有的特异性结构分子作为靶点，使用某些能与这些靶分子特异结合的抗体、配体等，达到直接治疗或导向治疗目的的一大类治疗手段。分子靶向治疗实际上属于病理生理治疗，也就是封闭肿瘤发展过程中的关键受体和纠正其病理过程。

相对于手术、放疗、化疗三大传统治疗手段，分子靶向治疗是肿瘤靶向治疗中特异性最强的一种，主要针对肿瘤细胞内某一个蛋白质分子、一个核苷酸片段或者一个基因产物进行治疗，具有很好的分子和细胞的选择性，能高效并选择性地杀伤肿瘤细胞，减少对正常组织的损伤。

分子靶向治疗的近期有效率有时并不突出，甚至低于化疗，但疾病控制率或临床获益率较高，无

疾病进展生存期和总生存期延长，不良反应小，而且使用灵活方便，特别是小分子酪氨酸激酶抑制剂使用时一般无需住院，可在家长期口服治疗，患者因而生活质量更高，节约了大量医疗资源（表11-3）。

分子靶向治疗的不良反应种类较多，全身各系统都可能涉及，不少反应无法预料且原因不明，尚缺乏有效的防治措施，但一般均为轻到中度，患者耐受性较好，通过减量、暂时停药或进行对症治疗后不良反应一般均可以不同程度好转，不影响继续用药。

表 11-3　酪氨酸激酶抑制剂和单克隆抗体的特点比较

酪氨酸激酶抑制剂（TKI）	单克隆抗体（McAb）
低选择性（一般可拮抗多种受体）	高选择性、特异性强（与受体结合）
口服	静脉注射
常单独使用	常与化、放疗合用
半衰期短（每天应用）	半衰期长
肿瘤穿透力强	肿瘤穿透力差
不下调受体水平	下调受体水平
不介导免疫反应	介导免疫水平（ADCC/CDC）
不良反应：腹泻、皮疹	不良反应：过敏、人抗嵌合抗体（HACA）

二、脊柱恶性肿瘤内科治疗各论

（一）脊柱原发恶性肿瘤

目前针对脊柱原发恶性肿瘤是以外科手术为主的多学科综合治疗模式，根据不同肿瘤类型选择不同的治疗模式，强调规范化与个体化治疗相结合，切忌千人一面，完全忽视患者具体情况照抄照搬国内外相关共识与指南进行治疗。

1. 骨肉瘤　脊柱骨肉瘤综合治疗的基本模式如下。

（1）低级别骨肉瘤先行广泛切除术，术后病理提示高级别者选择化疗。

（2）骨膜骨肉瘤推荐术前化疗，之后行广泛切除术，术后病理提示高级别者继续化疗。

（3）高级别骨肉瘤强烈推荐术前化疗：① 化疗后经评估无法手术切除者选择放、化疗；② 能够广泛切除者中，切缘阳性、化疗反应佳者推荐化疗和局部治疗（手术切除 ± 放疗），切缘阳性、化疗反应不佳者推荐局部治疗（手术切除 ± 放疗）并调整化疗方案；切缘阴性、化疗反应佳者继续化疗；切缘阴性、化疗反应不佳者需要调整化疗方案。

（4）初诊时已出现远处转移者：肺、其他内脏和骨转移灶尽量手术切除，联合全身化疗；无法手术切除者以化疗、放疗或其他局部治疗为主。

（5）术后复发者：尽量采取化疗 ± 手术切除，对于再次出现复发或疾病进展者，尽量选择再次手术，或参加临床试验，或接受钐-153核素治疗，或姑息性放疗，或最佳支持治疗。

2. Ewing 肉瘤家族肿瘤　Ewing肉瘤对放、化疗敏感，手术前后全身多周期化疗是最基本和最重要的治疗，一半以上的孤立性脊柱Ewing肉瘤通过全身化疗为主的多学科治疗模式可以取得治愈。单独应用放疗的肿瘤局部控制率为55% ～ 90%，骨外Ewing肉瘤和脊柱原始神经外胚层肿瘤预后略差。

脊柱Ewing肉瘤的综合治疗的基本模式如下：

（1）术前至少12周联合化疗。

（2）初治有反应、稳定/改善者：① 广泛切除后切缘阳性者，术后继续化疗序贯放疗或放、化疗；切缘阴性者，术后继续化疗。② 放疗+化疗。③ 部分经选择的患者采取截肢术。

（3）初治后进展者：为了提高局部控制率或姑息治疗的目的，可以采取放疗 ± 原发肿瘤手术。

3. 未分化多形性肉瘤 高级别未分化多形性肉瘤综合治疗模式和一、二线化疗方案基本参照脊柱成骨肉瘤（表11-4）。

4. 软骨肉瘤 软骨肉瘤通常对放、化疗不敏感，手术切除是最主要的治疗手段。为了降低术后局部复发率，尽量做到全脊椎切除非常必要。传统软骨肉瘤并无标准化疗方案，高级别软骨肉瘤经广泛切除术后出现系统复发时推荐环磷酰胺（CTX）+西罗莫司（sirolimus）方案进行内科治疗；间叶性软

骨肉瘤的化疗方案参照Ewing肉瘤，去分化软骨肉瘤的化疗方案参照成骨肉瘤。

5. 恶性骨巨细胞瘤 局部病变首选手术切除，拒绝手术或无法切除的脊柱病变推荐血管栓塞术 ± 地诺单抗 ±IFN-α，或聚乙二醇干扰素 ± 放疗。初诊时已出现远处转移者，原发肿瘤和转移瘤可以手术者尽量选择手术切除，无法手术者推荐地诺单抗、IFN-α或聚乙二醇干扰素、放疗。

6. 脊索瘤 脊索瘤对放、化疗均不是很敏感，因此初次手术做到切缘阴性的整块切除/全脊椎切除术对降低术后局部复发率显得至关重要，这也是目前实现肿瘤局部和全身长期控制的唯一有效方法。

表 11-4 脊柱原发性骨肿瘤化疗药物与方案

病理类型	一线化疗	二线化疗
成骨肉瘤（OS）去分化软骨肉瘤（DD-CS）未分化多行性肉瘤（UPS）	AP（ADM 75 mg/m², 第1天+DDP 75 mg/m², 3周1次）	GT（GEM 675 mg/m², 第1、8天+ TXT 75～100 mg/m², 第8天, 3周1次）
	MAP（HD-MTX 8～10 g/m², 第1天+ADM 60 mg/m², 第1天+DDP 75 mg/m², 3周1次）	CTX 250 mg/m², 第1～5天+VP-16 100 mg/m², 第1～4天, 3周1次
	MAIP（ADM 60 mg/m², 第1天+DDP 75 mg/m²+IFO 1.8 g/m², 第1～4天+HD-MTX 8～10 g/m², 第1天, 3周1次）	CTX 250 mg/m², 第1～5天+TPT 0.75 mg/m², 第1～5天
	IEP（IFO 1.8 g/m², 第1～4天+EPI 80 mg/m², 第1天+DDP 75 mg/m², 3周1次）	GEM 1 g/m², 第1、8、15天, 4周1次
		IE（IFO 1.8 g/m², 第1～4天+VP-16 100 mg/m², 第1～4天, 3周1次）
		ICE（IFO 1.8 g/m², 第1～4天+VP-16 100 mg/m², 第1～4天+CBP 400 mg/m², 第1天, 3周1次）
		IEM（HD-MTX 8～10 g/m², 第1天+IFO 1.8 g/m², 第1～4天+VP-16 100 mg/m², 第1～4天, 3周1次）
Ewing肉瘤/原始神经外胚层瘤（EWS/ PNET）间叶性软骨肉瘤（M-CS）	VAC/IE（VCR 1.5 mg/m²+ADM 30 mg/m², 第1～2天+CTX 250 mg/m², 第1～5天, 3周1次/IFO 1.8 g/m², 第1～4天+VP-16 100 mg/m², 第1～4天, 3周1次）	CTX 250 mg/m², 第1～5天+TPT 0.75 mg/m², 第1～5天
	VAI（VCR 1.5 mg/m²+ADM 30 mg/m², 第1～2天+IFO 1.8 g/m², 第1～4天, 3周1次）	CPT-11 10～20 mg/m², 第1～5、8～12 ± TMZ 100 mg/m², 第1～5天, 4周1次
	VIDE（VCR 1.5 mg/m²+IFO 1.8 g/m², 第1～4天+ADM 30 mg/m², 第1～2天+VP-16 100 mg/m², 第1～4天, 3周1次）	IE（IFO 1.8g/m², 第1～4天+VP-16 100 mg/m², 第1～4天, 3周1次）
Ewing肉瘤/原始神经外胚层瘤（EWS/ PNET）间叶性软骨肉瘤（M-CS）	VIDE（VCR 1.5 mg/m²+IFO 1.8 g/m², 第1～4天+ADM 30 mg/m², 第1～2天+VP-16 100 mg/m², 第1～4天, 3周1次）	ICE（IFO 1.8g/m², 第1～4天+VP-16 100 mg/m², 第1～4天+CBP 400 mg/m², 第1天, 3周1次）
		GT（GEM 675 mg/m², 第1、8天+ TXT 75～100 mg/m², 第8天, 3周1次）

注：ADM，多柔比星；DDP，顺铂；GEM，吉西他滨；TXT，紫杉特尔；HD-MTX，大剂量甲氨蝶呤；CTX，环磷酰胺；VP-16，依托泊苷；IFO，异环磷酰胺；TPT，拓扑替康；EPI，表柔比星；CBP，卡铂；VCR，长春新碱；CPT-11，伊立替康；TMZ，替莫唑胺。

但是，由于脊索瘤进展比较缓慢，就诊时瘤体通常较大，且多位于上颈椎或骶尾椎区域，常常难以做到整块切除，而只能行病灶内切除术。因此，此类患者需要通过多学科综合治疗以降低局部复发和远处转移率。

骶尾部和活动性节段的脊柱脊索瘤推荐广泛切除术，对无法广泛切除、切缘阳性和间室外大肿瘤推荐术后放疗。术后局部复发推荐再次手术切除±放疗±系统治疗，系统复发推荐系统治疗±手术切除±放疗±最佳支持治疗。脊索瘤的系统治疗推荐：① 伊马替尼（imatinib）；② 伊马替尼+顺铂（DDP）或西罗莫司；③ 厄洛替尼（erlotinib）；④ 舒尼替尼（sunitinib）；⑤ 拉帕替尼（lapatinib）［EGFR（＋）者］；⑥ 阿帕替尼（apatinib）。

（二）脊柱血液源性肿瘤

1. 骨髓瘤　脊柱骨髓瘤主要分为多发性骨髓瘤（multiple myeloma, MM）及骨孤立性浆细胞瘤（solitary bone plasmacytoma, SBP），两者的治疗流程见图11-2、图11-3。

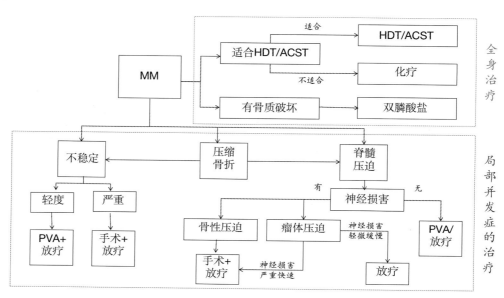

图11-2　**脊柱多发骨髓瘤（MM）治疗流程图**

HDT，大剂量药物治疗；ACST，自体干细胞移植；PVA，经皮椎体强化术

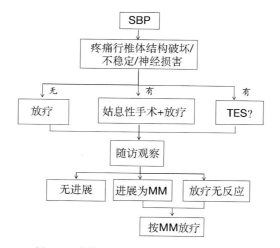

图11-3　**脊柱孤立骨髓瘤（SBP）治疗流程图**

2. 淋巴瘤 骨原发淋巴瘤（primary lymphoma of bone, PLB）指淋巴细胞在骨组织内恶性克隆增殖，伴或不伴骨皮质受侵袭、软组织内扩展，相关区域淋巴结或远处淋巴转移，内脏组织受累，占淋巴瘤的2%，占骨原发肿瘤发病率3%～7%。2/3患者病理类型为弥漫大B细胞淋巴瘤，关节区发病为主（高达20%）。具体治疗内容见"恶性淋巴瘤"部分。

（三）脊柱转移性肿瘤

10%～40%的恶性肿瘤患者会发生脊柱转移，其中10%～20%可产生脊髓压迫症。脊柱转移性肿瘤可有转移部位疼痛、神经损害、病理性骨折及进行性脊柱畸形，需要积极治疗以延长患者生存期和改善患者的生存质量。

1. 治疗目标 恶性肿瘤骨转移总体治疗策略是一种以缓解症状，积极防治骨痛、高钙血症、病理性骨折和急性脊髓压迫症等骨相关事件（skeletal related events, SRE），提高患者生活质量，尽量延长总生存期为主要目标的姑息治疗。是否将控制肿瘤进展、延长生存期作为治疗目标，需视病情而定。

对于预期抗肿瘤治疗有效的患者，需要根据病情进行合理的抗肿瘤治疗。

2. 治疗方法 骨转移姑息性治疗方案制定的基本原则：明确治疗目标，个体化综合治疗，动态评估病情，及时调整治疗方案。骨转移瘤主要的内科治疗方法有：药物镇痛、双膦酸盐类药物或地诺单抗治疗、化学治疗、生物治疗、内分泌治疗及分子靶向治疗等；其他方法有：手术治疗、放射治疗、核素治疗、椎体成形术、血管介入治疗、射频消融术、对症支持与康复治疗等。缓解恶性肿瘤骨转移病变所导致的症状和并发症、改善生活质量及控制肿瘤病情进展，常常需要接受多学科综合治疗（图11-4）。

（1）药物镇痛：骨痛是恶性肿瘤骨转移最常见的症状，严重影响患者生活质量和对抗肿瘤治疗的依从性。尽管最佳的治疗癌痛的方法是有效的多学科抗肿瘤治疗，但药物镇痛仍是最基本、最快速、最便捷的癌痛治疗方法。目前临床上主要还是遵循世界卫生组织制定的三阶梯癌痛治疗原则。

（2）双膦酸盐类药物或地诺单抗：双膦酸盐

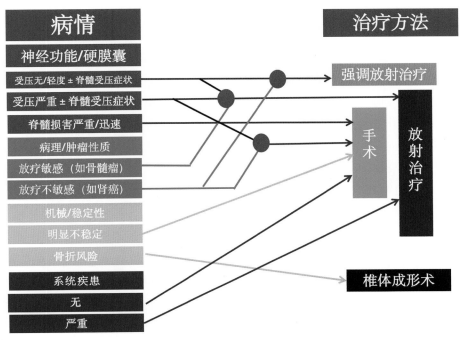

图11-4 脊柱转移瘤诊疗模式

（bisphosphonates）是一种稳定的焦膦酸盐类似物，可促进成骨细胞分泌骨保护素，并抑制破骨细胞聚集，影响破骨细胞的形成和活化，从而抑制骨吸收，目前是国际上防治骨质疏松、控制恶性肿瘤骨转移引起的高钙血症、骨痛和变形性骨炎的首选药物。地诺单抗（denosumab）是一种人源化的 RANKL 单克隆抗体，可阻断破骨细胞成熟，能使骨破坏和骨生成之间的比例趋向于平衡。双膦酸盐类药物或地诺单抗有助于延缓骨相关事件的发生，有助于改善骨痛等症状，提高生活质量，是所有多发性骨髓瘤和骨转移瘤患者必须接受的基础治疗。双膦酸盐可减少骨转移发生率，并改善绝经后女性乳腺癌患者的生存质量，但不改善绝经前女性患者的预后。地诺单抗可延缓雄激素抵抗型前列腺癌患者骨转移的发生。从骨转移瘤诊断明确即开始用药，可以持续使用 2 年以上直至患者无法耐受或一般状况显著下降，对于其治疗最佳持续时间目前还没有形成一致意见。肾功能不全者需要根据肌酐清除率调整药物剂量，严重肾功能减退和低钙血症患者禁用此类药物，有过齿科手术和颌面部放疗史的长期用药患者需要密切监测和防治下颌骨坏死。长期使用此类药物的患者需要定期监测血钙水平，常规补充钙剂和骨化三醇。

（3）化学治疗：恶性肿瘤出现骨转移已属于晚期肿瘤，以全身治疗为主，而化疗仍是目前最重要的全身治疗手段，根据原发肿瘤的病理类型选择脊柱骨转移瘤的化疗方案。化疗敏感型肿瘤、快速进展期肿瘤、内分泌等其他内科治疗手段失败的肿瘤患者适合选择化疗，化疗能够较为迅速地控制疾病进展；病情稳定后可改为内分泌治疗、生物治疗或分子靶向治疗，以继续巩固治疗。

（4）生物治疗：生物治疗是肾癌、恶性黑色素瘤、多发性骨髓瘤、恶性淋巴瘤等恶性肿瘤脊柱骨转移多学科综合治疗的重要组成部分，可以单独使用也可以联合放、化疗和分子靶向治疗。

（5）内分泌治疗：内分泌治疗则是激素受体阳性乳腺癌、前列腺癌、子宫内膜癌和甲状腺癌等恶性肿瘤脊柱骨转移多学科综合治疗的重要组成部分，一般单独使用，不与化疗联合，但可以与分子靶向治疗联合使用。

（6）分子靶向治疗：根据脊柱骨转移瘤的原发肿瘤类型选择分子靶向药物，可以单独使用，也可以与放、化疗及内分泌治疗联合使用，以期进一步提高疗效，延长总生存期。

（四）并发症的内科治疗

1. 恶性肿瘤骨转移相关性急性脊髓压迫综合征　对于化疗敏感的恶性肿瘤，如恶性淋巴瘤、睾丸精原细胞瘤、胚胎型横纹肌肉瘤、Ewing 肉瘤、乳腺癌等继发的脊椎转移，一旦出现急性脊髓压迫症，可优先采取化疗，辅以大剂量脱水、糖皮质激素、药物止痛等措施，具有治疗时间短、起效快的特点，能较快缓解骨痛、减轻脊髓压迫程度，为后续局部治疗如椎板减压术或椎体切除术、放疗等争取时间。

2. 恶性肿瘤骨转移相关性高钙血症　当骨骼中动员出的钙水平超过肾排泄阈值，即血清钙 > 2.7 mmol/L（11 mg/dl）时称为高钙血症，血清钙 > 3.25 mmol/L（13 mg/dl）时称为显著高血钙，血清钙 > 4.0 mmol/L（16 mg/dl）时称为高血钙危象。

肿瘤性因素导致的高钙血症最多见于多发性骨髓瘤，约占 60%，其次是肺癌、乳腺癌、肾癌、头颈部鳞癌、食管癌、甲状腺癌骨转移。临床上轻者有厌食、恶心、呕吐、便秘、疲乏、无力、口渴、多尿、腹痛等，重者有明显脱水、肾功能减退，出现淡漠、嗜睡、幻觉、精神错乱、惊厥、昏迷，还可出现心动过缓、心律失常，严重者危及生命。

抗肿瘤、降血钙、抑制骨吸收为高钙血症的主要治疗原则。各种治疗方法中补钠利尿，使用普卡霉素、降钙素及透析疗法作用快而持续时间短，适用于高血钙危象；双膦酸盐和硝酸镓持续时间较长，可用于慢性高钙血症；多药联合治疗严重高钙血症效果较好。若上述治疗无效或严重危及生命，尤其是高血钙危象时可采取腹膜或血液透析，宜用低钙透析液。

3. 恶性肿瘤相关性骨量流失/骨质疏松　几乎所有的恶性肿瘤都对骨骼有显著的负面影响，而且肿瘤本身是全身和局部骨量流失的主要风险因素，因此，肿瘤患者的骨量流失远远高于普通人群，但与肿瘤类型无关。

恶性肿瘤相关性骨量流失/骨质疏松主要包括恶性肿瘤骨转移相关性骨量流失/骨质疏松和抗肿瘤治疗相关性骨量流失/骨质疏松，是多因素相互作用的结果：① 肿瘤细胞的直接影响，如肿瘤邻近骨受侵、原发性或继发性骨肿瘤；② 抗肿瘤治疗，主要是放疗、化疗和内分泌治疗等。

大多数学者认为骨转移的形成及骨质破坏的发病机制是肿瘤细胞转移到骨释放可溶介质，激活破骨细胞与成骨细胞，破骨细胞释放的细胞因子又进一步促进肿瘤细胞分泌骨溶解介质，使骨质吸收增多、骨量丢失而出现骨质疏松。抗肿瘤治疗也与骨密度的变化密切相关，尽管化疗可能对骨的新陈代谢，特别是成骨作用产生直接影响，但是绝经前患者化疗后卵巢功能衰竭才可能是导致骨丢失的主要机制。化疗后患者会出现食欲减退、恶心、呕吐等胃肠道不良反应，导致钙、镁、蛋白质摄入不足导致骨量减少。部分化疗药物如甲氨蝶呤可以抑制蛋白质合成，长期使用容易导致骨代谢异常，骨量减少。化疗药物相关性肝功能损伤导致维生素 D 缺乏，从而引起骨量减少。肿瘤的内分泌治疗不可避免会出现性腺功能减退，使雌、雄激素缺乏，从而导致骨量减少、骨密度明显下降、骨质疏松风险明显增高。

恶性肿瘤骨转移相关性骨量流失/骨质疏松的治疗常需在局部治疗的同时，根据原发肿瘤采取相应的抗肿瘤治疗，以缓解疼痛、预防病理性骨折及局部病灶的发展，改善全身功能，减少痛苦，提高生存质量为治疗目的。所有接受内分泌治疗的女性乳腺癌和男性前列腺癌患者治疗前都应被告知抗肿瘤治疗可能导致骨量流失、骨质疏松和骨折的风险，需要定期监测骨密度，常规补充钙质、骨化三醇。双膦酸盐和地诺单抗可预防早期乳腺癌应用卵巢抑制或芳香化酶抑制剂，以及前列腺癌应用雄激素剥夺治疗引发的骨量丢失，降低骨质疏松和骨折的风险。因此，优化管理恶性肿瘤患者的骨骼健康非常重要，综合的骨骼管理计划必须成为所有肿瘤患者治疗计划中的一个重要组成部分。

第 2 节　原发性脊柱恶性肿瘤的化学治疗与分子靶向治疗

一、脊柱骨肿瘤的化疗与分子靶向治疗

随着新辅助化疗方案的发展，接近 3/4 的局限期骨肉瘤患者能被治愈，90% 的患者能保肢。局限期 Ewing 肉瘤患者 70% 能长期生存，部分转移性的骨肉瘤和 Ewing 肉瘤患者也能被治愈。所有原发恶性骨肿瘤患者的 5 年生存率为 66.6%。

应该特别强调的是，原发性骨肿瘤的诊治团队必需是一个由多学科组成的有丰富经验的专业团队，包括骨肿瘤外科、肿瘤内科、病理科、放射科等成员，否则会影响预后；而该类疾病发病率又相对较低，因此建议患者尽早到专业的骨肿瘤诊治医院或中心就诊。

（一）软骨肉瘤的内科治疗

1. 初治患者的内科治疗　广泛手术切除达阴性切缘是该类患者的最主要的治疗手段。化疗在该类型肿瘤中效果不理想，特别是对于普通型和去分化型两种亚型。Mitchell 及其同事报道采用多柔比星（ADM）联合 DDP 的方案行术后辅助化疗可以提高去分化软骨肉瘤患者的生存率。但是该结果并未得到其他研究的证实。Cesari 和其同事报道化疗可改善间叶性软骨肉瘤患者的生存状态，而来自德国的报道在年轻患者中证实了该研究结果。但目前仍缺乏前瞻性临床研究资料，因此化疗在软骨肉瘤中的地位尚不明确。目前对普通型软骨肉瘤 NCCN 尚无

可推荐的化疗方案。对于去分化软骨肉瘤，指南推荐根据骨肉瘤治疗方案治疗，对于间叶性软骨肉瘤，指南推荐根据Ewing肉瘤治疗（表11-4）。两者均为2B类的证据。

2. 复发患者的内科治疗 高级别系统性复发的患者，考虑手术切除和参加临床试验。在一项包含10例不可切除的复发性软骨肉瘤患者的回顾性研究中，伊维莫司（everolimus）联合CTX方案耐受性良好，取得了70%疾病控制率（10%患者有客观反应，60%患者疾病稳定）。因此，指南推荐该方案为适用于高级别系统性复发的软骨肉瘤患者。

（二）脊索瘤的内科治疗

1. 系统性治疗 广泛手术切除达阴性切缘是该类患者的最主要的治疗手段。脊索瘤对化疗敏感性欠佳，包含有潜在去分化成分的高级别去分化脊索瘤例外，该亚型脊索瘤按照NCCN软组织肉瘤指南治疗。一些信号转导通路包括PDGFR、EGFR、mTOR在脊索瘤的发病中起作用，从而发展起了靶向治疗。

在一项包含56例进展期脊索瘤的患者的Ⅱ期临床研究中，用伊马替尼治疗，取得了70%的疾病稳定率。按照RECIST标准临床获益率（CR+PR+SD大于6个月）达64%，中位疾病无进展生存期（progress free survival, PFS）达9个月。伊马替尼联合DDP或伊维莫司在先前用伊马替尼治疗过并产生耐药的部分进展期脊索瘤有效。

EGFR抑制剂如厄罗替尼和拉帕替尼也在先前用伊马替尼治疗过并产生耐药的进展期脊索瘤患者中证实有效。在一项包含18例先前用伊马替尼治疗过并产生耐药的局部进展期或转移性脊索瘤患者的Ⅱ期临床研究中，拉帕替尼取得了33%的部分缓解率和39%的疾病稳定率（按照RECIST标准）。PFS达6个月和9个月（分别根据Choi和RECIST标准）。

2. 复发患者的内科治疗 脊索瘤具有较高的局部复发率。局部复发者中达40%以上的患者出现远处转移，包括肺、骨、软组织、淋巴结、肝和皮肤的转移。对于颅底和脊椎局部复发的患者，Fagundes等报道行次全切除的患者2年总生存优于仅接受姑息治疗的患者（分别为63%和21%，P=0.001）。复发患者的治疗包括手术和（或）放疗和（或）系统治疗。系统治疗的选择指南推荐包括伊马替尼联合或不联合DDP或伊维莫司、厄洛替尼、舒尼替尼和拉帕替尼（病灶EGFR阳性患者）。

（三）Ewing肉瘤家族的内科治疗

1. 初治患者的内科治疗 Ewing肉瘤家族的治疗都应该包括初始治疗、局部治疗和术后辅助治疗。

初始治疗包括适当生长因子支持下的多药化疗，持续至少12周。对转移患者，根据化疗反应情况，可以延长初始化疗时间。VAC-IE交替方案是局限期患者的首选治疗方案，而VCR/DOX/CTX（VAC）方案是转移患者的首选方案。

初始治疗后应重新分期，包括局部病灶MRI和胸部检查、PET/CT或骨ECT。疾病如在初始化疗中达稳定或改善应给予局部治疗（广泛切除、精确放疗联合化疗或截肢术）。

辅助化疗推荐用药于所有行广泛切除和截肢术的患者。根据方案和剂量计划的不同，辅助化疗持续时间在28～49周。对于切缘阳性或手术边界接近的患者给予术后放疗联合化疗。

无论在美国还是欧洲，单中心或多中心临床试验均证实包括异环磷酰胺（IFO）和（或）CTX、依托泊苷（VP-16）、强力霉素（DOX）和（或）氮烯咪胺（DTIC）、长春新碱（VCR）的多药化疗对局限期Ewing肉瘤有效。新辅助化疗使肿瘤降期，获得了肿瘤完全切除的机会。术后辅助化疗在大部分患者中提高了PFS和总生存期（overall survival, OS）。IESS-Ⅰ和IESS-Ⅱ研究表明，在局限期患者中，放疗联合VACD［VCR、放线菌素D（ACTD）、CTX和ADM］方案辅助化疗疗效优于VAC（VCR、ACTD、CTX）方案，5年PFS分别为60%和24%（P < 0.001）。

在标准化疗的基础上加上IFO单药或联合VP-16已在初治非转移性Ewing肉瘤患者中得到评估。在儿童肿瘤组-儿童癌症组（POG-GCG）INT-0091

研究中，398 例非转移性 Ewing 肉瘤家族肿瘤患者被随机分为 VACD 组和 VACD–IE 交替组，共 17 个周期。5 年无事件生存（event free survival, EFS）在 VACD–IE 组 优 于 VACD 组，分 别 为 69% 和 54%，P=0.005。5 年 OS 也得到类似的结果，分别为 72% 和 61%，P=0.01。此外，5 年累计局部复发率在 VACD–IE 交替组为 11%，而 VACD 组为 30%。

在剂量强度方面，尽管在 VACD–IE 方案中烷化剂剂量的提高没有提高局限期患者的预后，但通过压缩化疗间隙期来提高化疗剂量强度的办法可以改善局限期患者的预后。在一项年龄小于 50 岁的局限期 Ewing 肉瘤患者的随机研究中（共 568 例），Womer 等报道每 2 周给予 VACD–IE 方案优于 3 周方案，并没有增加毒性。中位 5 年 EFS 分别为 73% 和 65%。

所有研究表明，在标准方案中加入 IFO 和（或）VP–16 并不能改善转移患者的预后。在 INT0091 研究中，包括 120 名转移患者，VACD–IE 方案和 VACD 方案无论在 EFS 和 OS 方面均无差异。5 年 EFS 均为 22%，5 年 OS 在 ACD–IE 方案组为 34%、在 VACD 方案组为 35%。

EICESS–92 研究回答了两个问题：在标危 Ewing 肉瘤（小局部肿瘤）中 CTX 和 IFO 是否等效；VP–16 加入已包含 IFO 的方案是否改善高危患者（诊断时大肿瘤或转移）的生存。标危患者随机分为 VAIA 组（VCR、ACTD、IFO、ADM，76 例）或 VACA 组（VCR、ACTD、CTX、ADM，79 例），3 年 EFS 分别为 73%（VACA 组）和 74%（VAIA 组），提示该研究中 CTX 和 IFO 等效。高危患者被随机分为 VAIA 组 和 EVAIA 组，3 年 EFS 两组（EVAIA 组：52%；VAIA 组：47%）无显著性差异。但亚组分析显示，EVAIA 方案在未转移患者中（P=0.18）较转移患者中（P=0.84）有更大的生存获益。

作为 EICESS–92 研究的随访研究，Euro-EWING99–R1 试验评估了 CTX 作为 IFO 的替代物联合 VCR、ACTD（VAV 方案组与 VAI 方案组）在 856 例 Ewing 肉瘤标危患者先前予 VIDE（VCR、IFO、ADM、VP–16）诱导治疗后的治疗效果。结果显示

VAC 方案不劣于 VAI 方案，但略微增加了事件（3 年 EFS 下降 2.8%）。在副作用方面，严重的血液学毒性在 VAC 组有轻微的增加，且肾小管功能损伤在 VAI 组更为明显。

2. 复发难治患者的内科治疗 指南推荐复发/难治性患者参加临床试验和化疗和（或）放疗。如属于较晚时间出现的复发，先前的有效方案仍可能有效。

30% ～ 40% 的患者会发生局部和（或）远处的复发，这部分患者预后很差。至第 1 次复发时间较长的患者预后相对较好。晚复发（距初次诊断大于 2 年）、仅有肺转移、局部复发但能行根治性手术、高强度的化疗是预后好的因素。而较早复发（距初次诊断小于 2 年），肺和（或）肺外转移，局部复发合并远处转移，初诊时乳酸脱氢酶水平升高，初发时转移是预后差的因素。

IFO 联合 VP–16、联合或不联合卡铂（CBP）在复发难治性肉瘤患者中的作用在临床试验中进行了评估。在一项 Ⅱ 期临床试验中，IFO 联合 VP–16 在儿童和青少年复发肉瘤患者中取得了较好的疗效，副作用可接受。在一项 Ⅰ/Ⅱ 期临床研究中，复发耐药肉瘤患者的总反应率为 51%，1 年、2 年总生存率分别为 49% 和 28%，化疗取得完全或部分缓解患者中总生存率明显提高。非 IFO 为基础的方案在复发难治性骨肿瘤患者中也有一定的疗效。多西他赛（DOC）联合吉西他滨（GEM）耐受性良好，在儿童和青少年难治性骨肿瘤患者中的客观反应率为 29%，中位维持时间为 4.8 个月。拓扑异构酶 Ⅰ 抑制剂［拓扑替康（TPT）和伊立替康（CPT–11）］联合 CTX 和替莫唑胺（TMZ）在难治性骨肿瘤中也取得了较好的疗效。在一项 54 例难治性 Ewing 肉瘤的研究中，CTX 联合 TPT 获得 44% 的反应率（完全反应率 35%，部分反应率 9%）。中位随访 23 个月，26% 的患者仍处于缓解状态。一项回顾性的研究分析表明，复发或进展性 Ewing 肉瘤使用 CPT–11 联合 TMZ 取得 63% 的总客观反应率。中位至进展时间（TTP）为 8.3 个月。首次缓解时间超过 2 年和诊断时处于局限期患者 TTP 好于首次缓解时间不到 2 年和诊断时

已发生转移的患者。VCR联合CPT-11和TMZ在复发难治性Ewing肉瘤中似乎有效且耐受性良好，总客观反应率达68.1%。

（四）骨巨细胞瘤的内科治疗

1. 系统性治疗　地诺单抗已被证明在无法切除或复发患者中有显著疗效。在一项开放性的Ⅱ期临床研究中（无法切除或复发患者，37例），地诺单抗诱导的肿瘤反应率（清除骨巨细胞大于90%或者影像学无进展达25周）为86%。Chawla等报道了一项开放性平行对照Ⅱ期研究的中期分析结果，该研究包括282例患者，分为3组：不可切除组（组1），可切除但可能导致严重手术并发症组（组2），曾经参加过地诺单抗临床试验组（组3）。表明地诺单抗与肿瘤反应有关，减少手术需要。中位随访13个月后，组1中96%的患者疾病无进展。组2患者随访9.2个月后，74%的患者不需要手术，接受手术的患者中62%的患者发生较少的病态。2013年6月，地诺单抗被FDA批准用于成人或骨成熟的年轻患者不可切除或虽可切除但可能产生严重并发症的骨巨细胞瘤患者，并于2019年在我国上市。近期一项Ⅱ期临床研究数据表明，系列的FDG-PET检查可以作为检测肿瘤对地诺单抗治疗反应的敏感性工具。

2. 局限期疾病的内科治疗　病灶内切除联合或不联合有效的辅助治疗对可切除肿瘤的初始治疗可以接受。系列的动脉栓塞治疗对肢体骨巨细胞瘤有效，尤其对骨皮质缺损较大或关节累及的肿瘤和骶骨肿瘤效果较好。一些个案报道了干扰素和长效干扰素在骨巨细胞瘤治疗中有效。

对于肿瘤切除可能产生不可接受的并发症的四肢肿瘤或不可切除的中轴骨肿瘤，指南推荐的初始治疗方法包括系列栓塞、地诺单抗、干扰素或长效干扰素。放疗因其可能增加恶性转化风险而用于不适于以上治疗方法的患者。初始治疗后，获得疾病稳定或改善的患者可以观察。对于经过以上治疗不完全康复的患者，如病灶转变为可切除，进行病灶内切除是推荐的。对于病灶仍不可切除的患者，指南推荐继续给予以上治疗直至病情进展。

3. 转移性疾病的内科治疗　对于转移灶可切除的患者，指南推荐原发灶肿瘤按照局限期疾病治疗。对可以切除的转移灶指南推荐行病灶内切除。对不可切除的转移灶，指南推荐可选择地诺单抗、干扰素或长效干扰素、观察和放疗。

（五）骨肉瘤的内科治疗

骨外骨肉瘤的治疗指南推荐按照软组织肉瘤治疗方案。

1. 影响预后的因素　肿瘤位置、大小、患者年龄、存在转移和转移位置、对化疗的组织学反应、手术方式和手术切缘是肢体和躯干骨肉瘤重要的预后因素。分析应用COSS组方案的1 702例躯干和肢体骨肉瘤患者发现，发病年龄、肿瘤位置、初发时转移与生存有关。在肢体骨肉瘤，除了这些变量，肿瘤大小及诊断时肿瘤是否位于肢体内也显著影响患者的预后。在多因素分析中，以上因素除了年龄均有意义，外科缓解和化疗后组织学反应是关键性预后因素。最近一项包含4 838例行前瞻性新辅助化疗骨肉瘤患者的Meta分析表明，女性与化疗坏死率高、较高的总生存有关，儿童预后好于青少年和成人。在近期的3项欧洲骨肉瘤协作组（EOI）随机对照临床试验中，Whelan等报道术前化疗组织反应率好、远端（非肱骨/股骨近端）、女性患者生存较好。然而，高体重指数（BMI）患者相对正常BMI患者总生存要低。

在初治转移的患者中，诊断时转移灶的数目和能否达到外科完全切除所有病灶是独立预后因素。患者有1至数个可切除的肺部结节，其预后接近无转移的患者。血清碱性磷酸酶（ALP）和乳酸脱氢酶（LDH）升高也被认为是预后因素。在1 421例的肢体骨肉瘤队列研究中，Bacci等报道，初治转移患者的血清LDH水平高于局限期未转移患者（36.6%与18.8%，$P < 0.001$）。5年无病生存期（disease free survival, DFS）和血清LDH水平有关（正常LDH患者为39.5%，高LDH水平患者为18.8%，$P < 0.001$）。在另一项包含789例肢体骨肉瘤的回顾性研究中，Bacci等报道血清ALP与DFS有关，5年DFS在血清

ALP高出正常4倍的患者为24%，而血清ALP低于此水平的为46%（$P < 0.001$）。但是在多因素分析中，这些指标同肿瘤体积、年龄和化疗组织反应率相比，未显示出预后意义。

2. 诊断检测　骨肉瘤同时存在局部和远处转移两个问题。起始检查应包括原发部位的MRI和（或）CT、肺部CT、PET-CT和（或）骨ECT。对检查怀疑有转移的位置，应行CT或MRI检查鉴别。此外，血清ALP和LDH在骨肉瘤患者经常升高，血清LDH水平升高尤其见于转移的患者。

3. 化疗　在手术基础上加入新辅助和辅助化疗改善了局限期患者的预后。早期临床试验化疗包含至少3种或3种以上的药物：ADM、DDP、博来霉素（BLM）、CTX或IFO、ACTD和大剂量甲氨蝶呤（HD-MTX）。接下来的临床试验证明，短而强的化疗方案：ADM联合DDP，联合或不联合HD-MTX和IFO取得较好的长期疗效，同多药方案疗效相仿。

在一项EOI开展的非转移性骨肉瘤随机临床试验中，ADM联合DDP的耐受性较多药方案好，而生存相仿。3年和5年总生存率分别为65%和55%。5年DFS在两组均为44%。在INT-0133研究中，比较3药方案（DDP、ADM和MTX）和4药方案（DDP、ADM、MTX和IFO）治疗非转移性可切除骨肉瘤，结果表明两种方案6年DFS相似（分别为63%和64%），6年总生存率相似（分别为74%和70%）。

化疗方案不包括ADM和DDP在局限期骨肉瘤中也进行了评估，旨在减少长期的心脏毒性和耳毒性。在一项联合DDP、IFO和表柔比星（EPI）治疗的非转移性肢体骨肉瘤的Ⅱ期临床研究中，证明该方案有效且耐受性良好。该研究中位随访64个月，5年DFS和OS分别为41.9%和48.2%。该研究显示肿瘤对化疗组织反应率较高，但遗憾的是较高的化疗组织反应率未转化为较高的DFS和OS。笔者分析其可能原因与入组患者肿瘤体积较大等因素有关。在另一项随机多中心研究中，IFO联合VP-16较包含大剂量MTX和ADM方案取得较高的组织反应率，分别为56%和39%，然而5年OS和5年DFS相似。

4. 局限期疾病的内科治疗　指南推荐对低级别骨肉瘤（中心和表面）主要行广泛切除。对骨膜骨肉瘤，化疗可考虑用于广泛切除前。尽管化疗（包括新辅助和辅助化疗）已经用于骨膜骨肉瘤，但目前仍缺乏化疗改善骨膜骨肉瘤的证据。欧洲肌肉-骨肿瘤协会复习了119例骨膜骨肉瘤患者情况，尽管新辅助化疗用于大多数患者，但是新辅助化疗不是一个预后因素。最近，Cesari和同事们也报道了类似结果，10年总生存率分别为86%（接受辅助化疗组）和83%（只接受手术组）（$P=0.73$）。而对于高级别局限期骨肉瘤大于25年的长期随访结果表明，无论是DFS还是OS，该类患者辅助化疗能显著获益。对于低级别骨肉瘤广泛切除后病理报告提示为高级别患者，指南推荐行术后辅助化疗（2B类证据）。

对高级别骨肉瘤，术前化疗为1类证据。选择部分年老的患者立即行广泛切除，可能有获益。广泛切除后，组织反应率好者（肿瘤区域活细胞数少于10%），术后仍继续术前一致化疗数个周期；组织反应率差者（肿瘤区域活细胞数大于10%），术后考虑换用不同于术前的化疗方案。然而这种策略仍未取得成功。可能是由于骨肉瘤的有效化疗药物太少。对手术切缘阳性患者，考虑外科重新切除联合或不联合放疗。一项包含119例头颈部骨肉瘤患者的研究表明，手术联合放疗与单纯手术比较，对外科切缘阳性或不确切者，提高了局部控制率和总生存率。

正在进行的欧洲和美国骨肉瘤研究（EURAMOS）组随机临床试验正在评估可切除骨肉瘤基于术前化疗组织反应率的治疗策略。如通过术前化疗肿瘤仍不可切除，考虑放疗或者辅助化疗。对部分不可切除或不可完全切除的患者，联合光子/质子或光子束放疗对局部控制有效。化疗应包括适当的生长因子的支持。

5. 诊断时即转移患者的内科治疗　10% ～20%患者诊断时即为转移患者。转移灶的数目及完全切除临床可见肿瘤是这部分患者的独立预后因素。单侧转移和较少的转移灶数目是诊断时即肺转移患者与化疗后预后相关的因素。只有1个或2个肺转移灶患者的 2 年 DFS 显著好于有 3 个或更多个转移灶的患者（分别为 78% 和 28%）。

尽管化疗能显著提高非转移性、高级别局限期骨肉瘤患者的预后，但诊断时即转移患者的预后仍较差。在 57 例诊断时即有转移的患者，给予 DDP、ADM、HD-MTX 和 IFO 治疗，2 年 DFS 和 OS 分别为 21% 和 55%，而同样的化疗治疗非转移患者的 2 年 EFS 和 OS 分别为 75% 和 94%。

在 COSS 临床试验中的这部分患者，转移灶通过化疗后能够完全切除（连同原发灶手术切除）患者的长期生存显著好于转移灶不能切除的患者（分别为 48% 和 5%）。

对于转移灶（包括肺或骨等）可切除的患者，指南推荐术前化疗和原发灶的广泛切除。化疗和转移灶的切除是转移灶处理的可选择方式。对转移灶不可切除的患者，处理包括化疗和（或）放疗（在重新评估原发灶的局部控制情况后）。

6. 复发难治性疾病的内科治疗　大约 30% 的局限期疾病和 80% 转移性疾病将经历复发。孤立性转移、复发时间和第 1 次复发时转移灶能否完全切除被报道是影响生存的最重要的预后因素。而转移灶不能切除或者经历第 2 次、第 3 次复发的患者预后较差。最近 COSS 组的一项大规模的队列研究证实第 2 次或后续复发患者转移灶能否完全切除也是重要的预后因素。

VP-16 联合 IFO 或 CTX 的方案在复发难治性骨肉瘤中的作用在临床试验中得到评估。在一项法国儿童肿瘤协作组开展的Ⅱ期临床研究表明，IFO 联合 VP-16 在复发难治性骨肉瘤患者中有 48% 的反应率。在另一项Ⅱ期临床研究中，CTX 联合 VP-16 在复发性高危骨肉瘤患者中取得了 19% 的临床反应率和 35% 的疾病稳定率，PFS 在 4 个月时为 42%。单药 GEM 和联合 DOC、CTX 联合 TPT、IFO 联合 CBP 和 VP-16 均被证明在复发难治性骨肉瘤患者中有效。

分子靶向抑制剂如抑制 mTOR、SRC 家族激酶、VEGFR 对复发难治性骨肉瘤患者的治疗效果正进行临床试验。在意大利肉瘤组的一项Ⅱ期临床研究中

（n=30），索拉菲尼（VEGFR 抑制剂）被证明在经过多药治疗后复发或不可切除的高级别骨肉瘤患者中有效。主要研究终点 4 个月的 PFS 为 46%，中位 PFS 和 OS 分别为 4 个月和 7 个月，临床获益率（6 个月无进展）为 29%，部分反应率和疾病稳定率分别为 8% 和 34%；17% 的患者疾病控制持续时间超过 6 个月。

复发难治性患者的最佳治疗策略尚不能确定。一旦复发，患者应该接受二线化疗和（或）手术切除。根据最近的Ⅱ期临床试验结果，指南包括索拉菲尼系统治疗。对二线治疗有反应的患者，应进行治疗后监测。

（六）骨高级别未分化多形性肉瘤的内科治疗

高级别未分化多形性肉瘤最常起源于骨的附件，易局部复发及远处转移。化疗联合手术能够改善未转移患者的预后。EOI 在非转移性患者中的研究表明，ADM 联合 DDP 的新辅助和辅助化疗可产生好的病理反应率和生存率，与骨肉瘤治疗相当。中位生存时间 63 个月，5 年 PFS 和 OS 分别为 56% 和 59%。指南推荐高级别骨未分化多形性肉瘤的治疗方案参照骨肉瘤。

（七）骨肿瘤不同病理亚型临床用药策略

骨肿瘤不同病理亚型的临床用药策略见表 11-5。

（八）总结与展望

到目前为止，尽管新的化疗和分子靶向药物不断涌现，但其疗效仍不尽如人意。近 30 年建立起来的新辅助化疗和辅助化疗模式对骨肉瘤、Ewing 肉瘤的治疗地位举足轻重，不可动摇，但具体最优方案仍不清楚，尤其国内目前缺乏大样本的前瞻性临床研究。在骨肉瘤的一线、二线化疗方案方面，上海市第六人民医院也进行了探索、优化。近些年来虽有新化疗药物及方案的不断探索，但疗效仍未有明显提高，渐进入平台期。其余类型骨肿瘤化疗的地位仍不确切，内科治疗颇为困难。分子靶向治疗已初露端倪，在进展期或复发转移性脊索瘤、骨巨细胞瘤、骨肉瘤中初见成效。笔者认为，随着对疾病

表 11-5 骨肿瘤不同病理亚型的临床用药策略

病理亚型	有效药物	治疗方案
脊索瘤	厄洛替尼 伊马替尼 舒尼替尼	厄洛替尼+西妥昔单抗（cetuximab） 伊马替尼+DDP 舒尼替尼+西罗莫司
骨肉瘤 恶性纤维组织细胞瘤/未分化多形性肉瘤 去分化软骨肉瘤	ADM/EPI IFO DDP MTX VP-16 GEM DOC CTX TPT	一线：ADM+DDP HD-MTX+ADM+DDP（MAP） HD-MTX+ADM+DDP+IFO IFO+VP-16 IFO+EPI+DDP 二线：GEM GEM+DOC CTX+VP-16 CTX+TPT IFO+VP-16 IFO+VP-16+CBP HD-MTX+VP-16+IFO 三线：^{153}Sm-EDTMP
Ewing肉瘤/原始神经外胚层瘤 间叶性软骨肉瘤	ADM IFO CTX VCR VP-16 TPT CPT-11 TMZ GEM DOC	一线（原发、新辅助和辅助化疗）： VAC/IE（VCR+ADM+CTX/IFO+VP-16） VAI（VCR+ADM+IFO） VIDE（VCR+IFO+ADM+VP-16） 一线（转移性肿瘤）： CVD（CTX+VCR+ADM） VAC/IE（VCR+ADM+CTX/IFO+VP-16） VAI（VCR+ADM+IFO） VIDE（VCR+IFO+ADM+VP-16） 二线（复发、难治性肿瘤）： CTX+TPT TMZ+CPT-11 IFO+VP-16 IFO+VP-16+CBP GEM+DOC
骨巨细胞瘤	地诺单抗 IFN	

分子生物学机制的不断深入认识，分子靶向治疗仍是最有前途的治疗方法之一。

结合我国国情，需要特别呼吁的是骨肿瘤的规范化治疗。需要像欧美国家专业的骨肿瘤治疗中心一样，原发性骨肿瘤的诊治团队必需是一个由多学科组成的有丰富经验的专业团队，包括骨肿瘤外科、肿瘤内科、病理科、放射科等成员，否则直接影响患者的预后。今后的主要任务是在积极推广骨肿瘤规范化治疗的前提下，努力提高个体化治疗水平，在全国范围内成立骨肿瘤治疗协作组或中心，组织一定规模的前瞻性临床研究，积极探索和发掘有效的治疗方案，以推动我国骨肿瘤学科不断向前发展。

二、脊柱旁软组织肉瘤的化疗与分子靶向治疗

（一）概述

软组织肉瘤（soft-tissue sarcomas，STS）是一组源于全身各部位除骨和软骨以外结缔组织的恶性肿瘤，包括黏液、纤维、脂肪、平滑肌、滑膜、横纹肌、间皮、血管及淋巴管等。起源于神经外胚层的神经组织肿瘤，具有与STS相似的临床特征，因此也归类于STS。STS是在发生部位、转化细胞类型和组织病理学特征等方面均具有鲜明异质性的一大类恶性肿瘤，起源于中胚层的机体间充质组织，具有相似的生物学行为和临床转归。目前认为包括STS在内的所有肿瘤均起源于多能干细胞。

STS发病率稳定，为（1.28～1.72）/10万，占成人全部恶性肿瘤的1%，占15岁以下儿童全部恶性肿瘤的15%。STS可发生于任何年龄人群，男性略多于女性，几乎可发生于身体任何部位，43%发生于肢体部位，其中15%～20%位于上肢，35%～40%位于下肢，19%位于内脏，15%位于腹膜后，10%位于躯干的胸腹壁或背部，9%位于头颈部。肢体部位的STS一般比其他部位有较好的局部控制率和无病生存率，一般上肢STS预后优于下肢，近端STS局控率优于远端。

目前STS有19个组织类型及50个以上的不同亚型，以恶性纤维组织细胞瘤（MFH）/未分化多形性肉瘤（UPS）最多见（25%～35%），其次是脂肪肉瘤（25%～30%）、平滑肌肉瘤（12%）、滑膜肉瘤（10%）和恶性外周神经鞘膜瘤（6%）。肢体STS以MFH/UPS、脂肪肉瘤和滑膜肉瘤最多见；腹膜后STS以脂肪肉瘤最多见，其次是平滑肌肉瘤；内脏器官STS 60%为平滑肌肉瘤。平滑肌肉瘤也是最常见的泌尿生殖系统肉瘤，而韧带样瘤（纤维瘤病）、脂肪肉瘤和肌源性肉瘤是最常见的胸壁肉瘤。STS可发生于各年龄组，横纹肌肉瘤好发于儿童，滑膜肉瘤好发于青年人，脂肪肉瘤和平滑肌肉瘤好发于中年人，而老年人则多发生MFH/UPS。一般脂肪肉瘤的局部控制率优于MFH/UPS，而滑膜肉瘤居于二

者之间。

STS区域淋巴结转移率较低（＜4%），而上皮样肉瘤（16.7%）、透明细胞肉瘤、血管肉瘤（13.5%）、胚胎型横纹肌肉瘤（13.6%）和未分化肉瘤常有较高的区域淋巴结转移率，而且一旦出现则预后极差，其临床意义等同于内脏转移。远处转移部位以肺最常见（50%），其次为骨（7%）、肝（4%）和脑，再次为腹膜后和其他软组织。肢体肉瘤最常见的转移部位是肺脏，而腹膜后和胃肠道肉瘤最常见的转移部位是肝脏。

（二）横纹肌肉瘤

横纹肌肉瘤是一种具有骨骼肌分化特征的少见类型肿瘤，是21岁以下人群中常见的软组织肿瘤；根据预后不同，可分为腺泡型、胚胎型、葡萄样和多形性横纹肌肉瘤等亚型（见表11-6）。胚胎型横纹肌肉瘤好发于5岁以下婴幼儿；腺泡型横纹肌肉瘤好发于青少年；而多形性横纹肌肉瘤好发于中老年。其常用的化疗方案见表11-7。其分子靶向治疗药物有以下几种。

（1）酪氨酸激酶抑制剂（TKI）：包括BMS-536924、BMS-554417、NVP-AEW541、NVP-ADW742、AG 1024等药物。在体外实验中，EWS/PNET、横纹肌肉瘤、神经母细胞瘤细胞株对BMS-536924更敏感。NVP-AEW541通过诱导细胞周期出现G_1期阻滞和凋亡、阻断下游信号传导等机制使EWS/PNET、骨肉瘤、横纹肌肉瘤细胞株对其作用敏感，EWS/PNET与骨肉瘤、横纹肌肉瘤相比对NVP-AEW541更敏感。NVP-AEW541与VCR体外联合治疗EWS/PNET有协同作用，若与IFO、VCR、ACTD三药联合治疗肉瘤可能会取得最佳疗效。

（2）帕唑帕尼（pazopanib）：是一种新型抗血管生成剂，以VEGFR（VEGFR-1、VEGFR-2、VEGFR-3）、PDGFR、c-Kit为作用靶点，目前已被美国FDA批准用于治疗晚期肾细胞癌。2009年EORTC公布的一项Ⅱ期研究结果显示，除脂肪肉瘤外，该药对其他STS均有效，分别有44%（18/41）的平滑肌瘤、49%（18/37）的滑膜肉瘤、39%（16/41）的其他肉瘤患者中位PFS达到12周，而脂肪肉瘤患者仅有26%（5/19）达到12周；最常见的3～4级不良反应是高胆红素血症（6.3%）、高血压（7.7%）、疲劳（7.7%）。因此，目前可以将帕唑帕尼用于治疗除脂肪肉瘤以外的其他STS。

（三）血管肉瘤

血管肉瘤是一类处理棘手的疾病，容易局部复发和远处转移，病死率高。好发年龄大于50岁。该病可发生于任何部位，头颈部是常见的原发部位，局部复发率高。虽然是对化疗敏感的软组织肉瘤，但疗效持续时间短。其常用的化疗方案见表11-8。其分子靶向治疗药物有以下几种。

（1）贝伐珠单抗（bevacizumab）：是一种针对VEGFR-A亚型的重组人源化McAb（93%人IgG骨

表 11-6　横纹肌肉瘤的组织学分型

亚型	组织学类型
预后较好的亚型	葡萄样横纹肌肉瘤
预后一般的亚型	胚胎型横纹肌肉瘤
预后较差的亚型	腺泡型横纹肌肉瘤 未分化横纹肌肉瘤
预后尚不明确的亚型	伴有横纹肌样形态的横纹肌肉瘤

表 11-7　横纹肌肉瘤的临床用药策略

有效药物	治疗方案
VCR ACT-D CTX CPT-11 TPT 长春瑞滨（VNR）	VA（VCR+ACTD） VAC（VCR+ACTD+CTX） CPT-11+VCR CTX+VNR CTX+TPT

表 11-8　血管肉瘤的临床用药策略

有效药物	治疗方案
紫杉醇（PTX） TXT VNR 索拉非尼 舒尼替尼 贝伐珠单抗 所有其他肢体肉瘤化疗可选的药物	一线：PTX/TXT 二线：ADM+IFO

架，7%鼠），能结合并中和VEGF的活性，阻断其活化而产生抗肿瘤作用。2004年2月美国FDA批准贝伐珠单抗为一线治疗晚期结直肠癌药物，使其成为世界上第1个批准上市的VEGFR抑制剂。D'Adamo等报道，17例转移性STS用ADM 75 mg/m^{2}治疗后再用贝伐珠单抗15 mg/kg每3周1次序贯治疗，结果PR 2例（12%），SD 11例（65%），6例出现了2～4级的心脏毒性。尽管65%的病例SD持续超过4个周期，但ADM序贯贝伐珠单抗治疗STS的疗效并不优于ADM单药。然而近期发表的一项Ⅱ期临床研究比较了GEM与DOC联合化疗联合贝伐珠单抗治疗STS较GEM与DOC联合化疗组的FPS显示出一定的优势。

2011年美国NCCN指南推荐贝伐珠单抗单药治疗血管肉瘤，将其联合TMZ治疗孤立性纤维瘤和血管外皮瘤。

（2）索拉非尼（sorafenib）：是一种双芳基尿素类口服多激酶抑制剂，能抑制丝氨酸/苏氨酸激酶Raf-1及VEGFR（VEGFR-2、VEGFR-3）、PDGFR（PDGFR-β）、c-Kit、Flt-3等多种受体的酪氨酸激酶。它一方面通过抑制Raf/MEK/ERK信号传导通路直接抑制肿瘤生长，另一方面通过抑制VEGFR、PDGFR阻断肿瘤新生血管的形成，间接地抑制肿瘤细胞的生长。目前索拉非尼主要用于治疗原发性肝癌、晚期肾癌及恶性黑色素瘤等恶性肿瘤。

2011年美国NCCN指南已推荐索拉非尼治疗血管肉瘤和胃肠道间质瘤（GIST）（三线）。

（3）舒尼替尼：一种针对VEGFR（VEGFR-1、VEGFR-2、VEGFR-3）、PDGFR（PDGFR-α、PDGFR-β）、c-Kit、Flt-3、RET等多靶点小分子酪氨酸激酶抑制剂。2006年1月美国FDA批准舒尼替尼上市，是晚期肾细胞癌的一线治疗药物（1类证据）和伊马替尼一线治疗GIST失败后的标准二线用药。

2011年美国NCCN指南已推荐舒尼替尼治疗血管肉瘤、GIST（二线）、孤立性纤维瘤、血管外皮瘤、ASPS（腺泡状软组织肉瘤）和脊索瘤。

（四）平滑肌肉瘤

平滑肌肉瘤是最常见的软组织肿瘤之一，约有半数发生于腹膜后或腹腔内，最常见于子宫。其常用的化疗方案详见表11-9。其分子靶向治疗药物有范德他尼（vandetanib）。

表 11-9　平滑肌肉瘤的临床用药策略

有效药物	治疗方案
ADM 曲贝替定（trabectedin） GEM TXT TMZ DTIC	非子宫平滑肌肉瘤 一线：ADM 二线：GEM+TXT 曲贝替定 子宫平滑肌肉瘤 一线：GEM+TXT 二线：ADM 三线：曲贝替定 四线：TMZ

范德他尼是一种合成的苯胺喹唑啉化合物，为口服的小分子多靶点TKI，能阻断EGFR、VEGFR和RET等多个靶点，还可选择性地抑制其他酪氨酸激酶，以及丝氨酸/苏氨酸激酶。2005年10月，范德他尼获得了"孤儿药"资格，适应证是滤泡型、髓质型、未分化型及局部复发或远处转移的乳突型甲状腺癌。2006年2月，范德他尼被批准为治疗甲状腺癌的快速通道药物。

体外人STS细胞株对范德他尼较敏感。范德他尼单药或与化疗联合对平滑肌肉瘤局部生长和纤维肉瘤肺转移均有较强的抑制作用，能够诱导肿瘤细胞凋亡、减少其增殖、抗新生血管生成等。

（五）脂肪肉瘤

脂肪肉瘤在软组织肉瘤成年患者中约占20%，发病高峰年龄为50～70岁，通常分为3种生物学亚型：分化良好的脂肪肉瘤；黏液性（低级别）/圆细胞（高级别）脂肪肉瘤；多形性脂肪肉瘤（高级别）。其预后与生物学亚型相关。其常用的化疗药见表11-10。

表 11-10　脂肪肉瘤的临床用药策略

有效药物	治疗方案
ADM 曲贝替定	一线：ADM 二线：曲贝替定

（六）滑膜肉瘤

滑膜肉瘤主要发生于青少年和青壮年，可分为单相型和双相型两种亚型，2/3 的滑膜肉瘤是单相型。单相型滑膜肉瘤呈交叉束状排列，表现为单一的细胞形态。它们经常有血管外皮瘤样血管构型，并经常出现病灶内钙盐沉积。双相型的梭形区与单相型相似，但穿插有分化的腺体，腺体内衬低立方形到柱状上皮样细胞。有一种罕见的低分化变异型，可出现更具侵袭性的小圆细胞成分和横纹肌样特征。滑膜肉瘤常用的化疗方案详见表 11-11。

表 11-11 滑膜肉瘤的临床用药策略

有效药物	治疗方案
ADM IFO 曲贝替定 帕唑帕尼	一线：ADM+IFO 二线：HD-IFO 三线：曲贝替定

（七）化疗与分子靶向治疗具体用法推荐

1. 化疗　常用化疗药与化疗方案的具体用法见表 11-12。

表 11-12 常用化疗药与化疗方案的具体用法

药物与方案	剂量	用法
ADM	75 mg/m²	静注或静滴，第 1 天，每 3 周 1 次
EPI	90 mg/m²	静注或静滴，第 1 天，每 3 周 1 次
PLD	20 mg/m²	静滴（＞30 分钟），第 1 天，每 3 周 1 次
CTX	0.6～1.0 g/m²	静注，第 1 天，每 3 周 1 次
IFO（常规剂量）	2 g/m²	静滴，第 1～5 天，每 3 周 1 次 IFO 静滴开始第 0、4、8 小时美司钠（Mesna）各静注 1 次，0.4 g/m²，第 1～5 天
IFO（大剂量）	12～14 g/m²	连续静脉输注 72 小时，每 3 周 1 次 IFO 总量分 3 天使用，每天 Mesna 用量与 IFO 相同，溶于生理盐水 3 000 ml（3L 袋）持续 24 小时静脉滴注，化疗第 4 天第 3 个 3 L 袋后将 Mesna 2 g 溶于生理盐水 1 000 ml 中静脉滴注
DTIC	200 mg/m²	静滴，第 1～5 天，每 3 周 1 次
TMZ	150 mg/m²	口服，第 1～5 天，每 4 周 1 次
GEM	0.8～1.2 g/m²	静滴，第 1、8 天，每 3 周 1 次
PTX	135～175 mg/m²	静滴，第 1 天，每 3 周 1 次
DOC	75 mg/m²	静滴，第 1 天，每 3 周 1 次
VCR	1.4 mg/m²（最高 2 mg）	静注，第 1 天，每 3 周 1 次
VLB	6 mg/m²	静滴，第 1 天
VNR	25 mg/m²	静滴，第 1、8 天，每 3 周 1 次
DDP	75 mg/m²	静滴，第 1 天或分数日使用，每 3 周 1 次（1 天使用需要在化疗前、中、后 3 天每天水化、利尿，保证每天尿量＞3 000 ml）
CBP	AUC=5	静滴，第 1 天，每 3 周 1 次
HD-MTX	8～10 g/m²	静滴，第 1 天，每 3 周 1 次（水化、利尿、碱化尿液、CF 解救、MTX 血药浓度监测）
VP-16	60～100 mg/m²	静滴，3～5 天，每 3 周 1 次
	或 50～100 mg	静滴，第 1～5 天
TPT	1.5 mg/m²	静滴（30 分钟），第 1～5 天，每 3 周 1 次
CPT-11	20 mg/m²	静滴（1 小时），第 1～5、8～12 天，每 3 周 1 次

（续表）

药物与方案	剂量	用法
BLM	10 U/m^2	静滴，第 1、5 天
ACTD	0.3 ～ 0.4 mg	静滴，第 1 ～ 10 天
ET-743	1.5 mg/m^2	连续静脉输注 24 小时，第 1 天，每 3 周 1 次
AD 方案（ADM+DTIC）		21 天为 1 个周期
ADM	75 mg/m^2	静注或静滴，第 1 天
DTIC	130 mg/m^2	静滴，第 1 ～ 5 天
AIM 方案（ADM+IFO+Mesna）		21 天为 1 个周期
ADM	75 mg/m^2	静注或静滴，第 1 天
IFO（常规剂量）	2 g/m^2	静滴，第 1 ～ 5 天
Mesna	0.4 g/m^2	IFO 静滴开始第 0、4、8 小时各静注 1 次，第 1 ～ 5 天
MAID 方案（Mesna+ADM+IFO+DTIC）		21 天为 1 个周期
ADM	75 mg/m^2	静注或静滴，第 1 天
IFO（常规剂量）	2 g/m^2	静滴，第 1 ～ 5 天
Mesna	0.4 g/m^2	IFO 静滴开始第 0、4、8 小时各静注 1 次，第 1 ～ 5 天
DTIC	200 mg/m^2	静滴，第 1 ～ 5 天
IFO+EPI+Mesna 方案		21 天为 1 个周期
EPI	90 mg/m^2	静注或静滴，第 1 天
IFO（常规剂量）	2 g/m^2	静滴，第 1 ～ 5 天
Mesna	0.4 g/m^2	IFO 静滴开始第 0、4、8 小时各静注 1 次，第 1 ～ 5 天
GT 方案（GEM+TXT）		21 天为 1 个周期
GEM	0.8 ～ 1.2 g/m^2	静滴，第 1、8 天
DOC	75 mg/m^2	静滴，第 1 天
GN 方案（GEM+VNR）		21 天为 1 个周期
GEM	0.8 ～ 1.2 g/m^2	静滴，第 1、8 天
VNR	25 mg/m^2	静滴，第 1、8 天
AP 方案（ADM+DDP）		21 天为 1 个周期
ADM	75 mg/m^2	静注或静滴，第 1 天
DDP	75 mg/m^2	静滴，第 1 天或分数日使用（1 天使用需要在化疗前、中、后 3 天每天水化、利尿，保证每天尿量 > 3 000 ml）
MAP 方案（HD-MTX+ADM+DDP）		21 天为 1 个周期
HD-MTX	8 ～ 10 g/m^2	静滴，第 1 天（水化、利尿、碱化尿液、CF 解救、MTX 血药浓度监测）
ADM	75 mg/m^2	静注或静滴，第 1 天
DDP	75 mg/m^2	静滴，第 1 天或分数日使用（1 天使用需要在化疗前、中、后 3 天每天水化、利尿，保证每天尿量 > 3 000 ml）
HD-MTX+ADM+DDP+IFO 方案		21 天为 1 个周期
HD-MTX	8 ～ 10 g/m^2	静滴，第 1 天（水化、利尿、碱化尿液、CF 解救、MTX 血药浓度监测）
ADM	75 mg/m^2	静注或静滴，第 1 天
DDP	75 mg/m^2	静滴，第 1 天或分数日使用（1 天使用需要在化疗前、中、后 3 天每天水化、利尿，保证每天尿量 > 3 000 ml）

（续表）

药物与方案	剂量	用法
IFO（常规剂量）	2 g/m²	静滴，第 1～5 天
Mesna	0.4 g/m²	IFO 静滴开始第 0、4、8 小时各静注 1 次，第 1～5 天
IE 方案（IFO+VP-16）		21 天为 1 个周期
IFO	1.8 g/m²	静滴，第 1～5 天
Mesna	0.36 g/m²	IFO 静滴开始第 0、4、8 小时各静注 1 次，第 1～5 天
VP-16	100 mg/m²	静滴，第 1～5 天
IFO+EPI+DDP 方案		21 天为 1 个周期
IFO（常规剂量）	2 g/m²	静滴，第 1～5 天
Mesna	0.4 g/m²	IFO 静滴开始第 0、4、8 小时各静注 1 次，第 1～5 天
EPI	90 mg/m²	静注或静滴，第 1 天
DDP	75 mg/m²	静滴，第 1 天或分数日使用（1 天使用需要在化疗前、中、后 3 天每天水化、利尿，保证每天尿量 > 3 000 ml）
CTX+VP-16 方案		21 天为 1 个周期
CTX	0.6～1.0 g/m²	静注，第 1 天
VP-16	60～100 mg/m²	静滴，3～5 天
	或 50～100 mg	静滴，第 1～5 天
CTX+TPT 方案		21 天为 1 个周期
CTX	0.6～1.0 g/m²	静注，第 1 天
TPT	1.5 mg/m²	静滴（30 分钟），第 1～5 天
IFO+VP-16+CBP 方案		21 天为 1 个周期
IFO（常规剂量）	2 g/m²	静滴，第 1～5 天
Mesna	0.4 g/m²	IFO 静滴开始第 0、4、8 小时各静注 1 次，第 1～5 天
VP-16	60～100 mg/m²	静滴，3～5 天
	或 50～100 mg	静滴，第 1～5 天
CBP	AUC=5	静滴，第 1 天
HD-MTX+VP-16+IFO 方案		21 天为 1 个周期
HD-MTX	8～10 g/m²	静滴，第 1 天（水化、利尿、碱化尿液、CF 解救、MTX 血药浓度监测）
VP-16	60～100 mg/m²	静滴，3～5 天
	或 50～100 mg	静滴，第 1～5 天
IFO（常规剂量）	2 g/m²	静滴，第 1～5 天
Mesna	0.4 g/m²	IFO 静滴开始第 0、4、8 小时各静注 1 次，第 1～5 天
VAC 方案（VCR+ADM+CTX）		21 天为 1 个周期
VCR	2 mg	静注，第 1 天
ADM	75 mg/m²	静注或静滴，第 1 天
CTX	2.1 g/m²	静注，第 1、2 天
VAI 方案（VCR+ADM+IFO）		21 天为 1 个周期
VCR	1.4 mg/m²（最高 2mg）	静注，第 1 天
ADM	75 mg/m²	静注或静滴，第 1 天
IFO（常规剂量）	2 g/m²	静滴，第 1～5 天
Mesna	0.4 g/m²	IFO 静滴开始第 0、4、8 小时各静注 1 次，第 1～5 天
VIDE 方案（VCR+IFO+ADM+VP-16）		21 天为 1 个周期

（续表）

药物与方案	剂量	用法
VCR	1.4 mg/m^2（最高 2mg）	静注，第 1 天
IFO（常规剂量）	2 g/m^2	静滴，第 1～5 天
Mesna	0.4 g/m^2	IFO 静滴开始第 0、4、8 小时各静注 1 次，第 1～5 天
ADM	75 mg/m^2	静注或静滴，第 1 天
VP-16	60～100 mg/m^2	静滴，3～5 天
	或 50～100 mg	静滴，第 1～5 天
TMZ+CPT-11 方案		28 天为 1 个周期
TMZ	150 mg/m^2	口服，第 1～5 天
CPT-11	20 mg/m^2	静滴（1 小时），第 1～5、8～12 天
CE 方案（VP-16+CBP）		21 天为 1 个周期
VP-16	60～100 mg/m^2	静滴，3～5 天
	或 50～100 mg	静滴，第 1～5 天
CBP	AUC=5	静滴，第 1 天
CTX+VNR 方案		21 天为 1 个周期
CTX	0.6～1.0 g/m^2	静注，第 1 天
VNR	25 mg/m^2	静滴，第 1、8 天
BV 方案（BLM+VCR）		21 天为 1 个周期
BLM	10 U/m^2	静注，第 1、5 天
VCR	1.4 mg/m^2（最高 2mg）	静注，第 1、15 天
ABV 方案（ADM+BLM+VCR）		21 天为 1 个周期
ADM	40 mg/m^2	静注或静滴，第 1 天
BLM	15 U/m^2	静注，第 1、5 天
VLB	6 mg/m^2	静滴，第 1 天
ADM+PTX/DOC 方案		21 天为 1 个周期
ADM	75 mg/m^2	静注或静滴，第 1 天
PTX	150 mg/m^2	静滴，第 2 天
或 DOC	75 mg/m^2	静滴，第 2 天
PLD+PTX/DOC 方案		21 天为 1 个周期
PLD	20 mg/m^2	静滴（＞30 分钟），第 1 天
PTX	150 mg/m^2	静滴，第 2 天
或 DOC	75 mg/m^2	静滴，第 2 天
VA 方案（VCR+ACTD）		
VCR	每周 1.5 mg/m^2（最高 2 mg）	静注，第 0～8、12～20、24～32、36～44 周
ACTD	每 3 周 0.045 mg/kg（最高 2.5 mg）	静滴，第 0～45 周
VAC 方案（VCR+ACTD+CTX）		
VCR	每周 1.5 mg/m^2（最高 2 mg）	静注，第 0～8、12～20、24～32、36～44 周
ACTD	每 3 周 0.045 mg/kg（最高 2.5 mg）	静滴，第 0～45 周
CTX	每 3 周 2.2 g/m^2	静滴，第 0～42 周
CPT-11+VCR 方案		21 天为 1 个周期
CPT-11	20 mg/m^2	静滴（1 小时），第 1～5、8～12 天
VCR	1.4 mg/m^2（最高 2mg）	静注，第 1 天

注：PLD，脂质体多柔比星；CF，亚叶酸钙；VLB，长春花碱；TPT，拓扑特康；ET-743，曲贝替定。

2. 分子靶向治疗　常用分子靶向治疗药见表11-13。

表 11-13　常用分子靶向治疗药及其用法

分子靶向药	剂量	用法
索拉非尼	每次 400 mg	口服，每天 2 次
舒尼替尼	每次 50 mg	口服，每天 1 次，连服 4 周停 2 周，6 周为 1 个周期
贝伐珠单抗	15 mg/kg	静滴，每 3 周 1 次
厄洛替尼	每次 150 mg	口服，每天 1 次
帕唑帕尼	每次 800 mg	口服，每天 1 次

三、其他脊柱恶性肿瘤的化疗与分子靶向治疗

（一）骨髓瘤

多发性骨髓瘤（MM）患者骨髓中浆细胞恶性克隆增生，并分泌单克隆免疫球蛋白或其片段（M蛋白），导致相关器官或组织损伤，而正常免疫球蛋白受到抑制，常见临床表现为骨痛、贫血、肾功能不全、感染及高钙血症等，其骨组织以广泛溶骨性病变和（或）骨质疏松为特征。MM是一种异质性很强的疾病，预后相差甚远。Mayo中心将遗传学异常分为标危［多倍体，t（11；14），t（6；14）］、中危t（4；14）及高危［t（14；16），t（14；20），del（17p）］3类。我国发病率约为1/10万，低于白种人发病率（4/10万）。骨髓瘤的发病占所有肿瘤的1%，

占血液系统恶性肿瘤的13%。美国2012年MM新发病例为21 700例；2013年22 350例患者被确诊为MM，占当年新发肿瘤的1.3%。MM在美国中位诊断年龄为69岁，≥65岁以上的患者占62.4%，其中37%的患者＞75岁，平均死亡年龄为75岁。1989年的5年生存率仅为25.6%，2005年上升至44.9%。骨髓瘤的治疗自20世纪60年代起马法兰（melphalan）的应用至今，新药研究层出不穷。根据Mayo中心MM的危险分层，予以不同的治疗方案：适合移植的高危患者应予以VRD等含多种新药的联合方案，中危者予以含硼替佐米（bortezomib, MG-341）的3药联合方案，低危者可予以含硼替佐米或来那度胺（lenalidomide, LEN）的方案，患者5年生存率从不足25%到现在7年生存率超过70%，图11-5显示了骨髓瘤治疗策略的阶段性革新。

1. 传统化疗药物为主方案　烷化剂和糖皮质激素是治疗多发性骨髓瘤的基础药物，如马法兰（M）、CTX、卡氮芥（BCNU）、地塞米松、泼尼松等。50年前马法兰的出现与糖皮质激素组合，形成了曾经经典的金标准一线骨髓瘤治疗方案MP方案。M2方案也是常用方案之一。马法兰的使用使MM患者中位生存期从10个月提升至约24个月，3年生存率提高到40%以上，但文献报道MP方案的缓解率不足50%。其他烷化剂相关方案包括VAD、VBCMP等联合化疗方案。Rajkumar报道大剂量地塞米松单药诱导缓解率可达50%。Goldschmidt报道显示VAD缓解率为63%，Rifkin报道DVD方案化疗缓解率为

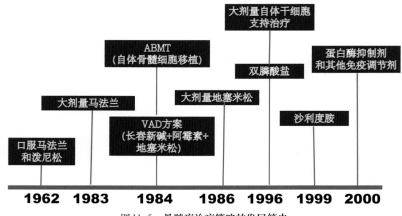

图 11-5　骨髓瘤治疗策略的发展简史

43%。由于MM瘤细胞的增殖比例较白血病、淋巴瘤等恶性血液病低，对化疗药物敏感性低，且容易形成多药耐药。MM又高发于老年患者，约2/3的初诊患者年龄超过65岁，化疗耐受性差，且反复大剂量烷化剂使用可造成骨髓微环境破坏，血细胞生成延迟，反而加重了患者免疫功能缺陷，故早期化疗方案中位生存期均不足3年。以往观点认为，骨髓瘤发展相对缓慢，这些传统化疗方案的化疗目的并不强调获得缓解的程度，也不要求一个疗程达到完全缓解，可以在多个疗程后达到平台期。1998年国内MM疗效评价的直接标准包括：血清或尿中M蛋白比治疗前减少50%以上；浆细胞肿瘤两个最大直径之积缩小50%以上；溶骨性损害再钙化。间接标准：骨髓中浆细胞减少80%以上或降至 < 5%；血红蛋白上升20 g/L，持续1个月以上；高血钙降至正常；血尿素氮降至正常；日常生活自理状况改善2级以上。据此，以上这些传统化疗方案的完全缓解率（CR）均没有超过10%。2010年的NCCN对完全缓解制定了最新标准，包括免疫固定电泳检测血清和尿中单克隆M蛋白消失，至少持续6周；骨髓穿刺涂片和骨髓活检切片检查中浆细胞 < 5%；溶骨性病变的数目和大小没有增加；软组织浆细胞瘤消失。随着免疫调节剂及蛋白酶体抑制剂等新药的研发，MM的CR从不足10%上升至接近30%，随之患者中位生存期、总生存期及生存质量也显著提高。研究者越来越认识到完全缓解率对于达到延长无疾病时间和延长生存的目标至关重要。

2. 免疫调节剂 沙利度胺（thalidomide）是一种谷氨酸衍生物，具有免疫调节、抗血管生成和阻断多种参与MM进展的重要途径如NF-κB途径、I途径、IL-6分泌，激活caspase-8介导的凋亡途径等。1999年Singhal首次报道了沙利度胺用于复发难治骨髓瘤的治疗，84例复发难治MM患者有效率为32%，1年无事件生存率为22%，1年总生存率为58%，为免疫调节剂治疗MM打开新篇章。MP方案是否加用沙利度胺的随机研究结果显示，增加沙利度胺使PFS中位数延长了5.4个月，并使OS延长了6.6个月，含有沙利度胺的联合化疗方案显现出更好的缓

解率及延长生存期的优势。Palumbo报道显示MPT方案治疗初诊MM有效率为76%（$n=129$），远高于对照方案MP的47.6%（$n=126$），CR分别为27.9%比7.2%，2年DFS分别为54%和27%，3年生存率分别为80%和64%。但和MP方案相比，MPT的 III～IV 级不良反应率偏高，为48%，高于MP方案的25%，但预防性应用低分子肝素钠，可将20%的血栓栓塞发生率降至3%。但单纯以沙利度胺为基础的方案诱导CR仍偏低，且长期应用有过多 III 级以上不良反应，包括周围神经病变、嗜睡、便秘及血栓栓塞，寻找更为有效低毒的沙利度胺衍生物越来越受到关注。

可用于治疗MM的沙利度胺衍生物主要分为两类：① 磷酸二酯酶抑制剂，能够抑制肿瘤坏死因子-α（IFN-α），对T细胞没有激活作用，属于选择性细胞因子抑制剂；② 非磷酸二酯酶抑制剂，能够明显激活T细胞，刺激白细胞介素-2（IL-2）以及干扰素-γ（NFI-γ），属于免疫调节药物。2012年7月美国FDA批准Celgene公司研发的沙利度胺衍生物来那度胺用于复发难治性MM。来那度胺是更强的免疫调节药物，激活T细胞增殖的能力是沙利度胺的2 000倍，刺激IL-2和IFN-γ分泌的能力是沙利度胺的50～100倍，且对TNF-α的抑制作用更强，并刺激宿主抗MM自然杀伤（NK）细胞免疫。来那度胺还有显著的化疗增敏作用，可以抑制20%～35%对马法兰（melphalan）、ADM和丝裂霉素（MMC）耐药和50%对地塞米松耐药患者原代MM细胞。来那度胺还可以增强地塞米松的抗MM作用。每日25 mg的来那度胺耐受性良好，没有显著嗜睡、便秘及周围神经病变的不良反应。McCarthy、Dimopoulos等先后报道显示，初诊MM患者、移植后或是非移植复发难治的MM患者接受来那度胺联合化疗方案的疗效，有效率均优于对照方案。对于复发或难治性多发性骨髓瘤患者，含来那度胺方案3年PFS率和3年OS率均显著高于对照方案。MM-007试验研究表明，来那度胺单独或组合地塞米松治疗复发MM，有37%～41%的反应率。对于自体干细胞移植后MM患者，来那度胺维持治疗

虽然没有改善3年的OS率，但显著提高了患者3年PFS率。不过在毒性方面，来那度胺联合地塞米松方案的3～4级感染、深静脉血栓、腹泻及血细胞减少症发生率明显高于对照方案，而且第二原发恶性肿瘤的发病率在来那度胺组也更为显著。来那度胺还对造血干细胞有累积毒性，影响造血干细胞采集，故而如果使用含来那度胺的方案进行诱导治疗，需在3～4个疗程之内进行自体造血干细胞采集。

美国Celgene公司研发的另一个沙利度胺衍生物泊马度胺（pomalidomide，CC4047）在MM治疗上再创佳绩。Ⅰ期临床试验就呈现出显著的T细胞、单核细胞及巨噬细胞活化效应，BTLA+T细胞及Tim-3+NK细胞比例显著提高，而调节T细胞受到抑制。24位硼替佐米及来那度胺治疗失败的患者使用泊马度胺，仍有17%达到完全缓解，50%患者部分缓解。泊马度胺在体内和体外均显示比沙利度胺、来那度胺更强的抗血管生成活性，直接抑制B细胞恶性肿瘤的生长。造血干细胞体外培养克隆生成实验显示，泊马度胺抑制了$CD34^+$造血干细胞向红系祖细胞分化发育，抑制促红细胞生成素依赖性及非依赖性红系祖细胞集落形成，但是提高了粒系祖细胞的集落生成率，不过对红系祖细胞的进一步分化发育并不影响。泊马度胺多中心Ⅱ期临床试验报道显示，其应用于复发难治MM的有效率波动在30%～60%。2009年Lacy入组病例有效率为63.3%，2010年增加病例有效率略有下降为47%。2013年Leleu等人研究的结果显示，有效率为35%。2014年Richardson入组泊马度胺+低剂量地塞米松（n=113）或泊马度胺（n=108），中位随访14.2个月，中位PFS为4.2个月和2.7个月（危险比=0.68，P=0.003），总缓解率（ORRS）分别为33%和18%（P=0.013），有效率为33%。中位缓解持续时间为8.3个月和10.7个月，中位OS为16.5个月和13.6个月。泊马度胺联合小剂量地塞米松治疗复发难治MM的主要证据是基于Ⅲ期多中心、随机、开放标签的研究CC-4047-MM-003。该项研究泊马度胺联合小剂量地塞米松组（POM+LoDEX）302人泊马度胺4 mg，第1～21天；低剂量地塞米松40 mg，第1、8、15、22天，

28天为1个周期，对照方案大剂量地塞米松入组153人（40 mg，第1～4、9～12、17～20天，28天为1个周期），POM+LoDEX组PFS为45.7%，OS为74.8%，中位时间15.7周，而对照组分别为32.7%、62.1%和8周。POM+LoDEX组Ⅲ～Ⅳ级不良反应为贫血（45.7%）、中性粒细胞减少（45.3%）和血小板减少（27%）、疲劳（28.3%）、发热（21%）、外周水肿（13%），合并感染包括肺炎（10.7%）。周围神经病变的不良反应报告的患者占12.3%，静脉栓塞或血栓形成（VTE）的不良反应报告的患者占3.3%。目前其已知报道的不良反应包括周围神经病变、静脉血栓形成、皮肤病症、中性粒细胞减少及心脏毒性。泊马度胺在2013年1月由美国FDA批准用于治疗复发难治骨髓瘤。

3. 蛋白酶体抑制剂　蛋白酶体抑制剂与传统化疗药物不同，其作用靶点为泛素-蛋白酶体通路。硼替佐米是人工合成的二肽硼酸盐类似物，通过选择性地与蛋白酶体活性位点的苏氨酸结合，抑制蛋白酶体26S亚单位的活性，从而阻断细胞内多种调控细胞凋亡及信号传导的蛋白质的降解，最终导致细胞死亡。经过202例难治MM（SUMMIT）及54例复发MM（CREST）的临床Ⅱ期试验验证，以及APEX的Ⅲ期临床试验证实，硼替佐米单药治疗复发、难治性MM的总体有效率（CR+PR+MR）为35%～43%，CR为6%～13%，中位PFS为7个月，中位OS为17个月左右，不良反应及疗效均优于大剂量地塞米松。2003年FDA批准首个应用于临床的蛋白酶体抑制剂硼替佐米上市治疗MM。目前硼替佐米为移植候选者、非移植患者主要治疗方案及维持治疗方案的一线Ⅰ类推荐用药。随着硼替佐米的广泛临床应用，其机制研究也越来越深入。研究者发现，硼替佐米不但可诱导MM细胞凋亡，还影响骨髓微环境及骨细胞分化发育。骨髓瘤患者的骨髓间充质干细胞（bone marrow mesenchymal stem cells, BM-MSC）迁移能力强于正常人的BM-MSC，而硼替佐米通过SDF-1抑制Iκ-Bα，从而抑制NF-κB信号系统，通过下调RUNT相关转录因子2、DLX5，抑制细胞因子分泌，影响BM-MSC细胞黏附迁移能

力。近期研究表明，硼替佐米促进骨髓及胎盘来源的间充质干细胞（MSC）的成骨分化，MSC细胞碱性磷酸酶（ALP）活性显著增强，茜素红S染色发现细胞基质矿化明显，表达谱分析发现用药后成骨分化标记基因Osterix、RUNX2和BSP的表达显著上调。硼替佐米还抑制破骨细胞活化，RANKL与前体破骨细胞表面上的RANK结合后诱导NF-κB激活，导致破骨细胞的分化和骨吸收。硼替佐米通过抑制NF-κB信号，抑制破骨细胞分化成熟同时激活成骨细胞。Emo报道了104例MM患者在接受硼替佐米治疗后，骨代谢指标及溶骨性病灶显著修复。硼替佐米常见的不良反应有乏力（65%）、胃肠道反应（恶心64%、腹泻51%、便秘43%、呕吐36%）、一过性的血小板缺乏症（43%）和剂量限制性周围神经病变；较少见的不良反应有体位性低血压（12%）、肿瘤溶解综合征（1.4%）等。10%～20%的患者为Ⅲ级以上不良反应。

硼替佐米的不良反应及耐药催生着二代蛋白酶体抑制剂的研发，卡非佐米（carfilzomib）和oprozomib属于不可逆转的环氧酮蛋白酶体抑制剂，伊沙佐米（ixazomib）和德兰佐米（delanzomib）属于可逆的硼酸蛋白酶体抑制剂。2012年Onyx Pharmaceuticals公司产的卡非佐米获得FDA批准用于难治复发MM，诸多Ⅱ期临床报道显示卡非佐米用于难治复发MM总有效率为23.7%～67%，中位PFS为7.8个月左右，中位OS为15.6个月以上（部分试验尚未终止）。卡非佐米的不良反应包括血细胞减少症、疲劳、呼吸困难、恶心等。和硼替佐米不同的是，它不导致周围神经病变的发生。近期Moreau用卡非佐米联合马法兰、泼尼松的CMP方案用于 > 65岁的初治MM患者，预计3年总生存率为80%。Triphase Accelerator公司从海洋放线菌中提取的marizomib（NPI-0052，salinosporamide A）具有独特β内酯γ内酰胺结构，是强效的第二代蛋白酶体抑制剂，60种恶性肿瘤的IC50小于10 nmol/L，用于骨髓瘤治疗周围神经病变发生率明显低于硼替佐米，且多为Ⅰ～Ⅱ级，目前尚在临床试验中。伊沙佐米是第一个口服蛋白酶体抑制剂，目前尚在Ⅰ期

临床试验阶段，共入组60例复发/难治性MM，这些患者之前应用过硼替佐米、来那度胺、沙利度胺，和卡非佐米或marizomib。伊沙佐米应用剂量为0.24 ～ 2.23 mg/m²，第1、4、8、11天；21天为1个周期，最大耐受剂量为2.0 mg/m²，超过此剂量可出现Ⅲ级皮疹及Ⅳ级血小板减少剂量限制性毒性。88%患者出现药物相关的不良事件，包括恶心（42%）、血小板减少（42%）、乏力（40%）和皮疹（40%），药物相关的Ⅲ级以上事件包括血小板减少（37%）和中性粒细胞减少（17%）。55位患者参与疗效评价，15%部分缓解，76%病情稳定。

4. 其他新型药物的开发与研究　组蛋白去乙酰酶（HDAC6）抑制剂和蛋白酶抑制剂（PI）作用相反，前者抑制泛素-蛋白酶体聚合，而后者则促进其异常聚集失活。诺华公司研制开发的抗癌药帕比司他（panobinostat, LBH-589）是一种口服的小分子组蛋白去乙酰酶（histone deacetylase, HDAC）抑制剂，通过对组蛋白和微管蛋白的乙酰化诱导细胞凋亡。2006年Catley报道帕比司他在体外与硼替佐米具有协同抗MM的作用；帕比司他在动物体内也取得良好的抗MM效应。随后无论单药还是与免疫抑制剂/蛋白酶体抑制剂联合应用的临床试验，均证实帕比司他应用于难治、复发MM具有35%以上的有效率，但其不良反应较重，Ⅲ～Ⅳ级的白细胞减少症发生率为71%，血小板减少症为35.5%。

Acetylon公司研发的组蛋白去乙酰酶抑制剂ricolinostat目前尚未进入临床试验阶段，体外及动物实验显示其与卡非佐米有协同作用，通过促进MM细胞自噬诱导细胞凋亡。

利妥昔单抗（美罗华）的问世是淋巴瘤治疗的新纪元，随后寻找特异性单克隆抗体作为恶性血液病治疗手段，成为相关研究领域的热点问题，骨髓瘤领域的研究者都在思考骨髓瘤细胞特异性免疫标记的抗体是否可以靶向作用骨髓瘤细胞。达雷木单抗（daratumumab）是一种新型抗CD38单抗，通过抗体依赖性细胞毒性（antibody-dependent cellular cytotoxicity, ADCC）和补体依赖性细胞毒性（complement-dependent cytotoxicity, CDC）裂解MM。荷兰Utrecht大学医疗中心Lokhorst等学者在2013年欧洲血液学年会上首次报道了CD38单克隆抗体达雷木单抗用于复发或难治性MM的Ⅰ/Ⅱ单臂药物剂量爬坡试验，观察其药代动力学、药物安全性，结果显示在达雷木单抗单药治疗剂量高于4 mg/kg时，有效率为66.7%，并且耐受性良好。因为ADCC效应是达雷木单抗的重要效应机制，该研究组在体外将阻断NK细胞抑制性受体与人单克隆抗KIR抗体IPH2102与达雷木单抗联合应用处理MM患者原代细胞（$n=21$），结果发现单独应用IPH2102无明显的杀伤作用，但联合用药组的疗效显著提高，提示二者有优效的协同作用。Nijhof报道则显示全反式维甲酸（ATRA）可增加MM患者瘤细胞CD38的表达水平，降低补体抑制蛋白的CD55和CD59的表达，二者联合应用可显著提高达雷木单抗疗效。鲁卡木单抗（lucatumumab）是一个抗人CD40全长的单克隆抗体。2012年Bensinger报道了其在MM的Ⅰ期多中心开放性临床试验结果，鲁卡木单抗以1.0、3.0、4.5、6.0 mg/kg的剂量递增，每周1次连用4周，该研究共入组28例复发难治MM，结果43%患者病变稳定（SD），1例（4%）维持部分缓解（PR）≥8个月；中位PFS分别为6.2个月和5.1个月，中位持续缓解时间分别为6.9个月、6.0个月，中位客观缓解率（ORR）分别为51%、43.4%；主要不良反应为轻至中度输液反应，严重不良反应为贫血、寒战、高钙血症和发热（各7%）。剂量限制性毒性包括4级血小板减少，3级升高谷丙转氨酶和4级提高脂肪酶［各1例（4%）］。埃罗妥珠单抗（elotuzumab, HuLuc63）是靶向细胞表面的糖蛋白CS1（CRACC, SLAMF7, CD319）的人源化单克隆抗体，可活化NK细胞，显著增强NK细胞介导的ADCC效应杀伤MM细胞。目前尚未进入临床研究。

多发性骨髓瘤的治疗在不断发展，但目前仍是不可治愈疾病，复发、难治始终是临床上难以攻克的堡垒。各种信号通路研究的深入，骨髓瘤发生机制相关的细胞因子、骨髓中微环境、成骨破骨细胞发育等机制的揭示，促进了各种靶向药物不断推陈出新，在临床前期及Ⅰ、Ⅱ期临床试验中显示出明确的抗瘤效应。值得注意的是，这些药物均为临床试验，由于样本量低，不良反应的类型及发生率尚需进一步扩大的临床应用予以验证。

（二）恶性淋巴瘤

恶性淋巴瘤是最常见的恶性肿瘤之一，分为霍奇金淋巴瘤及非霍奇金淋巴瘤，其病因和发病机制尚不完全清楚，是一组异质性很强的疾病。通常原发于淋巴结，其他结外部位很少见。骨原发淋巴瘤（primary lymphoma of bone, PLB）是指淋巴细胞在骨组织内恶性克隆增殖，伴或不伴骨皮质受侵袭、软组织内扩展，相关区域淋巴结或远处淋巴转移，内脏组织受累，占淋巴瘤的2%，占骨原发肿瘤的3%～7%。2/3患者病理类型为弥漫大B细胞淋巴瘤（DLBCL），以关节区发病为主（高达20%）。PLB最早是由Oberling于1928年首次报道，当时病理分型不明，后经回顾性分析确诊为PLB。1939年Parker和Jackson进一步阐述了其病理以组织中出现大量网状细胞为主要特征。随着免疫组化技术的进步，PLB依据淋巴瘤分型明确其来源。PLB患者有一些共同特点，如男性发病率高，以50～60岁高发，大多不伴有症状，全身症状轻而局部症状更为显著。1997年Dubey回顾性分析了1967—1992年M. D. Anderson中心45例初治PBL患者，临床分期为ⅠE～ⅡE；41例患者的PLB为DLBCL（91.1%），2例为弥漫性混合细胞性淋巴瘤（4.4%），淋巴细胞性淋巴瘤和淋巴母细胞型淋巴瘤各1例（2.2%）；发生在四肢骨的比例为44%（$n=20$），在躯干骨的占33%（$n=15$），在颅骨的占22%（$n=10$）。36名患者接受放化联合治疗，单纯放疗者5例，单纯化疗者4例。化疗以CHOP为基础方案，加减BLM，或VCR，放疗剂量为50 Gy。结果显示同等临床分期下联合放化疗组预后最好，合并淋巴结转移患者预后差。2006年Beal回顾性分析了1963—2003年纽约市斯隆凯特林癌症纪念中心101个初步诊断为PBL

的患者的相关资料，其中19例经后续病理检测排除PBL。患者的平均年龄为48岁（范围：11～83岁），81%的Ann Arbor分期为Ⅰ或Ⅱ期，66例为DLBCL（80.5%），4例为混合细胞淋巴瘤（4.9%），3例为滤泡淋巴瘤（3.7%），3例为弥漫小裂细胞淋巴瘤（3.7%），2例为分型不明淋巴瘤（2.4%），免疫母细胞淋巴瘤和Burkitt淋巴瘤各1例（1.2%）。56.1%患者接受放化结合治疗（$n=46$），14%予以单纯放疗［$n=11$，中位剂量44 Gy（范围：24～56 Gy）］，30%为单纯化疗（$n=24$，CHOP/R-CHOP方案4～6个周期）。中位随访67个月（2～280个月）。5年的OS、病因特异性生存率（cause-specific survival, CSS）和治疗无失败生存（freedom-from treatment failure, FFTF）分别为88%、96%和81%。5年OS患者的综合治疗与单一疗法疗效分别为95%和78%，5年FFTF分别为90%和67%，5年CSS分别为95%和83%。使用Cox回归分析，结果显示小于40岁和综合治疗为独立有利的预后因素。大多数患者长期生存率高，接受放化联合治疗5年CSS可达95%。2010年Jawad收集了1973—2005年1 500例成人PLB生存、流行病学及预后（surveillance, epidemiology, and end results, SEER）数据，进行了大型队列分析，采用了Cox比例风险回归模型及Kaplan-Meier生存分析，所有患者5年和10年生存率分别为58%和45%，低龄和局部病变是独立预后因素。这个结论在诸多研究中也得到证实。

PLB病理类型除了DLBCL外还有霍奇金淋巴瘤（Hodgkin's lymphoma, HL）、间变性大细胞淋巴瘤和T细胞淋巴瘤，其他类型非常罕见，只有少数病例报告报道。例如2015年Inklab报道一例42岁男性椎体梭形细胞PLB病例，由于PLB本身发病率极低，尤其是病理为梭形细胞的极为罕见，这种疾病常常被误诊为其他较常见的恶性梭形细胞肿瘤。该患者病变仅局限于T_{11}，无任何淋巴结肿大及肝、脾肿大，无体重减轻、发热或盗汗，血常规、肝与肾功能及电解质均正常。CT引导下T_{11}活检病理倾向高度恶性梭形细胞肿瘤，免疫组织化学染色示角蛋白、S-100、CDK4和MDM2阴性。予

以患者T_{11}椎体切除和重建手术，但术后病理结果提示为DLBCL，免疫组化CD20、CD79A、PAX5、BCL6和CD45阳性，肿瘤组织中淋巴样细胞可变，核仁明显，进一步骨髓穿刺为阴性。予以3个疗程R-CHOP联合36 Gy放疗后终止治疗，每月随访，患者诊断一年后复查未发现任何新发病灶（截至发稿）。

事实上PLB可分为主骨淋巴瘤（发病主要是单个骨病变伴/不伴区域性淋巴结病变）、多骨淋巴瘤、多发性骨损害、播散性淋巴瘤（多个组织弥漫性浸润的淋巴瘤）。前两种形式表现出良好的预后，通常采用手术、放疗、化疗联合治疗，根据发病部位的不同确定手术和局部治疗的顺序。是否需要进行巩固性放疗及放射剂量是有争议的；如何进行疼痛管理，中枢神经系统预防，病理性骨折的预防及治疗，晚期后遗症的处理等都值得特别关注。有关PLB治疗，参考普通淋巴瘤治疗。由于PLB发病时多无B症状，疾病分期多为Ⅰ、Ⅱ期，而对于预后良好的Ⅰ、Ⅱ期HL患者的初次治疗，单纯放疗即可治愈，多药联合化疗的治愈率与放疗相似，缩小照射野和减少剂量的放疗联合短程化疗（2～4个疗程的ABVD联合30～35 Gy）是最常用的标准治疗方案。非霍奇金淋巴瘤（NHL）病理分型以弥漫大B细胞淋巴瘤为主，且CD20多阳性，故多篇报道均以CHOP/R-CHOP为基础方案联合局部放疗。抗体CD20利妥昔单抗是全球第一个被批准用于临床治疗NHL的人、鼠嵌合型单克隆抗体，也是淋巴瘤治疗的里程碑。CD20是B细胞表面的分化抗原，相对分子质量为33 000～37 000的磷酸化蛋白质分子，在人体免疫系统中起到了重要作用，参与调节B细胞的增殖与分化。CD20抗原仅存在于恶性B细胞和成熟的B淋巴细胞。一旦出现抗原抗体结合，抗原不会出现明显的脱落、内化或调节现象。利妥昔单抗通过与淋巴瘤细胞CD20结合诱导ADCC和CDCC效应杀伤肿瘤细胞，同时它还可直接诱导淋巴瘤细胞凋亡并增加淋巴瘤细胞对化疗的敏感性。R-CHOP用于非骨原发淋巴瘤治疗，其效果

优于CHOP的结论已经由多个肿瘤中心发起的临床试验证实。例如GELA-LNH-985临床试验结果提示，399例60～80岁DLBCL患者分别接受R-CHOP或CHOP方案化疗，10年生存率分别为41%和28%。由于PLB发病率低，目前尚无R-CHOP与CHOP的疗效对比，但参考这些临床试验结果，推荐有经济条件患者选用R-CHOP方案联合局部放疗。Tao分析了102例PLB患者巩固性放疗的临床获益，患者平均年龄为55岁（范围：16～87岁），最常见的部位是在长骨。65例（63.7%）采用R-CHOP方案化疗，74例（72.5%）接受利妥昔单抗治疗，67例（65.7%）患者予以巩固性放疗，其中47例临床分期为Ⅰ～Ⅱ期20例为Ⅲ～Ⅳ期。中位放疗剂量为44 Gy（范围：24.5～50 Gy）。平均随访时间82个月，患者总的5年PFS和OS率分别为80%和82%，予以巩固性放疗的患者5年PFS和OS分别为88%和91%，而没有接受巩固性放疗的患者则分别为63%和68%。如果将放射剂量以36 Gy划分，≥36 Gy组与低剂量组的PFS和OS无显著差异。

由于PBL高发于长骨，尤以股骨关节区发病率最高，部分患者以外伤后骨折为首发症状。在疾病早期，局部病变不显著，骨科医生在手术时往往没有取病理活检，单纯予以钢板固定，导致骨折迁延不愈，且出现区域淋巴结转移，贻误诊治。笔者医院2013年收治一位PBL患者，即为外伤后骨折迁延不愈半年转院过来的。CT及MRI发现骨皮质受累，经穿刺病理确诊为DLBCL，经PET-CT检查分期为ⅠE期，患者拒绝局部手术，予以R-CHOP联合局部放疗治疗。目前随诊骨折已愈合，PET-CT检查局部已无高代谢。及时明确诊断是PBL治疗最关键的因素之一，而淋巴瘤病理异质性高，加上PBL发病率低，往往会被忽略或误诊，临床诊疗应予以高度重视。

第3节 脊柱转移性肿瘤的内科治疗

一、概述

在全身各部位中，骨骼系统发生转移瘤的概率仅次于肺和肝脏，而脊柱则是骨转移中最常见的部位。在转移性脊柱肿瘤中，由前列腺癌、肺癌、乳腺癌和肾癌所构成的比例约为66%。脊柱转移瘤致椎体变形时或形成硬膜外肿块时会发生硬膜外脊髓压迫（metastasis epidural spinal cord compression, MSCC）。MSCC发生率占所有脊柱转移瘤的5%～20%。60%～80%发生于胸椎，其次有15%～30%发生于腰椎，约10%以下发生于颈椎。早期研究估计发生脊髓压迫患者平均生存期为3～7个月，其中约36%的患者能存活1年以上。

脊柱转移瘤及MSCC治疗为非根治性的，主要目的是提高生活质量、预防病理性骨折、恢复神经功能、减少损伤及疼痛症状控制等，往往需要多学科综合治疗，主要包括手术、介入、放疗和全身药物治疗。多学科联合诊疗有助于提高患者生存期。

二、积极治疗原发肿瘤

肿瘤转移到脊柱，意味着已进入Ⅳ期或晚期，多数患者已没有治愈的可能。尽管如此，原发灶的治疗依然非常重要，甚至部分患者通过积极治疗原发灶可获得长期生存的可能，如淋巴瘤、乳腺癌、前列腺癌、多发性骨髓瘤等。原发瘤未得到及时诊断和治疗，会影响转移瘤的治疗效果。因此，原发瘤不明者，应积极寻找原发瘤；原发瘤未治疗者应根据具体情况，选择手术根治或广泛切除或姑息切除等，也可以采用放疗或局部介入治疗等治疗措施。对于部分脊柱原发恶性肿瘤，如不能完全切除，应适当考虑局部放疗或全身化疗。

（一）化疗

化疗药物对敏感肿瘤脊柱转移病情控制的治疗有重要作用。这类肿瘤包括神经母细胞瘤、Ewing肉瘤、骨肉瘤、生殖细胞瘤和淋巴瘤。对于这类肿瘤患者，一般即使出现硬膜外压迫也首选化疗。已经临床证实化疗对乳腺癌、小细胞肺癌、淋巴瘤和生殖细胞肿瘤的脊柱转移有效，可单用化疗或化疗联合手术、介入治疗。不管原发瘤是否切除或复发，均可联合应用对原发瘤有效的化学药物，以消灭亚临床病灶及微小转移瘤，降低转移率。

（二）内分泌治疗

脊柱转移瘤内分泌治疗主要应用于前列腺癌、乳腺癌等的转移。对于绝经后，雌激素受体和（或）孕激素受体阳性乳腺癌患者，在积极处理脊柱转移瘤的同时，可首选内分泌治疗控制肿瘤的进一步发展。前列腺癌转移者，可切除睾丸或使用抗雄激素药物治疗。

三、糖皮质激素治疗

（一）治疗机制与必要性

产生脊髓压迫主要是机械原因。肿瘤本身增大对神经的直接压迫导致神经的脱髓鞘变；肿瘤对血管的压迫导致神经血供不足而退化；局部肿瘤产生前列腺素 E_2 等生长因子，引起局部脊髓血供下降，进一步造成脊髓缺血、缺氧，加快导致脊髓神经组织的梗死和永久性损伤。

在脊髓受损时，糖皮质激素的抗水肿作用可使肿瘤缩小，以减轻其对神经的压迫作用；可以抑制前列腺素合成，减轻血管渗透性。还可以缓解疼痛，但确切机制不明，可能与其作用于伤害感受器有关，如可以减少因组织受损所致的炎性细胞因子合成和释放以减弱伤害感受器激活。此外，可以抑制胶原酶合成，促进脂皮质蛋白合成，阻断花生酸类合成。

在治疗必要性方面，目前大部分观点认为糖皮质激素应在手术前或放疗期间同步使用。在为数不多的随机对照研究和病例对照研究中初步证明了地塞米松对患者神经功能的恢复有一定作用。此外，2008年英国国家卫生与保健优化研究所（NICE）在其制定的《转移性脊髓压迫》指南中指出，须在MSCC诊断做出时使用地塞米松作为治疗。Leppert也推荐发生肿瘤脊髓压迫后使用地塞米松治疗。

但也有部分研究者对糖皮质激素治疗的必要性提出质疑，如Maranzano在1996年报道的Ⅱ期临床研究中分析了20例仅用放疗不使用糖皮质激素治疗MSCC无严重运动功能障碍的患者（16例运动功能未受损，4例需要运动辅助支持）中发现，20例患者治疗后运动功能在先前未受损的患者中未进一步加重，故该学者认为糖皮质激素的使用对于运动功能正常患者并不必要。

（二）用药时间、剂量和减量方式

地塞米松的初始治疗一般主张尽早开始。2008年NICE指南指出在MSCC诊断做出时即可使用地塞米松作为治疗。对于地塞米松的使用剂量，部分研究进行了比较。Vecht在1989年不同负荷剂量地塞米松（10 mg 或 100 mg 静脉推注后，16 mg 每天口服）随机治疗37例MSCC患者，疼痛缓解率、步行率和膀胱功能方面无显著差别。Sorensen在1994年前瞻性随机研究对57例MSCC患者于放疗前对比给或不给予高剂量地塞米松治疗（96 mg 第1天静脉推注，后3天每日口服96 mg，并在10天内逐渐减量至停用）的疗效，发现在高剂量地塞米松组中治疗后患者步行率显著提高（3个月时为81%比63%，$P=0.046$；6个月时为59%比33%）。

2008年NICE指南建议在术中或放疗前给予中等剂量地塞米松治疗，即每天16 mg 地塞米松，并在手术或放疗开始后在5～7天减量，若其间患者症状恶化，可临时加量；对于无手术计划患者可根据情况逐渐减量。这个建议被大多数人接受，如Leppert推荐发生肿瘤脊髓压迫后每天给予16～32 mg 地塞米松治疗。

（三）糖皮质激素治疗的不良反应

虽然目前尚没有大规模临床研究明确证明对比大剂量糖皮质激素是否比中等剂量能更有效地改善神经功能，但现有的临床研究都表明大剂量糖皮质激素的并发症是明显增多。例如，Graham 发现严重的治疗相关不良反应发生在高剂量（每天 96 mg）地塞米松组而未见于低剂量组（每天 16 mg）。Sorensen 同样发现高剂量地塞米松组（3 例，11%）与类固醇类不良反应轻度躁狂、胃溃疡穿孔等高度相关。Heimdal 在 1992 年比较了大剂量地塞米松（96 mg 负荷剂量后，在 2 周内减量至 0）和中等剂量地塞米松（16 mg 负荷剂量后，在 2 周内减量至 0）治疗转移性脊髓压迫患者的不良反应情况，其发生率在高、中剂量组分别为 14.3%（4/28 例）和 0（0/38 例）。

地塞米松的不良反应较其他糖皮质激素（甲泼尼龙、氢化可的松等）各有不同，而目前尚未见报道研究比较甲泼尼龙、氢化可的松及地塞米松对治疗 MSCC 患者的差异和有效性。可以借鉴的是，2013 年美国神经外科协会（AANS）/神经外科医师大会（CNS）发布了针对急性脊髓损伤（acute spinal cord injury, SCI）的治疗指南，该指南中指出甲泼尼龙并未被推荐用于 SCI 的治疗，2013 年版指南纠正了 2002 年该协会曾推荐甲泼尼龙用于急性脊髓损伤的观点。

（四）疗效和预后

继发性脊柱转移瘤所致脊髓压迫的发生严重影响了患者的生活质量，治疗后神经功能恢复取决于治疗前神经功能障碍的程度。统计显示，治疗前可以行动的患者，一般在治疗后均能维持其行动功能；治疗前不能行动患者，经治疗后仅有 15% 可恢复行动功能；治疗前已截瘫患者，在治疗后仅有 0 ～ 16% 患者能恢复行动。

四、双膦酸盐治疗

双膦酸盐是焦膦酸盐分子的稳定类似物，与焦膦酸盐的 P–O–P 键结构不同，以 P–C–P 键为基本结构的双膦酸盐改变了焦膦酸盐的理化性质，能有效地抵制体内焦膦酸酯酶的生物降解作用，在体内保持一定的稳定性。其中一条侧链使钙离子晶体与骨矿化基质（羟磷灰石）高度亲和，另一条侧链的差别使不同的双膦酸盐抗骨吸收的能力不同。

目前根据双膦酸盐类药物的结构特点、上市时间及作用强度可将其划分为三代产品。第一代有羟乙膦酸、氯膦酸；第二代如帕米膦酸，能改善骨转移患者疼痛、控制病情、预防骨转移的并发症和提高患者生活质量；第三代有伊班膦酸钠、唑来膦酸等，在上述基础上，还能显著降低恶性肿瘤骨转移的高钙血症，增加骨质密度，减少骨代谢紊乱。对于骨转移伴严重疼痛的患者，伊班膦酸负荷剂量可快速缓解患者的疼痛。唑来膦酸作为第三代双膦酸盐抑制骨质吸收效应最强，临床应用最广，相对安慰剂能平均延迟中位首次骨相关事件时间 2 ～ 3 个月。

双膦酸盐用于乳腺癌骨转移已有用药 2 年以上的安全性数据，肺癌骨转移的中位时间为 9 ～ 18 个月。应根据患者安全性和临床获益情况采用合理的用药时间。国内骨转移诊治共识指出：对于乳腺癌骨转移患者推荐使用 2 年，3 ～ 4 周给药 1 次；肺癌骨转移则应推荐至少应持续用药 9 个月以上。

用药注意事项包括：① 用药前监测患者血清电解质水平，重点关注血肌酐、血清钙、磷酸盐和镁等指标。② 选择药物应考虑患者的一般状况、疾病的总体情况及同时服用的其他药物。③ 双膦酸盐可与化疗、靶向治疗、放疗等常规抗癌治疗及镇痛药联用。④ 用药期间应定期（3 ～ 6 个月）监测血钙，长期使用双膦酸盐应注意每天补充 500 mg 钙和适量维生素 D。⑤ 用药期间应定期（3 ～ 6 个月）监测肾功能，肌酐清除率 > 30 ml/min 的患者，除口服氯膦酸盐和伊班膦酸钠无需调整剂量外，其他双膦酸盐应根据产品说明书进行减量或延长输注时间。⑥ 对少数患者长期使用双膦酸盐后有发生颌骨坏死的风险（由高到低为唑来膦酸、帕米膦酸、阿仑膦酸、利塞膦酸、伊班膦酸），应在用药前进行口腔检查，并进行适当的预防性治疗；用药期间应注意口腔卫生，尽量避免包括拔牙在内的口腔手术；如出现牙龈肿痛应停用，必要时下颌骨摄片评估风险。如治疗期间无诱因出现相关症状或体征，应尽早联系专科处理。增加下颌骨坏死风险的其他因素包括化疗、使用糖皮质激素及口腔卫生差合并牙周疾病和牙周脓肿。⑦ 静脉应用时需注意急性期反应，发生率由高到低为唑来膦酸、帕米膦酸、伊班膦酸，可预防性或治疗性使用镇痛药缓解，无需停药。鉴于可能存在上述风险，建议临床医生在使用双膦酸盐药物时密切监护患者健康状况，应针对患者不同状况调整治疗方案，最大限度地保障患者的用药安全。

停药指征：① 用药过程中检测到与双膦酸盐治疗相关的严重不良反应；② 治疗过程中出现肿瘤恶化，或出现其他脏器转移并危及患者生命；③ 临床医生认为需要时。需要指出的是，经过其他治疗后骨痛缓解不是停药指征。另外，研究表明患者治疗期间出现骨痛加重或骨相关事件时，继续接受唑来膦酸治疗，可以减少再次发生骨相关事件的风险，因此在应用某种双膦酸盐治疗过程中即使发生骨相关事件，仍建议继续用药，换药是否获益还有待更多的临床研究结果证实。

双膦酸盐有较好的耐受性，主要不良反应包括：流感样症状（骨痛、发热、疲乏、寒战及关节痛和肌痛）、不需治疗的无症状血浆磷酸盐水平降低、低钙血症、肾功能损害、颌骨坏死（ONJ）等，偶有注射部位的轻度反应。很少有因不良反应而中断治疗者，未见长期不良反应。

五、地诺单抗治疗

地诺单抗是一种特异性靶向核因子-κB受体活化因子配体（RANKL）的完全人源化单克隆抗体（IgG_2单抗），阻止RANKL和其受体物质结合，抑制破骨细胞活化和发展，减少骨吸收，增加骨密度。多项大规模Ⅲ期临床研究表明，地诺单抗较唑来膦酸能显著延长中位首次骨相关事件时间3～4个月。据此，继2010年6月FDA批准地诺单抗治疗绝经后女性骨质疏松之后半年，其继续被批准用于预防实体瘤骨转移患者的骨相关事件。在多项超千例乳腺癌、前列腺癌和其他骨转移癌的随机对照临床研究中，地诺单抗除能较唑来膦酸延迟首次骨相关事件之外，在急性不良反应和肾功能损伤发生率方面均较唑来膦酸低，因此可无需监测肾功能，但低钙血症、下颌骨坏死的不良反应发生率略高或相当于唑来膦酸组。

地诺单抗的使用为每4周1次治疗，120 mg皮下注射，无需预处理。应用期间推荐同时服用钙剂和维生素D。应用前与双膦酸盐相似，需进行口腔检查，并进行适当的预防性治疗。地诺单抗的应用持续时间可以双膦酸盐的应用经验作为参考。

六、对症支持治疗

脊柱转移瘤已是各种癌症的晚期，多数患者存在消瘦、贫血、食欲不振、抑郁、疼痛等症状，因此除需要输血、输液，纠正水、电解质紊乱，补充营养和各种维生素，增强免疫能力，改善全身情况和各器官的功能外，还应该根据病情，控制患者的疼痛，减轻患者的心理压力，通过心理调节和药物控制患者的抑郁或焦虑。

第4节　脊柱肿瘤的生物治疗

传统的手术治疗、放疗和化疗是治疗肿瘤的三大常规方法，近年来随着现代分子生物学、免疫学和细胞生物学等基础医学的飞速发展，生物治疗成为肿瘤的第四种疗法。广义的生物治疗包括分子靶向治疗、放免靶向治疗、免疫治疗、基因治疗等全新的治疗模式；而狭义的概念是指通过增加免疫细胞数量，直接恢复和提高人体免疫功能，增强对癌细胞的免疫力而实现对肿瘤特异性免疫杀伤的细胞治疗及细胞因子治疗。骨软组织肿瘤领域的临床及科研人员也不断在细胞治疗方面探索，希望能通过新的治疗模式进一步延长患者无病生存期，降低远处转移的发生率。

细胞介导的过继免疫治疗按其作用机制分为两类：① 被动细胞免疫治疗，又名过继免疫治疗（adoptive immuno-therapy, AIT），是取患者自身的免疫细胞在体外活化、增殖后再转输入患者体内，使其在患者体内发挥抗肿瘤作用。这些效应细胞具有异质性，如细胞毒性T淋巴细胞（cytotoxic T lymphocyte, CTL）、NK细胞、巨噬细胞、淋巴因子激活的杀伤细胞（lymphokine-activated killer cells, LAK）和肿瘤浸润性淋巴细胞（tumor-infiltrating lymphocytes, TIL）等。② 主动细胞免疫治疗，体外培养能在体内激发患者的特异性抗肿瘤免疫反应的细胞，如树突状细胞及各种疫苗。

针对骨肉瘤的免疫治疗可追溯到20世纪70年代。1972年Marsh的研究共入组28位仅有原发病灶的骨肉瘤患者，在接受截肢手术的同时分离患者骨肉瘤组织的白细胞，并输注给同种异体的其他患者。结果是令人兴奋的，和单纯手术患者相比，该组患者4年无病生存期达到了44%，而对照组仅有10%，发生转移的中位时间也是对照组的2倍以上（15±2个月与6±2个月）。然而同期的骨肉瘤细胞治疗报道对其疗效评价却是争议颇多。加州大学洛杉矶分校应用骨肉瘤细胞株全抗原作为疫苗免疫骨肉瘤患者，研究显示无论仅有原发灶还是已发生转移的患者，接受手术联合细胞治疗组和单纯手术的对照组总生存期均无差异。是什么导致差异的结果呢？事实上要实现T细胞的目标识别需要一个以上的效靶信号结合表达，如主要组织相容性复合体（major histocompatibility complex, MHC）联合特定黏附分子（intercellular cell adhesion molecule, ICAM）的共表达。Tsukahara的研究显示20位骨肉瘤患者有12位患者瘤细胞表达HLA Ⅰ类抗原，从这类患者肿瘤组织中分离的浸润淋巴细胞具有很强的细胞毒作用，而且患者体内有抗骨肉瘤抗体。这些免疫活化信号的

存在使此类患者无病生存期及总生存期远高于HLA Ⅰ类抗原阴性患者。免疫细胞体外活化不充分，不能有效地进行效靶攻击，可能是前期部分免疫治疗失败的原因。

一、活化T细胞在骨肉瘤中的应用

T细胞是抗肿瘤的主力军，肿瘤特异性淋巴细胞主要效应细胞为肿瘤特异性的CTL，其来源有三：一是从切除肿瘤组织中分离TIL扩增获得。Théoleyre从27例骨相关肿瘤（骨肉瘤、Ewing肉瘤、骨巨细胞瘤、软骨肉瘤、浆细胞瘤和骨转移癌），分离了TIL，在体外培养体系和大鼠骨肉瘤模型中对同种异体和自体肿瘤细胞均有很高的裂解活性。二是经自体瘤苗免疫后从手术获取的淋巴组织中分离淋巴细胞，用CD3抗体和IL-2扩增获得。三是在体外用负载肿瘤抗原的抗原提呈细胞或经灭活的自体肿瘤细胞诱导外周血单个核细胞获得细胞因子诱导的杀伤细胞（cytokine-induced killer cell, CIK细胞）是一种异质细胞群，其主要细胞成分是$CD3^+CD56^+$细胞和$CD3^+CD8^+$细胞，在培养体系中增殖倍数最多，杀瘤活性也最强，是主要的效应细胞。

寻找肿瘤相关性抗原（tumor associated antigens, TAA）是提高肿瘤免疫疗效的关键环节，找到这些抗原，通过传统的抗原提呈细胞递呈或是基因修饰的方法均可显著提高T细胞对骨肉瘤细胞的杀伤效率。表11-14总结了可能成为骨肉瘤TAA的各种抗原，表11-15总结了目前用于骨肉瘤T细胞免疫治疗的修饰基因。

T细胞受体（T cell receptor, TCR）由两个不同的肽链以双硫键链接组成，体内90%的TCR是由α和β链组成，带有此种TCR的T细胞即α/β T细胞；而另有约10%的T细胞TCR是由γ和δ链组成，即γ/δ T细胞。目前α/β T细胞携带的TAA包括GP100、MAGEA3、MART1、NY-ESO-1等。NY-ESO-1修饰T细胞在黑色素瘤治疗中取得良好效果。25%滑膜肉瘤患者NY-ESO-1表达阳性，Robbins等将NY-ESO-1修饰的α/β TCR T细胞治疗用于18个HLA-0201患者的转移性滑膜肉瘤，该项多中心研

表 11-14　骨肉瘤表达的肿瘤相关抗原

靶标抗原	细胞表面表达	临床前动物研究	临床研究
B7-H3	+	-	-
CLUAP1	-	-	-
FAP	+	-	-
GAGE 1,2,8	-	-	-
GD2	+	-	-
Glypican-2	-	-	-
HER2	+	+	+
IL-11Rα	+	+	-
MAGE A1-6,10, 12; C2	-	-	-
MCAM	-	-	-
NY-ESO-1	-	-	-
乳头瘤病毒结合因子	-	-	-
TEM1	+	-	-

注：CLUAP1，糖蛋白聚核素相关蛋白1；FAP，成纤维细胞激活蛋白；GAGE，黑色素瘤抗原；GD2，双唾液酸神经节苷酯；HER2，人上皮生长因子受体2；IL11Rα，白介素11受体α；MAGE，黑色素瘤相关抗原；MCAM，黑色素瘤细胞黏附分子；NY-ESO-1，纽约食管鳞状上皮细胞癌1；TEM1，肿瘤内皮细胞标志物1。

表 11-15　骨肉瘤 T 细胞治疗的基因修饰

目的	涉及的基因分类	举例
抗原特异性	受体	α/β TCR、CAR
T细胞增殖	T细胞增殖	CD80、41BBL
	共刺激分子结构域	CD27、CD28、41BB、OX40
	细胞因子	IL-12、IL-15
肿瘤抑制抗性	共刺激分子	CD80、41BBL
环境	共刺激分子结构域	CD27、CD28、41BB、OX40
	细胞因子	IL-12、IL-15
	显性失活受体	DN TGF-β受体
	嵌合细胞因子受体	IL-4/IL-2, IL-4/IL-7
	短发夹 RNA	FAS
	本构激酶	AKT
提高T细胞向肿瘤位置归巢	趋化因子受体	CCR2b 或 CXCR2
安全	诱导自杀基因	HSV-tk 和 caspase 9
	细胞表面标志物	CD20

注：DN，显性失活；HSV-tk，单纯性疱疹胸腺嘧啶激酶；IL，白介素；TGF-β，转化生长因子β。

究显示此疗法有效性为64%，患者3年和5年生存率分别为38%和14%。嵌合抗原受体（chimeric antigen receptors, CAT）修饰的T细胞，通过在T细胞表面表达CD3-ζ链和CD27、CD28、41BB或OX40共刺激信号，使T细胞活化，针对表达GD2、HER2、IL-11Rα或FAP等TAA的肿瘤高效杀伤。目前研究最为充分的是以 HER2 为 CAT 修饰的 T 细胞。Ahmed 进行了 HER2-CAR T 细胞骨软组织肉瘤 Ⅰ/Ⅱ 期临床研究，入组 19 例 HER2 阳性肿瘤（16 例骨肉瘤，1 例 Ewing 肉瘤，1 例原始神经外胚层肿瘤，1 例结缔组织增生性小圆细胞瘤），患者的中位总生存期为 10.3 个月，其中 4 位患者病情稳定在 12 周至 14 个月。

二、NK 细胞在骨肉瘤中的应用

NK 细胞是除 T 细胞和 B 细胞之外的第三类淋巴细胞，是体内自然免疫的第一道防线。它既是重要的外向性自然防御细胞，又是体内多种免疫细胞的调节细胞，在机体固有免疫及过继免疫治疗中发挥着重要作用。骨肉瘤患者外周血 NK 细胞数目低于正常人，且骨肉瘤细胞表面 HLA 类抗原表达下调，循环中的骨肉瘤细胞更是因为缺乏黏附分子表达 CD54 和 CD58，从而逃避了 NK 细胞的杀伤。通过抗体增强 ADCC 介导的 NK 细胞杀伤效应，是骨肉瘤免疫治疗的一个方向。90% 以上骨肉瘤细胞表达 EGFR，NK 细胞对 EGFR 阳性细胞效率高于阴性细胞。IL-2 作为免疫治疗的关键因子，可以上调骨肉瘤患者 NK 细胞数，同时还可以活化 NK 细胞，增强其颗粒素释放能力。Guma 研究显示气雾剂 IL-2 可显著增加 NK 细胞聚集于肺部，予裸鼠骨肉瘤肺转移模型气溶胶 IL-2 或气雾剂 PBS 处理，发现气雾剂的 IL-2 没有增加在脾脏和肝脏 NK 细胞的增殖，但气雾剂或气溶胶 IL-2 显著加了 NK 细胞在肺部的聚集，且该组骨肉瘤肺转移裸鼠的整体存活率远高于对照组。神经节苷脂 GD2 是在人类癌症和干细胞广谱发现的肿瘤相关表面抗原，在骨软组织肿瘤如骨肉瘤、Ewing 肉瘤、横纹肌肉瘤均高表达。GD2 已经被证明是安全的抗体靶向，神经母细胞瘤患者应用抗 GD2 的抗体后，NK 细胞 CD16 表达上调活化，目前其在骨软组织肉瘤的治疗尚在探索阶段。

三、抗原提呈细胞在骨肉瘤中的应用

树突细胞（dendritic cell）也称 DC 细胞，是一种既具分支或树突状形态及吞噬功能，又能提呈抗原的细胞。树突细胞在外周组织像"哨兵"一样，处于非成熟状态，但具有极强的抗原内吞和加工处理能力。在它摄取抗原或受到某些因素刺激后，可以分化成熟，同时发生迁移，由外周组织通过淋巴管和血液循环进入次级淋巴器官，然后激发 T 细胞应答。树突细胞是已知体内功能最强、唯一能活化静息 T 细胞的专职抗原提呈细胞，是启动、调控和维持免疫应答的中心环节。通过大量体外活化培养负载肿瘤抗原的树突细胞，当细胞数量达到一定数量后回输给患者，可诱导机体产生强烈的抗肿瘤免疫反应。2014 年路易斯维尔大学发表一项 Ⅰ 期临床报道，自体树突状细胞负载 MAGE-A1、MAGE-A3 和 NY-ESO-1 肽疫苗治疗 15 例复发/难治性肿瘤，包括神经母细胞瘤、Ewing 肉瘤、骨肉瘤和横纹肌肉瘤，其中 1 例患者达到完全缓解并维持 2 年。该报道虽然样本例数少，但仍给予骨软组织肉瘤治疗带来希望，有待进一步临床样本扩大验证。

四、其他免疫治疗在骨肉瘤中的应用

卡介苗（bacille calmette-guerin, BCG）作为抗肿瘤免疫刺激剂已被使用了几十年。早期的 BCG 主要成分为是卡介苗细胞壁的胞壁酰二肽（muramyl dipeptide, MDP）。而保留了大部分天然卡介苗免疫刺激性的胞壁酰三肽（muramyl tripeptide, MTP）显著提高了其脂溶性。经过加工改造的脂质体胞壁酰三肽磷脂酰乙醇胺（liposomal muramyl tripeptide phosphatidyl ethanolamine, L-MTP-PE）或称其为米法莫肽（mifamurtide）则更具优势，其在骨肉瘤治疗中展现出优异的效果。米法莫肽是一种非特异性免疫调节剂，与巨噬细胞或单核细胞内的 Nod2 结合，通过 NF-κB 途径激活巨噬细胞和单核细胞，诱导非特异性免疫应答杀伤骨肉瘤细胞（图 11-6）。2014 年得克萨斯大学 MD 安德森癌症中心报道，该中心从 2008 年到 2012 年，给予 205 名转移性和复发骨肉瘤患者米法莫肽治疗，146 位患者病情得到有效控制（71%）。米法莫肽的血清浓度在第 30 分钟输注后迅速下降，$t_{1/2}$ 为 2 小时，主要不良反应是寒战、高热，或头痛、疲劳综合征，极少数为 3 级或 4 级。该项研究 1 年和 2 年总生存率分别为 71.7% 和 45.9%。

骨软组织肉瘤是一大类异质性非常大的肿瘤，同一患者肿瘤组织内可有不同性质的瘤细胞混杂，远处转移发生早、比例高，转移患者 3 年生存率目前仍徘徊在 15% ～ 30%。这类患者往往接受过多次大剂量化疗和放疗，对各种治疗的耐受性差，而免疫治疗的不良反应轻，3 ～ 4 级发生率在 10% 左右，具有较好的应用前景。上述的一些免疫治疗方案在骨软组织肉瘤治疗中初显成效，但均在 I ～ III 期临床试验过程中，其安全性和耐受性均需要进一步扩大样本验证，有望使骨软组织肿瘤患者长期带瘤生存的梦想得以实现。

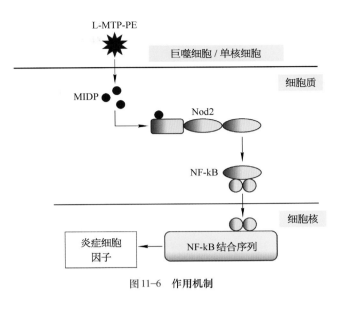

图 11-6　作用机制

第5节　脊柱肿瘤的疼痛控制

疼痛是癌症患者的常见症状。据统计，初诊癌症患者疼痛发生率约为 25%，晚期癌症患者的疼痛发生率约高达 75%。癌痛对机体各个系统可产生广泛影响，可导致患者出现食欲减退、乏力、失眠、焦虑、抑郁甚至自杀倾向等后果，处理不当会形成恶性循环，严重影响患者的生活质量。

一、疼痛概述

（一）疼痛的定义

国际疼痛学会（IASP）对疼痛的定义为：疼痛是一种令人不快的感觉和情绪上的感受，伴随着实际或潜在的组织损伤。它是一种主观的感受，而不仅仅是一种简单的生理应答，它与每个人的生理经验及以往的经历有关。

（二）癌痛的病因

肿瘤患者出现疼痛症状的原因多种多样，大致可分为以下 3 类。

1. 肿瘤相关性疼痛　因肿瘤直接侵犯机体组织，肿瘤转移累及骨、脑等组织所致。

2. 抗肿瘤治疗相关性疼痛　外科手术后瘢痕痛、幻肢痛等；化疗后静脉炎、神经毒性、溃疡等；放疗后纤维化、神经损伤、放射性脊髓炎等。

3. 非肿瘤因素性疼痛　包括其他合并症、并发症等非肿瘤因素所致的疼痛。

（三）疼痛的病理生理学分类

疼痛按发生的病理生理学机制主要分为以下两种类型。

1. 伤害感受性疼痛　是因有害刺激作用于躯体或内脏组织，使该结构发生实际或潜在的损伤而导致的疼痛。伤害感受性疼痛包括躯体痛和内脏痛。躯体性疼痛常表现为钝痛、锐痛或者压迫性疼痛；内脏痛通常表现为定位不够准确的弥漫性疼痛和绞痛。

2. 神经病理性疼痛　是由于中枢或外周神经损伤或功能障碍引起的疼痛，临床表现为针刺样、烧灼样、电击样痛、麻木痛、麻刺痛，常伴有感觉超敏、感觉过敏或感觉异常。

（四）癌痛的评估

疼痛是人体的主观感受，不像其他生命体征具有客观的评估依据。对疼痛的评估要求医务人员从病史采集、体格检查及辅助检查等方面收集全部临床资料进行分析，对疼痛的来源、程度、性质等要素做出一个综合判断及全面评估。癌痛评估是合理、有效进行止痛治疗的前提，也是评价疗效的重要依据。当疼痛性质、程度发生改变或出现新的疼痛时应及时重新评估，调整治疗方案，以保证癌痛评估的连续性及止痛治疗的有效性。综上所述，癌痛评估应遵循"常规、量化、全面、动态"的原则。目前临床上常用的癌痛量化评估方法有以下3种。

1. 数字疼痛量表（numeric rating scale，NRS）此方法从0～10共11个点，表示从无痛到最痛，由患者根据自己的疼痛程度打分（图11-7）。1～3分为轻度疼痛，4～6分为中度疼痛，7～10分为重度疼痛。此表便于医务人员掌握，容易被患者理解，便于记录。它是目前临床上应用较为广泛的量表。

2. 面部表情评分法　该方法用6种面部表情从微笑、悲伤至痛苦得哭泣的图画来表达疼痛程度（图11-8）。疼痛评估时要求患者选择一张最能表达其疼痛的脸谱。这种评估方法简单、直观、形象，易于掌握，特别适用于表达困难的患者，如老人、小儿，以及存在语言或文化差异或其他交流障碍的患者。

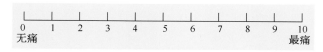

图11-7　数字疼痛量表

图11-8　面部表情评分法

3. 主诉疼痛程度分级法（verbal rating scale，VRS）　根据患者对疼痛的主诉，将疼痛程度分为轻度、中度、重度三类。

（1）轻度疼痛：有疼痛但可忍受，生活正常，睡眠无干扰。

（2）中度疼痛：疼痛明显，不能忍受，要求服用镇痛药物，睡眠受干扰。

（3）重度疼痛：疼痛剧烈，不能忍受，需用镇痛药物，睡眠受严重干扰，可伴自主神经紊乱或被动体位。

二、脊柱肿瘤疼痛的特点

当肿瘤侵犯脊柱等骨骼系统时，由于骨皮质和骨髓并非疼痛的敏感组织，所以早期常无症状，或者仅出现轻度、间歇性的疼痛。而骨膜的神经纤维分布丰富，在肿瘤发展后期，由于肿瘤的快速生长、体积增大，骨膜受牵拉，肿瘤直接侵蚀和损伤外周神经，引起神经的机械损伤、压迫和缺血，导致剧烈而持续的疼痛，发生率达50%～90%。

癌性骨痛的性质多为钝痛，夜间疼痛更明显。夜间痛也是癌性骨痛与创伤及炎症性疼痛的主要区别。癌性骨痛的另外一个特点是常常伴有痛觉过敏，这与破骨细胞、肿瘤细胞或炎症细胞等分泌的生物活性物质有关，后者可降低神经细胞膜的兴奋阈值，致使神经元敏化，表现为神经病理性疼痛。

由于脊柱是人体最重要的负重骨，脊柱肿瘤易继发病理性骨折，造成脊柱不稳定。脊柱肿瘤的疼痛也常常与病理性骨折有关。脊柱病理性骨折引起疼痛的原因包括对骨膜的损伤、附着肌肉的紧张和痉挛、对脊髓或神经根的压迫等。因此在脊柱肿瘤疼痛的诊治时需结合体检及影像学检查鉴别是否存在病理性骨折。

三、脊柱肿瘤疼痛的治疗

脊柱肿瘤疼痛的治疗方法包括：病因治疗、药物止痛治疗和非药物治疗。通常，无论是原发性或转移性脊柱肿瘤所引起的疼痛，既能控制肿瘤又能缓解疼痛的病因治疗是首选的方法。

(一) 病因治疗

1. 手术治疗　对于受累部位局限的原发性或转移性脊柱肿瘤，通过手术将肿瘤完整或部分切除，从而可以解除压迫和对神经的刺激等，去除病因，达到止痛的目的。特别值得一提的是，脊柱肿瘤导致的脊髓压迫症状，属于肿瘤急症，及时合理的神经松解减压手术是预防截瘫的有效方法。

2. 放疗　外放疗被认为是骨转移疼痛的标准治疗方法，止痛有效率为 50% ～ 90%。其止痛的作用机制为放射线抑制或杀伤肿瘤细胞，阻止骨质破坏，提高成骨细胞活性，增加胶原蛋白合成形成新骨。

与外放疗相对应的，放射性核素内照射也可用于治疗全身多发骨转移或其他治疗没有反应的骨转移疼痛。目前临床上常用的有锶-89 和钐-153 等。欧洲和加拿大的研究表明，锶-89 对其他治疗没有反应的骨转移疼痛缓解率为 75%，20% 的患者疼痛完全消失。研究发现，放射性核素缓解疼痛的结果直接来自对成骨细胞的抑制，减少引起疼痛的细胞递质的释放，而并非对肿瘤的直接作用。

3. 化疗　一些对化疗敏感的原发性或转移性脊柱肿瘤引起的疼痛，通过化疗，可以减轻疼痛。临床上，累及骨的淋巴瘤、生殖细胞肿瘤、小细胞肺癌、Ewing 肉瘤等，通过化疗后骨痛完全缓解的病例屡见不鲜。

此外，抑制破骨细胞活性的药物如双膦酸盐对破骨细胞有促进凋亡、抑制增殖作用，从而达到减轻骨痛、预防骨相关事件的疗效。近年来，地诺单抗已在国外上市，批准用于预防骨转移疼痛等骨相关事件，而且在前列腺癌及乳腺癌骨转移中显示出优于唑来膦酸的疗效。

4. 内分泌治疗　乳腺癌、前列腺癌、子宫内膜癌等激素依赖性肿瘤，骨转移灶进展缓慢且患者生存期较长，内分泌治疗能在多数患者起到减轻骨痛、延长生存期的作用。但由于内分泌治疗起效时间往往较长，应配合其他治疗方法。

(二) 药物止痛治疗

除去有效的针对肿瘤的病因治疗以外，药物止痛治疗是控制癌性疼痛的主要手段，药物的合理应用可使 80% ～ 90% 的癌性疼痛得到较满意的缓解。因此世界卫生组织（WHO）在 20 世纪 80 年代初即建立并推行了癌痛三阶梯治疗原则。该原则要求根据轻、中、重不同程度的疼痛，单独和（或）联合应用一阶梯（非甾体类抗炎药和对乙酰氨基酚）、二阶梯（弱阿片类药）、三阶梯（强阿片类药）止痛药，配合其他辅助性药物来治疗癌性疼痛。其具体原则包括口服给药、按时给药、按阶梯给药、个体化给药，并注意具体细节。经过多年临床经验的总结，这一方案已在国际上被广泛接受。我国自 20 世纪 90 年代已经引进并推广癌性疼痛三阶梯治疗原则。然而，临床实践中，癌性疼痛的处理有时候远比三阶梯治疗原则的建议复杂得多。在上述背景下，美国国立综合癌症网络（NCCN）发布的成人癌性疼痛临床实践指南以其更加细化的指导受到越来越多业内人士的重视，成为三阶梯治疗原则的发展和补充。

对于脊柱肿瘤所致的癌性骨痛，选药、用药仍遵循上述原则。止痛药物根据作用机制及临床应用可分为非阿片类药物、阿片类药物及辅助性药物。临床上可供选择的止痛药物名目繁多，要规范合理地选择药物，首先必须掌握各类止痛药物的特点。

1. 非阿片类止痛药　主要包括非甾体类抗炎药（NSAID）和对乙酰氨基酚。NSAID 类药物具有抗炎镇痛作用，而骨转移大多存在炎性反应，故其是缓解癌性骨痛的基础药；对乙酰氨基酚有解热镇痛作用，但几乎无抗炎作用。严格来说乙酰氨基酚不属于NSAID类，但为了表述方便，以下统称为NSAID类。该类药物主要作用机制在于抑制环氧化酶，从而抑制前列腺素E_2的合成而产生解热镇痛的作用。常用于缓解轻度疼痛，或与阿片类药物联合用于缓解中、重度疼痛。目前常用于癌性骨痛治疗的非阿片类止痛药物包括布洛芬、双氯芬酸、对乙酰氨基酚、吲哚美辛、塞来昔布等。

使用NSAID类药物时需注意的是，用药剂量达到一定水平时，增加用药剂量并不能增强其止痛疗效，但不良反应将明显增加，这种现象被称为"天花板效应"。因此，NSAID类药物均有其每日限制剂量，如布洛芬为2 400 mg/d，对乙酰氨基酚为2 000 mg/d，塞来昔布为400 mg/d。临床上当日用剂量已达到限制性用量时，应考虑更换为阿片类止痛药；如为联合用药，则只增加阿片类止痛药用量。

NSAID类药物常见的不良反应有：消化性溃疡、消化道出血、血小板功能障碍、肾功能损伤、肝功能损伤等。其不良反应的发生，与用药剂量及使用持续时间相关。肝、肾功能不全的患者应慎用NSAID，有消化道溃疡病史及胃肠道出血史的患者应预防性给予护胃药，凝血功能有障碍者也应慎用，两种不同的NSAID类药物不宜同时使用。

2. 阿片类止痛药 是中、重度癌性疼痛治疗的首选药物，按止痛效果可分为弱阿片类药（以可待因为代表）和强阿片类药（以吗啡为代表）。此类药物的作用机制是通过与中枢神经系统的阿片受体结合而起到镇痛、镇静的作用。

目前，临床上常用于癌性疼痛治疗的短效阿片类药物为吗啡即释片，长效阿片类药物包括曲马多缓释片、吗啡缓释片、羟考酮缓释片、芬太尼透皮贴剂等，此外，还有阿片类与非阿片类药物制成的复合剂型。传统上，弱阿片类止痛药仅用于中度疼痛，强阿片类药仅用于重度疼痛。近年来，阿片类药物的新剂型和不断丰富的临床证据使中度疼痛的止痛药物选择更广泛，低剂量起始的强阿片类药物，

如吗啡、羟考酮、芬太尼等也逐渐用于中度疼痛的治疗，第二阶梯药物如可待因、曲马多的应用被弱化。对于慢性癌性疼痛治疗，应选择纯阿片受体激动剂，如可待因、吗啡、羟考酮、氢吗啡酮、芬太尼等，尽量不选混合激动剂，如布托啡诺、喷他佐辛。长期应用阿片类止痛药时，首选口服给药途径，有明确指征时可选用透皮吸收途径给药，也可临时皮下注射用药，必要时可自控镇痛给药。

阿片类止痛药的疗效及安全性存在较大个体差异，需要逐渐调整剂量，以获得最佳用药剂量，称为剂量滴定。与NSAID类不同，阿片类药物用于止痛时没有极量限制，因此可通过滴定以获得最佳止痛效果。由于阿片类药均通过与中枢神经系统结合而发挥作用，所以在治疗癌性疼痛时不主张将几种药物联合应用，但可以在应用缓释剂型维持的基础上，予即释吗啡处理爆发痛。

在我国，部分医护人员及患者由于担心阿片药物类"成瘾"而不敢应用足够剂量的吗啡。其实，这是认识上的误区，必须澄清。疼痛是成瘾的"天然拮抗剂"，应用阿片类药物治疗疼痛时，成瘾极少发生，据统计，其发生率小于0.04%。规范合理地应用阿片类药物是有效并且安全的，故临床医生和患者不必因担心"成瘾"而缩手缩脚。

哌替啶是常见的阿片类止痛药物之一，但对于慢性癌性疼痛，WHO将其列为不推荐使用的药物。与吗啡相比，哌替啶的镇痛作用强度仅为吗啡的1/10。代谢产物去甲哌替啶的清除半衰期长，易在体内蓄积引起神经毒性及肾毒性。此外，因哌替啶口服吸收利用率差，多采用肌内注射给药，这本身就会增加患者的痛苦。

阿片类药物的不良反应主要包括：便秘、恶心、呕吐、嗜睡、尿潴留、过度镇静、呼吸抑制等。应把预防和处理阿片类止痛药不良反应作为止痛治疗计划的重要组成部分。恶心、呕吐、嗜睡等大多出现在未使用过阿片类药物的患者用药1周内。初用阿片类药物时，可考虑同时给予甲氧氯普胺（胃复安）等止吐药预防恶心、呕吐，症状缓解则可停用止吐药。便秘症状通常会持续发生于阿片类药物止

痛治疗全过程，多数患者需使用缓泻剂防治便秘。阿片类药物对输尿管平滑肌有兴奋收缩作用，可引起尿潴留，如发生尿潴留，可换用另一种阿片药。过度镇静是药物过量的最初表现，进一步会发展为呼吸抑制。事实上，规范应用阿片类药物，可极少出现呼吸抑制。出现过度镇静时，阿片类药物应减量或暂停使用，并予吸氧、唤醒治疗；有明显呼吸抑制者，可使用阿片类受体拮抗药纳洛酮静推解救。

3. 辅助性药物　辅助性药物能够增强止痛药物的疗效，或产生直接镇痛作用，可用于癌性疼痛三阶梯的任何一个阶段。如前所述，脊柱肿瘤导致的疼痛常与局部炎症水肿有关，而且常常合并神经病理性疼痛，因此需要用到的辅助用药包括治疗神经病理性疼痛的药物及具有抗炎作用的糖皮质激素等。

（1）三环类抗抑郁药：为治疗神经病理性疼痛的常用药物，用于脊柱肿瘤所致的麻木样痛、灼痛，该类药物也可以改善情绪、改善睡眠，如阿米替林、度洛西汀、文拉法辛等。

（2）抗惊厥类药物：用于脊柱肿瘤所致的撕裂痛、放电样疼痛及烧灼痛，代表药物如卡马西平、加巴喷丁、普瑞巴林。加巴喷丁 100 ～ 300 mg 口服，每日 1 次，逐步增量至 300 ～ 600 mg，每日 3 次，最大剂量为 3 600 mg/d；普瑞巴林 75 ～ 150 mg，每日 2 ～ 3 次，最大剂量为 600 mg/d。

（3）糖皮质激素：此类药物本身不具有镇痛作用，但能提高吗啡等药物的镇痛作用，这可能与其抑制炎性细胞因子的合成、减轻肿瘤周围水肿的作用有关。在脊柱肿瘤导致脊髓压迫时，糖皮质激素应尽可能在诊断后 24 小时内给药。放疗同时给予地塞米松可减少疼痛"闪耀"的发生。但与 NSAID 类药物合用时应慎重，因可加重其不良反应。代表药物如地塞米松、泼尼松等。

（4）肌松剂：这类药物主要用于缓解由于肌肉痉挛引起的疼痛。当脊柱肿瘤导致的疼痛合并束带感或紧绷感时可联合应用肌松剂，如盐酸乙哌立松、氯唑沙宗、巴氯芬等。使用过程中如出现困倦、呼吸困难、四肢无力、站立不稳等症状时，应减少用量或停止用药。

（5）抗焦虑药：可缓解癌症患者的焦虑，同时具有镇静、镇痛作用，可辅助阿片类药治疗疼痛，如地西泮、阿普唑仑、劳拉西泮等。

（6）中医中药：传统的中医药对某些疼痛的治疗有独特的方法和疗效，可根据患者的病情适当地选择中药内服或外敷。

（三）非药物治疗

用于癌痛治疗的非药物治疗方法主要有：介入治疗、针灸等物理治疗、心理治疗等。癌性疼痛的介入治疗方法包括神经阻滞、神经毁损、经皮椎体成形术（percutaneous vertebroplasty，PVP）、射频消融术等。合理应用非药物治疗可以减少止痛药物的使用剂量并增强止痛疗效。

PVP 是脊柱肿瘤疼痛最常用的介入治疗方法，是在影像设备监视下，通过椎弓根或椎弓根外途径，将骨水泥直接注射到病变椎体内，利用骨水泥重建椎体形态，重塑椎体的生理功能。同时，利用骨水泥硬化过程中产热和释放单体化学物质的特性杀死肿瘤细胞，破坏病变组织内的神经末梢，缓解和解除由于椎体病理性骨折、肿瘤破坏和肿瘤产生的细胞因子对病变椎体内神经末梢刺激导致的疼痛。据文献报道，其近期止痛有效率为 70% ～ 95%。适应证为常规止痛无效的椎体溶骨性转移导致的骨痛（无论是否合并压缩性骨折），禁忌证包括椎管狭窄、神经根性疼痛、椎体后壁破坏、感染、凝血障碍等。

（姚阳　孙元珏　郑水儿　林峰　何爱娜
胡海燕　李洪涛　沈赞　张剑军　闵大六）

【参考文献】

[1] Altaf S, Enders F, Jeavons E, et al. High-BMI at diagnosis is associated with inferior survival in patients with osteosarcoma: a report from the Children's Oncology Group [J]. Pediatr Blood Cancer, 2013, 60: 2042–2046.

[2] Anderson P M, Meyers P, Kleinerman E, et

al. Mifamurtide in metastatic and recurrent osteosarcoma: a patient access study with pharmacokinetic, pharmacodynamic, and safety assessments [J]. Pediatr Blood Cancer, 2014, 61(2): 238−244.

[3] Ando K, Mori K, Corradini N, et al. Mifamurtide for the treatment of nonmetastatic osteosarcoma [J]. Expert Opin Pharmacother, 2011, 12(2): 285−292.

[4] Balasa B, Yun R, Belmar N A, et al. Elotuzumab enhances natural killer cell activation and myeloma cell killing through interleukin-2 and TNF-α pathways [J]. Cancer Immunol Immunother, 2015, 64(1): 61−73.

[5] Bensinger W, Maziarz R T, Jagannath S, et al. A phase 1 study of lucatumumab, a fully human anti-CD40 antagonist monoclonal antibody administered intravenously to patients with relapsed or refractory multiple myeloma [J]. Br J Haematol, 2012, 159(1): 58−66.

[6] Berdeja J G, Hart L L, Mace J R, et al. Phase Ⅰ/Ⅱ study of the combination of panobinostat and carfilzomib in patients with relapsed/refractory multiple myeloma [J]. Haematologica, 2015, 100(5): 670−676.

[7] Berger M, Grignani G, Ferrari S, et al. Phase 2 trial of two courses of cyclophosphamide and etoposide for relapsed high-risk osteosarcoma patients [J]. Cancer, 2009, 115: 2980−2987.

[8] Bernstein M L, Devidas M, Lafreniere D, et al. Intensive therapy with growth factor support for patients with Ewing tumor metastatic at diagnosis: Pediatric Oncology Group/Children's Cancer Group phase Ⅱ study 9457-a report from the Children's Oncology Group [J]. J Clin Oncol, 2006, 24: 152−159.

[9] Bernstein-Molho R, Kollender Y, Issakov J, et al. Clinical activity of mTOR inhibition in combination with cyclophosphamide in the treatment of recurrent unresectable chondrosarcomas [J]. Cancer Chemother Pharmacol, 2012, 70: 855−860.

[10] Bernthal N M, Federman N, Eilber F R, et al. Long-term results (>25 years) of a randomized, prospective clinical trial evaluating chemotherapy in patients with high-grade, operable osteosarcoma [J]. Cancer, 2012, 118: 5888−5893.

[11] Bertuzzi A, Stroppa E M, Secondino S, et al. Efficacy and toxicity of sorafenib monotherapy in patients with advanced soft tissue sarcoma failing anthracycline-based chemotherapy [J]. J Clin Oncol, 2010, 28: 15s.

[12] Bhagavathi S, Fu K. Primary lymphoma of bone: a review [J]. Semin Diagn Pathol, 2014, 31(1): 48−52.

[13] Bielack S S, Kempf-Bielack B, Branscheid D, et al. Second and subsequent recurrences of osteosarcoma: presentation, treatment, and outcomes of 249 consecutive cooperative osteosarcoma study group patients [J]. J Clin Oncol, 2009, 27: 557−565.

[14] Bolomsky A, Schreder M, Meißner T, et al. Immunomodulatory drugs thalidomide and lenalidomide affect osteoblast differentiation of human bone marrow stromal cells in vitro [J]. Exp Hematol, 2014, 42(7): 516−525.

[15] Branstetter D G, Nelson S D, Manivel J C, et al. Denosumab induces tumor reduction and bone formation in patients with giant-cell tumor of bone [J]. Clin Cancer Res, 2012, 18: 4415−4424.

[16] Briccoli A, Rocca M, Salone M, et al. High grade osteosarcoma of the extremities metastatic to the lung: long-term results in 323 patients treated combining surgery and chemotherapy, 1985—2005 [J]. Surg Oncol, 2010, 19: 193−199.

[17] Buddingh E P, Anninga J K, Versteegh M I M, et al. Prognostic factors in pulmonary metastasized high-grade osteosarcoma [J]. Pediatr Blood Cancer, 2010, 54: 216−221.

[18] Burgert E O, Nesbit M E, Garnsey L A, et al. Multimodal therapy for the management of nonpelvic, localized Ewing's sarcoma of bone: intergroup study IESS-Ⅱ [J]. J Clin Oncol, 1990, 8: 1514−1524.

[19] Burgess M, Tawbi H. Immunotherapeutic approaches to sarcoma [J]. Curr Treat Options Oncol, 2015, 16(6): 26.

[20] Casali P G, Stacchiotti S, Grosso F, et al. Adding cisplatin (CDDP) to imatinib (IM) re-establishes tumor response following secondary resistance to IM in advanced chordoma [J]. J Clin Oncol, 2007，25.

[21] Casey D A, Wexler L H, Merchant M S, et al. Irinotecan and temozolomide for Ewing sarcoma: the Memorial Sloan-Kettering experience [J]. Pediatr Blood Cancer, 2009, 53: 1029−1034.

[22] Cesari M, Alberghini M, Vanel D, et al. Periosteal osteosarcoma: a single-institution experience [J]. Cancer, 2011, 117: 1731−1735.

[23] Cesari M, Bertoni F, Bacchini P, et al. Mesenchymal chondrosarcoma. An analysis of patients treated at a single institution [J]. Tumori, 2007, 93: 423−427.

[24] Chambers P W, Schwinn C P. Chordoma, a clinicopathologic study of metastasis [J]. Am J Clin Pathol, 1979, 72: 765−776.

[25] Chan A C, Neeson P, Leeansyah E, et al. Natural killer T cell defects in multiple myeloma and the impact of lenalidomide therapy [J]. Clin Exp Immunol, 2014, 175(1):

49−58.

[26] Chawla S, Henshaw R, Seeger L, et al. Safety and efficacy of denosumab for adults and skeletally mature adolescents with giant cell tumour of bone: interim analysis of an open-label, parallel-group, phase 2 study [J]. Lancet Oncol, 2013, 14: 901−908.

[27] Ciernik I F, Niemierko A, Harmon D C, et al. Proton-based radiotherapy for unresectable or incompletely resected osteosarcoma [J]. Cancer, 2011, 117: 4522−4530.

[28] Collins M, Wilhelm M, Conyers R, et al. Benefits and adverse events in younger versus older patients receiving neoadjuvant chemotherapy for osteosarcoma: findings from a meta-analysis [J]. J Clin Oncol, 2013, 31: 2303−2312.

[29] Dantonello T M, Int-Veen C, Leuschner I, et al. Mesenchymal chondrosarcoma of soft tissues and bone in children, adolescents, and young adults: experiences of the CWS and COSS study groups [J]. Cancer, 2008, 112: 2424−2431.

[30] Dickey I D, Rose P S, Fuchs B, et al. Dedifferentiated chondrosarcoma: the role of chemotherapy with updated outcomes [J]. J Bone Joint Surg Am, 2004, 86−A: 2412−2418.

[31] Dimopoulos M A, Delforge M, Hájek R, et al. Lenalidomide, melphalan, and prednisone, followed by lenalidomide maintenance, improves health-related quality of life in newly diagnosed multiple myeloma patients aged 65 years or older: results of a randomized phase Ⅲ trial [J]. Haematologica, 2013, 98(5): 784−788.

[32] Dimopoulos M A, Chen C, Spencer A, et al. Long-term follow-up on overall survival from the MM−009 and MM−010 phase Ⅲ trials of lenalidomide plus dexamethasone in patients with relapsed or refractory multiple myeloma [J]. Leukemia, 2009, 23(11): 2147−2152.

[33] Dimopoulos M A, Swern A S, Li J S, et al. Efficacy and safety of long-term treatment with lenalidomide and dexamethasone in patients with relapsed/refractory multiple myeloma [J]. Blood Cancer J, 2014, 4: e257.

[34] Dobrenkov K, Cheung N K. GD2-targeted immunotherapy and radioimmunotherapy [J]. Semin Oncol, 2014, 41(5): 589−612.

[35] Krishnadas D K, Shusterman S, Bai F, et al. A phase I trial combining decitabine/dendritic cell vaccine targeting MAGE-A1, MAGE-A3 and NY-ESO-1 for children with relapsed or therapy-refractory neuroblastoma and sarcoma [J]. Cancer Immunol Immunother, 2015, 64(10): 1251−1260.

[36] Dominkus M, Ruggieri P, Bertoni F, et al. Histologically verified lung metastases in

benign giant cell tumours-14 cases from a single institution [J]. Int Orthop, 2006, 30: 499-504.

[37] Dou Q P, Zonder J A. Overview of proteasome inhibitor-based anti-cancer therapies: perspective on bortezomib and second generation proteasome inhibitors versus future generation inhibitors of ubiquitin-proteasome system [J]. Curr Cancer Drug Targets, 2014, 14(6): 517-536.

[38] Emori M, Kaya M, Sasaki M, et al. Pre-operative selective arterial embolization as a neoadjuvant therapy for proximal humerus giant cell tumor of bone: radiological and histological evaluation [J]. Jpn J Clin Oncol, 2012, 42: 851-855.

[39] Eom K S, Kim S J, Lee J J, et al. Changes in osteoblastic activity in patient who received bortezomib as second line treatment for plasma cell myeloma: a prospective multicenter study [J]. Biomed Res Int, 2014, 2014: 245-247.

[40] Fagundes M A, Hug E B, Liebsch N J, et al. Radiation therapy for chordomas of the base of skull and cervical spine: patterns of failure and outcome after relapse [J]. Int J Radiat Oncol Biol Phys, 1995, 33: 579-584.

[41] Ferrari S, Ruggieri P, Cefalo G, et al. Neoadjuvant chemotherapy with methotrexate, cisplatin, and doxorubicin with or without ifosfamide in nonmetastatic osteosarcoma of the extremity: an Italian Sarcoma Group trial ISG/OS-1 [J]. J Clin Oncol, 2012, 30: 2112-2118.

[42] Fleming G F, Heimann P S, Stephens J K, et al. Dedifferentiated chordoma. Response to aggressive chemotherapy in two cases [J]. Cancer, 1993, 72: 714-718.

[43] Fuchs B, Dickey I D, Yaszemski M J, et al. Operative management of sacral chordoma [J]. J Bone Joint Surg Am, 2005, 87: 2211-2216.

[44] Gounder M M, Antonescu C, Hameed M R, et al. Activity of sorafenib against desmoid tumor/deep fibromatosis (DT/DF) [J]. J Clin Oncol, 2010 28: 15s, (suppl; abstr 10013).

[45] Granowetter L, Womer R, Devidas M, et al. Dose-intensified compared with standard chemotherapy for nonmetastatic Ewing sarcoma family of tumors: a Children's Oncology Group Study [J]. J Clin Oncol, 2009, 27: 2536-2541.

[46] Grier H E, Krailo M D, Tarbell N J, et al. Addition of ifosfamide and etoposide to standard chemotherapy for Ewing sarcoma and primitive neuroectodermal tumor of bone [J]. N Engl J Med, 2003, 348: 694-701.

[47] Grignani G, Palmerini E, Dileo P, et al. A phase Ⅱ trial of sorafenib in relapsed and unresectable high-grade osteosarcoma after failure of standard multimodal therapy: an Italian Sarcoma Group study [J]. Ann Oncol, 2012, 23: 508-516.

[48] Grimer R J, Gosheger G, Taminiau A, et al. Dedifferentiated chondrosarcoma: prognostic factors and outcome from a European group [J]. Eur J Cancer, 2007, 43: 2060-2065.

[49] Guadagnolo B A, Zagars G K, Raymond A K, et al. Osteosarcoma of the jaw/craniofacial region: outcomes after multimodality treatment [J]. Cancer, 2009, 115: 3262-3270.

[50] Guglielmelli T, Palumbo A. Multiple myeloma: is a shift toward continuous therapy needed to move forward [J]? Expert Rev Hematol, 2015, 8(3): 253-256.

[51] Guma S R, Lee D A, Ling Y, et al. Aerosol interleukin-2 induces natural killer cell proliferation in the lung and combination therapy improves the survival of mice with osteosarcoma lung metastasis [J]. Pediatr Blood Cancer, 2014, 61(8): 1362-1368.

[52] Haller D G, Wagman L D, Camphausen C, et al.Cancer management: a multidisciplinary approach medical, surgical and radiation oncology(ed 14) [M]. UBM Medica LLC, 2011.

[53] Hanaizi Z, Flores B, Hemmings R, et al. The European medicines agency review of pomalidomide in combination with low-dose dexamethasone for the treatment of adult patients with multiple myeloma: summary of the scientific assessment of the committee for medicinal products for human use [J]. Oncologist, 2015, 20(3): 329-334.

[54] Hayase E, Kurosawa M, Suzuki H, et al. Primary bone lymphoma: a clinical analysis of 17 patients in a single institution [J]. Acta Haematol, 2015, 134(2): 80-85.

[55] Hosalkar H S, Jones K J, King J J, et al. Serial arterial embolization for large sacral giant-cell tumors: mid-to long-term results [J]. Spine, 2007, 32: 1107-1115.

[56] Hunold A, Weddeling N, Paulussen M, et al. Topotecan and cyclophosphamide in patients with refractory or relapsed Ewing tumors [J]. Pediatr Blood Cancer, 2006, 47: 795-800.

[57] Hutchinson A T, Jones D R, Raison R L. Preclinical and clinical development of an anti-kappa free light chain mAb for multiple myeloma [J]. Mol Immunol, 2015, 8. pii: S0161-5890(15)00372-7.

[58] Inklab M, Steingart R H, Freeman J K. Primary lymphoma of bone presenting as spindle cell neoplasm of the vertebral body: a case report and review of literature [J]. Case Rep Hematol, 2015, 2015: 518307.

[59] Ray-Coquard I, Italiano A, Bompas E, Sorafenib for patients with advanced angiosarcoma: a phase Ⅱ trial from the French Sarcoma Group (GSF/GETO) [J]. Oncologist, 2012, 17(2): 260-266.

[60] Jawad M U, Schneiderbauer M M, Min E S, et al. Primary lymphoma of bone in adult patients [J]. Cancer, 2010, 116(4): 871-879.

[61] Kaban L B, Troulis M J, Wilkinson M S, et al. Adjuvant antiangiogenic therapy for giant cell tumors of the jaws [J]. J Oral Maxillofac Surg, 2007, 65: 2018-2024.

[62] Kaiser U, Neumann K, Havemann K. Generalised giant-cell tumour of bone: successful treatment of pulmonary metastases with interferon [J]. J Cancer Res Clin Oncol, 1993, 1119(5): 301-303.

[63] Kim C, Kasuya J, Jeon J, et al. A quantitative microfluidic angiogenesis screen for studying anti-angiogenic therapeutic drugs [J]. Lab Chip, 2015, 15(1): 301-310.

[64] Koh K R, Janz M, Mapara M Y, et al. Immunomodulatory derivative of thalidomide (IMiD CC-4047) induces a shift in lineage commitment by suppressing erythropoiesis and promoting myelopoiesis [J]. Blood, 2005, 105(10): 3833-3840.

[65] Kolb E A, Kushner B H, Gorlick R, et al. Long-term event-free survival after intensive chemotherapy for Ewing's family of tumors in children and young adults [J]. J Clin Oncol, 2003, 21: 3423-3430.

[66] Krasin M J, Davidoff A M, Rodriguez-Galindo C, et al. Definitive surgery and multiagent systemic therapy for patients with localized Ewing sarcoma family of tumors: local outcome and prognostic factors [J]. Cancer, 2005, 104: 367-373.

[67] Krishnadas D K, Shusterman S, Bai F, et al. A phase Ⅰ trial combining decitabine/dendritic cell vaccine targeting MAGE-A1, MAGE-A3 and NY-ESO-1 for children with relapsed or therapy-refractory neuroblastoma and sarcoma [J]. Cancer Immunol Immunother, 2015, 64(10): 1251-1260.

[68] Kushner B H, Kramer K, Meyers P A, et al. Pilot study of topotecan and high-dose cyclophosphamide for resistant pediatric solid tumors [J]. Med Pediatr Oncol, 2000, 35: 468-474.

[69] Lasithiotakis K, Protonotarios A, Lazarou V, et al. Clear cell sarcoma of the jejunum: a case report [J]. World J Surg Oncol, 2013, 11: 17.

[70] Launay S G, Chetaille B, Medina F, et al. Efficacy of epidermal growth factor receptor targeting in advanced chordoma: case report and literature review [J]. BMC Cancer, 2011, 11: 423-423.

[71] Lin H H, Hwang S M, Wu S J, et al. The osteoblastogenesis potential of adipose

mesenchymal stem cells in myeloma patients who had received intensive therapy [J]. PLoS One, 2014, 9(4): e94395.

[72] Lin P P, Guzel V B, Moura M F, et al. Long-term follow-up of patients with giant cell tumor of the sacrum treated with selective arterial embolization [J]. Cancer, 2002, 95: 1317–1325.

[73] Loeb D M. Is there a role for immunotherapy in osteosarcoma [J]? Cancer Treat Res, 2009, 152: 447–457.

[74] Ma L, Diao A. Marizomib, a potent second generation proteasome inhibitor from natural origin [J]. Anticancer Agents Med Chem, 2015, 15(3): 298–306.

[75] Mahmood S T, Agresta S, Vigil C, et al. Phase II study of sunitinib malate, a multi-targeted tyrosine kinase inhibitor in patients with relapsed or refractory soft tissue sarcomas. Focus on 3 prevalent histologies: Leiomyosarcoma, liposarcoma, and malignant fibrous histiocytoma [J]. Int J Cancer, 2011, 129(8): 1963–1969.

[76] Dickson M A, D'Adamo D R, Keohan M L, et al. Phase II trial of gemcitabine and docetaxel with bevacizumab in soft tissue sarcoma [J]. Sarcoma, 2015, 532478.

[77] McCarthy P L, Owzar K, Hofmeister C C, et al. Lenalidomide after stem-cell transplantation for multiple myeloma [J]. N Engl J Med, 2012, 366(19): 1770–1781.

[78] McPherson C M, Suki D, McCutcheon I E, et al. Metastatic disease from spinal chordoma: a 10-year experience [J]. J Neurosurg Spine, 2006, 5: 277–280.

[79] Messina C, Christie D, Zucca E, et al. Primary and secondary bone lymphomas [J]. Cancer Treat Rev, 2015, 41(3): 235–246.

[80] Meyers P A, Chou A J. Muramyl tripetide-phosphatidyl ethanolamine encapsulated in liposomes(L-MTP-PE) in the treatment of osteosarcoma [J]. Adv Exp Med Biol, 2014, 804: 307–321.

[81] Miser J S, Kinsella T J, Triche T J, et al. Ifosfamide with mesna uroprotection and etoposide: an effective regimen in the treatment of recurrent sarcomas and other tumors of children and young adults [J]. J Clin Oncol, 1987, 5: 1191–1198.

[82] Miser J S, Krailo M D, Tarbell N J, et al. Treatment of metastatic Ewing's sarcoma or primitive neuroectodermal tumor of bone: evaluation of combination ifosfamide and etoposide-a Children's Cancer Group and Pediatric Oncology Group study [J]. J Clin Oncol, 2004, 22: 2873–2876.

[83] Mishima Y, Santo L, Eda H, et al. Ricolinostat (ACY-1215) induced inhibition of aggresome formation accelerates carfilzomib-induced multiple myeloma cell death [J]. Br J Haematol, 2015, 169(3): 423–434.

[84] Moreau P, Kolb B, Attal M, et al. Phase 1/2 study of carfilzomib plus melphalan and prednisone in patients aged over 65 years with newly diagnosed multiple myeloma [J]. Blood, 2015, 125(20): 3100–3104.

[85] Brennan M F, Antonescu C R, Maki R G, Management of Soft Tissue Sarcoma [J]. Springer New York, 2013, 83(5): 577–579.

[86] Nesbit M E, Gehan E A, Burgert E O, et al. Multimodal therapy for the management of primary, nonmetastatic Ewing's sarcoma of bone: a long-term follow-up of the first intergroup study [J]. J Clin Oncol, 1990, 8: 1664–1674.

[87] Nijhof I S, Groen R W, Lokhorst H M, et al. Upregulation of CD38 expression on multiple myeloma cells by all-trans retinoic acid improves the efficacy of daratumumab [J]. Leukemia, 2015, doi: 10.1038/leu.2015.123.

[88] Nijhof I S, Lammerts van Bueren J J, van Kessel B, et al. Daratumumab-mediated lysis of primary multiple myeloma cells is enhanced in combination with the human anti-KIR antibody IPH2102 and lenalidomide [J]. Haematologica, 2015, 100(2): 263–268.

[89] Niu X, Xu H, Inwards C Y, et al. Primary bone tumors: epidemiologic comparison of 9200 patients treated at Beijing Ji Shui Tan Hospital, Beijing, China, with 10 165 patients at Mayo Clinic, Rochester, Minnesota [J]. Arch Pathol Lab Med, 2015.

[90] Ocio E M, Vilanova D, Atadja P, et al. In vitro and in vivo rationale for the triple combination of panobinostat (LBH589) and dexamethasone with either bortezomib or lenalidomide in multiple myeloma [J]. Haematologica, 2010, 95(5): 794–803.

[91] Sanchez E, Shen J, Steinberg J, et al. The histone deacetylase inhibitor LBH589 enhances the anti-myeloma effects of chemotherapy in vitro and in vivo [J]. Leuk Res, 2011, 35(3): 373–379.

[92] Offidani M, Polloni C, Cavallo F, et al. Phase II study of melphalan, thalidomide and prednisone combined with oralpanobinostat in patients with relapsed/refractory multiple myeloma [J]. Leuk Lymphoma, 2012, 53(9): 1722–1727.

[93] Wolf J L, Siegel D, Goldschmidt H, et al. Phase II trial of the pan-deacetylase inhibitor panobinostat as a single agent in advanced relapsed/refractory multiple myeloma [J]. Leuk Lymphoma, 2012, 53(9): 1820–1823.

[94] Onishi H, Kaya M, Wada T, et al. Giant cell tumor of the sacrum treated with selective arterial embolization [J]. Int J Clin Oncol, 2010, 15: 416–419.

[95] Palmerini E, Jones R L, Paioli A, et al. Gemcitabine (G) and docetaxel (D) in relapsed and unresectable high-grade osteosarcoma after failure of standard multimodal therapy [J]. ASCO Meeting Abstracts, 2014, 32: 10541.

[96] Palumbo A, Bringhen S, Caravita T, et al. Oral melphalan and prednisone chemotherapy plus thalidomide compared with melphalan and prednisone alone in elderly patients with multiple myeloma: randomised controlled trial [J]. Lancet, 2006, 367(9513): 825–831.

[97] Park L, Delaney T F, Liebsch N J, et al. Sacral chordomas: Impact of high-dose proton/photon-beam radiation therapy combined with or without surgery for primary versus recurrent tumor [J]. Int J Radiat Oncol Biol Phys, 2006, 65: 1514–1521.

[98] Paulussen M, Craft A W, Lewis I, et al. Results of the EICESS-92 study: two randomized trials of Ewing's sarcoma treatment-cyclophosphamide compared with ifosfamide in standard-risk patients and assessment of benefit of etoposide added to standard treatment in high-risk patients [J]. J Clin Oncol, 2008, 26: 4385–4393.

[99] Penel N, Ray-Coquard I, Cioffi A, et al. A stratified phase II trial investigating sorafenib (SORA) in patients (pts) with metastatic or locally advanced angiosarcoma (AS) [J]. J Clin Oncol, 2010, 28: 15.

[100] Potts B C, Albitar M X, Anderson K C, et al. Marizomib, a proteasome inhibitor for all seasons: preclinical profile and a framework for clinical trials [J]. Curr Cancer Drug Targets, 2011, 11(3): 254–284.

[101] Raciborska A, Bilska K, Drabko K, et al. Vincristine, irinotecan, and temozolomide in patients with relapsed and refractory Ewing sarcoma [J]. Pediatr Blood Cancer, 2013, 60: 1621–1625.

[102] Ramadan K M, Shenkier T, Sehn L H, et al. A clinicopathological retrospective study of 131 patients with primary bone lymphoma: a population-based study of successively treated cohorts from the British Columbia Cancer Agency [J]. Ann Oncol, 2007, 18(1): 129–135.

[103] Richardson P G, Siegel D S, Vij R, et al. Pomalidomide alone or in combination with low-dose dexamethasone in relapsed and refractory multiple myeloma: a randomized phase 2 study [J]. Blood, 2014, 123(12): 1826–1832.

[104] Richardson P G, Baz R, Wang M, et al. Phase 1 study of twice-weekly ixazomib, an oral proteasome inhibitor, in relapsed/refractory multiple myeloma patients [J].

Blood, 2014, 124(7): 1038−1046.

[105] Robbins P F, Kassim S H, Tran T L, et al. A pilot trial using lymphocytes genetically engineered with an NY−ESO−1−reactive T-cell receptor: long-term follow-up and correlates with response [J]. Clin Cancer Res, 2015, 21(5): 1019−1027.

[106] Röllig C, Knop S, Bornhäuser M. Multiple myeloma [J]. Lancet, 2014, 22. pii: S0140−6736(14)60493−1.

[107] Ruggieri P, Mavrogenis A F, Ussia G, et al. Recurrence after and complications associated with adjuvant treatments for sacral giant cell tumor [J]. Clin Orthop Relat Res, 2010, 468: 2954−2961.

[108] Sanvoranart T, Supokawej A, Kheolamai P, et al. Bortezomib enhances the osteogenic differentiation capacity of human mesenchymal stromal cells derived from bone marrow and placental tissues [J]. Biochem Biophys Res Commun, 2014, 447(4): 580−585.

[109] Saylors R L, Stine K C, Sullivan J, et al. Cyclophosphamide plus topotecan in children with recurrent or refractory solid tumors: a Pediatric Oncology Group phase II study [J]. J Clin Oncol, 2001, 19: 3463−3469.

[110] Shamberger R C, LaQuaglia M P, Gebhardt M C, et al. Ewing sarcoma/primitive neuroectodermal tumor of the chest wall: impact of initial versus delayed resection on tumor margins, survival, and use of radiation therapy [J]. Ann Surg, 2003, 238: 563−567.

[111] Siegel R, Ma J, Zou Z, et al. Cancer statistics [J]. CA Cancer J Clin, 2014, 64(1): 9−29.

[112] Singhal N, Kotasek D, Parnis F X. Response to erlotinib in a patient with treatment refractory chordoma [J]. Anticancer Drugs, 2009, 20: 953−955.

[113] Singhal S, Mehta J, Desikan R, et al. Antitumor activity of thalidomide in refractory multiple myeloma [J]. N Engl J Med, 1999, 341(21): 1565−1571.

[114] Abernethy A P, McCrory D C. Report on the Relative Efficacy of Oral Cancer Therapy for Medicare Beneficiaries Versus Currently Covered Therapy: Part 4 Thalidomide for Multiple Myeloma. Rockville (MD): Agency for Healthcare Research and Quality (US), 2005.

[115] Skubitz K M, Thomas D M, Chawla S P, et al. Response to treatment with denosumab in patients with giant cell tumor of bone (GCTB): FDG PET results from two phase 2 trials [J]. ASCO Meeting Abstracts, 2014, 32: 10505.

[116] Smeland S, Bruland O S, Hjorth L, et al. Results of the Scandinavian Sarcoma Group XIV protocol for classical osteosarcoma: 63 patients with a minimum follow-up of 4 years [J]. Acta Orthop, 2011, 82: 211−216.

[117] Staals E L, Bacchini P, Bertoni F. Dedifferentiated central chondrosarcoma [J]. Cancer, 2006, 106: 2682−2691.

[118] Stacchiotti S, Marrari A, Tamborini E, et al. Response to imatinib plus sirolimus in advanced chordoma [J]. Ann Oncol, 2009, 20: 1886−1894.

[119] Stacchiotti S, Tamborini E, Lo Vullo S, et al. Phase II study on lapatinib in advanced EGFR-positive chordoma [J]. Ann Oncol, 2013, 24: 1931−1936.

[120] Sutherland C M, Krementz E T, Hornung M O, et al. Transfer of in vitro cytotoxicity against osteogenic sarcoma cells [J]. Surgery, 1976, 79(6): 682−685.

[121] Tamborini E, Miselli F, Negri T, et al. Molecular and biochemical analyses of platelet-derived growth factor receptor (PDGFR) B, PDGFRA, and KIT receptors in chordomas [J]. Clin Cancer Res, 2006, 12: 6920−6928.

[122] Tamborini E, Virdis E, Negri T, et al. Analysis of receptor tyrosine kinases (RTKs) and downstream pathways in chordomas [J]. Neuro Oncol, 2010, 12: 776−789.

[123] Tao R, Allen P K, Rodriguez A, et al. Benefit of consolidative radiation therapy for primary bone diffuse large B-celllymphoma [J]. Int J Radiat Oncol Biol Phys, 2015, 92(1): 122−129.

[124] Thomas D, Henshaw R, Skubitz K, et al. Denosumab in patients with giant-cell tumour of bone: an open-label, phase 2 study [J]. Lancet Oncol, 2010, 11: 275−280.

[125] Todorovic M, Mesiano G, Gammaitoni L, et al. Ex vivo allogeneic stimulation significantly improves expansion of cytokine-induced killer cells without increasing their alloreactivity across HLA barriers [J]. J Immunother, 2012, 35(7): 579−586.

[126] Van de Donk N W, Lokhorst H M. New developments in the management and treatment of newly diagnosed and relapsed/refractory multiple myeloma patients [J]. Expert Opin Pharmacother, 2013, 14(12): 1569−1573.

[127] Van Winkle P, Angiolillo A, Krailo M, et al. Ifosfamide, carboplatin, and etoposide (ICE) reinduction chemotherapy in a large cohort of children and adolescents with recurrent/refractory sarcoma: the Children's Cancer Group (CCG) experience [J]. Pediatr Blood Cancer, 2005, 44: 338−347.

[128] Viswanathan S, Jambhekar N A. Metastatic giant cell tumor of bone: are there associated factors and best treatment modalities [J]? Clin Orthop Relat Res, 2010, 468: 827−833.

[129] Wagner L M, Crews K R, Iacono L C, et al. Phase I trial of temozolomide and protracted irinotecan in pediatric patients with refractory solid tumors [J]. Clin Cancer Res, 2004, 10: 840−848.

[130] Wagner L M, McAllister N, Goldsby R E, et al. Temozolomide and intravenous irinotecan for treatment of advanced Ewing sarcoma [J]. Pediatr Blood Cancer, 2007, 48: 132−139.

[131] Wei F, Liu X, Liu Z, et al. Interferon alfa−2b for recurrent and metastatic giant cell tumor of the spine: report of two cases [J]. Spine, 2010, 35: E1418−E1422.

[132] Wexler L H, DeLaney T F, Tsokos M, et al. Ifosfamide and etoposide plus vincristine, doxorubicin, and cyclophosphamide for newly diagnosed Ewing's sarcoma family of tumors [J]. Cancer, 1996, 78: 901−911.

[133] Whelan J S, Jinks R C, McTiernan A, et al. Survival from high-grade localised extremity osteosarcoma: combined results and prognostic factors from three European Osteosarcoma Intergroup randomised controlled trials [J]. Ann Oncol, 2012, 23: 1607−1616.

[134] Womer R B, West D C, Krailo M D, et al. Randomized controlled trial of interval-compressed chemotherapy for the treatment of localized Ewing sarcoma: a report from the Children's Oncology Group [J]. J Clin Oncol, 2012, 30: 4148−4154.

[135] Yasko A W. Interferon therapy for giant cell tumor of bone [J]. Cur Opin Orthopaed, 2006, 17: 568−572.

[136] Yock T I, Krailo M, Fryer C J, et al. Local control in pelvic Ewing sarcoma: analysis from INT−0091−a report from the Children's Oncology Group [J]. J Clin Oncol, 2006, 24: 3838−3843.

[137] Zabel-du Bois A, Nikoghosyan A, Schwahofer A, et al. Intensity modulated radiotherapy in the management of sacral chordoma in primary versus recurrent disease [J]. Radiother Oncol, 2010, 97: 408−412.

[138] Zheng S, Zhou1 S, Qiao G, et al. Pirarubicin-based chemotherapy displayed better clinical outcomes and lower toxicity than did doxorubicin-based chemotherapy in the treatment of non-metastatic extremity osteosarcom [J]. Am J Cancer Res, 2015, 5(1): 411−422.

[139] 葛均波, 徐永健.内科学 [M].8 版.北京：人民卫生出版社，2013.

第12章
骨肿瘤的中医治疗
TCM Management of Bone Tumors

第1节 中医药学对骨肿瘤的认识

祖国医学在骨肿瘤方面早有记载，殷墟甲骨文就有"瘤"之病名。春秋战国时期的典籍《灵枢·刺节真邪》中记述："有所结，气归之，津液留之邪气中之，凝结日以易甚，连以聚居，为昔瘤，以手按之坚。有所结，深中骨，气因于骨，骨与气并，日以益大，则为骨疽。"隋·巢元方《诸病源候论》称骨肿瘤为"石痈""石疽"，该书石痈候载："石痈者，亦是寒气客于肌肉，折于血气，结聚而成。其肿结确实，至牢有根，核皮相亲，不甚热，微痛，热时自歇。此寒多热少，硬如石，故谓之石痈也。"石疽候亦载："此由寒气客于经络，与血气相搏，血涩结而成疽也。其毒偏多，则气结聚而皮厚，状如痤疖，硬如石，故谓之石疽也。"描述了骨肿瘤的发生、发展、性质和局部症状。宋·东轩居士《卫济宝书·痈疽五发》对恶性肿瘤的诊治方法有精辟的见解："癌疾初发者，却无头绪，只是肉热痛，过一七或二七，忽然紫赤微肿……宜下大车螯散取之，然后服排脓败毒托里内补等散，破后用麝香膏贴之，五积丸散疏风秋气，次服余药。"明·薛己《外科枢要·卷三》说："若伤肾气，不能荣骨而为肿者其自骨肿起，按之坚硬，名曰骨瘤。"对肾虚者主张用地黄丸同补中益气汤治疗。清·吴谦《医宗金鉴·外科心法要诀·瘿瘤》述："瘤者，随气留住，故有是名也。多外因六

邪，荣卫气血凝郁，内因七情，忧恚怒气，湿痰瘀滞，山岚水气而成，皆不痛痒。……形色紫黑，坚硬如石，疙瘩叠起，推之不移，昂昂坚贴于骨者，名骨瘤。……骨瘤尤宜补肾散坚，行瘀利窍，调元肾气丸主之。"对于恶性肿瘤认为："皆为逆证，不可轻用力针决破，以致出血不止，立见危殆。"以上论述说明，祖国医学对骨肿瘤的认识有其发展过程，且有许多宝贵经验。

中医对骨肿瘤的病名、病因、病机、辨证论治和经验方、实验研究等方面做出了相当的成绩。骨肿瘤分属于中医"石瘤""骨疽""骨痹""骨痨""肉瘤""肾虚劳损"等范畴。关于病因，中医学分内因、外因及体质因素三方面。外因指外感六淫（风、寒、暑、湿、燥、火）邪气，内因多指精神情志不畅以及饮食失调，体质因素指先天正气强弱。肾为先天之本，脾为后天之本，脾、肾功能的正常与否，与骨肿瘤的发生关系密切。从病机而言，骨肿瘤为阴毒壅滞、气滞血瘀或肾虚髓伤致骨骼瘀毒所至，而表现为正虚邪实之象。但概括起来有两大点：一是血瘀发病学说。由于骨瘤迅速增大，疼痛加重，刺痛、灼痛，皮色变紫、外发瘀，肢体活动障碍，舌暗红有瘀斑。此均系毒邪阻碍经络和络脉，血液循环障碍，瘀血内结，不通则痛。

所以治疗时常用活血破瘀之法。二是肾虚发病学说。中医认为"肾主骨",所以凡骨病都离不开补肾填精之法。骨肿瘤多因禀赋不足,肾精亏损,劳倦内伤,致骨髓空虚。肾主骨,骨生髓,因此肾虚则骨病。

对于骨肿瘤的治疗,特别是恶性骨肿瘤的治疗,目前多采用手术、放疗、化疗结合中药综合治疗,基因和免疫治疗已取得长足进展。手术可切除原发病灶,但不能防止发生转移。放疗仅是起到局部止痛等作用。化疗虽具有一定的作用,特别是大剂量甲氨蝶呤、多柔比星和顺铂等,但大剂量放、化疗带来了免疫系统抑制和器官损伤,如骨髓抑制、肝肾损伤、口腔溃疡、心肌损害等,无疑增添了患者新的痛苦和麻烦,且化疗药物有耐药性,患者不能长期持续接受。而结合中医药治疗,不仅可减轻毒副反应,还可能有增加化疗、放疗疗效的作用。这对控制恶性骨肿瘤的复发、转移益处良多。有些骨肿瘤术后,结合中药综合治疗,可望治愈。有些骨肿瘤,如脊索瘤,虽然恶性程度低,生长慢,但手术切除后复发的机会多。如肿瘤体积较大,或压迫神经,则疼痛非常剧烈,严重影响患者的生活质量,正确有效地运用中药治疗,不但可明显改善患者的症状,而且可以缩小肿瘤,为进一步外科治疗创造机会。

第2节 骨肿瘤的中医学病因与发病机制

一、病因学

骨肿瘤的发病因素是多方面的,有外来的风、寒、暑、湿、燥、火等病邪,有七情内伤,有饮食不调的食滞痰浊等,尤为重要的是脾肾亏虚,脏腑气血阴阳失调,无力驱邪外出,内外致病因素相搏结,从而导致肿瘤的发生。综合来说,主要是以下3种原因。

(一) 外因

外邪是骨肿瘤发病的因素之一,其中以六淫为首要。《灵枢》中说"积之始生,得寒乃生",《医学入门》中说"郁结伤脾,肌肉消薄,外邪博而为肿曰肉瘤",《诸病源候论》中说"积聚者,乃阴阳不和,脏腑虚弱,受于风邪,搏于脏之气所为也"。这里所说的风、寒等都是指外来的致病因素,一旦在脏气虚弱、正气不足的情况下,就可以自外入侵人体而发病。而六淫的延伸则指一切超过正常人体承受的周围因素,如现代光污染、空气污染、噪声、电磁波、核辐射等等。《正体类要》则提到直接外伤则导致"肢体损于外,则气血伤于内,营卫有所不贯,脏腑由之不和",久病迁延导致肿瘤发生。

(二) 内因

中医非常重视精神因素在发病中的作用,尤其是在肿瘤的病因中更是占有重要的地位。《灵枢》说"内伤于忧怒……而积聚成矣",王肯堂在《证治准绳》中说"大怒未止,辄吃面,即时有此证"。由此可见,中医认为人们的情志抑郁,必然导致气机不畅,气血运行受阻,脏腑功能失调,气滞血瘀,脉络不通,渐积而导致肿瘤的发生。在内因方面,中医还十分重视饮食失调在肿瘤发病中的作用,如《济生方》说"过餐五味,鱼腥乳酪,强食生冷果菜,停蓄胃脘……久则积结为癥瘕",《医碥》中说"好热饮者,多患膈症"等,平素饮食失调,损伤脾胃,从而产生食滞、痰浊等病理改变,导致气血瘀滞,形成了肿瘤发生的基础。

(三) 体质因素

在肿瘤的发病上,中医尤其重视人的体质因素,认为"正气存内,邪不可干;邪之所凑,其气必虚"。《灵枢》指出:"壮人无积,虚人有之。"《医宗必读》强调:"积之成也,正气不足,而后邪气踞之。"《外科启玄》在论述癌的发生中指出:"四十岁以上，血气亏虚，厚味过多所在，十全一二。"这些均说明中医认为癌症的发生与人的正气强弱密切相关。中医认为肾为先天之本，脾为后天之本，脾肾功能渐弱之人，正气必然匮乏，不仅无力抵御外邪侵袭，且因脏腑功能薄弱而产生气滞、血瘀、痰浊、郁热等病理因素，内外致病因素相结合，即可导致肿瘤发生。

二、发病机制

中医中所认为的肿瘤发病机制常见的有以下几种。

（一）气滞血瘀

气在全身运行无处不到，各种原因引起的气的功能失调后会出现气滞，因气行则血行，气滞则血瘀，最终会导致局部组织发生病理变化而逐渐形成肿块。许多肿瘤患者，尤其是骨肿瘤患者，在发病前多有情志郁结等气滞、气郁的表现，但骨肿瘤患者气滞为次，而以血瘀为主。其他原因如跌打损伤或过寒、过热等所致的血瘀，日久可成瘤，不少骨肉瘤发生前曾有外伤史。

（二）痰凝毒聚

痰是由于体内水湿不化，津液不布，郁滞不通，凝滞而成，或由于热毒灼津凝结成痰。《丹溪心法》谓："痰之为物，随气升降，无处不到。""凡人身上、中、下有块者，多是痰。"故认为痰与肿瘤、痰核、瘰疬等发生有着一定的内在联系。

（三）热毒蕴结

热毒多因郁火所致，局部痰湿瘀滞日久也可聚为热毒。热毒内蕴，经络阻滞，气血痰凝骨肉间，可致骨肿瘤的发生。

（四）正气虚弱

正气虚弱，抗病能力低下，不能抵御外邪的侵袭，疾病乃生，正如《内经》所言："邪之所凑，其气必虚。"结合骨肿瘤这一特殊部位的肿瘤，它的发生与肾的虚损有关，因肾主骨，骨生髓，肾虚损则邪易侵犯骨髓而成骨肿瘤。《外科正宗》指出："肾主骨，恣欲伤肾，肾火郁遏，骨无荣养而为肿也。"亦有近代研究表明，脾肾两虚患者免疫功能和皮质醇低于常人，邪盛正衰，抵抗力差，易导致肿瘤发生。阳虚阴盛，寒邪客经，血凝涩而不行，结而为瘤；瘤证属阴者，深伏于骨而坚硬如实，俱为阳虚所致。

当然，其他脏腑的虚损、气血不足，也是导致骨肿瘤发生、发展的重要因素。现代医学认为，免疫功能的降低，特别是细胞和体液免疫能力下降，机体对局部细胞的分化、增殖失去了"免疫监督"，体内的T细胞不能及时将突变的细胞清除而使癌肿发生、发展。这与中医学重视内因是一致的。

上述各种因素不是单独作用，而是相互联系、互为因果的。如气滞可致血瘀，血瘀可致气滞；气血凝滞可致痰凝毒聚，痰凝毒聚可致气滞血瘀；而气滞血瘀，痰凝湿阻，日久不散可化为热毒。邪气、热毒可致正气亏损，而正气亏损可致外邪入侵。

第3节 骨肿瘤的辨证论治

一、骨肿瘤的辨证要点

（一）辨病位

在辨别器官的定位上，可以根据患者临床表现的经络循行及其所属脏腑的功能、体征、表里等特点。癌症在体表为在表；在内脏者为在里，脏腑病位主要涉及肾、肝、脾。

（二）辨病性

在辨别病情的性质上，要区别是阴证、阳证、虚证、实证，以及在气、在血。表证以无痛无痒，软硬如核，长成难消，久则溃烂翻花者，属阴证；红肿、疼痛者则属阳证。里证全身衰竭，畏寒肢冷，倦卧不动为阴证；高热、烦躁不安者则为阳证。气滞者在气，血瘀者在血。

虽然癌症是在正虚的基础上发病的，但又多表现为局部的实证。其实者有气滞、血瘀、痰浊、湿聚、毒火之辨；正虚者则为全身气血阴阳的虚衰。气滞、血瘀可以与痰湿相搏结。在肿瘤发展迅速时，又常见瘀热、痰热、湿热等化火的病机，毒火与气血痰湿互结，进一步又耗伤正气，因而形成正虚邪实的复杂证候。

（三）辨舌脉

舌脉在中医辨证中占有重要位置，它可以反映机体正邪消长的情况。

舌质淡、舌体胖大、边有齿痕、舌中有裂纹者均属虚证。舌质青赤或暗，或有瘀斑，或有瘀点者为挟有瘀血；舌质红绛者为内有毒火；舌苔白属寒，黄属热，腻苔为痰湿内蕴。

脉象弦大滑数者，多属气滞血瘀、痰热壅盛、湿热鸱张、毒火亢盛，为病情进展之象。脉象细弱缓者，多属气虚、血少及精伤挟湿等证候，为正虚之象。若体虚而脉盛，见于癌症迅速发展之时，预后较差。

（四）辨标本虚实

癌症是在正虚的基础上发生的，因此正虚为本。同时，阴阳气血失调的情况下所产生的病变，如痰结、湿聚、气阻、血瘀、郁热等都属于标实。大量的临床观察证实，癌症未见仅有标实而正不虚者，即使是早期患者，也会有正虚的症状出现。

（五）辨证结合临床辅助检查

骨肿瘤患者的诊断除了靠临床症状与体征之外，还需要结合影像学检查（如X线片、CT、MRI、PET-CT等）和病理组织学检查。其中组织病理学检查是临床诊断的金标准。

二、常用抗骨肿瘤的中药及代表方

常用抗骨肿瘤的中药主要有牡蛎、寻骨风、卤碱、土鳖虫、白鲜皮、蚤休、蜈蚣、穿山甲、海藻、参三七、黄芪、番木瓜、蟾蜍、五加皮、蛇蜕等。

1. **牡蛎** 本品为瓣鳃目牡蛎科动物，肉可食，味美可口。其同属动物各种牡蛎均可入药。壳含80%～95%碳酸钙、硫酸钙、镁、铝、氧化镁等。肉富含蛋白质、脂肪和维生素类。常用量15～30 g。

（1）抗癌药理：① 本品全体经磨碎后，提取的粗品对小鼠肉瘤有抑制作用，与蜗牛、乌贼抗肿瘤作用近似；② 牡蛎壳对肿瘤细胞有抑制作用；③ 牡蛎肉中的水提取物作瘤内注射，对A-12、SV-40病毒诱发的田鼠肿瘤有治疗作用；④ 牡蛎肉中的鲍灵成分，对一些瘤细胞株和动物肿瘤有细胞毒和抑制其生长的作用。鲍灵抗癌机制可能是由于细胞毒作用，或者可能是含有某种酶，破坏了瘤细胞必需的代谢物质。

（2）抗骨肿瘤方

1）骨巨细胞瘤：牡蛎90 g，牛腿骨90 g，夏枯草30 g，石斛30 g，女贞子30 g，杜仲30 g，川断30 g，蒺藜30 g，当归30 g，白术30 g，黄芪30 g，龙骨30 g，骨碎补30 g，三棱15 g，乳香15 g，没药15 g，熟地15 g，蜂蜜15 g。制成膏内服，每日3～5次，每次3～5匙（《肿瘤的诊断与防治》）。

2）神经纤维瘤：牡蛎50 g，柴胡15 g，白芍15 g，赤芍15 g，茯苓15 g，昆布15 g，夏枯草15 g，白花蛇舌草25 g，海藻25 g，钩藤25 g。水煎服，每日1剂；或制成蜜丸，每丸重15 g，每服2丸，每日3次。

2. **仙鹤草** 本品系蔷薇科植物龙芽草，药用全草，又名瓜香草、脱力草、泻痢草等。含仙鹤草素、鞣质、甾醇、有机酸、仙鹤草内脂等。常用量10～30 g。

（1）抗癌药理：① 全草的乙醇提取物对小鼠肉瘤-180抑制率达50%以上；② 在500 μg/ml浓度下，不但不损害正常细胞，反而促进正常细胞生长与发育；③ 本品100 μg/ml 浓度给家兔，有明显的镇痛作用；④ 细胞毒成分以12.5 μg/ml 给予艾氏腹水癌小鼠时，其生存期比对照组提高32%；剂量提高到25 μg/ml，实验组比对照组多活约60天。

（2）抗骨肿瘤方

1）骨巨细胞瘤：平消丹（由仙鹤草、马钱子、白矾、郁金、五灵脂、枳壳、干漆组成），每片0.5 g，每次4～8片，日服3次（《陕西中医》）。

2）各种癌痛：仙鹤草120 g，水煎1.5小时，滤液蒸干。每24小时分6次开水冲服或含化。1个疗程为45天。一般15天即可见效，尤其对疼痛较剧烈的骨癌、肝癌、胰腺癌等更有疗效（《抗癌本身》）。

3）各种癌痛（不包括白血病）：仙鹤草60 g，白英25 g，槟榔9 g，甘草3 g。水煎服，每日1剂（《抗癌本身》）。

3. 卤碱　本品是由盐卤凝结而成，主要成分为氯化镁，此外尚含氧化硅、锗、氟等微量元素，性味苦寒，常用量每次0.5～1 g，每日服2～3次。

（1）抗癌药理：镁的缺乏会使淋巴细胞活力锐减，从而使大鼠易患恶性肿瘤。

（2）抗骨肿瘤方——成骨肉瘤：精制卤碱粉100 g，淀粉10 g，蒸馏水100 ml，硬脂酸镁1 ml，制成片。每片0.5 g，每次1 g，日服2次，15天为1个疗程。相邻疗程增加1 g，连续用5个疗程（《肿瘤的诊断与防治》）。

4. 山楂　本品为蔷薇科植物山楂或野山楂的果实。野山楂含柠檬酸、山楂酸、鞣质、皂苷、果糖、维生素C等成分。山楂种子含苦杏仁苷，性味酸甘微温，常用量10～30 g。

（1）抗癌药理：① 山楂饮片水煎可以延长荷瘤动物的寿命；② 生山楂具有抗噬菌体作用，提示有抗肿瘤活性的作用；③ 对小鼠艾氏腹水癌细胞有明显抑制效果；④ 山楂种子水煎对JTC-26体外实验，抑制率达50%～70%。

（2）抗骨肿瘤方：山楂、黄芪、茯苓皮、薏苡仁、白花蛇舌草各30 g，当归、天花粉各10 g，狗脊、续断、黄药子各12 g，乌梅10枚，山药15 g。水煎服，每日1剂（《湖北中医杂志》）。

5. 寻骨风　为马兜铃科植物毛马兜铃的根茎或全草。分布于江南一带，亦名白毛藤，含生物碱、内酯糖类等。常用量15～30 g。

（1）抗癌药理：① 动物实验证明寻骨风对小鼠肉瘤-37有抑制作用，其所含的生物碱有明显的镇痛作用；② 有效的抗癌成分能溶于水和乙醇，不溶于氯仿，受热不被破坏；③ 全草的粉末混于饲料中喂食小鼠，对艾氏腹水癌和腹腔积液总细胞数均有明显的抑制作用，对艾氏癌皮下型瘤亦有明显效果，煎剂内服也有效。

（2）抗骨肿瘤方

1）骨肉瘤：寻骨风30 g，白英30 g，羊蹄根30 g，补骨脂15 g。水煎服，每日1剂（《实用抗癌药物手册》）。

2）骨肿瘤：寻骨风注射液，为寻骨风的提取物。肌注，每次2～4 ml，每日2次（《抗癌中草药制剂》）。

6. 白鲜皮　本品为芸香科植物白鲜的根皮。皮黄白而心实，植物有油腺体，香气颇浓。含白鲜皮碱及白鲜皮内脂、皂苷、谷甾醇、黄柏内脂、黄柏醇等成分。常用量为3～10 g。

（1）抗癌药理：① 体外豆芽法实验显示有细胞毒性；② 体内对小鼠肉瘤-180有一定的抑制作用。

（2）抗骨肿瘤方——骨癌方：基本方为白鲜皮（后下）50 g，白花蛇舌草100 g，寻骨风25 g，大枣30 g。水煎服。每日早晨4～5时服，每日1次即可（《抗癌本身》）。

7. 蜈蚣　本品为足纲蜈蚣科动物，药用生体，含有与蜂毒相似的两种有毒物质，即组胺样物质和溶血蛋白质，尚含酪氨酸、亮氨酸、蚁酸、脂肪油、胆甾酸等。常用量1～3 g。研末吞服，每次0.9～1.5 g，外用适量。

（1）抗癌药理：① 蜈蚣热水浸出物，对JTC-26抑制率达90%以上；② 蜈蚣对小白鼠肝癌瘤体面积抑制率为26%，但长期应用对肝脏有损害；③ 仕癌丹（内含蜈蚣）对小鼠腹水癌有抑制作用，用灌胃法较药物混入饲料中喂养方法取得的效果为好；④ 体外实验蜈蚣可抑制人体肝细胞呼吸，亚甲蓝法对人体肝癌、胃癌细胞有作用。

（2）抗骨肿瘤方——骨肉瘤：① 蜈蚣、全虫各9 g，东丹30 g，白果、斑蝥各9 g，生石膏15 g，共研为末；② 明矾、生石膏各15 g，天南星、蟾蜍各1.5 g，肉桂45 g，共为细末；③ 生地、石见穿、煅牡蛎各15 g，玄参、知母、楂曲（包煎）各9 g，寒水石、地骨皮、半枝莲各30 g，牡丹皮4.5 g。使用方法：首先将方①的药粉轻轻放在小膏药上，循经巾上小膏药，在1周后，将方② 药粉撒在大膏药上，贴患处，在这期间，方③ 每天1剂，煎汤内服。

8. 海藻　本品为马尾藻科植物羊栖菜、海蒿子等的叶状体，含有褐藻酸、甘露醇、多糖类、黏液质。海藻含碘。常用量10 ～ 15 g。

（1）抗癌药理：① 海蒿子的提取物对肉瘤-180、淋巴1号腹腔积液型的动物移植肿瘤有一定的抑制作用；② 同属植物褐藻，热水提取物的非透析部分对小鼠皮下移植的肉瘤-180抑制率高达93.7%（腹腔给药，连续10天），经分析主要为多糖。

（2）抗骨肿瘤方

1）骨血管瘤：海藻、骨碎补、龙骨、牡蛎、川断、黄精、狗脊、桑寄生、忍冬藤、橘络各60 g，杜仲、夏枯草各90 g，三棱、莪术、丹参、虻虫、乳香、没药各30 g，石斛120 g，蜈蚣15条。上药加水适量，再加蜂蜜500 g，制成浸膏。每日4次，每次2 ～ 3茶匙饮服（《肿瘤的诊断与防治》）。

2）骨血管内皮细胞瘤：海藻、昆布、牡蛎、骨碎补、夏枯草各30 g，石斛15 g。水煎服，每日1剂（《肿瘤的诊断与防治》）。

3）骨瘤伴溶骨性骨折：海藻、昆布、甘草各15 g加减，服用数月后，症状大为改善，而骨瘤未见恶化（《浙江中医杂志》）。

9. 硇砂　性味咸苦辛温，有毒。白硇砂主要含氯化钠。内服入丸散，每次0.3 ～ 0.9 g。外用：研末点撒或调敷，或入膏药贴，或化水点涂。

（1）抗癌药理：紫硇砂对小鼠肉瘤-180、大鼠腹水癌及瓦克癌-256均有一定的抑制作用。

（2）抗骨肿瘤方——骨肉瘤：硇砂120 g，冰片5 g，泡高粱酒内1周，外擦肿块（《抗癌顾问》）。

10. 黄芪　本品为豆科植物。东北黄芪、内蒙古黄芪为正品。主要含蔗糖、葡萄糖醛酸、黏液质、胆碱、叶酸、多糖及一些微量元素等，其含硒高达（9.2 ～ 32）× 10^{-7}%（0.009 2 ～ 0.032 ppm）。

（1）抗癌药理：① 黄芪多糖有广泛的生物活性，体内实验有抗癌作用；② 黄芪煎剂已证明可诱导体内抗癌因子干扰素的产生，是一味良好的干扰素诱生剂；③ 黄芪水煎剂口饲给小鼠（25 g/kg）5天，有明显的促进吞噬细胞的功能；④ 体外豆芽法实验显示黄芪有抑制肿瘤生长的作用；⑤ 体内实验，其热水浸出物对小鼠肉瘤-180抑制率为41.7%，而醇化物无效。

（2）抗骨肿瘤方——骨瘤：黄芪、生山楂、茯苓皮、薏苡仁、白花蛇舌草各30 g，当归、乌梅、天花粉各10 g，狗脊、续断、黄药子各12 g，山药15 g。水煎服，每日1剂（《湖北中医杂志》）。

11. 夏枯草　唇形科植物，药用果穗，全草含三萜皂苷、维生素B_1、维生素C、维生素K、胡萝卜素等，花穗含飞燕草素、矢车菊素和熊果酸等。常用量10 ～ 15 g，治疗骨肿瘤时剂量宜大。

抗肿瘤方——多发性骨血管瘤：夏枯草15 g，凤尾草24 g，柴胡、龙胆草各9 g，炙鳖甲24 g，地骨皮、僵蚕、蝉衣、地龙各12 g，板蓝根15 g，漏芦6 g，生姜2片。水煎服，每日1剂（《上海中医药杂志》）。

12. 五加皮　可用于治疗骨肿瘤及肿瘤骨转移引起的疼痛，胃癌、消化道癌和放、化疗引起的白细胞下降。

13. 三七（云南白药）　主治骨肉瘤等骨肿瘤，伴出血时用之，可一药二用。

14. 地鳖虫　常用于治疗多发性骨髓瘤、白血病、宫颈癌、子宫肌瘤、卵巢及输卵管肿瘤、舌癌等。常用量9 ～ 12 g。

15. 补骨脂　又名破故纸。性味辛苦，常用量10 ～ 15 g。多用于治疗骨肉瘤、肿瘤骨转移，放、化疗后白细胞下降等。

16. 透骨草　性味涩凉，常用量20 ～ 30 g。可用于治疗骨瘤等。

17. 骨碎补　性味辛，常用量 10 ～ 15 g。可用于治疗骨瘤。

18. 威灵仙　性味辛温，常用量 10 ～ 15 g。可用于治疗骨肉瘤、食管癌、肺癌等。

19. 苍耳子　性味辛苦，温，常用量 6 ～ 10 g。可用于治疗骨肉瘤、脑肿瘤、甲状腺癌、鼻咽癌等。

三、中成药治疗

（一）单方

1. 蟾皮注射液　用蟾皮注射液加入 5% 葡萄糖注射液中静滴，结果可使恶性骨肿瘤患者食欲改善，体重增加，精神好转，疼痛减轻。

2. 冬虫夏草合剂　由冬虫夏草、仙灵脾、仙茅组成的冬虫夏草合剂，每次 15 ml，每日 3 次，连用 3 个月为 1 个疗程。

（二）复方

1. 还清口服液　由熟地、菟丝子、首乌等组成，每次 1 支，每日 3 次。具有补肾填精作用，常服对恶性骨肿瘤肾虚为主的患者有一定疗效。

2. 牛黄醒消丸　由牛黄、麝香、乳香、没药组成。每次 3 支，每日 2 次吞服。具有行瘀散结、解毒消肿的作用。

（三）外敷方

1. 消肿膏　梨树叶 10 kg，桃树叶 10 kg，搜山虎 10 kg，见肿消 2 kg，透骨草 2 kg，骨碎补 2 kg，三颗针 5 kg，王不留行 2 kg，将以上药熬成药膏，再加麝香 10 g，牛黄 10 g，熊胆 5 g，冰片 5 g，制成膏药。局部外敷，可以消肿、止痛。

2. 蟾蜍膏　由蟾蜍、冰片、乳香、川乌、红花等组成。对骨癌引起的疼痛具有较好的疗效。其止痛有效率达 91.6%。

3. 其他　由大黄、姜黄、黄柏、皮硝、芙蓉叶各 50 g，冰片、生南星、乳香、没药各 20 g，雄黄 30 g，天花粉 100 g，另以血竭 30 g，马钱子、丁香、七叶一枝花各 15 g，制成糊状外敷。用于消肿、止痛，疗效较好。

四、辨证分型论治

良性骨肿瘤，如骨样骨瘤、骨母细胞瘤（未恶变者）、软骨母细胞瘤、骨软骨瘤、软骨瘤、软骨黏液样纤维瘤、非骨化性纤维瘤、骨囊肿、动脉瘤样骨囊肿等，多需要手术切除，必要时给予植骨，并加以内固定；在手术治疗前后予以中医药治疗，既可以增加抵抗力，又可以发挥中医药去邪抑瘤的作用。

对恶性骨肿瘤应采取综合治疗，并走中西医结合治疗之路。西医治疗已经在其他章节介绍。中医学认为，骨肉瘤的发病机制主要是肾气不足、阴阳失调、脏腑功能紊乱，以致寒湿毒邪乘虚而入，气血瘀滞，瘀毒热邪蕴于骨骼，正虚邪实，日久积滞而成，故中医药辨证论治恶性骨肿瘤的分型及治疗可大体分为邪实证、正虚证两个方面的治疗。

（一）邪实证（以祛邪为主）

1. 阴毒壅滞型

（1）主症特点：骨肿瘤初起，症见酸楚轻痛，局部肿块，皮色不变，遇寒加重，压痛不著甚至不痛，病程较长，舌淡，脉沉细迟。

（2）治法：温阳通络，祛寒化滞。

（3）方药：阳和汤加减，熟地 30 g，鹿角胶 10 g，麻黄 15 g，白芥子 6 g，肉桂 3 g，生甘草 3 g，炮姜 1.5 g，补骨脂 20 g，路路通 10 g，威灵仙 30 g，透骨草 15 g，川乌 2 g，草乌 2 g。

方中重用熟地，滋补阴血，填精益髓；鹿角胶为血肉有情之品，补肾助阳，益精养血，两者合用，温阳养血，以治其本，共为君药。麻黄为佐，宣通经络，与诸温和药配合，可以开腠理，散寒结，引阳气由里达表，通行周身。生甘草为使，调和诸药。酌情加用补骨脂、路路通、威灵仙、透骨草、川乌、草乌补肾壮阳，温经通络。补血与温阳并用，化痰与通络相伍，温阳补血以治本，化痰通络以治标。

肿瘤局部可同时配合外敷阳和解凝膏、鲜商陆、独角莲、麝香回阳膏等。也可用小金丹三骨汤加减。药用草乌、川乌、五灵脂、地龙、乳香、土木鳖、滑药、骨碎补、补骨脂、透骨草、蜈蚣、干蟾皮、白屈菜、木瓜、防己、牛膝。

2. 气滞血瘀型

（1）主症特点：骨或关节刀割样疼痛，局部肿胀紫暗色，肢体功能活动明显受限，或为胸肋剧烈疼痛难忍，脉细弦，苔有瘀斑，知质紫暗。

（2）治法：活血化瘀，解毒散结。

（3）方药：逐血破瘀汤合散结灵加减，水蛭6 g，虻虫6 g，地龙10 g，黑丑6 g，路路通10 g，透骨草20 g，紫草10 g，水红花子10 g，盘龙参10 g，莪术10 g，刘寄奴10 g，威灵仙20 g，血竭10 g，徐长卿20 g。以上药物均为煎汤内服，每日1剂，分2～3次服。

逐血破瘀汤活血效力强，但祛邪与扶正兼顾，方中水蛭、虻虫、地龙破血逐瘀，紫草、水红花子软坚理气化痰，黑丑峻下，可以清除陈旧的瘀滞，路路通、透骨草活血通络化瘀，而盘龙参益气滋阴而扶正，合散结灵散结消肿，活血止痛。

3. 邪热蕴结型

（1）主症特点：骨瘤迅速增大，疼痛加重，刺痛、灼痛，皮色变紫呈暗红瘀状，肢体活动障碍，有时伴有发热，大便干结。舌暗红有瘀，脉细数或弦数。

（2）治法：清热解毒，化瘀散结。

（3）方药：消毒化瘀汤加减，银花藤30 g，蒲公英30 g，黄柏15 g，肿节风30 g，徐长卿20 g，刘寄奴15 g，黄芩10 g，威灵仙30 g，土鳖虫10 g，天花粉20 g，乳香5 g，没药5 g，当归10 g，透骨草30 g，赤芍10 g，生甘草3 g，龙葵30 g。

方中金银花、蒲公英、黄柏、黄芩、肿结风、龙葵清热解毒，疗疮散结；刘寄奴活血通经，敛疮消肿；徐长卿、威灵仙、透骨草通络止痛；乳香、没药同用活血行气止痛，消肿生肌；天花粉清热泻火，消肿排脓；土鳖虫破血逐瘀。

（二）正虚证（以扶正为主）

1. 肾虚火郁型

（1）主症特点：局部肿块肿胀、疼痛，皮色暗红，疼痛难忍，朝轻暮重，身热口干，咳嗽，贫血、消瘦，行走不便，全身衰弱，舌暗唇淡，苔少或干黑。

（2）治法：补肾填髓，佐以化瘀止痛。

（3）方药：寄生肾气丸全三骨汤加减，桑寄生30 g，生地20 g，山萸肉10 g，土茯苓30 g，猪苓20 g，丹参30 g，女贞子30 g，旱莲草30 g，生薏苡仁30 g，骨碎补20 g，补骨脂20 g，透骨草20 g，全蝎6 g，蛇蜕6 g，车前子30 g，牛膝10 g。也可用生地、山萸肉、女贞子、丹皮、骨碎补、补骨脂、透骨草、自然铜、川断、当归、黄柏、知母、肿节风、核桃树枝、寻骨风等中药。

寄生肾气丸中使用桑寄生、生地、山萸肉、女贞子、旱莲草、牛膝、骨碎补、补骨脂等药补肾强筋骨；蛇蜕、全蝎等攻毒散结，全方攻补兼施。经研究表明，三骨汤可减轻骨转移所致的溶骨性骨质破坏，寄生肾气丸与三骨汤同用更可起到协同作用。

2. 肾阳衰弱夹瘀型

（1）主症特点：肢体畏寒怕冷，夜悄清长，腰脊酸软，疼痛时作，脉细弱，苔薄，舌质淡胖或淡暗。

（2）治法：温肾壮骨，化瘀消肿。

（3）方药：金匮肾气丸加减，熟地15 g，山萸肉15 g，茯苓10 g，菟丝子15 g，益智仁12 g，附子5 g，肉桂6 g，牛膝10 g，补骨脂15 g，仙灵脾15 g，锁阳15 g，透骨草30 g，威灵仙30 g，桑寄生30 g，杜仲15 g，炙蜈蚣2条。

金匮肾气丸补肾壮阳，方中酌情加用了菟丝子、益智仁、锁阳、补骨脂、杜仲、桑寄生等补益肝肾、强筋骨之药；配合透骨草解毒、舒筋活络，蜈蚣败毒抗癌，全方共奏温肾壮骨、化瘀消肿之效。

五、辨病治疗

现代中医更多地强调辨病治疗，同时结合辨证应用复方。但骨肿瘤种类繁多，其诊断及鉴别诊断多参照现代医学。

（一）骨巨细胞瘤

1. 辨证论治

（1）阴寒凝结型

1）主症特点：患肢包块疼痛甚剧，痛有定处，得热痛减，遇寒痛增，行走不便，局部皮色不红，触之不热，舌质淡，苔薄白，脉弱紧。

2）治法：温阳散寒，通络止痛。

3）方药：阳和汤加减，熟地20 g，鹿角胶（烊冲）10 g，肉桂5 g，姜炭5 g，麻黄3 g，白芥子6 g，桂枝10 g，细辛3 g，制川乌（先煎）5 g，威灵仙5 g，乳香5 g，蚤休5 g，寻骨风12 g。

加减：形寒肢冷者加附子6 g、干姜6 g；下肢包块疼痛者加牛膝12 g、防己12 g。

（2）热毒蕴结型

1）主症特点：患肢包块灼痛，局部灼热红肿，得冷稍舒，痛不可触，发热，口渴，烦闷不安，大便干结，舌质红，苔黄，脉弦数。

2）治法：清热解毒，通络散结。

3）方药：白虎加桂枝汤加减，石膏（先煎）30 g，知母15 g，金银花30 g，连翘15 g，蒲公英15 g，黄柏12 g，麦冬20 g，牡丹皮10 g，防己12 g，赤芍10 g，牛膝12 g，桂枝10 g，桃仁10 g，红花6 g，大黄（后下）10 g，白花蛇舌草30 g。

加减：皮肤红斑者加生地黄15 g、地肤子15 g；神昏谵语者加服安宫牛黄丸，每次1/2～1丸，每日2次。

（3）瘀血阻滞型

1）主症特点：患肢包块，刺痛难忍，入夜尤甚，痛有定处；皮色紫暗，面色晦滞，形体消瘦，舌质暗红或青紫，苔薄黄，脉弦涩。

2）治法：活血化瘀，通络止痛。

3）方药：身痛逐瘀汤加减，秦艽10 g，桃仁10 g，红花6 g，没药10 g，乳香10 g，当归10 g，香附12 g，丹参15 g，半枝莲30 g，地龙10 g，寻骨风10 g，蚤休15 g。

加减：食纳减少者加麦芽15 g、鸡内金10 g；大便干结者加大黄（后下）10 g；头痛者加白芷10 g、蜈蚣2条、全蝎6 g。

（4）肾阴亏虚型

1）主症特点：患肢包块未消，隐痛不适，肿胀不甚，眩晕耳鸣，少寐多梦，腰膝酸软，五心烦热，舌质红，苔少，脉涩细数。

2）治法：滋阴补肾，软坚散结。

3）方药：六味地黄丸加减，熟地黄12 g，山茱萸12 g，山药12 g，茯苓12 g，牡丹皮12 g，枸杞子12 g，女贞子12 g，骨碎补12 g，菟丝子12 g，夏枯草15 g，海藻15 g，牡蛎（先煎）30 g，白花蛇舌草20 g，山慈菇10 g，鳖甲10 g。

加减：盗汗者加牡蛎15 g、五味子15 g、麻黄根15 g；阴虚及阳，形寒肢冷，阳痿者加附子6 g、肉桂6 g、巴戟天12 g；气虚、乏力者加党参15 g、黄芪30 g。

2. 骨巨细胞瘤验方

（1）骨巨细胞瘤1号：白胶香45 g，炙草乌45 g，没药9 g，当归身22.5 g，乳香22.5 g，麝香9 g，墨炭4 g；陈年锭墨，略烧存性，研用。

用法：上药共为细末，以糯米粉36 g为原糊，和入诸末，捣为丸，如芡实大，每丸约1.5 g，每料250粒，晒干。每次1丸，病重者2丸，每日2次，陈酒送下。

（2）骨巨细胞瘤2号：夏枯草300 g，海藻300 g，昆布300 g，沙参300 g，石斛200 g，骨碎补200 g，当归200 g，熟地黄200 g，女贞子、蒺藜、川续断、何首乌、土鳖虫各150 g，丹参150 g，鳖甲100 g，秦艽100 g，姜黄40 g，橘络100 g，木瓜100 g，黄精100 g，三棱40 g，莪术40 g，血竭50 g，没药55 g，香附45 g，忍冬藤310 g。

用法：上药加蜜制成膏，另用猴骨、野牛腿骨适量捣碎久煎，取其浓汁渗入膏内。每次服用15～25 ml，每日3次。

（3）骨巨细胞瘤3号：制马钱子60 g，当归身30 g，赤芍30 g，制乳香30 g，制没药30 g，丹参30 g，三七30 g，穿山甲30 g，牛膝30 g，地龙50 g，血竭50 g，蚤休50 g，蟅虫20 g。

用法：上药共研极细末，每次服1.5～3 g，每日2次，温水送服，童便作引。

注意事项：用药期间忌食鱼腥辛辣食物。

（4）骨巨细胞瘤4号：牛腿骨90 g，牡蛎90 g，夏枯草30 g，石斛30 g，何首乌30 g，女贞子30 g，杜仲30 g，川断30 g，蒺藜30 g，当归30 g，白术30 g，黄芪30 g，龙骨30 g，骨碎补30 g，三棱15 g，乳香1 g，没药15 g，蜂蜜50 g。

用法：水煎成膏，口服，每次2～3匙，每日3～5次。

（5）骨巨细胞瘤5号：喜树菌10 g，猪殃殃12 g，骨碎补15 g，地骨皮12 g，半枝莲15 g，夏枯草12 g，穿山甲10 g，青蒿10 g，续断10 g，川芎10 g，当归10 g，白花蛇舌草15 g，甘草10 g，秦艽10 g，天丁10 g。

用法：此方与下述6、7号方均为水煎，每日1剂，分2次服，三方交替使用。

（6）骨巨细胞瘤6号：寻骨风10 g，地骨皮12 g，牛膝10 g，柴胡10 g，伸筋草10 g，续断10 g，杜仲12 g，当归12 g，骨碎补15 g，三七3 g，太子参10 g，穿山甲10 g，川芎12 g，青蒿10 g，木瓜10 g，银柴胡10 g，秦艽10 g，白花蛇舌草15 g，甘草10 g。

（7）骨巨细胞瘤7号：白芍12 g，黄芪12 g，党参12 g，枸杞12 g，三七3 g，鸡血藤12 g，杜仲12 g，茯苓15 g，熟地黄15 g，续断10 g，当归10 g，桑枝12 g，白英10 g，龙葵12 g，夏枯草12 g，生地黄12 g。

（8）骨巨细胞瘤8号：方药物熬成药膏加麝香10 g、牛黄10 g、熊胆15 g、冰片20 g，外敷患处，每日或隔日换药1次。

适应证：胫骨上端骨巨细胞瘤属寒湿郁结，积久郁滞，热盛侵蚀骨骼者。

（二）骨肉瘤

1. 辨证论治

（1）阴寒凝滞证

1）主症特点：骨瘤初起，酸楚轻痛，局部肿块，皮色不变，遇寒加重，压痛不著，病程较长，舌淡，脉细沉迟。

2）治法：温阳开凝，通络化滞。

3）方药：阳和汤加减，熟地黄30 g，麻黄1.5 g，白芥子6 g，鹿角胶（烊冲）10 g，肉桂3 g，炮姜1.5 g，生甘草3 g，补骨脂20 g，路路通10 g，威灵仙20 g，透骨草15 g，川乌、草乌各2 g。

（2）热毒蕴结证

1）主症特点：骨瘤迅速增大，疼痛加重，刺痛、灼痛，皮色紫暗，有时伴有发热，大便干，舌质暗红有瘀斑，脉细数或弦数。

2）治法：清热解毒，化瘀散结。

3）方药：消毒化瘀汤加减，忍冬藤30 g，蒲公英30 g，黄芩15 g，肿节风30 g，徐长卿20 g，刘寄奴15 g，黄芩10 g，威灵仙30 g，土鳖虫10 g，天花粉20 g，乳香5 g，没药5 g，当归10 g，透骨草30 g，赤芍10 g，生甘草3 g，龙葵30 g。

（3）湿毒留着证

1）主症特点：身困倦怠，四肢乏力，虚肿，病变局部肿胀、疼痛。或破溃流液，功能失常，大便溏或不爽利，舌体胖、有齿痕，舌质暗，苔白滑腻，脉滑。

2）治法：健脾利湿，解毒止痛。

3）方药：六君子汤加减，党参15 g，白术10 g，茯苓15 g，陈皮15 g，半夏10 g，天南星10 g，白芥子10 g，当归15 g，薏苡仁30 g，制乳香10 g，忍冬藤30 g，全蝎10 g。

（4）瘀血内阻证

1）主症特点：患部持续疼痛，肿块固定不移、质硬，表面色暗紫或血管曲张，面色晦暗，唇暗红，舌质紫暗（或瘀斑点），脉涩或弦细。

2）治法：活血散瘀。

3）方药：身痛逐瘀汤加减，桃仁10 g，红花10 g，当归15 g，川芎10 g，牡丹皮10 g，延胡索5 g，制乳香10 g，制没药10 g，补骨脂10 g，赤芍15 g，土元30 g，蜈蚣6条，片姜黄15 g。

（5）肾虚热郁证

1）主症特点：局部肿块肿胀、疼痛，皮色暗红，疼痛难妨，朝轻暮重，身热口干，咳嗽，贫血、消瘦，全身衰弱，舌暗唇淡，苔少或干黑。

2）治法：滋肾填髓，清热解毒。

3）方药：知柏地黄汤加减，生地黄20 g，山萸肉15 g，女贞子30 g，牡丹皮10 g，骨碎补15 g，补骨脂15 g，透骨草20 g，自然铜10 g，川断15 g，当归15 g，知母10 g，寻骨风15 g，核桃树枝30 g。

2. 骨肉瘤验方

（1）骨肉瘤1号：小金丹合三骨汤加减，草乌10 g，川乌10 g，五灵脂10 g，地龙10 g，乳香6 g，木鳖子15 g，没药6 g，骨碎补30 g，补骨脂30 g，透骨草30 g，蜈蚣6 g，干蟾皮15 g，白屈菜20 g，木瓜10 g，防己10 g，牛膝10 g。

用法：水煎服，日1剂。

适应证：用于阴毒滞阻、脉络不通、瘀结于骨络之主。本方具有解毒软坚、通络化滞之功。

（2）骨肉瘤2号：寄生肾气丸合三骨汤加减，桑寄生30 g，生地黄20 g，山萸肉10 g，土茯苓20 g，猪苓20 g，丹参30 g，女贞子30 g，旱莲草10 g，生薏苡仁30 g，骨碎补20 g，补骨脂20 g，透骨草20 g，全蝎6 g，蛇蜕6 g，车前子10 g，牛膝10 g。

用法：水煎服，日1剂。

适应证：本方用于肾虚髓伤证，正虚邪实之象，临床上多见于晚期骨肉瘤患者。

（3）骨肉瘤3号：消毒化瘀汤加减，忍冬藤30 g，蒲公英30 g，黄柏15 g，肿节风15 g，徐长卿20 g，刘寄奴15 g，黄芩10 g，生甘草3 g，威灵仙30 g，土鳖虫10 g，天花粉20 g，乳香5 g，没药5 g，当归10 g，透骨草30 g，赤芍10 g，龙葵30 g。

用法：水煎服，日1剂。

适应证：用于骨肉瘤患者伴有热毒证候者。

（4）骨肉瘤4号：生地黄120 g，泽泻60 g，山药60 g，山茱萸60 g，牡丹皮60 g，茯苓60 g，人参30 g，当归30 g，麦冬30 g，地骨皮30 g，黄柏（盐水炒）30 g，知母（童便炒）15 g，木香9 g，砂仁9 g，龙骨30 g，鹿角胶（酒化）120 g。

用法：上药共研细末，蜜丸，每丸3 g，每日

2～3次。

适应证：骨肉瘤疼痛难忍者。

（5）骨肉瘤5号：天麻9 g，鸭蛋1个。

用法：天麻压成极细末，鸭蛋放盐中浸泡1日后开一小孔，倒出适量（相当于9 g天麻粉的容积）蛋清，放器皿中，再把天麻粉装入鸭蛋内（如鸭蛋不充盈，可把倒出的蛋清重新装进鸭蛋，至鸭蛋充盈为度）。用小麦面和饼将鸭蛋封固，外用鸭蛋面饼包裹。置火炭中煨热备用。早晨空腹服1个，每日1次，开水送下。

（三）Ewing肉瘤

1. 辨证论治

（1）痰结血瘀证

1）主症特点：局部肿块，按之较硬，疼痛，皮色青紫，胸闷，纳差，舌质淡红或有瘀斑，苔薄或白腻，脉弦或涩。

2）治法：理气活血，化痰散结。

3）方药：海藻玉壶汤加减，海藻15 g，昆布15 g，青皮10 g，陈皮10 g，生半夏（先煎）10 g，贝母10 g，连翘10 g，当归10 g，川芎6 g，黄药子15 g，炮山甲（先煎）10 g，丹参15 g，蚤休30 g，半枝莲30 g。

加减：郁久化火而见烦热，舌质红，苔黄，脉数者加夏枯草15 g、牡丹皮12 g、玄参12 g；大便溏薄者加白术12 g、茯苓12 g。

（2）热毒壅盛型

1）主症特点：局部肿块，肿胀灼痛，皮色发红，发热，汗出，口渴欲饮，小便黄，大便干结，舌质红，苔黄，脉弦数。

2）治法：清热解毒，通经消肿。

3）方药：白虎加桂枝汤加减，石膏（先煎）30 g，知母15 g，桂枝10 g，忍冬藤30 g，蒲公英20 g，连翘15 g，黄柏12 g，玄参12 g，白芍10 g，竹叶10 g，麦冬10 g，桃仁10 g，大黄（后下）10 g，白花蛇舌草30 g，山慈菇30 g。

加减：出血者加白茅根30 g；神昏谵语者加服安宫牛黄丸1/2～1丸，每日2次。

（3）气血两虚型

1）主症特点：局部肿块，疼痛，面色无华，神疲懒言，纳差，大便溏薄，舌质淡，苔薄白，脉细弱。

2）治法：益气养血，软坚散结。

3）方药：八珍汤加减，党参15 g，黄芪15 g，白术10 g，茯苓10 g，陈皮10 g，当归12 g，白芍12 g，川芎6 g，熟地黄10 g，海藻15 g，黄药子15 g，威灵仙15 g，乳香6 g，没药6 g，半枝莲30 g。

加减：自汗者，重用黄芪至30 g，加防风10 g；心悸少寐者加远志6 g、酸枣仁15 g、茯神10 g；大便溏薄者加山药15 g、薏苡仁15 g。

（4）肾阳亏虚型

1）主症特点：局部肿块，肿胀、疼痛，四肢不温，畏寒神疲，腰膝冷痛，下肢水肿，小便短少，面色灰暗或白，舌质淡胖，苔白，脉沉细或沉迟无力。

2）治法：温肾助阳，利尿消肿。

3）方药：济生肾气丸加减，肉桂6 g，制附片6 g，山茱萸10 g，山药12 g，茯苓12 g，白术12 g，熟地黄12 g，白芍12 g，泽泻12 g，车前子（布包）15 g，牛膝12 g，蚤休30 g。

加减：小便清长量多者去泽泻、车前子，加补骨脂15 g、菟丝子15 g；惊悸、唇绀、脉虚数者加桂枝10 g、炙甘草10 g。

2. Ewing 肉瘤验方

（1）Ewing 肉瘤1号：郁金20 g，白矾20 g，火硝20 g，蚤休20 g，蟾酥3 g，红硇砂6 g，鸡蛋壳30 g，料姜石30 g，仙鹤草30 g，天南星30 g。

用法：上药共研细末，每次1～6 g，开水送下，每日3次。

（2）Ewing 肉瘤2号：蟾酥（酒化）6 g，轻粉3 g，枯矾3 g，寒水石3 g，铜绿3 g，乳香3 g，没药3 g，胆矾3 g，麝香1.5 g，雄黄6 g，蜗牛21个，朱砂9 g。

用法：蜗牛捣烂，同蟾酥共研成黏稠状，再入其他各药（先各研为末），共捣极匀为丸，如绿豆大。每次3丸，用葱白15 cm嚼烂包药，用温酒送下，盖被出汗为度。

（3）Ewing 肉瘤3号：牛黄3 g，麝香9 g，乳香（去油）30 g，没药（去油）30 g，山豆根30 g，山慈菇30 g，田三七30 g，人参30 g。

用法：上药共研细末，每次2～3 g，胶囊装服或以黄酒送下，每日2次。

（4）Ewing 肉瘤4号：干蟾20个，鳖甲600 g，黄精300 g，丹参300 g，三棱150 g，莪术150 g，白花蛇舌草300 g，僵蚕300 g，青蒿300 g。

用法：上药共研细末，以代赭石为衣，水泛为丸，每丸3 g，每天1～2丸，每日3次。

（5）Ewing 肉瘤5号：①青蒿10 g，川断10 g，木瓜10 g，伸筋草10 g，秦艽10 g，当归10 g，川芎10 g，甘草10 g，白英10 g，银柴胡10 g，喜树菌10 g，桑枝12 g，天丁12 g，龟板12 g，龙葵12 g，猪殃殃12 g，地骨皮12 g，夏枯草12 g，桂枝6 g，骨碎补15 g，半枝莲15 g，白花蛇舌草15 g。②在①基础上加大血藤12 g，杜仲12 g，狗后腿骨1具（焙枯研粉，酒冲服）。③太子参10 g，川断10 g，伸筋草10 g，柴胡10 g，牛膝10 g，寻骨风10 g，甘草10 g，田七3 g，骨碎补15 g，当归12 g，杜仲12 g，川芎12 g，地骨皮12 g。④当归12 g，川断12 g，党参15 g，熟地黄10 g，茯苓12 g，杜仲12 g，大血藤12 g，枸杞12 g，黄芪15 g，白芍12 g，田七3 g。⑤梨树叶10 000 g，桃树叶10 000 g，搜山虎10 000 g，见肿消2 000 g，透骨草2 000 g，骨碎补2 000 g，夏枯草2 000 g，王不留行2 000 g，三棵针5 000 g，熬成浓膏加麝香10 g，牛黄10 g，熊胆5 g，冰片5 g，制成膏药。

用法：①、②、③、④方水煎，每日1剂，分2次服，四方交替使用。每疗程约3个月；⑤方局部外敷。

（四）软骨肉瘤

1. 辨证论治

（1）气滞血瘀，脉络阻滞

1）主症特点：四肢或胸胁、髂部可触及肿块，肿块软而固定不移，按之疼痛，舌质青或有瘀点，舌苔薄或薄黄，脉弦。

2）治法：行气散结，活血通络。

3）方药：大七气汤加减，青皮、陈皮各10 g，三棱、莪术、藿香、五灵脂各15 g，桃仁、牛膝各12 g，白花蛇舌草、石见穿、鹿衔草各30 g，炙甘草6 g。

（2）湿聚痰凝，积而成块

1）主症特点：肿块逐渐增大，按之坚硬，身困倦怠，面暗水肿，饮食减少，时有寒热，女子或见经闭不行，舌体胖，舌质淡紫或有瘀斑，苔滑腻，脉弦滑。

2）治法：化瘀软坚，兼调脾胃。

3）方药：软坚散结散合四君子汤加减，夏枯草、海藻、牡蛎、威灵仙、龙葵、白毛藤各30 g，海带、泽漆各15 g，桃仁、牛膝各12 g，党参、白术各10 g。

（3）正虚瘀结

1）主症特点：肿块坚硬，疼痛逐渐加剧，面色萎黄或黧黑，肌肉瘦削，饮食锐减，舌质淡紫，苔灰糙或光红无苔，脉细数或弦细。

2）治法：补益气血，化瘀软坚。

3）方药：八珍汤合化积丸加减，党参、黄芪、当归、白术、丹参、王不留行子各9 g，广木香、陈皮各6 g，狗脊、夏枯草、海藻各12 g，煅牡蛎、桑寄生各30 g。

2. 软骨肉瘤验方

（1）软骨肉瘤1号：红粉30 g，轻粉30 g，全蝎60 g，蜈蚣90 g，川乌90 g，草乌90 g，乳香90 g，没药90 g，当归90 g，延胡索90 g，胎盘粉90 g，血竭60 g，肉桂60 g，三七粉60 g，玳瑁60 g，癞蛤蟆皮20个。

用法：上药共为细末，装入胶囊内，每次0.6 g，每日2次，白开水送服。

（2）软骨肉瘤2号：化毒片。由红粉、轻粉、白降丹、乳香、没药、儿茶、乌贼骨、夏枯草、蜂房、猫眼草、核桃枝、元明粉、土贝母、枯矾、大枣、大黄、生巴豆仁等组成。

用法：每片0.3 g，每次2～5片，每日1次。

注意：该方为剧毒成药，应在清晨空腹时服用，服药3小时后再进易消化食物，并严格掌握用量。

（3）软骨肉瘤3号：加味犀黄胶囊。由牛黄、麝香、乳香、没药、三七、生晒参、鸡内金、川贝母、紫河车、阿胶、海马等组成。

用法：每粒0.3 g，每次1～3粒，每日1～3次，白开水冲服。

（4）软骨肉瘤4号：半枝莲200 g，山豆根100 g，露蜂房100 g，山慈菇100 g。

用法：上药共研细末，制成绿豆大丸剂，每次服15丸，每日2～3次，饭后服。

（5）软骨肉瘤5号：全蝎30 g，露蜂房30 g，蛇蜕30 g。

用法：上药共为细末，水泛为丸，每丸2 g。每次1～2丸，每日3次。

（五）骨纤维肉瘤

1. 辨证论治

（1）阴寒凝滞证

1）主症特点：局部肿块，疼痛较剧，皮色如常，得温痛减，行走不便，口淡不渴，舌质淡，苔薄白，脉沉迟或沉细。

2）治法：温阳散寒，通络化滞。

3）方药：阳和汤加减，熟地30 g，鹿角胶（烊冲）10 g，肉桂5 g，姜炭5 g，麻黄3 g，白芥子6 g，桂枝10 g，路路通10 g，乳香5 g，没药6 g，莪术10 g，蚤休30 g。

加减：上肢肿块者加姜黄12 g、桑枝12 g；下肢肿块者加牛膝12 g。

（2）热毒蕴结证

1）主症特点：局部肿块，红肿、灼痛，行走不便，发热，口渴，尿赤，便秘，舌质红，苔黄，脉弦数。

2）治法：清热解毒，化瘀散结。

3）方药：消毒化瘀汤加减，金银花藤30 g，蒲公英30 g，黄柏15 g，肿节风30 g，徐长卿20 g，刘寄奴15 g，黄芩10 g，威灵仙30 g，土鳖虫10 g，天花粉15 g，乳香6 g，没药6 g，当归10 g，透骨草30 g，赤芍10 g，龙葵30 g，生甘草5 g。

加减：皮肤红斑者加水牛角（先煎）30 g、玄参10 g；神昏谵语者加服安宫牛黄丸，每次1丸，每日2次。

（3）痰血凝滞证

1）主症特点：局部肿块，刺痛难忍，入夜尤甚，痛有定处；皮色紫暗，渴不多饮，面色晦滞，形体消瘦，舌质紫暗、边有瘀斑，脉细涩。

2）治法：活血祛瘀，通络止痛。

3）方药：身痛逐瘀汤加减，当归10 g，川芎6 g，桃仁10 g，红花6 g，制乳香6 g，制没药6 g，五灵脂（布包）10 g，香附12 g，牛膝12 g，秦艽10 g，丹参15 g，龙葵30 g，黄药子15 g。

加减：便结者加大黄6 g；失眠者加合欢皮30 g、夜交藤30 g。

（4）肾虚内热证

1）主症特点：局部肿块，肿胀、疼痛，昼轻夜重；皮色暗红，伴头晕目眩，腰膝酸软，发热口干，五心烦热，舌质暗红，药品少或干黑，脉细数。

2）治法：滋阴补肾，降火解毒。

3）方药：知柏地黄汤加减，生地黄15 g，山茱萸12 g，牡丹皮12 g，泽泻12 g，知母15 g，黄柏12 g，当归10 g，骨碎补15 g，女贞子15 g，旱莲草15 g，补骨脂15 g，川断12 g，自然铜（先煎）10 g，核桃树枝30 g，寻骨风15 g。

加减：盗汗者加五味子10 g、浮小麦15 g、煅牡蛎（先煎）20 g；大便干结者加瓜蒌仁30 g、火麻仁12 g；阴损及阳、形寒畏冷者去牡丹皮、知母、黄柏，加肉桂5 g、制附片（先煎）6 g。

2. 骨纤维肉瘤验方

（1）骨纤维肉瘤1号：枳壳30 g，炒干漆6 g，五灵脂15 g，郁金18 g，白矾18 g，仙鹤草18 g，火硝18 g，制马钱子12 g。

用法：上药共为细粉，水泛为丸，每丸1.5 g。每次1～4丸，开水送服，每日3次。

（2）骨纤维肉瘤2号：琥珀30 g，血竭30 g，京墨15 g，炒五灵脂15 g，海带15 g，海藻15 g，南星（姜汁拌炒）15 g，木香10 g，麝香3 g。

用法：上药共研细末，炼蜜为丸，每丸重3 g，金箔为衣。每次服1丸，黄酒送下，每日2～3次。

（3）骨纤维肉瘤3号：五倍子（槌破洗焙）90 g，山慈菇（去皮净焙）30 g，千金子（去壳研去油取霜）30 g，山豆根30 g，朱砂30 g，雄黄30 g，全蝎30 g，红芽大戟（去节洗净焙干）45 g，麝香6 g。

用法：除麝香外共研细末，再加入研碎的麝香，

以糯米为丸，分40丸。每服1丸，每日1次，生姜、薄荷叶煎汤送服。

（4）骨纤维肉瘤4号：① 乌龟1个（约500 g），雄黄15 g，胡椒9 g，穿山甲9 g。② 熟地黄240 g，山药120 g，山茱萸120 g，茯苓90 g，牡丹皮90 g，鹿角胶30 g，鳖甲胶30 g，龟板胶30 g。

用法：① 方中雄黄、胡椒、穿山甲3药共为细末，将药末放入龟腹内，盐泥严封，火煅存性后去泥，研细末，水泛为丸，梧桐子大。每次3～5丸，每日2次。② 方共为细末，蜜为丸，每丸7 g，每日2次。

（5）骨纤维肉瘤5号：红枸杞子500 g。

用法：将枸杞子加水煎汤，沸后去渣取汁，再加水煮2次，取3次药液浓煎备用。每次服100 ml，每日早、晚各1次，以黄酒适量调服。

（六）脊索瘤

1. 辨证论治

（1）寒湿凝滞证

1）主症特点：骶尾部肿块，腰腿冷痛重着，手足麻木，脘闷食少，苔白腻，脉沉而迟缓。

2）治法：散寒祛湿，化瘀通络。

3）方药：独活寄生汤加减，独活10 g，桑寄生10 g，秦艽10 g，防风10 g，细辛3 g，当归10 g，赤芍15 g，川芎10 g，熟地黄10 g，杜仲10 g，牛膝10 g，桂枝10 g，菝葜10 g，石见穿30 g，甘草5 g。

加减：寒湿久郁化热，症见口苦、大便干燥、苔黄腻、脉滑数者去细辛加黄芩15 g；下肢行走不便者加黄芪20 g、桃仁10 g、地龙6 g、全蝎6 g。

（2）湿热蕴结证

1）主症特点：骶尾部肿块，腰腿疼痛，得冷则舒，小溲热赤，苔黄腻，脉濡数。

2）治法：清热利湿，通络止痛。

3）方药：四妙丸加减，苍术10 g，黄柏10 g，薏苡仁15 g，牛膝12 g，防己12 g，木瓜12 g，络石藤20 g，金银花藤15 g，制乳香6 g，制没药6 g，半枝莲30 g，白花蛇舌草30 g。

加减：肌肤麻木不仁者加海桐皮15 g、豨莶草15 g；肢体关节肿者加木通15 g、草薢12 g、姜黄

10 g；皮肤红斑者加牡丹皮 12 g、生地黄 12 g；大便秘结者加大黄 10 g。

（3）瘀血阻窍证

1）主症特点：头痛绵绵，经久不愈，痛有定处；舌质紫暗或有瘀斑，脉弦涩。

2）治法：活血化瘀，通窍止痛。

3）方药：通窍活血汤加减，当归 10 g，川芎 10 g，桃仁 10 g，红花 10 g，赤芍 12 g，麝香（冲服）0.5 g，白芷 10 g，蔓荆子 12 g，五灵脂（布包）10 g，土鳖虫 6 g，地龙 12 g，牛膝 10 g，蚤休 30 g。

加减：呕吐者加钩藤 15 g、泽泻 15 g、半夏 10 g、竹茹 10 g；下肢瘫痪者加桑寄生 15 g、杜仲 12 g、狗脊 15 g、川断 12 g。

（4）肾阴亏虚型

1）主症特点：骶尾部肿块，腰腿疼痛，双膝酸软，神疲乏力，五心烦热，耳鸣不寐，舌红少苔，脉细数。

2）治法：滋阴补肾，通络止痛。

3）方药：杞菊地黄汤加减，熟地黄 12 g，山药 12 g，山茱萸 12 g，牡丹皮 12 g，茯苓 12 g，枸杞子 12 g，菊花 12 g，女贞子 12 g，当归 12 g，杜仲 12 g，牛膝 12 g，川芎 10 g，露蜂房 10 g，蚤休 30 g。

加减：抽掣疼痛、肢体拘挛者加地龙 10 g、蜈蚣 3 条、全蝎 6 g。

2. 脊索瘤验方

（1）脊索瘤 1 号：白花蛇舌草 250 g，地龙 30 g，蜈蚣 30 g，露蜂房 30 g，蒲公英 30 g，板蓝根 30 g，全蝎 30 g，蛇蜕 30 g。

用法：上药共研为细末，炼蜜为丸，每丸重 6 g。每天早、晚各服 1 丸。

（2）脊索瘤 2 号：牛黄 3 g，麝香 9 g，乳香（去油）30 g，山豆根 30 g，山慈菇 30 g，田三七 30 g，人参 30 g。

用法：上药共为细末，每服 2～3 g，胶囊装服或以黄酒送下，每日 2 次。

（3）脊索瘤 3 号：鱼脑石 60 g，石决明 60 g，生牡蛎 60 g，露蜂房 60 g，蛇蜕 60 g，全蝎 60 g，威灵仙 120 g。

用法：上药共研细末，水泛为丸，每丸 1 g。每次 3～6 丸，每日 3 次，黄芪煎水送下，或用开水送下。

（4）脊索瘤 4 号：木贼 12 g，牡蛎 15 g，甘菊花 30 g，石决明 18 g，夜明砂 9 g，露蜂房 9 g，全蝎 9 g，蛇蜕 9 g，山豆根 9 g，青黛 18 g。

用法：上药共研细末，水泛为丸，每丸 0.2 g。每次服 3～6 丸，每日 3 次，黄芪煎汤送下或温水送下。

（5）脊索瘤 5 号：红粉 240 g，郁金 240 g，血竭 120 g，蛤粉 120 g，雄黄 120 g，硇砂 30 g，芥穗 30 g，急性子 30 g，川芎 30 g，乳香 30 g，没药 30 g，朱砂 30 g，杜仲 30 g，穿山甲 30 g，蜗牛 30 g，槐米 30 g，全蝎 60 g，黑芝麻 30 g，丁香 30 g，天麻 15 g，白及 15 g，煅金礞石 15 g，炒巴豆佬 150 g，苍术 60 g，白芷 90 g，大黄 90 g，蝉蜕 9 g，麝香 9 g，蜈蚣 10 条，斑蝥 30 个。

用法：上药共研细末，枣肉为丸，每丸约重 3 g。每次服 2～4 丸，可不停药。

注意：服药后如有恶心、腹泻等轻微反应，属正常现象，可不停药。

第 4 节　围手术期的中医处理

由于骨肿瘤疾病的特殊性，患者的体质一般较差，而对于符合手术指征的骨肿瘤患者，手术后部分患者可能出现一些院内感染，也可能因为化疗、放疗的不良反应出现各种严重反应及相关并发症而无法完成治疗计划。因此对骨肿瘤患者围手术期的各类护理极为重要。围手术期护理可以为手术创造更好条件，巩固、提高手术疗效，协同提高化疗、放疗的效果，减少或减轻各种不良反应和并发症。而在各类临床护理中，中医处理表现出了独到的疗效，通过中医药对"围手术期"的处理，可极大地协助肿瘤患者更好地适应针对性手术治疗，也可帮助患者的术后恢复，临床工作者们可以在中西医互为补充中发挥中医药优势。

一、术前中医处理

手术时间的早晚，对骨肿瘤的预后具有重大影响。虽然我们提倡尽可能早地施行手术治疗，但具体应用过程中常常会受到患者当时身体状况的制约。据临床实践经验，许多学者提出此阶段中医药的运用应以调整患者的气血阴阳、脏腑功能为原则，使患者最大限度地恢复近"阴平阳秘"的状态，这是早日进行手术并顺利完成的关键。具体而言，由于骨肿瘤患者的体质多以"虚"为主，中医药在此阶段的调理多以扶正培本为主，如补气养血、健脾益气、滋补肝肾等，常用方如四君子汤、四物汤、八珍汤、十全大补汤、保元汤、六味地黄汤等。现代药理亦证实，这些方药大都可以改善机体的免疫功能，从而提高患者术前的各种应激能力。

二、术后中医处理

（一）根治术的术后中医处理

该阶段治疗的目的是恢复机体免疫功能，消除残留的癌细胞，以巩固疗效，防止复发、转移。其治疗原则是在辨病的前提下，进行辨证论治，整体调理，主要是对一些术后并发症的处理。如常见的

低热、盗汗、食欲减退、乏力等，多属气血两虚或气阴两虚，可用八珍汤、十全大补汤、六味地黄汤等加减治疗；并发感染发热者，多治以清热解毒，或滋阴清热，常用金银花、连翘、柴胡、败酱草、蒲公英、半枝莲、黄连、玄参、生地黄、麦冬、天花粉、芒根、知母等；并发消化道功能障碍者，可治以健脾理气和胃，常用党参、白术、茯苓、陈皮、半夏、砂仁、木香、鸡内金、焦三仙等；若见腹胀便秘者，可酌情予以通腑理气，选用大承气汤、调胃承气汤等，口服或灌肠，但应注意中病即止，以防耗伤正气；并发呼吸道症状，可治以益气养阴、润肺止咳、理气化痰等，常选用黄芪、党参、麦冬、沙参、玉竹、石斛、杏仁、桔梗、陈皮、半夏、紫菀、款冬花、瓜蒌等。针对不同的并发症，给予不同的辨治，以恢复其正气，为进一步的综合治疗提供必要的条件。

（二）非根治术的术后中医处理

骨肿瘤的非根治术，即所谓的姑息手术，常常是针对骨肿瘤过程中某一主要矛盾而采取的措施，从中医而言，就是"急则治其标"。这种方法可尽快缓解患者的痛苦，并为进一步治疗创造有利条件。但对非根治术后肿瘤的针对性治疗是非常复杂的，总的来说，应该做到有效地祛邪。对恶性程度高的低分化、未分化以及对放、化疗敏感的肿瘤可选用放、化疗祛邪；对放、化疗不敏感的肿瘤，则可选用中医药治疗，至于是以祛邪为主还是以扶正为主，或是二者兼顾，则须根据患者的全身情况辨证来加以确定。

第5节　骨肿瘤的对症治疗

骨肿瘤尤其是转移性骨肿瘤多属晚期难治病症，目前治疗上尚无特效药物，对症治疗也是骨肿瘤"围手术期"中医药治疗的重要组成部分。骨肿瘤除局部组织器官受累外，尚多影响全身状况，表现出全身伴随症状或累及相近组织器官的局部症状，如发热、疼痛、出血、贫血、昏迷等，因而在治疗上

除了针对所发生的肿瘤病因、病机进行治疗外，对其伴随诸症宜做相应处理。

一、疼痛

疼痛为骨肿瘤最常见的伴随症状，据统计，转

移性骨肿瘤疼痛的发生率是原发恶性骨肿瘤的35～40倍。但无论是转移性骨肿瘤还是原发恶性骨肿瘤，其恶性肿瘤细胞损伤骨组织时，引起骨破坏、骨痛等症状，特别是疼痛，令骨肿瘤患者最难以忍受，严重影响其生存质量。所以有效控制骨肿瘤引起的疼痛具有重要意义。

止痛为缓解病情和减轻患者痛苦较为关键的一步，特别是恶性肿瘤的晚期阶段，止痛较延长寿命更为重要。骨肿瘤疼痛多系正气内亏，气机阻滞，气血经脉运行不畅，"不荣不通"致痛。

一般而言，疼痛辨治首先当分辨其部位、虚实、寒热，尤以寒性多见。寒性收引凝滞，不通则痛。属血瘀经络者治宜活血通络止痛；脾虚寒凝者治宜温中止痛；属气滞不通者治宜理气止痛；属毒邪蕴结者治宜清热解毒。但证多属虚实夹杂，实则热毒痰瘀互结，虚则脾肾受损，正气亏虚，病涉多端，临床需辨证施治，常用骨痛消系列方。

1. 骨痛消1号

（1）方药：熟地30 g，山慈姑30 g，鹿角胶（烊化）10 g，白芥子10 g，桂枝10 g，乳香10 g，没药10 g，炮干姜6 g，麻黄6 g，全蝎6 g，甘草6 g。

（2）适应证：恶性肿瘤骨转移引起的疼痛。

（3）用法：上药水煎2次，混合后分2次服下，每日1剂。用药期间停用其他镇痛药。

2. 骨痛消2号

（1）方药：黄芪30 g，熟地12 g，补骨脂20 g，全蝎3条，白花蛇舌草15 g，莪术15 g，制马钱子6 g，蟾酥6 g，蝮蛇粉6 g，制川乌10 g，生南星10 g，白芍10 g，九香虫10 g，生姜10 g。

（2）适应证：恶性肿瘤骨转移引起的疼痛。

（3）用法：水煎，分2次服，每日1剂，连续用1～3个月，同时配合经穴康复理疗。

3. 骨痛消3号

（1）方药：羊踯躅15 g，茉莉花根5 g，当归50 g，石菖蒲5 g，麻黄15 g。

（2）适应证：骨转移性疼痛。

（3）用法：上药加水酒各半，煎取250 ml，每次服50 ml。如1小时后疼痛不缓解，再服50 ml，以痛止为度。

4. 骨痛消4号

（1）方药：生南星9 g，生附子9 g，生川乌9 g，白胶香12 g，麝香3 g，冰片6 g，蚤休30 g，黄药子30 g，芦根12 g，穿山甲9 g，皂角刺12 g。

（2）适应证：各种癌性疼痛。

（3）用法：上药共研细末，制成散剂，密封贮存。用时寻找患者疼痛最剧烈的部位或反应于体表的疼痛部位敷药。如疼痛部位散在，患者感觉模糊不清者选取痛处周围的穴位敷药。方法为以生理盐水清洁局部皮肤后，取药末5 g，以茶水调成糊状外敷。敷药厚度一般为5 mm，最薄不少于2 mm，敷药后盖上纱布并用胶布固定。敷药时间一般为6～8小时，12小时后可重复使用。

5. 骨痛消5号

（1）方药：生地18 g，玄参18 g，天冬18 g，银花18 g，连翘18 g，赤芍30 g，丹皮30 g，板蓝根30 g，生石膏30 g，蜈蚣粉4 g，犀角粉1 g。火热毒盛者，加山栀子、知母、虎杖、夏枯草；热壅血瘀者，加川芎、刘寄奴、红花、乳香、没药。

（2）适应证：各种癌症疼痛。

（3）用法：前9味药水煎后，送服后2味药，每日1剂，分2次服用。

6. 骨痛消6号

（1）方药：生南星、生附子、生川芎、白胶香、五灵脂、麝香、冰片、蚤休、黄药子、芦根、皂角刺等。

（2）适应证：各种癌性疼痛。

（3）用法：外敷于疼痛最剧烈的部位或反应于体表的疼痛部位，痛处模糊不清者取痛处周围穴位敷药。该方能提高患者痛阈，与对照组有非常显著性差异，止痛起效快，维持时间长，具有高效无毒的特点。

二、发热

骨肿瘤的发热常表现为内伤发热。实者为热毒内蕴，多见于恶性肿瘤晚期，表现为弛张发热、经久不退、口渴身热、汗出不解、舌绛唇焦苔黄、脉滑数或弦数，治宜清热解毒。虚者多为肝肾阴虚或肾阴虚，表现为潮热或骨蒸、盗汗、五心烦热、口干喜饮、便秘、舌红少苔、脉细数，治宜滋阴清热。属瘀血者宜活血化瘀；湿热内蕴者宜清热化湿；热积肠胃者需清热泻火；属热入少阳者宜清解少阳；属气虚发热者应甘温除热。

恶性肿瘤多有发热倾向，低热多见于癌肿初期，肿块体积较小；肿瘤体积较大，生长迅速，癌组织崩溃或合并感染时可有中度以上发热，临证时可参照以上诸症辨治。感染发热严重的患者要同时选用抗生素治疗。常用骨热消系列方如下。

1. 骨热清 1 号

（1）方药：柴胡 15 g，黄芩 10 g，生党参 20 g，半夏 10 g，甘草 5 g，生姜、大枣各适量。

（2）适应证：各种恶性肿瘤所致的发热，日久不退，热势一般不高，低于 38.5℃，中毒症状不明显，或伴有呕恶食少，舌质淡，苔薄黄，脉弦。

（3）用法：上药加水煎取 200 ml，分 2 次服，每日 1 剂。4 剂后热未退者用量加倍，起效后（体温降低超过 1℃）固定维持。

2. 骨热清 2 号

（1）方药：黄连 9 g，黄芩 9 g，黄柏 9 g，山栀 12 g，知母 12 g，半枝莲 30 g，蒲公英 30 g，鱼腥草 24 g，山豆根 15 g，大黄 9 g，紫花地丁 24 g，白花蛇舌草 30 g，银花 24 g，连翘 24 g，七叶一枝花 30 g，冬凌草 30 g，山慈姑 24 g，石上柏 15 g。热盛伤津，加芦根、玄参、天花粉、石斛；邪热内陷，可服安宫牛黄丸；热盛动血，另犀角地黄汤。

（2）适应证：癌性发热，热势较高，伴有汗出，烦渴不解，小便量少，面赤，大便干结，口苦，伴有原发肿瘤的相关表现，舌红，苔黄，脉洪数。

（3）用法：水煎，分 2 次服用，每日 1 剂。必要时适当予以输液，或配合抗感染治疗。脾胃虚寒或正虚之人慎用。

3. 骨热清 3 号

（1）方药：秦艽 9 g，地骨皮 15 g，银柴胡 15 g，金银花 12 g，连翘 15 g，玄参 15 g，知母 12 g，黄柏 9 g，生地 12 g，鳖甲 15 g，丹皮 12 g，常山 9 g，白英 15 g，蛇莓 15 g，芙蓉叶 12 g。阴虚津亏，加熟地、旱莲草、女贞子、沙参、天冬；伴有气虚，加太子参、山药、茯苓、生甘草。

（2）适应证：癌性发热，口干口渴，五心烦热，或盗汗骨蒸，或颧部潮红，舌苔黄而干，脉细数。

（3）用法：上药加水煎煮 2 次，将两煎药液混合均匀，分 2 次服用，每日 1 剂。脾胃虚寒者不宜应用。

4. 骨热清 4 号

（1）方药：藿香 9 g，佩兰 9 g，薏苡仁 12 g，黄芩 9 g，黄柏 9 g，白蔻仁 6 g，茵陈 12 g，木通 9 g，滑石 9 g，竹叶 9 g，山栀子 9 g，连翘 15 g，大黄 6 g，半枝莲 30 g，虎杖 15 g，石见穿 15 g，龙胆草 15 g，龙葵 15 g。

（2）适应证：癌性发热，身热持续或身热不扬，或午后发热，胸脘痞闷，恶心欲吐，身体倦怠，头重肢酸，小便赤涩，大便黏腻，舌苔黄腻，脉弦滑。

（3）用法：水煎 2 次，分 2 次服用，每日 1 剂。

5. 骨热清 5 号

（1）方药：淡豆豉 15 g，地骨皮 15 g，焦三楂 5 g，柴胡 12 g，白薇 30 g。正虚不能透邪，加太子参、黄芪、山药、生甘草；阴虚烦渴，加生地、丹皮、玄参、芦根、天花粉。

（2）适应证：癌性发热，体温缠绵，或高或低，可午后发热，口渴心烦，胃纳差，舌质淡红，苔薄少，脉细数。

（3）用法：上药加水煎煮 2 次，药液混合，分 2 次服，每日 1 剂，2 周为 1 个疗程。

6. 骨热清 6 号

（1）方药：淡竹叶 9 g，清半夏 9 g，生石膏 30 g，太子参 24 g，麦冬 12 g，山药 15 g，甘草 6 g。热盛，加山栀子、知母、银花、连翘、蒲公英；气虚，加黄芪、茯苓、白术；津伤明显，加芦根、玄参、生地、天花粉；热伏阴分，加鳖甲、丹皮、赤芍、青蒿。

（2）适应证：癌性发热，烦热口干，食少呕恶，口苦，或汗出，舌质红，苔少而干，脉细。

（3）用法：上药加水煎煮2次，药液对匀，分2次服用，每日1剂，7天为1个疗程。

7. 骨热清7号

（1）方药：七叶一枝花30 g，大青叶30 g，白花蛇舌草30 g，山慈姑15 g，柴胡12 g，青蒿12 g，金银花12 g，大黄12 g，黄芪12 g，石见穿24 g，半枝莲24 g，并可随证加减。

（2）适应证：恶性肿瘤晚期感染性和非感染性发热。

（3）用法：上药加水煎取汁液300 ml，分3～4服用，每日1剂。

8. 骨热清8号

（1）方药：柴胡12 g，清半夏12 g，人参10 g，黄芩12 g，青蒿15 g，白花蛇舌草30 g，半枝莲20 g，薄荷3 g，甘草3 g，生姜3片，大枣5枚。气阴两虚，加生地、丹皮、鳖甲、玉屏风散；湿热留恋，加茵陈、连翘、猪苓、生薏苡仁；热毒炽盛，高热不退，加生石膏、知母。

（2）适应证：癌性发热，体温或高或低，或午后潮热，患者自我感觉不明显，舌淡，苔薄白或薄黄，脉细数或弦数。

（3）用法：上药加水煎煮2次，药液混合，分2次服用，每日1剂。

三、出血

出血为肿瘤的常见并发症之一，多因恶性骨肿瘤晚期坏死破溃、侵蚀血管、瘀血内阻或毒瘀蕴热、迫血外出，又或机体血气暗耗，气亏血少，血溢脉外等所致，有鼻出血、呕血、便血、咳血、尿血等。临证辨治当以出血量的多少、颜色、部位等为依据，辨清寒热虚实。实者乃热迫血行和瘀血内阻所致，前者表现为发热、口燥咽干、出血色鲜红、便干尿赤、脉数而弦或滑，治宜凉血止血；后者伴有血瘀征象，治宜活血止痛、祛瘀生新。虚者多属气虚不能摄血，血溢脉外，治当益气固摄。止血要注意调治心、脾、肝，清心以凉血止血，健脾以统血止血，柔肝以藏血止血。对于血热型患者，可采用犀角地黄汤加味；对于气虚型患者，可采用归脾汤加味；对于瘀血型患者，可采用桃红四物汤加味合并失笑散。

四、昏迷

昏迷乃神不知人的表现，多因热入营血，或热入心包，或毒入心包所致，常见于脑转移或肿瘤晚期，治以清热熄风，开窍解毒，方如安宫牛黄丸、至宝丹、紫雪丹、神犀丹等，但必要时仍然需借助西医措施。

五、贫血

贫血是恶性肿瘤的常见并发症。恶性肿瘤中晚期正气多受损伤，日久精津气血暗耗，后天生化乏源，故而常表现出贫血征象。深究其因，不外肿瘤患者造血障碍，脾胃功能亢进，过度消耗，大失血等诸因素。临床常见身体瘦弱、头昏目眩、体倦乏力、腰酸耳鸣、心悸怔忡、面唇苍白、舌淡胖、脉虚无力等症，治宜扶正培本，补养气血，健脾益肾，方如六君子汤、归脾汤，或六味地黄丸、十全大补汤等。一般而言，因放疗、化疗而致白细胞减少多属热毒伤阴，治宜滋阴养血为主，方如地黄丸。因失血而致红细胞减少者治宜壮阳补血，方如大造丸。血小板减少者治宜健脾统血，清热凉血，方如归脾丸化裁。全血细胞减少者，治宜补肾填精，方如肾气丸。

六、便秘

中晚期恶性肿瘤常并发便秘，多因阴津亏损，无水行舟，或气虚无力推动等所致。以虚秘多见，治宜益气通便、滋阴生津，方如补中益气汤、润肠丸、增液承气汤等加减。

常用方：生地黄、玄参、麦冬、莱菔子（包）各30 g，芒硝（冲）、生大黄（后下）各6 g，枳实、厚朴各15 g，生甘草9 g。该方治疗晚期癌症并便秘，疗效甚佳。

七、放疗、化疗不良反应

放疗不良反应症状主要有乏力、恶心、纳减、呕吐、腹泻，白细胞减少，组织水肿、坏死及纤维化，皮肤红斑、溃疡，放射性直肠炎、肺炎和脑神经麻痹、截瘫等。

化疗药物产生的不良反应分为两类：① 近期不良反应，有局部反应和全身反应，前者可见疼痛、肿胀、组织坏死，静脉变硬呈条索状改变，甚至永久性闭塞；后者可见白细胞减少、血小板减少，严重时血红蛋白降低，恶心、呕吐，口腔溃疡，腹泻，严重时出现血性腹泻，肝功能损害及心、肺毒性，神经系统损害等。② 远期不良反应，常见的有生长迟缓、不育、免疫抑制等。

常用骨康系列方如下。

1. 骨康1号

（1）方药：黄芪30 g，女贞子30 g，鸡血藤30 g，白术15 g，补骨脂15 g。白细胞明显减少不易恢复正常者，加红人参10 g、枸杞子20 g；大便干燥者，减补骨脂5 g；大便稀溏者，减女贞子10 g。

（2）适应证：癌症患者放、化疗引起的白细胞明显减少。

（3）用法：水煎服，每日1剂，一般1～2周生效。

2. 骨康2号

（1）方药：当归60 g，白芷15 g，白蜡60 g，轻粉12 g，甘草12 g，紫草60 g，血竭12 g，麻油500 ml。

（2）适应证：放射性溃疡日久不愈。

（3）用法：上药共研为细末，用麻油调为膏状，涂于患处，每日2次。

3. 骨康3号

（1）方药：生黄芪15～30 g，太子参15～30 g，白术10 g，陈皮6～10 g，半夏10 g，山药10 g，当归10 g，枸杞子15 g，女贞子15 g，何首乌15 g，黄精15 g，知母6 g，鸡血藤15～30 g，石韦30 g，参三七粉（冲服）3 g，大枣5枚。血小板降低者加商陆15 g、五味子10 g。

（2）适应证：各种肿瘤放、化疗的不良反应。

（3）用法：上方用水浸透，煎煮2次，药液混匀，分2次服用，每日1剂。

（4）注意：如服上方获效不明显，则用鹿茸、人参、参三七、紫河车、阿胶，研末服。

4. 骨康4号

（1）方药：竹叶心、生石膏、麦冬、人参、姜半夏、甘草、粳米，各药剂量视患者具体情况而定。呕吐严重者另加旋覆花、代赭石、淡竹茹；胃热亢盛，口舌生疮，可重用生石膏（30～50 g），加知母、玄参、天花粉，同时口腔内搽锡类散；身发斑丘疹瘙痒难忍，加鲜生地、赤芍、白芍、丹皮；气虚多汗，心悸怔忡，加黄芪、当归、五味子、煅牡蛎、磁石，或加服生脉饮口服液；腹痛、腹泻，加木香、枳壳、白芍，或加服黄连素片。

（2）适应证：恶性骨肿瘤化疗不良反应。

（3）用法：水煎服，每日1剂，早晚各服一半，5剂为1个疗程。如服药2～3剂后症状已明显缓解，则服满5剂即止；如症状缓解不明显，可续服1～2个疗程。

5. 骨康5号

（1）方药：党参30 g，白术15 g，茯苓15 g，陈皮15 g，法半夏15 g，砂仁（后下）10 g，丁香（打碎）10 g，甘草10 g，吴茱萸12 g，生姜20 g。

（2）适应证：癌症化疗引起的恶心、呕吐等胃肠道反应。

（3）用法：上药加水煎3次，于化疗前1天分3次服用，每次150 ml，次日开始化疗。

6. 骨康6号

（1）方药：枸杞子30 g，何首乌30 g，杜仲30 g，菟丝子30 g，鸡血藤50 g，鹿角胶（烊化）20 g，紫河车粉（冲服）20 g，太子参25 g，补骨脂25 g，巴戟天25 g，冬虫夏草10 g，黑木耳30 g，当归30 g。白细胞低于$3×10^9$/L者加女贞子30 g；血红蛋白低于90 g/L者加阿胶30 g；血小板低于$100×10^9$/L者加黄柏20 g；血浆蛋白低于6 g/L者将黄芪加至100 g。

（2）适应证：各种肿瘤化疗中骨髓抑制。

（3）用法：上药加水煎煮2次，将两煎药液混合均匀，分为2次服用，每日1剂。

7.骨康7号

（1）方药：黄芪15 g，当归12 g，白芍12 g，紫丹参15 g，乌药9 g，鸡血藤30 g，干地黄30 g，黄芩9 g，炙甘草5 g。

（2）适应证：各种肿瘤患者放疗引起的白细胞减少。

（3）用法：上药加水煎煮2次，将两煎药液混合，分2次服，每日1剂。

8.骨康8号

（1）方药：红参15 g或党参20 g，姜半夏15 g，枳实15 g，陈皮15 g，茯苓20 g，竹茹20 g，生姜20 g，甘草10 g。腹泻者加罂粟壳15 g；腹胀喜按，加砂仁15 g、焦三仙15 g；气虚多汗，加黄芪15 g、白术10 g；胃脘不适，泛酸，吐苦水，加黄连10 g。

（2）适应证：各种肿瘤患者化疗中的胃肠道不良反应。

（3）用法：上药加水浸泡半小时，煎煮2次，药液混合，早晚分服，每日1剂。

9.骨康9号

（1）方药：白芍30 g，扁豆30 g，薏苡仁30 g，白术15 g，防风10 g，甘草10 g，陈皮10 g，柴胡5 g，川芎5 g，香附5 g。腹痛好转，纳食尚差，减香附、川芎，加神曲10 g、山楂10 g。

（2）用法：水煎2次，早晚分服，每日1剂。

10.骨康10号

（1）方药：黄芪30 g，党参30 g，五味子15 g，炒白术15 g，补骨脂15 g，麦冬20 g，当归12 g，茯苓12 g，陈皮12 g，清半夏12 g。

（2）适应证：化疗引起的不良反应。

（3）用法：水煎2次，药液混合，分2次服，化疗前3日开始服药，每星期停药1天，化疗结束后继续服1周调理脾胃。

第6节　骨肿瘤的其他中药学治疗方法

一、针灸疗法

大量的临床和试验研究结果显示，针灸疗法对骨肿瘤有一定的疗效。

（一）提高机体免疫功能

肿瘤是与人体免疫状态密切相关的一种疾病，当机体免疫反应处于衰弱状态时，极容易发生肿瘤，而肿瘤发生后可更进一步抑制免疫功能。因此，增强人体免疫功能，激发调动人体免疫细胞的活力，是目前肿瘤治疗的一个重要方面。动物实验和临床观察研究表明：针灸可使白细胞总数增加、网状内皮细胞吞噬功能增强、免疫活性细胞活跃，同时促使体液免疫中各类免疫球蛋白（包括IgA、IgG、IgM）、杀菌素、补体、溶菌素等含量升高，以及自然杀伤细胞（NK细胞）增加。针刺主要是通过中枢的五羟色胺（5-HT）的参与，增强免疫反应，影响淋巴系统的功能。而艾灸是通过提高机体的细胞免疫和体液免疫能力，改善丘脑-肾上腺皮质系统的内分泌功能，降低机体过敏状态，改善机体的免疫状况来增强防御能力的。因此，针灸调整免疫功能的特点是具有整体性，即针灸穴位可以在不同水平上同时对机体多个器官、系统功能产生影响。这与中医的理论特点是相一致的。因此，较之西药免疫制剂有较大的优越性。针灸对免疫功能的调节，表明针灸疗法可以从病因、病理方面防治肿瘤的发生、发展，是肿瘤免疫治疗中的一种极有前途的治疗方法。

（二）减轻化疗的不良反应

骨髓抑制及消化道不良反应是化疗最主要的不良反应，针灸在改善化疗后骨髓抑制及消化道的反应方面有良好效果。

1. 减轻骨髓抑制　化疗过程中可引起骨髓抑制，由骨髓抑制引起的外周血白细胞减少症是恶性肿瘤化疗中最常见的不良反应之一，不同程度地影响了化疗的进行。针灸在减轻骨髓抑制，提升白细胞方面发挥着重要的作用。针灸的方法包括针刺、艾灸、穴位注射、穴位敷贴疗法和穴位电脉冲等，都可明显提升白细胞数量。且化疗后针灸时间越早，远期效果越好。

2. 减轻消化道反应　消化道反应是化疗过程中出现最早、最常见的不良反应，主要表现为恶心、呕吐、呃逆、食欲减退、腹泻等。针灸治疗化疗引起的消化道反应具有良好效果。沈国伟等独取足三里，采用温针灸、普通针刺和艾灸3种不同方法治疗化疗后呕吐80例，结果提示普通针刺即时止呕效应优于温针灸和艾灸，温针灸的持续止呕效应优于普通针刺和艾灸，说明足三里有良好的止呕作用，而不同针灸方法，其止呕作用存在特异性。胡定政用黄芪、当归注射液注射足三里、血海、肾俞穴位治疗肿瘤化疗患者71例，与药物（鲨肝醇、利血生、维生素B_6）对照比较，结果提示穴位注射组消化道的反应明显少于药物对照组，说明穴位注射黄芪、当归注射液能防治肿瘤化疗过程中出现的胃肠道反应。

（三）缓解癌性疼痛

据WHO统计，在接受抗癌治疗患者中50%的患者有不同程度的疼痛，70%的晚期癌症患者认为癌痛是主要症状，30%的癌症患者有难以忍受的剧烈疼痛。据发达国家调查，30%～50%的癌性疼痛患者并未得到满意的治疗。近年来，针灸在缓解癌性疼痛方面取得了满意的疗效。方法有：针刺艾灸治疗，电针治疗，穴位注射，全息针刺、耳针及腕踝针治疗，经穴电疗、磁疗等各种针灸方法。临床方面的研究证明，针灸止痛作用迅速，疗效可靠，无依赖性和成瘾性。既有良好的止痛作用，又有抗癌功效。且穴位注射镇痛药或麻醉药的止痛效果较肯定，起效时间短，止痛时效长，还可降低止痛药

的用量，减少其不良反应及耐药性，应是今后针灸治疗癌性疼痛的发展方向之一。

中医学认为，人体脏腑经络气血不通，是造成疼痛的根本原因，即"不通则痛"。针灸镇痛的机制是：疏通经络，调畅气血，如此则气血通利，"通则不痛"。现代研究认为，针灸缓解癌性疼痛，与针刺等刺激激活了内源性镇痛系统（EAS）有关。内啡肽、脑啡肽等阿片样物质大量释放，与痛觉敏感神经元的阿片受体相结合，使细胞膜对Na^+的通透性增加，导致cAMP水平下降，从而降低了该神经元对损伤刺激的兴奋性，能够调节脊髓上行传导疼痛通路的活动，达到镇痛的目的。

二、气功疗法

气功疗法是以祖国医学的阴阳、气血、脏腑、经络为基本理论基础，借外气助内气达到经气畅通，气血和畅。通过人精、气、神的作用，求得"阴平阳秘，精神乃治""法于阴阳，和于术数"的目的。它是一种整体疗法，即对人体的影响是整体性的；它通过特定的功法锻炼，以增强体质，增补正气，调节人体各脏腑的功能，达到防病治病的目的。

气功疗法是"以气为本"，在功法锻炼上也强调培补元气以固本。而中医学认为肿瘤形成的机制在于元气不足，脏腑功能失调导致气滞血瘀、痰凝毒聚、毒邪蕴结所致，因此气功疗法对防癌、治癌有重要意义。特别是晚期癌症患者和经手术、化疗放疗的患者，通过气功疗法治疗，可加强体质，减轻症状，更显示了气功疗法培补元气、调节脏腑功能的强大作用。气功疗法的防癌、治癌作用如下。

1. 提高机体免疫力　气功疗法能普遍增加非特异性免疫细胞数目和细胞免疫的能力，即增加白细胞的吞噬能力，还可增强T细胞免疫功能。

2. 提高微循环能力　气功有促进微循环的作用，改变血黏度，增加血管张力，控制血小板凝集。机制在于气功能改善肿瘤组织中的微循环，改善实体瘤的缺氧状态，从而达到良好的止痛、消炎和抑制肿瘤发展或治疗作用。同时气功锻炼中的深

长呼吸可以增加肺活量，提高血氧含量，加强人体新陈代谢能力，使抵抗增强，有利于抑制癌细胞的生长。

3. 有效地调整神经系统的紊乱，协调脏腑功能　气功疗法通过悠缓细长的运气，微妙地影响神经系统，调整其兴奋与抑制的平衡，使体内交感、副交感神经协调，是人体健康的保证，这也是气功疗法防癌防病的重要机制之一。

4. 精神方面作用　气功修炼不仅能增强自身的身体素质，还能增强大脑活动的有序化程度，使脑细胞的活动明显增强，神经系统功能异常得到改善。从而使患者的意志力相应得到提高，情绪得到稳定，就会把不利的注意力转移到有利于治疗肿瘤的方面上，改正癌症患者的错误认识，提高了与癌症斗争的信心与治疗效果。

三、饮食疗法

中医学通过长期观察，对饮食与肿瘤的关系有着深刻的认识。暴饮暴食、恣食生冷、过食辛辣煎炸、嗜烈酒等不良饮食习惯，均可形成癥瘕（包括肿瘤）。中医学非常重视饮食在肿瘤防治中的作用，并认为医食同源，许多饮食也像药物一样具有调和阴阳、调理脏腑的作用，因而可除疾治病。此即中医食疗学。这种寓医于食的治疗方法，对于肿瘤的预防、治疗及恢复者有着不可忽视的作用，可谓是一种简便、有效、安全、实用的辅助疗法。

（一）癌症患者饮食的基本原则

食物同药物一样，禀受自然之气而具有寒、热、温、凉之性，酸、苦、甘、辛、咸之味及归经之能，这是中医食疗的基础功能。故食物可运行脏腑气血，发挥平衡阴阳的作用，由此可见，同药疗一样，癌症患者饮食的基本原则为辨证施食，各适其宜。具体而言，癌症患者的食疗应遵循祛邪与扶正的法则。祛邪即是服用对癌细胞有抑杀作用的食物，如食用海参可治疗皮肤癌；扶正即是服用对机体气血阴阳亏虚有补益作用的食物。由于癌症发病每有正气先虚，祛邪之法（手术、放疗、化疗等）又往往损伤正气，因此，扶正之法在癌症的食疗中尤为常用。

（二）辨证施食的具体选择

癌症放疗后多见伤肺耗津之征，此时可选用清肺养胃，滋阴生津之品，如雪梨、荸荠、西瓜、冬瓜、柚子、罗汉果、菠萝、猕猴桃、甘蔗、枇杷、银耳、香菇等。

癌症化疗期间常有胃肠道反应，多属脾胃受损，此时可选用健脾和胃之品，如山药、扁豆、薏苡仁、芡实、马铃薯、赤小豆等。癌症放、化疗时出现的骨髓抑制，每呈气血亏虚之象，此时可选用补益气血之品，如大枣、桂圆肉、莲子、枸杞子、黑木耳、乌鸡骨、动物肝脏、动物骨汤等。癌症患者不宜吃肥腻、辛辣、燥热刺激性食品，如肥肉、辣椒、酒、煎炸或熏制食品、公鸡、狗肉、羊肉、蚕蛹、虾、蟹、螺、蚌等。

（王拥军　黄权　陈文俊）

【参考文献】

[1] 吴滨.针灸对免疫功能调节的研究现状与展望 [J].上海针灸杂志，1999，18（1）：46-48.

[2] 杨茜.针灸治疗肿瘤化疗毒副反应研究综述 [J].中国中医急症，2014，23（5）：892-896.

[3] Robinson R G, Spicer J A, Preston D F, et al. Treatment of metastatic bone pain with strontium-89 [J]. Nucl Med Biol, 1987, 14(3): 219-222.

[4] 白侠，王雪梅，张桃，等.^{89}SrCl$_2$治疗多发性骨转移癌的疗效分析 [J].内蒙古医科大学学报，2013，21（1）：172-173.

[5] Duan Y L, Xie H L, Zhao C, et al. The clinical efficacy of the radio-active and nuclide treatment of multiple bone metastatic [J]. Mod-ern Oncol, 2013, 21(1): 172-173.

[6] 万永慧.音乐疗法对癌症病人焦虑、抑郁及疼痛的影响 [J].护理研究，2009，23（5）：1172-1175.

[7] 黄光华.气功抗癌科研述评 [J].中国气功科学，1997，10（2）：24-28.

[8] 赵勇.针灸在癌性疼痛中的临床应用 [J].针灸临床杂志，2004，20（2）：53-54.

[9] 定政.穴位注射对恶性肿瘤化疗的解毒作用 [J].中国针灸，2003，3（10）：587-588.

[10] 王芟斌.论针灸与机体免疫功能的关系 [J].现代康复，2001，5（7）：124-125.

[11] 宋怒平，杨锡贵.临床肿瘤转移学 [M].北京：中国科学教育出版社，2001：1165.

[12] 刘嘉湘.蟾蜍膏缓解癌性疼痛临床疗效观察 [J].中医杂志，1993，34（5）：34.

[13] 王冰.抗癌中药方选 [M].北京：人民军医出版社，1992：166-187.

第13章
脊柱肿瘤麻醉学
Anaesthesia of Spinal Tumors

手术时间长、出血多、风险高是脊柱肿瘤手术的特点，尤其是特殊节段肿瘤（枕颈部、颈胸段、腰骶部等）及脊柱巨大肿瘤切除，术中情况尤其复杂、风险更大，如何保持术中、术后患者病情的稳定，保证手术的顺利进行，对麻醉学提出了更高的要求和挑战，也成为制约手术能否成功的重要环节。

第1节 脊柱肿瘤手术麻醉的特点

一、脊柱肿瘤患者的病理生理特点

脊柱肿瘤可发生在各个年龄段，男女比例无明显差异。从发生的脊柱节段可分为：颈椎肿瘤、胸椎肿瘤、腰椎肿瘤、骶尾部肿瘤。从病理学上可分为良性肿瘤和恶性肿瘤，良性肿瘤包括骨样骨瘤、血管瘤、软骨瘤等，恶性肿瘤包括骨髓瘤、骨肉瘤、骨纤维肉瘤、脊索瘤、转移性骨肿瘤等。

恶性脊柱肿瘤往往发展较快，许多患者术前一般情况差，常合并低血容量、低蛋白血症、抗肿瘤药物引起的肝功能不全，以及因肿瘤液化及毒素吸收而出现的全身中毒症状。原发于肺或出现肺部转移可明显影响肺功能。脊柱肿瘤压迫脊髓可出现感觉、运动障碍甚至截瘫，由此导致的长期卧床严重影响心、肺正常功能，降低围手术期麻醉耐受能力。骶尾部肿瘤向盆腔发展可压迫直肠或膀胱，出现大、小便障碍。上述情况均对术中麻醉呼吸、循环管理带来诸多困难。脊柱肿瘤麻醉容易出现严重低血压、心律失常、循环衰竭及术毕苏醒延迟，部分颈椎肿瘤的患者术后不能及时拔管等情况。另外由于脊柱肿瘤手术出血量大，大量输血可导致低体温、电解质紊乱、酸碱失衡、枸橼酸中毒、凝血功能障碍和变态反应。

二、脊柱肿瘤手术麻醉管理特点

脊柱肿瘤手术与胸腹和颅脑手术相比，对重要脏器的影响相对较小，但由于脊柱肿瘤手术自身的复杂性以及术中可能出现的困难较多，使其麻醉管理具有特殊性。

1. 脊柱肿瘤手术的切口　由于脊柱肿瘤入路较为复杂，术中常需要充分显露瘤体，因此手术切口常较大，有时需多个手术切口联合应用。麻醉医生应对各种手术的入路有充分了解，并对该入路中可能引起的重要脏器损伤和患者应激状态的变化有充分的预见，并以此为依据制定完善的麻醉方案，既保证麻醉的安全，又有利于手术的顺利进行。

2. 脊柱肿瘤手术的体位　脊柱肿瘤手术对体位有其特殊而又严格的要求，如平卧位、侧卧位、俯卧位等。有时在手术中根据术中的情况还要变换体位，这给麻醉管理带来一定的困难，尤其应注意气管导管的入路、固定方法，动静脉通路建立的位置选择等。摆放任何体位必须做到：① 垫妥骨突出部位，防止软组织受压、神经压迫、牵拉损伤。特别在俯卧位时要防止眼球受压迫而导致失明。② 尽可能不干扰呼吸、循环，特别在术中或术毕变换体位时，须避免血流动力学发生急剧变化，因严重时可引起心跳骤停。

3. 肌肉松弛　脊柱肿瘤手术需要良好的肌肉松弛，如开胸脊柱肿瘤切除术，经腹膜后脊柱肿瘤切除术等，以便清晰暴露手术野，顺利完成手术。

4. 脊柱肿瘤手术时间长、创伤大、出血多　麻醉管理者应注意到一些部位脊柱肿瘤血供相对更为丰富，如胸椎、腰椎、骶尾部肿瘤。术中大量出血及手术耗时延长，将使机体在长时间内处于过高的应激状态，导致凝血系统、神经内分泌系统和循环系统的严重失调，进而在术中或术后引发一系列并发症。

脊柱肿瘤血供丰富，术中出血特点为总量大而且迅速，特别是在暴露完毕分块切除肿瘤的时候，经常短时间（5分钟内）出血量达2 000 ml以上。如果麻醉准备时没有进行完备的监测、充分的血液制品准备、足够的静脉通路，将不能及时快速补充血容量，可导致全身脏器灌注不足，引起多脏器功能损害甚至衰竭。

5. 凝血功能障碍　脊柱肿瘤手术中易出现凝血功能障碍和弥散性血管内凝血（DIC），造成大范围的组织细胞缺血、缺氧性损害。DIC不仅是术中严重的并发症，而且是多器官功能衰竭的重要发病环节，必须引起麻醉医师的高度重视。

（1）肿瘤所致的凝血功能障碍：肿瘤患者术前血液常处于高凝状态。主要原因为：① 多数肿瘤细胞内含有大量类似组织凝血活酶物质，术前当受

到放疗、化疗以及前期手术的影响时，破坏的细胞内此类物质可释放入血，激活内源性凝血系统；② 肿瘤晚期往往并发继发性感染，严重的感染可诱发DIC；③ 肿瘤细胞侵犯血管系统可引起血管内皮细胞损伤。因此术前必须进行凝血功能检查，筛选出此类患者以便做好充分的术前准备。

（2）手术创伤所致的凝血功能异常：脊柱肿瘤手术易致患者处于高凝状态，主要原因为：① 手术本身造成大量的肌肉和血管严重损伤，从而导致广泛的血管内皮损伤，使得大量组织凝血活酶释放入血激活凝血系统；② 手术时机体出现反应性血小板增多和多种凝血因子含量增加，血液呈暂时性高凝状态。这种高凝状态尤其于术后1～3天为甚，而且手术创伤越大，所引起的血液内环境失衡越严重。因此，麻醉医师必须尽可能注意凝血功能监测，保证围手术期血液内环境稳定，减少术中凝血因子的消耗，及时纠正凝血功能失常。

（3）大量失血、输血造成的凝血功能异常：在脊柱肿瘤手术过程中，导致急性凝血功能异常的主要因素为短时大量出血。大量失血导致大量凝血因子丧失，同时术中大量输注晶体液和库存血引起血中凝血因子稀释性减少，同时血小板数量急剧减少，促使广泛而严重的出血倾向的发生。

6. 大量输血与体液补充　脊柱肿瘤手术中的一大特点是短时间内的大量失血，失血后机体的代偿过程造成细胞外液的转移和丢失。中等失血时细胞外液以每10分钟500 ml的速度转移到血管内以维持有效循环血量而不产生低血压休克症状，而脊柱肿瘤手术的大面积组织创伤使大量的功能性细胞外液转移到"第三间隙"，成为非功能性细胞外液。由于细胞外液是毛细血管和细胞间运输氧气和营养的载体，所以在大量输血的同时必须大量补充细胞外液。尤其在长时间低血容量时，应大量补充功能性细胞外液来保证细胞的功能。因此，在脊柱肿瘤手术急性大量失血时，应在全面的循环功能监测下有选择地输入平衡液和浓缩红细胞，或输入平衡液、胶体液和浓缩红细胞，使机体循环功能保持基本稳定。

在输血的问题上，需注意到输血可能引起的肿

瘤恶变复发问题。近来的研究表明，输血对受血者特异性及非特异性免疫均有明显的抑制作用。同种输血可引起白细胞介素-10（IL-10）和白细胞介素-4（IL-4）分泌增加，拮抗白细胞介素-2（IL-2）作用，产生负向调节细胞免疫，影响防御肿瘤的功能，同时，自然杀伤细胞（NK细胞）活性明显下降。在输入一定量的库存血后，库存血的微聚物可使刺激白细胞脱颗粒的纤维蛋白水平下降，巨噬细胞移行功能受损。研究表明，含白细胞成分的血液及血浆对肿瘤生长的促进作用比红细胞明显，这是因为输全血后可致可溶性IL-2（SIL-2）显著增高，而去白细胞没有显著的变化。

输血可使网状内皮系统的负荷过重，血清铁蛋白明显增高。而铁蛋白增高可引起肿瘤恶变、复发，其原因为：① 铁是细胞增殖的必需因子，对DNA合成原料核糖的合成起关键作用；② 铁促进活性氧的产生，使染色质折叠收缩成有丝分裂期的染色体，促使胞质成分进入有丝分裂增殖状态；③ 铁增高破坏机体对恶性细胞的免疫监视；④ 铁增高拮抗锌、维生素E、维生素C等抗癌因素。

因此，在围手术期除最小限度的输血外，尤其应重视血液稀释、控制性降压、自体血回输和成分输血的合理运用。

7. 骨水泥　在脊柱肿瘤手术中，常常要用骨水泥填入骨髓腔中。骨水泥为高分子聚合物，包括聚甲基丙烯酸甲酯粉剂和甲基丙烯酸甲酯液态单体两种成分，使用时临时混合置入骨髓腔自凝成固体。在混合过程中可产生热，同时髓腔内压急剧上升，使髓腔内容物包括脂肪、空气、骨髓颗粒被挤入静脉而抵达肺循环。可造成肺栓塞、动静脉收缩、肺内分流增加、心排血量减少和低氧血症，从而引起严重的心血管反应，甚至心搏骤停。所以术中应用时为避免低血压发生，可预防性应用升压药，补充血容量，充分给氧。应注意的是，在高血压患者和血容量不足的患者应用骨水泥时更易出现严重的循环反应。另外，骨水泥中加入抗生素使用时并未发现有肌松药延迟现象，可能与抗生素吸收入血的剂量小有关。

8. 术前放疗和化疗对机体的影响　部分脊柱肿瘤患者术前或二次术前均要行放疗和（或）化疗。放疗可使血小板生成减少，特别骨髓组织遭受照射后影响更甚。同时，放疗也可使照射野内的组织形成放射性损伤，产生纤维性粘连、毛细血管增生和组织脆性增加，导致手术时出血量增加、止血困难，同时可出现术后伤口延迟愈合。胸椎肿瘤的放射治疗往往导致急性放射性肺损伤，引起肺间质血管内皮细胞通透性改变，肺储备功能低下，术中易出现低氧血症、肺间质水肿，术后易发生肺部感染。

化疗药物的影响可表现在：① 心脏毒性。可出现心律失常、急性和慢性心肌病变而导致的充血性心力衰竭。术中应注意心功能的保护，选用对心功能抑制小的麻醉药和肌松药。② 肝、肾毒性。所有化疗药物均经肝脏代谢和肾脏排泄，部分药物（如环磷酰胺）需经肝脏转化后才具有抗癌活性，长时间服用对肝、肾产生不同程度的影响，因而出现对麻醉药或镇静镇痛药的特殊敏感，所以术前和术中用药要减量。③ 骨髓抑制。几乎所有化疗药物均具有骨髓抑制作用。一般而言，化疗后多于4～6天白细胞减少达峰值，6～7天出现血小板减少达峰值。④ 另可出现其他化疗并发症，如消化道反应、进行性肺纤维化改变、血清胆碱酯酶活性降低等。

9. 深静脉血栓的防治　脊柱肿瘤患者常常由于运动、感觉障碍和手术后需要而长期卧床，长时间缺乏必要的运动。同时部分肿瘤患者的凝血系统处于高凝状态。因此，脊柱肿瘤患者术后常易形成深静脉血栓。通常起源于下肢，也可起源于骨盆静脉、肾静脉、上肢静脉或右心室。多数栓子起源于腓肠足底静脉近瓣膜尖或分叉处。腓肠静脉血栓可自行溶解，很少引起肺栓塞。有20%～30%的血栓扩展到腘静脉、股静脉或髂静脉。另有10%～20%的各类深静脉血栓不涉及腓肠静脉而直接起源于股部静脉。因此，围手术期必须增加患者允许范围内的运动，适当使用弹力袜和加压靴。对高危患者可选择性使用抗凝治疗或术前安放腔静脉、下肢静脉过滤器。

第2节　脊柱肿瘤手术的术中管理与监测

一、术前准备

手术前应对患者的病情和全身情况有全面的了解和评估，特别重视心、肺、肝、肾等重要器官的检查。术前骨科医师应和麻醉医师以及各相关科室医师共同会诊，及时掌握患者的全面情况，明确手术指征，做好全面必要的检查，不断完善术前准备。

（一）心血管系统准备

（1）高血压为老年脊柱肿瘤患者常见的并存病，术前须加以控制，并对心功能做出估计，必要时检查肾和眼底，以了解高血压的严重程度。抗高血压药与麻醉药之间存在协同作用，但目前多数主张应继续使用至手术日晨，术前停药有可能促使血压反跳而引发脑卒中或心衰。在此，有一个药物需要特别指出：利血平，它是儿茶酚胺耗竭剂，是目前常用的性价比较高的口服降压药，如果术前长期服用含有利舍平成分的降压药，则很容易导致术中低血压。因此，目前主张术前停药2周，换用其他种类的抗高血压药物。

（2）房室传导阻滞和病态窦房结综合征比较少见，特别是对老年患者应详细询问病史和做心电图检查。Ⅱ度以上房室传导阻滞者，手术麻醉有较大的危险性，宜安放心脏临时起搏器后再行麻醉。室性期前收缩（早搏）常见于老年患者，术前应用利多卡因治疗，待其消失后再手术。束支传导阻滞也常见，左束支传导阻滞多数为病理性，须加注意；右束支传导阻滞一般为非器质性改变，须结合临床症状评估心脏功能。

（3）术前有心肌梗死史者手术危险大，须认真考虑利弊，慎重决定手术。心肌梗死病史越久者，再梗死复发率越小。术前须做心功能测定，并给予β受体阻滞剂和血管扩张药，以维护心功能，减少心肌耗氧，预防复发。选择影响最小的麻醉方法和麻醉药，术中监测心功能，做好急救准备。

（二）呼吸系统准备

（1）有无呼吸道解剖畸形。颈椎肿瘤患者应注意有无颈椎强直，张口困难，颈部活动受限。判断有无气管插管困难，是否行表面麻醉下清醒经鼻盲探插管或行纤维支气管镜引导插管，必要时行气管切开。

（2）有无慢性肺疾患和呼吸功能障碍，对老年人，长期卧床或肿瘤转移至肺部的患者有必要行术前肺功能检查和胸部X线或CT检查。

（三）肝、肾功能和电解质监测

（1）对曾患肝脏疾病的患者，目前虽肝功能正常，仍应提高警惕。脊柱肿瘤化疗后可出现肝损害，肝病患者对麻醉和手术耐受性降低，术后肝功能可进一步受损。术前应对肝功能异常患者行保肝治疗，待肝功能正常后再手术，术后仍然要注意肝功能保护。

（2）血尿素氮、酚红排泄试验是检查肾功能常用的方法。血清肌酐浓度反映肾小球滤过率。肌酐为肌肉代谢的产物，含量维持恒定，当肾小球滤过率下降时，血清肌酐含量即增高。一般血清肌酐含量增加1倍，肾小球滤过率下降50%。

（3）电解质的检查除钾、钠、氯外，此类患者还应查血钙。骨髓瘤、骨癌因甲状旁腺功能亢进均有血钙升高，术中应在监测下维持稳定。

（4）恶性脊柱肿瘤患者多呈慢性消耗性改变，常伴低蛋白血症和贫血，术前应积极给予支持疗法，如补充蛋白质、电解质、糖和维生素。

（四）内分泌系统准备

脊柱肿瘤患者术前须了解肾上腺皮质功能，以防术中出现肾上腺皮质功能不足。麻醉术前用药咪达唑仑（咪唑安定）不抑制肾上腺皮质功能；戊巴比妥和地西泮（安定）均引起血浆皮质醇浓度降低，但促肾上腺皮质激素（ACTH）不变；吗啡可抑制下丘脑促肾上腺皮质激素释放因子（CRF）分泌，从而影响垂体ACTH分泌。吸入麻醉药中安氟醚可引起血浆皮质醇浓度轻度降低，ACTH不增加。有研究发现，以纯氧加0.5～1MAC的安氟醚或异氟醚吸入麻醉时，血浆皮质醇均降低，若与一氧化二氮（笑气）合用则血浆皮质醇升高，提示目前常用的挥发性吸入麻醉药对肾上腺皮质功能均有抑制作用。而肌松药目前研究表明不影响肾上腺皮质激素的分泌。静脉麻醉药中，硫喷妥钠麻醉后45分钟，血浆皮质醇即有降低，但不抑制手术刺激引起的血浆皮质醇升高；依托咪酯可导致皮质类固醇减少，在重危患者镇静治疗中危险性很大；氯胺酮与γ-羟丁酸钠可使血浆皮质醇和ACTH浓度升高；大剂量芬太尼对下丘脑有抑制作用；而异丙酚在对肾上腺皮质功能影响方面的安全性优于硫喷妥钠和依托咪酯。

（五）足够的备血、血制品及静脉通路

除椎管内肿瘤出血相对较少外，绝大多数脊柱肿瘤，尤其是转移性肿瘤术中出血量大，所以术前必须首先建立足够的静脉通路。胸、腰、骶尾部肿瘤可选单侧或双侧颈内静脉和贵要、肘正中静脉置管，颈椎肿瘤可选单、双侧股静脉置管。笔者医院曾有一例胸椎肿瘤手术术中输血、输液通路达8路。同时行有创动脉压监测，必要时放置漂浮导管和Vigileo监测。准备足够的库存血，但大量输注库存血可引起不良反应，应穿插输入新鲜血，或采用血液稀释、自体血回输。另外还应准备血小板、新鲜冷冻血浆、纤维蛋白原及凝血酶原复合物，以防凝血功能障碍，出现DIC。

（六）麻醉有关器具准备

脊柱肿瘤手术前，除准备常规的麻醉器械、监护仪器、各种抢救药品，如血管活性药物、激素、止血剂，还应准备微量泵、加压输血装置、血液预加热装置、动脉血气分析仪。对于复杂大手术应准备肺动脉漂浮导管，对于出血量大、高龄及全身应激反应能力低下有可能发生心跳骤停的患者，还应做好心肺脑复苏的准备。

二、麻醉前用药

成人术前用药与其他全麻患者基本一致。但须注意两点：① 对于转移癌的患者，机体对术前用药的耐受性降低，因此术前用药应适当减量。② 对术前长时间服用麻醉性镇痛药和巴比妥类成瘾的患者应给予充分的麻醉前用药，防止术中和术后立即出现戒断症状。值得注意的是，部分患者和儿童，术前常常会体温升高，这可能是因为：① 肿瘤坏死、液化以及癌细胞释放毒性物质；② 儿童下丘脑体温调节中枢功能紊乱。因而术前不宜用阿托品，可给予东莨菪碱。

三、麻醉方法选择

脊柱肿瘤手术绝大多数采用全身麻醉。

1. 麻醉诱导　脊柱肿瘤患者的麻醉诱导与一般类型手术的麻醉诱导无多大差异，但考虑到有些患者肿瘤转移或脊髓压迫而长期卧床，全身血管的交感神经张力下降，或剧烈疼痛使交感神经系统处于亢进状态和慢性消耗性血容量相对不足，因而在诱导时一定要选用对循环系统影响较小的静脉麻醉药，如咪达唑仑（0.05～0.1 mg/kg）、依托咪酯（0.15～0.3 mg/kg）等，在呼吸循环全面监测下少量、分次、缓慢给药，防止血流动力学变化太大。肌松药最好选用非去极化类肌松药，如阿曲库铵、维库溴铵或派库溴铵。应注意阿曲库铵的组胺释放作用，应缓慢给药，否则有可能引起血压剧降甚至心跳骤停。而对于因肿瘤疼痛不能平卧的患者，可先给予镇静、镇痛药，待其入睡后，再将患者放平进行麻醉诱导。儿童患者如果术前不配合输液，可以直接吸入高流量高浓度七氟烷进行诱导插管。

脊柱肿瘤手术平卧位患者（除上颈椎肿瘤手术）气管插管途径一般采用经口腔明视下气管插管。侧卧位、俯卧位、平卧位的上颈椎肿瘤手术及术中需要变换体位的手术，均采用经鼻腔明视气管插管。对于经术前评估存在先天性解剖畸形和后天性疾病而在明视下气管插管困难者，可采用充分表面麻醉，

清醒状态下经鼻腔盲探气管插管或纤维支气管镜插管，如上述方法失败或情况紧急，则需气管切开。

无论是采用何种方法，气管插管后导管的固定十分重要，需防止术中气管导管滑脱。除平卧位手术气管导管常规稳妥固定外，笔者医院对所有侧卧位、俯卧位或需变换体位者均实施医用贴膜封贴法，使气管导管充分固定。经近万例特殊体位手术患者（包括其他手术）应用均未发生气管导管滑脱现象。同时，特殊体位手术患者要特别注意眼睛和舌的保护，特别是经鼻腔插管患者，口腔内均应放置牙垫或纱布，以防舌外露引起咬伤。而对于胸椎肿瘤需开胸进行手术的患者，气管插管常采用经口双腔气管导管插管，导管开口需准确定位，以便单肺通气时手术野清晰，有利于手术操作。

2. 麻醉维持　脊柱肿瘤手术中麻醉维持多采用静吸复合麻醉，即吸入麻醉的同时，辅以阿片类镇痛药、镇静催眠药和肌松药，减少每种麻醉药的用量，减轻麻醉药对心血管的抑制。术中保持患者内环境充分稳定，预防其他并发症的发生。同时，可预先给予激素治疗，如地塞米松 10 ～ 20 mg，以预防术中可能发生的变态反应、脂肪栓塞、喉头水肿等。

四、术中麻醉管理和监测

（一）循环系统管理

对于中小脊柱肿瘤手术可采用一般监测：心电图、间接或直接动脉压测定、失血量及周围循环监测。对于较大而复杂的手术则还应采用中心静脉压监测、肺小动脉楔压及食管超声等监测。为减少术中出血，脊柱肿瘤手术的循环管理具有一定特殊性，主要可采取以下措施。

1. 控制性降压　控制性降压是在全身麻醉状态下，利用血管扩张药或加深麻醉药（吸入性麻醉药）达到控制性降低血压的方法，通常将收缩压降至 80 ～ 90 mmHg 或将平均动脉压（MAP）降至 50 ～ 65 mmHg。合理的控制性降压可以减少术中失血量，有人认为可以减少约 50%，而且比血液稀释更为有效。常用血管扩张药有硝酸甘油、硝普钠、钙通道阻滞剂等。钙通道阻滞剂不但具有降压的功效，而且还具有脏器的保护作用，特别是对心、肾的保护。如尼卡地平，具有起效快（1 ～ 5 min）、疗效高（显效率 100%）、作用时间短、便于调节、不良反应小的特点，静脉滴注开始剂量每分钟 2 ～ 6 μg/kg，尤其对于术前有心、肾功能不全和术中可能发生失血性休克的患者更具有应用适应证。

高血压患者的降压幅度以收缩压不超过其基础的 30% 为准，同时应在全面的循环监测下来调整降压幅度，在满足手术要求的前提下维持适当水平的血压。为使机体有足够的调整适应过程，降压过程不宜过快，若在降压过程中心电图发现有心肌缺血迹象，应立即提升血压保证患者安全。必须强调的是，保证控制性降压可控性和平稳的前提是适当的麻醉深度和足够的血容量。

2. 血液稀释　血液稀释通过以下代偿机制改善机体循环功能：① 增加心排血量和心脏指数；② 降低血液黏稠度能增加灌注和氧合；③ 氧离曲线右移使血红蛋白与氧亲和力下降，使组织从微循环中摄取更多的氧。

血液稀释包括：① 急性等容量血液稀释。在麻醉诱导后，同时输入等效量胶体或 3 倍的晶体，采血总量（V）＝估计血容量（EBV）×（H_0–H_f）/H_{av}，H_{av}＝（H_0+H_f）/2，H_0 为术前的血细胞比容（HCT），H_f 为目标 HCT，HCT 的目标值为 28%。急性极度等容血液稀释可将 HCT 降至 20% 左右。② 急性高容量血液稀释。在麻醉诱导后，同时以每分钟 10 ～ 20 ml/kg 的胶体或晶体胶体混合液输入。心肺功能减退患者应慎用。③ 改良的急性高容量血液稀释。先从静脉或动脉取血 400 ～ 600 ml，采血时不进行快速补液稀释，在全麻诱导同时快速输入 2 ～ 2.5 倍于采血量的等效量胶体或晶体液。回输自体血时应注意后采的先输，先采的后输。

3. 自体血回输　自体血回输是以体腔积血或手术野渗血作为血源，经回收、抗凝、过滤、离心和洗涤等处理后，去除其中的组织碎片、污染物、血浆和蛋白，最终得到浓缩的红细胞回输给患者的方法。但肿瘤患者术中自体血回输应用，是否存在潜在肿瘤细胞的转移，产生不良预后尚有异议。为了尝试能安全运用于肿瘤患者，不增加术后肿瘤的复发和转移，可使用白细胞过滤器，或将回收的肿瘤患者血液用 50Gy 剂量射线照射。

4. 维持血流动力学稳定 脊柱肿瘤手术创伤大、出血多，术中应根据创伤的大小、部位、出血量多少合理选择输血、输液以保持血流动力学的稳定。对失血量≤20%，HCT > 35% 的患者，仅输入平衡液即可；若失血量≤20%，HCT < 35% 的患者，可按 1：1 输入平衡液和胶体；失血量 > 30% 的患者，在输入平衡液和胶体的同时，需输入浓缩红细胞和血浆，平衡液和失血量的比例为 3：1，输血后的纠正目标为 HCT > 30%，血红蛋白 > 80 g/L，以保证全身脏器和组织细胞氧供及功能正常。此外，围手术期必须注意"第三间隙"体液的补充，补液量为每小时 8 ml/kg，以保证机体内环境的稳定。

（二）呼吸系统管理

脊柱肿瘤术中的呼吸管理十分重要，需要的监测项目包括气道压、潮气量、分钟通气量、呼吸次数、吸入氧浓度、血氧饱和度（SpO_2）、呼气末二氧化碳分压（$PETCO_2$）和麻醉气体浓度。在术中应密切注意患者的呼吸情况，正确掌握麻醉深度，合理追加肌松药，若发现呼吸异常应及时处理。特别是特殊体位的手术或术中需变换体位，或者需使用双腔气管导管的患者，术中的呼吸管理尤为重要。必须注意气管导管的保护以防脱出。只要有体位变动，就应立即听两侧的呼吸音，避免气管导管过深或过浅。双腔气管导管应正确判断双肺的隔离情况，及时调整以确保在实施单肺通气的情况下双肺隔离良好。

（三）酸碱及电解质监测

术中血气分析尤其是血乳酸监测对于脊柱肿瘤患者十分重要。正常动脉血乳酸值为 0.3 ～ 1.5 mmol/L，静脉血乳酸值为 1.8 mmol/L。血气结果和血乳酸水平不但反映全身组织器官是否发生缺血性无氧代谢，还可结合心脏指数、混合静脉血氧饱和度来判断全身组织器官缺血、缺氧的原因，从而制定合理的治疗方案，并正确判断治疗效果。

电解质监测中，血钾和血钙最为常用。术中应根据电解质监测的结果及时纠正，防止高钾和低钙给患者带来的各种并发症。其中心肌功能障碍问题应引起重视。① 代谢性酸中毒：ACD 保养液库存血期限为 10 ～ 14 天，此时其 pH 值可下降至 6.77，主要系红细胞分解和红细胞代谢产生乳酸和丙酮酸所致。若长时间低血压加大量输入库存血，必将加重代谢性酸中毒。pH 值下降直接影响心肌有效收缩，所以术中应根据血气分析及时纠正代谢性酸中毒。② 枸橼酸中毒：并不是枸橼酸本身引起的中毒，而是枸橼酸和血清中游离钙结合，使血钙浓度降低，出现低血钙症的体征。③ 高血钾症：脊柱肿瘤手术中急性大出血所致失血性休克可引起肾上腺皮质功能亢进，肝糖原分解增加，使钾离子从肝内释放，血钾增高。高血钾可加重低血钙对心肌的抑制，引起心律失常甚至心跳停搏。此时要严密监测血气、电解质及心电图的变化。并适当补充钙剂，以恢复血钾、钙的比例，必要时给予胰岛素-葡萄糖治疗。

（四）凝血功能监测

血小板计数、凝血酶原时间（PT）、部分凝血活酶时间（KPTT）、血浆纤维蛋白原（FIB）、纤维蛋白降解产物（FDP）等为脊柱肿瘤术中常用的凝血功能监测指标。通过监测指标分析，可以准确判断凝血功能异常和诊断 DIC，并指导治疗。

（五）体温监测

术中体温的保持同样十分重要，尤其在手术时间长、出血量大的患者。手术创面长时间暴露，大量输入液体和冷藏库存血均可引起体温下降。当体温 < 30^0C 时，可出现心律失常、血压下降，甚至心跳骤停。低体温还促使氧离曲线左移，低血钙和酸中毒加重，对钾离子敏感性增加，更易诱发心律失常。因此，对于输入的液体和库存血应事先加温或经过加温装置加温，还可使用水床和加温毯等装备对患者直接加温，避免低体温的发生。

（六）肾功能监测

脊柱肿瘤术中的尿量观察非常重要，它是反映肾血流灌注的直接指标，同时通过综合分析可判断其他重要生命器官血流灌注的情况。围手术期的尿量每小时不能少于1.0 ml/kg。若每小时尿量少于0.5 ml/kg，则提示少尿，存在低血容量和低血压，且全身组织器官灌注不足。而对于术中已纠正低血压、低血容量但尿量仍少的患者，应首先检查导尿管导入是否正确，有无因体位原因受压或打折。若无上述情况，同时尿相对密度（比重）降低，此时可行输液利尿试验：3～5分钟内静脉输注甘露醇12.5～25 g，如果尿量增加到每小时400 ml以上，表明肾功能良好，属于肾前性少尿；若无反应，可继续静脉输注甘露醇25 g加呋塞米100 mg；若再无反应，则应考虑发生急性肾功能衰竭。

五、术后镇痛

脊柱肿瘤手术创伤大、有时为多切口手术，伤害刺激大。术后肌肉损伤引起肌肉痉挛、患者变换体位或其他原因均可导致疼痛剧烈；疼痛可引起心血管、肺及泌尿系统的一系列并发症。故术后镇痛非常必要。完善的术后镇痛能使患者早期活动，减少下肢血栓和肺栓塞的发生，促进胃肠功能的早期恢复。目前，术后静脉应用镇痛药（如阿片类药）为镇痛的最快途径，方法分为单次注射、连续输注和患者自控镇痛（PCA）。PCA的镇痛效果可靠，更容易维持最低有效镇痛浓度（MEAC），并可有效减少个体差异造成的影响。PCA的技术参数包括负荷剂量、单次给药剂量、锁定时间、最大给药剂量和连续背景输注剂量。

常用的镇痛药如下。

（1）芬太尼：起效时间为1～5分钟，镇痛强度为吗啡的75～125倍，作用时间约30分钟，不良反应为有时引起胸壁肌肉僵直而影响通气，可致呼吸频率和心率减慢。

（2）吗啡：起效时间为10～15分钟，消除半衰期为2～3小时，有较显著的呼吸抑制，可使平滑肌张力增加而引起尿潴留、便秘等，在患有支气管哮喘、上呼吸道梗阻、严重肝功能障碍的患者及婴幼儿中不宜使用。

（3）曲马多：为部分阿片受体激动剂，无成瘾趋势，镇痛作用较弱，对呼吸抑制较吗啡为轻，不良反应多为出汗、恶心、呕吐。

（4）舒芬太尼：为芬太尼的衍生物，主要作用于μ阿片受体。其亲脂性约为芬太尼的2倍，更易通过血脑屏障，与血浆蛋白结合率较芬太尼高，而分布容积较芬太尼小。虽然其消除半衰期较芬太尼短，但由于与阿片受体的亲和力较芬太尼强，因而不仅镇痛强度更大，而且作用持续时间也更长（约为芬太尼的2倍）。

（5）喷他佐辛：是κ受体激动剂，也是μ受体拮抗剂。成瘾性小。皮下、肌内注射吸收迅速，肌注30分钟内生效，静注15分钟内生效。本品5～10 mg的镇痛效力相当于哌替啶50～100 mg。$t_{1/2}$为2.2～2.8小时。在肝脏代谢，用药8小时内80%以上经尿排泄。用于术后痛、内脏及癌性疼痛。

术后镇痛的不良反应主要为呼吸抑制、恶心、呕吐及循环功能抑制等。因此，术后镇痛需在医护人员和患者家属的严密观察下进行，一旦发生不良反应，应及时停止术后镇痛治疗并对症处理，防止更严重并发症的发生。

（朱秋峰 李永华 傅海龙）

【参考文献】

[1] Camazine M N, Hemmila M R, Leonard J C, et al. Massive transfusion policies at trauma centers participating in the American College of Surgeons Trauma Quality Improvement Program [J]. J Trauma Acute Care Surg, 2015, 78(6 Suppl 1): S48–S53.

[2] Yin H, Zhang D, Wu Z, et al. Desmoplastic fibroma of the spine: a series of 12 cases and outcomes [J]. Spine J, 2014, 14(8): 1662–

1628.

[3] Huang Q, Jiang Z, Meng T, et al. MiR−30a inhibits osteolysis by targeting RunX2 in giant cell tumor of bone [J]. Biochem Biophys Res Commun, 2014, 453(1): 160−165.

[4] Wu J, Zheng W, Xiao J R, et al. Health-related quality of life in patients with spinal metastases treated with or without spinal surgery: a prospective, longitudinal study [J]. Cancer, 2010, 116(16): 3875−3882.

[5] Huang W D, Yang X H, Wu Z P, et al. Langerhans cell histiocytosis of spine: a comparative study of clinical, imaging features, and diagnosis in children, adolescents, and adults [J]. Spine J, 2013, 13(9): 1108−1117.

[6] Lippi G, Pasalic L, Favaloro E J. Detection of mild inherited disorders of blood coagulation: current options and personal recommendations [J]. Expert Rev Hematol, 2015, 25: 1−16.

[7] Lissarrague M H, Fascio M L, Goyanes S, et al. Acrylic bone cements: the role of nanotechnology in improving osteointegration and tunable mechanical properties [J]. J Biomed Nanotechnol, 2014, 10(12): 3536−3557.

[8] Corredor C, Wasowicz M, Karkouti K, et al. The role of point-of-care platelet function testing in predicting postoperative bleeding following cardiac surgery: a systematic review and meta-analysis [J]. Anaesthesia, 2015, 70(6): 715−731.

[9] Guarracino F, Baldassarri R, Priebe H J. Revised ESC/ESA Guidelines on non-cardiac surgery: cardiovascular assessment and management. Implications for preoperative clinical evaluation [J]. Minerva Anestesiol, 2015, 81(2): 226−233.

[10] Zhou L W, Li M Q, Wang X S, et al. Application of controlled hypotension combined with autotransfusion in spinal orthomorphia [J]. Anesth Essays Res, 2014, 8(2): 145−149.

[11] Iden T, Horn E P, Bein B, et al. Intraoperative temperature monitoring with zero heat flux technology (3M SpotOn sensor) in comparison with sublingual and nasopharyngeal temperature: An observational study [J]. Eur J Anaesthesiol, 2015, 32(6): 387−391.

[12] 邓小明, 姚尚龙, 于布为. 现代麻醉学 [M].4版.北京：人民卫生出版社，2014.

[13] 肖建如.脊柱肿瘤外科学 [M].上海：上海科学技术出版社，2004.

[14] 朱秋峰, 袁红斌, 蒋京京, 等.546例脊柱肿瘤手术的麻醉经验总结 [J].第二军医大学学报，2006，27（5）：569−571.

[15] 朱秋峰, 袁红斌, 徐振东, 等.脊柱肿瘤手术的麻醉处理 [J].中国矫形外科杂志，2006，14（7）：519−521.

[16] 刘克玄, 黄雄庆, 陈秉学, 等.急性超容性血液稀释应用于围术期节约用血的可行性 [J].中华麻醉学杂志，2002，22（2）：71−74.

第14章
脊柱肿瘤围手术期处理
Perioperative Management of
Spinal Tumors

由于脊柱解剖结构的特殊性，脊柱肿瘤手术存在着手术时间长、出血多、创伤大等特点，术中可能损伤大血管致大出血、脑脊液漏及脊髓神经的损伤等，术后易对呼吸循环功能、肢体活动产生影响，也可能出现切口及中枢系统感染等并发症。因此，对围手术期的管理提出了更高的要求。围手术期管理成为制约脊柱肿瘤手术疗效和预后的重要因素之一，良好的围手术期管理可以明显降低各种手术并发症的发生率和死亡率，有利于促进康复，改善预后。在长期的脊柱肿瘤外科工作中，笔者深切体会到围手术期管理的重要性，也积累了丰富的相关临床经验。

第1节 术前处理

术前管理是围手术期管理的重要组成部分，细致周密的术前准备是手术得以成功的重要前提和保证。术前管理主要包括：对患者进行详细而全面的病史采集、体格检查以掌握患者病情；完善血液检验、影像学等检查对患者的疾病做出较为明确的诊断；对患者的各系统功能状态进行客观的评估；对患者的功能状态进行调整，以消除各种对手术的不利因素、增强机体对手术的耐受力；对患者进行必要的思想指导，使其在心理上对疾病有所了解、对手术有足够的思想准备；医生对手术所需器械进行充分的准备等。

一、术前一般准备

（一）病史的采集和体格检查

1. 病史采集　这是医师对患者进行诊治的最初步骤，主要包括以下内容。

（1）患者的年龄、性别、职业及生活习惯：根据肿瘤的流行病学特点，对于不同年龄阶段和性别可以初步推测肿瘤的大体性质。职业的不同和不良的生活习惯可使患者对某些肿瘤的易感性增高，有长期吸烟史的脊柱转移性肿瘤患者，通常首先考虑肺癌的转移。

（2）症状：脊柱肿瘤的症状通常首先表现为脊柱的局部疼痛，最初为持续性隐痛、逐渐加重；疼痛多有夜间加重的特性。如果肿瘤压迫脊髓或神经根，则可出现相应的脊髓或神经症状，表现出肢体的感觉和（或）运动障碍。

（3）既往史：既往史的采集要全面翔实，尤其是既往的治疗情况，可为疾病的诊断和治疗提供重要的信息，便于鉴别诊断，提高诊治效率，避免不必要的重复检查。对曾行细胞学或组织学检查的患者，提供相应检查结果对治疗非常重要。

（4）患者的全身情况：一些恶性肿瘤患者，常主诉乏力、消瘦等表现，但这些表现通常不具有特异性，需要和局部症状相结合加以考虑。良性肿瘤患者的全身情况改变通常并不明显。

2. 体格检查　此为病史收集的一个重要方面。任何患者入院后均应进行全面的体格检查，一个细致的专科体检可以对脊柱肿瘤的部位、范围、神经及脊髓损伤的程度及预后做出初步判断与评价。脊柱肿瘤的体格检查主要包括：全身一般状况，局部及全身淋巴结有无肿大，肢体的感觉、运动、反射情况，大小便功能及自主神经功能状态，浅表肿瘤所在的部位、大小、质地与周围组织的关系等。

（二）影像学及其他辅助检查

1. X 线检查　所有脊柱肿瘤患者均应常规拍摄包含病变部位的脊柱正、侧位片，必要时还需要拍摄特殊体位的 X 线片（如上颈椎的张口位片、腰椎及胸部的左右斜位片等），以明确病变的部位、范围、肿瘤病灶数量、密度（单发或多发、成骨性或溶骨性改变等）、与周围组织的关系等基本信息。对于椎管内外的脊柱肿瘤，摄左右斜位片可以了解椎间孔的受累情况。此外，胸部 X 线片除了可以初步了解肺部基本情况外，还可以初步了解有无肺部肿瘤的存在。

2. CT 检查　较 X 线检查具有更高的分辨率，能对脊柱肿瘤的横断面进行观察和了解。尽管其对脊柱肿瘤软组织侵犯范围的显示不如 MRI 灵敏，但对脊柱骨性结构的改变、成骨性肿瘤的表现及一些钙化灶的显示具有明显的优势。增强 CT 能较好地显示肿瘤的血运及肿瘤与主要血管的关系。

3. MRI 检查　能很好地显示脊柱肿瘤的大小、范围、组织的对比及与周围组织的关系等情况。增强后的 MRI 能更好地显示肿瘤组织中心血供情况、并与肿瘤周围的水肿反应区形成对比，是目前针对脊柱及相邻部位肿瘤的首选影像学检查方法。为获得较为全面的资料，脊柱肿瘤的 MRI 检查应包括三维图像，即横切面、矢状面及冠状面，缺一不可。

4. 放射性核素骨扫描　是早期发现脊柱肿瘤的一种重要手段，可以在全身骨骼范围内发现骨的病变，并判断肿瘤是孤立性或者多发性，但有一定的假阳性和假阴性率。临床上常用的核素标志物为锝-99m-亚甲基二磷酸盐（^{99m}Tc-MDP）。

5. PET-CT 检查　是一种全身性的检查方法，利用正电子核素标记葡萄糖等人体可摄入代谢物作为显像剂，通过病灶对显像剂的摄取来反映其代谢变化，从而判断病变性质，尤其适合判断肿瘤是否为转移性肿瘤，以及寻找转移性脊柱肿瘤的原发灶。还可用于临床评估肿瘤的治疗效果，为肿瘤是否出现复发和转移提供了有力依据。

6. PET-MRI 检查　是将正电子发射计算机断层显像的分子成像功能与磁共振成像功能结合起来的一种较新技术，它具备 PET-CT 的功效，但避免了 PET-CT 检查中 CT 扫描所带来的放射性损伤。

7. DSA 检查　是一种有创检查方法，将插管、造影及计算机技术三者相结合。它能清晰地显示肿瘤供应血管的分布情况，有助于初步判断肿瘤的性质。在手术之前，通过 DSA 对肿瘤的主要供应血管进行栓塞，可以有效减少手术过程中的出血，降低手术风险。

8. 超声检查　是一种相当普及的、可重复的、无创检查方法，通过对肿瘤部位的超声检查，可以初步了解脊柱软组织部位肿瘤的大小和质地，但对于骨性结构肿瘤，超声检查显像欠佳。在术前的超声检查项目上，所有患者除常规的肝、胆、脾、胰、肾、膀胱外，还应包括甲状腺，男性患者还应检查前列腺，女性患者应包括乳腺、子宫及附件等，可以发现可能的原发和转移病灶。

9. 心电图及心脏彩超检查　术前的心电图是不可缺少的，用以评估患者的心脏情况。部分心律失常患者可能需要通过24小时动态心电图来更为详细地了解其心脏的心律情况。对于老年人，尤其是心电图有异常患者，应常规行心脏彩超检查，了解心功能和瓣膜功能，为术中、术后的管理提供指导。

（三）实验室检查

1. 三大常规检查　包括血、尿、粪常规检查。这是了解人体身体状况最为基本的检查项目，是必不可少的。在血的检查项目中，还包括血型（ABO血型、Rh血型等）的鉴定，以备术中、术后输血。

2. 血的生化检测　通过生化检查，可了解脊柱肿瘤患者内环境的维持情况，血液中Na^+、K^+、Ca^{2+}、Cl^-、HCO_3^-等离子浓度是维持人体神经电生理的基础，这些离子浓度在术前发现异常，须及时纠正。

3. 肝功能及肝脏免疫学检查　了解肝脏转氨酶、清蛋白（白蛋白）、球蛋白含量及比值、胆红素含量等代谢情况，对于异常指标必需术前进行相应调整和纠正。肝炎病毒的检测，可检出肝炎存在与否及其传染性，以便于术前行保肝措施、手术顺序的安排、器械的消毒和术后的处理。

4. 肾功能　常规检测血中的尿素氮、肌酐，肾脏病史患者应行内生肌酐清除率的检测，肾功能的状态直接关系到术中、术后补液的情况和药物应用的选择。

5. 肺功能和血气分析　这两项检查可以反映脊柱肿瘤患者肺部通气功能和气道阻力状态、内环境的变化，是判断手术耐受能力的重要指标。对于年龄较大（＞60岁）、身体肥胖或消瘦、肺部转移瘤、体能状态较差及体形特殊（如侏儒、发育畸形等）的患者应术前常规进行检查。对于部分不能良好配合进行肺功能检查的患者，血气分析显得尤为重要。

6. 凝血功能检查　肿瘤患者手术之前通常呈现出血液的高凝状态，但在一些体能消耗明显的患者却表现低凝状态。因此，在术前应常规检查以便进行适当调整，主要包括：D-二聚体的含量、血浆凝血酶原时间（PT）、活化部分凝血活酶时间（APTT）、血浆凝血酶时间（TT），有其他疾病或有出血倾向者还应做其他相应的特殊检查。

7. 蛋白电泳　通过蛋白电泳可以了解体内血清中的蛋白组成，其中M蛋白的电泳鉴定对浆细胞骨髓瘤的诊断具有重要意义。

（四）特殊检查

细胞及组织学检查采用穿刺抽吸的组织细胞学检查，对细胞成分相对丰富的肿瘤检查阳性率较高，对于纤维瘤等质地较韧的实质性肿瘤阳性率较低，而对于这部分患者，必要时可进行切开活检的组织学检查。通过该项检查，可以指导临床制定规范的手术策略和相应的综合治疗方案。

二、术前的全身准备

脊柱肿瘤手术创伤相对较大、技术复杂、持续时间长，对患者的身体功能状况必将产生一定的影响。因此，术前的全面检查和评估是必需的。对于一些一般状况欠佳、手术耐受性较差的患者应进行必要的调整，以使患者能增加手术的耐受性，减少或避免术中、术后并发症的发生。

（一）改善营养状况

脊柱肿瘤患者中，除部分早期发现的肿瘤外，均存在程度不等的营养不良。其主要原因在于：① 肿瘤患者的能量代谢加快，消耗增加。② 由于疼痛或原发疾病等因素而摄入能量减少，营养不良的患者，对麻醉、失血、低血压等的耐受能力降低，抗感染能力低下，创面愈合慢，易出现创面局部或全身感染等。术前应增加蛋白质、糖类等的摄入量，纠正负氮平衡，使患者的功能、营养状态得到改善，待具有良好的耐受性后再实施手术。

（二）维护心脏功能

心脏的功能状态是手术前最需要考虑的因素。据统计：心脏病患者施行手术的死亡率是无心脏病患者的 2.8 倍，心肌梗死的病死率不低于 25%（3 个月内手术者再发率 > 25%，6 个月后手术再发率 ≤ 6%），不稳定型心绞痛的手术危险性同心肌梗死，任何瓣膜病变产生充血性心力衰竭的危险性 > 20%。同时，心功能不全患者手术风险也较大，心律失常的患者除窦性或房性期前收缩外，凡室性期前收缩 > 5 次 / 分者，均可增加围手术期心源性死亡的危险性。

术前准备如下。

（1）心肌梗死发作在 6 个月以内且心电图呈现不稳定性缺血改变的患者，应尽可能不施行脊柱肿瘤的择期手术；发作在 6 个月以上者，只要没有心绞痛发作，可以在监护下施行手术。

（2）心功能不全的患者术前应纠正水、电解质失调及酸碱平衡，纠正贫血以改善机体的携氧能力。

（3）纠正和处理心律失常：偶发房性、室性期前收缩，仅需密切观察病情而不需作特殊处理；室性心动过速、频发室性期前收缩及短阵室性心动过速首选利多卡因控制室率；室上性心动过速首选维拉帕米（异搏定）或普萘洛尔（心得安）；心房纤颤伴有心率增快在 100 次 / 分以上者，用西地兰或普萘洛尔，将心率尽可能控制在 100 次 / 分以下；Ⅰ度房室传导阻滞（或伴）右束支传导阻滞一般不影响手术；老年冠心病患者，心率在 50 次 / 分以下，术前可皮下注射阿托品以提高心率。对于阿托品试验阳性患者，最好在手术前放置心脏临时起搏器，以防止术中出现心跳骤停等情况。

（三）呼吸系统准备

脊柱肿瘤手术通常采用气管插管全身麻醉，手术创伤大且时间长，部分胸椎肿瘤患者需要开胸进行手术，故对呼吸系统状态有较高的要求。对于年龄较大、身体肥胖或极为消瘦、肺部转移、体形特殊等患者应术前常规进行肺功能测定及血气分析，以了解患者的呼吸功能及代偿储备能力，根据监测指标可以对肺功能状态做出客观的评价，判断其能否承受手术创伤，有助于预测术后肺部并发症的发生，减少因肺部并发症而导致的死亡（表 14-1）。

表 14-1　肺功能测定的指标及肺功能不全的分级

测定项目	正常值	基本正常（达正常值%）	轻度减退（达正常值%）	中度减退（达正常值%）	重度减退（达正常值%）	呼吸衰竭（达正常值%）
VC	3.5 L（男）/2.4 L（女）	> 81	80 ~ 71	70 ~ 51	50 ~ 21	< 20
FEV$_1$	2.83 L	> 75	75 ~ 61	60 ~ 41	40	< 40
MVV	104 L/min（男）82.5 L/min（女）	> 81	80 ~ 71	70 ~ 51	50 ~ 21	< 20
SaO$_2$	> 98%	> 94	> 94	93 ~ 90	89 ~ 82	< 82
PaO$_2$	80 ~ 100 mmHg	> 87	> 87	87 ~ 75	74 ~ 60	< 60
PaCO$_2$	40 mmHg	< 45	< 45	< 45	> 45	> 45

注：VC，肺活量；FEV$_1$，1 秒钟内气体呼出量；MVV，最大通气量；SaO$_2$，氧饱和度；PaO$_2$，动脉血氧分压；PaCO$_2$，动脉血二氧化碳分压。

肺功能不全患者能否耐受手术要根据具体手术方式等来判定。通常情况下，MVV 为预计值 70% 以上时手术可以正常进行；50% ~ 69% 时应严格考虑手术的实施，尽量选择保守的方法；在 < 50% 时不宜手术，可视为手术的禁忌证。

注意事项：① 术前患有支气管炎、支气管痉挛及哮喘的患者，应通过给予抗生素、雾化吸入、祛痰及支持治疗，达到相对满意的呼吸功能状态后再进行手术，一般需要在手术2周前进行准备。② 戒烟。术前2～3周戒烟能减少气道分泌物、改善通气量。③ 经常有哮喘发作的患者，可给予地塞米松以减轻支气管黏膜水肿。④ 慢性肺气肿、呼吸功能障碍者，鼓励患者做咳嗽和深呼吸练习，以增加其肺通气量。

（四）糖尿病患者的准备

糖尿病患者一般对手术的耐受力均较差，机体免疫力低下，手术创面发生感染的概率较大且创面愈合慢。这类患者，术中、术后由于交感神经系统兴奋，胰腺α受体兴奋性增加，胰岛素分泌减少，同时由于创伤的应激反应，导致肾上腺素、去甲肾上腺素、胰高血糖素和皮质醇等分泌增高，使糖异生加速，蛋白质分解加快，脂肪动员增加，导致术后血糖增高，诱发酮症酸中毒等多种严重并发症，故术前应适当控制血糖，将血糖维持在5.6～11.2 mmol/L，纠正水、电解质代谢紊乱和酸中毒，改善营养状况。糖尿病患者对低血糖的耐受性降低，极易出现低血糖反应，出现心慌、胸闷、乏力等表现，故应同时注意糖尿病患者的血糖水平不能过低。

（五）肝脏疾病患者的准备

肝脏是人体最为重要的代谢器官，人体内的合成、分解等功能主要是在肝脏进行。术中用药、手术应激的高代谢状态、大量输血等必然增加肝脏的负担。另外，低氧血症、循环衰竭等可引起肝功能的进一步损害，严重者可以导致爆发性肝衰竭，这种情况下病死率将达到70%～90%。因此，术前应对肝脏功能进行检查，通过监测指标来判断其手术

耐受力。

临床上，肝脏功能的轻度损害，一般不影响脊柱肿瘤手术的耐受力；肝功能损害较严重或失代偿者，手术耐受力会明显降低，必须经过较长时间的保肝治疗，全身情况改善，方可施行择期手术；有明显的腹腔积液、黄疸、营养不良者，应视为手术的禁忌证。对于肝功能欠佳的患者，术中、术后应避免使用损害肝功能的药物。

处理上要注意：① 补充足够的热量和多种维生素、微量元素。② 适量补充新鲜全血、新鲜血浆、清蛋白及凝血因子。③ 采用一些肝细胞活性药物，以促进肝细胞的再生。④ 有腹腔积液、胸腔积液的患者，应注意低盐饮食，限制水分摄入，必要时可适当应用利尿剂或醛固酮等，以减轻水肿和减少稀释性低钠血症的发生等。

（六）肾脏疾病患者的准备

肾脏是调节人体水盐代谢的重要脏器，也是药物排泄的重要通道。在脊柱肿瘤手术应激条件下，交感神经兴奋，激活肾素-血管紧张素系统，使肾小球出球小动脉扩张等，引起肾小球滤过率下降；以及肾血流灌注不足及肾毒性损害使肾功能迅速下降，易导致急性肾衰竭。因此，凡需进行手术的患者，术前均应进行肾功能的检查，以明确肾功能状态及肾功能损害的程度。24小时内生肌酐清除率和血尿素氮、肌酐的测定值是临床上用来作为肾脏功能状况的常用判断指标（表14-2）。轻度肾功能损害者，一般均能耐受脊柱肿瘤的手术治疗；中度肾功能损害，经过适当的内科治疗后，亦能较好地耐受一般的脊柱肿瘤手术；重度损害者，在有效的透析治疗的保护下，仍能相当安全地耐受手术，但在缺乏有效的透析治疗条件情况下，手术应尽可能避免进行。

表 14-2　肾功能损害程度标准

指标	轻度	中度	重度
24小时肌酐清除率（ml/min）	80～51	50～21	<20
血尿素氮（mmol/L）	7.5～14.3	14.6～25.0	25.3～35.7

对肾功能有损害患者，处理上应注意：① 不能使用有肾损害的药物，尽可能避免使用经肾排泄的药物。② 对重度肾功能损坏者，应给予低蛋白饮食，蛋白质以动物蛋白为主。③ 纠正水、电解质平衡失调。④ 纠正血容量，改善微循环等。

（七）血液系统疾病患者的准备

脊柱肿瘤患者血液系统有不同程度的功能变化，况且有些脊柱肿瘤本身就来源于血液系统的病变，尤其术前已经接受了放疗和化疗的患者，出现血液系统的改变将不可避免。术前应对血液系统的情况进行细致的检查，对血液成分的任何改变及凝血功能均应有所了解。

由于肿瘤因子的存在、组织因子的改变及肿瘤侵犯血管系统，均可引起内皮损伤，激活内源性凝血系统等因素作用，部分患者的血液呈现出高凝状态。对于这类患者，手术之前加以注意即可，不必做特殊的处理（除非有 DIC 的表现）。但在某些慢性体能消耗严重的患者，由于凝血因子的消耗及血小板生成的减少等而呈现出低凝状态，术前应补充适量的新鲜血浆，必要时需补充凝血因子或血小板悬液；有出血征象者可给予止血剂控制。先天性凝血因子缺乏的患者，特异性的对症处理是必不可少的。

由于肿瘤自身的消耗和营养摄入的减少，贫血成为肿瘤患者常见的伴发症状。贫血直接关系到创面的恢复和氧分的运输，术前的少量、多次输血是较为合适的处理方法。对于因放疗或其他原因而导致的白细胞减少，术前需提高白细胞数量，尽可能将白细胞升到合适的水准 $[（5 \sim 7）\times 10^{12}/L]$，这样可以减少术后发生感染的机会。

（八）高血压患者的准备

部分中老年脊柱肿瘤患者常合并高血压，而高血压将不同程度地增加手术的风险性。对原发性高血压患者，血压 $< 160/95$ mmHg，且无心、脑、肾等并发症的，其对手术造成的损害相对较小，不必进行特殊的处理。但在术前、术中避免使用升压药，进行术前常规准备时不宜使用阿托品这一类的药物。对于血压在 160/95 mmHg 以上的患者，应进行必要的降压处理，将血压控制在 140/90 mmHg 以下，但不必强求将血压控制过低，否则患者会出现脑供血不足的临床表现。对于发现患者为继发性高血压者，则需要针对原发疾病进行相应的处理（如心源性、肾源性或肾上腺源性等），通常情况下在原发病处理后血压均可以得到控制。对于所有高血压患者，在进行手术之前，既往所进行的降压治疗应常规进行，一直保持到手术当天。

三、心理反应和准备

脊柱肿瘤外科是一个较为特殊的外科领域，具有高难度、高风险的特点。术前患者及其家属需要考虑治疗的风险、经济费用及预后等情况，主管医师对患者的病情、术前准备、手术设计、术中与术后管理以及手术器械的使用等都要有足够的重视，尽可能避免由于术前准备不足而导致的不必要的后果和纠纷。这就意味着在围手术期过程中，医师、患者及其家属（医疗行为中的两大主体）均需要经过一系列复杂的心理反应并做出相应的选择。

（一）术前的心理反应

手术是为解除患者的病痛而进行，但手术同样会给患者带来一些痛苦，尤其是脊柱肿瘤手术。所以，在手术之前，患者及其家属往往会产生一系列心理反应，主要包括以下内容。

1. 对手术风险的担心　任何手术都有一定的风险，只是产生风险的概率和程度不同而已。脊柱肿瘤手术要尽可能将肿瘤切除，手术的范围将较常规脊柱手术明显扩大，手术的难度明显增加，风险系数亦增加。多年来脊柱肿瘤一直是骨科手术的相对禁区，正因为如此，出于对手术风险的考虑，术前患者及其家属都会产生较为复杂的心理反应。瘫痪是所有手术患者最为担心的，而脊柱肿瘤正是在中枢神经——脊髓周围手术，术中的机械操作及血液供应的影响均可能导致脊髓损伤。鉴于此，术前的风险担心是正常的，作为医师，应加以疏导。

2. 对手术效果的担忧 手术的目的是解除患者的病痛。任何手术都有好转（或治愈）、无明显变化及病情加重三种结局，患者及其家属都要坦然地面对这三种结局。而手术的效果不仅包括手术本身，还应包括手术以后的治疗效果。恶性肿瘤的生物学特性意味着术后病灶有较高复发率和转移的可能性，出于对疗效的考虑，患者及其家属术前常常会陷入进退维谷的境地。

（二）心理准备

无论是患者及其家属，还是医师，手术之前出现各种心理反应是正常的，重要的是作为医护人员，要如何去正确引导和对待这些反应。根据笔者的经验，主要在于以下几个方面。

1. 病情的适当告知 患者的知情权在新的《医疗事故处理条例》中已有明确规定，就是要求医师要将患者的病情予以告知，并且将手术方式、预后的可能结果一并让患者及其家属知晓。这样一方面提高了对医师的要求，要求医师手术之前对病情进行认真的考虑，对可能出现的情况进行仔细分析；另一方面是病情的告知，增加了患者及其家属的心理负担。脊柱肿瘤手术作为一种高难度、高风险的手术，发生意外的可能性相对较高，病情的告知更显得重要，但是这种告知一定要讲究方式、方法，如果方式适当，不仅可以让患者及其家属愉快地接受手术，而且可以减少手术后的医疗纠纷。当然，对于心理承受能力相当脆弱的患者，在其委托代理人完全知晓病情并有文字记录的前提下，对患者本人病情善意的隐瞒是可以接受的。

2. 建立良好的医患关系 医患关系是指医生和患者双方之间的关系，这种关系是患者的疾病能否获得良好的诊治和医师能否顺利进行治疗的基础。一般来说，患者情绪较为悲观，心理上较为脆弱，医师的救治成了他生存的支柱，建立、获得良好的医患关系成了患者最迫切的需求。一个良好的医患关系可以使患者能够正视疾病、接受治疗、树

立战胜疾病的勇气和信心，避免发生医疗纠纷。良好医患关系的建立同时需要医护人员尊重、理解患者，通过亲切和蔼的态度，礼貌的言行、举止等表现出对患者痛苦的同情、关心和体贴，对患者表现出来的反常情绪予以充分的理解并给予适当的心理疏导。

3. 充分的术前准备 术前医师同样承受着很大的心理负担，需要进行很多的心理准备。这不仅仅是医师害怕医疗事故的出现，更主要的是医师的职业道德迫使他去考虑如何为患者提供最好的医疗服务。医师术前准备的充分与否对手术的顺利进行是至关重要的，相当部分术中意外情况，从根本上讲是准备不充分的结果，对可能出现的情况没有给予足够的重视。充分的术前准备主要包括：① 对患者的病情资料作全面、细致的了解，认真加以分析、研究，选择较为合理、有效的治疗方案。② 对于术中、术后可能遇到的困难、并发症要有充分的考虑。③ 有条不紊地术前病情交代并完善术前的各种审批、签字手续。④ 对手术预后要有充分的评估。

4. 良好的医师形象 这可以增加患者对医师的信任和信心。从某种程度上讲，良好的医师形象本身就是一种心理上的治疗。

肿瘤并非局限性的疾病，而是全身性疾病，心理治疗在肿瘤治疗中所起的作用同样是非常重要的。因此，妥善的围手术期心理准备已成为外科治疗的一个重要环节，也是当今医学发展的一个不容忽视的领域。

四、生理准备

（一）排便训练

脊柱肿瘤患者术后常需要卧床休息，排大小便均需要在床上进行。排便一方面受腰骶部神经的支配，另一方面又受中枢神经系统——大脑的调节。在术前应进行床上排便的环境适应性训练。通常在手术前至少3天就应开始进行。

（二）体位训练

不同节段脊柱肿瘤手术通常需要不同的体位，为避免体位对手术治疗产生不利的影响，术前需要进行特殊的体位适应性训练。如脊柱肿瘤后路手术患者通常需采用俯卧位，对体质相对正常的人来说，俯卧位并不会对他们的身体产生明显的不良影响，但对于体形肥胖，慢性支气管炎、肺气肿等肺部疾病，年龄较大等患者来说，俯卧位时将对肺部通气能力产生明显影响，形成机械性通气功能障碍，影响手术的进行。对于这些患者，术前必须加以锻炼以适应术中的体位要求。其锻炼方法为：在病床上取俯卧位，头偏向一侧，最初为 20 ～ 30 分钟/次，以后逐渐增加，直至能够达到 2 ～ 3 小时/次。对于枕颈部手术、颈椎肿瘤后路手术患者，应进行俯卧位石膏床训练。

（三）气管推移训练

气管推移训练是颈椎前路手术所必须进行的常规训练，其目的为减少气管、食管在术中牵拉损伤，减轻术后患者咽喉部及食管的不适症状。气管推移训练一般在手术前 3 ～ 5 天开始进行，最初每次持续时间 10 ～ 20 分钟，6 ～ 8 次/天，以后推移持续时间逐渐延长至每次 40 ～ 60 分钟，3 ～ 5 次/天；如患者体形较胖、颈部粗短者，气管、食管推移训练应适当加强。为获得较好的推移训练效果，要求气管、食管的推移应越过颈部中线。

（四）颅骨牵引

颈椎肿瘤，尤其是上颈椎肿瘤患者，如果肿瘤对颈椎骨性结构的破坏严重，形成明显的继发不稳，甚至脱位/畸形等情况，术前给予适当重量的颅骨牵引是合适的，这样可以促进颈椎结构位置的纠正和恢复，维持颈椎相对稳定，防止继发性颈髓损害。其牵引的重量为 1.5 ～ 3 kg，维持的时间为 1 周左右。

（五）肠道准备

在胸腰段肿瘤、腰椎肿瘤及骶骨肿瘤等患者中，部分患者的手术需要采取前方入路、侧前方入路或前后联合入路手术，这部分患者应常规进行肠道准备。其主要目的是：① 避免肠道内积气或其他内容物对手术操作形成影响。② 降低术后腹胀和肠麻痹的发生率。部分需要整块切除的巨大骶骨肿瘤患者，术中可能会出现直肠破裂，良好的肠道准备可以降低术后切口感染的发生率。

肠道准备的主要措施包括：手术前 2 日开始进流质，手术前 1 日晚进行灌肠，术晨再灌肠一次，尽可能做到清洁灌肠。

五、特殊准备

脊柱肿瘤在进行常规的准备之外，通常还需要进行一些与肿瘤手术相关的特殊准备。

（一）冷冻切片的联系

冷冻切片病理检查是通过快速冷冻切片的方法对肿瘤组织进行组织学鉴定。它可以在术中较短时间里对所取材的脊柱肿瘤性质进行初步的鉴定，从而指导手术策略的选择。现在，冷冻切片已成为脊柱肿瘤术中常规实施的项目。

（二）术前抗肿瘤药物的应用

对于一些化疗敏感的脊柱恶性肿瘤（如骨肉瘤、Ewing 肉瘤、恶性淋巴瘤等）患者，术前正规的辅助化疗可以缩小肿瘤的体积，杀灭微小的转移病灶，减少术中病灶转移和扩散蔓延的概率，便于术中病灶的切除。通常情况下，正规化疗 2 个疗程后观察肿瘤的大小、周围组织水肿反应带的改善情况。

（三）术前 DSA 栓塞及球囊的放置

血供丰富是脊柱恶性肿瘤的特点，为减少术中出血、缩短手术时间，手术之前通过 DSA 检查明确肿瘤的供血情况，并对供应血管进行栓塞已成为胸椎、腰椎及骶椎肿瘤的常规措施。临床研究证实，血管栓塞以后能够显著减少术中的出血。目前血管栓塞所使用的材料包括明胶海绵颗粒、PVA颗粒、无水乙醇及弹簧栓等，其中明胶海绵颗粒最为常用，但由于其具有可吸收的特性，栓塞72小时以后有血管再通的可能，故临床上要求栓塞后3日内手术，尽可能在手术前1日或当日使用。

通过DSA栓塞能够减少手术中的出血，但对于体积巨大、血供丰富的下腰椎及骶椎、骨盆肿瘤来说，这种方式还不能满足手术的需要；大血管的金属弹簧栓的栓塞易于产生较为严重的并发症。鉴于此，近年来临床上使用球囊导管暂时阻断腹主动脉技术已成为这类手术的重要措施，它能显著减少术中的出血量，且这种方法具有操作简单、安全可靠、创伤较小的优点。

第2节 术中处理

手术治疗是脊柱肿瘤外科的中心环节，一切术前准备、术后处理都是为了保证手术治疗成功。术中管理是围手术期最为重要的组成部分。

一、术中体位

为了能够使术野充分暴露，便于手术操作，尽量减小对呼吸、循环等系统的影响，保证患者的生命安全，手术之前需要根据手术的具体要求将患者安置于特定的体位。这是手术前的常规准备步骤。脊柱肿瘤患者手术体位的放置将依据患者肿瘤的部位及手术方式而定。

（一）颈椎肿瘤

一般情况下的颈椎肿瘤患者的体位要求与颈椎病的手术体位要求基本相似。前路手术采用仰卧位，只是颈椎肿瘤手术暴露较广，后仰可能会更大一些。后路手术则采用俯卧位，俯卧位时应在头架或在石膏床上进行。

（二）胸椎肿瘤

胸椎附件肿瘤和（或）椎管内肿瘤一般采取后路手术，上胸椎取石膏床俯卧位，中下胸椎取俯卧位，胸部放置"U"形垫；对于椎体肿瘤，则根据手术医师的习惯及椎体水平不同而采取不同的体位。第1、2胸椎体肿瘤切除术可采用低位颈椎前路或经胸骨柄入路，患者取仰卧位；第3～12胸椎体等前方肿瘤手术可采用侧前方入路，术中采用侧卧位。由于手术操作技术的进步，现在对椎体前方的肿瘤，采用单一后外侧入路基本能够做到肿瘤的整体切除。

（三）腰椎肿瘤

腰椎椎体、附件及椎管内肿瘤一般采取后路手术。常规采用俯卧位，下方不必采用弓形架，而以"U"形垫为好，以避免腹部压力的增高而增加术中的出血。腰椎前方肿瘤巨大或与前方组织有粘连时，则需要采用前方入路，此时需要采用仰卧位。部分需要采取侧前方入路手术的患者则应采用侧卧位。

（四）骶椎肿瘤

骶骨肿瘤手术由于其位置深、出血量较大而增加了手术的难度，常规采用俯卧位。既往对于体积较大的骶骨肿瘤，通常需要采用前后联合入路的手术方式，则需要仰卧位和俯卧位交替进行。现在由于DSA和腹主动脉球囊阻断技术的应用，单一俯卧位下的后方入路完全可以达到肿瘤切除的目的。

二、术中重要指标的监测和处理

（一）心率和心律

心率和心律是术中反映心脏功能及循环状态方面的重要指标。患者的心率在手术过程中可出现一定的波动，这是身体的一种适应性代偿反应，是由于术中麻醉等药物的使用、血容量的改变及手术刺激等因素作用的结果。但这种波动要有限度，一般情况下心率应小于120次/分，如大于120次/分甚至达到160次/分将会给血液循环产生明显影响。心律的异常改变多见于一些年龄较大和（或）既往心脏功能存在不同程度异常的患者，尤其多见于手术中输液过多、过快或药物使用量较大的情况下。对于这类患者，手术之前一定要关注心脏功能，术中要避免过快、过多输液。术中一旦出现异常情况应及时进行相关的处理，控制心率和（或）心律失常。

（二）血压

血压的变化是血容量、血管状态及心脏功能等因素的综合表现。术中血压的监测包括无创和有创监测两种方式。无创血压往往不够精确，有创血压相对直接而精确。目前在脊柱肿瘤手术过程中一般同时采用这两种监测以相互补充。肿瘤手术过程中，血容量的变化和由此而导致的血压改变通常是能够预计的，术中可以通过输血、输液和药物应用，维持相对合适的血压。血压过低和过高均需要避免，过低的血压有导致脑梗死的风险。

值得注意的是，在手术过程中一旦出现不明原因的血压下降，同时输血、输液效果不明显时，应考虑到过敏性休克的可能性。由于在过敏状态下，患者全身的毛细血管处于扩张状态，组织液渗出量较大，患者可以很快出现休克。患者的典型表现之一是常出现皮肤片状斑丘疹。过敏性休克处理上主要是采用补液，给予肾上腺素、糖皮质激素等进行抗过敏治疗。

脊柱肿瘤术中出血相对较多，为维持血压的稳定，术中应保持输血、输液的平衡，尽可能减少升压药物的使用。

（三）氧饱和度

氧饱和度显示了血液中氧合血红蛋白的含量，反应肺部的换气功能状况。足够的氧饱和度是满足身体重要脏器代谢的基本条件，术中需要加以注意。术中出现氧饱和度的持续下降需要特别加以注意。其病理生理多为肺间质水肿，肺部弥散功能异常，顺应性下降，气管的气道阻力增加。术中氧饱和度下降的主要原因常是手术过程中输血、输液过多，或出现过敏性休克等。其中过敏性休克尤为危险。输血、输液过多时可以进行利尿、限制入量等加以纠正。

（四）尿量

尿量是反映肾功能和血容量变化的重要指标，尿量的减少意味着术中血容量不足，需要适当补充。

三、术中出血的处理

脊柱肿瘤手术术中出血相对较多，其原因为：① 大多数瘤体组织血供丰富。② 手术暴露的范围大、时间较长。③ 肿瘤患者可能会存在不同程度的凝血功能障碍等因素。

术中出血的控制是肿瘤手术能否成功的一个关键因素。在肿瘤的切除手术过程中需要注意：① 脊柱肿瘤手术应从周围正常组织及正常节段向肿瘤节段分离，不要在周围条件未准备好的情况下就开始进行肿瘤切除。② 肿瘤的切除过程中要注意及时止血，最为常用的是止血棉、止血纱布，同时配合双极电凝的使用。③ 控制性降压，术中将收缩压降至90 mmHg左右时可以明显减少术中的出血及渗血，但应注意术中控制性降压不能降得太低，否则会影响重要脏器的血供，增加脑梗死的发生率。④ 肿瘤切除动作要迅速，切除的持续时间短，则其引起的创面出血会相应减少。有研究表明，抗纤维蛋白溶解药氨甲环酸（TXA）的应用可以降低创伤及外科手术出血量，减少输血，降低因出血导致的死亡率。但中老年患者术后血栓的发生率较高，故不常规使用氨甲环酸。

（一）术中输血的管理

术中输血的管理通常是由麻醉师来完成的。但在术中出血量较大的情况下，手术医师应协同麻醉师共同进行输血的管理，正确掌握输血时机和成分。

对于血供丰富或体积较大的脊柱肿瘤，病灶切除过程中易出血，常达到1 000 ml以上，部分甚至可能达到3 000 ml以上，此时需要及时输血来补充血容量，维持生命体征稳定。手术医师应在切除肿瘤之前通知麻醉医师做好一切必要的准备工作。输血应做到红细胞悬液和血浆搭配使用，由于新鲜血浆能够提供多种凝血因子，肿瘤手术中血浆的使用量可能相对较大；红细胞悬液的使用只要保持患者的血细胞比容不低于30%即可。为避免低钙血症的发生，在输血过程中应适当补充葡萄糖酸钙。

（二）溶血反应

溶血反应（hemolytic reaction）是输入血型不符的血液所致的严重并发症，其表现为手术中出现无诱因的血压下降、手术区广泛渗血及出现血红蛋白尿。其处理原则为：立即停止输血，重新核对血型，将剩余的血液送血库重新作血型鉴定和交叉配血试验。一旦证实为溶血反应，即停止手术，迅速纠正休克，加速游离血红蛋白排出，维护肾功能。血压偏低时，可输注小量多巴胺；输注5%碳酸氢钠以碱化尿液，维持尿液pH在8.0左右，尽可能避免血红蛋白在尿液中结晶；在充分补液的基础上，静脉输注甘露醇或呋塞米（速尿）以快速利尿。对有严重溶血反应的患者，可采取换血疗法。

四、激素的使用

在脊柱肿瘤手术中使用激素目的：减轻手术中、术后继发性脊髓损害。手术中使用激素的时机一般为脊髓减压开始的时候。现在最多使用的激素是甲泼尼龙，该药物的不良反应小、代谢周期短、易于控制。但在使用该药之前要使用奥美拉唑（洛赛克）等胃黏膜保护剂，以防止应激性溃疡的发生，对于既往有胃溃疡病史的患者应慎用或忌用激素。

五、术中局部化疗药物的应用

一些恶性程度相对较高的脊柱原发性或转移性肿瘤的手术中，为了减少手术中肿瘤细胞脱落对手术野的污染、减少手术区域肿瘤细胞的残存或种植，通常在手术切口关闭之前用蒸馏水、化疗药浸泡手术野，利用蒸馏水的低张力使肿瘤细胞死亡。有文献报道，蒸馏水浸泡3～5分钟后可以杀灭大部分肿瘤细胞。局部使用化疗药，可以更直接使抗肿瘤药物与肿瘤细胞接触，发挥良好的疗效。常用的药物为：环磷酰胺、氨甲蝶呤、顺铂及多柔比星等，其中在脊柱肿瘤中以顺铂更为常用。一旦出现手术区域硬膜损伤或缺失，局部应忌用蒸馏水及化疗药物。

第3节　术后处理

一、术后常规治疗

（一）抗感染

由于脊柱肿瘤手术创伤较大、时间长，且肿瘤患者，尤其是接受过放疗、化疗的患者免疫能力低下，发生感染的可能性相对增高；同时，由于脊柱肿瘤手术通常需要采用内固定材料以重建脊柱的稳定性，一旦出现感染，后果就比较严重，因此术后应常规应用抗生素以预防感染。通常情况下采用第二代头孢菌素预防性抗感染治疗，对一些特殊体质或疑有感染的患者，术后应根据具体情况（细菌培养及药物敏感试验）选择合适的抗生素。

（二）止血

脊柱肿瘤患者的血液通常是处于高凝状态，长时间的手术创伤、骨水泥的使用等，使患者术后容易形成血栓，血栓导致的并发症比渗血来得更严重，故脊柱肿瘤手术后不主张使用止血药。止血药只有在明确的 D-二聚体不高、肝脏功能欠佳、凝血因子减少、创面渗出较多情况下适量使用。使用的药物主要有：

1. 维生素 K　促进肝脏合成凝血酶原及凝血因子 V、Ⅶ、Ⅸ、Ⅹ 而达到止血作用。常用法为维生素 K_1 30 ～ 40 mg 静脉滴注，1 次 / 日。

2. 酚磺乙胺（止血敏）　能增强毛细血管抵抗力，减少毛细血管渗透性，促使血小板数量增加，增强血小板聚集和黏附能力，促进凝血活性物质释放，缩短凝血时间和出血时间，加速血管收缩。

该药作用迅速，静脉注射后 1 小时血液中就达最高浓度，维持有效时间 4 ～ 6 小时。成人每日 0.5 ～ 1.5 g，儿童每日 10 mg/kg，加入 5% 葡萄糖注射液或生理盐水中静脉滴注。酚磺乙酸为促进凝血因子活性的止血药，且作用较弱，无抗纤维蛋白溶解作用。因此，在临床上常和氨甲苯酸（止血芳酸）共同使用，两者可有协同作用。酚磺乙酸与其他类型的止血剂混合没有配伍禁忌。

3. 氨甲苯酸　能抑制纤维蛋白酶原的激活因子，使纤维蛋白溶解酶原不能激活为纤维蛋白溶酶，对因局部或全身纤维蛋白溶酶活性增高引起的纤维蛋白溶解有明显的抑制作用，从而达到止血的目的，减少因手术所致纤溶亢进，继发性出血。

用法：成人，0.25 ～ 0.5 g，1 ～ 2 次 / 日，加入 5% 葡萄糖注射液或生理盐水稀释后缓慢静脉滴注；儿童，0.1 g，2 ～ 3 次 / 日。静脉滴注有效浓度可维持 3 ～ 5 小时。常规使用氨甲苯酸不易形成血栓，但用量过大可促进血栓形成，故有血栓形成倾向或有血栓栓塞史者禁用或慎用。

（三）激素的应用

地塞米松（dexamethasone，氟米松）为糖皮质激素，具有很强的抗炎作用，对各种因素引起的炎症反应均有明显的抑制作用。术后激素的使用与术中的使用原则上基本相似，以抑制其继发的脊髓、神经根水肿反应。地塞米松的用法：一般为 20 ～ 40 mg/d，加于葡萄糖注射液中静脉滴注。由于手术刺激所导致的继发性脊髓损害在 48 ～ 72 小时达到高峰，故在术后 3 日左右减量，为避免地塞米松产生副作用，使用 5 日左右即可停药。

甲泼尼龙（甲基强的松龙）同样属于糖皮质激素，但其作用持续时间短、副作用小，现在临床上使用相对较多。脊柱肿瘤切除手术，其用量可以达到 500 mg/ 次，根据情况可以用到 2 次 / 日，术后再逐日减少用量。

（四）脱水剂的应用

呋塞米为非渗透性利尿剂，通过细胞膜离子传递作用于肾脏产生快速强力利尿作用，亦能抑制脉络丛分泌脑脊液。临床上呋塞米在防治脑、脊髓创伤性水肿方面取得了良好的效果。其常规用法为：一般为 10 ～ 20 mg，1 ～ 2 次 / 日，加入液体中静脉滴注，使用 3 ～ 5 日即可停药。使用过程中应注意防止低钾血症。

（五）雾化吸入和祛痰剂的应用

脊柱肿瘤手术均采用全身麻醉、气管插管，这样在插管过程中将会对咽喉以及气管产生刺激作用，部分结构异常的患者气道黏膜可能会出现损伤。为避免拔管后出现呼吸道感染，促进支气管内分泌物能够排出，减少肺部并发症，术后应常规进行雾化吸入。对于肺部功能欠佳、长期吸烟的患者，术后的雾化吸入作用尤其重要。超声雾化形成直径 0.8 ～ 1 μm 的微粒，可有效地将雾化物送达肺泡。雾化液中主要为庆大霉素（16 万单位）、α 糜蛋白酶（5 mg）；对部分喉头水肿比较明显的患者可在雾化液中加入麻黄碱 30 mg。雾化吸入一般 2 ～ 3 次 / 日，持续使用 3 ～ 5 日。为减少痰液的聚集，可适当使用祛痰剂，目前临床上多用的祛痰剂有氨溴索（沐舒坦）等。

（六）抑酸剂的应用

脊柱肿瘤手术创伤较大且术中经常使用糖皮质激素类药物以保护脊髓、减轻水肿，其缺点是有诱发应激性溃疡的可能。为此，术后应常规使用抑酸剂，以抑制由此导致的应激性溃疡。在抑酸剂中以雷尼替丁作用持久且相对较强，它通过阻断胃壁细胞组织胺H_2受体而抑制胃酸的分泌，使用方法为300 mg 静滴，每日1次，持续使用5～7日，但由于其副作用较多，且持续时间长，现已较少应用。目前临床上应用较多的是质子泵抑制剂——奥美拉唑，其特异性地作用于胃黏膜壁细胞，降低壁细胞中的氢-钾-ATP酶的活性，从而抑制基础胃酸和刺激引起的胃酸分泌，具有副作用少的优点，一般在激素使用前半小时左右40 mg 静脉使用。

二、体位和切口的处理

（一）术后体位

合适的术后体位应减少创面受压，减少患者的痛苦，促进创面的愈合；利于术后创面渗液的引流；可以改善呼吸、循环功能，减少术后并发症的发生。因此，对术后体位的重要性以及潜在危险应有足够的认识。

1. 颈椎肿瘤　颈椎椎体及附件肿瘤手术，术中行内固定后能使脊柱肿瘤术后获得较为坚强的稳定，手术对术后体位要求相对较少。术后可采取仰卧位、半卧位，部分患者可以在颈托的保护下早期下床活动。

2. 胸椎肿瘤　对于未经胸腔手术的胸椎肿瘤手术患者，一般情况下要求采用平卧位（仰卧、侧卧均可）。经胸腔入路的胸椎肿瘤手术，术后要求采取仰卧位或半卧位，鼓励患者进行咳嗽及吹气球等措施，以保持闭式引流通畅，防止肺部不张、肺部感染等。

3. 腰椎肿瘤　除了部分对腰椎稳定性影响较小的短节段椎管内肿瘤手术外，其他腰椎肿瘤手术（无论是前路还是后路肿瘤切除手术）均需要进行腰椎的稳定性重建。对于这样的患者，术后仅要求采用平卧位，何时可以在腰围或支具的保护下下床活动则需要根据肿瘤的手术切除及重建方式的不同决定。

4. 骶尾部肿瘤　对于高位骶骨肿瘤，由于手术将影响骶髂关节的稳定性，术中虽进行了骶髂关节的稳定性重建，但是为使植入骨块得到较好的融合，一般要求持续卧床休息6周后才能下床活动。对于低位骶骨或尾骨肿瘤，由于手术对脊柱的稳定性影响较小，如果创面恢复较好，卧床1～2周后即可下床活动。

（二）切口处理

1. 术后引流　脊柱肿瘤手术后为避免因创面渗血、渗液积聚所导致的感染或脊髓、气管等组织结构形成的压迫，通常在术后要常规放置引流，在没有脑脊液漏的情况下应以负压引流为妥。引流管放置的时间应以引流量为准，一般在24小时引流量小于30 ml时可以考虑拔除引流管。创面较大、渗血较多而引流量大的手术，持续负压引流不利于血液的凝固，此时可以去除负压而采取正压引流。有脑脊液的患者要求采取正压引流，以控制引流量。

经胸手术或胸椎后路手术壁层胸膜破裂较大的手术，术后应常规放置胸腔闭式引流，引流瓶中的引流量和水柱波动情况要连续观察；注意挤压胸管，以保持引流管通畅和胸腔积液、积气的排出。拔管条件是：患者无明显胸闷，24小时胸腔闭式引流量在20～30 ml，引流出的液体清淡，胸片证实无明显胸腔积气、积液和肺部不张。对于壁层胸膜破裂较小或术中已经做修补的患者，则可以在术后第一天或第二天做胸部CT，根据胸腔积液的情况，必要时可以在B超引导下行胸腔穿刺引流。

2. 术后换药　脊柱肿瘤术后早期，由于创面未愈合以及引流管的存在，细菌可沿着引流管、切口及缝线等通道侵入创面，且创面的渗液是细菌生长的良好培养基。研究显示，在切口的每克组织中细菌数达到10^5个以上时即可发生切口感染，因此手术创面的消毒换药、保持切口清洁是术后处理的一项重要部分。全身抗生素的使用不能代替局部创面的处理已经是所有外科医师的共识，脊柱肿瘤手术也不例外。由于脊柱肿瘤手术患者引流管放置的时间相对较长且患者的免疫力相对较差，对创面的换药要求更高。一般要求：遵循严格的无菌操作原则，换药的次数依创面渗出物的多少情况而定，以覆盖敷料不湿透为度，及时更换；换药时手法要轻柔，尽量减少患者的痛苦；放置时间较长的引流管要保证每天消毒以保持清洁。对于创面较大、愈合欠佳的切口可以选择采用 VSD。

三、创面并发症的处理

1. 渗血 脊柱肿瘤患者手术由于创面较大，如果术后引流持续较多，急救情况下为术中止血不彻底、残腔较大渗血较多所致，应暂时将引流的负压改为正压引流。如果是凝血因子的缺乏所致，则需对应补充或适当给予新鲜血浆或红细胞悬液。如止血效果不满意，甚至出现血压不稳，则应在必要时需再次手术，以进行彻底的止血。

2. 感染 在处理恰当的情况下，脊柱肿瘤手术术后发生切口感染的概率相对较低，主要发生在年龄较大、全身情况差、手术时间长、暴露范围广或伴有糖尿病等情况的患者。切口感染一般出现在术后 1 周左右，表现为：早期患者感觉切口有疼痛并有跳痛感，查体可见切口周围红肿、有压痛，创面可有少量分泌物；有时能触及肿块，有波动感，创面出现淡黄色的渗出物。处理原则：早期要加强创面换药，严密监测血象变化（血常规、红细胞沉降率、C 反应蛋白、降钙素原等）及体温等，加强创面及引流液的细菌培养及药敏检查，及时调整抗生素的使用，同时要加强全身支持治疗；脓肿形成后要及时进行彻底的清创，放置引流管，必要时放置对口冲洗引流，对创面进行全面的细菌培养及药敏试验，根据检验结果及时选择敏感抗生素，且抗生素的使用要及时、足量、足疗程。

3. 脑脊液漏 脊柱肿瘤手术过程中，由于部分椎管内肿瘤要求切开硬脊膜，或硬脊膜与肿瘤组织有粘连，或肿瘤组织侵及硬脊膜，术中可能会伤及硬脊膜或造成硬脊膜缺损等导致术后出现脑脊液漏。其主要表现是术后创口渗出或引流出大量血性或者清亮液体，增加负压时更明显。处理原则：① 加强创面换药和抗感染治疗。② 引流管常规放置至创面基本愈合后再拔除。③ 拔除引流管之前要将引流管周围严格消毒、拔除后深部缝合闭合管道口。④ 如脑脊液漏影响切口愈合、引流管不宜久放，则需要放置腰大池引流，以减轻脑脊液压力，促进创面愈合。⑤ 控制引流量，每日的脑脊液引流尽可能控制在 200 ml 左右，过多的引流可引起颅内压过低，有导致颅内出血的风险。⑥ 极少数患者需进行局部缝合或修补硬脊膜处理。

4. 脂肪液化 脂肪液化常见于体型较为肥胖、皮下脂肪较厚的患者。脂肪液化主要表现为切口有淡黄色稀薄的液体流出，但切口周围无明显红肿及跳痛感，液化后流出的液体通常不含细菌。其预防措施为术中尽可能避免使用电凝模式切割脂肪。处理上：如液化流出的液体少，可加强创面换药，保持创面清洁，一般不做特殊的处理；液化如范围较大且流出的液体较多，则需将创面适当敞开，以促进创面引流，同时加强抗感染处理以防感染的发生。

5. 创面延迟愈合或不愈合 这多见于以下几种情况：① 患者的营养状况差，手术创面得不到足够的营养支持。② 手术切口区域接受过放疗，局部的组织发生变性、血供欠佳。③ 多次手术以后切口及其周围为瘢痕组织所覆盖，局部软组织缺损较大，术后血供差。如果切除肿瘤组织范围较大，创面不能完全覆盖且血供差，术后可能出现切口不愈合，局部皮瓣、肌皮瓣转移等手术可能是闭合创面的唯一选择。

创面并发症的预防：① 术前改善患者的全身情况，纠正贫血、维生素缺乏、低蛋白血症等不良情况。② 术中严格无菌操作，谨慎操作，彻底止血，仔细缝合并放置合适的引流，必要时可放置 VSD。③ 术后纠正水、电解质及酸碱平衡紊乱，加强营养支持等。

四、营养和支持治疗

脊柱肿瘤患者能否安全度过手术难关，营养支持疗法是非常重要的手段。肿瘤术后患者处于高代谢状态，良好的营养支持除了能够满足高代谢需要外，亦可增强机体抗感染的能力，促进术后创面的恢复。

1. 热量支持 一般情况下，正常成人每日平均消耗的热量为 83.8 ～ 117.2 kJ/kg。术后患者处于应激状态，分解代谢增强，易出现负氮平衡，能量的供应需求可能达到正常状态下的 200% ～ 300% 水平。以补充葡萄糖和脂肪乳剂为主，适度增加蛋白质的供给。

2. 脂肪乳剂 脂肪乳剂释放的热量约为葡萄糖、蛋白质的 2 倍，用量为每日 1 ～ 1.5 g/kg。

3. 葡萄糖 葡萄糖是机体的主要能量来源，能够被脑、肝脏等组织直接利用而释放能量，一般每日供给 200 g 左右。

4. 蛋白质 由于术后高分解代谢的存在，机体的蛋白质大量被分解，尿素氮排出增加，且在手术的应激状态下，氮的丢失是持续存在的，不因葡萄糖的供给而受到抑制。因此，增加蛋白质的补充是必需的。蛋白质的补充以氨基酸为主，每天为 1.0 ～ 1.5 g/kg。在低蛋白血症时，可输注人血清蛋白及新鲜血浆，且以新鲜血浆为好，它在补充蛋白质的同时尚可补充多种凝血因子。

5. 维生素及微量元素 维生素及微量元素是人体保持良好功能状态的必需成分，它们在体内各自有其特有的功能。对于危重或肿瘤术后患者，术后初期患者不能正常饮食，微量元素和维生素的补充是不可忽视的。

危重患者的能量及维生素等物质的补给有胃肠道内和胃肠道外两种途径。如患者病程较短，不能进食时间在 1 周左右，可以通过胃肠道外静脉途径给予；如果禁食时间较长，则可通过胃管鼻饲供给，这样一方面可以维持消化道的功能，另一方面可以减少因静脉给予所带来的并发症。

五、脊柱肿瘤术后的监测和处理

脊柱肿瘤术后病情的监护是非常重要的，尤其是年龄较大，术前有高血压、心脏病及呼吸功能欠佳等的患者。通过术后的监护可以及时发现体内的各种变化，并及时得到纠正和处理，可避免严重后果的发生。

（一）生命体征的监测和处理

术后顺利康复，必须使用适当的手段和方式对生命体征进行监测，以随时了解患者的病情变化并及时作出反应，对一切不利因素尽可能做到早发现、早处理。

1. 心电监护 所有脊柱肿瘤患者术后应常规进行心电监护，尤其是对于年龄较大、术前心肺功能不全、术中发现有心电活动异常的患者。现在使用的心电监测仪均是 24 小时连续监测，可以显示心率、心律，及时发现心肌缺血、各种心律失常等。一般情况下患者术后 24 小时内心电活动变化较大，应密切观察。

手术以后患者的理想心率是保持在 60 ～ 100 次/分，如超过 100 次/分或低于 60 次/分则可能导致血流动力学的改变，故需对过高或过低的心率进行认真分析。术后心率增快常见于血容量不足、低血钾、心功能不全、高热、药物作用或其他原因引起的缺氧等；心率减慢常见于延髓功能受影响、结性心律、电解质紊乱及传导阻滞等。对于这些心电异常，需及时作出调整和处理。

2. 血压的监测 血压是反映心脏后负荷、心肌氧耗以及周围循环的重要指标之一，它与心排血量、血容量、周围血管阻力、血管壁弹性和血液黏度等因素有关。动脉压的观测方法有有创测量法（动脉穿刺插管直接测压法）和无创测量法（袖套测压法和自动化无创动脉测压法）。在脊柱肿瘤的手术中，为更好地获得即时血压，现术中常规采用有创测量法。有创测量过程中换能器有可能出现异常，也常采用自动化无创动脉测压法替代。

3. 呼吸功能监测 呼吸功能监测包括呼吸监测和血气分析。呼吸监测主要是对呼吸频率、幅度及其状态的监测，必要时进行肺部听诊及影像学检查等。血气分析可以体现呼吸系统在内呼吸中的实际功效以及内环境中气体的含量变化。

一般情况下，术后患者的呼吸频率应为 16 ～ 22

次/分，肺部听诊呼吸音清晰。呼吸过快、过慢或肺部出现啰音，均为异常表现，一旦出现均应予以重视。术后呼吸频率过高（＞30次/分）常见于：胸、腹部切口疼痛；呼吸道不畅（分泌物潴留或部分肺不张）；肺部炎症；肺功能不全；过度的气道刺激（如吸痰时间过长，次数过多）；输液过多，引起肺间质水肿等。呼吸频率过低（＜12次/分）常见于：呼吸性碱中毒；药物抑制，如应用吗啡等；神经系统并发症等。对不同的具体情况要具体分析，并及时作出相应的处理。

无创伤性动脉血氧饱和度监测已成为常规监测的项目，可连续监测血氧饱和度的动态变化，能正确反映机体动脉血氧合情况。动脉血气分析在呼吸监测中有特殊重要性，用以直接测定动脉血氧分压（PaO_2）和二氧化碳分压（$PaCO_2$）。$PaCO_2$直接反映肺泡通气状态，PaO_2反映动脉血氧合程度。在治疗过程中参照血酸碱度（pH）、碱剩余（BE）等项目，可了解体内是否存在酸碱失衡，从而指导进一步治疗措施的实施。

4. 尿液监测　尿液是调节液体平衡、排出体内代谢产物等的重要途径，也是临床补液与电解质补充的一个重要参考依据，对它的监测主要包括尿量、尿相对密度（比重）与pH。

尿量多少与肾小球滤过率、肾血流量及肾小管重吸收状况有关，任何影响这三方面的因素均可导致尿量改变。正常情况下，人体形成、排出的尿液平均应＞35 ml/h。尿量过多需注意诱因和电解质紊乱，及早补充电解质（K^+、Na^+、Cl^-等）；尿量＜30 ml/h时应查明原因，包括肾前性因素（血容量不足、心功能不全等）、肾性因素（急性肾衰竭或功能不全等）。脊柱肿瘤患者的尿液异常以肾前性因素更为常见。

尿相对密度的高低主要决定于肾脏的浓缩功能，尿少、相对密度高提示肾功能基本正常但液体摄入过少，需要增加液体的补充；尿少而相对密度固定于1.010±0.003呈等渗状态，则提示肾实质严重损害，丧失浓缩与稀释功能。正常尿相对密度为1.015～1.025。尿量持续性减少或无尿，且呈等渗状态，则急性肾衰竭可确立。

尿pH决定于肾小管分泌氢离子（H^+）的多少以及体内的离子成分。尿pH测定对纠正代谢性酸中毒时作为碱性药物应用的监测指标，有着重要的临床意义，但不能代替血pH的测定。

5. 体温监测　体温变化是机体对各种物理、化学或生物刺激的防御反应。脊柱肿瘤术后，由于创伤的反应和渗出物的重吸收，可以导致体内炎性介质的释放而出现体温升高。这样的体温升高，一般在38℃左右，不超过38.5℃，且无寒战反应，体温在3～5天后可以恢复正常。如患者出现寒战，体温高达39℃以上，创面出现红肿、跳痛感，则提示感染的存在，应加以控制。体温的过高将影响机体的免疫能力，对病情恢复不利，应采用物理或药物降温。现在常规使用的体温测量方法仍然是传统的体温计测量法，这种方法简便、可靠。电子温度计尚未得到广泛使用。

（二）常规监测和处理

1. 血常规的监测与处理　由于患者的慢性消耗、营养状态欠佳以及术中、术后出血等因素，患者术后均会有不同程度的贫血。贫血的存在将会降低组织氧的供应，影响患者术后的恢复，因此应定期复查血常规，以及时纠正贫血。由于患者体质一般相对较差，自身修复能力不强，手术又相对较大，在术后发现血红蛋白＜100 g/L、血细胞比容小于35%时就应予以纠正，可使用促红药物，必要时输入红细胞悬液结合血浆来纠正贫血，可少量多次输血。

血中白细胞计数可以反映体内的应激和感染等情况。在术后早期，患者血液中的白细胞含量通常要升高，这是由于手术的应激作用使得骨髓储备池中的白细胞释放入血液中的结果，这种作用在术后48～72小时达到高峰，最高可达$12×10^9/L$。同时可以通过血常规来辅助鉴别是否有感染的存在及抗感染治疗的效果，其依据通常为：感染通常发生在术后1周左右；感染患者血液中中性粒细胞的比例通常大于80%并有核左移（最为有价值的指标），甚至可以达到90%以上。

血小板计数可以部分反映术后机体的凝血状况。

除非患者手术之前的检查就发现有血小板减少，术后血小板的减少相对较小，故因血小板的消耗而导致的凝血功能异常并不太明显。而因凝血因子消耗导致的凝血功能异常可能更为常见，应注意血浆或凝血因子的补充。

2. 肝功能的监测与处理　肝脏是体内重要的代谢器官，几乎没有一种体内生化反应肝脏不能完成，它合成人体40%的蛋白质、75%以上的脂肪，是糖、脂肪、蛋白质同化、储存和异化的重要场所，具有解毒及代谢和排泄胆红素等重要作用。因此，肝脏的功能状态对脊柱肿瘤患者病情的恢复是非常重要的。通常情况下，对肝脏功能产生影响的因素主要为：病毒感染、酒精刺激、药物损伤、缺血与缺氧和营养不良等。手术创伤较大、术中大量输血及药物等的应用都会增加肝脏的负担，出现肝功能异常。对这种情况在早期不能发现并加以处理可能会导致严重的后果。

肝功能的监测主要从症状、体征和辅助检查三个方面着手，其中以辅助检查为主要参考，如果等到症状、体征都比较明显时通常已较晚。而对肝功能异常的处理关键在于早期诊断。早期诊断的主要依据是：进行性全身乏力、食欲减退、厌油；出现黄疸，并呈进行性加重；胆红素 > 24 µmol/L；转氨酶升高（现在临床上常用的为丙氨酸氨基转移酶 > 50 U/L）等。部分严重者可能会出现皮肤、黏膜出血，肝臭，昏迷等。

处理原则主要是加强支持治疗。术后保证每天有足够的热量和多种维生素摄入，如适量的维生素K、维生素C和B族维生素；适量补充新鲜血、新鲜血浆、白蛋白等；应用保肝药、利胆药及肝细胞活性药物，如ATP、辅酶A、细胞色素C等；适当限制水分的摄入；预防感染。

3. 肾功能的监测与处理　肾脏是人体的重要调节器官，它的主要功能是通过尿的生成以排除废物并保留有用的物质，调节水、电解质、细胞外液量、渗透压和酸碱平衡，从而保持机体内环境的相对稳定，并生成肾素、促红细胞生成素等调节人体血压、内分泌和造血等功能。

患者术后出现的肾功能异常通常为肾前性或肾性因素。肾前性因素主要为有效血容量不足及休克，此时全身血液重新分配，肾血流量可以比正常减少50% ～ 70%，肾小管上皮细胞可因缺血、缺氧而坏死，导致肾功能损坏。肾性因素主要为：药物的应用及感染等对肾脏产生影响。其主要表现为：进行性少尿或无尿（部分患者可以无此表现），肾功能检查显示血清尿素氮、肌酐升高；尿肌酐/血肌酐 < 20；肌酐清除率下降等。

处理原则：去除病因，保护肾功能。术后要求严格限制水分的摄入，做到出入平衡；调节电解质平衡；保证能量供给，供应高生物价蛋白；避免使用肾毒性药物及含镁药物；病情严重的患者可以使用透析治疗（指征有：血清钾 > 6.5 mmol/L；水潴留导致容量负荷过度引起充血性心力衰竭、严重高血压或肺水肿；代谢性酸中毒，血pH < 7.20；出现尿毒症症状；血清尿素氮 > 28.7 mmol/L或肌酐 > 530.4 µmol/L）。

4. 水、电解质和酸碱平衡监测与处理　水、电解质成分是构成人体内环境的重要组成部分，以其动态平衡来维持机体内环境的稳定。而内环境的稳定是细胞正常代谢、维持脏器功能的必需条件。在病情危重的高龄脊柱肿瘤患者，术后易出现水、电解质、酸碱平衡被破坏，从而引发相应的脏器和组织的功能发生障碍，严重者将危及生命。

（1）水的平衡：水是人体内营养物质的运输、代谢产物的排泄、电解质交换及一些重要物质溶解的媒介，约占体重的60%。这个比例的维持是一个动态的过程，一旦丢失量过多或含量过高都会对人体产生损害。

水平衡失调通常可分为：① 容量不足。脊柱肿瘤患者常常是细胞外液的减少，多继发于大量失血、利尿药的使用、严重腹泻、胃肠外营养时的渗透性利尿等而未能及时补充足够的液体。其表现为，轻者可无症状但尿液减少；重者则可出现尿量明显减少，精神萎靡，皮肤干燥，低血压，甚至昏迷等表现。处理上是根据体内失水的程度及时补充水分。② 容量过多。除非患者术前就存在明显的肾功能异常，通常情况下脊柱肿瘤患者术后发生的细胞外液增多是医源性的补液过多所致。其表现为，轻者无明显症状；重者可出现肢体水肿，甚至发生急性肺水肿、充血性心力衰竭等。处理上为减少水分的输入、加速液体的排出等。

（2）电解质平衡：机体的体液中包含着多种电解质成分，它们在维持生命的过程中起着各自重要的作用，其中 K^+、Na^+、Ca^{2+}、HCO_3^-、Cl^- 等的作用最为突出，直接对机体的能量代谢及神经活动产生影响。电解质平衡失调是危重患者死亡的重要原因。脊柱肿瘤手术损伤相对较大，应加强这方面的监测并及时调整。

1）钠平衡失调：血清钠正常值为 135 ～ 145 mmol/L。其监测主要包括临床症状、体征和辅助检查（血清电解质浓度，尿中钠、钾的含量，血浆胶体渗透压等）。低于 135 mmol/L 时为低钠血症，根据钠减低的程度不同，常见有头晕、视觉模糊、脉搏细速，严重时可出现神志不清、肌痉挛性疼痛、腱反射亢进等表现；高于 145 mmol/L 时称为高钠血症，随钠增高的程度不同，可出现口渴、唇舌干燥、皮肤弹性差、眼窝凹陷，甚至烦躁、昏迷等表现。治疗上，去除病因并分别增加和降低钠的供给，对高钠血症可加速钠的排出。

2）钾平衡失调：血清钾正常值为 3.5 ～ 5.5 mmol/L。其监测主要包括临床症状、体征、心电图变化及辅助检查（血清钾的浓度等）。低于 3.5 mmol/L 为低钾血症，其最早表现为肌无力，后出现心脏传导和节律异常；治疗上根据不同的程度加以补充，如从静脉补充则其速度不宜 > 20 mmol/h，

每日补钾量不宜 > 100 mmol/L，补钾时应在尿量超过 40 ml 的情况下给予。高于 5.5 mmol/L 为高钾血症，最初无特殊表现，严重时有皮肤苍白、发冷、低血压等微循环障碍表现。治疗上，因有心跳骤停的危险，应尽快处理，要求避免钾的摄入，促进 K^+ 的细胞转移或排出，必要时用 10% 葡萄糖酸钙 20 ml 静脉注射防治心律失常。

3）钙平衡失调：血清钙正常值为 2.2 ～ 2.7 mmol/L，其监测主要包括临床表现、血钙值。当血钙 < 2.0 mmol/L 为低钙血症，易引起口周和指尖麻木、手足抽搐、腱反射亢进等表现；治疗上，应用 10% 葡萄糖酸钙 20 ml 或 5% 氯化钙 10 ml 静脉注射，如有碱中毒应同时纠正以提高血中钙离子浓度。高钙血症多见于甲状旁腺功能亢进及骨转移性肿瘤患者，对其治疗主要在于原发病的处理。

4）镁平衡失调：血清镁正常值为 0.70 ～ 1.20 mmol/L。镁缺乏患者可出现记忆力减退、神志不清、烦躁不安，甚至癫痫发作。在低钾血症患者低钾纠正后及抽搐患者补充钙剂后情况无改善的应考虑为镁缺乏，镁负荷试验有助于诊断。治疗上，一般按每日 0.25 mmol/kg 的剂量补给，补镁应维持 1 ～ 3 周。镁过多患者主要表现有疲倦、腱反射消失、血压下降，甚至呼吸抑制、心跳骤停；治疗上，除停止给镁外，应从静脉缓慢给予 2.5 ～ 5 mmol 葡萄糖酸钙或氯化钙，必要时使用透析疗法。

（3）酸碱平衡失常：酸碱平衡是维持人体内环境稳定的一个重要组成部分，临床上对其监测通常采用动脉血进行血气分析（表 14-3）。

表 14-3 临床血气分析的常用指标

检查项目	正常范围
血液 pH	7.35 ～ 7.45
标准碳酸盐浓度（SB, mmol/L）	22 ～ 27
血氧分压（PaO_2, mmHg）	80 ～ 100
缓冲碱（BB, mmol/L）	45 ～ 54
碱剩余（BE, mmol/L）	−3 ～ 3
血浆二氧化碳分压（$PaCO_2$, mmHg）	35 ～ 45
血浆二氧化碳含量（mmol/L）	23 ～ 28

危重患者由于呼吸、循环障碍，体温变化和代谢改变，以及人工机械通气和抗酸、碱药物应用等因素的影响，可以出现各种类型的酸碱失衡，甚至复合型的酸碱失衡，其表现如表14-4所示。

表 14-4　内环境酸碱失衡的不同表现

失衡类型	pH	PaCO$_2$	BE
代谢性酸中毒（代酸）	↓	-	↓
代谢性碱中毒（代碱）	↑	-	↑
呼吸性酸中毒（呼酸）	↓	↑	-
呼吸性碱中毒（呼碱）	↑	↓	-
代酸合并呼酸	↓	↑	↓
代酸合并呼碱	↓－↑	↓	↓
代酸合并代碱	↓－↑	↓↑	↑
代酸合并呼碱	↑	↓	↑
代碱合并呼酸	↑－↓	↑	↑

注：↑为上升，↓为下降，－为正常。

对于各型酸碱失衡，由于人体内有一定的代偿能力，在血气检查的结果中如果变化较小，则无须处理，如超过一定的限度就必须处理，以免导致严重的后果。

1）代谢性酸中毒：当 BE 负值超过 -5 mmol/L 或 SB 低于 16 mmol/L 时，表示有明显的酸中毒，需用碱性药物以中和过多的酸，应用最多的是 NaHCO$_3$。根据 Astrup 公式：0.3 mmol NaHCO$_3$/kg 可提高全血的［BB］1 mmol/L。在纠正酸中毒的过程中应注意避免纠正过快及钙离子的补充。

2）代谢性碱中毒：血浆中 HCO$_3^-$ 增加，BE > 4 mmol/L 或 SB > 30 mmol/L，或 BB > 50 mmol/L，都表示代谢性碱中毒的存在，需纠正。轻者经输入生理盐水即可纠正，严重者（pH > 7.65，HCO$_3^-$ > 45 mmol/L）需用盐酸类药物的稀释液来迅速排除过多的 HCO$_3^-$。

3）呼吸性酸中毒：当通气不足时，则 PaCO$_2$ > 6.67 kPa 时，应采用人工过度换气的方法以增加 CO$_2$ 的排出，使 PaCO$_2$ 降低。

4）呼吸性碱中毒：系因过度换气使 PaCO$_2$ 降低至 4.0 kPa 所致。处理为：① 使吸入气体中的 CO$_2$ 的浓度增加，达到 5% 的水平。② 增加解剖死腔，用呼吸纸囊袋或适当加长气管插管的管道长度。③ 使用麻醉机或呼吸机时，减少潮气量及呼吸频率以降低肺泡有效通气量。

（三）特殊监测和管理

1. 漂浮导管（Swan-Ganz 导管）　是一种头端带小气囊的血流导向性心导管，可以经皮穿刺经锁骨下静脉或颈内静脉插入。四腔的漂浮导管可以同时测定肺动脉及肺毛细血管楔压、中心静脉压和心输出量，以估计左、右心室功能，作为休克、心力衰竭和呼吸衰竭时的监护手段，可以鉴别心源性和非心源性肺水肿以及指导心血管的治疗，还可以抽取混合静脉血标本和经导管给药等。

2. 中心静脉插管　其放置是通过上、下腔静脉分支插入导管，直至导管的尖端达上、下腔静脉的根部。中心静脉插管可用来测量中心静脉压，对重危和较大的脊柱肿瘤术后患者进行监测，同时经中心静脉导管可输入高营养液［全肠外营养（TPN）］。在有常规监测手段的情况下后者更为常用。但由于插管及全肠外营养的应用，也会带来并发症（血胸、气胸、纵隔血肿、血栓性静脉炎、静脉血栓形成、感染、空气栓塞等）。因此，必须精心护理，严密监测，及时处理可能产生的并发症，以免造成严重后果。

3. 气管切开　是对呼吸功能欠佳患者进行的一种重要的呼吸道管理方法，它具有护理方便、便于抢救的优点。

（1）适应证：就脊柱肿瘤手术而言，其主要适应证为：① 上颈椎肿瘤术后，呼吸功能欠佳者；② 脊柱肿瘤手术患者伴肺气肿等疾病导致呼吸功能不全，术后需要较长时间辅助呼吸者；③ 对于部分体质较差的脊柱肿瘤手术患者，估计术后呼吸功能欠佳，咳嗽、咳痰、乏力，可施行预防性气管切开，以便术后管理。

（2）气管切开术后要求：① 床旁备有无菌换药盘（内放气管扩张器、同型气管套管、无菌敷料及洗套管用品）及吸引器、氧气等；② 保持套管通畅，应在无菌操作下及时清除自套管内咯出的痰液，每日清洗内管，防止管内分泌物结痂阻塞；③ 保持下呼吸道通畅，每日作雾化吸入以稀释痰液，如痰液黏稠可定时经套管滴入抗生素、生理盐水、4% 碳酸氢钠或糜蛋白酶溶液等；④ 每日创口敷料更换 1 ～ 2 次，保持周围皮肤清洁等。

（3）拔管条件：喉阻塞或下呼吸道阻塞确已解除，持续堵管 24 ～ 48 小时呼吸通畅，即可拔去套管。

4. 呼吸机的应用和管理　机械通气是对肺功能进行支持的一种重要手段，能缓解威胁患者生命的严重缺氧和二氧化碳潴留，为其他治疗措施争得时间发挥作用。

呼吸机根据呼吸节律控制的方式可分为完全控制型和同步呼吸型；根据导致呼与吸转换的条件可分为定压型、定量型和定时型。目前高级呼吸机各因素互相糅合，既可同步亦可非同步，自动转换，即通过微电脑控制的多功能型呼吸机，具备各种通气方式、监测系统，并借以计算多项肺功能参数，甚至配有自检系统来调整其功能。此外，高频通气已在国内广泛使用。

（1）适应证：① 由于手术等原因所致急性呼吸衰竭、哮喘发作、急性肺水肿等；② 高位颈髓损伤、呼吸中枢抑制或呼吸肌麻痹等；③ 镇静药、麻醉药过量所致呼吸抑制，虽提高吸入气氧浓度，病情仍恶化等。

呼吸机使用时机应根据病者具体情况（临床表现，以及呼吸机设备和应用经验等）进行综合判断而定。通常是早用比等到全身情况已衰竭用好，而血气分析资料特别是动态观察结果是重要的参考指标。其使用指征为：① 急性呼吸衰竭时 $PaCO_2$ 在 8.0 kPa（60 mmHg）以上；② 慢性呼吸衰竭时 $PaCO_2 >$ 9.3 kPa（70 mmHg），pH < 7.25；③ 当吸入氧浓度 > 60% 而 PaO_2 仍 < 8.0 kPa（60 mmHg）。

（2）监护：呼吸机的使用过程中需要密切监护，使用不当可以导致严重的后果。其监护包括：① 一般情况与神志状况；② 呼吸频率、幅度、节律，胸腹呼吸动度，有无与呼吸机发生对抗，听诊呼吸音是否对称，有无出现气胸等；③ 观察心率、心律、血压、肢体末梢循环及尿量等情况，当输入压过高可致血压下降，表浅静脉充盈或怒张表示静脉压增加，应调整吸/呼时间；④ 定期复查血气指标等。

（3）机械通气对机体各系统生理功能的影响：正常呼吸时因胸廓运动和肺弹性回缩造成胸腔内负压维持气体进出肺，并且有利于静脉血回流入心脏，防止肺弹性回缩，保持肺膨胀。而机械通气时均为正压，因而对机体各系统均产生一定影响。

1）呼吸系统：① 使肺内气体分布不均。正常呼吸胸腔为负压，靠近胸肌和肺的边缘区域的通气量较靠近纵隔和肺中央区好，血流量亦较大。而机械呼吸时刚好相反，则加重气体分布不均。② 增加弥散功能。用呼吸器后使肺泡内压升高，抵消肺泡毛细血管渗漏，减轻水肿，促使渗液吸收。此外，使有效换气面积增加，因而机械通气增加弥散功能。

2）心血管系统：① 静脉回流减少和心排血量下降。正压吸气使胸腔内压增加，回心血量减少，心排血量下降。此种效应与吸气压力及吸气持续时间有关。加压时间越长呼气时间越短越明显。若调节呼气时间 > 吸气时间，并减慢呼吸频率，使肺内平均压减低可极大地减轻这种不利影响。当心功能良好且血容量充足时，可以通过神经反射和内分泌调节，使血液重新分配，周围静脉收缩，恢复周围静脉与中心静脉压差而代偿。② 肺血容量减少。肺血容量随胸内压变化而改变，正压通气使肺血容量减少。若血容量不足、缺氧、酸中毒等，可使肺小血管痉挛。正压通气将产生十分不利的影响。

3）泌尿系统：机体缺氧及 CO_2 潴留可使肾血管收缩，肾血流量减少，肾小球滤过率下降，肾小管回吸收 HCO_3^- 增加，致 Na^+、H_2O 排出减少而形成水肿。当机械通气配合给 O_2，使 PaO_2 上升和 $PaCO_2$ 下降，肾功能亦得到改善，使尿量增加，水肿消失。值得注意的是：① $PaO_2 > 16.7$ kPa（125 mmHg）时，反使肾功能受损，尿量减少。② 如下腔静脉压上升，致肾淤血，心排血量下降，最终使肾血流量重新分布，和肾素-血管紧张素-醛固酮系统兴奋，以致肾小球滤过率下降，肾小管重吸收增加，又再致水、钠潴留而水肿。③ 大血管腔内和心房内压力变化，亦可反射性引起抗利尿激素（ADH）分泌增加，心房肽分泌减少，进一步加重水、钠潴留。综上所述，使用呼吸机后必须注意尿量、尿相对密度的变化，以及时调整呼吸机各参数。

4）神经系统：用机得当，O_2 不足及 CO_2 潴留逐渐缓解，有利于意识恢复，但呼吸机使用不当可产生下列情况：① 吸气负压或平均胸内压增加，阻碍头部静脉回流而使颅内压增加。② 血压下降使脑供血减少。③ $PaCO_2$ 下降过快可致代偿过剩性碱中毒，并导致脑血管痉挛，血流量减少，出现头痛、意识障碍、抽搐等。

（4）脱机时机：病情控制好转，无严重肺部和全身合并症，如自主呼吸恢复并且呼吸频率 < 25次/分，最大吸气压 > 1.96 ～ 2.45 kPa（20 ～ 25 cmH_2O）、潮气量 > 5 ml/kg、每分通气量 > 10 L，PaO_2（$FiO_2 0.4$）> 8.0 kPa，P（A-a）DO_2（$FiO_2 1.0$）< 46.6 kPa，即可考虑停用呼吸机。

通常脱机前可先予适当减少通气量，减少或停止用氧，或间断用机逐渐延长停机时间，最后完全脱机。

（5）并发症

1）插管套管阻塞：可因湿化不足，分泌物黏稠、干结未及时吸除分泌物所致。因此应注意湿化，定时吸除分泌物，并取出内管，予以清洁处理。

2）脱管：偶可发生，常因固定不牢靠，固定带太松，或过于肥胖引起，可脱出体外或皮下，或仅脱出气管。遇有带管患者呼吸困难加重，甚至窒息，应想到此可能，并进行检查甚至重新插管。

3）气管或气道黏膜损伤：其原因有：① 插管套囊充气过多，压迫气管壁致缺血、坏死性溃疡，严重者可累及环状软骨，日后可致瘢痕、狭窄。② 固定不牢、位置不正、时间过久等原因形成物理摩擦。近年应用低压套囊，这些并发症已明显减少。③ 气压伤，其发生主要与气道峰压和肺组织病变有关，一旦发生可致肺间质、胸膜腔、纵隔气肿、皮下气肿。严重者应进行插管引流，但主要在于预防。

4）通气不足或通气过度：此种情况多为用机后观察监护不够所致。通气不足或过度将导致呼吸性酸中毒或碱中毒以及代偿过剩性碱中毒，故强调用机后应严格临床观察及定时血气监测，并随时调整各参数。

5）肺部感染：用机后原有的肺部感染是否得到控制以及预防控制新发生的感染常是决定治疗成败的重要问题。原有感染可因用机后气道湿化不足，分泌物引流不畅，用机不当或营养支持不足，体力下降使病情加重，最终导致死亡。此外用机后又可因呼吸机管道消毒处理不足或气管切开处插管，口咽分泌物沿气囊松脱处流入气道等，而发生新致病菌感染，且多为机会菌或耐药菌所致。因此应用呼吸机时，有关操作的无菌技术、严格的消毒和护理措施、营养支持和抗感染治疗均不容忽视。

六、术后常见并发症的预防和处理

脊柱肿瘤手术对机体造成的损伤较大，会对呼吸、循环系统，胃肠道及肝、肾功能等带来一定的影响，这样在术中、术后的治疗中难免会出现一些并发症。一般情况下，如果术前准备充分、术中、术后处理适当，有些并发症是可以避免的；即使出现一些并发症，只要能及时发现并做出妥当处理，通常是可以得到控制的。对于那些难以避免的并发症，手术之前应有充分的考虑和准备，以免术后出现纠纷。一些并发症（如切口感染、水电解质平衡紊乱、肝肾功能异常等）在前面已经做了介绍，在此主要针对的是一些其他方面并发症的预防与处理。

（一）应激性溃疡

应激性溃疡是指由于手术创伤等因素而导致的以消化系统出血为表现的一系列临床症状。

1. 发病机制　对脊柱肿瘤手术患者来讲，其发病机制主要包括：

（1）胃肠黏膜缺血：脊柱肿瘤手术的创伤可以导致患者交感-肾上腺髓质系统兴奋，胃肠血管收缩；术中失血形成低血容量性休克，胃肠血流减少等。在供血、供氧不足的情况下，胃黏膜细胞中糖原储备迅速耗尽，导致细胞的死亡和解体，黏膜发生糜烂、溃疡、出血。

（2）胃黏液分泌减少：手术创伤等因素往往导致胃肠血流量减少，使胃黏膜分泌黏液减少。尽管一般在应激性情况下胃酸的分泌并不增高，但黏膜的屏障功能减弱，由胃腔向黏膜内逆向弥散的 H^+ 增多，从而发生黏膜的糜烂和溃疡。

（3）胆汁反流：脊柱肿瘤手术患者，在麻醉的作用下或者肿瘤位置较高并对脊髓形成损伤，术后易并发肠麻痹，胆汁易于反流入胃，在胃黏膜缺血时的情况下，胆盐可破坏胃黏膜屏障，使 H^+ 逆向弥散增加，造成黏膜损害。

（4）糖皮质激素的应用：在脊柱肿瘤手术中，为减轻手术中对脊髓的刺激而引发的进一步炎性反应，一般情况下，术中、术后要常规使用一定剂量的糖皮质激素，同时，手术创伤的刺激亦使体内形成较多的糖皮质激素。但是，糖皮质激素的存在可以导致胃肠黏膜溃疡、出血。

（5）非甾体类消炎药物等的应用：现在临床上使用的非甾体类消炎、镇痛药物绝大部分是通过抑制前列腺素的合成来达到消炎、镇痛的疗效。这类

药同时也会对胃肠道黏膜产生损害，诱发胃肠黏膜溃疡、出血。

2. 临床表现和诊断　本病最突出的表现为无痛性上消化道出血，表现为呕血和（或）黑便。若已放置胃管，则可在胃管内抽出鲜血或咖啡样液体。部分患者有上腹部不适主诉。此时胃镜检查不但可明确诊断，且可查明出血的部位和范围。对于有胃溃疡穿孔者，X 线检查可发现气腹的存在。

3. 预防　应激性溃疡是一种可以导致死亡的严重并发症，对于它的出现，预防比治疗更为重要。其原则为：去除病因，纠正血容量不足和低氧血症，避免使用对胃肠黏膜有损伤的药物，适当应用胃黏膜保护剂。根据笔者的经验，手术以后常规使用胃黏膜保护剂 5～7 天可以很好地抑制应激性溃疡的发生。

4. 治疗　应激性溃疡一旦出现，早发现、早诊断、早治疗是其关键，主要措施在于：

（1）消除病因、补充血容量：这是治疗最基本的措施。在病因未能得到处理的情况下，任何治疗都是暂时的、不彻底的。对不同的患者要区别对待，认真分析。一般有消化道出血表现的患者出血量通常已经较多，补充足够的血容量是非常重要的手段。

（2）胃肠减压：一旦发现有消化道出血的表现，应尽早进行胃肠减压，这样可以排出胃内和返流的胆汁；可以及时观察胃黏膜的出血状况；可以通过胃肠减压给药，注入冰生理盐水、肾上腺素及凝血酶原；及时吸出胃内液体而避免气管误吸等。

（3）抗酸剂和 H_2 受体阻滞剂的应用：这两种药物的应用都可减少胃内 H^+ 的浓度。抗酸药的主要成分是硫糖铝，现在常用的为铝碳酸镁（胃达喜）（0.5 g，3 次 / 日，口服）。H_2 受体阻滞药是通过阻滞壁细胞上 H_2 受体，减少胃酸分泌。在有应激性溃疡表现的患者，奥美拉唑（洛赛克）是最常用和首选的药物。

（4）止血药物的应用：应激性溃疡时使用的止血药物可分为口服用药和肌肉、静脉给药。口服用药主要是指凝血酶原等，用生理盐水溶解后经过口

服或胃管送入胃内而达到局部止血的效果；酚磺乙酸、氨甲环酸（止血环酸）、巴曲酶（立止血）、维生素 K 等需要通过非消化道给入才能止血。

（5）冰盐水加去甲肾上腺素液灌注：用冷却的盐水冲洗胃腔，去除血凝块和胃液，再注入含去甲肾上腺素的冷盐水使黏膜血管收缩，促进止血，同时能减少胃液分泌。这种方式通常在一般治疗效果欠佳的情况下使用。

（6）手术治疗：对应激性溃疡患者需进行手术治疗是非常少见的，仅仅在各种保守治疗无效、患者情况危险，为挽救生命的情况下才使用。因为患者难以承受脊柱肿瘤手术后短期内再接受胃部手术。

（二）急性肺水肿

急性肺水肿是指各种原因引起肺组织血管外液体积聚过多，肺泡充满液体，严重影响气体交换。其表现为：急性呼吸困难，两肺布满湿啰音，甚至从气道涌出大量泡沫样痰，有发绀等。

1. 病因与机制　临床上导致急性肺水肿的原因有许多种，而就脊柱肿瘤手术患者而言，导致急性肺水肿的原因主要在于：

（1）心源性因素：手术之前，患有左心室心肌病变、高血压、心瓣膜病变等的患者，术后任何原因使心动过速和静脉血回流量增加时，皆可发生左心衰竭，使肺毛细血管压急剧上升。当左心室舒张末压 > 1.6 kPa（12 mmHg）、平均毛细血管压 > 4.7 kPa（35 mmHg）或平均肺静脉压 > 4.0 kPa（30 mmHg）时，肺毛细血管静水压超过血管内胶体渗透压及肺间质静水压，就可导致急性肺水肿。

（2）液体负荷过重：术后输血、补液过快或逾量，可使右心负荷过重，可导致肺组织间隙水肿。大量输晶体液，使血管内渗透压下降，增加液体从血管滤出，聚集到肺组织间隙中，有心、肾功能不全，静脉压高，或淋巴循环障碍的患者，更易导致肺水肿的出现。

（3）误吸：术后因呕吐或胃内容物反流，可引起吸入性肺炎和支气管痉挛、肺表面活性物质灭活

和肺毛细血管内皮细胞受损，从而使液体渗出至肺组织间隙内，发生肺水肿。

（4）麻醉药过量：多见于吗啡、巴比妥盐等，其发病机制目前尚不清楚，可能与呼吸中枢抑制引起缺氧，使肺毛细血管通透性增加和血液重新分配；患者的易感性高和变态反应等有关。

（5）呼吸道梗阻：麻醉药物的刺激、解剖异常和气管插管困难时可以导致气管痉挛，形成上呼吸道梗阻，用力吸气时造成胸腔负压增加，使血管内液进入肺组织间隙。呼吸道梗阻致缺氧和交感神经兴奋时肺小血管痉挛，肺毛细血管通透性增加；缺氧致酸中毒，将抑制心脏功能等，加速肺水肿的发生。

（6）低蛋白血症：血浆蛋白减少，尤其是清蛋白，以致血浆胶体渗透压下降，是导致肺水肿的另一重要因素。

（7）体型特殊患者：如小儿、侏儒、严重脊柱畸形等的患者，他们的自身心、肺功能代偿欠佳，在术中、术后输液相对较快，超过其承受能力时则易出现肺水肿。

2. 临床表现　一般发病早期，都先为肺间质性水肿，此时患者常感胸闷、咳嗽，有呼吸困难，呼吸频率增快，颈静脉怒张，听诊可闻及哮鸣音和少量湿啰音。若不及时发现和治疗，则发展为肺泡性肺水肿，患者表现为呼吸窘迫，有发绀，咯出大量粉红色泡沫样痰，可带血色或血丝，两肺听诊布满湿啰音。如患者全麻后未醒，气管内插管尚未拔除，则可发现呼吸阻力增大及发绀，经气管导管可喷出或涌出粉红色泡沫痰。

3. 辅助检查　X 线表现，早期肺上部血管扩张和淤血，肺纹理显著增加；间质性肺水肿时，肺血管纹理模糊，肺门阴影不清，肺小叶间隔加宽，形成 Kerley A 线和 B 线，肺纹理增加更加明显，间质内积液，肺野密度普遍增高。至肺泡性肺水肿时，出现肺泡状致密阴影，形状大小不一，可融合成片状，弥漫分布或局限于一叶，肺门两侧由内向外逐渐变淡，形成"蝴蝶状"典型表现。值得指出的是，虽然肺水肿多为双侧性，但单侧性肺水肿也不罕见。

血气分析显示，肺间质水肿时，$PaCO_2$下降，pH 增高，呈呼吸性碱中毒；肺泡性肺水肿时，$PaCO_2$升高和（或）PaO_2下降，pH 下降，表现为低氧血症和呼吸性酸中毒。

4. 诊断 由于发病早期患者都先为肺间质性水肿，在未及时发现和治疗时才继续发展为肺泡性肺水肿，从而加重心肺功能紊乱，故应注意肺水肿的早期诊断和治疗。肺水肿的诊断注意依据症状、体征和 X 线表现。进行肺毛细血管楔压和血浆胶体渗透压的监测有助于早期诊断。

5. 预防和治疗 脊柱肿瘤患者的肺水肿预防主要在于：完善术前准备，合理的术中、术后补液、输血，密切监测心肺功能并及时调整各种异常。

（1）去除病因：病因的去除是缓解和根本消除肺水肿的最基本措施。对心、肺功能不全的患者，术前一定要得到很好的纠正，并避免使用患者过敏或导致气管痉挛的药物等。

（2）保持气道通畅、充分供氧：轻度缺氧患者可以用鼻导管吸氧，重度缺氧者可行气管插管并进行机械通气。

（3）降低肺毛细血管静水压：采用强心、利尿和扩血管药物以增强心肌收缩力、减少血容量和减少回心血量。

（4）镇静和防治感染：镇静可以减少患者的焦虑，将急促无效的呼吸调整为均匀有效的呼吸，减少呼吸作功，常用药物为丙泊酚（异丙酚）、咪达唑仑（咪唑安定）等药物。防治感染可以避免细菌感染导致的肺水肿。

（三）肺不张

术后肺不张是胸部并发症中较为常见的并发症。而就脊柱肿瘤手术而言，出现肺不张主要是在胸椎肿瘤开胸手术的患者中多见，其中老年人、有长期吸烟史及原有呼吸道疾病患者，肺不张更容易发生。

1. 病因与机制 导致肺不张的原因可分为阻塞性和非阻塞性两种。阻塞性肺不张患者在支气管阻塞后，肺泡内的气体被组织间液及血液吸收，肺泡内压力减低，肺泡萎陷，形成肺不张，其阻塞物多为支气管内过多的分泌物、积血或呕吐物误吸等。非阻塞性肺不张患者可由于疼痛等因素使肺活量减小，肺膨胀不足，肺泡变小以致萎陷；或低血压等原因使肺泡表面活性物质减少，而使肺泡容易萎陷；甚至也可因麻醉剂、止痛剂的应用抑制了咳嗽反射，使痰液不能排出，堵塞了支气管。

2. 临床表现 肺不张通常发生在术后 2 天内，少数发生在术后 2～5 天。手术后 2 天内发生高热的患者，基本上可归因于肺部因素，其中肺不张是主要原因。其症状和体征因阻塞支气管的大小和范围而异。小范围的肺不张可仅表现为咳嗽、呼吸浅快、体温升高，患部出现浊音，呼吸音减弱或为管状呼吸音；大范围肺不张时可出现纵隔移位、膈肌升高、呼吸困难和发绀等。

3. 辅助检查 实验室检查见白细胞和中性粒细胞计数均增高；氧分压降低。X 线摄片可有肺实变区和纵隔移位等变化。

4. 预防和治疗 肺不张的预防很重要，如果预防准备充分，大部分患者的肺不张是可以避免的。就脊柱肿瘤患者而言，其预防主要在于：① 开胸手术患者闭合切口要紧密，引流要充分，胸带不能太紧。② 切开膈肌的手术肋膈角的处理要谨慎，千万不可闭合不全。③ 术毕吸尽痰液，待患者完全清醒后送回病房。④ 避免腹带绑扎过紧。⑤ 术前充分处理肺部疾病，术后鼓励患者作深呼吸及有效咳嗽。⑥ 做好床边护理，防止呕吐物吸入等。

肺不张一旦产生必须及早处理，持续 3 天以上时将不可避免地发生肺部感染甚至导致肺脓肿形成，严重者可以出现呼吸衰竭、死亡。其处理原则是：去除病因，解除气道堵塞使肺复张，增加肺活量，控制感染等。主要措施在于：① 促进排痰，超声雾化吸入或口服（静脉）使用祛痰药，使痰液变稀，易于咳出。② 纤维支气管吸痰，在排痰效果欠佳的情况下，纤维支气管镜直视下吸痰、冲洗、注药（0.5%～1%麻黄素液）及供氧可能是最为简便、有效的方法。③ 气管切开，可以便于将痰液吸出，解除阻塞，同时在肺活量较小的患者可以使用呼吸机，改善肺功能。考虑患者情况欠佳，预防性气管切开可为以后处理提供便利。④ 防止感染，可用抗生素作雾化吸入及全身给药，用药时注意革兰阴性菌及厌氧菌的处理。⑤ 对一些手术处理不善患者，在保守处理效果欠佳时，将不得不重新进行手术处理，但这样做风险极大。⑥ 加强支持，注意蛋白质、维生素等的供给和输血、输血浆等。

（四）心律失常

由于脊柱肿瘤手术导致的创伤较大，一些患者在术后会出现不同程度的心律失常。但这种情况下的心律失常一般并不太严重，且持续的时间并不太长，大多不超过6小时，可以不作特别处理，但需要保持严密的监测。对严重的心律失常则必须及时处理。

1. 病因与机制　手术以后出现心律失常除患者本身心脏功能原因外，主要与手术创伤及内环境变化有关。① 缺氧和二氧化碳潴留：是术后发生心律失常的主要原因之一，与吸入气体中氧浓度偏低、气道不畅、支气管痉挛、肺不张、通气不足或生理性分流增加、肺水肿、贫血或血液过分稀释、心排血量下降等有关。② 血压：血压升高时可增加心脏后负荷，低血压时可使组织灌注不足，产生代谢性酸中毒。③ 外科手术创伤：使机体的代谢增加和内分泌功能失调。④ 体温的变化：体温降低可使心肌传导和复极有减慢现象，体温升高使心脏及全身代谢增加，心脏负荷加重。⑤ 电解质、酸碱失衡：术后钾、镁浓度失常，代解性酸中毒或呼吸性碱中毒是易出现的内环境紊乱，这些紊乱将导致心脏及机体的生物电生理活动改变。⑥ 药物：治疗心律失常的药物，如钙拮抗剂、洋地黄等，使用不当时同样也可以导致心律失常等。

2. 临床表现　较轻的心律失常通常并无明显的表现，或有轻度的不适；较为严重的心律失常可出现头晕、心慌、胸闷、血压不稳等。心电图和心电监护是发现和观察其变化简便而有效的手段。

3. 预防和治疗　心律失常的预防在于：详细而认真的术前心功能检查，调整心脏功能；纠正缺氧和二氧化碳潴留；及时调整水、电解质、酸碱平衡；维持稳定的血压；控制感染和合理使用药物等。

在治疗上，心律失常是一个较为复杂的内科问题，通常需要比较有经验的心内科医师才能做到较好的处理，治疗时需要考虑：① 心律失常发生和持续的时间；② 心律失常对血流动力学扰乱的严重程度；③ 心脏病变的严重程度等。对于发生较早、持续时间长、对血流动力学产生明显影响及有严重心血管病变及心功能减退者，宜及早处理。具体治疗措施和方法应在心血管内科医师的指导下共同完成，即使是最为常见的心律失常，如窦性心动过速、室性期前收缩等的处理也应是如此。

（五）多系统器官衰竭

同时或先后发生2个或2个以上脏器功能不全称为多系统器官衰竭（MSOF）。这是一种严重的并发症，任何单一器官系统持续衰竭24小时以上的病死率约40%，2个器官系统持续衰竭的病死率为60%，3个器官系统持续衰竭超过72小时以上者病死率几达100%。

1. 病因与机制　多系统器官衰竭的病因可分为原发性和继发性两种。原发性多系统器官衰竭可缘于胸部创伤和横纹肌分解等导致的肾功能障碍以及缺血再灌注损伤。继发性多系统器官衰竭常继发于重大手术、创伤和休克等，其中以感染和休克最为常见。这些病因通过：① 细胞因子的激活和介质释放（如肿瘤坏死因子、白介素、血小板活化因子、补体等）。② 缺血再灌注损伤。③ 氧化剂的氧化作用。④ 缺氧或氧供与氧耗失衡。⑤ 细胞凋亡等机制对多系统器官衰竭的形成和发展产生影响。

2. 临床表现　多系统器官衰竭的临床表现随着病情的不同发展阶段、不同器官而各不相同。为便于对多系统器官衰竭进行区别，现将其分为4期，见表14-5。

表 14-5　多系统器官衰竭不同阶段的临床表现

项目	Ⅰ期	Ⅱ期	Ⅲ期	Ⅳ期
一般表现	正常或轻度不安	不安	明显不安	濒死
循环系统	血容量不足	容量依赖性高动力	休克，有水肿	依赖升压药，有水肿
呼吸系统	轻度呼吸性碱中毒	呼吸急促，低 CO_2 血症	ARDS，严重低氧血症	高 CO_2 血症，低氧血症
泌尿系统	尿少，对利尿药不太敏感	尿量固定，轻度氮质血症	氮质血症，适用于透析	尿少至无尿，透析效果不稳定
消化系统	腹胀	不能耐受食物	肠绞痛，应激性溃疡	腹泻，缺血性肠炎
肝功能	轻度胆汁淤积	高胆红质血症，PT延长	出现黄疸	深度黄疸，转氨酶升高
代谢状况	高糖血症	严重分解代谢	代谢性酸中毒	肌肉消耗，乳酸酸中毒
血液系统	表现各异	血小板减少，白细胞升高或降低	凝血功能障碍	难以纠正的凝血功能障碍
神经系统	朦胧	嗜睡	木僵	昏迷

为观察和了解多系统器官衰竭的严重程度和病情变化，通常需要对患者进行全面的监测。

3. 预防和治疗　多系统器官衰竭的发生不仅治疗复杂，且病死率高。一旦出现器官功能损害，即使经过治疗仍然会残留某种程度的功能障碍。故重在预防，并做到早发现、早处理。应避免和及时纠正休克，纠正贫血，有效地控制感染和加强营养支持等。治疗原则：治疗原发病和解除诱因；维持和改善组织供氧；支持呼吸和心血管功能；保护肝、肾功能，合理使用抗生素；充分的营养支持和特异性治疗等。

（六）感染

1. 肺部感染

（1）病因与机制：颈、胸椎肿瘤术后出现肺部感染的机会是相当高的，其主要原因在于：肿瘤患者本身的机体抵抗力低下，再经过手术的打击，更加使患者的免疫力下降；手术以后糖皮质激素的应用；气管插管的全麻技术广泛使用以及误吸等。即使如此，如果处理得当肺部感染通常是可以避免的。肺部感染一旦形成，一般就相对较为严重，它直接影响患者的通气及换气功能，同时对全身的代谢和其他器官产生较大的影响。因此要及早发现并及时处理，否则有导致死亡的危险。

（2）临床表现：手术以后出现的肺炎通常多为支气管肺炎。炎症最初仅局限于小支气管，以后才向别处扩散，表现出发热、咳嗽、咳痰（痰液由黏稠痰逐渐转为脓痰），甚至呼吸困难。胸部出现浊音区，可闻及湿啰音。检验显示白细胞和中性粒细胞增多。X线和痰液细菌学检查对确定诊断有重要意义。

（3）治疗原则：促进痰液排出、控制感染、加强支持等。在具体治疗措施上，在痰培养及药敏试验未报告之前，要考虑手术后肺炎的致病菌最常见的是革兰阴性杆菌，其次是革兰阳性球菌（金黄色葡萄球菌、肺炎球菌等），在使用抗生素时要同时使用针对这两类细菌的药，在痰培养及药敏试验报告之后再根据结果进行用药调整。

需要注意的是，痰液的排出是最基本、也是最为重要的步骤，如果痰液不能排出，一切治疗将是徒劳的。抗生素的使用一定要足量且针对性强，避免滥用药物。

2. 泌尿系感染　脊柱肿瘤手术患者，由于较长时间的卧床，脊髓损伤后膀胱功能障碍或排尿无力、尿潴留增加，术中、术后反复多次和（或）长期放置导尿管等，均大大增加了尿路感染的概率，如不能给予适当的处理，可以导致肾功能损害和败血症，危及生命。部分患者形成慢性感染而反复发作，影响生活和工作。

（1）临床表现：泌尿系感染可分为上尿路感染和下尿路感染，二者既可以互相蔓延，又可以并存。

上尿路感染主要为肾盂肾炎。急性肾盂肾炎女性患者较多，可有畏寒、发热等全身症状及尿频、尿急等膀胱激惹症状，多数有患侧腰痛。尿液检查有大量脓细胞，少数红细胞，并可找到细菌；血液中常有白细胞计数升高。常伴有尿道炎和前列腺炎，严重者可发展为肾积脓和肾周围脓肿。急性肾盂肾炎经适当治疗，症状可以逐渐消失，但彻底治愈的机会很少，许多患者演变为慢性感染并反复急性发作。

下尿路感染主要为膀胱炎。急性膀胱炎患者一般全身症状轻微，主要表现为尿频、尿急、尿痛和脓尿的局部刺激症状，有时可有少量终末血尿，也很少有白细胞计数增加。如有畏寒、发热，应考虑同时有上尿路感染或急性前列腺炎存在。

（2）预防和治疗：手术后的尿路感染主要与尿潴留和导尿管应用有关，因此预防上将主要针对这两方面。即及时设法排尿，防止尿潴留；尽量避免导尿，必须导尿时，要严格执行无菌操作，留置导尿管要连接到无菌的闭式引流系统并及早拔除导尿管。

治疗包括：① 多饮水以增加尿量，加强尿液的冲洗作用，促进细菌和炎性渗出物排出。② 服用碳酸氢钠以碱化尿液，减轻膀胱刺激症状。③ 控制感染，尿路感染的细菌通常为革兰阴性杆菌感染，在等待尿培养和药敏试验结果期间，可先用磺胺类药物以抗感染，在尿培养和药敏试验结果出来后再根据结果加以选择。对严重感染病例，可联合应用抗生素，一般以二联为宜。④ 加强支持措施，提高患者的免疫能力。

（七）压疮

脊柱肿瘤手术后压疮（褥疮）通常发生于肿瘤侵犯脊髓形成截瘫或不全瘫的患者。这部分患者在体质较弱、营养状态欠佳、护理不当时极易出现压疮，其部位多见于骶尾部及足跟部，其他部位相对较少见。

1. 临床表现　局部皮肤先有红肿，继而出现水疱或表皮糜烂，最后皮肤坏死。若关节囊或韧带受累，可形成滑液囊样腔隙。当压疮继发感染后，组织坏死将更为加重，形成脓腔并扩展，造成巨大的皮下腔隙，还可向深部侵袭形成窦道，使脓液积聚，具有恶臭。在抵抗力十分低下的患者，可导致脓毒血症或败血症，危及生命。

2. 预防　定时变换体位；保持皮肤清洁、干燥；在易受压部位放置海绵垫、气圈等，减少受压，必要时可以使用气垫床等。

3. 治疗　主要在于加强创面处理和支持。在皮肤红肿阶段，应增加翻身和按摩次数，可用50%硫酸镁或75%酒精湿敷，以促进吸收；有水疱时可抽出疱内渗液，涂适当消毒剂后用无菌纱布覆盖；溃疡形成后须加强换药，一旦出现坏死组织时应随时用剪刀清除，以减少细菌繁殖，也可配合理疗，如红外线照射等以促进肉芽生长而愈合。支持治疗同样相当重要，压疮形成的创面，渗出和消耗的营养成分是相对较大的，应充分给予蛋白质和维生素，必要时予以清蛋白、输血等支持治疗。对于大面积压疮，必要时可考虑行肌皮瓣手术覆盖创面。

（八）深静脉血栓形成

深静脉血栓形成（DVT）是血液在深静脉内不正常凝结引起的静脉回流障碍性疾病，常发生于下肢。血栓脱落可引起肺动脉栓塞（PTE），DVT与PTE统称为静脉血栓栓塞症（VTE），是同种疾病在不同阶段的表现形式。

1. 病因和危险因素　DVT的主要原因是静脉壁损伤、血流缓慢和血液高凝状态。凡涉及以上因素的临床情况均可增加静脉血栓形成风险。脊柱肿瘤外科手术中，静脉壁损伤的因素较少，但瘫痪、卧床休息、腹主动脉球囊放置可导致血流缓慢，高龄、肥胖、全身麻醉、肿瘤、中心静脉插管等可导致血液的高凝状态。

2. 临床表现　根据发病时间，DVT分为急性期、亚急性期和慢性期。急性期是指发病14天以内；亚急性期是指发病15～30天；发病30天以后进入慢性期。

小腿静脉血栓是术后深静脉血栓的好发部位，

主要分布在小腿肌静脉丛内，对血液回流影响较小，临床表现常不明显，仅仅可有小腿部分轻度肿胀。临床上引起症状较多的是髂-股静脉血栓形成，主要表现为患肢的突然肿胀、疼痛等，患肢呈凹陷性水肿、软组织张力增高，在小腿后侧和（或）大腿内侧、股三角区及患侧腘窝有压痛，严重者可血栓逆行扩展累及整个下肢深静脉系统，形成全肢型。部分深静脉血栓脱落可导致肺动脉栓塞，出现血氧饱和度下降，严重者可导致死亡。

体征上可表现为：Homans 征阳性（患肢伸直，足被动背屈时，引起小腿后侧肌群疼痛）；Neuhof 征阳性（压迫小腿后侧肌群，引起局部疼痛）。严重者可表现为下肢压凹性水肿，皮温升高，足背动脉搏动减弱或消失。

3. 辅助检查

（1）DVT辅助检查：① 血浆D-二聚体测定，下肢DVT时，血液中D-二聚体的浓度升高，但敏感性较高、特异性差，可用于急性VTE的筛查、特殊情况下DVT的诊断、疗效评估和VTE复发的危险程度评估。② 彩色多普勒超声检查，敏感性、准确性均较高，临床应用广泛，是DVT诊断的首选方法，适用于筛查和监测。③ CT静脉成像（CTV），主要用于下肢主干静脉或下腔静脉血栓的诊断，准确性高，联合应用CTV及CTA肺动脉造影检查，可增加VTE的确诊率。④ 磁共振静脉成像（MRV），能准确显示髂、股、腘静脉血栓，但不能很好地显示小腿静脉血栓。尤其适用于孕妇，而且无需使用造影剂。⑤ 静脉造影，准确率高，不仅可以有效判断有无血栓、血栓部位、范围、形成时间和侧支循环情况，而且常被用来评估其他方法的诊断价值，是诊断下肢DVT的"金标准"。因其是有创检查，且有造影剂过敏、肾毒性以及造影剂本身对血管壁损伤等缺点，临床上已逐步用超声检查来部分代替静脉造影。

（2）PTE辅助检查：① 血气分析，是诊断PTE的筛选指标，但其不具有特异性，约20%确诊为PTE的患者血气分析结果正常。② 肺部增强CT，可直观判断肺动脉栓塞大小及位置，但对亚段及以远端肺动脉血栓的敏感性较差。③ 放射性核素肺通气灌注扫描，敏感度较高，与胸部X线片、CT肺动脉造影相结合可提高诊断的特异度和敏感度。④ 动脉造影，是诊断肺栓塞的"金标准"，在其他检查难以确定诊断时，如无静脉造影禁忌证，则应立即进行。⑤ 经胸多普勒超声心动检查，对于临床中怀疑PTE并伴有休克或低血压患者，通常无条件行肺动脉增强CT确诊，可采取床旁经胸多普勒超声心动检查，观察右心高负荷表现以明确诊断。

4. 预防和治疗措施 包括基本预防、物理预防、药物预防和治疗措施。

（1）基本预防措施：① 手术操作规范，减少静脉内膜损伤；② 正确使用止血带；③ 术后抬高患肢，促进静脉回流；④ 注重预防静脉血栓知识宣教，指导早期康复锻炼；⑤ 围手术期适度补液，避免血液浓缩。

（2）物理预防措施：足底静脉泵、间歇充气加压装置及梯度压力弹力袜等，利用压力促使下肢静脉血流加速，减少血液淤滞，降低术后下肢DVT形成的风险，且不增加肺栓塞事件的发生率。

（3）药物预防和治疗措施：下肢DVT的治疗通常以非手术治疗为主，但重症者则需要采用手术治疗。

1）抗凝治疗：① 低分子肝素，该药作用迅速、高效且作用周期短，是目前临床上最为常用的抗凝药，但有导致继发性出血的倾向，推荐用法为术后24小时开始皮下注射5 000 U，每日1次，直至下床活动或者改口服抗凝药物。② 凝血因子Ⅹa（阿哌沙班、利伐沙班等）和Ⅱa（达比加群）直接抑制剂，这两类药物都是针对单个有活性的凝血因子，抗凝作用不依赖于抗凝血酶，口服起效快，与食物和药物之间很少相互作用，无需监测常规凝血指标，继发性出血不良事件少，且剂量个体差异小，只需固定剂量服用。临床上以利伐沙班10 mg，每日1次最为常用。

2）溶栓治疗：静脉血栓形成后，溶栓治疗是基本措施，常用的溶栓药物有：尿激酶、重组链激酶、组织纤维蛋白溶解酶原激活物等。其个体差异较大，难以统一，易导致出血并发症的可能。

3）外科治疗：临床上需要外科治疗的病例并不多，主要是严重的髂-股静脉栓塞，且严重影响下肢静脉循环或有栓子脱落风险者。主要包括：下腔静脉静脉滤器植入、导管介入溶栓、手术取栓等。

（魏海峰　姜东杰　李林）

【参考文献】

[1] Bansal S, Ailawadhi P, Suri A, et al.Ten years' experience in the management of spinal intramedullary tumors in a single institution [J]. J Clin Neurosci, 2013, 20(2): 292–298.

[2] Kato S, Kawahara N, Murakami H, et al. Surgical management of aggressive vertebral hemangiomas causing spinal cord compression: long-term clinical follow-up of five cases [J]. J Orthop Sci, 2010, 15(3): 350–356.

[3] Woodworth G F, Chaichana K L, McGirt M J, et al. Predictors of ambulatory function after surgical resection of intramedullary spinal cord tumors [J]. Neurosurgery, 2007, 61(1): 99–105; discussion 105–106.

[4] Schuchert M J, McCormick K N, Abbas G, et al. Anterior thoracic surgical approaches in the treatment of spinal infections and neoplasms [J]. Ann Thorac Surg, 2014, 97(5): 1750–1756; discussion 1756–1757.

[5] Mehlman C T, Crawford A H, McMath J A. Pediatric vertebral and spinal cord tumors: a retrospective study of musculoskeletal aspects of presentation, treatment, and complications [J]. Orthopedics, 1999, 22(1): 49–55; discussion 55–56.

[6] Dolan R T, Butler J S, wilson-macdonald J, et al. Quality of life and surgical outcomes after soft-tissue reconstruction of complex oncologic defects of the spine and sacrum [J]. J Bone Joint Surg Am, 2016, 98(2): 117–126.

[7] Xiao J R, Huang W D, Yang X H, et al. En bloc resection of primary malignant bone tumor in the cervical spine based on 3-dimensional printing Technology [J]. Orthop Surg, 2016, 8(2): 171–178.

[8] Quraishi N A, Boriani S, Sabou S,et al. A multicenter cohort study of spinal osteoid osteomas: results of surgical treatment and analysis of local recurrence [J]. Spine J, 2017, 17(3): 401–408.

[9] Butler J S, Burke J P, Dolan R T, et al. Risk analysis of blood transfusion requirements in emergency and elective spinal surgery [J]. Eur Spine J, 2011, 20(5): 753–758.

[10] Abrahams J M, Torchia M B, McGarvey M, et al. Perioperative assessment of coagulability in neurosurgical patients using thromboelastography [J]. Surg Neurol, 2002, 58(1): 5–12.

第15章
脊柱肿瘤围手术期护理
Perioperative Nursing Care of Spinal Tumors

脊柱肿瘤手术入路多、创面大，同时肿瘤患者自身情况较为复杂，易于产生各种并发症。为使患者能够获得满意的临床疗效，则对围手术期的护理提出了更高的要求。除了需要掌握本领域的专科知识外，还要熟悉其他相关科室的知识，只有掌握较为全面的护理知识才能够使医护之间得到良好的配合，患者的疗效才能够得到有效保证。

第1节　术前护理

一、心理护理

通常情况下，癌症患者病程较长，治疗的时间也相应较长，患者在治疗的过程中很容易出现焦虑、恐惧等不良情绪，因此护理人员要积极主动地和患者进行沟通、交流，认真聆听患者的倾诉，以患者当时的心理状况为依据进行针对性的心理疏导，对患者表示充分的关心和爱护，并及时解答患者提出的各种疑难问题，消除患者顾虑，提高患者对治疗的依从性。除护理人员的关心与支持外，家庭、社会的支持也是非常重要的。护理人员要与患者家属建立良好关系，将患者的病情状况详细地告知他们，嘱咐他们给予患者充分的关心与爱护，帮助其对治疗建立信心，使其能够积极主动地配合治疗，使其保持良好的心态，并营造温馨的家庭氛围，使其感受到家庭温暖。同时加强社会支持力度，建立相关癌症公益机构，为患者提供医保支持，减轻其经济负担，消除不安情绪，可提高治疗依从性。

二、营养支持

除早期发现的原发性肿瘤外，多数转移性肿瘤或症状较明显的原发性中晚期肿瘤患者均有不同程度的营养不良，这与肿瘤患者的能量代谢增高、消耗较快，以及疼痛或原发病等因素导致患者摄入量减少有关。其临床表现为消瘦、贫血、低蛋白血症、食欲不振等。为了改善晚期恶性肿瘤患者的营养不良，减轻其痛苦，提高其生存质量，静脉营养支持在晚期恶性肿瘤患者中必不可少。

静脉营养支持是根据患者自身营养缺失情况，将葡萄糖、氨基酸、脂肪乳、电解质、微量元素、维生素、胰岛素等各种营养物质配制成营养液，通过中心静脉注入人体，这样能有效改善患者的营养状况，特别是对那些存在饮食障碍和消化道功能受损的患者。

血红蛋白和血清蛋白是评估恶性肿瘤患者营养状况的重要指标，其中血红蛋白的高低可以直接反映贫血情况。体质指数（BMI）也是评估晚期恶性肿瘤患者营养状况的重要指标之一。由于不同患者性别、身高等各个因素差异较大，故常选择体质指数来作为营养指标。

三、肿瘤局部护理

对于肿瘤局部，不能用力按摩挤压，不能热敷和理疗，不能涂药油和刺激性药膏，不能随便使用中药外敷，以免刺激肿瘤，使病情向不利于患者的方向发展。脊柱肿瘤患者应卧床休息，减少活动，防止病理性骨折。颈椎肿瘤患者应佩戴颈围制动，减少颈部活动。骶骨肿瘤患者由于有骶髂关节的支撑，一般不易发生病理性骨折，但还是以卧床休息为主。

四、癌痛规范化护理

癌痛是临床护理工作中必须面对的重点和难点问题，对患者的生存质量有着极大的影响。因此，选择合理的干预方式缓解恶性肿瘤患者的疼痛症状，改善患者身心健康水平具有重要价值。

1. 癌痛评估

（1）疼痛评估内容：疼痛部位及范围，癌痛性质，疼痛程度，疼痛发作的相关因素，疼痛对生活质量的影响，疼痛治疗史。

（2）疼痛评估方法：疼痛量表（NRS 0-10），描述疼痛量表（VRSO-5），脸谱法（Wong-Baker）。

（3）疼痛评估中注意：患者的主诉，患者的家庭成员或其他主要照顾者的叙述，患者的行为表现如面部表情、身体动作等。

2. 实施镇痛

（1）WHO三阶梯止痛原则：① 口服给药，尽管有许多剂型已经出现，口服依然是首选给药途径。能口服的尽量口服，仅在有严重恶心、呕吐、不能吞咽等情况下的患者才考虑其他给药途径。② 按时

给药，即按照规定的间隔时间给药，如每隔12小时一次，无论给药当时患者是否发作疼痛，而不是按需给药，以保证疼痛连续缓解。③ 用药个体化：根据患者疼痛强度、性质，对生活质量的影响，对药物的耐受性、偏爱性、经济承受能力，个体化地选择药物，确定剂量。

（2）代表药物及其不良反应：代表药包括非阿片类药物如阿司匹林，弱阿片类药物如可待因、曲马多，强阿片类药物如吗啡。

非甾体抗炎药物的不良反应：① 血液系统，可引起血小板聚集及使凝集的血小板解聚的作用，临床上可致出血。② 胃肠道反应，胃酸增高可致溃疡，胃出血。③ 肝功能的影响，长期服用使血药浓度增加，可致肝脏中毒性改变。④ 肾功能的影响，可导致肾血流下降，肾滤过下降，个别敏感个体可致肾衰竭。

阿片类药物的不良反应：便秘、恶心、呕吐、尿潴留、呼吸抑制、镇静、眩晕、瘙痒等。

3. 健康教育　阿片类药物只要按时给药能有效控制疼痛，成瘾罕见，长期及重复用药仍然有效。按医嘱用药，在调整剂量、合用催眠药或镇静药时应有医生指导。对服用阿片类药物有可能出现的不良反应，告知预防措施。同时让患者及其家属明确疼痛是可以缓解的，不要忍痛。告知配合医护人员评估疼痛情况，接受医护人员推荐的止痛方法；止痛药要按时使用，不可擅自停药或增、减药量及频次。

五、术前训练

1. 排便训练　脊柱肿瘤患者手术创伤较大、术后卧床时间较长，所以排解大、小便需在床上进行。排便在受到腰骶部神经支配的同时，还受到大脑的调节。为避免术后不习惯床上大小便而给患者带来的痛苦，术前就应指导患者进行排便适应性训练。同时，要让患者了解掌握床上排便对术后康复的重要性，使其积极配合训练，避免出现有些患者为了减少术后卧床大小便的次数而采取减少进食水的

情况。

2. 括约肌训练　对于骶骨肿瘤患者，由于骶神经的受压而出现会阴部及尾骶部的感觉减退及排便控制能力下降。术前指导患者进行括约肌训练，以增强盆底肌肌肉力量，增加尿道筋膜张力，提高术后排便控制能力。方法：指导患者进行下腹部、会阴部及肛门的收缩运动，每一次收缩时持续30秒，然后放松5秒。如此反复训练，每天锻炼3次，每次15分钟，以患者感觉到肛门收缩强劲有力为标准。

3. 术中体位适应性训练　不同脊柱节段的肿瘤手术其手术体位的要求是不一样的。为了适应手术治疗避免体位对手术产生的不利影响，术前应进行特殊体位的适应性训练，以利于术中管理。

（1）俯卧位训练：适用于脊柱肿瘤后路手术患者。当人体俯卧位时将会对肺部通气产生影响，形成机械性通气功能障碍而影响手术的进行，特别是体形肥胖、有慢性支气管炎、肺气肿等肺部疾患及高龄患者，以上情况将会更明显。所以术前必须加强体位锻炼以适应手术需求。方法：指导患者俯卧于病床上，胸部垫一枕头或被子，双手臂伸直放在身体两侧，额部下方用一小枕头垫起以支撑头部，注意保持呼吸通畅，避免将口鼻捂住。最初每次训练20～30分钟，以后逐渐增加直至2～3小时。对于颈后路手术患者，应配以石膏床进行俯卧位训练。练习时经常询问患者有无不适，呼吸是否通畅。

（2）仰卧位训练：适用于颈前路手术患者。方法：让患者平卧，在肩背部垫一薄枕，使颈部轻度后仰以暴露颈部，每日训练3次，从30分钟开始逐渐增加至2～3小时。在进行仰卧位训练的同时，可配以气管推移训练，为手术野的暴露创造更好的条件。

4. 气管、食管推移训练　气管和食管推移训练主要是为颈椎前路手术作准备的，使患者能够耐受手术中对气管与食管的牵拉，术后减少呼吸道分泌物，防止喉头水肿的发生。因颈椎前路手术的入路系经颈内鞘（包括甲状腺、气管、食管）与颈血管鞘（包括颈总动脉、颈内动脉、颈内静脉、迷走神经）间隙而抵达椎体前方，故术中需将内脏鞘牵向

对侧，方可显露椎体前方或侧前方。

训练者站在患者右侧，用拇指或2～4指指端顺气管侧旁，将气管、食管持续向非手术侧推移。开始时用力缓和，频率5次/分，推移5～8分钟后，用力稍加强，尽量把气管和食管推移超过中线。此后逐渐增加至每次20～30分钟，每日2～3次，持续3～5天。如为体形较胖、颈部粗短者，气管食管推移训练应适当加强。推移训练时患者应取仰卧位，肩下垫一薄枕，使颈部略后伸。实施者剪短指甲，以防损伤皮肤影响手术。此操作易刺激气管引起反射性干咳等症状，因此须向患者及家属交代其注意事项。

然而现在颈椎手术均采用气管内插管全麻，手术中患者的肌肉较松弛，气管、食管推移训练已不再是必不可少的，而是根据手术需要或医生的习惯进行。

5. 呼吸功能训练　戒烟时间长于2周，告之正确的咳嗽呼吸训练的意义及方法，指导、协助患者进行有效咳嗽及咳痰方法，及时清除呼吸道分泌物，保持呼吸道通畅。

（1）深呼吸训练：嘱患者取舒适体位，放松全身肌肉，将双手放于腹部，先快速呼出肺内空气，然后闭嘴缓慢地用鼻深吸气，使放于腹部的手因吸气而抬起，吸至不能再吸时稍屏气2～3秒，然后将口唇缩起似吹口哨状，缓慢呼气，使放于腹部的手因呼气而落下，收缩腹肌，使气呼尽。吸气与呼气时间之比为1∶2以上，训练频率为8～10次/分，3次/天，10～15分钟/次。

（2）咳嗽、咳痰训练：可采取两种方式。

1）暴发性咳嗽：嘱患者取坐位或半坐位，先深吸一口气而后屏气1～2秒，随着胸、腹肌的突然有力收缩，爆发咳嗽。

2）分阶段咳嗽：即一连串的小声咳嗽，使痰液松动，再用力咳出。咳嗽、咳痰训练从手术前3天开始，3次/天。咳嗽一般不可进行时间过长，以10分钟/次为宜，在早晨起床后、晚上睡前及餐前30分钟进行。

（3）术前有肺部感染、肺功能差及慢性阻塞性

肺疾病（COPD）等肺部疾患者，术前3～7天遵医嘱给予抗感染、祛痰、平喘等治疗。根据患者病情遵医嘱给予雾化吸入，一般每天2～4次；建议雾化吸入糖皮质激素联合支气管舒张剂治疗，如布地奈德每次2～3 mg、硫酸特布他林（每次5 mg）雾化吸入。

六、术前准备

1. 肠道准备　需要采取前方入路、侧前方入路或前后联合入路手术的胸腰段、腰椎及骶骨肿瘤患者，为了避免肠道内积气等因素对手术的影响、减少术后腹胀和肠麻痹的发生，术前3天开始给予无渣流质饮食，同时口服肠道抗生素，术前晚及术晨给予清洁灌肠。

2. 物品准备　颈椎肿瘤患者术前应配备大小合适的颈托，颈椎后路手术应定制大小合适的石膏床，手术当天床旁应准备两个沙袋和一个专用颈椎枕头。胸腰段肿瘤患者根据术式准备，如经胸腔手术者应准备胸腔引流管、引流瓶及胸腹带等。由于脊柱肿瘤手术均采取全身麻醉，所以应先备好氧气装置以供术后使用。病情特殊患者，可事先备好心电监护仪、负压吸引器、气管切开包、呼吸机等抢救监护设备。同时，准备好患者的所有影像学资料如X线片、CT、MRI等，随患者一同带入手术室。

3. 皮肤准备　术前应让患者剪指甲、理发（颈椎后路或颈胸段手术患者要剃光头）、洗头、洗澡（使用抗菌皂或抗菌沐浴液）。如术中需取自体骨移植，尚应对供骨区（多为髂骨区）进行皮肤准备，包括髂骨区和会阴部。避免不必要的备皮，如需备皮应在手术当天进行，并使用脱毛膏等不会造成皮肤破损的方法，一旦造成皮肤破损应立即给予消毒处理。

七、DSA检查

由于脊柱肿瘤位置深、血供丰富，且周围组织解剖结构复杂，给手术带来了很大困难。DSA检查能清晰地显示肿瘤的血管供应及分布情况。术前通过DSA对肿瘤的主要供应血管进行栓塞，可以有效地减少手术过程中的出血，降低手术风险。栓塞后应在24～48小时内完成手术，以免血管再通和邻近侧支循环的建立。栓塞前进行皮肤准备，通知禁食禁水，术前给予苯巴比妥肌内注射。术后患者平卧24小时，术侧肢体垫软枕抬高取伸直位，禁止扭动、屈曲以防栓子脱落，可以平移肢体，鼓励术侧肢体做踝泵运动。动脉穿刺处给予绷带加压包扎并用沙袋压迫6小时以防发生皮下血肿。密切观察术侧肢体动脉波动及末梢血循环和肢体感觉情况，如患者主诉术侧肢体疼痛、麻木，要考虑是否包扎太紧，应及时进行减压处理。同时，注意观察绷带包扎处的皮肤情况，以免绷带勒得过紧而导致皮肤的破损。

第 2 节　术中护理

一、术前访视流程及要点

脊柱肿瘤手术以其难度高、时间长、创伤大、出血多为特点，充分的术前访视是缓解患者紧张焦虑情绪的有效途径，可以充分调动患者的主观能动性，使之积极配合手术；可使患者以最佳状态迎接手术，在围手术期护理中发挥积极的作用。必要时手术室护士应参加术前讨论。

（一）术前访视流程

（1）准确填写术前访视单各项目，如姓名、性别、病区、床号、住院号、年龄、术前诊断、手术名称、麻醉方式，确保信息无误。

（2）术前一天下午，按照要求着装至病房访视患者，自我介绍，请患者仔细阅读术前访视注意事项。

（3）与患者交流，着重强调下列问题：

1）评估患者一般状况：生命体征、既往史、过敏史、心理状况等。

2）根据病情及麻醉方式制定术前禁食、禁饮方案。

3）重复术前注意事项：请患者取下义齿、眼镜及隐形眼镜、手表、首饰、发卡等，勿携带现金等贵重物品，女性患者术前不能化妆、涂抹指甲油，以免影响术中病情观察等。

4）进手术室前，应着病员服（骨肿瘤患者应去除内衣裤及袜子），佩戴打印有个人信息的手腕带，携带相关影像资料，等待专人专车转运至手术室。

5）为患者讲解手术过程，以及术前准备、麻醉、手术、术后监护4个阶段所在的不同区域，大致环境。麻醉过程中如有头晕、心慌、恶心、口周麻痹等不适，请告诉医生、护士。

6）因骶尾部、足部、面颊等部位容易受压，而脊柱肿瘤手术一般时间较长，术后可能会引起局部皮肤发红，但医护人员会尽量避免。

（4）如对手术相关内容有疑问，医护人员将予以耐心解答。

（5）将手术注意事项及简单过程告知后，患者得以理解并能主动配合手术进行，患者或家属签字，访视护士签字。

（二）术前访视要点

（1）心理状况：评估患者对疾病的认知程度，有无紧张、恐惧、焦虑等不良情绪，缓解患者术前的恐惧心理，介绍手术及麻醉注意事项，增强对手术的信心。

（2）一般状况：意识、生命体征、皮肤完整性、饮食、排泄、睡眠等。

（3）专科状况：疼痛、脊髓压迫（感觉异常）、四肢肌张力等。

（4）营养状况：有无贫血、低蛋白血症及进食情况。

（5）既往史、近期手术史、目前用药情况（高血压、糖尿病、冠心病等）、目前有无皮肤局部压

迫、感染等，告知容易受压的部位，并采取相应措施，如贴保护贴等。

二、脊柱肿瘤手术常用手术体位护理

手术体位是指手术时患者的体位，即患者身体在手术床上摆放的姿势。手术体位护理包括患者的卧姿、体位垫的使用及手术床的正确操纵。脊柱肿瘤常见的体位有颈椎前路仰卧位、颈椎后路俯卧位、腰椎后路俯卧位、脊柱侧方入路侧卧位。

（一）颈椎前路手术仰卧位

1. 评估 评估患者颈部活动度。

2. 物品准备 沙袋（2个），颈垫，肩垫，头架，约束带，托盘（图15-1）。

3. 操作流程

（1）患者双上肢掌心朝向身体两侧，巡回护士将其肘部微弯曲并用布单固定。

（2）肩下置肩垫（平肩峰），按需要抬高肩部。

（3）颈下置颈垫，使头后仰。

（4）头部两侧各放一沙袋加以保持中立位。

（5）距离膝关节上或下5 cm处用约束带固定，松紧适宜，以能容纳一指为宜，防止腓总神经损伤（图15-2）。

4. 注意事项

（1）肩垫和颈垫的高度要适中，若过高，颈部过度后仰，受压时间过长，术后患者神经症状会加重，甚至发生四肢瘫痪。

（2）颈椎肿瘤伴骨折脱位患者摆放体位时需谨慎，必须在医生的指导下进行。

（二）颈椎后路手术俯卧位

1. 评估 评估患者颈部活动度，受压部位皮肤情况。

2. 物品准备 石膏床（或头托、头架）、沙袋（2个）、气圈、膝圈（2个）、海绵垫、约束带、棉纸、保护贴、镜子、小贴膜、中单、胶布、托盘（图15-3）。

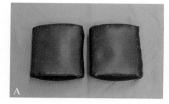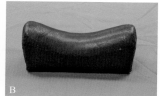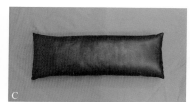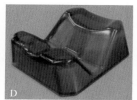

图15-1 颈椎前路手术仰卧位的物品准备

A.沙袋；B.颈垫；C.肩垫；D.啫喱垫

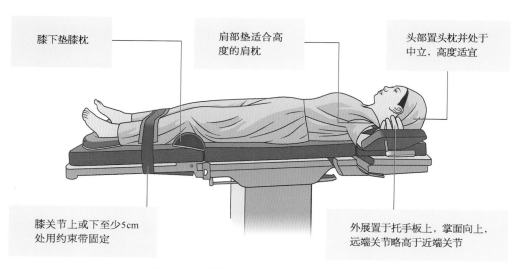

膝下垫膝枕

肩部垫适合高度的肩枕

头部置头枕并处于中立，高度适宜

膝关节上或下至少5cm处用约束带固定

外展置于托手板上，掌面向上，远端关节略高于近端关节

图15-2 颈椎前路手术仰卧位人体模拟示意图

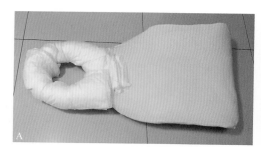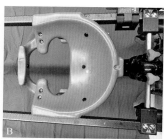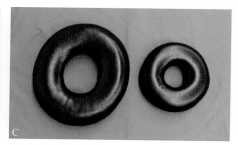

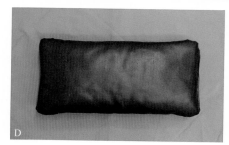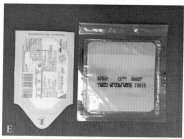

图15-3 颈椎后路手术俯卧位物品准备

A.石膏床；B.马蹄形面托；C.膝圈；D.海绵垫；E.小贴膜与保护贴

3. 操作流程

（1）将石膏床、膝圈、气圈、大垫子从上向下摆放于手术床相应位置（图15-4），取中单铺于手术台上，保证中单干燥、平整、柔软。

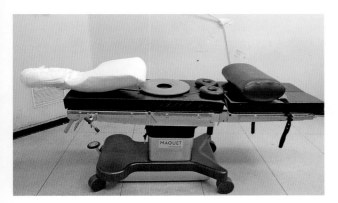

图15-4 俯卧位术前物品摆放示意图

（2）麻醉成功后，用小贴膜将患者的眼睛和管道保护好，在额部、面颊两侧及下巴处贴上保护贴，将石膏床放置于患者身上，气管插管通过石膏床头圈与麻醉机连接，同时麻醉医生在患者上下牙齿间放置一块牙垫，防止翻身后舌下垂时被牙齿损伤。

（3）体位安置时，告知麻醉医生做好相应准备，指导配合医生将放有石膏床的患者以脊柱为轴心从手术转运床缓慢旋转翻身至手术床，此时动作应轻缓，用力要协调一致，翻转同时将石膏床与患者的头部移出手术台。最终患者俯卧位于石膏床和体位垫上。

（4）翻身后保证面部向下，眼、口、鼻、唇悬空，以前额及两侧颊部为支点置于石膏床头圈上，再根据患者体型调整石膏床与体位垫。

（5）用镜子仔细检查头圈内双眼、颧骨、嘴唇是否受压，保持颈椎呈中立位。

（6）在石膏床的肩下两侧部位放置2个15 cm×15 cm的沙袋，用以稳固石膏床，保持平衡，同时可使斜方肌放松。

（7）在患者的骨隆突处如肩锁关节、肋骨、髂骨等部位垫棉纸预防受压，男性患者检查会阴部是否在气圈内，同时注意气圈的头部朝外。

（8）将中单穿过双上肢，且使上肢自然置于身体两侧，用宽胶布固定。

（9）将双腿置于大垫子上，双下肢略分开，保持功能位；膝盖置于膝圈上，避免悬空；踝关节自然弯曲，足尖自然下垂，约束带置于膝关节上5 cm处（图15-5）。

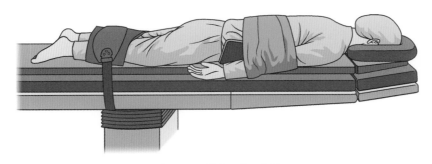

图15-5 石膏床固定示意图

4. 注意事项

（1）轴线翻身时需要至少4名医护人员配合完成，步调一致。麻醉医生位于患者头部，负责保护患者头颈部及气管导管；一名医生位于患者转运床一侧，负责翻转患者；另一名医生位于患者手术床一侧，负责接住被翻转患者；巡回护士位于患者足部，负责翻转患者双下肢。

（2）摆放体位后，应逐一检查各受压部位及各重要器官，尽量分散各部位承受的压力，并妥善固定。

（3）使用头托或头架时，应使用手术床配套部件，且应进行专业培训后进行摆放。

（三）腰椎手术俯卧位

1. 评估　评估患者颈部活动度，颈部有无骨折，双上肢活动度，腋神经是否受限，受压部位皮肤情况。

2. 物品准备　头圈，U型垫（2个）（图15-6），膝圈（2个），海绵垫，约束带，托盘。

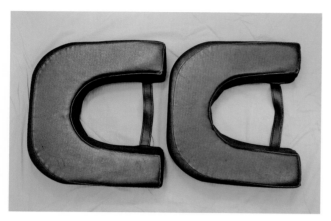

图15-6　U型垫

3. 操作流程

（1）根据透视的需求和医生习惯，将体位垫按照顺序置于手术床上相应位置（图15-7），铺上中单，保证中单的干燥整齐。

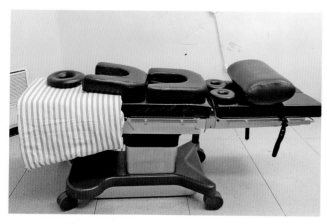

图15-7　腰椎手术俯卧位体位垫放置示意图

（2）在手术转运床上给予患者气管内插管全麻后，将患者双臂下垂紧靠躯体，将液体袋取下关闭调节器放于患者头侧，将尿袋置于患者两腿之间。

再将手术转运床与手术床平衡并拢。

（3）将全麻后的患者采用轴线翻身到手术床上，需要4～6人同时操作。头部由麻醉医生托扶，负责观察患者情况及气管导管的稳定性；其他人分别站于手术转运床与手术床的两侧，分别托扶患者的胸肩部、腰部、胯部、臀部及大腿。在翻身时，共同协作，靠近手术床2人伸直双臂，靠近手术转运床的两人将手伸到患者身下，巡回护士负责下肢，巡回护士喊口令，先将患者翻至两人手臂上，再众人合力将患者平放于体位垫上（图15-8），翻身时要特别注意头颈部、躯干及下肢三点成一线，不可扭曲与摆动头部。

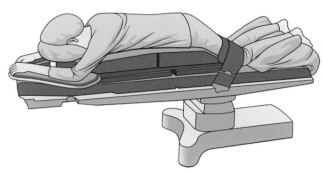

图15-8　腰椎手术俯卧位人体模拟示意图

（4）检查头面部，根据患者脸型调整头圈，保证眼部悬空，避免压迫眼部眶上神经、眶上动脉、眼球、颧骨、鼻、口唇，维持颈椎正常的生理弯曲。

（5）将双上肢沿关节生理旋转方向，自然向前放于托手架上，高度适中，防止臂丛神经、尺神经损伤，避免指端下垂。

（6）将前胸、肋骨两侧、髂前上棘、耻骨联合作为支撑点，胸腹部悬空，避免受压，避开腋窝。女性患者要把乳房向内推至悬空的地方，男性患者的会阴部要放在空隙处勿受压。

（7）将双腿置于大软垫上，双下肢略分开，保持功能位；膝关节置于膝圈上，避免悬空；踝部背曲，使距小腿关节自然下垂保持功能位，高度以患者的脚趾悬空为准；足尖自然下垂。约束带置于膝关节上5 cm处，防止腘神经损伤，以能伸进一个掌面的松紧为宜。

4. 注意事项

（1）腹部悬空，以利于呼吸；双手臂自然置于肩部上方，肘关节轻度弯曲，维持功能位；脚置于海绵垫上，脚趾悬空。保持脊柱水平位。

（2）注意预防面部、眼睛受压，女性患者注意避免乳房受压，男性避免外生殖器受压。

（四）脊柱手术侧卧位

1. 评估　评估患者腋神经是否受限，受压部位皮肤情况。

2. 物品准备　侧卧位搁手架（图15-9），海绵垫，软垫，侧卧位架（图15-10），约束带，头架，托盘。

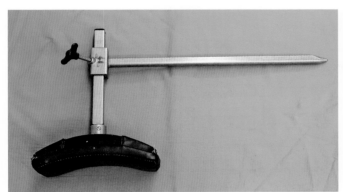

图15-9　侧卧位搁手架

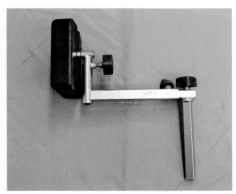

图15-10　侧卧位架

3. 操作流程

（1）麻醉医师站在患者头部，负责观察患者情况，保护气管导管与硬膜外导管，扶托患者头颈部。

（2）其他2～3人分别站在手术床两侧，扶托背部、胸腰部及下肢，搬动患者时步调要一致，将患者脊柱向同一纵轴位转动，避免牵拉损伤，保护肢体。

（3）巡回护士将其两手臂向前伸展放于双层托手架上。

（4）腋下垫一海绵垫，距腋窝10 cm。巡回护士用约束带固定患者双上肢。

（5）头部下方垫高约20 cm后再放上头圈，耳郭置于头圈空隙处。

（6）胸背部两侧各垫一大软垫，用骨盆固定架固定，防止身体倾斜晃动。

（7）两腿之间垫一软垫，健侧下肢屈曲60°～70°，并用约束带固定（图15-11）。

（8）床尾放置托盘，床头放置头架。

4. 注意事项

（1）要求腋下能通过一拳头，避免腋神经受压及损伤。

（2）注意保护骨突部，根据病情及手术时间建议使用保护贴，预防手术压疮。

（3）侧手架的高度同肩宽，避免手臂上举过度，肘关节悬空。

三、脊柱肿瘤手术术中配合要点及常用特殊器械

（一）术中无菌操作原则

（1）严格区分"无菌区"和"非无菌区"，无菌物品和非无菌物品分开放置。

（2）环境整洁，无菌操作应在清洁、干燥、宽敞的地方进行。

（3）操作前，衣、帽、口罩穿戴整齐，修剪指甲和洗手。

（4）一份无菌物品只供一个患者使用，凡已打开放在无菌台上的备用品，不论使用与否，均不得再放回无菌容器内。

（5）凡未消毒的用物和手臂均不可接触或跨越无菌区。

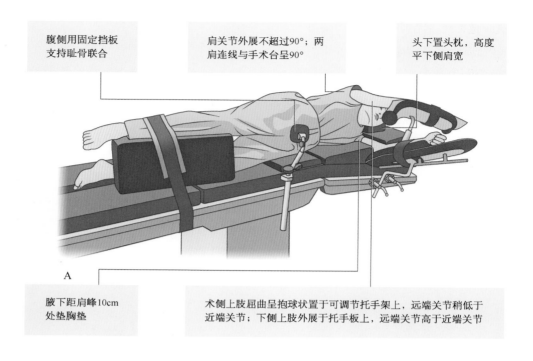

腹侧用固定挡板支持耻骨联合

肩关节外展不超过90°；两肩连线与手术台呈90°

头下置头枕，高度平下侧肩宽

腋下距肩峰10cm处垫胸垫

术侧上肢屈曲呈抱球状置于可调节托手架上，远端关节稍低于近端关节；下侧上肢外展于托手板上，远端关节高于近端关节

A

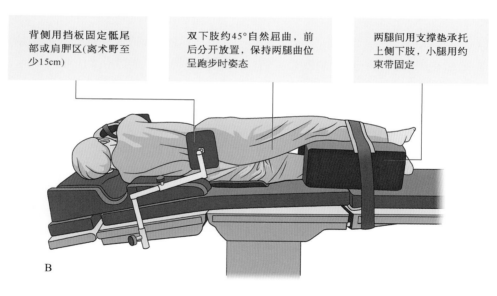

背侧用挡板固定骶尾部或肩胛区(离术野至少15cm)

双下肢约45°自然屈曲，前后分开放置，保持两腿曲位呈跑步时姿态

两腿间用支撑垫承托上侧下肢，小腿用约束带固定

B

图15-11 脊柱手术侧卧位人体模拟示意图

A. 前面观；B. 后面观

（6）术中物品如疑有污染或被污染即不可使用，应立即更换或重新灭菌。

（7）手术过程中，同侧手术人员如需调换位置，一人应先退后一步，背对背地转身到另一位置。

（8）正确传递物品及器械。

（9）参观人员要与手术区保持在30 cm以上的距离。

（二）手术物品清点

1. 手术物品清点原则

（1）双人逐项清点原则：清点物品时器械护士与巡回护士应遵循一定的规律，共同按顺序逐项清点。

没有器械护士时由巡回护士与手术医生负责清点。

（2）同步唱点原则：器械护士与巡回护士应同时清晰说出清点物品的名称、数目及完整性。

（3）逐项即刻记录原则：每清点一项物品，巡回护士应即刻将物品的名称和数目准确记录于物品清点记录单上。

（4）原位清点原则：第一次清点及术中追加需清点的无菌物品时，器械护士应与巡回护士即刻清点，无误后方可使用。

2. 手术物品清点时机

（1）第一次清点，即手术开始前；第二次清点，即关闭体腔前；第三次清点，即关闭体腔后；第四次清点，即缝合皮肤后。

（2）增加清点次数时机：如术中需要交接班、手术切口涉及两个及以上部位或腔隙，关闭每个部位或腔隙时均应清点。

（三）术中常用特殊器械

1. 拉钩　有脊柱自动拉钩、单齿拉钩、梳式拉钩等（图 15-12），用于撑开手术切口，暴露术野。

2. 剪、凿断骨切用具　咬骨剪、骨凿、锤子（图 15-13），用于剪断、凿断骨块，去除血痂。

3. 咬骨钳　有鹰嘴咬骨钳、尖嘴咬骨钳、椎板咬骨钳（图 15-14），用于咬断骨质。

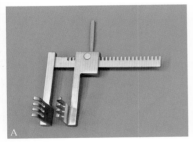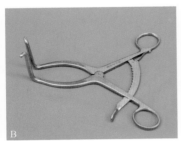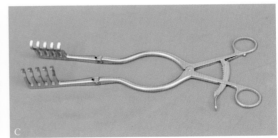

图 15-12　**脊柱手术拉钩**
A. 脊柱自动拉钩；B. 单齿拉钩；C. 梳式拉钩

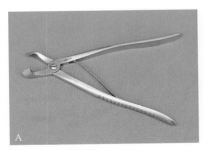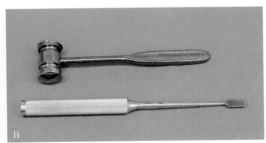

图 15-13　**剪、凿断骨用具**
A. 咬骨剪；B. 骨凿与锤子

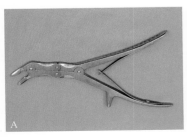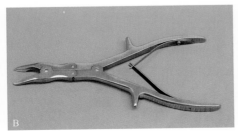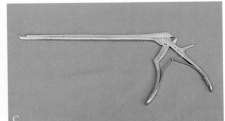

图 15-14　**咬骨钳**
A. 鹰嘴咬骨钳；B. 尖嘴咬骨钳；C. 椎板咬骨钳

4. 髓核钳与刮匙　见图 15-15，用于挖除或刮除髓核、软组织及骨松质。

5. 剥离子　有骨膜剥离子、小剥离子、带钩剥离子（图 15-16），用于剥开肌肉、神经与骨膜。

6. 精细器械　见图 15-17，用于血管、神经等精细部位操作。

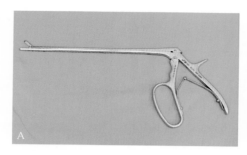
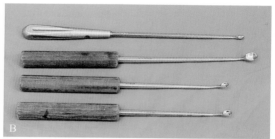

图 15-15　**髓核钳与刮匙**

A. 髓核钳；B. 刮匙

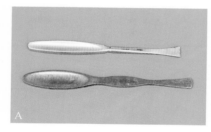
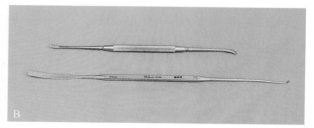

图 15-16　**剥离子**

A. 骨膜剥离子；B. 小剥离子与带钩剥离子

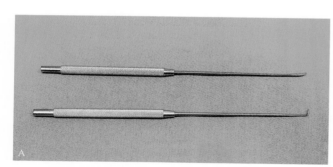
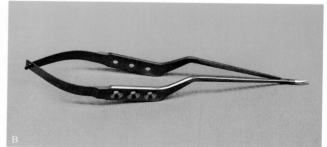
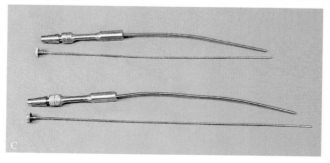

图 15-17　**一些精细器械**

A. 精细神经勾、剥离子；B. 精细剪刀；C. 显微吸引器

(四) 术中常用特殊仪器设备

1. 高速磨钻　见图15-18，用于钻孔、扩孔、植骨、修磨骨质等。

2. 手术显微镜　见图15-19，用于放大显微结构。

3. 高频电刀　见图15-20，用于分离组织。

4. 双极电凝　见图15-21，用于止血。

5. X线机　C臂机、O臂机（图15-22），用于术前定位，术中透视、导航等。

6. 全碳纤维脊柱床　见图15-23，用于脊柱手术，X线透过率好。

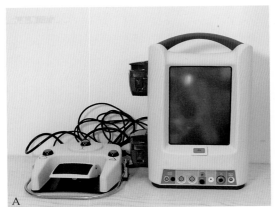
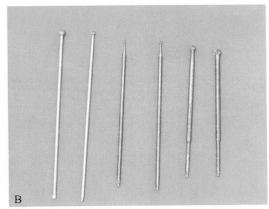

图15-18　**高速磨钻**
A.整套设备；B.磨头

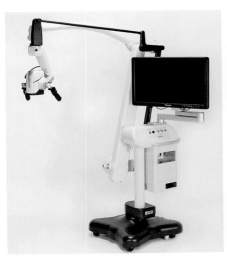
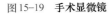

图15-19　**手术显微镜**

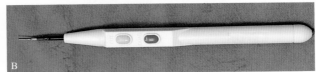

图15-20　**高频电刀**
A.主机；B.电刀头

四、脊柱肿瘤手术术中隔离技术

手术隔离技术是指在无菌操作原则的基础上，外科手术过程中采取的一系列隔离措施，将肿瘤细胞、种植细胞、污染源、感染源等与正常组织隔离，以防止或减少肿瘤细胞、种植细胞、污染源、感染源的脱落、种植和播散的技术。

(一) 隔离手术范围

所有恶性或可疑恶性肿瘤的穿刺、活检、部分

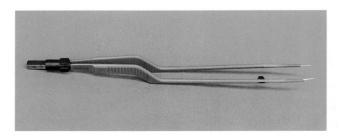

图15-21　双极电凝头

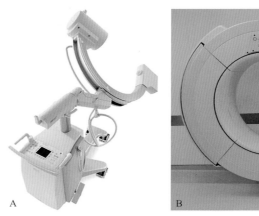

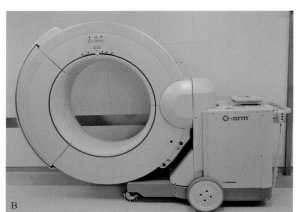

图15-22　X线机

A.C臂机；B.O臂机

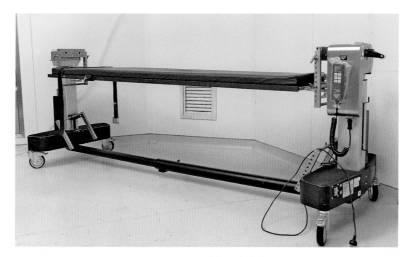

图15-23　全碳纤维脊柱床

或全部切除手术的过程。

（二）隔离操作原则与要点

1.隔离操作原则

（1）被污染的器械、敷料应放在隔离区域内，注意避免污染其他物品，禁止再使用于正常组织。

（2）切除部位断端应用湿纱布垫保护，避免污染周围组织。

（3）术中吸引应保持通畅，随时吸除外流内容物；吸引器头不可污染其他部位，根据需要及时更换吸引器头。

（4）擦拭器械的湿纱布只能用于擦拭隔离器械。

（5）器械护士的手不得直接接触污染隔离"源"（隔离器械、隔离区域、隔离组织）。

（6）预防切口种植或污染的措施，如取出标本建议用取物袋，防止标本与切口接触，取下的标本放入专用容器。

2. 隔离操作要点

（1）手术切口的保护：保护皮肤、皮下组织，手术体腔探查。

（2）手术器械敷料管理：建立"肿瘤隔离区"。

（3）肿瘤的切除

1）隔离肿瘤：破溃肿瘤应设法用纱布、手套、取瘤袋等方法进行隔离或应用肿瘤表面封闭等技术进行生物制剂隔离。

2）整块切除：将肿瘤完整切除和取出，尽量避免将肿瘤分段取出。

3）轻柔操作：手术人员应尽量避免挤压瘤体，尽量实施锐性分离，少用钝性分离，避免肿瘤细胞沿血液、淋巴管扩散。

4）充分止血：尽量使用电刀切割组织，减少出血机会；切断肿瘤细胞血行转移途径。

5）分组操作："互不侵犯"即涉及组织修复等手术，需要多组人员同时操作时，区分有瘤器械与无瘤器械、有瘤操作与无瘤操作人员，各组人员和器械不能相互混淆。

6）肿瘤取出：取出的标本应用取物袋，避免肿瘤直接接触切口。

7）标本的放置：放置于定制的容器。

（4）术中冲洗液的使用：使用未被污染的容器盛装冲洗液冲洗术野。冲洗后不建议用纱布垫擦拭，以免肿瘤细胞种植。

第3节　术后护理

一、搬运患者

脊柱手术后患者搬运至少应有 3 ～ 4 人共同完成。颈椎术后患者在移动时要戴好颈托，保持头、颈部置于中立位，头颈部由专人负责固定，动作协调一致，使头颈部与躯干同一水平，切忌扭转、过曲或过伸。其余护理人员托住患者的肩胸部、腰髋部及双下肢，保持身体纵轴的一致性，严禁躯干扭曲、旋转。有胸腔闭式引流的患者搬运时应夹闭胸腔引流管，注意保护各种导管不要脱落。

二、与手术室人员进行交接

1. 病情交接　患者术中输血量、输液量、出血情况及生命体征状况需要进行交接，各种引流管（如伤口负压引流管、胸腔闭式引流、导尿管、深静脉置管等）亦需要交接。

2. 皮肤交接　注意皮肤有无压力性损伤，尤其颈椎、颈胸段后路手术的患者，手术中取俯卧位于石膏床上，应特别注意鼻部、颧骨、下颌等最易发生压力性损伤的部位，注意手术护理单上记录与实际情况是否相符。

3. 物品交接　与手术室护送人员交接物品，防止有物品遗漏在手术室，并在交接单上签字。

三、体位护理

术后麻醉清醒返回病房即可垫枕，枕头高度以 3 ～ 5 cm 为宜，以减轻伤口张力及疼痛。4 ～ 6 小时后再更换体位（全麻初醒需防止呕吐窒息，后路手术术后压迫止血）。颈椎术后患者头颈部制动，颈部两侧各放置一个沙袋，保持颈部处于中立位，避免左右旋转或前后过度屈伸。在观察患者 4 ～ 6 小时无明显恶心、呕吐反应后可给予垫枕翻身。翻身时注意保持轴线翻动，每 2 小时一次以预防压力性损伤的发生。侧卧时注意将头部垫高与脊柱保持在同一轴线水平上，翻身时角度不宜过大，以侧卧30°为宜。

四、生命体征监测

1. 心电监护　患者术后24小时内心电活动变化较大，特别是对老年患者、术前心功能不全、术中发现有心电活动异常者，应常规进行24小时连续监测，以及时发现心肌缺血、各类心律失常等。术后心率增快（＞100次/分）应考虑血容量不足、低血钾、心功能不全、高热、药物作用等；若心率减慢（＜60次/分）应考虑电解质紊乱、传导阻滞等，应根据具体情况认真分析，及时给予处理。

2. 血压监测　血压的高低与心排血量、血容量、周围血管阻力、血管壁弹性和血液黏稠度等因素有关。肿瘤手术出血量较大，骶骨肿瘤手术可达2 000～6 000 ml，因此要密切观察血压情况。为防治低血容量性休克的发生，应根据血压调整输液速度，以及时补充血容量。

五、呼吸功能监测

无创性动脉血氧饱和度可持续、动态地进行监测，从而了解患者动脉血氧合情况，现已成为常规的监测手段。根据患者的病情还可以进行动脉血气分析，以直接了解PaO_2和$PaCO_2$等。此外，对呼吸的频率、幅度的监测也极为重要。伤口的疼痛、肺部炎症、肺功能不全、输液过多引起的肺水肿等因素，均可引起呼吸频率过快（＞30次/分）；而呼吸频率过慢（＜12次/分）时，应考虑呼吸性碱中毒、药物抑制或神经系统并发症等。

六、脊髓神经功能的观察

脊髓神经功能是脊柱肿瘤术后需要观察的重点，要注意患者四肢有无感觉、运动功能的改变，特别是术后24小时内每小时观察记录一次患者四肢的肌力，主要了解下肢的主动运动，尤其是足趾和距小腿关节的伸屈功能，并与术前进行比较，以判断手术对脊髓功能的影响。让患者自主活动四肢，如发现肢体麻木、运动障碍或感觉障碍平面上升，提示有脊髓水肿平面上升或血肿形成，应及时报告处理。骶骨肿瘤患者要询问患者大小便功能情况，因两侧骶神经损伤会影响肛门括约肌功能。

七、伤口及各种引流护理

1. 注意观察伤口及敷料情况　要保持敷料干燥、清洁，一旦有污染或渗透应及时更换。留置引流管者应保持管道通畅，观察引流的色、量、质，并做好记录。术后引流血性液较多时应注意排除活动性出血，监测血压容量。当伤口不断有渗液，且量较多，呈淡粉色或清亮液体时，应考虑有脑脊液漏。

2. 负压引流管的护理　由于脊柱肿瘤手术创面大，渗血、渗液较多，容易积聚引起感染，而且会造成对脊髓、气管等伤口周围组织的压迫，所以术后伤口要常规放置1～2根引流管，一般多给予负压引流（有脑脊液漏时要维持常压引流）。保持引流管的通畅，妥善固定，不能扭曲。注意观察引流液的颜色，准确记录引流量。如果术中止血不彻底或残腔较大，可导致术后伤口引流较多，若此时持续负压引流则不利于血液的凝固，通常需将负压引流改为常压引流。引流管的放置时间以引流量为准，一般当24小时引流量＜30 ml时，可以给予拔管。

3. 胸腔闭式引流管的护理　胸椎肿瘤经胸腔手术或术中产生较大的胸膜破损，术后应给予胸腔闭式引流，这样应密切观察胸腔引流瓶的水柱波动情况和引流液的色、质、量。要经常检查胸腔闭式引流装置是否完整，导管有无受压、接口是否紧密、固定是否牢固，要定时挤捏管壁，防止血块堵塞胸管。拔管指征是：24小时引流量＜50 ml，引流出的液体清亮，试行夹管后患者无胸闷等不适主诉，胸片证实无明显胸腔积气、积液和肺不张，可给予拔管。

4. 腰大池引流管的护理　腰大池持续外引流能使脑脊液外漏的方向发生转移，降低颅内压，维持脑脊液压力于较低水平，同时又能保持漏口干燥，加速切口处肉芽组织形成，可促进脑脊液漏部位创面的愈合。主要护理措施：① 控制引流量与速度。正常人的脑脊液压力在 0.78 ～ 1.96 kPa（80 ～ 200 mmH$_2$O），如果持续腰穿引流每小时引流脑脊液 10 ml，脑脊液压力仍可维持在 0.78 kPa 左右，在此水平患者平卧基本无特殊不适。在此期间嘱患者防寒、保暖和保持大便通畅，以免用力咳嗽和排便。② 预防感染。每日监测体温，注意观察脑脊液的量、颜色以及有无絮状物。及时倾倒引流袋内脑脊液，防止颅压调节瓶内的脑脊液液面过高而淹没其引流滴管口。观察腰大池引流管的穿刺部位有无渗血、渗液，敷料是否清洁、干燥。在给患者变换体位或搬运过程中，应先夹闭引流管，待调整好颅压调节瓶和引流袋的位置后再开放引流。③ 妥善固定导管，防止引流管打折、扭曲。还应加强对患者及家属的引流管护理宣教，使他们能积极主动配合各项护理工作。④ 保持有效引流。对于脑脊液为血性或其蛋白含量较高的患者，每日定时从身体侧向引流袋方向轻轻挤捏引流管，以确保引流通畅，防堵塞。

5. 负压封闭引流（VSD）的护理　将 VSD 技术应用于骶骨肿瘤切除术后路切口，明显减少了切口感染发生率，促进愈合。研究证实，VSD 技术能够充分引流创面、减轻水肿、预防感染、刺激肉芽组织生长，从而加快创面直接愈合。

VSD 使用过程中需注意的问题：① VSD 敷料要求塑形良好，与切口相符并完全覆盖切口。② 切口周围皮肤先用乙醇擦洗、干纱布擦干，然后贴敷料，这样敷料会与皮肤粘连紧密，不易脱落。③ 引流管根部半透膜是漏气的高危位置，要仔细沿引流管塑形半透膜。半透膜贴好后仔细检查是否漏气，否则应及时修补。④ 患者送回病房过程中也需持续负压吸引或夹闭引流管，以免血液渗至半透膜下发生漏气。⑤ 拆除 VSD 后部分患者敷料边缘可见局部破溃或水泡生成，需常规换药，注意局部清洁，防止感染。⑥ 密切观察引流液，如果持续引流出大量淡红色或清亮液体，尤其是高位骶骨肿瘤切除、有放疗史和二次手术患者应考虑脑脊液漏的发生。

6. 伤口疼痛的护理　一般在手术当日最为明显，术后 1 ～ 3 天逐渐减轻。对于疼痛明显者，可根据病情遵医嘱给予止痛药物，如曲马多、吗啡等，以减轻切口的疼痛，有利于患者的休息和床上的活动，但应用止痛药物后应加强观察，尽量减少止痛药物的不良反应。

八、呼吸道管理

由于全麻气管插管、颈前路手术中反复牵拉气管等机械性损伤，患者术后会出现呼吸道分泌物增多，同时因切口疼痛而导致患者不敢或无力将痰液咳出，易引起痰液阻塞呼吸道或引发肺部感染。麻醉清醒后可鼓励患者自行排除呼吸道分泌物，若痰液黏稠不易咳出，可遵医嘱给予雾化吸入（建议糖皮质激素联合支气管扩张剂治疗，一般每日 2 ～ 4 次）或氨溴索（沐舒坦）等祛痰药物，以稀释痰液利于痰液咳出。对于痰液过多、过稠者，可适当增加雾化吸入的次数。病情允许情况下可给患者拍背，协助排痰。此外麻醉插管可引起咽喉部损伤，引起喉头水肿。喉头水肿在术后 4 ～ 5 天为高峰期，1 周后渐渐消退；如严重水肿至呼吸困难，可考虑气管插管或气管切开。另外术后 2 ～ 3 天即可以开始进行呼吸功能训练如吹气球等，特别是放置胸腔闭式引流管的患者，有利于肺的扩张。

九、饮食护理

术后返回病房即可咀嚼口香糖以促进肠功能恢复，在病情允许的情况下尽快恢复经口进食，在没有出现恶心、呕吐的情况下术后 4 小时即可开始饮水，无不良反应即可给予流质饮食。

1. 行颈前路手术的患者　因术中牵拉气管、食管及麻醉气管插管，术后常会出现明显的咽喉部疼痛和吞咽困难，所以术后 1 ～ 3 天可给予冷流质饮食，以减轻咽喉部的充血、水肿状态，待症状缓解后可改为普食。吞咽时食管疼痛明显、吞咽困难严重的患者应给予禁食，必要时给予留置胃管鼻饲，以免导致食管瘘。

2. 颈、胸、腰椎体肿瘤行后路手术的患者 术后4小时可先给予易消化的流质，第2天如无明显的咽喉部不适即可给予普食。

3. 腰骶椎肿瘤行前路或前后联合入路手术的患者 术后待肛门排气后方可进食，先给予流质。应注意避免牛奶、豆奶、甜品等产气食品。然后由半流质逐渐过渡到普食。

4. 全身营养状况较差的危重患者 可根据病情给予全身营养支持，以提高机体抵抗力，促进伤口愈合。一般病程较短（1周左右）者，可给予静脉营养支持。若禁食时间较长，可给予留置胃管提供要素饮食，这既可以维持消化道的正常生理功能，还能减少静脉营养所带来的并发症。

第4节　术后并发症的预防与处理

一、颈深部血肿

1. 病因　由于伤及血管丰富的颈长肌而止血不彻底，以及骨质创面易渗血等原因，均可引起术后颈深部血肿的形成。

2. 临床表现　多见于术后12～24小时，患者主诉呼吸费力、胸闷、气促、憋气，颈部有压迫感。查体可见患者颈部增粗、伤口周围张力大、引流液量少，挤压引流管未见血性液流出。监测生命体征可见患者呼吸频率加快、血氧饱和度下降，可伴有发音改变、口唇发绀、鼻翼翕动等呼吸困难症状。此外患者同时会出现四肢感觉、运动功能障碍或进行性加重。

3. 预防护理与处理措施

（1）密切观察患者的呼吸情况。注意呼吸的频率、深浅度，以及血氧饱和度的变化。

（2）严密观察患者四肢感觉运动情况，准确评估患者肌力，并进行手术前后肌力变化的对比。

（3）保持伤口引流管通畅，观察颈部切口局部的情况，及时发现有无伤口渗出、颈部肿胀等情况发生。

（4）床旁备气管切开包及负压吸引装置，一旦患者出现呼吸困难立即给予抢救。

（5）颈前部血肿的处理：通知医生抢救并立即给予加大吸氧流量，去枕开放气道，准备好切开缝合包和负压吸引装置，配合医生进行床旁伤口拆线，去除颈深部血肿。同时给予心电监护监测生命体征、血氧饱和度，必要时给予简易呼吸器辅助呼吸。待呼吸情况改善后，完善术前准备送手术室进一步探查处理。前往手术室途中要备好急救物品，以备途中发生病情变化紧急抢救时使用。

（6）颈后部血肿的处理：根据患者病情进展遵医嘱做术前准备。一般让其自行吸收，对症处理。但如果出现四肢麻木、肌力下降，则应紧急向医生汇报，同时观察负压引流是否通畅。必要时完善术前准备，送手术室进一步探查处理。

二、喉头水肿、气管痉挛

1. 病因　多见于颈椎前路手术患者，与术前气管、食管推移训练不到位，以及术中气管插管和对食管、气管的过度牵拉有关。颈部粗短、肥胖的患者是高危险人群。术后24小时内为发生气管痉挛的高风险期。

2. 临床表现　轻者表现为咽喉疼痛，伴有声音嘶哑、吞咽困难，3～5天后自行消失。严重的喉头水肿与痉挛虽不多见，但一旦发生可引起窒息甚至死亡。

3. 预防护理与处理措施

（1）观察呼吸情况，保持呼吸道通畅。床旁备气管切开包，一旦出现呼吸困难立即实施抢救。

（2）遵医嘱给予雾化吸入，一般每日2～4次，建议雾化吸入糖皮质激素联合支气管舒张剂治疗，如布地奈德（每次2～3 mg）、硫酸特布他林（每次5 mg）雾化吸入。

（3）术后 3～5 天可酌情给予冷流食，以减轻咽喉部的水肿与充血。

三、喉返神经、喉上神经损伤

1. 病因　多见于颈前路手术后，由于术中钳夹、牵拉过度、牵开器长时间的压迫或术中切断等引起。

2. 临床表现　喉上神经内支损伤引起术后进食尤其是食用流质食物或饮水时出现呛咳，外支损伤致环甲肌麻痹、声带松弛，使声调变低；喉返神经损伤可引起声带麻痹，表现为声音嘶哑、发音不清、憋气。牵拉性损伤多为暂时性的，伤后 1～3 个月可以恢复。切断性损伤如果仅为一侧，经过数月后可逐步由对侧代偿；如是双侧损伤，则会严重影响发音或出现呼吸困难等表现。

3. 预防护理与处理措施　术后立即诱导患者大声讲话，以了解声音有无异常。声音嘶哑者鼓励患者进行发音训练，饮水呛咳者在恢复前可给予半固体类饮食。

四、食管损伤

1. 原因　颈椎前路手术术中牵拉操作过度，长时间压迫而影响食管血运，或使用的牵开器较锐利，易刺破食管。

2. 临床表现　患者出现颈部伤口肿胀、疼痛、发热、咽痛等症状。进食时出现呛咳，吸痰时或伤口引流管内有食物残渣，换药时伤口处有食物残渣渗出。给予口服亚甲蓝可见引流管内引出蓝色液体，或行食管钡餐、食管镜等检查可确诊。此种并发症不多见，但易引起纵隔感染导致死亡。术后及时发现并报告医生，行手术修补和伤口灌洗术。

3. 预防护理与处理措施

（1）做好引流管的充分引流，密切观察伤口引流管的引流液色、性质与量，发现异常及时汇报给医生。

（2）一旦怀疑损伤，立即给予禁饮、禁食，留置胃管，做好胃管护理与鼻饲护理。遵医嘱给予肠内、外高营养支持治疗。

（3）遵医嘱给予抗生素，以预防、控制感染。

（4）将创面敞开引流，加强局部换药等处理。

五、脊髓及神经根损害

1. 病因　术中对脊髓及神经组织的牵拉、微循环的损伤，以及不可见性损伤等多因素，可引起术后脊髓及神经根损害加重。

2. 临床表现　与术前脊髓神经功能相比，患者在术后出现肢体感觉麻木、疼痛、活动障碍、大小便障碍等一系列神经症状加重的情况。

3. 预防护理与处理措施

（1）术后 24～72 小时密切观察四肢感觉、运动及大小便异常等情况，准确评估四肢肌力并与术前进行对比。若有神经压迫症状并进行性加重，应及时汇报给医生。

（2）如出现损害，遵医嘱应用 20% 甘露醇或呋塞米等消肿治疗，也可应用激素冲击疗法，以及营养神经的药物治疗。同时做好患者的心理护理，以疏导缓解其紧张、恐惧心理。

六、脑脊液漏

1. 病因　主要是在肿瘤侵蚀硬脊膜导致硬脊膜破损、肿瘤与硬脊膜粘连紧密需要将其切除、椎管内硬膜下肿瘤需要切开硬脊膜等因素下，手术切口愈合欠佳。

2. 临床表现　表现为伤口处引流液由血性变为淡红色或淡黄色液体，引流量增多，患者多有头晕、头痛等主诉，应警惕为脑脊液漏。一般于术后 24～48 小时发生。

3. 预防护理与处理措施

（1）保持伤口敷料清洁、干燥。伤口处用厚敷料换药并局部加压包扎，以减少渗出，如有渗出要随时换药以防止感染。同时密切关注患者有无发热、头痛加重等情况，以防椎管内感染。

（2）伤口引流由负压引流改为常压引流，并可提高引流袋的高度至床沿，或遵医嘱定时夹闭、开放引流管。密切观察引流液的色、性质和量，并做好相关记录。

（3）体位护理：脑脊液漏患者多有头痛，给予绝对卧床。① 颈椎前路手术者可在伤口处用沙袋压迫，绝对卧床，可采取低枕平卧或头低足高位；经口前路上颈椎手术，术后患者面部朝上，使瘘口位于上方，有利于创面愈合。② 后路上颈椎手术患者，绝对卧床，可采取头高足低位、低枕平卧或侧卧位。③ 胸腰椎术后患者，可以考虑采用头低足高体位。也可采取俯卧位，伤口处放沙袋压迫，但要注意观察患者的呼吸情况。

（4）遵医嘱给予补液用药，如应用可通过血脑屏障的广谱抗菌药物，以及给予清蛋白、氨基酸、血浆等营养支持治疗。

（5）指导患者进食高蛋白食物，维持水、电解质平衡。经口前路上颈椎手术中，如术中发现脑脊液渗漏，术后常规维持鼻饲饮食7天；如脑脊液渗漏仍未愈合，需延长至脑脊液渗漏明确愈合后方可拔除鼻饲管。

（6）必要时医生根据患者病情给予放置腰大池引流管进行引流，引流至伤口愈合无脑脊液渗漏。护理人员做好相关导管的观察与护理。

（7）指导患者避免剧烈咳嗽、打喷嚏、屏气及用力排便等增高腹压的动作，做好相应的对症处理。

七、血气胸

1. 病因　由于胸椎肿瘤粘连胸膜，术中在进行分离肿瘤时会造成胸膜缺损，虽经修补但仍会有部分血液漏到胸腔挤压肺部，引起呼吸功能障碍。

2. 临床表现　胸椎后路伤口引流管引流液如果连续4小时大于100 ml/h，且为鲜红色血性液体，提示胸后路伤口内有活动性出血。患者若有憋气及胸口压迫感、呼吸急促，同时有心跳加快伴血氧饱和度下降，应立即警惕患者是否发生血气胸。

3. 预防护理与处理措施

（1）胸椎肿瘤术后患者全身麻醉清醒后抬高床头15°～30°，以改善通气。保持呼吸道通畅，及时清理呼吸道分泌物。

（2）术后密切监测患者血压、呼吸频率与节律、两肺呼吸音、血氧饱和度，每小时监测1次。

（3）一旦怀疑发生血气胸，立即给予有效的高浓度吸氧，引流管给予加大负压引流，以减轻胸腔压迫，并通知医生。

（4）遵医嘱联系床旁X线片和床旁B超检查。协助医生行胸腔闭式引流置管术，并密切观察患者生命体征变化。

八、麻痹性肠梗阻

1. 病因　腰、骶骨肿瘤术后患者麻痹性肠梗阻的发生率很高，与手术牵拉或术中损伤迷走神经及腹膜后出血刺激等因素有关。

2. 临床表现　麻痹性肠梗阻的突出表现为全腹的明显腹胀，且常伴有呕吐胃内容物，呕吐物中无粪味。患者不能坐起，感觉呼吸困难。其腹部膨隆，腹式呼吸消失，见不到肠型及肠蠕动波；腹部压痛多不显著；叩诊呈均匀鼓音，肝浊音界缩小或消失；听诊时肠鸣音明显减弱或完全消失。

3. 预防护理与处理措施

（1）术后禁食6～12小时，待肛门排气后，进清淡流质，如米汤、青菜汤，放少许盐为宜。术后3天内饮食从流质、半流质过渡到普食，避免进牛奶、豆浆等产气食物。进食前后应询问患者有无腹胀、腹痛、恶心等不适。饮食应富含蛋白质、维生素和粗纤维，以免大便秘结产生胀气。

（2）每日以脐部为中心顺时针环形按摩腹部3～4次，每次15～30分钟，指导并鼓励患者进行床上四肢主动功能锻炼，促进肠蠕动。

（3）遵医嘱给予通便药物如麻仁丸、甘油灌肠剂灌肠或行肛管排气等综合处理。如效果欠佳，给予禁食禁水，行胃肠减压。

九、切口感染、不愈合

1. 病因　术后切口感染、不愈合主要发生于腰骶部肿瘤的患者，主要原因包括：

（1）由于患者术后仰卧位时背部切口长时间受压至局部潮湿，或伤口有渗血及血肿、引流不畅等。

（2）患者肿瘤巨大，手术后伤口内空腔大，伤口内容易存有大量积血或积液。术中空腔常常用止血材料填充，如可吸收止血纱布、明胶海绵，发生低毒性感染的可能性较大。

（3）骶尾部软组织少，血液供应差，伤口愈合缓慢。

（4）术后患者伤口压迫时间过长，影响伤口血供，引起脂肪液化。

（5）骶骨肿瘤手术伤口靠近会阴部及肛门，大小便污染伤口，引起伤口感染，难以愈合。

（6）肿瘤患者本身抵抗力差，营养摄入不足。

2. 临床表现　患者体温升高，切口部位红肿、疼痛，不能碰触。颈椎手术患者出现颈部活动受限。

3. 预防护理与处理措施

（1）密切观察患者的体温变化。注意保持伤口敷料清洁、干燥，发现伤口渗血、渗液或潮湿应及时换药，换药时注意无菌操作。遵医嘱加大剂量使用抗生素。

（2）术后第2日采取侧卧位，尽量少用平卧位，并在尾骶部放置水垫，以免压迫伤口影响血液供应，或使脂肪液化而至伤口更加不易愈合。

（3）做好患者的大小便管理。给予留置导尿管；大便护理时可用尿垫保护伤口敷料，以免大便污染伤口及敷料。每次便后如有污染要及时换药。

（4）大量的体液流失同时伴随着电解质的丢失，应注意有无电解质紊乱症状：腹胀、心律失常、精神萎靡等。术后定期抽血复查纠正水、电解质紊乱。同时做好营养支持护理。

（5）一旦发生感染，配合医生做好伤口冲洗、换药工作。可采用双管闭式冲洗，冲洗液可用过氧化氢溶液（双氧水）、苯扎溴铵（新洁尔灭）、含庆大霉素的生理盐水，常常有较好疗效。如上述方法仍不奏效，可至手术室在麻醉下清创引流处理。

（万昌丽　高春燕　羊海琴　李晓林　谭桃）

【参考文献】

［1］于淑华.人性化护理在晚期肿瘤患者疼痛护理中的应用与体会［J］.临床护理，2017，7（15）：278-279.

［2］吴国豪.重视恶性肿瘤患者的营养不良及防治［J］.中国肿瘤临床，2014，41（18）：1145-1149.

［3］王毅，王晓丽，张赛，等.单唾液酸四己糖神经节苷脂联合舒血宁治疗脑梗死疗效观察［J］.中华实用诊断与治疗杂志，2014，28（1）：89-90.

［4］Elchuri S V, Briana C, Patterson M D, et al. Perceptions of body mass index (BMI) in pediatric cancer survivors and their providers [J]. Pediatr Blood Cancer, 2014, 61(8): 1445-1450.

［5］刘燕梅.晚期肿瘤患者癌痛三阶梯治疗与护理的康复效果［J］.临床护理，2016，24（14）：286-287.

［6］李晓林，万昌丽，杨兴海，等.中低位骶骨肿瘤En-bloc切除术的护理体会［J］.护士进修杂志，2013，28（15）：1408-1410.

［7］多学科围手术期气道管理专家共识（2016年版）专家组.多学科围手术期气道管理专家共识（2016年版）［J］.中国胸心血管外科临床杂志，2016，23（7）：641-645.

［8］李晓林，万昌丽，许莉莉，等.上颈椎哑铃型巨大肿瘤行前后联合入路手术的护理［J］.护理实践与研究，2014，11（3）：62-64.

［9］中国加速康复外科专家组.中国加速康复外科围手术期管理专家共识（2016）［J］.中华外科杂志，2016，54（6）：413-418.

［10］万昌丽，张晓萍.系统功能训练对骶骨肿瘤患者术后排便功能恢复影响的研究［J］.护理研究，2010，24（2）：142-143.

［11］万昌丽，张晓萍，盛海红，等.腰大池引流在脊柱肿瘤术后脑脊液漏患者中的应用与护理［J］.解放军护理杂志，2009，26（22）：38-39.

［12］许红璐，肖萍，黄天雯，等.临床骨科专科护理指引［M］.广州：广东科学技术出版社，2013：21-23.

［13］宁宁，朱红，刘晓艳，等.骨科护理手册［M］.2版.北京：北京科学出版社，2015：372.

［14］曹雪涛.白细胞介素2的基础与临床［M］.北京：北京科学技术出版社，1990：55-60.

［15］陈英勇.气胸［M］//戴自英.实用内科学.9版.北京：人民卫生出版社，1993：924-926.

［16］高峰，孔宪涛，刘焱，等.血清层粘连蛋白ELISA检测及其在肝病中的临床意义［J］.解放军医学杂志，1994，19（2）：83.

［17］Eissen H N.Immunology : an introduction to molecular and cellular principles of the immune responses [M]. 4th ed.New York: Harper and Row, 1974: 40.

［18］Harvey C V. Spinal surgery patient care [J]. Orthop Nurs, 24(6): 426-440.

［19］van Baal P H, Wong A, Slobbe J J, et al. Standardizing the inclusion of indirect medical costs in economic evaluations [J]. Pharmacoeconomics, 29(3): 175-187.

第 2 篇

脊柱肿瘤学

各论

第16章
脊柱骨与软骨常见良性肿瘤
Osteogenic and Chondrogenic Benign Tumors of Spine

第1节　脊柱骨样骨瘤

骨样骨瘤（osteoid osteoma）是由骨母细胞及其产生的骨样组织所构成的良性肿瘤。按WHO统计，骨样骨瘤占原发性骨肿瘤的5%～12%，占良性骨肿瘤的11%～23%。脊柱骨样骨瘤发病率低，约10%～20%的骨样骨瘤发生于脊柱，约占脊柱良性骨肿瘤的6%。Jackson报道的860例骨样骨瘤中仅10%发生在脊柱。国内有学者报道6 010例良性骨肿瘤中，100例为骨样骨瘤（1.7%），其中8%位于脊柱。脊柱骨样骨瘤常发生于儿童及青年人，发病年龄高峰期为10～20岁（平均14.5岁），90%患者年龄在30岁以内。男性居多，男性与女性患者之比为（2～4）∶1。

一、临床表现

疼痛为就诊的主要原因。疾病初期多为病变局部轻度间歇性疼痛，休息后疼痛减轻或消失，活动后加剧。随着病情的进展，疼痛逐渐转变为持续性剧痛，夜间加剧，影响睡眠。研究认为，瘤巢及其周围的感觉神经末梢可能与这种特发性的疼痛有关，经口服阿司匹林可缓解疼痛。脊椎局部可略肿胀，伴有压痛。少数患者由于肿瘤压迫神经根，可引起下肢根性痛。

脊柱骨样骨瘤可引起轻度痛性代偿性脊柱侧凸，侧凸的顶点常为病灶所在部位。主要为脊神经根受到刺激或压迫时，为缓解疼痛，脊柱向一侧弯曲，呈保护性侧弯。颈椎骨样骨瘤可以呈斜颈。Saifuddin等分析了421例脊柱骨样骨瘤和脊柱成骨细胞瘤，其中63%的患者出现疼痛性脊柱侧凸，侧凸畸形凹向病灶侧，仅3例患者凸向病灶侧。脊柱骨样骨瘤比脊柱成骨细胞瘤更容易引起侧凸。患者的年龄、性别和病程与脊柱侧凸的发生率无关。

在George总结的141例有症状的脊柱骨样骨瘤患者中，从出现症状到最后确诊历时1～7年。约1/2的患者在夜间疼痛加剧，1/3的患者在服用小剂量的非甾体类抗炎药后疼痛缓解，1/2的患者出现根性痛，1/4的患者有肌肉萎缩、脊柱生理曲度改变及感觉异常，70%的患者出现脊柱侧凸。事实上，脊柱骨样骨瘤是青少年疼痛性侧凸的最常见原因。当肿瘤位于椎板、关节突和椎弓根时常发生脊柱侧凸，而棘突上的骨样骨瘤不会引起脊柱侧凸。

二、影像学特征

1. X线检查　骨样骨瘤可见于脊柱的任何部位，

按发病率从高到低排列依次为腰椎、颈椎、胸椎和骶椎。脊柱的骨样骨瘤主要发生于脊椎的后部结构,一半以上患者病灶位于椎弓根或椎板;1/4 的病灶在关节突,另 1/4 发生在横突、棘突和椎体上。肿瘤早期往往不显影,周围骨硬化亦不明显,X 线检查常为阴性。如有典型临床症状,则应间隔 4 ~ 6 周复查摄片。当能发现病变时,主要表现为瘤巢,椎弓根病灶呈巢状改变及其周围有增生硬化的反应骨。病变初期仅表现为密度增高,瘤巢不能显示。随病变的发展,肿瘤的骨样组织表现为密度较低、边缘清楚的瘤巢,此时的瘤巢最为典型。瘤巢内不断钙化及骨化,可显示为密度增高的不透亮阴影(图 16-1)。当瘤巢中心区域钙化,钙化的周围有一透亮圈时,则颇似巢内"鸟蛋"样表现。当瘤巢较大,内有圆形钙化,周边有较宽透亮带时,颇似牛眼状,称为"牛眼征"。瘤巢边缘清晰,呈圆形或椭圆形,直径小于 2 cm,一般在 0.5 ~ 2 cm。瘤巢生长快慢不一,有的数月内明显增大,亦可多年不变。脊椎

骨样骨瘤,瘤巢周围骨质增生大多不明显,或仅有一较薄硬化环。

2. CT 检查 典型的骨样骨瘤表现为椎板或横突局部膨大,呈骨样高密度改变,可突出于椎板外,呈类圆形肿块。瘤巢为孤立密度减低区,被周边的反应性骨化区包绕,其内常见有板片状钙化(图 16-2、图 16-3)。病灶局限,生长缓慢,可向周围延伸形成软组织包块,但很少破坏周围骨结构。CT 是外科手术前的最佳定位检查方法。

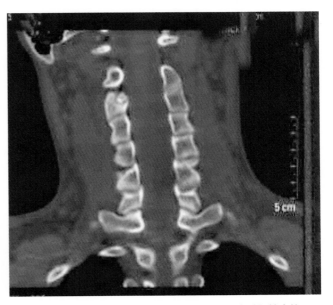

图 16-2 CT 冠状位示 C_3 侧块区域及椎弓根区有破坏性病灶

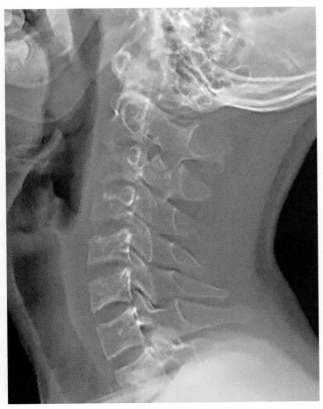

图 16-1 颈椎侧位片示 C_3 侧块上方有边缘清楚的环形病灶

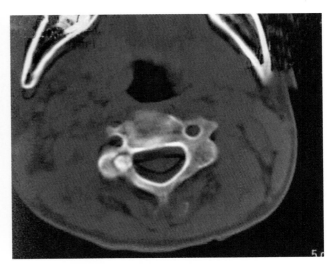

图 16-3 CT 横切面示 C_3 右侧侧块区域有周边清晰的环形病灶,中央有高密度的岛状结构

3. MRI检查　MRI效果比CT差，常难以清晰显示瘤巢的轮廓。瘤巢在T1加权像为低信号，在T2加权像为高信号，视其钙化程度而信号变化较大。硬化的边缘在T1加权像和T2加权像都为低信号（图16-4）。静脉注射Gd-DTPA对比剂，边缘可有轻度的增强。

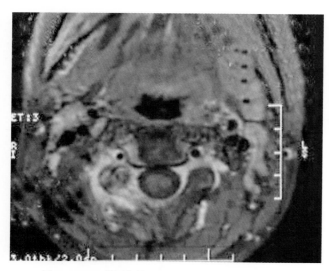

图16-4　MRI增强扫描示C₃右侧侧块部位有低信号区，周边有片状增强信号

4. 骨扫描　可见异常性的放射性浓聚，对于行X线、CT检查后诊断仍模糊的患者，可行此检查以进一步明确诊断。

三、病理

1. 肉眼观察　在完整的标本上，肿瘤呈圆形或椭圆形，体积较小，直径一般为0.5～2 cm。肿瘤与周围骨组织之间有一环形充血带，因而分界清楚。周围组织发生反应性硬化，肿瘤位于其中心。肿瘤的色泽和质地随其组成成分而异。当骨样组织占优势时，切面呈棕红色，间或杂有黄色或白色斑点，质地为颗粒状；当核心为密集的骨小梁组成时，则呈红白色，质地致密而坚硬。

2. 镜下所见　肿瘤核心由骨母细胞、骨样组织和编织骨组成，间质为富含扩张小血管的疏松结缔组织，有多少不等的破骨细胞。中期骨样组织和编织骨增多，伴破骨细胞性骨吸收（图16-5）。骨小梁有时候可互相连接成网状，但不会形成成熟的板层骨。

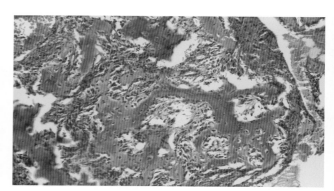

图16-5　细胞稀少的纤维血管结缔组织间质内，可见骨母细胞镶边的不规则骨小梁相互吻合

四、治疗

骨样骨瘤为良性肿瘤，至今尚无骨样骨瘤恶变或转移的报道。对于脊柱骨样骨瘤，当骨骼发育成熟，无结构性脊柱侧凸危险时，可先予非类固醇类抗炎药治疗。

脊柱骨样骨瘤患者无需放疗，甚至有学者认为放疗是有害的。可能导致肿瘤向恶性转变。对于症状明显的骨样骨瘤可行刮除术，刮除范围必须包括骨样骨瘤的巢穴及周围的反应性硬化骨，术后约95%的患者疼痛消失。如果手术中未能将骨样骨瘤切除彻底，术后病理检查没有发现巢穴，在这种情况下部分患者临床症状也可以缓解，但术后易复发。Ozaki等报道9例骨样骨瘤病例，其中2例因骨样骨瘤瘤核切除不彻底而复发。Cove等在CT引导下经皮行骨样骨瘤热凝固术治疗2例腰椎骨样骨瘤，术后疼痛消失，其中1例脊柱侧凸恢复正常，另1例没有改变。早期确诊该肿瘤，并彻底切除可以使脊柱骨样骨瘤患者的脊柱侧凸恢复正常。如果脊柱侧凸发生时间超过15个月，即使手术切除肿瘤，侧凸也难以完全恢复正常。

第2节　脊柱骨母细胞瘤

骨母细胞瘤（osteoblastoma）又叫成骨细胞瘤、成骨性纤维瘤或者巨大骨样骨瘤，是一种良性的原发性骨肿瘤。1956年，Jaffe和Lichtenstein将骨母细胞瘤与骨样骨瘤区分开来，并建立骨母细胞瘤作为特定术语。1984年，Dorfman和Weiss首次报道了侵袭性骨母细胞瘤（aggressive osteoblastoma），并将其定义为具有上皮样成骨细胞组织学特征的临界成骨细胞肿瘤实体，具有更高的复发率和恶性转化能力。

骨母细胞瘤占所有良性原发性骨肿瘤的1%～5%，约40%发生于脊柱。脊柱骨母细胞瘤通常位于附件结构，但随着肿瘤的进展，约1/3比例的肿瘤会侵袭部分或者全部椎体。男性发病率高于女性，比例分别为（2～3）∶1。发病年龄范围较广（6个月至75岁），约80%发生于10～30岁。骨母细胞瘤最常见于颈椎、胸椎和腰椎，约17%的病例发生于骶骨。

与骨样骨瘤相比，骨母细胞瘤在生物学行为上具有更强的局部侵袭性，手术治疗后局部复发率为14%～19%，有时甚至会发生恶性转变。因此，2013年，世界卫生组织将骨母细胞瘤归类为具有局部侵袭性的中间型肿瘤。

一、临床表现

起病隐匿，主要症状为局部轻度钝痛，无夜间痛。与骨样骨瘤相比，疼痛区域较广，非甾体类抗炎药难以缓解疼痛。发生在脊柱时，约1/3的病例可出现神经功能损伤症状，如下肢运动功能下降和截瘫，约50%的患者可出现神经根性症状，胸椎骨母细胞瘤可能出现肋间神经痛。

脊柱侧凸畸形是脊柱骨母细胞瘤的另一常见表现，尤其是男性青少年。畸形可能为疼痛性脊柱侧凸，并可能迅速发展。肋骨骨母细胞瘤也可表现为进行性脊柱侧凸。脊柱侧凸的凸侧通常是脊柱病灶

的对侧，并且侧凸的曲率与疼痛程度有一定的相关性。这种现象最常见于胸椎和腰椎骨母细胞瘤。大多数患者在适当的外科手术后，往往有改善或完全消退。

二、影像学特征

1. X线检查　大多数脊柱骨母细胞瘤发生于后附件结构，表现为射线可透的、边界清楚的孤立性病灶，可有膨胀性改变。部分病灶边缘有轻度硬化。肿瘤内见小点片状和斑点状钙化、骨化影，一般无骨反应。病理性骨折很少发生。对于侵袭性骨母细胞瘤，有时候可呈现为溶骨性破坏病灶，可形成软组织肿块，骨皮质可破裂中断。

2. CT检查　能更清楚地显示病变破坏程度和范围，有利于手术方案的制订。CT上骨母细胞瘤表现为直径大于2 cm，骨质破坏，边界清楚，周边硬化的病灶，可有向外突出的软组织肿块，常被钙化环包绕，肿瘤内可见钙化或新骨形成，病变很少累及椎体。当破坏区边缘模糊，病灶内钙化、骨化影模糊或减少，软组织肿块有钙化，多提示有恶变可能。

3. MRI检查　MRI有助于确定肿瘤与椎管内结构及周围软组织的关系。瘤体和周围软组织肿块在T1加权像为中低信号，在T2加权像为高信号。钙化和硬化的边缘在T1加权像和T2加权像都为中低信号。侵袭性骨母细胞瘤可在相邻椎骨、椎旁软组织周围和邻近肋骨内引起反应性炎症反应，有可能被误认为是Ewing肉瘤或淋巴瘤等实体。如有脊髓受压，MRI可显示脊髓受压的程度和范围。

4. 骨扫描　同大多数骨肿瘤一样，骨母细胞瘤可以增加摄取放射性同位素99Tc。骨扫描显像是骨母细胞瘤最敏感的放射扫描方式之一。

三、实验室检查

对于骨母细胞瘤，术前碱性磷酸酶（ALP）检测具有一定的临床意义，其水平的增高，提示成骨细胞活跃。有学者报道术前碱性磷酸酶水平升高与骨母细胞瘤的侵袭性和术后复发性相关。

四、病理

1. 肉眼观察　肿瘤多呈膨胀性生长，大小不一，直径大于 2 cm，骶骨病灶的大小通常要大得多。肿瘤边界较清楚，周围可有一薄层硬化骨，缺乏明显反应骨形成区，肿瘤内为暗红或棕红色、质脆易碎的砂砾状组织，10% ～ 15% 的病例会伴发动脉瘤样骨囊肿改变。在侵袭性较强的病灶中，可侵犯周围软组织。

2. 光镜所见　镜下可见大量骨母细胞，呈薄片状、巢状和束状分布（图16-6）。细胞胞质少，着色淡；胞核圆形或椭圆形，着色较深；核仁不明显，核分裂少见。细胞间有丰富的血管及网状排列的骨样组织，有时散在分布多核巨细胞。侵袭性骨母细胞瘤可看作骨母细胞瘤和骨肉瘤之间的中间组

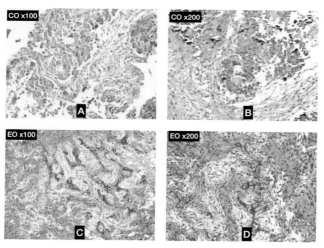

图16-6　HE 染色

常规性骨母细胞瘤（CO）可见相互连接的编织骨，骨小梁间含较疏松的结缔组织，细胞密度中等，细胞形态温和，核分裂罕见。侵袭性骨母细胞瘤（EO）可见细胞丰富、骨母细胞增生活跃、突出的核仁、不规则的小梁、嗜酸性细胞质，以及出现较多的破骨细胞样细胞

织学变化过程。骨母细胞增生活跃及出现较大的上皮样骨母细胞可作为侵袭性骨母细胞瘤的组织学诊断依据。侵袭性骨母细胞瘤的其他组织病理学特征包括突出的核仁，更大和更不规则的小梁，嗜酸性细胞质，以及出现更多的破骨细胞样细胞。在更具侵袭性的变体中偶尔会出现轻度细胞多形性和有丝分裂。

3. 电镜所见　电镜下骨母细胞瘤和骨样骨瘤是关系非常密切的两种骨母细胞性肿瘤，相对而言，骨母细胞瘤电镜下幼稚阶段细胞较多。成骨细胞大小、形态不一，多为卵圆形或长形。核偏心位，核膜锯齿状，染色质位于核周围且致密。骨样基质较多，相对成熟。

五、生物学行为

骨母细胞瘤的生物学行为主要包括：肿瘤侵袭范围；病理的良性或者侵袭性改变表现；影像学所见，如骨质破坏程度、溶骨或者成骨、侵袭椎旁软组织或者椎管内结构等。临床上，要根据骨母细胞瘤影像学特征和组织学结果综合判断其侵袭性。

1. Enneking 分期　Enneking 分期是一种较好的良恶性骨骼、软组织肿瘤分期系统。根据Enneking分期，良性肿瘤的分期为：1期，潜隐性；2期，活动性；3期，侵袭性。临床诊断时，骨母细胞瘤通常为2期（S2）或者3期（S3）。2期肿瘤多为囊内病变，但生长活跃，因而出现临床症状或可导致病理性骨折。其边界较清楚，但有骨皮质膨胀、变薄，需行扩大的刮除术治疗（图16-7）。3期肿瘤为囊外病变，无论在X线片还是临床上均表现出明显的侵袭性，常穿破周边反应骨甚至骨皮质。MRI上可出现软组织包块和侵入椎管压迫脊髓或者神经根。其治疗包括扩大刮除术、边缘切除术甚至广泛切除术，局部复发率较高（图16-8）。

上海长征医院骨肿瘤科的研究发现，相比于S2期骨母细胞瘤，S3期肿瘤影像学上具有更强的侵袭性，容易侵袭周围软组织和压迫神经结构。S3期肿瘤的直径更大，继发性动脉瘤样骨囊肿发生概率更

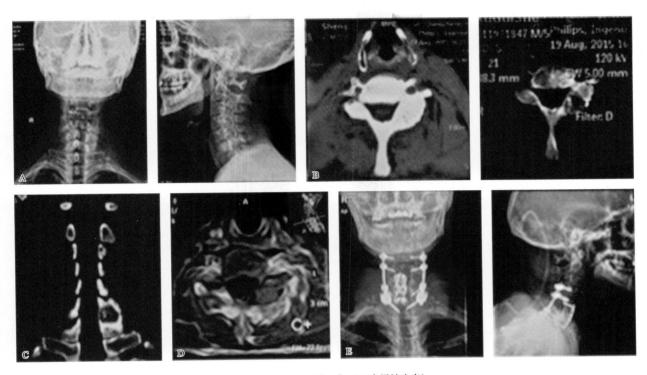

图 16-7　Enneking 分期 2 期（56 岁男性患者）

A. 术前 X 线片：无明显异常；B、C. CT 横断面和冠状面：病灶主要位于左侧椎弓根，累及左侧椎板，骨质破坏，边界清楚，周边可见硬化；D. MRI 的横断面（T1）：低信号，瘤体与周围软组织界限清晰；E. 术后 X 线片：C_6 肿瘤全切除后，前后联合固定

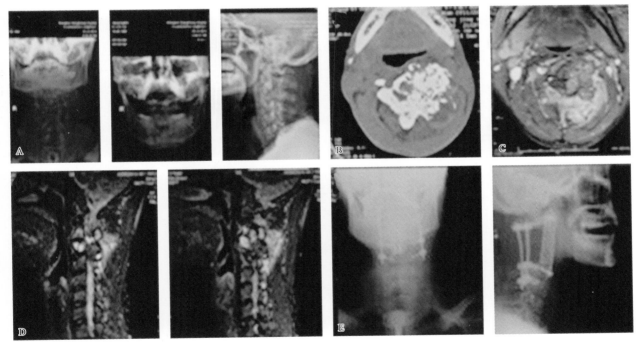

图 16-8　Enneking 分期 3 期（28 岁男性患者）

A. 术前 X 线片：病灶累及 $C_2 \sim C_3$ 椎体附件，肿瘤内见小点片状和斑点状钙化、骨化影；B. CT 横断面：病灶累及左侧椎体、椎弓根及左侧椎板，继发动脉瘤样骨囊肿；C、D. MRI 横断面和矢状面：肿瘤主要位于 $C_2 \sim C_3$，侵犯椎旁软组织，引起反应性炎症反应；E. 术后 X 线片：$C_2 \sim C_3$ 肿瘤全切除术后，前后联合固定

高，术前碱性磷酸酶水平也更高。组织学分级上，S3 期肿瘤更容易发生上皮样改变。

2. 组织学分级　1984 年，Dorfman 和 Weiss 首次报道了侵袭性骨母细胞瘤，并将其定义为具有上皮样成骨细胞组织学特征的临界成骨细胞肿瘤实体，具有更高的复发率和恶性转化能力。梅奥诊所的 Lucas 等人将组织中多于 75% 的骨母细胞呈巨大上皮样改变的肿瘤定义为上皮样骨母细胞瘤（epithelioid osteoblastoma，EO）（图 16-6C ～ D）。同时他们的研究表明，组织学上的分级不是判断其侵袭性的可靠指标。研究表明，EO 的手术治疗后复发率与常规性骨母细胞瘤相比无明显差异。但相比于常规性的骨母细胞瘤，EO 更容易侵袭周围软组织和压迫神经结构，肿瘤直径更大，术前 ALP 水平也更高。

3. 骨母细胞瘤的侵袭性预测　临床治疗中，往往需要将 Enneking 分期和组织学分级联合起来考虑骨母细胞瘤的侵袭性。影像学上 Enneking 分期的 S3 期，同时肿瘤组织学上呈现明显的上皮样改变的骨母细胞瘤具有更强的侵袭性，术后复发率较高，术后应当进行严密的随访。

六、诊断与鉴别诊断

骨母细胞瘤的诊断通常根据临床症状、体征、影像学、病理学检测综合确立，常需与骨样骨瘤、动脉瘤样骨囊肿及骨肉瘤鉴别（表 16-1）。

1. 骨肉瘤　骨母细胞瘤常发生于脊柱后附件结构，而骨肉瘤常发生于椎体。骨母细胞瘤较骨肉瘤生长缓慢，在影像学及直视下，肿瘤边缘相对清楚，组织学上，其整体结构更有秩序，不生成新的瘤软骨，未见广泛的非典型细胞，血管壁完整，血管内不会形成肿瘤性栓子，这些均有助于与骨肉瘤鉴别。对少数低度恶性中心型骨肉瘤，必须注意不要将其低估，误诊为骨母细胞瘤。

2. 骨样骨瘤　与骨样骨瘤相比，骨母细胞瘤病灶的直径较大（常 > 2 cm），不引起典型的疼痛，且水杨酸制剂难以缓解疼痛，组织学表现相对不成熟。然而，也存在骨样骨瘤向骨母细胞瘤过渡的病例。

3. 动脉瘤样骨囊肿　某些骨母细胞瘤病灶内有大的出血和囊腔，类似于动脉瘤样骨囊肿，并含有新生物，其富含不成熟细胞及不规则成骨。动脉瘤样骨囊肿则相反，含有间质细胞、成纤维细胞和成骨细胞，比新生物更富于增殖和修复特征。

七、治疗

保守治疗一般无效，外科手术是治疗脊柱骨母细胞瘤最有效的方法。绝大多数患者术后疼痛明显

表 16-1　骨母细胞瘤常见的鉴别诊断

类别	影像学表现		肿瘤行为	脊柱常见发病部位	椎节常见发病部位	治疗
骨样骨瘤	夜间痛；NSAID 药物有作用	CT：硬化，高密度，可膨胀；MRI：T2 高密度，直径 < 1 cm	良性	颈椎和腰椎	后结构：椎板，椎弓根和小关节	保守治疗；手术；射频消融术
骨母细胞瘤	疼痛；NSAID 药物无作用	CT 上的磨砂外观；> 2 cm	良性，局部侵袭性	颈椎和腰椎	后结构：椎板，椎弓根和小关节	手术
骨肉瘤	疼痛，病变软组织肿胀，40% 有神经系统症状；可有骨母细胞瘤放疗史	MRI：T1 中低信号，T2 高信号；软组织肿块多明显	恶性	胸椎和腰椎	椎体	手术；化疗；放疗
动脉瘤样骨囊肿	局部疼痛；病理性骨折导致神经功能障碍或脊柱不稳定	X 线：扩张，射线可透；MRI：多囊性，扩张性病变，T1 低信号，T2 高信号；CT："蛋壳" 边缘包围的多囊腔结构	良性，局部侵袭性	腰椎，也可见于颈椎和胸椎	椎体及椎板	栓塞治疗；手术

减轻。手术治疗可在切除肿瘤、解除神经压迫的同时，重建脊柱稳定性。研究表明，脊柱骨母细胞瘤术后的复发率达14%～19%。

根据Enneking分期，骨母细胞瘤的手术方式包括扩大刮除术、边缘切除术，甚至广泛切除术。但是由于Enneking分类未考虑脊柱的复杂性，如硬膜外腔的受累、神经结构的受累及需要恢复脊柱稳定性，因此在治疗脊柱骨母细胞瘤时，需要结合肿瘤的Weinstein-Boriani-Biagini（WBB）分期，来制订肿瘤的手术治疗方案。虽然有些研究人员认为，由于脊柱骨母细胞瘤的良性特征和生长缓慢，次全切除术（刮除术）或边缘性切除可以达到较好的治疗目的，但绝大多数专家认为En-bloc全椎节切除是最好的治疗方法。尤其对于侵袭性骨母细胞瘤，En-bloc切除术能够更好地降低术后肿瘤的复发率。

由于骨母细胞瘤是高血供肿瘤，手术通常伴有术中大量失血。尤其是侵袭性骨母细胞瘤，术中切除难度加大和时间较长，往往术中出血量较大。因此，术前栓塞可某种程度上减少术中出血，可作为高血管性脊柱骨母细胞瘤的辅助治疗方式之一。

放疗在脊柱骨母细胞瘤治疗中的应用仍然存在争议。由于放疗可能引起骨母细胞瘤的晚期肉瘤改变，在脊柱骨母细胞瘤的治疗中，放疗应当慎重选择。

第3节　脊柱软骨母细胞瘤

软骨母细胞瘤（chondroblastoma）是由Jaffe和Lichtenstein于1942年提出的一个术语，是一种罕见的良性软骨源性肿瘤。1957年，Buraczewski等报道了首例脊柱软骨母细胞瘤的治疗。软骨母细胞瘤占所有原发性骨肿瘤的1%～1.45%。软骨母细胞瘤通常发生于长骨的骨骺，以股骨远端最常见，脊柱很少受累，约占所有病例的1.4%。男性发病率高于女性，比例分别为（2～3）∶1，脊柱发病时，以胸椎多见，其次为颈椎和腰椎。发病年龄范围较广，但多发生于30岁之前。

根据2013年的世界卫生组织（WHO）分类，软骨母细胞瘤被归类为局部侵袭性，很少转移（＜2%）的中间型肿瘤。据报道，脊柱软骨母细胞瘤的局部复发率为10%～35%，肺转移发生率为2%左右。发生于脊柱的软骨母细胞瘤比长骨更具攻击性和扩张性，病变通常涉及椎骨的椎体和后附件结构。

一、临床表现

起病隐匿，主要症状为局部轻度钝痛，平均持续时间为7.9个月（范围为1～16个月）。脊柱软骨母细胞瘤就诊时，约2/3患者出现不同程度的神经根压迫症状或者脊髓压迫症状，如下肢运动功能下降和截瘫等。

二、影像学检查

1. X线检查　椎体软骨母细胞瘤往往表现为具有侵袭性形态学特征的膨胀性病变，通常表现为与周围骨组织边界清晰的肿块。多数情况下，脊柱软骨母细胞瘤累及椎体及后附件结构，很少有孤立的后附件受累。

2. CT检查　可显示病变破坏程度和范围，有利于手术方案的制订。椎体软骨母细胞瘤通常会出现钙化，CT可以清楚地看到病变的钙化基质。

3. MRI检查　脊柱软骨母细胞瘤表现为具有广泛骨破坏的侵袭性肿瘤，可形成软组织肿块。它们具有类似于肢体软骨母细胞瘤的成像特征，在T1加权图像上对骨骼肌具有轻微的低信号和等信号。在T2加权和STIR图像上，它们的信号具有异质性，信号强度低的区域反映了肿瘤内的钙化成分，而高信号强度区域反映非骨样肿瘤基质成分，如软骨基质。注射造影剂后可见肿瘤增强明显，通常可见肿瘤周围薄的边缘骨。

研究显示，Vimentin、S-100、CD68、AAT和AACT的病变多为阳性，P53、CK8多为阴性。Ki-67通常为阳性，范围为2% ~ 15%。

三、病理

肿瘤细胞有丝分裂非常罕见。瘤组织内多可见散在分布的破骨细胞样巨细胞，具有不同数目的细胞核。成软骨细胞周围多为软骨样基质（嗜酸嗜碱性或者嗜酸性）。成熟的透明软骨相对少见。肿瘤钙化有时候表现为肿瘤细胞之间的特征性花边状排列，因此称为"鸡丝"钙化。约30%的软骨母细胞瘤伴发动脉瘤性骨囊肿，通常被视为肿瘤内的微观囊性空间。偶尔，动脉瘤性骨囊肿可能占肿瘤的主导地位，而软骨母细胞瘤由壁结节组成。软骨母细胞瘤中的单核细胞对S-100蛋白染色呈阳性。免疫化学

四、治疗

保守治疗无效，外科手术是治疗脊柱软骨母细胞瘤最有效的方法。尽管有学者报道65% ~ 80%的软骨母细胞瘤可以通过刮除术治疗，但脊柱软骨母细胞瘤术后的复发率为10% ~ 35%。因此，肿瘤全切除对于降低术后复发率具有重要的意义。根据上海长征医院的临床研究结果，第一次手术对于患者预后具有重要的意义，患者第一次手术采用刮除术后，复发率很高，并且复发患者的手术治疗难度增加，往往难以采用En-bloc全椎节切除，预后相对较差（图16-9）。脊柱肿瘤全切除术，包括En-bloc切除和分块全

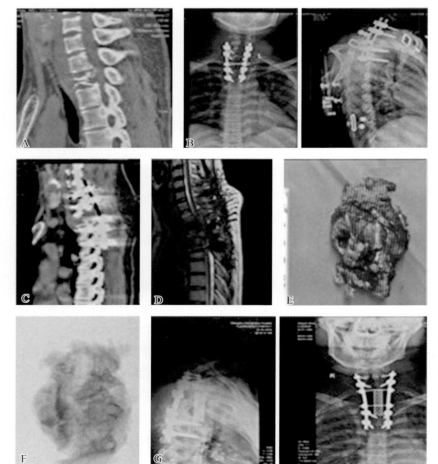

图16-9 患者男，26岁，后路单纯减压内固定术术后6个月患者出现脊髓功能压迫症状

A. 第一次术前X线片提示T_2压缩性骨折；B. 第一次术后X线片提示，后路减压术后，椎弓根螺钉内固定；C、D. 第一次术后CT和MRI矢状面提示椎体肿瘤进展，侵犯相邻节段椎体，肿瘤压迫脊髓；E、F. En-bloc切除术后标本及术中标本透视，提示三节段椎体肿瘤完整切除；G. 术后X线片提示椎体附件肿瘤全切除，前路钛网，后路椎弓根螺钉固定良好

切除术对于降低脊柱软骨母细胞瘤的局部复发具有重要的意义，应当尽量避免肿瘤的病灶内切除。

放疗对脊柱软骨母细胞瘤的疗效仍存在争议。

一些学者认为放疗可能会导致肿瘤的肉瘤改变，而另一些学者认为，当肿瘤不能完全切除时，放疗是一种有效的辅助治疗。

第4节　脊柱骨软骨瘤

骨软骨瘤（osteochondroma）约占原发性骨肿瘤的5%，全身骨均可能发生，但手、足等部位短骨多见，脊柱发病率只占全部骨软骨瘤的4%。骨软骨瘤可为单发性和多发性，90%为单发性骨软骨瘤，男女发病率约2：1，好发年龄为30～50岁。而后者病灶位于骨皮质或骨膜下，多外生性生长。脊柱骨软骨瘤可发生于椎体、椎弓根、椎板、棘突等任何位置，胸椎发病率略高。

一、临床表现

脊柱骨软骨瘤大多生长缓慢，无明显临床症状或有轻度不适感。肿瘤向椎旁生长较大，侵犯椎旁软组织，可触及明显包块。脊柱畸形也是脊柱骨软骨瘤最常见的临床症状。病变侵入椎管或神经根管可压迫脊髓和神经导致相应的症状，但通常是缓慢的。骨软骨瘤恶变多见于成人甚至老年人，可恶变为软骨肉瘤、纤维肉瘤、恶性纤维组织细胞瘤和骨肉瘤等，其中软骨肉瘤恶变最为多见，可占一半以上。恶变率一般很难统计，因为多数骨软骨瘤患者无症状、临床难以统计，有人推测单发骨软骨瘤恶变率约为4%，多发骨软骨瘤病恶变率更加高，可达10%～25%，甚至40%。多数骨软骨瘤恶变后可出现局部疼痛，因此四肢骨软骨瘤如突然出现疼痛而无病理性骨折应高度怀疑恶变可能，但骨软骨瘤恶变而无明显疼痛症状也时有发生。

二、遗传学因素

多发性骨软骨瘤病的病因目前尚不完全清楚，

多数为散发，但少数具有家族遗传倾向，可能和常染色体的某些基因突变有关，具有显性遗传倾向。正常软骨终板中软骨细胞的增殖分化可受甲状旁腺激素相关蛋白（PTHrP）以及Indian hedgehog（IHH）调节，PTHrP可抑制增生的软骨细胞分化，而IHH可促进软骨细胞增生。Hopyan等发现部分骨软骨瘤病患者PTH/PTHrP一型受体（PTHR1）变异现象，并通过转基因小鼠模型成功构建多发性骨软骨瘤病模型。

三、影像学特征

1. X线及CT检查　脊柱X线可发现较大且明显钙化的病变，但由于脊柱解剖结构复杂，小的病灶往往容易漏诊。而CT平扫不仅可以很容易地发现病灶，还可以精确地显示骨软骨瘤的位置以及和椎管、神经根管的关系。典型的骨软骨瘤CT特征为起源于宿主骨的骨性突起，基底较宽，瘤体内有和正常骨一样的骨小梁，尖端可见透亮的软骨帽，软骨帽内可有不规则的钙化影（图16-10A、B）。

2. MRI检查　骨软骨瘤可因肿瘤大小、骨髓多少及软骨帽的钙化程度呈现出不同的信号特征。骨髓成分T1加权像显示为高信号，T2加权像显示中等信号。骨皮质在所有的序列均显示为低信号。软骨帽可因钙化程度不同显示不同的信号特点：T2加权像软骨帽钙化区显示为低信号，非钙化区显示为高信号；T1加权像显示软骨帽未钙化区为中等或低信号。T2加权软骨帽高信号提示软骨成分较多，肿瘤处于生长期，反之则提示软骨帽钙化，肿瘤处

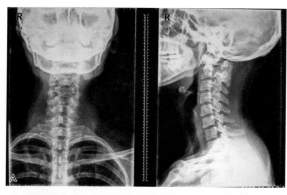

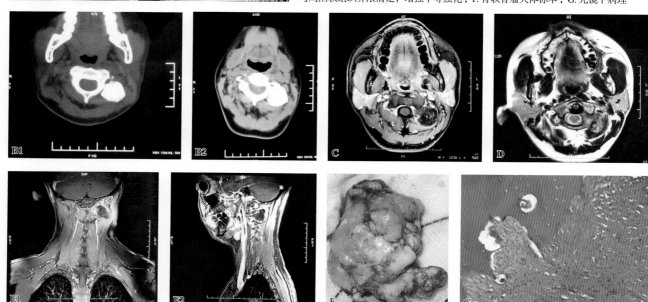

图16-10 C₂左侧附件肿瘤
A. 颈椎正侧位片显示C₂左侧密度增高团块状影，考虑为骨性；B. CT平扫提示起源于C₂左侧椎板的骨性肿块；C～E. MRI显示肿瘤T1WI呈低信号，T2WI呈高信号，与周围软组织界限清楚，增强中等强化；F.骨软骨瘤大体标本；G.光镜下病理

于静止期，软骨帽较厚超过10 mm则提示肿瘤恶变可能。骨软骨瘤增强MRI多无明显强化（图16-10C～E）。

3. 骨扫描　儿童等处于生长期的骨软骨瘤骨扫描结果常为阳性，而成人处于静止期的骨软骨瘤常为阴性。

4. 骨软骨瘤恶变的表现　骨软骨瘤恶变多发生于30岁以上的成人，本来处于静止期的骨软骨瘤突然加快生长，往往伴有局部疼痛症状；软骨帽厚度超过10 mm；软骨帽钙化灶密度变淡，钙化环残缺不全，边缘模糊或骨端出现不规则的骨质破坏；瘤体内出现透亮区；肿瘤向周围软组织内浸润生长、失去清晰的界限；软组织肿块形成。

四、病理

1. 大体观察　典型骨软骨瘤分基底部和冠部两部分。基底部为骨性部分，与正常骨相连，为各种形态的结节状；冠部为软骨成分，厚度为2～10 mm。儿童和青少年处于生长发育阶段，软骨厚度可达3 cm。成年后软骨帽变薄，甚至缺如。如果成人软骨帽厚度超过1 cm应考虑恶变可能。软骨帽表面可有薄层纤维膜与软骨帽紧密相连。带蒂的骨软骨瘤为管状或圆锥状，表面光滑或呈结节状；无蒂型骨软骨瘤多呈菜花状、半球状或蝶状。骨软骨瘤剖面可见软骨帽下具有正常骨小梁结构的骨松质和正常骨组织相通（图16-10F）。

2. 镜下观察　基底部主要为骨松质骨小梁，含黄骨髓或红骨髓，冠部为透明软骨成分，软骨帽表面覆盖有纤维组织。软骨帽的结构和骨骺软骨非常相似，接近表面的软骨较幼稚，而接近基底部的软骨分化较成熟。成年后软骨帽停止生长，可出现退行性改变，有时可见软骨内钙质沉着（图16-10G）。

骨软骨瘤病理检查的重要目的是了解其有无恶变，多数骨软骨瘤恶变均从软骨成分开始。肉瘤变的骨软骨瘤软骨帽软骨成分具有不典型的细胞核，且分裂象多见。

五、治疗和预后

处于静止期且无症状的骨软骨瘤一般不需要治疗，但需定期复查，密切观察。当肿瘤生长压迫周围软组织引起明显疼痛等局部症状，或压迫脊髓、神经和血管引起明显的功能障碍时应考虑手术治疗。

术前需行CT和MRI检查以明确肿瘤的部位、大小以及与周围血管、脊髓、神经等重要软组织的关系，以便于术前合理设计手术入路和方法，同时注意骨软骨瘤软骨帽的异常增厚情况。青少年儿童患者处于生长发育期，手术时需彻底切除肿瘤瘤体、软骨帽、表面骨膜，为减少肿瘤复发，还需切除肿瘤基底部部分正常骨组织。成人因肿瘤已经没有增殖能力，因此只要囊内切除骨软骨瘤的顶部，解除局部症状和脊髓、神经压迫症状，残留部分瘤体及基底部一般也不会复发。

当怀疑肿瘤恶变时应该严格实施囊外广泛切除，且尽量将瘤体和软骨帽、瘤囊整块切除，避免因瘤体损伤所致病灶碎屑残留体内造成日后复发的隐患，术后根据病理性质考虑是否需要进一步辅助治疗。

骨软骨瘤大多预后良好，手术治疗复发率很低，上海长征医院对48例脊柱骨软骨瘤施行手术治疗，术后随访无一例复发。骨软骨瘤恶变后通常也是分化较好，相对恶性程度较低，因此早期手术彻底切除仍可获得满意的效果。

第5节　脊柱内生软骨瘤

内生软骨瘤分为单发内生软骨瘤和多发内生软骨瘤，多见于四肢短骨，脊柱极为少见。单发软骨瘤发病率高，仅次于组织细胞纤维瘤和骨软骨瘤，男女发病率相同。多发内生软骨瘤是Ollier在1899年首先描述的，又称Ollier病，是单发软骨瘤病的1/10，男多于女。无遗传性，病变呈多发性、不对称性分布，多在身体的一侧发病。一般认为，内生软骨瘤发生于软骨内化骨的骨骼，是骨骺软骨或成骨之前的软骨未被吸收及胚胎性组织弥留引起的肿瘤。

一、临床表现

单发内生软骨瘤病程缓慢，大多无临床症状。患者多因肿瘤逐渐长大，引起畸形及脊髓或者神经根压迫症状而就诊。单发内生软骨瘤比骨软骨瘤的恶变率高，可达10% ～ 25%。脊柱多发内生软骨瘤和Maffucci综合征很少见，潜伏期短，出现症状早，可引起进行性的畸形，超过50%的此类患者发展成为软骨肉瘤，也有恶变为纤维肉瘤、恶性纤维组织细胞瘤、骨肉瘤者。恶变多在成年期出现，有时甚至发生在老年人。四肢长骨或躯干骨的内生软骨瘤，若出现疼痛而无病理骨折，应高度怀疑恶变，发生于这些部位的内生软骨瘤容易复发，临床上无法与软骨肉瘤鉴别。

二、影像学特征

1. X线、CT表现　肿瘤较小时，形成局限的囊状或条状透亮区，骨不变形。肿瘤大或广泛时，病变处骨膨胀，呈圆形或椭圆形透亮区，周围多有硬化边缘。透亮区内常有不规则的沙砾样钙化或骨化。CT上病变表现为烟圈样或爆米花样，比X线片更能明确钙化的情况。内生软骨瘤是一种比较小或者中等大小的肿瘤，如果影像学表现破坏范围很大，则要考虑其他肿瘤或者内生骨软骨瘤已经恶变为软骨肉瘤。对怀疑恶变的病例，能早期明确诊断。

多发内生软骨瘤有其明显的特征，在长骨的干骺端可见溶骨性破坏，呈偏心性，像一颗巨大的垂直的水滴状，自骨骺向骨干发展。这是典型征象。多发内生软骨瘤常致患侧肢体短缩和弯曲畸形。

2. MRI表现　MRI能清晰显示髓腔内侵犯范围。

3. 骨扫描　骨扫描可提示病变处浓聚。肿瘤生长活跃阶段，浓聚更明显。

三、病理

1. 肉眼观察　肿瘤由透明软骨组成，质地坚硬，呈分叶状，淡蓝色，有光泽，几乎无血液。部分瘤组织可因黏液样变性而变软。出现钙化和骨化时肿瘤失去光泽。较大肿瘤可发生囊性变。患骨的骨皮质常有膨胀性改变，肿瘤压迫骨皮质变薄。肿瘤组织经常出现萎缩现象。因为分叶状软骨沿骨松质缝隙蔓延，并侵蚀骨皮质，导致内生软骨瘤边缘不规则。因此在手术刮除时很容易残留肿瘤组织。

2. 光镜所见　单发内生软骨瘤是由分化成熟的软骨细胞组成，与透明软骨相似。瘤细胞不规则分散排列，细胞较小，胞质不清楚，胞核较为一致，多为小而圆、染色深的单核，双核少见，无核分裂。如果双核细胞多，应考虑软骨肉瘤的可能性。内生软骨瘤常有钙化区，其中细胞可以表现为退行性变或坏死，具有增大、不规则的丰富的细胞核。内生软骨瘤中细胞的成熟度变化较大，特别是在儿童和青少年中，常可见到数目多、增大的、丰富的、不

典型的细胞核及双核细胞。单发内生软骨瘤如果发生骨皮质侵蚀破坏及肿瘤膨胀到软组织中，则是恶性变的指征。但是仅凭镜下很难对二期生长活跃的内生软骨瘤和一期（潜伏期）的低分化软骨肉瘤加以鉴别，两者均存在细胞成分明显增多、双核细胞、核与基质比例增大，偶可见有丝分裂（图16-11）。多发内生软骨瘤与单发软骨瘤不同，组织中细胞多、核大，不均匀，常可见双核。常见黏液样结构，在较多的液体背景物质中有淡染的星状细胞。其组织学表现与临床特点相一致。

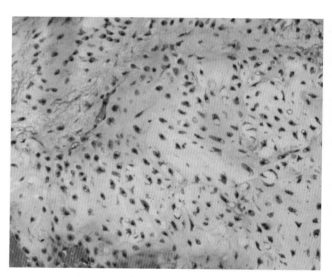

图16-11　脊柱内生软骨瘤光镜下病理

3. 电镜所见　细胞器官少，因有与成软骨细胞相似的细胞，故细胞表面粗糙，在细胞内有多数的粗面内质网，有的含有糖原颗粒。逐渐变性的细胞表面，有突起伸出，细胞表面变粗。细胞间质内无骨胶原纤维，但有散在的酸性黏多糖类构成的小颗粒。

四、诊断与鉴别诊断

对非典型部位又无典型X线表现的单发软骨瘤病例需要依靠局部的组织学检查方能确诊。严格区分内生软骨瘤与一级软骨肉瘤比较困难。为此，必须对肿瘤的发生部位、临床表现、影像学特点、组

织病理学特征进行综合分析。就发病部位来讲，大部分躯干骨的软骨肿瘤为恶性，而几乎所有手的软骨肿瘤均为良性。在四肢长骨，中央型软骨肉瘤发病率与内生软骨瘤相同。

鉴别非软骨病变，除了病理可以肯定其有无软骨成分外，X线检查是重要手段。

内生软骨瘤恶变的表现：① 一般认为，病程长、肿瘤体积大者易恶变。② 肿瘤体积突然增大，生长迅速，并出现明显疼痛，软组织肿块增大。③ 发生侵袭性骨破坏，出现骨膜反应，肿瘤内的钙化变模糊，或出现较多棉絮状钙化。④ X线片上沿肿瘤钙化影出现新的钙化区。⑤ 骨扫描核素浓度明显升高。⑥ CT显示骨皮质不完整和软组织包块。⑦ 躯干骨的软骨瘤在无病理骨折的情况下出现疼痛。

多发内生软骨瘤病的组织病理学需要同纤维异常增殖鉴别。纤维异常增殖也好发于单侧躯体和头部骨骼，组织内也同样含有软骨岛。如果活检标本小，且正好取到孤立的软骨岛，在显微镜下会把纤维异常增殖误诊为软骨瘤病。

五、治疗

如果内生软骨瘤为单发，可行病灶刮除加自体或异体植骨术。由于发生在脊柱的内生软骨瘤，生长往往比较活跃，术后容易复发，所以术前活检明确诊断十分必要。残腔用乙醇等处理，可以减少术后复发。刮除术后需将整个标本送病理，因为有时一小块标本不能显示恶变区域的真实面目。如果最后病理结果提示有恶性征，则有可能复发，需对此患者密切观察。复发的病例可转变为软骨肉瘤。如果内生软骨瘤为多发，由于难以将每一个内生软骨瘤均予切除，对无症状者可以不予治疗，但应密切观察。对有症状的具体部位，可行手术治疗。多发性内生软骨瘤的手术方法包括单纯刮除术、刮除加自体或异体植骨术、整块切除加重建术。多发内生软骨瘤随着人发育的停止，软骨瘤可不再生长，但容易发生恶变。在同一患者很少见到在两个不同的骨骼上同时发生恶变。如发生恶变，其治疗和预后结果根据恶变肿瘤的性质不同而有所差异。

（赵剑　林在俊　孔金海　贾齐）

【参考文献】

[1] 肖建如，贾连顺，袁文，等.颈椎原发性骨肿瘤的外科分期及其手术治疗 [J].中华骨科杂志，2001，21（11）：673-675.

[2] Suttner N J, Chandy K J, Kellerman A J, et al.Osteoid osteomas of the body of the cervical spine. Case report and review of the literature [J].Br J Neurosurg, 2002, 16(1): 69-71.

[3] Scuotto A, Accardo C, Rotondo M, et al.Unusual manifestation of vertebral osteoid osteoma: case report [J].Eur Radiol, 2002, 12(1): 109-112.

[4] Matsuura M, Nakamura H, Inoue Y, et al.Osteoid osteoma of the cervical spine depicted as dumbbell tumor by MRI [J].Eur Spine J, 2000, 9(5): 426-429.

[5] Schneider M, Sabo D, Gerner H J, et al.Destructive osteoblastoma of the cervical spine with complete neurologic recovery [J].Spinal Cord, 2002, 40(5): 248-252.

[6] DePraeter M P, Dua G F, Seynaeve P C.Occipital pain in osteoid osteoma of the atlas.A report of two cases [J].Spine, 1999, 24(9): 912-914.

[7] Kong J, Xiao H, Liu T, et al. The valuation of using FDG PET-CT in detecting osteoid osteoma of the cervical spine [J]. J Spinal Disord Tech, 2015, 28(2): E67-73.

[8] Ozaki T, Liljenqvist U, Hillmann A.Osteoid osteoma and osteoblastoma of the spine: experiences with 22 patients [J].Clin Orthop, 2002, 397: 394-402.

[9] Cove J A, Taminiau A H, Obermann W R.Osteoid osteoma of the spine treated with percutaneous computed tomography-guided thermocoagulation [J]. Spine, 2000, 25(10): 1283-1286.

[10] Schneider M, Sabo D, Gerner H J, et al.Destructive osteoblastoma of the cervical spine with complete neurologic recovery [J]. Spinal Cord, 2002, 40(5): 248-252.

[11] Jaffe H L. Osteoid-osteoma: a benign osteoblastic tumor composed of osteoid and atypical bone [J]. Arch Surg, 1935, 31: 709-728.

[12] Jaffe H L. Benign osteoblastoma [J]. Bull Hosp Jt Dis, 1956, 17: 141-151.

[13] Mori Y, Takayasu M, Saito K, et al.Benign osteoblastoma of the odontoid process of the axis: a case report [J].Surg Neurol, 1998, 49(3): 274-277.

[14] 孔金海，肖辉，孙正望，等.完全切除合并内固定重建治疗合并斜颈的颈椎骨母细胞瘤11例随访报告 [J].中国骨与关节杂志，2014，3（5）：341-345.

[15] Hosalkar H S, Garg S, Moroz L, et al.The diagnostic accuracy of MRI versus CT imaging for osteoid osteoma in children [J]. Clin Orthop Relat Res, 2005, 433: 171-177.

[16] Silva M L, Brunelle F. Embolisation of vascular lesions of the spinal column in childhood: a report of three cases [J]. Neuroradiology, 1996, 38: 809-811.

[17] Trubenbach J, Nagele T, Bauer T, et al. Preoperative embolization of cervical spine osteoblastomas: report of three cases [J]. AJNR Am J Neuroradiol, 2006, 27: 1910-1912.

［18］Zileli M, Cagli S, Basdemir G, et al. Osteoid osteomas and osteoblastomas of the spine [J]. Neurosurg Focus, 2003, 15: E5.

［19］Ramme A J, Smucker J D.Balancing spinal stability and future mobility in the cervical spine: surgical treatment of a case of osteoblastoma with secondary aneurysmal bone cyst [J]. Spine J, 2011, 11(5): E5−E12.

［20］Baer H S, Tatagiba M, Samii M.Osteochondroma of the cervical spine causing occipital nerve neuralgia [J].Case report Neurol Res, 2001, 23(7): 777−779.

［21］Jose A M, Izquierdo N E, Santonja GC, et al.Osteochondroma of the thoracic spine and scoliosis [J].Spine, 2001, 26(9): 1082−1085.

［22］Zaijun L, Xinhai Y, Zhipeng W, et al. Outcome and prognosis of myelopathy and radiculopathy from osteochon-droma in the mobile spine: a report on 14 patients [J]. J Spinal Disord Tech, 2013, 26(4): 194−199.

［23］Yukawa Y, Kato F, Sugiura H.Solitary osteochondroma of the lower cervical spine [J].Orthopedics, 2001, 24(3): 292−293.

［24］Silber J S, Mathur S, Ecker M.A solitary osteochondroma of the pediatric thoracic spine: a case report and review of the literature [J].Am J Orthop, 2000, 29(9): 711−714.

［25］Ratliff J, voorhies R.Osteochondroma of the C5 lamina with cord compression: case report and review of the literature [J].Spine, 2000, 25(10): 1293−1295.

［26］Oga M, Nakatani F, Ikuta K, et al.Treatment of cervical cord compression, caused by hereditary multiple exostosis, with laminoplasty: a case report [J].Spine, 2000, 25(10): 1290−1292.

第17章
脊柱瘤样病变
Tumor-like Lesions of Spine

第1节　孤立性骨囊肿

孤立性骨囊肿（solitary bone cyst, SBC）是一种好发于儿童及青少年长骨干骺端的局限性破坏性骨病损，最常见于肱骨近端、股骨远端、胫骨近端，占全部SBC的75%～90%。男性多于女性，男女之比为2：1～3：1，该病起病隐匿、生长缓慢，往往并发病理性骨折后被发现，可使关节变形，影响肢体的发育。脊椎受累罕见，到目前为止，PubMed文献中共报道16例，其中颈椎7例、胸椎1例、腰椎8例；其中前柱受累5例，中柱受累2例，后柱受累5例，另有4例发生于两个相邻柱。本病的发病原因不详，早期就有人认为SBC并不是严格意义上的骨肿瘤，而是干骺端生长发育紊乱所致，血管阻滞学说、渗出液潴留学说、骨质吸收学说等是目前几种主要的病因学说，但也有人认为染色体异常是该病病因。

一、临床表现

本病的临床表现与病损累及的部位和程度有关，主要表现为突发性腰背部疼痛和颈部疼痛，发病前所有患者均有损伤、剧烈运动、重体力劳动史。因此，患者临床表现可能与患者运动、体力劳动后椎体承受的应力增加，造成病损椎体或附件结构发生病理性骨折有关。SBC是一种良性自愈性病损，只有当病损累及宿主骨85%以上骨质时，才会出现病理性骨折，宿主骨骨折后病损不能自发性愈合，脊椎骨在发育成熟之前，其软骨骺板具有继续生长的能力，脊椎骨椎体和附件结构体积小，因此即使SBC病损累及椎体和附件结构，这些病损也可以在椎体生长过程中逐渐自愈。少数无法自愈的病损逐渐形成较大病损才可能出现临床症状，这可能是导致脊椎SBC患者发病年龄偏大的原因。

二、影像学特征

X线检查显示溶骨性改变、膨胀性生长，皮质变薄，病灶周边有明显硬化带，没有骨膜反应和新骨生成，无软组织侵犯。放射性核素扫描发现整个病损区没有放射性核素浓聚现象。动脉造影显示病损区没有血供。CT对于鉴别诊断很有帮助，表现为溶骨性膨胀性病灶，没有椎旁软组织浸润，部分骨皮质中断，可能为微骨折表现。MRI T1加权像为低信号，T2加权像为高信号，可呈多囊性，血管增强剂不能增高病灶T1加权像信号强度。

三、病理

手术中肉眼观察，可见整个病损区为薄壁膨胀性囊肿，囊内充满稻草色液体和疏松组织，整个囊壁内衬菲薄白色壁膜。脊柱SBC的组织学表现和四肢长管状骨的组织学表现相同，囊肿壁由单层间皮细胞组成，周围骨壁为正常骨结构。当发生病理性骨折时，可见新骨形成（图17-1）。

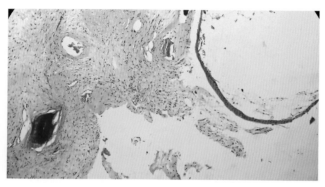

图17-1　孤立性骨囊肿光镜下病理（HE染色，100×）

四、鉴别诊断

脊椎SBC主要需要与动脉瘤样骨囊肿、骨巨细胞瘤、脊椎结核等疾病鉴别，主要依据X线、CT、MRI等影像学表现鉴别，穿刺活检的组织学检查可提供确诊依据。

五、治疗

由于临床病例数少，目前对于脊柱SBC的治疗尚未有统一的认识和最佳方案。手术治疗主要适用于已出现临床症状、病理性骨折或神经、脊髓损伤表现的患者，主要采用病灶刮除和病灶内植骨，疗效满意。在四肢长管状骨SBC治疗中采用病灶内注射甲泼尼龙的方法在脊柱SBC的治疗中亦有报道，短期随访观察疗效满意。

第2节　动脉瘤样骨囊肿

动脉瘤样骨囊肿（aneurysmal bone cyst, ABC）是良性、膨胀性、进行性发展的肿瘤样病变，其发病率占原发性骨肿瘤的1%～1.4%；脊椎ABC较为少见，占所有ABC的10%～30%，占脊椎原发性肿瘤的15%。WHO定义ABC为一种由大小不等充满血液腔隙组成的良性囊性损伤，分隔间隙的囊壁为含有纤维母细胞、破骨巨细胞和反应性编织骨组成的结缔组织。本病最早在1893年由Arsdale发现，当时被命名为骨化性错构瘤，1942年Lichtenstein和Jaffe将此疾病命名为动脉瘤样骨囊肿，以强调该疾病的临床表现、病理和影像学特征。本病的发病机制目前尚不清楚，甚至对ABC是否是一个独立疾病的意见尚不统一。Jaffe和Lichtenstein等倾向于ABC是其他原发性疾病的继发阶段，不是一个单独的疾病，Jaffe认为ABC是在原先骨骼病变基础上局部出血、骨质膨胀而形成，Lichtenstein则认为ABC是骨骼局部微循环异常和异常动静脉瘘导致的局部出血和骨质膨胀。而Ruiter和Tillman分别对105例和95例ABC患者进行的病理检查，没有发现有其他病变的证据。目前大多数学者倾向于将ABC分为两类：原发性ABC和继发性ABC，Oliveira等从细胞发生的角度区分了原发性和继发性ABC，其在2004年首先报道了原发性ABC存在染色体17q13上泛素特异性蛋白酶6（ubiquitin-specific proteases，USP6）基因平衡易位，后来的研究中发现超过60%的原发性ABC病例中发生了TRE17/USP6或CDH11位点的易位，从而提示该病变系一种间叶源性肿瘤。杨邵敏等的研究显示USP6基因分离重排对原发性ABC的特异性为100%，敏感性接近70%。继发性ABC与原发性在形态学上非常近似，但不表达USP6和CDH11。USP6基因的FISH检测在分子水平上对甄别原发性

ABC有着重要意义。临床研究显示，继发性ABC中最常见的原发疾病是骨巨细胞瘤（19%～39%），其次是成骨细胞瘤、血管瘤和成软骨细胞瘤。

一、临床表现

大于70%的原发性ABC患者年龄小于20岁。该脊柱ABC多发于腰椎（40%～45%）和颈椎（30%），女性患者略多，有遗传倾向。主要临床表现为疼痛和（或）局部肿胀、局部包块，这些症状常常持续6个月以上；疼痛主要表现为病变部位的局部疼痛或一侧肢体疼痛，夜间痛比较常见；10%以上的患者会出现脊柱侧弯或后突畸形；脊椎病损会出现脊髓和神经根受压等神经损伤体征，主要为肢体肌力的下降、感觉过敏或感觉减退等；脊椎的病理性骨折不常见。对于多发性ABC，其中95%会伴有邻近脊椎的病损。典型脊椎ABC常侵犯脊椎的后柱结构，如棘突、椎板、椎弓根，其中75%的病变会扩展到椎体，但是单一椎体ABC在临床上少见。多数原发性ABC为良性活跃性病损（良性肿瘤2期），偶尔有些病损表现为良性侵袭性病损（良性肿瘤3期），这些病损易被误诊为骨肉瘤。

继发性ABC的临床表现反映了原发病变的特征，可同时存在原发病损的临床表现。它常与一些病损，如骨巨细胞瘤、成骨细胞瘤、血管瘤、成软骨细胞瘤、孤立性骨囊肿、嗜酸细胞肉芽肿等混淆。

二、影像学特征

原发性ABC好发于腰椎，其次为颈椎和胸椎。主要侵犯脊椎的后柱结构，很少单独侵犯椎体。典型的脊椎原发性ABC的X线表现有：溶骨性、膨胀性、气球样改变，外周骨皮质变薄，骨皮质可以连续或中断，部分病损有骨膜反应和反应骨生成（图17-2）。Scully和Dabska等按照X线表现将ABC分为4期：初始期、活跃期、稳定期和愈合期。初始期的病损表现为边界清晰的骨质疏松病灶，伴有间断性的骨膜反应；活跃期

病损迅速增大，进行性侵蚀骨质，形成典型的气球样、膨胀性病灶；稳定期病灶表现为泡沫样改变，骨质成熟形成周边硬化带，病灶体积维持不变或增大速度明显减慢；愈合期中病损区进行性钙化和骨化，整个病灶区成为一个致密的骨块。

放射性骨扫描显示原发性ABC病损周边放射性核素摄取增加，而中央区核素摄取很少有增加，这种表现可能与ABC边缘有大量的新生骨形成，而中央区血管明显减少有关。继发性ABC的放射性骨扫描的表现反映了原发性病损的特征。

对于脊椎ABC，CT检查具有重要的价值。能清晰地显示病变对骨皮质破坏的程度及范围，并能很好地评估脊柱的稳定性，为手术方案的制订提供依据。CT显示ABC边界清晰，骨皮质连续，部分出现骨皮质中断，病灶内部显示为低密度的病损区，并有液-液平面出现，当改变体位时，液-液平面会消失，恢复原体位时，会再次出现液-液平面。脊椎旁软组织包块显示有清晰完整的边界，表明软组织包块有完整的骨膜包裹。

MRI检查可以提供更为详细的脊椎病损的解剖学和影像学资料，能明确病损对脊髓、神经根及周围软组织的影响。常见的ABC MRI表现为完整低密度包裹的脊椎和椎旁软组织病损区，其中有许多分割的小室样结构和不同信号的液-液平面，病灶内信号强度不一，由于ABC病损中含有大量的血液，因此病损的MRI特征主要表现在T1加权像，在低磁场MRI检查的T1加权像显示病灶为高信号改变；高磁场MRI检查中T1和T2加权像信号变化不定，这种变化反映了病损中出血时间的长短。急性出血拥有长T1弛豫时间，显示低的T1加权像信号；数天后由于血红蛋白的氧化，降低了T1弛豫时间，增加了T1加权像的信号强度（图17-2A～E）。

三、病理

虽然病理诊断是最后确诊的依据，但是如果有典型的影像学变化，一般在决定治疗方案前不必行穿刺活检。对于疑似继发性ABC的病患，建议要通

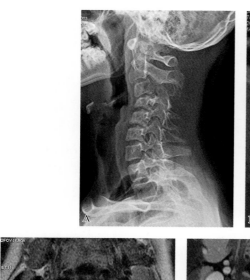
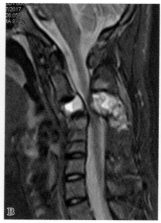
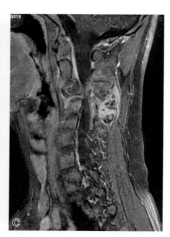
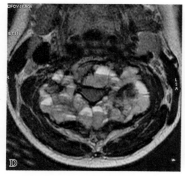
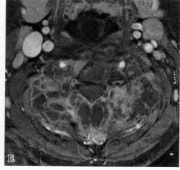
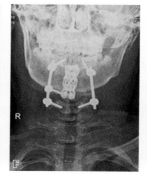
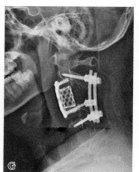

图 17-2　C_3椎体及附件动脉瘤样骨囊肿（14 岁男性患者）

A. 颈椎侧位片示 C_3 椎体及附件骨质破坏，C_3 部位呈后突畸形；B. 颈椎 MRI 显示 C_3 椎体及附件破坏，T2 加权呈高信号；C. 颈椎 MRI 示 C_3 椎体肿瘤组织强化不明显，呈分隔状；D、E. C_3 平扫显示肿瘤组织中呈典型的蜂窝状改变，有液平，无明显强化；F、G. 颈椎术后正侧位片示肿瘤切除后采用钛网植骨及钉棒内固定系统重建颈椎的稳定性

过活检明确病理诊断，尤其是考虑行非手术疗法的病例。

　　手术中 ABC 病损区的骨膜很少有反应，软组织很容易从病灶上剥离，病损含有分割成小室样的空腔，内有大量血液成分，病损的腔内衬壁结构和形态类似色素性绒毛结节性滑膜炎形态，容易剥离。

　　镜下组织学特征是含有良性梭形细胞基质，多核巨细胞和含铁血黄素弥散在基质中，多核巨细胞的细胞核为圆形空泡样，与基质细胞完全不同，巨细胞的胞质中可有大量的含铁血黄素。病损组织中充满血管池，血管池呈分叶状分布，其间弥漫大量扩张的毛细血管，这些大的血管腔壁中没有平滑肌和弹性纤维成分，血管池的衬壁不含有扁平细胞，含有病损组织。可见明显有丝分裂相，80%的病损

在每10个高倍视野中有 1～3 个核有丝分裂象存在。部分病损中含有黏液成分，其主要分布在钙化的基质周围（图 17-3）。

　　实质性 ABC 是典型 ABC 的变异。其大体显示为实质性、颗粒性病损，其中夹杂有出血区域，镜下显示大量增生的梭形、圆形的成纤维细胞和纤维组织细胞，以及岛状分布的类骨基质和骨，有大量的骨巨细胞，骨巨细胞增生活跃，在不成熟区域有较多的核有丝分裂象。

　　原发性 ABC 很难与骨巨细胞瘤鉴别，主要通过患者的年龄、病损的部位、病损的影像学特征进行大体鉴别。镜下鉴别包括：ABC 含有大量的充血囊腔，而骨巨细胞瘤不具有；ABC 缺乏组织细胞和泡沫细胞，其中多核巨细胞较小，核也较小，但含有较多的含铁血黄素；免疫组化：ABC USP6 阳性。

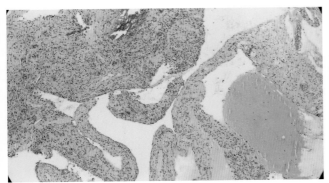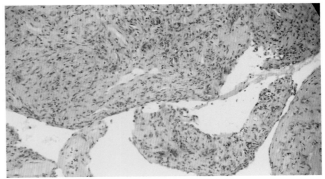

图17-3　脊柱动脉瘤样骨囊肿光镜下病理（HE染色，右100×，左200×）

四、鉴别诊断

1. 单纯性骨囊肿（UBC）　UBC与ABC的常见发病类似，两者穿刺吸出液相近，无明显特异性。同时，在部分病例中，两者存在相关性。相较于UBC，ABC侵袭性特征更加显著，病灶壁较薄，呈膨胀性生长。原发性ABC与创伤性UBC较难鉴别。镜下UBC或可见其典型的水泥样不规则物质，而淡蓝色纤维软骨区域则更提示ABC可能。

2. 毛细血管扩张型骨肉瘤　ABC须与毛细血管扩张型骨肉瘤鉴别。镜下，毛细血管扩张型骨肉瘤可见异形细胞、核分裂象及更多不规则的骨基质，且有必要对整块活检组织进行仔细鉴别。此外，利用荧光原位杂交可发现在原发性ABC中USP6分布，以此鉴别。

3. 骨巨细胞瘤（GCT）　可依靠免疫组化染色行GCT与ABC的鉴别。通常，GCT可发现P63染色强阳性。

4. 其他　脊柱ABC还需与嗜酸性肉芽肿、骨肉瘤及其他恶性肿瘤鉴别。此外，实性ABC还需与硬化性纤维瘤（NOF）鉴别。

五、治疗

临床上对于无症状患者可以暂时观察，定期随访。有学者将乙醇（酒精）和植物蛋白（adamsbaum）、降钙素（szendroi M）、降钙素和甲泼尼龙（甲基强的松龙，lcdr merrill）直接注入病灶，疗效满意。近期，Varshney等报道了病灶内注射聚乙二醇单十二醚polidocanol（aetoxisclerol®）硬化治疗，临床试验表明疗效与手术治疗相当，且有报道称可成功用于侵袭性ABC。此外，考虑到ABC及骨巨细胞瘤间的相关性，有研究表明地诺单抗（denosumab）亦可有效控制ABC。该病对放疗相对有效，但有诱导恶变的可能，因此仅限于复发的ABC或其他治疗无效等特殊病例。

虽然脊柱ABC为一种良性病变，但是该病患的侵袭性特点经常能给患者带来灾难性的后果，脊柱ABC患者中，文献报道约有20%的患者发生病理性骨折，而产生对脊髓或神经根的压迫。因此对于有轻微症状的脊柱ABC患者，应该早期采取外科干预治疗。常规的治疗方法是手术切除病灶组织，这包括完整病灶包膜内切除和病灶包膜外整体切除，前者的传统治疗方法一般采用囊内刮除和骨移植，为了减少病变术后复发，很多学者尝试采用多种辅助治疗，包括骨水泥填充、在囊腔内涂抹苯酚（石炭酸）和高浓度乙醇、磨钻打磨囊壁等，但是该类手术治疗的复发率为10%～60%，近期有报道称采用氩离子凝固技术配合囊内刮除，明显降低了术后复发率，但是样本量较小，还需要长期大样本临床疗效观察。病灶外病损整块切除能大大降低复发率已经逐渐成为脊柱肿瘤外科的共识。如果手术中脊椎结构破坏严重，影响脊椎的负重功能，应该进行脊椎重建手术，融合和固定病损区域，以稳定脊椎，恢复脊椎的正常功能（图17-2F、G）。对于儿童患者而言，手术治疗同样适用，但重建需充分考虑脊柱的生长发育潜能，避免出现术后脊柱畸形。手术中病灶切除时植骨与否和病灶复发没有相关性。由于脊椎的解剖结构复杂，病损区有大量的出血，临床上要完全做到病灶包膜外整体切除有时很难实施，因此 Pagepopulos 等建议采用手术前选择性动脉栓塞、手术中刮除病灶和植骨的方案进行治疗。

选择性动脉栓塞可以用于手术前辅助治疗，也可以单独使用治疗 ABC，近期 Boriani 等报道对无神经压迫及脊柱相对稳定的脊柱 ABC 患者采用栓塞治疗，亦取得满意疗效。对于颈胸段和胸腰段脊柱原发性 ABC 使用选择性动脉栓塞要慎重，此两处为脊髓血供危险区域，局部血管的栓塞可能导致脊髓血供减少，出现脊髓损伤。放疗对于脊柱原发性 ABC 不建议使用，一则原发性 ABC 多数发病在青少年，

二则放疗有明显并发症（放射性脊髓损伤、ABC 放射后肉瘤样恶变等）。Charles 等将放射性核素凝胶直接注入 ABC 病灶治疗原发性 ABC，疗效满意，但这种方法使用例数少，尚无法判断其临床疗效和并发症。

脊柱 ABC 的治疗后复发率为 10% ～ 40%，而接受手术完整切除病灶的患者复发率极低。该病复发 90% 发生于治疗后 2 年内，因此 2 年的随访期是最短的随访时间。同时建议对所有患者进行 5 年的随访，对于进行放疗治疗的患者，要求终身随访。

对于继发性脊椎 ABC，首先应该根据原发病变进行治疗。在整理分析长征医院骨巨细胞瘤继发 ABC 的病例后，笔者认为，此类患者肿瘤术后极易复发，因此初次手术效果至关重要，建议行扩大范围的激进完整切除，以有效降低术后肿瘤局部复发概率。

第 3 节　嗜酸细胞肉芽肿

嗜酸细胞肉芽肿（eosinophilic granuloma, EG）是一种良性、溶骨性、肿瘤样疾病，起源于网状内皮系统，它和 Hand-Schuller-Christian 综合征、Letterer-Swie 病一起称为组织细胞增多症 X 或朗格汉斯细胞组织细胞增生症（Langerhans cell histiocytosis, LCH）。本病起病原因不详，发病率约为 0.6 人/100 万，儿童发病多见。主要在 20 岁以前发病，发病高峰在 5 ～ 10 岁，儿童中男性发病多见，男女比例为 2.5：1，而在成人中没有明显的性别差异。1940 年，Jaffe、Lichtenstein、Otani 和 Ehrlich 最先对本病进行了描述，后来发现 EG 和 Hand-Schuller-Christian 综合征、Letterer-Swie 病有共同的组织学特征；1953 年，Lichtenstein 将这三种疾病统一命名为组织细胞增多症 X；1984 年更名为朗格汉斯细胞组织细胞增生症。在累及骨的朗格汉斯细胞组织细胞增生症中，80% 左右为孤立性的，7% 为多发性的，其余为 Hand-Schuller-Christian 综合征和 Letterer-Swie 病。EG 最常侵犯的骨骼部位为颅骨、肋骨、盆

骨、股骨和其他长骨的干骺端。有 6.5% ～ 25% 的脊椎骨受到侵犯，其中胸椎最多（占 54%），腰椎其次（占 35%），颈椎最少（占 11%）。椎体是最常见的受累部位，脊椎后柱结构很少受累，仅在活跃期病损会累及椎体和脊椎后柱结构。

一、临床表现

EG 临床上可以表现为疼痛、活动受限、畸形、局部炎性反应和发热，最常见的临床表现为局部疼痛和后突畸形，常常在就诊前疼痛症状已经持续数周到数月，疼痛呈轻度到中度，卧床休息或非甾体类镇痛剂可以缓解，外伤史常常是发病的诱因。病损在颈椎的患者可以出现活动受限和颈部僵硬，成人表现为颈椎活动范围减少，在旋转或伸屈过程中出现疼痛；儿童主要表现为颈椎活动受限和斜颈畸形。后突畸形是由于病损椎体部分和完全塌陷所致，这种畸形在治疗过程中会逐步改善，后突角度

逐渐减小，有文献报道手术治疗脊椎EG后，后突畸形继续加重，这可能是手术中损伤了椎体前部骺板，而后部椎体继续生长；另一方面，不合理的内固定方式也会影响固定节段的生长发育，造成脊柱畸形。病理性骨折临床上少见，主要发生在胸椎节段。脊髓和神经受损临床上不多见，常发生在腰椎（75%）、胸椎节段（64%），在脊椎负重和活动范围较大的脊椎节段，其主要原因为病变椎体塌陷和病损的肉芽组织硬膜囊外侵犯压迫脊髓、病损邻近脊椎节段不稳导致脊髓受压。

二、辅助检查

不同文献中EG患者血液成分变化不一，有文献报道EG患者可有轻度发热、轻-中度的红细胞沉降率加快和轻度的嗜酸性粒细胞增多，这些变化是非特异性的，没有明确的诊断意义。EG标本免疫染色显示病损组织中S-100蛋白和CD1抗原呈阳性，而BRAF突变提示疾病可能向侵袭性发展。

早期脊椎EG X线平片显示椎体中心区骨质破坏，呈现局灶性溶骨性病损，这种影像学表现持续时间不长，很快会出现进行性椎体压缩、塌陷，最终形成扁平椎，塌陷的椎体随着时间的延长，椎体高度可逐渐恢复和重新塑型。同时病灶周围常见富于血管的软组织肿块，少数病损显示周边有硬化带和骨膜反应。临床资料表明，EG是造成扁平椎最常见的原因（占70%），扁平椎是EG特征性影像学表现（图17-4A），表现为对称性椎体扁平塌陷，年轻患者多见，成人患者较少见。其实，临床上真正的扁平椎并不多见，仅有18%呈现出特征性扁平椎征象，大部分病损椎体表现为不同程度的椎体塌陷和局灶性溶骨性椎体病灶。具有诊断意义的表现是扁平椎、病损仅累及一个椎体，受累椎体骨密度与正常椎体相同，受累椎体上下椎间隙保持正常高度。

放射性核素扫描对脊椎EG的敏感性不高，仅有35%EG病损显示核素浓聚区，大部分EG显示病损区核素吸收正常，因此核素扫描不能作为查找脊柱外EG病损的手段。

早期由于检查手段的限制，很少有报道EG脊椎旁软组织浸润。现在CT和MRI显示椎体EG病灶和邻近组织中浸润EG组织，CT显示椎体EG病损为溶骨性病灶，骨皮质完整或不完整，周边有新生骨生成，MRI T1加权像上EG病损显示为均匀低信号或等信号的病损区，在T2加权像显示均匀的高信号区（图17-4B、C）。

值得注意的是，EG的影像学表现尚需与以下疾病鉴别：浆细胞瘤、多发性骨髓瘤、骨软骨炎、结核或骨髓炎。而其他脊柱疾病也可导致扁平椎，其中包括：Ewing肉瘤、淋巴瘤、其他肉瘤、结核等感染以及骨发育不良。

三、病理

临床上EG的组织学诊断是通过在病损组织中发现Langerhan细胞、组织细胞内发现有Birbeck颗粒，以及免疫组化染色显示CD1a抗原阳性来作出的。此外，S-100、HLA-DR糖蛋白、花生凝集素、Langerin（CD207）及CD68的阳性染色均有助于该病诊断。

脊椎EG手术中见病损往往包裹于厚的反应环内，活跃期的EG病损常为紫红色柔软、脆弱肉芽组织，肉芽肿中有血液渗出，偶见黄色的脂肪块。迟发期病损为黄褐色或灰色、软的、肉芽肿细胞样物质。

EG病损镜下常显示大的脂肪团，有大量组织细胞聚集，在组织细胞中混杂大量成熟的嗜酸性粒细胞和多核巨细胞，组织细胞具有明显的吞噬活性，细胞核没有有丝分裂象，病灶区内散布着出血点和坏死灶。组织细胞和嗜酸性细胞比例反映EG的阶段（图17-5）。有学者认为组织细胞的比例越大，病损越迟发、越倾向于多系统浸润，炎性细胞成分越高，病损主要为孤立性病损。电子显微镜显示组织细胞中含有特征性Birbeck颗粒。

多数EG临床表现为良性活跃性病损（良性肿瘤2期），陈旧成熟的EG病损表现为良性迟发性病损（良性肿瘤1期）。

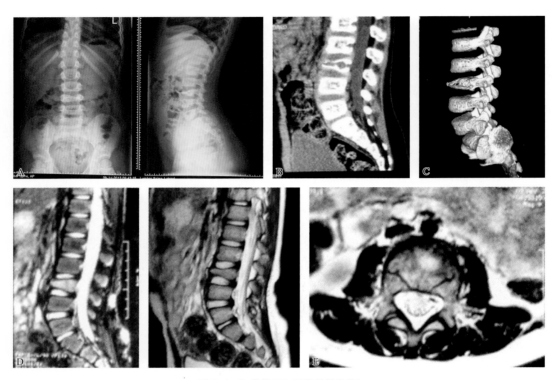

图 17-4　L₃ 椎体 EG（4 岁男性患儿）

A. X 线正侧位示 L₃ 椎体塌陷，呈楔形椎样改变；B. CT 矢状位示骨质破坏，椎体塌陷；C. CT 三维重建示椎体压缩塌陷；D. MRI 矢状面 T1 加权、T2 加权示 T₇ 椎体破坏，椎体高度丢失；E. MRI 横断面病灶图像

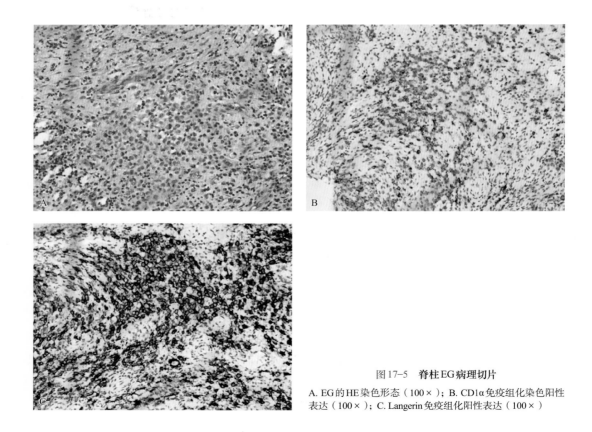

图 17-5　脊柱 EG 病理切片

A. EG 的 HE 染色形态（100×）；B. CD1α 免疫组化染色阳性表达（100×）；C. Langerin 免疫组化阳性表达（100×）

四、治疗

本病是良性瘤样病损，病损区可以自愈。多种治疗方法均有疗效。

对于无症状、不发展又不影响脊柱功能和没有神经、脊髓压迫症状的患者可以暂时观察，定期随访。对于不影响脊柱功能和没有神经、脊髓压迫症状的患者一般建议采用保守治疗，卧床休息或给予非甾体镇痛剂控制、缓解症状，同时予以密切随访观察。Christoph、Floman、Takano、Bertram 等采用脊柱支架或颈托治疗脊椎 EG，患者临床症状缓解，塌陷椎体椎高及脊柱畸形得到一定程度的恢复，表明通过限制受累脊柱节段活动、减少病椎的压缩应力就可以获得较为满意的疗效。Mavrogenis、Baptista 等采用在针吸活检时，病灶内注射甲泼尼龙（甲基强的松龙）治疗脊柱 EG，剂量为每次 75～750 mg，疗效满意，但由于此法应用于颈椎病损时可能出现严重并发症，所以应谨慎选择。

针对该病行化疗的临床应用观点不一，尤其对于孤立脊柱 EG 尚无统一认识，常以多系统 LCH 化疗方案为参考。常用化疗方案包括：

1. 长春花碱（VBL）+ 泼尼松 6 周诱导方案 在第 1、8、15、22、29、36 天静脉推注 VBL，每次 6 mg/m²。在第 1～29 天口服泼尼松，每天 40 mg/m²，第 29 天后减为每天 20 mg/m²，第 36 天后减为每日 10 mg/m²，第 43 天停药；维持治疗：在上述治疗后 6～12 周后达到非活动性疾病（NAD）的患者，进入维持治疗。在第 7～52 周（总疗程的第 12 个月末），或在第 13 周到总疗程的第 12 个月末，每 3 周 1 次应用 VBL，方法同上；应用 VBL 的每周中，口服 5 天泼尼松，剂量同上。

2. DAL-HX83 方案 从第 1 天（第 0 周）开始每天口服泼尼松，每天 40 mg/m²，第 29 天减为每天 20 mg/m²，第 36 天减为每天 10 mg/m²，第 43 天（第 5 周末）停药。第 1～5 天静脉滴注 VP-l6，每天 60 mg/m²；第 18、25、32、39 天静脉滴注 VP-l6，每天 150 mg/m²；第 15、22、29、36 天静脉推注 VBL 每次 6 mg/m²；维持治疗：在第 6～52 周，每天口服 6- 巯基嘌呤（6-MP），每天 50 mg/m²。在第 9、12、15、18、21、24、30、36、42 周中，每周第 1 天应用 1 次 VBL，方法与剂量同上。应用 VBL 的每周中口服 5 天泼尼松，剂量同上。

3. DAL-HX90 方案 从第 1 天（第 0 周）开始每天口服泼尼松，每天 40 mg/m²，第 29 天减为每天 20 mg/m²，第 36 天减为每天 10 mg/m²，第 43 天（第 5 周末）停药。第 1～5 天静脉滴注 VP-16，每天 100 mg/m²。第 15、22、29、36 天静脉滴注 VP-l6，每天 150 mg/m²，第 15、22、29、36 天同时静脉推注 VBL 每次 6 mg/m²，如无 VBL 供应可应用长春地辛（VDS）代替，每次 3 mg/m² 静脉推注；维持治疗：在第 9、12、15、18、24 周中，每周第 1～5 天口服泼尼松，剂量同上。口服泼尼松的第 1 天静脉滴注 1 次 VP-l6，150 mg/m²。针对上述化疗方案，本中心的应用经验为，针对单一病灶的脊柱 EG 而言，从第 1 周至第 24 周，每周第 1～5 天口服泼尼松，每天 20 mg/m²，即可达到良好的疾病控制效果。但值得注意的是，在此期间应对患者行密切随访观察及病情评估，一旦发现疾病进展，则转换为常规化疗方案。

对于该病放疗的应用存在争议，有 EG 继发性恶变和脊髓放射性损伤的危险，颈部放疗还可以造成气管、食管黏膜的放射性损伤，另外，放射线可以破坏椎体上下软骨骺板的生长活性，导致椎体再生停止，因此放疗一般不作为脊柱 EG 的首选治疗方法，特别是年轻患者。Richter 及 Zhou 建议使用低剂量可有效缓解症状，控制病情进展。临床资料表明，低剂量放疗可以加快 EG 病损硬化和愈合，其临床并发症也较少。Sartoris 和 Parker 指出放疗和化疗对 EG 愈合时间长短没有影响，放疗可以加快病灶的硬化过程。

对于有脊髓和（或）神经损伤的患者可以进行手术治疗。手术治疗的适应证包括：① 病损破坏脊柱稳定性；② 病损引起脊髓和（或）神经功能障碍；③ 非典型性 EG，必须进行病灶的手术活检以明确诊断。

手术治疗的目的包括减压、稳定脊柱，手术包括活检、病灶内刮除、病灶外病灶切除，根据病灶部位、病灶大小和对脊柱的影响，决定是否植骨和内固定。有资料表明，对于尚处生长发育阶段的儿童及青少年患者，手术可能会损伤椎体上下的软骨骺板，导致椎体高度生长停止，脊柱后突畸形加重，因此推荐对青少年及儿童患者采用的手术方式为：单纯解除脊髓压迫，术中注意软骨骺板保留，邻近节段稍撑开预留病椎可能生长空间后行椎弓根螺钉等内固定。术后应规律佩戴支具，并在随访中密切观察生长发育情况（如随访中拍摄手部平片观察骨骺闭合情况），对随访过程中出现术后内固定相关畸形或骨骺已闭合的患儿可行内固定调整或取出。在手术的基础上，同样应行口服泼尼松治疗或规范化疗，具体方案如前所述。而对于出现轻度神经、脊髓损伤的患者，笔者经验及文献回顾均提示可试行佩戴支具＋口服泼尼松治疗的保守治疗方案，如 Mikio Kamimure 观察到两名有脊髓、神经损伤症状 EG 患者，给予保守治疗后临床神经体征消失，脊髓、神经功能完全恢复。但需密切观察病情变化，如有进展，仍需及时行手术治疗。

另外，如果患者同时表现有免疫系统异常，如淋巴细胞自发性细胞毒反应、T淋巴细胞功能异常，给予胸腺提取物辅助治疗，可以改善和治愈这些免疫系统的异常。

五、随访及预后

所有患者应在治疗后行规律随访，具体随访时间为：治疗后1、3、6、12个月，后每年复查。

复查内容包括：是否有口渴和多尿等症状、身高、体重、发育状况、神经功能、血常规、红细胞沉降率、肝肾功能、蛋白质等，复查脊柱X线正侧位片及MRI，对生长高峰时的儿童患者应密切评估脊柱畸形情况。所有患者随访终点包括：① 结束治疗5年后；② 末次疾病活动5年后；③ 生长发育结束后。

1. 针对该病随访评估状态定义

（1）非活动性疾病（NAD）：无疾病证据，所有症状和体征消失。

（2）活动性疾病（AD）：① 疾病消退：症状和体征消退，无新损害出现；② 疾病稳定：症状和体征持续存在，无新损害出现；③ 疾病进展：症状和体征有进展，或有新损害出现（孤立骨损害的患者，疾病进展表示出现新的骨损害病灶或其他器官病灶）。

2. 治疗反应标准评估

（1）较好反应：① 完全消失，达到上述NAD；② 消退，达到上述AD的疾病消退。

（2）中度反应：① 混合反应，1个部位有新损害，另1个部位损害消退；② 稳定，达到上述AD的疾病稳定。

（3）恶化反应：达到上述AD的疾病进展。

脊柱EG患者预后较好，在接受前述规范化治疗后，笔者所在中心长期随访中均可达到NAD。但需要警惕的是，文献报道LCH可与多种恶性疾病相关，包括：淋巴瘤、骨髓瘤，以及放疗、化疗相关血液系统肿瘤和实体瘤等。因此，对此病患者的全面评估和规律随访不可或缺。

第4节　纤维结构不良

纤维结构不良（fibrous dysplasia, FD），又称为纤维异常增殖症，是一种少见的良性瘤样病变，其大约占全部骨肿瘤的2.5%和良性骨肿瘤的7%，临床特点是骨纤维组织发生增生同时有板层骨小梁的形成，且在骨小梁的表面有骨母细胞

覆盖。根据发病和受累部位的不同，此疾病主要可以分为三种类型，分别为单发性纤维结构不良（monostotic fibrous dysplasia, MFD）、多发性纤维结构不良（polyostotic fibrous dysplasia, PFD）以及多骨伴皮肤色素沉着、内分泌障碍的McCune-

Albright综合征，其中单发性纤维结构不良约占75%。股骨近端、肋骨、头面部骨是最常受累部位，而脊椎则较少累及，临床上有4%～14%的多发性纤维结构不良累及脊椎，而单发性脊柱纤维结构不良临床上少见，国内外文献报道1946年至今共有58例。既往认为纤维结构不良的发病机制有：内分泌异常、先天发育异常、损伤后反应以及骨发育障碍等，而目前研究表明，骨纤维结构不良是一种先天性疾病，是由于GNAS1（20q13.2）的突变使Gs蛋白的α亚基发生突变、基因突变使cAMP合成增加，以及原致癌基因*c-fos*表达增加等。

一、临床表现

骨纤维结构不良的发病无明显的性别差异，症状首次通常出现在5～20岁，但也有些患者直到20岁以后甚至老年才出现症状。根据国内外文献报道，多发性纤维结构不良的发病年龄通常早于单发性纤维结构不良。骨纤维结构不良是一种良性、膨胀性生长的溶骨性病变，多数患者起初无明显症状，随着疾病的进展，患者的症状主要表现为病变骨轻微疼痛、肿胀及局部深压痛，同时也可以出现畸形、神经和脊髓压迫症状，病理性骨折是最常见并发症，多发性纤维结构不良患者85%会出现病理性骨折。根据国内外文献报道，约0.5%的单发性纤维结构不良会发生恶变，而约4%的多发性纤维结构不良会发生恶变，主要表现为骨肉瘤、纤维肉瘤、软骨肉瘤，恶变主要发生在30～40岁的男性患者中，放疗会增加纤维结构不良的恶变概率。

脊柱纤维结构不良病灶以椎体和附件病变为主，有时伴椎体骨囊肿，常常伴邻近肋骨病变，单发性纤维结构不良的发病较为隐匿，多数早期病变可存在多年而无症状，常是在检查中偶然发现或出现症状后才发现。单发性脊柱纤维结构不良的临床症状因病变部位不同而各异，主要表现为下腰痛、背痛、胸痛、颈痛、外周神经及脊髓压迫症状。在58例已报道的单发性脊柱纤维结构不良患者中，多数患者表现为病变部位疼痛，其中只有3例出现病理性骨折，1例出现畸形，4例出现神经及脊髓压迫症状。

多发性纤维结构不良常累及一侧肢体，双侧受累时不具有对称性，约3%的多发性纤维结构不良合并有皮肤色素沉着、内分泌功能障碍和性早熟，即McCune-Albright综合征，常表现为cafe-au-lait斑、甲状腺功能亢进、糖尿病、Cushing病、肾皮质增生和高钙血症等。多发性纤维结构不良的临床症状主要是在负重区出现病理性骨折、严重畸形和疲劳骨折，反复骨折可以导致严重功能障碍。

二、辅助检查

1. 实验室检查　血清学检查发现1/3纤维结构不良患者血清钙和磷正常，而血清碱性磷酸酶、尿羟脯氨酸水平升高和尿中Ⅰ类胶原蛋白C端片段分泌增多（尿中Ⅰ类胶原蛋白C端片段多少反映了纤维结构不良疾病的活跃程度）。

2. 影像学表现　X线检查：病变多表现为溶骨性、膨胀性、椭圆形骨质缺损，X线表现下可呈"磨玻璃影"（ground-glass opacity, GGO），囊状阴影也可出现在部分病灶，可伴有钙化点但不规则，骨皮质因髓腔扩张而变薄，呈不均一表现，表现为"鸡蛋壳"样。放射性核素骨扫描时病变区域通常表现为放射性核素浓聚。CT扫描显示病损灶为膨胀性、溶骨性、非匀质样病变，在病灶周边有高密度的硬化带，但病灶部侵犯骨皮质，亦可见GGO。CT检查在临床上有助于判断是否有周边软组织的浸润和椎管的变化，判断脊髓、神经受压的可能性。MRI检查缺乏特异性，在T1加权像的表现不一，以混杂信号多见，有18%表现为信号的减低，部分表现为中等强度的信号增高；在T2加权像，60%病灶显示中等程度信号的增高，到病变的晚期随着病灶中血管成分的增多，T2加权像上为高信号。

三、病理

骨纤维结构不良的初步诊断主要是依据临床表现、X线片、CT和MRI等影像学检查，但最终确诊还必须依靠组织病理学检查才能做出最后诊断和明确病变性质。

病理的基本变化是增生的纤维结缔组织中有呈岛状分布的不成熟骨小梁，这些不成熟骨小梁是由矿物质类骨生长不良形成的圆形组织块，它较正常骨小梁厚，但没有黏合线，其内的骨细胞陷窝较正常为大，因此病变区骨类似胎儿骨表现。肉眼下病变组织为淡黄或白色组织，有坚韧感，病变组织易与骨包壳分离，很少或不能穿出包壳和侵犯软周围组织。病变组织内含有丰富的小血管，切除过程中可有活跃出血。病变周围骨皮质明显变薄。在偏光显微镜下，胶原纤维排列杂乱，类似编织骨。在病灶中有弥散的多核巨细胞，部分类似破骨细胞，异常增生的纤维组织部分表现为不成熟状态，细胞为梭形，有长的梭形突出，没有有丝分裂象，在不成熟纤维组织中有大量增殖但正常的毛细血管（图17-6）。对于骨纤维结构不良的免疫组化众说纷纭，但主流观点认为其波形蛋白、S100、Leu7，以及CK为阳性。

近来，CT引导下经皮穿刺活检是一项安全有效的诊断方式，根据文献统计，其诊断准确率在90%以上。

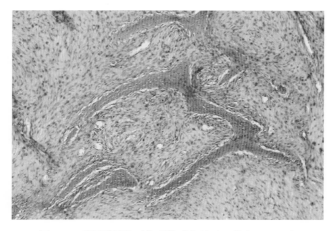

图17-6　骨纤维结构不良光镜下病理（HE染色，200×）

四、治疗

（一）保守治疗

对于无症状、不发展、不影响脊柱功能、没有神经及脊髓压迫症状的患者，可以暂时观察，定期随访。对于骨纤维结构不良的保守治疗，主要以疼痛控制和提高骨密度为主，可通过改善饮食、运动锻炼及应用双膦酸盐类、1，25-（OH）$_2$-D$_3$ 和甲状旁腺激素类似物等药物治疗，疗效明显。双膦酸盐类药物的主要作用机制是通过抑制破骨细胞减少骨溶解及骨吸收，减轻疼痛，降低骨折和畸形发生率。有文献报道，成人静脉应用帕米膦酸，60 mg/d，儿童剂量为 1 mg/（kg·d），共3天，6个月1次，连续2年。所有患者每天补充钙剂和维生素D，症状改善明显，长期随访总体治疗效果满意。目前临床应用的双膦酸盐类药物主要为第二代膦酸盐类药物帕米膦酸钠、第三代双膦酸盐类药物伊班膦酸盐、唑来膦酸等，有较好的耐受性，主要的副作用为体温增高、一过性疼痛、胃肠道反应、关节病等。对于双膦酸盐无法控制的疼痛，可尝试采用Tanezumab及Denosumab治疗。

（二）手术治疗

对于病灶明显，有神经、脊髓受累表现或脊柱骨折或不稳的患者则可手术治疗。手术方法主要包括：① 单纯病灶切除术+植骨，对于小范围病灶或不伴有畸形、病理性骨折病变可考虑行单纯病灶切除术+植骨，植骨可采用自体骨移植、异体骨移植和人工骨。② 单纯病灶切除+植骨+内固定术。通过截骨矫形、彻底病灶清除、植骨、内固定术，增强受累骨的机械强度，达到减轻患者症状或恢复功能的目的（图17-7）。为了减少肿瘤的复发，一般要求能够完全切除病灶。近来，国内外文献报道微创手术治疗方式，主要为经皮椎体成形术和椎体后凸成形术。对于放疗，由于可以增加纤维结构不良的恶变概率，临床上不提倡使用。

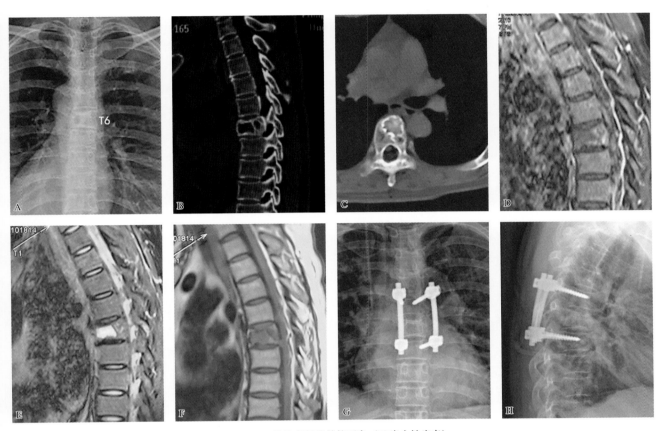

图 17-7　T₆椎体骨纤维结构不良（49岁女性患者）

A. 胸椎正位片示T₆椎体中部有呈边缘相对清楚的密度减低区域；B. 胸椎CT矢状位二维重建示T₆椎体呈溶骨性破坏，边界清楚并硬化；C. 胸椎CT横切面示T₆椎体中间破坏，边缘清晰并硬化，椎弓根结构完整；D. 胸椎MRI T1加权示T₆椎体呈低信号的椎体破坏；E. 胸椎MRI T2加权示T₆椎体呈高信号的椎体破坏；F. 胸椎MRI增强扫描示T₆椎体病灶无明显强化；G、H. 胸椎术后正侧位片显示手术采用了分块病灶切除短节段固定术

第5节　Erdheim-Chester 病

Erdheim-Chester 病（Erdheim-Chester disease, ECD）即脂质肉芽肿病，又名类脂性肉芽肿病、胆固醇肉芽肿病、多发性骨硬化性组织细胞增生症，是一种极其罕见的细胞来源不明的非朗格汉斯细胞组织细胞增多症。ECD首次由Chester和Erdheim于1930年描述，迄今为止世界范围内有700余例此类疾病被报道，属于罕见病，容易被误诊。该病好发年龄为40～70岁，90%的患者有骨累及，最常见的是长骨受累（32%），也可累及扁骨，50%的患者有骨外表现，包括皮肤、心脏、肾脏等。

一、临床表现

ECD的临床表现多样，患者可出现轻中度的骨痛，可伴有发热、虚弱、体重减轻等非特异的表现，其他表现包括眼球突出、球后疼痛、尿崩症、肾衰竭、肝脾大及心肺和神经症状。

二、病理

该病的病理生理主要是由于泡沫样或嗜酸性

的脂质非朗格汉斯组织细胞浸润在骨组织或其他器官而引起一系列临床表现。ECD 可与朗格汉斯细胞组织细胞增生症（LCH）同时存在。目前研究证明 ECD 可能与 *BRAF V600* 基因的突变有关，MAPK 激酶通路可能也参与了 ECD 的发生和发展；另外也有说法认为 ECD 与"细胞因子风暴"有关，而不是之前所说的一种来源不明的侵袭性组织细胞疾病。

三、诊断与鉴别诊断

由于该疾病临床表现的多样性和非特异性，目前诊断仍极其困难，容易误诊。较为公认的诊断参考标准包括：

（1）X 线片：双侧对称的长骨贯穿干骺端的骨质硬化的表现。

（2）同位素骨扫描：双侧对称的长骨远端 ^{99m}Tc 标记信号明显增强。而近期有学者认为 PET-CT 检查敏感性可能更高。

（3）全身 MRI 有助于发现组织学标准：① 微环境：泡沫状或嗜酸性的细胞异常集聚，成纤维细胞增生，淋巴细胞聚集，形成黄色肉芽肿。② 细胞免疫染色：CD68（＋），CD1a（－），S-100 阴性或较低水平。③ 电子显微镜表现：缺乏 Birbeck 颗粒。病理学发现 CD68（＋）、CD1a（－）是诊断 ECD 的重要条件。

（4）其他影像学检查：诸如 CT、MRI 等能更好地显示骨骼及中枢神经系统的表现。而其他实验室检查无明显特异性，对诊断起到补充的作用。

该病的主要鉴别诊断包括：朗格汉斯细胞组织细胞增多症、多发性硬化、神经类肉瘤病、淀粉样变、代谢性疾病、黏多糖贮积症、佩吉特病、奥蒙德病、韦格纳肉芽肿、脑腱性黄瘤症（CTX）、惠普尔病、戈谢病、特发性窦组织细胞增生性巨淋巴结病、慢性复发性多灶性骨髓炎、大动脉炎、原发性下垂体炎及分枝杆菌感染等。

四、治疗

关于 ECD 的治疗，尚无特异性手段，加之全球病例报道数少，并无较高等级的证据证明某种方法的疗效。干扰素 α 仍是目前的一线用药，一项纳入 53 名 ECD 患者的队列研究显示，46 名 ECD 患者在接受干扰素 α 治疗后，明显提高了总生存期，相关的多因素分析中也提示干扰素 α 治疗成为改善生存的独立预后指标。其他治疗包括 IL-1 受体拮抗剂、皮质类固醇、细胞毒性药物等。此外，双膦酸盐及放疗可有效缓解该病所致骨痛。其他个案报道有治疗效果的方案包括：对较严重患者应用克拉屈滨，对无中枢受累或心血管受累的患者应用阿那白滞素，而两者的联合应用可针对干扰素 α 治疗无效的患者。近期还有研究认为英夫利昔单抗及 BRAF 抑制剂——威罗非尼有治疗效果，尤其是后者可应用于 V600-BRAF 突变的患者。

五、预后

ECD 的预后较 LCH 差，目前并无大宗病例报道 ECD 的预后情况。目前认为心肺功能不全是导致其死亡的主要原因。在接受干扰素 α 治疗后，该病 5 年生存率可增加至 70%。

（杨诚　钟南哲　何韶辉　毛敏）

【参考文献】

［1］杨邵敏，由江峰，齐双双，等.USP6 基因重排检测在动脉瘤样骨囊肿病理诊断中应用的初步探讨［J］.中国微创外科杂志，2018，18（2）：151-154，158.

［2］Oliveira A M, Hsi B L, Weremowicz S, et al. USP6 (Tre2) fusion oncogenes in aneurysmal bone cyst[J]. Canc Res, 2004, 64: 1920-1923.

［3］Lau A W, Pringle L M, Quick L, et al. TRE17/ ubiquitin-specific protease 6 (usp6) oncogene translocated in aneurysmal bone cyst blocks osteoblastic maturation via an autocrine mechanism involving bone morphogenetic protein dysregulation[J]. The Journal of Biological Chemistry, 2010, 285, (47): 37111−37120.

[4] Agbessi M A, Philippe G, Djamila Z, et al. Monostotic fibrous dysplasia of the lumbar spine[J]. Joint Bone Spine, 2000, 67 (1): 65−70.

[5] Alexandre A, Johann B, Jean P, et al. Brown tumor of the spine revealing secondary hyperparathyroidism: report of a case[J]. Joint Bone Spine, 2000, 67: 230−233.

[6] Asko A W, Fanning C V, Ayala A G, et al. Percutaneous techniques for the diagnosis and treatment of localized langerhans-cell histiocytosis (eosinophilic granuloma of bone) [J]. J Bone Joint Surg(Am), 1998, 80(2): 219−228.

[7] Avimadje A M, Goupille P, Zerkak D, et al. Monostotic fibrous dysplasia of the lumbar spine[J]. Joint Bone Spine, 2000, 67: 65−70.

[8] Bongioanni F, Assadurian E, Polivka M, et al. Aneurysmal bone cyst of the atlas: operative removal through an anterolateral approach[J]. J Bone Joint Surg(Am), 1996, 78: 1574−1577.

[9] Chow L T, Griffith J, Chow W H, et al. Monostotic fibrous dysplasia of the spine: report of a case involving the lumbar transverse process and review of the literature[J]. Acta Orthop Trauma Surg, 2000, 120: 460−464.

[10] Christoph B, Jurgen M, Christoph E. Eosinophilic granuloma of the cervical spine[J]. Spine, 2002, 27(13): 1408−1413.

[11] Deepak V, Chavda M D, James T, et al. Reversal of the histology of bone after hyperparathyroidectomy in patients with hyperparathyroidism[J]. J Clin Orthop Societ, 1994, 15: 65−71.

[12] Fujimoto T, Nakamura T, Ikeda T, et al. Solitary bone cyst in L-2. Case illustration[J]. J Neurosurg, 2002, 97(Suppl 1): 151.

[13] George D C, Incavo S J, Devlin J T, et al. Histology of bone after parathyroid adenectomy: a case report[J]. J. Bone and Joint Surg(Am), 1999, 72: 1558−1561.

[14] Green J A, Bellemore M C, Marsden F W. Embolization in the treatment of aneurysmal bone cyst[J]. Journal of Pediatric Orthopaedics, 1997, 17(4): 440−443.

[15] Han C, Jong-Beom P, Eun-Jung L. Simple bone cyst of lamina of lumbar spine: a case report[J]. Spine, 2001, 26(22): E531−E534.

[16] Igor F, Patrick J, Johnson M D, et al. Chronic renal failure brown tumors and myelopathy: case report and review of pathophysiology and treatment[J]. J Neurosurg, 1999, 90(suppl 2): 242−246.

[17] Janus G J, Engelbert R H, Prujis J E. Instrumentation for correction and fixation for scoliosis in fibrous dysplasia of the thoracolumar spine[J]. Eur Spine J, 1998, 7: 260−262.

[18] Jee W H, Choi K H, Choe B Y, et al. Fibrous dysplasia: MR imaging characteristics with radiopathologic correlation[J]. AJR, 1996, 167: 1523−1527.

[19] Jin-Sup Y, Choon-Ki L, Hee Y S, et al. Langerhans cell histiocytosis of the spine: analysis of 23 cases[J]. Spine, 1999, 24(16): 1740−1749.

[20] Levine S E, Dormans J P, Meyer J S, et al. Langerhans' cell histiocytosis of the spine in children[J]. Clinical Orthopaedics and Related Research, 1996, 323: 288−293.

[21] Mascutant K, Katafuchi R, Uenoyama K, et al. Brown tumor of the thoracic spine in a patient on long-term hemodialysis[J]. Clin Nephrology, 2001, 55(5): 419−423.

[22] Matthew R, DiCaprio M D, Michael J, et al. Aneurysmal bone cyst of the spine with familial incidence[J]. Spine, 2000, 25(12): 1589−1592.

[23] Michihisa Z, Setsuro K, Tetsuya H, et al. A solitary bone cyst in the spinous process of the cervical spine: a case report[J]. Spine, 2000, 25(5):641−642.

[24] Papagelopoulos P J, Currier B L, Shaughnessy W J, et al. Aneurysmal bone cyst of the spine: management and outcome[J]. Spine, 1998, 23: 621−628.

[25] Przybylski G J, Pllack I F, Ward W T. Monostotic fibrous dysplasia of the thoracic spine[J]. Spine, 1996, 21: 860−865.

[26] Raab P, Hohmann F, Kuhl J, et al. Vertebral remodeling in Eosinophilic granuloma of the spine[J]. Spine, 1998, 23: 1351−1354.

[27] Sirikos A I, Bowen J R. Unicameral bone cyst in the spinous process of a thoracic vertebra[J]. J Spinal Disord Tech, 2002, 15(5): 440−443.

[28] Snell B E, Adesina A, Wolfla C E. Unicameral bone cyst of a cervical vertebral body and lateral mass with associated pathological fracture in a child. Case report and review of the literature[J]. J Neurosurg, 2001, 95(Suppl 2): 243−245.

[29] Stefano B, Federico D, Laura C, et al. Aneurysmal bone cyst of the mobile spine[J]. Spine, 2001, 26(1): 27−35.

[30] Takeshi K, Yasushi A, Masatoshi N, et al. Pathological fracture through a C−6 Aneurysmal bone cyst: case report[J]. J Neurosurg(spine2), 2001, 94: 302−304.

第18章

脊柱血管源性肿瘤

Angiogenic Tumors of Spine

第1节　脊柱血管瘤

脊柱血管瘤是较为常见的骨及其附属组织的良性肿瘤样病变，其发病率有随年龄增加而增高的趋势。在脊柱中其发生率依次为胸椎、腰椎、颈椎和骶椎，以$T_3 \sim T_9$发生率最高。

一、临床表现

脊柱血管瘤可发生于任何年龄，女性的发病率略高于男性。脊柱血管瘤占脊柱肿瘤的2%～3%，其实际发病率可能更高，在一项大宗尸检报道中，约12%脊柱标本发现有血管瘤，80%～90%的脊柱血管瘤是单发病变，10%～20%为多椎体受累，且病椎可为跳跃式发病。

由于脊柱血管瘤生长缓慢，可在生长过程中静止或退化，故大多数病变无临床症状。Daphlin报道了在3 981例血管瘤患者中，47例有症状（1.2%），Jacobson的研究结果提示0.9%的患者有症状。症状出现的可能原因有：病理性骨折、出血、扩张的软组织肿瘤以及椎体的不稳定。有症状的脊柱血管瘤常发生于30～40岁，病变常位于椎体前部，尤以胸椎多见。

脊柱血管瘤的主要症状有：① 疼痛，患者感觉背部疼痛，可以持续，也可以间断发作。疼痛多不

严重，可以存在多年，一般与活动无关。多数患者存在患椎棘突压痛、叩击痛，这是诊断脊柱血管瘤的临床特征表现之一；② 放射性疼痛：病变位于胸椎者，可有一侧或两侧的胸部放射痛，在腰椎者可有腹部放射痛；③ 神经功能损害：主要是脊髓、神经压迫症状，表现为放射痛、下肢麻木、无力，甚至截瘫。其特点是缓慢地逐渐加重，极少为急性并多为不全瘫。有神经功能损害的肿瘤更多见于胸椎，有大的软组织肿块，较其他部位血管瘤更具膨胀性改变。Heyd曾总结40年的84例症状性血管瘤，82例患者（97.6%）表现为局部或放射性疼痛，24例患者（28.6%）有脊髓受压引起的神经功能障碍、瘫痪。

二、影像学特征

1. X线检查　约1/3病变可通过X线片发现。如果粗大的骨小梁纵行排列，X线片上椎体表现为栅栏状；如果残留的骨小梁不规则、交叉排列，X线片上椎体表现为网格状（Jail bar征）。也可出现栅栏状和网格状的混合型改变。椎体压缩性骨折不常见。病变多位于椎体部分，约有40%的病变会累及后侧或全椎节。

2. CT　残留骨小梁增粗，呈稀疏排列的高密度粗点，在CT轴状位上表现为具有特征的"网眼状"改变，可称为"蜂窝征"或"圆点征"（图18-1）；

在冠状位和矢状位重建可呈"栅栏状"表现。椎体的外形正常或略膨胀，骨皮质变薄，可显示病变的范围，偶可见椎旁软组织肿块。

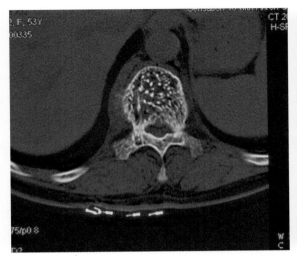
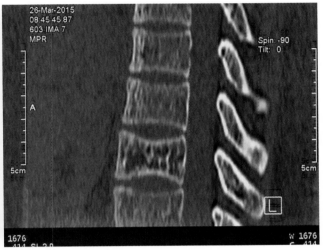

图18-1　胸椎血管瘤CT表现

骨小梁稀疏、增粗，皮质骨变薄，网眼状或小蜂窝状，称为"蜂窝征"或"圆点征"

3. MRI　可以预测脊柱血管瘤的生物学行为。无症状血管瘤的病变通常位于腰椎，少数也可累及其他部位的脊椎，且一般只累及椎体，T1WI为低信号，T2WI为高信号；有症状性血管瘤病变通

常位于胸椎，病变可累及整个椎体，T1WI为低信号，T2WI为高信号。由于残存增粗的骨小梁为低信号，MRI的T2WI时出现高信号并混杂有点状低信号区的斑点样影像，称为"斑点征"（图18-2）。

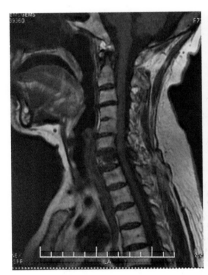
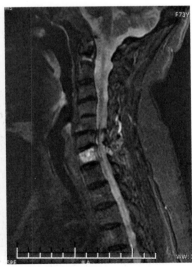

图18-2　症状性脊柱血管瘤MRI表现

MRI示病变累及整个椎体及附件，椎体周围有软组织影。由于残存增粗的骨小梁为低信号，MRI的T2WI出现高信号并混杂有点状低信号区的斑点样影像，称为"斑点征"

MRI可以显示骨外病灶侵袭情况，软组织肿块可以扩展到椎旁，亦可以累及后侧的竖脊肌，如果累及椎管内可以压迫脊髓或者马尾。由于血管瘤的主要组织为血管内皮，瘤体较软，在椎管内后纵韧带即可对瘤体产生阻挡而形成"双乳征"（图18-3）。MRI增强扫描可见明显的强化，无动静脉瘘。

4. 动脉造影 血管瘤的供应血管通常是肋间动脉，造影可显现扩张的血管丛。由于脊柱血管瘤是一种良性的血管分化，由新生的血管组成，故无动静脉短路。血管腔为毛细血管、静脉或者两者兼有之。这种组织结构在动脉造影中表现的特点为：明显的造影剂浓聚，无早期的静脉回流，有别于动静

脉瘘畸形高回流率。动脉造影术使脊椎血管瘤栓塞治疗或者术前栓塞成为可能。

三、病理

1. 肉眼 肿瘤为骨皮质所包裹，骨表面可有较粗的骨嵴，骨皮质变薄而软，色紫红，肿瘤本身无包膜。骨小梁的数量减少，骨小梁的间隙加大，残留的骨小梁对肿瘤反应增粗、硬化，骨小梁和骨吸收形成蜂巢样结构，这是脊椎血管瘤影像学表现的基础。切面可见海绵状小窦，其中充满血液和血栓，血栓可机化，有时可形成所谓静脉石。

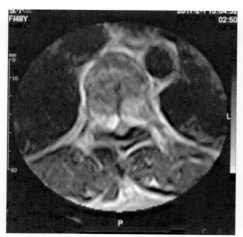
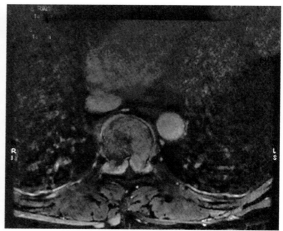

图18-3 在椎管内后纵韧带即可对瘤体产生阻挡，而形成"双乳征"

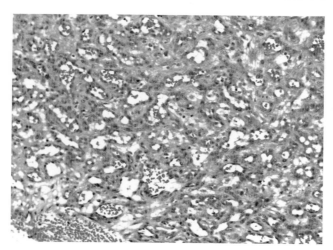

图18-4 血管内皮由小的、扁平、形状相仿的内皮细胞组成

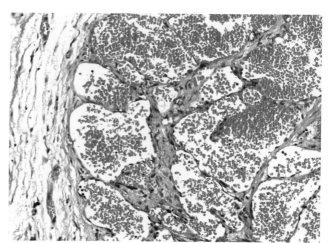

图18-5 由较多的、大的、薄壁、扁平的内皮细胞组成，血管间是脂肪样组织

2. 镜下 根据病变的血管特点，可以分为毛细血管型、海绵样和静脉型血管瘤。毛细血管型血管瘤由大量毛细血管床和大的滋养血管组成（图18-4）；海绵样血管瘤是由较多的、大的、薄壁、扁平的内皮细胞组成（图18-5）；静脉型血管瘤是小的、壁厚，有较大滋养血管。动脉瘤样骨囊肿有时与血管瘤相似，但前者出血区域没有内皮细胞，而常出现纤维细胞、反应骨及多核巨细胞。此外，血管瘤与动脉瘤样骨囊肿的显著区别是：血管瘤不存在动静脉瘘，而动脉瘤样骨囊肿会有数量不等的动静脉瘘。

综上所述，脊柱血管瘤是一种肿瘤样病变，而非真性肿瘤。其病理组织学特点可以归结为：① 血管瘤样畸形、增生；② 单层内皮细胞；③ 血管间是脂肪样骨髓组织。

四、鉴别诊断

脊柱血管瘤应与转移性肿瘤、结核及骨巨细胞瘤等鉴别。血管瘤也可能与椎体转移性肿瘤混淆，其区别在于椎体血管瘤没有骨皮质的破坏，椎体转移瘤可以有椎体塌陷，转移瘤常破坏脊椎的椎弓根，多发转移性脊柱肿瘤可呈跳跃性改变，脊柱血管瘤骨扫描可显示为冷区。

椎体血管瘤可见椎旁软组织阴影，软组织阴影代表血管瘤椎旁软组织扩张。脊柱结核同样可导致椎旁软组织团块，与血管瘤不同的是：结核常伴椎体塌陷，在塌陷前常有椎间隙高度的下降和椎体前方的破坏出现。垂直样的栅栏结构不会出现在结核椎体中。

五、治疗

脊柱血管瘤的病理组织学分型对临床治疗没有指导意义，为此，1986年，Leredo提出了脊柱血管瘤的临床分类，根据有无临床症状分为无症状性血管瘤和症状性血管瘤。而症状性血管瘤又可分为疼痛性脊柱血管瘤和压迫性脊柱血管瘤，疼痛性脊柱血管瘤只表现为疼痛和（或）放射痛，压迫性脊柱血管瘤有脊髓或者马尾神经受压造成的神经功能损害。

症状性血管瘤在影像学通常有以下6个特点：① 发生于胸椎，特别是$T_3 \sim T_9$；② 病变多累及整个脊椎；③ 常累及椎弓根；④ 不规则、蜂窝状改变；⑤ 骨皮质膨胀、不连续；⑥ 邻近可有软组织肿块。对于无症状性血管瘤无需治疗，只要告知患者定期随访。而对于症状性血管瘤，根据其是疼痛性或者是压迫性来选择需要的治疗方法。

（一）疼痛性脊柱血管瘤的治疗

疼痛性脊柱血管瘤不伴有神经损害的患者多选择经皮椎体成形术、经皮椎体后凸成形术、经皮局部注射脱水乙醇等微创方法，其中以经皮椎体成形术（percutaneous vertebroplasty, PVP）最为常用。

1. 经皮椎体成形术 1984年，Deramond等首先应用PVP治疗疼痛性脊柱血管瘤，目前PVP已成为治疗单纯疼痛性脊柱血管瘤首选治疗方法。PVP的作用机制尚未完全明确，机械性、血管性、化学性、放热性等因素可使肿瘤坏死及感觉神经末梢破坏，微稳定的固定作用也可以起到止痛作用（图18-6）。

（1）皮肤切口：在局部麻醉后，用11#刀片于穿刺点作一小切口，切开皮肤、皮下组织和腰背筋膜，小切口一是便于穿刺针进入皮肤；二是穿刺针进入后由于皮肤和筋膜对穿刺针的限制减少，有利于穿刺针的尖部感觉到骨面的形态，如关节突关节等，有利于利用手感确定穿刺点。

（2）穿刺针入路和位置：目前有三种常用入路：经椎弓根入路、经肋骨椎体间入路和椎旁入路，其中以经椎弓根入路最为方便和安全而成为首选入路。Laredo总结穿刺的要点：斜面针穿刺、首选椎弓根入路、双侧注射优于单侧、胸腰段皮肤进针点向头侧和椎体外缘偏约5 mm、针端尽量靠近终板、椎弓根骨皮质进针点准确防止针道渗漏、在侧位为越过椎体后壁之前正位上针端不要跨过椎弓根内侧壁、

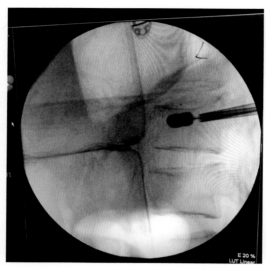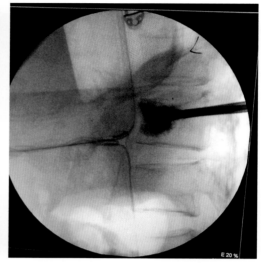

图18-6　腰椎经皮球囊扩张+椎体成形术

因椎体为圆形正侧位针端在椎体内也可能穿破前侧的骨皮质。

（3）静脉造影与活检：在注入骨水泥前，最好进行椎体静脉造影，以排除穿刺针是否直接进入了椎体周围静脉丛，同时观察造影剂是否限定在椎体内，了解椎体后壁的完整性。可手推5 ml欧乃派克，以每秒2帧的速度在正侧位采集图像。造影剂迅速进入腔静脉和（或）椎体周围静脉，而治疗的椎体内却无可见的造影剂，表明穿刺针的尖部与主要静脉直接相通，需要调整穿刺针的位置。确认穿刺针的位置正确后，即开始注射治疗。如果需要进行穿刺活检，可选用多种活检针通过套管针管获取组织。

（4）血管性渗漏的处理：脊柱血管瘤静脉回流较快，增加了PVP时灌注剂及骨水泥单体沿静脉回流扩散的机会，有发生血压骤降、肺栓塞等并发症的危险。如果静脉造影时显示造影剂迅速、直接进入椎体周围静脉丛，穿刺针的尖部应当是前进，而不是后退。因为针道已经与静脉形成贯通，即使将穿刺针向后退出一些，造影剂将继续进入相通的静脉系统。

手术中常用明胶海绵，用手术刀片将其刮成明胶海绵丝，一般需用数块明胶海绵的丝状物，放入20～40 ml欧乃派克中，抽到20 ml注射器内，向椎体灌注欧乃派克和明胶海绵丝混合物，直到造影剂不向椎体周围静脉渗漏为止。然后向病椎内注入骨水泥灌注剂。采用明胶海绵注入后止血有效表现为两点：一是造影剂不向椎体周围静脉流注；二是穿刺针的尾端不再有血液流出。

（5）影像增强器的使用：PVP的三个适应证分别是骨质疏松性骨折、脊柱转移瘤和脊椎血管瘤。脊椎血管瘤与前两者在使用影像增强器上的不同是：骨质疏松性骨折和转移瘤多有椎体的形态改变，容易定位病椎，而脊椎血管瘤很少出现椎体形态的改变；另外，脊椎血管瘤多在上胸椎，骨质疏松性骨折和转移瘤则多位于胸腰段和腰椎，可以从尾侧方便地定位病椎。因此，在脊椎血管瘤应用影像增强器时应有所注意，最好分别从头端和尾端分别定位一次，以免病椎定位错误。

（6）骨水泥灌注：在影像增强器监视下进行注射时，应特别注意硬膜外间隙、椎管和椎体周围的静脉。侧位更好，但仅限于最初的一侧，因为一侧不透光的骨水泥可影响在侧位上观察整个椎体。所以对侧注射时建议采用正位观察，但应随时观察侧位，保证没有硬膜外间隙的渗漏。

（7）临床疗效：Cotton等统计了258例行PVP治疗的脊柱血管瘤，90%以上的患者疼痛消失或明显减轻。Guarnieri报道了其在2000年1月至2007年12

月间收治的24例（36个病变）患者采用了椎体成形术治疗，病变的位置为：颈椎2处、胸椎10处、腰椎24处。所有患者诉有疼痛，药物治疗不能缓解症状。该组患者可以分为两类：无侵袭性征象18例，MRI有侵袭性征象的4例，有椎管压迫的2例；胸、腰椎的病变单侧注射16例，双侧6例，颈椎的前外侧入路，推开颈动脉鞘，仰卧位进行。采用MRI和（或）增强MRI评估血管瘤的侵袭性，定义血管瘤的侵袭性表现为：① T1WI低信号，T2WI高信号并能增强；② 椎管内有软组织；③ 骨皮质有破坏。该组患者随访4年，疼痛症状在24～72小时均完全缓解，在4年随访中，未发生病椎和邻近椎体骨折。

脊柱血管瘤多发生于椎体，但也可累及全脊椎，Fuwa报道了1例主要累及椎弓根及椎板的疼痛性脊椎血管瘤的病例，42岁的女性，逐渐加重的胸背疼痛2年，常规的疼痛治疗无效，VAS评分为5分，并逐渐感觉到躯干的不稳，治疗前VAS的评分达到了10分，如无辅助已无法行走。T$_{10}$椎体有压痛和叩击痛。MRI显示：病变主要位于T$_{10}$右侧椎弓根，右侧椎体后侧部分、椎板、横突也可见病变，T1WI、T2WI明显的高信号，表明有脂肪成分，增强扫描病变明显、均匀强化。CT扫描椎弓根膨大，骨小梁稀疏，残留的垂直骨性网状结构增粗。椎弓根骨皮质局限成角表明有骨折。采用经皮椎弓根椎体成形

术，椎体后部注入1 ml的骨水泥，然后将穿刺针后撤，再将1.5 ml的骨水泥注入椎弓根、椎板和横突中，术后CT扫描可见骨水泥分布均匀，有少量的椎管内静脉渗漏。1天后VAS评分降到1分，术后6个月VAS评分仍为1分（图18-7）。

2. 经皮椎体后凸成形术 经皮椎体后凸成形术（percutaneous kyphoplasty, PKP）是在PVP的基础上发展而来的脊柱微创技术。与PVP相比有以下两个优势：① 降低骨水泥渗漏的风险，PVP骨水泥渗漏最高达到65%，而PKP则低于10%；② 恢复椎体高度。

尽管PKP有以上两方面的优势，但对于单纯疼痛性脊椎血管瘤仍主张应用PVP，考虑原因如下：① 脊椎血管瘤骨小梁稀疏，PVP时灌注剂较稀，容易在病灶内弥散而充满整个椎体，PKP时先在病灶内造成空腔，向空腔内注入灌注剂，灌注剂较黏，与周围组织界面较PVP明显，远期效果尚待观察；② PVP时灌注剂在病灶内弥散可使病灶内组织缺血性坏死，并破坏周围感觉神经末梢，PKP时灌注剂充填整个空腔内，对周围肿瘤细胞的杀灭作用不如PVP；③ 脊椎血管瘤无明显的压缩骨折及后凸畸形，不必人为造成周围骨小梁压缩骨折；④ PKP手术创伤较PVP大。基于上述四个原因，尽管PVP有渗漏的风险，但还是建议选择PVP治疗疼痛性脊椎血管瘤。

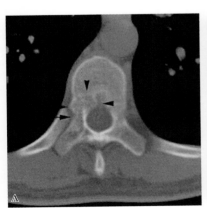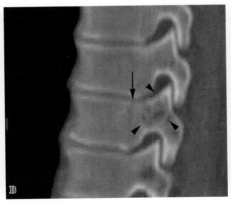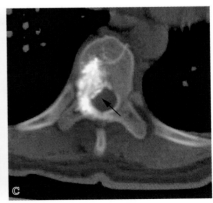

图18-7　疼痛性脊椎血管瘤采用PVP病例（42岁女性患者）

A. CT扫描椎弓根膨大，骨小梁稀疏，残留的垂直骨性网状结构增粗；B. 椎弓根骨皮质局限成角表明有骨折；C. 术后CT扫描可见骨水泥分布均匀，有少量的椎管内静脉渗漏，1天后VAS评分降到1分，术后6个月VAS评分仍为1分

由于颈椎的解剖与胸椎和腰椎有明显的差异，如椎体较小、椎弓根细、有椎动脉以及椎旁重要器官（血管、神经、气管和食管）的存在，在进行经皮椎体后凸成形术时的入路应考虑病变在颈椎的节段。颈椎经皮椎体后凸成形术根据病变的节段分为：经口咽入路（上颈椎）、前外侧入路，前外侧入路包括颈动脉鞘前（中段颈椎）、颈动脉鞘后（下段颈椎）、经椎弓根入路。另外，脊椎血管瘤很少累及颈椎，尸检显示脊椎血管瘤颈椎的发生率在5.5%左右，具有症状的血管瘤发生率更低。

2008年，Zapalowicz报道1例C_7疼痛性脊椎血管瘤采用PKP的结果，患者女性，49岁，反复颈部疼痛数年（VAS 8分），上肢麻木并伴有经常头痛，颈部活动时疼痛加重，C_7棘突有压痛。影像学检查诊断为C_7脊柱血管瘤。因没有神经功能障碍和椎管内压迫，加之患者拒绝，故未选择开放性手术，同时由于病变节段处于甲状腺的水平以及考虑到放疗可能的并发症，也没有选择放疗。鉴于C_7椎体后壁不连续，为防止骨水泥向椎管内渗漏，采用影像增强器引导下，仰卧位、颈动脉鞘后方胸锁乳突肌前缘的前外侧入路，球囊进入椎体内2～3 mm撑开，注入1.5 ml骨水泥，术后第二天症状完全缓解，随访13个月时未出现疼痛（图18-8）。

PKP也有应用于骶骨血管瘤的报道。Atalay报道1例74岁女性，主诉为骶部疼痛顽固性疼痛7天，VAS为9分，影响行走功能，MRI显示：S_1左侧病变，考虑为转移癌，全麻仰卧位下，首先在影像增强器下确定S_1的左侧椎弓根，球囊导针通过左侧椎弓根进入S_1，将球囊置到左侧椎体部分，球囊充起到200PSI，保持10分钟，取出球囊后注入骨水泥。术后疼痛即可消失，病理组织学证实为血管瘤。

3. 经皮注射脱水乙醇（酒精）　由于乙醇潜在的硬化剂作用和相对的良性代谢过程使其可以作为一种有效的栓塞剂。但相比于其他液体栓塞剂，乙醇流入其他区域造成正常组织坏死而引起的并发症更为严重。在脊柱血管瘤毛细血管间隙内注入脱水乙醇（含水量小于1%），促使毛细血管内血栓形成并破坏其组成部分，使瘤体硬化并恢复椎体强度。

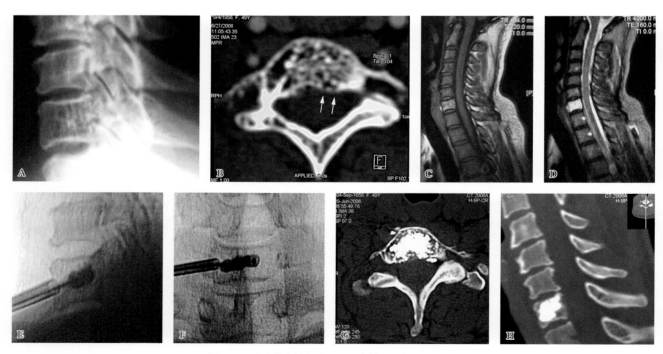

图18-8　疼痛性血管瘤采用PKP病例（49岁女性患者）

A. X线片：C_7椎体典型粗糙、垂直条纹状改变；B. CT扫描显示：C_7椎体内增粗的骨小梁，椎体后侧骨皮质不连续；C、D. MRI：C_7椎体内T1WI和T2WI均为高信号，无硬膜囊受压；E、F. 正位和侧位影像增强器显示：球囊位于C_7椎体中心，深度为2～3 mm，为避免出血未进行活检，球囊破坏增厚的骨小梁而形成一空腔；G、H. 术后CT显示：骨水泥填充良好，椎管内有少量渗漏，矢状面重建CT显示：骨水泥从上终板到下终板均有填充

血流阻断后，病变椎体体积缩小，可以减轻对脊髓和神经根的压迫。过量注射乙醇可引起椎体无菌性坏死，引起椎体病理性骨折，因此注射的用量不超过15 ml，可以达到治疗效果。

4. 局部放射治疗 放射治疗是脊柱血管瘤常用的方法之一，最早由Bailey于1929年报道。由于脊柱血管瘤邻近脊髓，普通放疗中脊髓受量相当于靶区处方剂量，因此，脊柱血管瘤放疗具有明显的剂量-效应关系及剂量限制性。放疗剂量小于10 Gy时无效，大于40 Gy容易引起脊髓坏死。局部放疗可引发肿瘤恶变，发生率为0.6%～0.9%；而且可造成放疗性坏死及脊髓炎，目前单独放疗应用很少，只作为采用其他治疗方法后的一种辅助治疗方法。

5. 动脉栓塞治疗 动脉栓塞与手术相比可以减少术中出血，比放疗安全。部分患者局部解剖学异常可能影响应用动脉栓塞，而且栓塞后疼痛缓解率较低。另外，血管造影术可能错误显示病变供血血管，特别对于好发于胸椎的脊椎血管瘤使用栓塞术较为危险。目前，动脉栓塞术主要用于全脊椎切除术前栓塞，可以减少术中出血。

（二）压迫性脊柱血管瘤的治疗

脊柱血管瘤为良性病变且多数局限于椎体内，部分患者其病变可以累及全脊椎，出现脊髓及神经根压迫征象，这种压迫性脊柱血管瘤好发于胸椎，颈椎和腰椎较少见，多为缓慢发病，急性脊髓压迫可在妊娠晚期或腰背部轻微创伤时发生，造成神经损伤包括以下四个机制：① 病变椎体膨大向后移位引起椎管狭窄；② 瘤体突破椎体向椎体外生长，常侵及横突、椎弓根及硬膜外间隙等；③ 椎体骨折引起部分椎体或瘤体向后移位；④ 肿瘤出血进入硬膜外腔。当出现脊髓压迫神经功能损害时，手术是唯一的治疗方法，可以缓解脊髓压迫，恢复神经功能。

1. 全脊椎切除重建术 该方法适用于伴有严重压缩骨折、术后复发、侵袭性脊椎血管瘤者。单纯全脊椎切除术，术中出血较为凶险。卢旭华等报道1例T$_4$脊椎血管瘤，采用单纯椎体切除术，三次手术出血分别为6 000 ml、15 000 ml、5 500 ml，虽然术

后6个月患者恢复正常生活，单纯手术切除脊椎血管瘤风险较大，应该慎重考虑。

术前选择性动脉栓塞是控制出血的最常用方法，但文献报道约有60%患者术前造影时可以显示肋间动脉，而其余患者由于局部血管畸形、肋间动脉发育不良等原因造成术前造影难以发现肋间动脉，特别是在上胸椎肋间动脉的变异更是多见。

Acosta报道了10例侵袭性脊柱血管瘤（Enneking分期3期），术前常规进行动脉造影栓塞，行病灶内肿瘤切除360°椎间cage植骨融合联合后路椎弓根内固定术。术中平均出血2 100 ml（800～5 000 ml）。6例采用II期前路和后路手术入路，4例I期单纯后路经椎弓椎体切除术，所有患者均达到完全的肿瘤切除，术后6个月VAS评分为3.1分（术前为7.2分），神经功能基本恢复正常。这10例患者的平均年龄为53岁（26～73岁），有6例有神经功能障碍，10例均有背痛，3例曾手术后肿瘤复发：椎板切除开放椎体成形术1例、椎板切除后路融合术1例、经椎弓根椎体切除前后路融合1例。10例病变均位于胸椎，除1例复发者累及3个节段的胸椎外，其余均为单胸椎发病。图18-9显示的是本中心一例典型的侵袭性脊柱血管瘤整块切除后钛网-钉棒系统固定，随访10个月疼痛感完全消除，神经功能基本恢复正常。

Shinozai报道1例颈、胸结合部（T$_2$）脊柱血管瘤采用后路固定前路切除重建的效果。患者为27岁女性，怀孕7个月后出现双下肢瘫痪和二便功能障碍，MRI检查显示：T$_2$脊椎血管瘤并向椎管内突出。行T$_1$～T$_3$单纯椎板减压术后神经功能只有少许改善，术后病理诊断为：毛细血管型血管瘤。术后2个月患者仍有双下肢和二便的功能障碍，MRI显示脊髓仍有明显的受压，动脉造影血运丰富。采用明胶海绵栓塞肿瘤的供养动脉后行开放性手术。患者首先采取俯卧位，扩大椎板切除范围，切除T$_1$～T$_3$的椎弓根，经椎弓根切除肿瘤。行C$_7$～T$_4$固定融合。然后将患者翻身行前侧入路。上部胸骨切除，显露膨大的T$_2$椎体。切除椎间盘、T$_2$椎体并进行广泛脊髓减压，自体髂骨重建切除的椎体，考虑后侧已有足够的固定，故前路未行钢板固定。手术出血

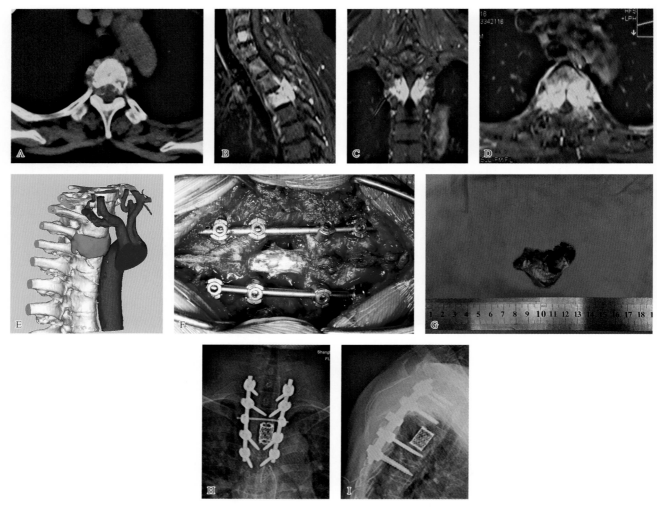

图18-9　侵袭性脊柱血管瘤（Enneking分期3期）切除后钛网-钉棒系统固定

A. CT横切面示椎体内骨密度不均，椎体周围有含骨的密度不均的组织影；B. 增强MRI矢状面示椎体信号强化明显，并向椎管内突入，脊髓受压；C（增强MRI冠状面）、D（增强MRI横切面）均示椎体及双侧椎弓根明显强化，椎管变窄；E. 3D打印模型示T3椎体病变；F. 术中示肿瘤En-bloc切除后内固定；G. 肿瘤En-bloc切除后的标本；H、I. 术后正侧位示内固定良好

量为2 200 ml。术后MRI和CT显示95%肿瘤已切除，脊髓减压充分，椎体稳定。术后患者的神经功能逐渐地恢复，术后2个月时已有部分运动功能，排尿和感觉功能完全恢复，术后3个月时已可以独立行走，末次随访时神经功能已经完全正常，术后2年再次生育。该例患者表明：脊椎血管瘤突出到硬膜外造成的不完全神经功能障碍，即使延迟手术或者较为严重时，也可以手术恢复。症状性血管瘤有时发生在怀孕期间，主要在怀孕的后3个月，血流量、静脉压和激素的变化可能是诱发因素。

2. 全椎板切除减压开放性椎体成形术　因为脊柱血管瘤在病理上为增生的血管样组织，由极度扩张的单层内皮细胞层微毛细血管以及围绕血管周围的纤维细胞和纤维组织所组成（毛细血管型），或者由大的薄壁血管及单层内皮细胞形成的血管窦（海绵型），而非真性肿瘤，因此，即使病变累及全脊椎，包括椎体、椎弓根和椎板，手术的主要目的是对脊髓进行减压挽救其功能，其次是切除病变。另外，脊椎血管瘤在椎管内的占位通常不大，而且瘤体是很软的、充血的软组织，故单纯后路椎板切除有时可以达到脊髓减压的目的。手术步骤如下。

（1）麻醉与显露：患者取俯卧位，全麻成功后取后路正中切口。切开浅筋膜，常规骨膜下剥离椎旁肌至横突外缘，可见病变椎板及棘突斑点状虫蚀样改变。在剥离时避免损伤椎板骨皮质以免引起出血。为了减少椎板切除时出血，可将四块纱布分别填塞于病变椎体两侧肋骨的上下，以对供应椎体的肋间动脉腹侧分支进行压迫，达到减少或阻断病变椎体血液供应、控制术中出血的目的。病变椎体远近端两椎体常规置入椎弓根钉。

（2）明胶海绵栓塞：如上述同法，用手术刀片将明胶海绵刮成丝状，一般需用多块明胶海绵的丝状物，放入生理盐水中，抽到20 ml注射器内，向病椎灌注明胶海绵丝，直到注入困难，表明已经足够，此目的是对血管瘤椎体起到内栓塞的作用。

（3）骨水泥灌注：在明胶海绵内栓塞完成后，找到椎弓根的进针点，用常规方法行病椎椎体成形术，C形臂监视下向病椎灌注骨水泥达到满意为止。

（4）椎板减压与固定：在明胶海绵和骨水泥灌注后，已经对病椎进行了非常彻底的栓塞，用咬骨钳、枪钳行病椎椎板减压，可感觉到骨质明显疏松，切除双侧病椎横突及肋横突、双侧关节突关节，一般情况下在此过程中不会出血，如有出血可用棉条压迫止血。由于病椎椎板和关节突已切除，可直视病椎椎体和椎弓根，观察椎管内的软组织瘤体，一般情况下由于明胶海绵和骨水泥的栓塞作用，此时椎管内的瘤体多已消退，只可以看到一层膜性组织，无需特殊处理。两侧椎弓根、横突间植骨融合，分层缝合。

Castel等报道2例T$_{10}$、T$_7$脊椎血管瘤急性出血造成脊髓压迫的患者，采取后路相应节段椎板减压椎弓根内固定术，术后2周至3个月后患者下肢感觉及运动功能恢复正常。但患者仍述有背部疼痛，分别在术后6周和3个月后再行椎体成形术，背痛缓解。这说明单纯的椎板减压可以缓解神经症状，但病变椎体不予处理，可能仍残留背部疼痛。椎体成形术是治疗疼痛性脊柱血管瘤的有效方法之一，病变椎体内灌注骨水泥可以加固病变椎体，增加局部的稳定性，避免了因病变椎体不稳而引起的背痛和（或）放射性神经痛；同时骨水泥的灌注可以良好地充填病变内部，达到血管栓塞，而且骨水泥的热效应和毒性对病变具有治疗作用，可以防止病变的进展和复发，达到对病变"根治"的效果。

压迫性脊柱血管瘤行前路全脊椎切除可能获得彻底治愈，并能对椎体肿瘤引起的压迫进行充分减压；但是脊椎血管瘤是高度富血管肿瘤，在进行全脊椎切除时可能造成大量的出血，术中需要大量输血；而且压迫性脊柱血管瘤采取手术的目的不是切除病变，而是对脊髓进行减压挽救其功能。椎板减压联合开放椎体成形术是治疗压迫性脊柱血管瘤的有效方法之一，该方法具有以下优点：① 迅速解除脊髓压迫，避免进行性神经功能损害；② 开放性椎体成形术可以增加椎体强度，预防椎体压缩骨折引起再次脊髓压迫，后路椎弓根钉固定可以恢复脊柱后柱稳定性；③ 侵袭性脊椎血管瘤椎体后缘皮质常破坏严重，直视下严密监视骨水泥是否渗漏，保证椎体成形术的安全性；④ 术中出血少。

Ahn报道1例L$_4$的脊柱血管瘤引起椎管狭窄并导致间歇性跛行和早期的马尾神经综合征，患者为64岁女性，腰背疼痛2个月伴有逐渐加重的神经源性的间歇性跛行。影像学诊断为L$_4$脊椎血管瘤，行后路椎板减压，切除部分L$_3$～L$_4$小关节突，行开放性双侧经椎弓根椎体成形术，椎管前方致压肿瘤用剥离子向前推压以解除压迫，部分肿瘤取出送病理组织学检查，手术出血量小于100 ml。术后症状完全恢复。椎板切除后术中双侧经椎弓根骨水泥灌注，可以因血管内填充骨水泥而具有止血效果，有利于观察椎管内情况，便于进一步减压，去除硬膜外的肿瘤，同时骨水泥有利于恢复前柱的强度，避免了融合和内固定。

第2节 脊柱上皮样血管内皮细胞瘤

根据WHO组织2002年相关软组织肿瘤最新分类，将血管内皮瘤归为中间恶性肿瘤之列，表明其是一种低度恶性且可伴有远处转移的肿瘤。上皮样血管内皮瘤是血管内皮瘤家族成员之一，此种肿瘤不像血管肉瘤那样易伴发远处转移，但有将近20%～30%的病例可出现远处转移，有10%～20%的病死率。这些特点说明，上皮样血管内皮瘤的生物学行为介于血管瘤与血管肉瘤之间，具有侵犯特点，同时具有远处转移潜能的肿瘤。

一、临床表现

上皮样血管内皮瘤可发生于骨组织及其他多种器官、组织，如腮腺、鼻腔、睾丸、肺脏、脑组织等。骨组织发病常表现为多发病灶，但原发于脊柱的病例临床少见。脊柱上皮样血管内皮瘤患者多以颈部或腰背部疼痛、肢体麻木的感觉障碍为早起表现。此肿瘤也会造成严重的脊髓压迫症状，甚至导致瘫痪。

二、影像学特征

脊柱上皮样血管内皮瘤在影像学上无特征性的表现。X线片常提示单发或多发的溶骨性病灶，目前难以将其与其他血管源性肿瘤区分开来。CT影像上表现为椎体骨质溶骨性破坏，且骨皮质往往受累明显，出现所谓"破壳"现象。MRI影像上肿瘤呈现T1低信号、T2高信号表现，常可见软组织侵犯（图18-10A～G）。尽管CT或MRI检查可发现骨质破坏、受累范围及脊髓压迫情况，但都不足以依此做出诊断。上皮样血管内皮瘤较易形成多发病灶，全身骨扫描检查或PET-CT检查有助于发现多个骨组织和其他组织内病灶。

三、病理

脊柱上皮样血管内皮瘤的确诊依赖病理学检查。镜下上皮样血管内皮瘤具有两个特点：一是肿瘤组织主要由上皮样细胞和（或）树突状细胞组成，均可见特征性的胞质内血管分化；二是肿瘤含有大片黏液性或致密纤维性间质。免疫组织化学染色肿瘤细胞FⅧRAg、CD31及CD34中至少有一种表达阳性即可诊断（图18-11、图18-12）。

四、治疗

据文献报道，对脊柱上皮样血管内皮瘤进行单独的放射治疗可收到较好的效果。然而，作为具有侵袭性的肿瘤之一，脊柱上皮样血管内皮细胞瘤可以造成脊柱结构稳定性的破坏、明显的神经压迫甚至瘫痪，故需要更为积极的处理措施（图18-10H～J）。

手术治疗脊柱上皮样血管内皮瘤的过程中，如何控制术中出血是必须面临的难题。由于上皮样血管内皮瘤为血管源性的肿瘤，术中出血一般比较多，为尽量减少出血，选择性节段血管栓塞术可作为术前必要的准备措施。尽管如此，如何应对术中出血问题仍然是切除此类肿瘤所要面临的挑战。Campanacci等倡导利用外照射的放射治疗方法以降低肿瘤术后局部复发率。同时放射治疗引起的肿瘤肉瘤样变与放疗的总剂量相关。总剂量为4 000～7 000 rads，导致放射性肉瘤样变的可能性小于1%。长征医院对46例恶性上皮样血管肿瘤研究发现，En-bloc全切除术相比于分块全切术或者次全切术而言，能够更好地提高上皮样血管内皮瘤患者的无疾病进展期和总的生存期。

第3节　脊柱血管外皮细胞瘤

1942年，Stout和Murray首次将外膜细胞构成的肿瘤命名为血管外皮细胞瘤（hemangiopericytoma，HPC）。一些学者认为HPC是由间充质细胞转化而来，还有些学者认为周细胞（一种毛细血管后微静

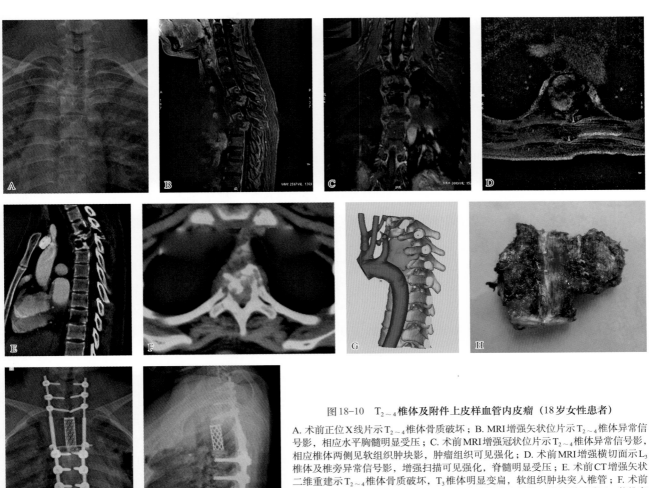

图 18-10　$T_{2\sim4}$ 椎体及附件上皮样血管内皮瘤（18 岁女性患者）

A. 术前正位 X 线片示 $T_{2\sim4}$ 椎体骨质破坏；B. MRI 增强矢状位片示 $T_{2\sim4}$ 椎体异常信号影，相应水平胸髓明显受压；C. 术前 MRI 增强冠状位片示 $T_{2\sim4}$ 椎体异常信号影，相应椎体两侧见软组织肿块影，肿瘤组织可见强化；D. 术前 MRI 增强横切面示 L_3 椎体及椎旁异常信号影，增强扫描可见强化，脊髓明显受压；E. 术前 CT 增强矢状二维重建示 $T_{2\sim4}$ 椎体骨质破坏，T_3 椎体明显变扁，软组织肿块突入椎管；F. 术前 CT 增强横切面示 T_3 椎体骨质破坏，软组织肿块突入椎管，脊髓明显受压，伴椎旁软组织肿块形成；G. $T_{2\sim4}$ 椎体及附件肿瘤 3D 模型（绿色为肿瘤组织）；H. $T_{2\sim4}$ 椎体及椎旁肿瘤整块切除标本；I、J. 术后正侧位 X 线片示肿瘤切除钛网植骨椎弓根螺钉稳定性重建

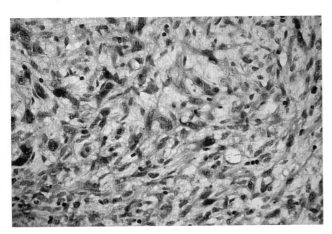

图 18-11　镜下上皮样血管内皮瘤组织主要由上皮样细胞组成，可见胞质内血管样分化（HE 染色，400×）

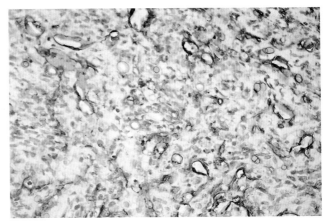

图 18-12　免疫组织化学 FⅧRAg 染色呈现阳性（400×）

脉周围的平滑肌细胞改变而来）是血管外皮细胞瘤的来源。血管外皮细胞瘤是一种局部侵袭性恶性肿瘤，通常发生在皮下软组织，较少累及骨骼系统，约占所有原发性骨肿瘤的0.08%和恶性血管性骨肿瘤的11%。累及脊柱骨性结构的血管外皮细胞瘤更为少见。

因孤立性纤维瘤（solitary fibrous tumor，SFT）和血管外皮细胞瘤均由染色体12q13突变诱导STAT6核表达异常而发病，2016年，世界卫生组织将这两种疾病视为同源性肿瘤，称为孤立性纤维瘤/血管外皮细胞瘤（SFT/HPC）。

一、临床表现

脊柱血管外皮细胞瘤较为少见，相对好发于30～50岁中年人，性别分布无明显差异或者稍偏向于男性。肿瘤主要位于椎体，以颈、胸椎多见。本病的临床表现无明显特异性，因肿瘤累及椎体造成局部骨质破坏引起的局部性疼痛是本病的主要表现，通常就诊前，疼痛持续时间小于6个月，严重者可发生椎体病理性骨折或脊髓及神经根压迫症状，表现为放射痛、肢体麻木，甚至瘫痪，晚期可发生括约肌功能障碍，远处转移可表现出受累器官的功能异常。

二、影像学特征

脊柱血管外皮细胞瘤的X线表现不具有明显疾病特异性，一般呈现溶骨性破坏，肿瘤区域可有反应性骨化发生，如受累椎体严重，偶可见压缩性骨折表现。

CT和MRI是诊断脊柱血管外皮细胞瘤的主要影像学检查，常表现为孤立的、椭圆形或不规则的异质性肿块影。形态规则的病变，在CT上有时可呈现高密度影的肿瘤假包膜，当肿瘤累及邻近椎体和周围软组织时，CT上常呈现不规则表现，可能预示肿瘤恶性程度较高。肿瘤较大时，肿瘤内部可因血供不足形成不完整流体衰减区，CT上呈信号不均表现。MRI检查T1加权像中呈等信号，T2加权像中呈等高信号，发生病理性骨折时T2加权像可呈典型的"黑白相间"表现，注射造影剂后肿瘤往往表现出不均匀强化。血管造影检查可以显示肿瘤的供血动脉，在考虑外科手术之前可行血管造影以栓塞肿瘤，可一定程度减少术中出血（图18-13、图18-14）。

三、病理

病理是脊柱血管外皮细胞瘤的最终诊断依据，其典型的表现为："鹿角状"分叉血管系统、网状纤维单位的广泛分布，以及上皮细胞膜抗原的缺失。根据2016年的WHO相关指南，多数的脊柱血管外皮细胞瘤属于病理分级Ⅱ级，但肿瘤细胞内细胞核有丝分裂象增多（每高倍镜下视野内≥5个），具有间变性特征，病理分级为Ⅲ级。常见阳性的免疫组化染色指标有Vimentin、CD34、CD31等，Ki-67指标在病理Ⅱ级的肿瘤内常为5%左右，而在病理Ⅲ级的肿瘤则多大于10%。相比于病理Ⅱ级的脊柱HPC，病理Ⅲ级的脊柱HPC形成软组织肿块的概率较高（66.7%），更容易侵袭周围软组织，术后的复发率和死亡率均较高（图18-15）。

四、治疗及预后

目前，外科手术是脊柱血管外皮细胞瘤首选的治疗手段，手术的目的在于切除肿瘤组织、缓解疼痛、维持脊柱功能、控制局部复发和提高患者生存期。由于HPC（特别是Ⅲ级）具有局部浸润的特征，如果手术不充分，局部复发率较高。常见的手术方式有部分切除、分块完整切除及整块切除（TES）。长征医院骨肿瘤科回顾分析2003—2015年诊治的20例脊柱血管外皮细胞瘤，平均随访38.3个月后发现，术后Ⅲ级病灶的复发率高达60%，Ⅱ级病灶的复发率为40%，疾病相关死亡率为30%。研究结果提示：病理分期Ⅲ期是本病预后的重要危险因素，而完整手术

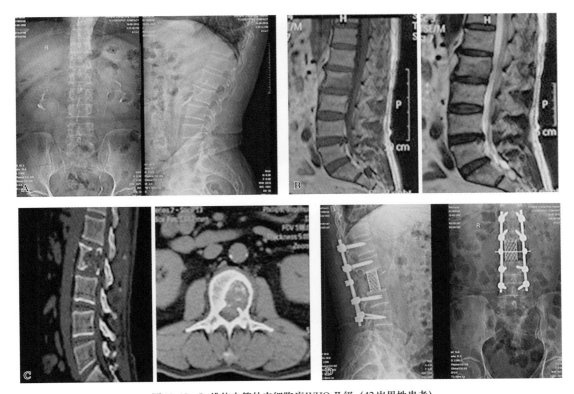

图 18-13　L$_2$ 椎体血管外皮细胞瘤 WHO Ⅱ 级（42 岁男性患者）

A. 术前 X 线片示 L$_4$ 无明显异常；B、C. 术前 MRI 和 CT 扫描示 L$_2$ 椎体附件（WBB：B ～ D 层 2 ～ 7 区）的局限性溶骨性病变；D. 术后 X 线片示前路钛网和后路钉棒系统重建

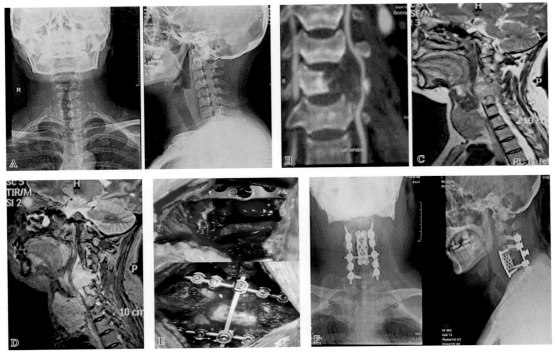

图 18-14　C$_5$ 椎体及附件血管外皮细胞瘤 WHO Ⅲ 级（42 岁男性患者）

A. 术前 X 线片提示无压缩性骨折；B ～ D. 术前 CT 和 MRI 扫描示 C$_5$ 椎体附件的溶骨性病变，病变邻近左椎动脉；E. 术中图像示后路重建和左侧保存完整的椎动脉；F. 术后 X 线片示前路钛网和后路钉棒系统重建

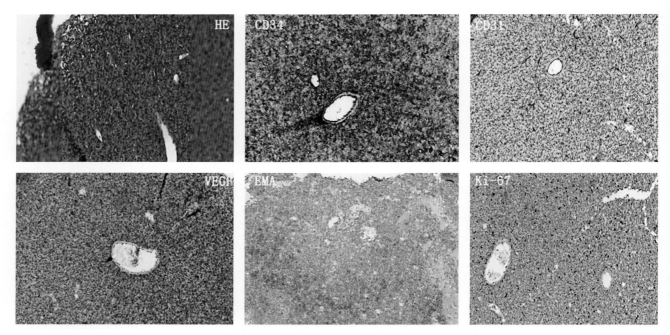

图18-15　血管外皮细胞瘤病理组织图片（400×）

HE染色切片示肿瘤细胞排列呈片状和束状，具有插入的鹿角形血管。免疫组织化学研究提示CD34弥漫性阳性，CD31血管阳性，EMA局灶性阳性，VEGF轻度阳性和Ki-67 15%阳性（WHO Ⅱ级）

切除（特别是TES）是目前治疗本病的最佳治疗方式。

由于脊柱的特殊结构限制，TES手术面临着技术难度较大、手术时间较长、术中出血较多及术后并发症较重的问题。但随着外科技术和辅助设施的发展，在把握手术适应证的前提下，整块切除，尤其是TES，也逐步被脊柱外科医生所选择。

降低脊柱HPC术后复发率是术后辅助性放疗和化疗的主要目的。放疗和化疗已被用作脊柱HPC的辅助疗法，特别是对于复发的病灶。有学者指出，手术结合放疗治疗后，脑膜SFT的无复发生存时间从34个月改善到75个月。同时，单独放疗有助于治疗不能手术或小的SFT病变。但具体疗效仍需临床进一步证实。

第4节　脊柱血管肉瘤

血管肉瘤是一种罕见的血管源性的恶性肿瘤，约占所有恶性软组织肿瘤的2%。原发的脊柱血管肉瘤则更为罕见，不足所有血管肉瘤的1%。

一、临床表现

脊柱血管肉瘤可发生于任何年龄。男性多于女性。肿瘤主要位于椎体，以颈胸椎多见。血管肉瘤

多数可导致椎体压缩变形，其压缩程度超过50%，对合并脊柱压缩变形、具有血管瘤特点的肿瘤要考虑到血管肉瘤的可能。血管肉瘤对骨结构的破坏程度较重，导致脊柱承重力明显减低，累及相邻椎体是恶性血管源性肿瘤的一个特点。本病的临床表现无明显特异性，主要表现为神经根受压症状，严重者可合并病理性骨折或脊髓压迫症状，表现为放射痛、下肢麻木、无力，甚至截瘫。

二、影像学特征

血管肉瘤的组织学上以大量形成肿瘤性新生血管为其基本改变，可见恶性内皮细胞高度增殖并有恶性倾向。病变的影像学特点与组织学恶性程度相一致。

1. X线检查　病灶表现为溶骨性破坏。发生于椎体的血管肉瘤由于组织重叠过多，X线片能提供的影像信息十分有限，通常仅能观察到较模糊的溶骨性骨质破坏区，极易造成漏诊。

2. CT检查　血管肉瘤表现为局限性骨质溶解破坏，边界清晰，但无硬化边缘，其内可见粗糙的残存骨小梁；而高度恶性的血管肉瘤呈地图样、大片状不规则溶骨性骨质破坏，边界模糊。瘤内可见多个细网状囊腔，而残存小梁间隔少见。肿瘤可有一定的膨胀性，骨皮质略膨胀呈"皂泡状"，通常为中度恶性。瘤块内一般无钙化。增强扫描肿瘤实质部分可见强化。在CT上可见肿瘤向外突破骨皮质，在其周围形成软组织密度的肿块。

3. MRI检查　软组织分辨能力极佳，可显示肿瘤与周围软组织的关系，对脊柱血管肉瘤的生长范围、生长方式或形态、边缘、密度及有无包膜的显示极为敏感，并且可以显示脊髓或马尾及神经根有无压迫，对分析临床症状有重要意义。肿瘤形态多样，可呈规整的圆形或类圆形，也可呈分叶状。其表现形式与病理基础密切相关，由于肿瘤细胞排列紧密，间质成分少，所以肿瘤在T1WI上，病灶大部分呈等信号或等低信号，信号较均匀。T2WI上肿瘤呈高信号，部分可见小片状或更高信号，这种小片状长T1、T2区多为瘤内供血不足而出现的坏死区域。增强像上，肿瘤血供非常丰富，因此其强化速度快，以不均匀强化为主。血管造影可见大量迂曲的血管或动静脉瘘、混杂血管丛及肿瘤湖等征象（图18-16）。

三、病理

肿瘤组织区域内可见相互吻合的血管腔隙，其

内衬以增生的肿瘤性内皮细胞，体积较大，异型性明显，核分裂多，核仁多见，肿瘤细胞排列紧密，呈巢状，多数细胞分化低。嗜银染色可见血管壁的轮廓，嗜银纤维包绕瘤细胞是血管肉瘤的特征。电镜下见肿瘤细胞间有桥粒样连接，瘤细胞下有基膜；在分化低的骨血管肉瘤中，多个瘤细胞围成的小腔隙或瘤细胞胞质的微腔内可见红细胞，提示有原始血管腔形成；瘤细胞胞质内可见吞饮囊泡，有数量不等的粗面内质网及线粒体，Weibel-Palade小体虽具有诊断的特异性，但少见，瘤细胞分化越差越不易见到。免疫组织化学检查对血管肉瘤的诊断有重要意义，内皮细胞标志物F8-RA、CD31、CD34、UEA-I在脊柱血管肉瘤多为阳性；F8-RA的敏感性相对较差，但特异性好，UEA-I敏感性好，但特性差，血栓调节素及CD34的敏感性优于F8，特异性优于UEA-I。

四、诊断

本病进展较快。部分具有血管瘤的影像学特点，部分表现不典型，部分为多中心病变、可累及相邻椎体，容易合并脊柱压缩变形，少数可伴有较大的软组织肿块，最终确诊需依赖病理及免疫组化检查。

脊柱血管肉瘤应与纤维肉瘤、滑膜肉瘤、溶骨性骨肉瘤、多发性骨髓瘤鉴别，上述疾病的临床及X线表现虽有一定的特点，但定性诊断仍需依靠病理检查，特别是肿瘤的超微结构及免疫组织化学检查。

五、治疗

脊柱血管肉瘤治疗措施包括手术治疗、放射治疗、化学治疗、靶向治疗及免疫治疗。

（一）手术治疗

根治性手术切除是治疗的首选。脊柱血管肉瘤的手术治疗原则是彻底地切除肿瘤组织，恢复和重建脊柱的稳定性。脊柱血管肉瘤的手术方式与其他脊柱肿瘤的手术方式基本相似，En-bloc全椎节切除

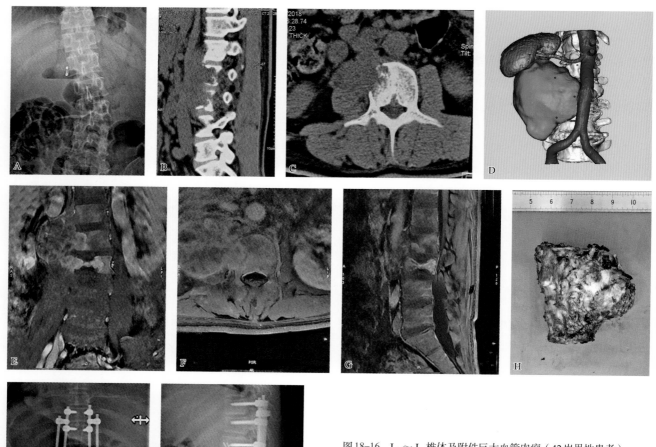

图18-16　L₁～L₃椎体及附件巨大血管肉瘤（42岁男性患者）

A. 术前正位X线片示腰椎向右侧弯，L₁～L₃椎体右侧见致密影；B. 术前CT增强矢状二维重建示L₁～L₃椎体右侧骨质破坏，伴软组织肿块形成，其内密度欠均匀，增强未见明显强化；C. 术前CT增强横切面示L₃椎体骨质破坏，椎旁软组织肿块形成；D. L₁～L₃椎体及附件肿瘤3D模型；E. 术前MRI增强冠状二维重建示L₁～L₃椎体异常信号影，增强扫描可见明显强化，相应椎体右侧见一类圆形软组织肿块影，强化后可见不均匀中度强化；F. 术前MRI增强横切面示L₃椎体及右侧椎旁异常信号影，增强扫描可见强化；G. 术前MRI增强矢状二维重建示L₃椎体变扁，L₁～L₃椎体异常信号影，增强扫描可见明显强化；H. 术后肿瘤标本（inch）；I、J. 肿瘤切除后3D打印人工假体置换、四棒内固定术后正侧位片

是最理想的手术方式，能减低肿瘤的复发及远处转移。对于侵犯前方椎体并向前方突出的肿瘤患者，应考虑采用前方或侧前方手术入路，这样可以使得肿瘤得以直接切除；对于侵犯后方的则选用后方手术入路。En-bloc全椎节切除虽值得推荐，但因血管肉瘤的侵袭性、多发性且患者在手术时常已有转移，往往难以实现。

（二）放射治疗

放疗是手术切除术后常用的辅助治疗方式。由于血管肉瘤具多中心性及浸润性，因此放疗可获得较好的疗效，一般给予60～70 Gy的剂量。Holdm等报道17例行放疗治疗的患者，放疗剂量范围在25～54 Gy，平均为44 Gy，5例早期即出现外周复发，9例获得有限的疗效，仅3例（17.6%）得以控制。对多中心的、切缘查见瘤组织和出现深部浸润的血管肉瘤，术后放疗能明显降低肿瘤局部的复发率。

（三）化学治疗

化疗对于血管肉瘤的临床价值目前尚有争议。

有报道化疗对血管肉瘤治疗无效，但也有人认为对于晚期血管肉瘤无法手术切除、治疗后复发或远地转移的患者，化疗仍为一种必要的姑息治疗手段。常用的化疗药物有 CTX、DTIC、ADM、MTX 和 PDD 等，其中 ADM 是最常用的药物。最近软组织肉瘤随机临床试验的 Meta 分析结果表明，软组织肉瘤（包括血管肉瘤）应用以 ADM 为基础的术后化疗疗效值得注意，尽管总生存率无明显提高，但无局部复发，生存率及无瘤生存率却显著地提高。

（四）靶向治疗

Ray-Coquard 等报道的 II 期临床试验结果表明索拉菲尼只对预先接受过治疗的晚期血管肉瘤患者显示有限的抗肿瘤活性，且对肿瘤的控制是短期的。Maki 等人的 II 期临床试验说明索拉菲尼单药可有效抑制血管肉瘤。PI3K/Akt 途径的靶向药物对软组织及骨血管肉瘤都有益，但干预 TGF-β 信号可能与骨的血管肉瘤关系更为密切。抗分泌性卷曲相关蛋白 2 作为血管肉瘤的一种新治疗方法，它可抑制内皮细胞及肿瘤细胞的 β 连环蛋白和核因子活化 T 细胞 C3 的活性。

（五）免疫治疗

我国已有 I 期及 II 期双盲试验表明云芝糖肽能够促进免疫细胞增殖，缓解化疗症状，提高树突状细胞和细胞毒 T 淋巴细胞活性。另有试验表明，高剂量的云芝糖肽可以显著延缓犬类血管肉瘤的转移并延长生存时间。这些数据表明，对于无法进行进一步治疗的患者，云芝糖肽可以作为单药使用，显著降低发病率和死亡率。另外，沙利度胺、白介素-2 和皮下注射 α 干扰素曾被报道使用。

（胡永成　马俊明　李博　贾齐）

【参考文献】

［1］ Deramond H, Cotton A, Depriester C. Benign tumors［M］//Deramond H, Cotton A (eds). Percutaneous Vertebroplasty. New York: Springer, 2002: 138–153.

［2］ Acosta F L Jr, Sanai N, Cloyd J, et al. Treatment of enneking stage 3 aggressive vertebral hemangiomas with Intralesional spondylectomy［J］. J Spinal Disord Tech, 2011, 24(4): 268–275.

［3］ Vijay K, Shetty A P, Rajasekaran S.Symptomatic vertebral hemangioma in pregnancy treated antepartum. A case report with review of literature［J］. Eur Spine J, 2008, 17(2): S299–303.

［4］ Galibert P, Deramond H, Rosat P, et al. Preliminary note on the treatment of vertebral angioma by percutaneous acrylic vertebroplasty［J］. Neurochirurgie, 1987, 33(2): 166–168.

［5］ Zapalowicz K, Skora P, Myslinski R, et al. Balloon kyphoplasty for painful C–7 vertebral hemangioma［J］. J Neurosurg Spine, 2008, 8(5): 458–461.

［6］ Doppman J L, Oldfield E H, Heiss J D.Symptomatic vertebral hemangiomas: treatment by means of direct intralesional injection of ethanol［J］. Radiology, 2000, 214(2): 341–348.

［7］ Niemeyer T, McClellan J, Webb J, et al. Brown-Sequard syndrome after management of vertebral hemangioma with intralesional alcohol［J］. Spine (Phila Pa 1976), 1999, 24(17): 1845–1847.

［8］ Shinozaki M, Morita A, Kamijo K, et al. Symptomatic T2 vertebral hemangioma in a pregnant woman treated by one stage combination surgery; posterior stabilization and anterior subtotal tumor resection. Case report［J］. Neurol Med Chir, 2010, 50(8): 674–677.

［9］ Heyd R, Seegenschmiedt M H, Rades D, et al. Radiotherapy for symptomatic vertebral hemangiomas: results of a multicenter study and literature review［J］. Int J Radiat Oncol Biol Phys, 2010, 77(1): 217–225.

［10］ 卢旭华, 赵定麟, 陈德玉, 等.360° 环状减压、固定重建术治疗 T4 脊椎血管瘤一例报告［J］.中华骨科杂志, 2007（5）: 396.

［11］ 万宁军, 胡永成, 王晗.椎板减压联合椎体成形术治疗合并脊髓功能损害的脊椎血管瘤［J］.中华骨科杂志, 2012, 32（11）: 1001–1004.

［12］ Sakanishi H, Hoshi K, Nakajima S. Vertebral hemangioma compressing the thoracic spinal cord: application of computer-aided navigation and intraoperative spinal sonography for surgery through anterior and posterior approaches［J］. J Orthop Sci, 2006, 11(3): 294–297.

［13］ Inamasu J, Nichols T A, Guiot B H.Vertebral hemangioma symptomatic during pregnancy treated by posterior decompression, intraoperative vertebroplasty, and segmental fixation［J］. J Spinal Disord Tech, 2006, 19(6): 451–454.

［14］ Singh P, Mishra N K, Dash H H, et al. Treatment of vertebral hemangiomas with absolute alcohol (ethanol) embolization, cord decompression, and single level instrumentation: a pilot study［J］. Neurosurgery, 2011, 68(1): 78–84.

［15］ Artigas C, Otte F X, Lemort M, et al. Vertebral hemangioma mimicking bone metastasis in 68Ga–PSMA Ligand PET/CT［J］. Clinical Nuclear Medicine, 2017, 42: 368–370.

［16］ Bender Y Y, Boker S M, Diederichs G, et al. MRI for the detection of calcific features of vertebral haemangioma［J］. Clinical radiology, 2017.

［17］ Dias M, Partington M. Congenital brain and spinal cord malformations and their associated cutaneous markers［J］. Pediatrics, 2015, 136:

e1105–e1119.

[18] Foster L, Davidson K, Egerman R. Conservative management of maternal cervical vertebral hemangioma complicating pregnancy [J]. Obstetrics and gynecology, 2015, 125: 735–738.

[19] Inyang A, Mertens F, Puls F, et al. Primary pseudomyogenic hemangioendothelioma of bone [J]. The American Journal of Surgical Pathology, 2016, 40: 587–598.

[20] Liu J, Cao L, Liu L, et al. Primary epidural hemangiopericytoma in the sacrum: a rare case and literature review [J]. Tumour Biology the Journal of the International Society for Oncodevelopmental Biology and Medicine, 2014, 35: 11655–11658.

[21] Patnaik S, Jyotsnarani Y, Uppin S G, et al. Imaging features of primary tumors of the spine: A pictorial essay [J]. The Indian Journal of Radiology & Imaging, 2016, 26: 279–289.

[22] Tutar S, Ulusoy O L, Ozturk E, et al. Aggressive vertebral hemangioma of the thoracic spine [J]. The Spine Journal: Official Journal of the North American Spine Society, 2016, 16: e489.

[23] Vasudeva V S, Chi J H, Groff M W. Surgical treatment of aggressive vertebral hemangiomas [J]. Neurosurgical Focus, 2016, 41: E7.

[24] Yi X, Xiao D, He Y, et al. Spinal solitary fibrous tumor/hemangiopericytoma: a clinicopathological and radiological analysis of eleven cases [J]. World neurosurgery, 2017.

[25] Fletcher CDM. REVIEW. (2006) The evolving classification of soft tissue tumours: an update based on the new WHO classification [J]. Histopathology, 48: 3–12.

[26] Arbelaez A, Castillo M, Williams L, et al(1999). Vertebral hemangioendothelial sarcoma: MR findings [J]. J Comput Assist Tomogr, 23: 981–983.

[27] Flet cher CDM, Becham A, Bekir, et al. Epithlioid angiosaracoma of the deep soft tissue: a distinctive tumor readily mistaken for an epithelial neoplasm [J]. Am J Surg Pathol, 1991, 15(10): 915–922.

[28] Coquard R I, Italiano A, Bompas E, et al. Sorafenib for patients with advanced angiosarcoma: a phase II trial from the french sarcoma group (GSF /GETO) [J]. Oncologist, 2012, 17(2): 260–266.

[29] Verbeke S L, Bertoni F, Bacchini P, et al. Active TGF-β signaling and decreased expression of PTEN separates angiosarcoma of bone from its soft tissue counterpart [J]. Mod Pathol, 2013, 26(9): 1211–1221.

[30] Fontenot E, Rossi E, Mumper R, et al. A novel monoclonal antibody to secreted frizzled-related protein 2 inhibits tumor growth [J]. Mol Cancer Ther, 2013, 12(5): 685–695.

[31] Brown D C, Reetz J. Single agent polysaccharopeptide delays metastases and improves survival in naturally occurring [J]. Evid Based Complement Alternat Med, 2012: 384301.

[32] Stout A P, Murray M R. Hemangiopericytoma: a vascular tumor featuring zimmermann's pericytes [J]. Annals of Surgery, 1942, 116(1): 26–33.

[33] Jia Q, Zhou Z, Zhang D, et al. Surgical management of spinal solitary fibrous tumor/hemangiopericytoma: a case series of 20 patients [J]. European Spine Journal: official publication of the European Spine Society, the European Spinal Deformity Society, and the European Section of the Cervical Spine Research Society, 2018, 27(4): 891–901.

[34] Louis D N, Perry A, Reifenberger G, et al. The 2016 World Health Organization classification of tumors of the central nervous system: a summary [J]. Acta Neuropathologica, 2016, 131(6): 803–820.

[35] Ren K, Zhou X, Wu S, et al. Primary osseous hemangiopericytoma in the thoracic spine [J]. Clinical Neuropathology, 2014, 33(5): 364–370.

[36] Boriani S, Weinstein J N, Biagini R. Primary bone tumors of the spine. Terminology and surgical staging [J]. Spine, 1997, 22(9): 1036–1044.

[37] Das A, Singh P K, Suri V, et al. Spinal hemangiopericytoma: an institutional experience and review of literature [J]. European Spine Journal: Official Publication of the European Spine Society, the European Spinal Deformity Society, and the European Section of the Cervical Spine Research Society, 2015, 24 Suppl 4: S606–613.

[38] Guthrie B L, Ebersold M J, Scheithauer B W, et al. Meningeal hemangiopericytoma: histopathological features, treatment, and long-term follow-up of 44 cases [J]. Neurosurgery, 1989, 25(4): 514–522.

第19章
脊柱软骨肉瘤
Spinal Chondroscarcoma

软骨肉瘤（chondrosarcoma）是临床上常见的恶性骨肿瘤，发病率约占原发恶性骨肿瘤的25%，仅次于骨肉瘤，居第二位，好发年龄为30～70岁，男女比例为（1.5～2）∶1，是成人发病率最高的原发恶性骨肿瘤。2002年世界卫生组织将软骨肉瘤定义为能够产生软骨基质的一组异质性肿瘤。

软骨肉瘤可分为普通型和变异型，其中普通型软骨肉瘤占全部软骨肉瘤的80%，变异型包括透明细胞型、间叶细胞型、去分化型及骨膜软骨肉瘤。普通型软骨肉瘤又可进一步划分为原发性和继发性，原发性表现为骨质中出现肿瘤病灶并侵及周围软组织，而继发性则是在良性软骨病变的基础上发生恶性变。按照病变发生的具体部位，软骨肉瘤又可分为中心型和四周型，中心型以原发性居多，好发于四肢长骨，周围型以继发性为多，好发于骨盆、肩胛骨等。

软骨肉瘤最常见的发病部位为骨盆、股骨、肩胛骨，脊柱软骨肉瘤的发病率较低，占全部10%左右。脊柱软骨肉瘤好发于胸椎，病灶往往生长缓慢，却表现出较强的局部侵袭性。上海长征医院骨肿瘤外科在1998—2011年共收治脊柱软骨肉瘤患者98例，患者为17～71岁，平均年龄为43.4岁，其中颈椎16例、胸椎44例、腰椎16例、骶椎22例。

一、临床表现

脊柱软骨肉瘤患者最为常见的症状是病灶部位的疼痛，这种疼痛往往病程较长，发展缓慢。包块是脊柱软骨肉瘤的另一临床表现。Boriani报道了22例脊柱软骨肉瘤的治疗过程，其中34%的患者以包块为主要表现。上海长征医院骨肿瘤外科1998—2011年收治的98例脊柱软骨肉瘤患者中，11%（11例）患者表现为局部包块，89%（87例）患者表现为病灶相应脊柱节段疼痛，在初期往往表现为相应脊柱部位的深压痛，少数表现为剧烈疼痛，疼痛病程往往较长，平均术前症状持续时间为20.7个月。

脊柱软骨肉瘤侵犯或压迫神经、脊髓可出现神经症状，当肿瘤压迫神经根时往往表现为支配区域的疼痛、麻木、感觉异常，而脊髓受到明显压迫时则会出现该节段支配区域及以下躯体感觉异常、肌力减弱、肌张力增高、腱反射亢进等，如果肿瘤发生在胸椎还常伴有明显的束带感。脊柱软骨肉瘤侵袭椎体严重时还可能发生病理性骨折。

二、影像学特征

目前可用于诊断脊柱软骨肉瘤的影像学手段较多，包括X线、CT、MRI、放射性核素扫描（ECT、PET-CT）。

1. X线检查 脊柱软骨肉瘤在X线平片上往往表现为边缘清晰的溶骨性病灶，内部可出现钙化灶。钙化的形式多种多样，钙化呈小叶分布，可类似于"爆米花"或"戒指"。钙化灶可能与肿瘤的性质有关，它也是影像学诊断的重要依据。低度恶性病灶往往表现为边界清晰的小叶状病灶，其内可出现偏心钙化灶；高度恶性病灶弥漫性中央钙化，并有大片同心性生长的软组织肿块。在部分病程较长的患者还可看到骨皮质增厚、粗糙，甚至出现薄而扁的不透亮带状影的骨膜反应，也是肿瘤恶性程度较高的表现。周围型软骨肉瘤病灶往往出现椎体边缘的病灶，通常来源于既往存在的骨软骨瘤，这种类型的软骨肉瘤内部钙化往往更为明显（图19-1A、B）。

2. CT检查　CT对软骨肉瘤诊断的敏感性要优于MRI，CT检查可以描述病变的解剖起源和钙化影，可以很好地显示骨表面骨膜的活性、局部皮质萎缩、膨胀或破坏等，同时CT还可以揭示肿瘤的具体范围，更清晰地显示肿瘤向脊柱旁的延伸以及相邻脊柱节段的受累情况。脊柱软骨肉瘤在CT影像中往往表现为累及椎体的溶骨性病灶，可有压缩性骨折。CT检查往往是术前准备的必要手段，对于术中评估患者的脊柱受累范围有很大帮助（图19-1C）。

3. MRI检查　脊柱软骨肉瘤在MRI往往表现为T1像低信号、T2像等信号或高信号。脂肪抑制T1像往往表现为小叶状边缘强化，而钙化灶表现均匀强化。MRI具有良好的组织分辨率，在显示脊柱软骨肉瘤的侵犯范围以及周围的神经、血管、肌肉的关系方面具有优势，但其对骨性结构的显示较差，常与CT协同使用，作为确定手术范围有指导作用（图19-1D～F）。

4. 放射性核素扫描　常用的放射性核素扫描有ECT和PET-CT。放射性核素扫描可早期发现肿瘤病灶，并有助于确定肿瘤性质以及潜在的转移灶。少部分脊柱软骨肉瘤可在脊柱多个节段发病，并可远处转移，以肺转移为主，因此应用放射性核素扫描评估患者情况对于手术方案的制订有重要意义。

三、病理

1. 病理解剖学　脊柱软骨肉瘤往往生长缓慢，

但手术切除时瘤体通常较大，表面不平呈菜花样，或由于骨质增生而呈现出不规则的粗糙面，在肿瘤外面有一层薄的纤维性假包膜。肿瘤内部可形成紧密粘连分叶，肿瘤内部的软骨比正常软骨灰暗、柔软而透明，其中可有散在、不规则、坚硬的钙化或骨化。血供不良的部位可以出现变性、坏死，而呈现出囊性或出血性液化。

2. 组织病理学　组织细胞学上，脊柱软骨肉瘤细胞的特点为胞内空泡、不规则核浓染、丰富的透明胞质，往往被类骨质骨小梁所包绕。脊柱软骨肉瘤细胞还可表现为纺锤形肿瘤细胞及骨化的软骨骨岛。软骨肉瘤在组织学方面有不同的分级，随着分级的增加，肿瘤的恶性程度亦不断增加。Ⅰ级：细胞有轻度的不典型，一些细胞增生活跃，有丰富的透明蛋白基质，在组织学上与生长活跃的软骨病区分困难，放射学与临床诊断标准有助于鉴别诊断。Ⅱ级：有明显的不典型和更为紧密的细胞，一些细胞呈现多核（图19-2）。Ⅲ级：有明显的不典型有丝分裂象，多核细胞的细胞核浓缩而多形，基质很少，有大量的坏死区。如果出现黏液软骨基质常提示肿瘤侵袭性更强。

四、诊断与鉴别诊断

脊柱软骨肉瘤的临床症状、体征、影像学表现均不典型，单纯依靠临床表现和影像学资料很难明确脊柱软骨肉瘤的诊断，因此组织病理学检查在诊断脊柱软骨肉瘤过程中显得尤为重要。MD安德森癌症中心分析了活检诊断与最后手术确诊之间的相关性，就确定软骨是否存在而言，术前和术后的组织学诊断有90%～100%的相关性，但是区分高级别和低级别的肿瘤只有35%～70%的病例相一致，仅30%～40%的活检标本能够明确组织学分级。因此活检对于确定软骨肉瘤存在是重要的，但是活检未必能明确这种肿瘤的特殊性质。因此，MD安德森癌症中心推荐如果通过影像学检查可以有比较有把握地诊断为软骨肉瘤的情况下，并不认为活检是治疗前评估的关键步骤。

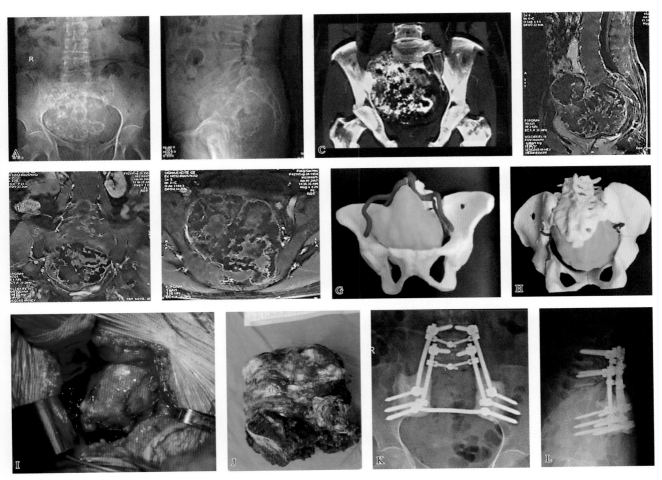

图 19-1 骶骨软骨肉瘤（63 岁女性患者）

A、B. 腰骶椎 X 线正侧位片示 L₅ 椎体向前移位，骶骨形态异常，密度增高呈散在分布；C. 腰骶椎 CT 示 S₁₋₃ 椎体溶骨性骨质破坏，伴盆腔巨大软组织肿块形成，内见散在斑片状钙化；D～F. 骶椎 MRI 矢状面、冠状面及横切面上均显示骶骨破坏，肿瘤组织巨大，组织内信号不均匀，强化不明显；G、H. 3D 打印模型的前面观和后面观；I、J. 肿瘤 En-bloc 切除术中片及切取后的肿瘤组织；K、L. 肿瘤 En-bloc 切除后钉棒系统内固定稳定性重建

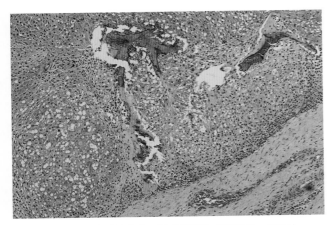

图 19-2 脊柱软骨肉瘤 Ⅱ 级病理图片（HE 染色，400×）

软骨样肿瘤细胞呈不规则分叶状排列，小叶之间有薄层纤维裂隙样空隙，小叶内肿瘤细胞丰富，周边密度较高，核增大，圆形、卵圆形，核分裂可见

脊柱软骨肉瘤往往与内生软骨瘤难以鉴别，两者均表现为溶骨性病变，脊柱软骨肉瘤可出现虫蚀样破坏及中断的骨膜反应。而内生软骨肉瘤则往往有弧形或戒指样钙化灶。脊柱软骨肉瘤病程较长，发展缓慢，一些发生在腰椎的软骨肉瘤要注意和腰椎间盘突出症鉴别，最容易发生的是诊治过程中的疏忽，因腰椎软骨肉瘤而误诊为腰椎间盘突出症的并不少见。另一方面，脊柱软骨肉瘤需要和去分化肉瘤鉴别（如恶性纤维组织细胞瘤、骨肉瘤及低分化纤维肉瘤等），可根据临床表现和影像学检查考虑这些病变，但是需要依据病理组织学检查。

五、治疗

脊柱软骨肉瘤治疗措施包括手术治疗、放射治疗及化学治疗，由于软骨肉瘤缺乏可靠、有效的辅助治疗方法，软骨肉瘤患者获得长期无病生存的唯一机会是手术治疗，一旦确诊即应考虑手术治疗。

1. 手术治疗 脊柱软骨肉瘤手术治疗的原则为彻底切除肿瘤病灶的同时，改善或维持神经功能，减轻肿瘤所引起的癌性疼痛，减少局部复发概率并延长生存时间。手术切除方式包括肿瘤整块切除、分块切除或刮除。既往文献已经证实病灶刮除术不足以控制脊柱软骨肉瘤，刮除术后复发率几乎100%，复发往往发生在术后2～5年。故所有级别和亚型的软骨肉瘤均推荐行肿瘤整块切除术，尤其是首次行肿瘤手术切除的患者。上海长征医院骨肿瘤外科在1998—2011年共收治的98例脊柱软骨肉瘤整块切除术可明显降低脊柱软骨肉瘤术后复发率、转移率并显著延长患者生存时间。但由于脊柱解剖结构的特殊性，整块切除方式往往难以实现，分块完全切除成为一种常规的备选方案。毫无疑问，分块切除方式存在着术野肿瘤污染的可能，整体效果不如整块切除方式，但也被证实明显优于病灶刮除术（图19-1G～L）。

关于手术入路的选择，脊柱软骨肉瘤与其他脊柱肿瘤基本相似。随着手术技术的更新，绝大多数脊柱软骨肉瘤病灶可通过后路或者侧后方入路手术进行切除。对于侵犯椎体前方并形成巨大肿块的患者可采用前方入路或者前后联合入路进行肿瘤病灶切除。对于椎体、附件、椎前均有侵犯的，往往采用前后联合入路或者根据情况选择分次手术切除。

2. 放射治疗 放射治疗作为一种辅助治疗方案常用于脊柱软骨肉瘤的治疗，但具体的疗效存在一定的争议。放疗往往被用于无法完全切除病灶的患者，但是研究证实患者采用辅助性放疗后生存率仍明显低于整块切除手术的患者。一个原因是软骨肉瘤细胞有丝分裂指数低以及相对乏氧的基质微环境，导致其对于放疗不敏感；另外一个原因是放疗往往应用于高度恶性的软骨肉瘤或者无法完整切除的病灶。软骨肉瘤的放疗一般推荐剂量大于60 Gy，但是由于脊柱软骨肉瘤周围有重要的脊髓、大血管等重要结构，对放射性的耐受剂量低于这个实际需要的剂量，因此限制了放射治疗的应用。

3. 化学治疗 化学治疗是另外一种脊柱软骨肉瘤常用的辅助治疗，尽管化疗在普通型软骨肉瘤的治疗中大多不起作用，但是在间充质型和去分化型软骨肉瘤的治疗中，化疗可能有一定的作用。脊柱软骨肉瘤对于化疗不敏感的原因可能与其分泌多重耐药基因p糖蛋白有关，同时软骨肉瘤大量的细胞外基质、极少的血管及低增殖率也是其对于化疗不敏感的原因。

间充质型软骨肉瘤有双相组织学表现，癌细胞分布不均匀，癌细胞区域由小的间变样细胞（蓝色小圆细胞）组成，形态类似Ewing肉瘤，故间充质性软骨肉瘤的化疗策略与Ewing肉瘤类似，多采用下列药物中的三种：多柔比星、异环磷酰胺和（或）环磷酰胺、依托泊苷、长春新碱。患者也可尝试术前辅助性化疗，术前化疗12～24周，每2周进行影像学评估。去分化型软骨肉瘤容易出现肺转移，治疗具有很大的挑战性，目前对于去分化型软骨肉瘤的治疗共识是采取类似骨肉瘤的多学科综合治疗方法，通常包括术前使用多柔比星加顺铂化疗，接着进行广泛的手术切除和进一步化疗，术后化疗的药物可以采用多柔比星加顺铂，异环磷酰胺在临床上也有推荐。目前对于无法切除病灶及有转移病灶的患者，研发新型有效的化疗方案十分必要。近年来组蛋白脱乙酰化酶、芳香化酶抑制剂、血管生成抑制剂等新的靶向药物在体外实验中用于抑制软骨肉瘤细胞，而且一部分靶向药物已经开始了临床试验。但其具体作用尚需进一步验证。

4. 冷冻手术治疗和射频消融 冷冻手术和射频消融是近年来应用于脊柱软骨肉瘤的治疗手段。冷冻手术在脊柱软骨肉瘤中的具体疗效目前尚不确定，但对于其在预防软骨肉瘤复发上的疗效已有报道，有研究发现，冷冻外科应用于瘤内和界线切除手术有助于控制局部的复发。

射频消融是近年来应用于控制转移性癌痛的一

种微创技术，但其在脊柱软骨肉瘤中的作用尚需进一步研究证实。

5. 转归和预后　除了与病理分级有关外，脊柱软骨肉瘤的预后高度依赖于是否可以实施能够保证正常组织边界的整块切除。带有正常组织边界的整块切除是脊柱软骨肉瘤术后复发和生存时间的主要独立影响因素。有研究表明，刮除术后脊柱软骨肉瘤的复发率可达100%。远处转移是另一个脊柱软骨肉瘤预后中的关键事件，往往发生于高度恶性软骨肉瘤复发后，转移部位多为双肺。

对于脊柱软骨肉瘤的整体生存时间，由于目前缺乏大样本的研究以及标准化的手术规范，脊柱软骨肉瘤的具体生存率尚没有确切数字。York曾报道过21例脊柱软骨肉瘤患者，他们术后5年和10年的生存率分别为64%和40%。很多研究表明，无病生存持续10年后，肿瘤复发罕见。故软骨肉瘤的定期随访时间建议为治疗结束后10年。Bergh报道了69例软骨肉瘤病例，其中包括12例脊柱肿瘤患者，他们的5年、10年和15年生存率分别为72%、67%和63%，他们认为影响脊柱软骨肉瘤的危险因素分别为：年龄、病理分级、切除边界、局部复发。笔者

对上海长征医院收治的98例脊柱软骨肉瘤进行生存分析，发现脊柱软骨肉瘤术后复发率为42.9%，远处转移率为24.5%，而5年整体生存率为68%。通过大样本临床资料分析，脊柱软骨肉瘤的预后危险因素主要有以下几个：① 与术后复发密切相关的因素为切除方式，整块切除方式较分块切除方式明显降低术后复发率。② 与远处转移相关的危险因素有病理分级、切除方式，Jaffe病理分级Ⅲ级的患者远处转移率明显升高，而整块切除方式可显著降低远处转移事件。③ 与术后生存时间密切相关的因素有远处转移、手术切除方式，不完全切除、分块完全切除和整块切除的平均生存时间分别为33.4、100.6、162.3个月。

在临床工作中，导致脊柱软骨肉瘤治愈率有所降低的原因有以下几点：① 发生部位在脊柱的特殊节段，如上颈椎或腰骶段，位置相对较深且解剖复杂，难以完全切除肿瘤。② 肿瘤病情发展缓慢，且无特异性表现，早期容易误诊或漏诊。③ 缺乏关于软骨肉瘤自然史、放射学和组织细胞学方面的知识而低估其恶变的可能，故易被误诊为软骨瘤等情况。

（杨诚　杨兴海　尹华斌　刘超）

【参考文献】

［1］Fletcher C, Unni K K, Mertens F. Cartilage tumours［M］//World Health Organization classification of tumours. Pathology and genetics of tumours of soft tissue and bone［J］. Lyon: IARC Press, 2002: 234−257.

［2］Katonis P, Alpantaki K, Michail K, et al. Spinal chondrosarcoma: a review［J］. Sarcoma, 2011: 378957.

［3］Yin H, Zhou W, Meng J, et al. Prognostic factors of patients with spinal chondrosarcoma: a retrospective analysis of 98 consecutive patients in a single center［J］. Ann Surg Oncol, 2014, 21(11): 3572−3578.

［4］Yang X, Wu Z, Xiao J, et al. Chondrosarcomas of the cervical and cervicothoracic spine: surgical management and long-term clinical outcome［J］. J Spinal Disord Tech, 2012, 25(1): 1−9.

［5］Boriani S, De Iure F, Bandiera S, et al. Chondrosarcoma of the mobile spine: report on 22 cases［J］. Spine (Phila Pa 1976), 2000, 25(7): 804−812.

［6］Stuckey R M, Marco R A. Chondrosarcoma of the mobile spine and sacrum［J］. Sarcoma, 2011, 2011: 274−281.

［7］Amendola L, Cappuccio M, De Iure F, et al. En bloc resections for primary spinal tumors in 20 years of experience: effectiveness and safety［J］. Spine J, 2014, 14(11): 2608−2617.

［8］Schoenfeld A J, Hornicek F J, Pedlow F X, et al. Chondrosarcoma of the mobile spine: a review of 21 cases treated at a single center［J］. Spine (Phila Pa 1976), 2012, 15, 37(2): 119−126.

［9］Schrage Y M, Hameetman L, Szuhai K, et al. Aberrant heparan sulfate proteoglycan localization, despite normal exostosin, in central chondrosarcoma［J］. Am J Pathol, 2009, 174(3): 979−988.

［10］Strike S A, McCarthy E F. Chondrosarcoma of the spine: a series of 16 cases and a review of the literature［J］. Iowa Orthop J, 2011, 31: 154−159. Review.

［11］Enneking W F. A system of staging musculoskeletal neoplasms［J］. Clin Orthop Relat Res, 1986, 204: 9−24.

［12］Tomita K, Kawahara N, Kobayashi T, et al. Surgical strategy for spinal metastases［J］. Spine (Phila Pa 1976), 2001, 26(3): 298−306.

［13］Boriani S, Weinstein J N, Biagini R. Primary bone tumors of the spine: terminology and surgical staging［J］. Spine (Phila Pa 1976), 1997, 22(9): 1036−1044.

第20章
脊柱骨巨细胞瘤
Giant Cell Tumor of Spine

骨巨细胞瘤（giant cell tumor of bone, GCTB）是一种以多核巨细胞散在分布于圆形或纺锤形单核基质细胞中为特征的原发性骨肿瘤。1818年，Astley Cooper首次从大体标本上描述GCTB，将其列为良性病变。随着显微镜的出现，Lebert（1845）在GCTB标本上识别出了多核巨细胞，开始将GCTB与其他的骨实质性肿瘤和转移性肿瘤区别开来。1940年，Jaffe对GCTB作了更为详细的描述，提出GCTB是与其他骨肿瘤完全不同的独立病变。20世纪60年代以来，GCTB开始被公认为侵袭性或潜在恶性肿瘤。

GCTB在中国人中发病率较高，约占全部骨肿瘤的20%。女性发病率高于男性，为55%～70%。发病年龄为11～50岁，70%～80%的病例发生于20～40岁，尤其是20～30岁的女性，骨骺未闭前较少发生。女性发病年龄相对年轻，可能与女性骨骺闭合相对较早有关。脊柱GCTB占总发病率的2.7%～6.5%，在脊柱原发性骨肿瘤中，GCTB高居首位。GCTB最常见于胸椎、骶椎，颈椎、腰椎次之。病变最常发生于椎体，其次为椎弓根。

一、临床表现

疼痛是常见的主诉，早期多见，一般不剧烈。通常是脊椎病变局部触痛。神经受累时出现神经根性疼痛，根据部位不同出现不同的定位体征。肿瘤压迫脊髓或神经，可出现麻木、瘫痪和大小便失禁，

与脊髓和神经根受压的程度有关。神经受压在骶骨的发生率较高。

另一常见临床表现是椎旁肌痉挛。颈椎肿瘤有时可以看到或触及肿块，发生在腰椎者有时可见到或触及椎旁巨大肿块。

如果肿瘤位置比较表浅，可出现局部皮温升高、静脉怒张。当骨皮质破坏，形成软组织内肿块时，皮温增高明显。此与肿瘤血液丰富有关。GCTB可引起椎体压缩骨折，导致脊髓损伤和截瘫。位于骶骨者可引起骶区疼痛、马鞍区麻木及大小便障碍，肛门指诊有时可扪及骶前肿物。

二、影像学特征

1. X线检查　脊柱GCTB的特征是单纯溶骨性破坏，既没有周围反应性硬化，也没有基质钙化。病变区膨胀明显，可以延伸至骨皮质表面，造成骨皮质中断，但是较少穿破骨膜。当发生骨折或者手术治疗后可以出现明显的钙化。当肿瘤较小时，不易被发现。当GCTB恶性程度高时，破坏区边界就会模糊不清，骨性包壳破坏，侵犯软组织形成软组织肿块，后者的表现有时与恶性肿瘤区别困难。大约1/4的患者出现病理性骨折。

GCTB多侵犯椎体，脊柱后凸继发于病理性骨折后的椎体塌陷（图20-1A）。骶骨GCTB常发生在上部节段，病变往往是偏心性，并常扩展到骶髂关

节；生长活跃的骶GCTB可扩展穿过关节侵犯邻近的髂骨。

2. CT检查 CT检查在确定肿瘤边界方面超过X线平片及断层摄片。GCTB呈实体性改变，CT值与肌肉相近。检查结果显示椎体病变呈溶骨性、膨胀性、偏心性，并可见肥皂泡沫样改变，易侵及椎旁组织。瘤体可有假性荚膜包裹以形成所谓的"骨包壳"。有学者报道这种"包壳"的发生率为42.8%，是GCTB的特征性表现。病灶内可有分隔，形成多房性的所谓"肥皂泡"样外观（但这种现象不如四肢GCTB多见），也可呈均一性圆形或卵圆形溶骨

腔。肿瘤大多无硬化性边缘和骨膜反应，有时肿瘤内含有囊腔，但很少像动脉瘤样骨囊肿那样看到液体平面（图20-1B）。新型的双螺旋CT通过静脉注射造影剂后，可以进行各层面的重建以显示肿瘤内的血管，可代替动脉造影。CT在观察骨皮质破坏及反应性骨壳方面具有优势。

3. MRI检查 MRI能够有助于确定肿瘤与椎管内结构的关系，它具有高质量的对比度和分辨率。GCTB的复发可发生在骨内也可侵入到软组织内，系列X线摄片和断层摄片有助于确定骨内复发，CT或MRI对确定软组织复发效果最好。与相同骨结

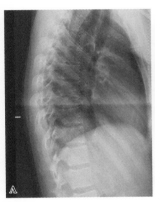
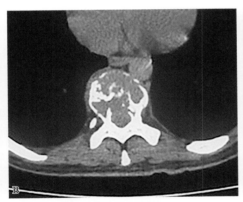
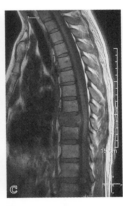
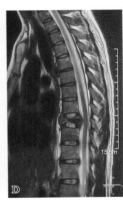
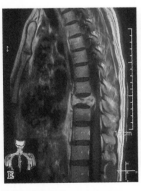
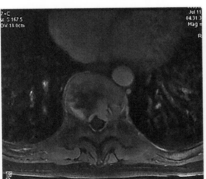
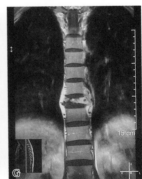
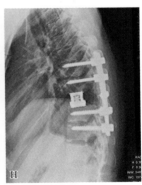
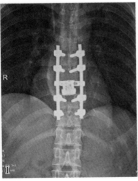

图20-1 T$_9$椎体及附件GCTB（38岁患者女性）

A. X线侧位片示T$_9$椎体变扁，其内骨质密度减低；B. CT示T$_9$椎体呈楔形改变，骨皮质变薄，内见骨性分隔及低密度区；C. MRI矢状面T1示等低信号；D. MRI矢状面T2示低信号；E ～ G. 增强MRI示T$_9$椎体变扁，内见斑片状异常信号，邻近局部软组织肿块形成；H、I. X线正侧位片示T$_9$椎体及附件GCTB全椎节切除后路人工椎体植入、钉棒内固定重建术后

构相比，肿瘤在T1WI呈现低信号强度，在T2WI表现为高强度信号。肿瘤皮层的骨质在肿瘤T2高信号的衬托下，呈明显的低信号，边界清晰。肿瘤的骨皮质受到侵害时，周围的低信号环表现为不完整。肿瘤内常可见到囊变区，表现为明显的T2WI高信号。肿瘤内出血时，在T1WI和T2WI均可出现高信号（亚急性期）。在评估肿瘤软组织肿块的大小和范围以及对脊髓和神经根的压迫程度方面，MRI明显优于CT。MRI及CT能早期发现GCTB的复发（图20-1C～G）。

4. 骨扫描　　同其他大多数骨肿瘤一样，GCTB可以增加摄取放射性同位素⁹⁹Tc。肿瘤及其周围有同位素浓聚，超过肿瘤边缘的广泛浓聚提示肿瘤具有高的侵袭性。一方面由于同位素摄取可以超过肿瘤的边界，因此无法用来判定其在髓腔内的蔓延；另一方面骨外的肿瘤组织对同位素的摄取又很低，也无法用骨扫描确定肿瘤的范围。放射性浓聚可以在与肿瘤相近的关节发生。同位素骨扫描对于确定多发病变的患者很有帮助（图20-1H、I）。

三、病理

1. 肉眼所见　　肉眼观察GCTB通常由反应骨及纤维组织形成的包壳所包绕，与周围组织有较清楚的界限。但是在侵袭性强的病例中反应性包壳非常薄，肿瘤组织可直接侵入肌肉、脂肪等组织。肿瘤组织通常为实质性，呈褐黄色或者淡红色肉芽样组织；质软，由血管及纤维组织组成，伴有出血。瘤内出血、囊性变及坏死也相当常见。瘤腔的内壁凹凸不平。

2. 光镜下观察　　应该选取保存完好的肿瘤区域样本。GCTB组织富含细胞，由圆形、椭圆形或者纺锤形的单核基质细胞和弥散分布的多核巨细胞组成。单核基质细胞核大，核膜清楚，核一般呈中心位，胞质较少。细胞界限不太清楚，细胞间物质也较少。可见核分裂象。基质细胞的数量、大小、形态等在不同肿瘤以及同一肿瘤的不同部位可以有所不同。基质细胞决定肿瘤的性质。多核巨细胞分布在基质细胞之间，直径为30～50 μm不等。细胞核多集聚在细胞中央，数目可以达到数十个甚至上百个。巨细胞胞质内常有空泡出现。间质血管丰富，有时血管壁或血管腔内可见到肿瘤细胞。有人认为血管浸润是发生转移的原因之一。在肿瘤内有时可见到有些基质细胞变为梭形并产生胶原，这些区域相当于肉眼所见的瘤内纤维隔膜。如果肿瘤内有大片致密的胶原纤维形成，应该考虑是否有恶性变、放疗后或植骨后复发。肿瘤本身并不成骨，但有时可见骨样组织，有可能为反应性新骨形成、纤维性间质的骨性化生或病理性骨折后形成的骨痂（图20-2）。

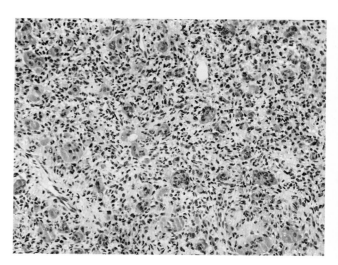

图20-2　脊柱GCTB光镜下病理（HE染色，200×）

四、生物学行为

GCTB的生物学行为或者说临床行为包括如下几个方面：生长情况、范围大小；临床及病理的良性或者恶性表现；影像学所见，如骨质破坏程度、溶骨或者成骨，有无转移，软组织有无侵袭等。

1. 组织学分级　　Jaffe在1940年根据单核基质细胞的形态、细胞核大小及深染程度，有无核分裂及多核巨细胞的大小、多少，将GCTB分为三个级别。但是此分级系统不能完全反映肿瘤本身的生物学行为，对肿瘤生物学行为的评估不能单纯使用组织学分级，而应该结合多个指标评估。

2．X线结合组织学或者单独X线分级 Campanacci 等（1975）及王云钊（1982）结合影像学和组织学基质细胞异型性进行分级。此两种分级对指导外科治疗是很有帮助的。王云钊的X线分级系统如下。

（1）良性（Ⅰ～Ⅱ级）：①肿瘤呈囊性破坏，膨胀性生长，膨出部分外层有薄层骨壳，骨壳完整，骨壳以外没有肿瘤组织；②如肿瘤膨出部生长较快，即不形成骨壳，或者后来该处又形成骨壳或者骨壳中断处软组织轮廓清楚并且与骨壳相连续。

（2）生长活跃（Ⅱ级）：区别于良性者是肿瘤在骨质破坏区以外有明确的软组织肿块，它不同于骨壳的吸收或者没有形成。①肿瘤突破皮质或者骨壳又形成肿块；②肿瘤突破骺板软骨；③肿瘤突破关节软骨在关节内形成肿块；④肿瘤突破皮质又形成骨壳；⑤肿瘤突破骨壳又出现不规则骨膜新生骨；⑥肿瘤外围形成多层骨壳。

（3）恶性（Ⅲ级）：①肿瘤在短期内迅速长大，骨壳大部分吸收、消失，肿瘤向骨外浸润，环绕骨干周围形成软组织肿块；②发生弥漫性浸润性骨破坏；③肿瘤发生于骨干，骨皮质没有明确界限，但有巨大软组织肿块环绕骨干；④有时有密度不均匀的骨化阴影。

一般认为，所有Ⅰ级、多数Ⅱ级患者应该采用刮除手术，部分Ⅱ级和多数Ⅲ级患者应采用瘤段切除术。此种分级法有助于对患者预后的判断。

3．侵袭度指数 夏贤良等（1987）根据长骨GCTB的资料，提出了侵袭度指数的方法以评估GCTB的生物学行为，用以指导对手术方法的选择。其中病理Ⅰ～Ⅲ级的指数分别为1～3；X线静止、活动，浸润型分别为1～3；临床表现为0～2，相加为2～8。指数为4者可以采用边缘切除手术，以保留关节功能；指数为5～6者应做广泛手术以减少复发；指数达7者仍有希望保留肢体；指数达8者应予以截肢。但同样上述的判定方法不适用于脊柱的GCTB。

一般认为，恶性GCTB开始是良性，经过数年以后变为恶性。一年内有恶性倾向者即可认为是恶性GCTB。治疗后一年以上发生恶变者则认为是良性转变为恶性的。

五、诊断与鉴别诊断

1．诊断 脊柱GCTB的初步诊断主要依靠病史、体征和影像学表现，最终确诊需要依靠病理检查结果。

2．鉴别诊断 发生在脊柱的GCTB同动脉瘤样骨囊肿等需要鉴别，鉴别要点如下（表20-1）。

脊索瘤也是以骶骨最为多见，但往往位于骶骨中央，便于同GCTB鉴别。大多数骨母细胞瘤侵犯椎弓，发生于棘突和横突、椎板及椎弓根。X线表现为边界清楚的孤立性溶骨性破坏区，可有骨膨胀改变。周围有较薄的、轻度不规则的钙化边界。动脉瘤样骨囊肿常破坏脊椎后部结构，多在20岁以前发病，囊状膨胀改变明显，周围有蛋壳样骨壳包绕，囊内可有细小分割。有时两者鉴别困难，只能依靠病理鉴别，GCTB也可合并动脉瘤样骨囊肿。

表20-1 含多核巨细胞的脊柱骨病变的鉴别要点

项目	好发年龄	好发部位	X线特点	大体表现	组织学特征	
					多核巨细胞	基质细胞
GCTB	20～40岁	椎体后及附件	偏位扩张，投射	肉样，柔软	大量、分布均匀，核多	肥硕，多边形，大量胞质
动脉瘤样骨囊肿	≤20岁	椎体及椎板	偏位，肥皂泡样	含血囊腔	局灶性，围绕血腔隙	细小或者肥硕，含铁血黄素
骨母细胞瘤	11～30岁	椎弓及椎板，后侵及椎体后部	放射、透射或阻射	柔软或硬	局灶性分布	骨样组织，小梁间大量骨母细胞
棕色瘤	任何年龄	椎体及附件	牙硬板层缺如	肉样，柔软	局灶性，围绕含铁血黄素	纤维型基质中细长细胞

六、治疗

（一）手术治疗

目前，手术治疗仍然是脊柱GCTB治疗的主要手段。手术治疗可在切除肿瘤、解除神经压迫的同时，重建脊柱稳定性。但是，由于脊柱周围解剖结构复发，比邻脊髓、神经根、大血管及其他重要脏器等，手术治疗常很难达到彻底切除肿瘤的程度。Ennecking等将脊柱GCTB的手术切除方式分为病灶内切除和整块切除。整块切除是指肿瘤和周围的健康组织整块地被切除，如果术后病理证实切除边界存在肿瘤组织，则仍视为病灶内切除；沿肿瘤周围组织的反应层切除的属于边界切除；而广泛切除是指肿瘤和周围健康组织一并切除。

病灶内刮除或肿瘤分块切除过程中，手术操作需要进入瘤体，造成肿瘤细胞的残留或者术野污染，这类手术的术后复发率极高。Sanjay等报道了24例经病灶内刮除或者分块切除的脊柱GCTB患者，术后10例发生肿瘤局部复发。

研究显示，边界或广泛的整块切除可以达到彻底切除肿瘤的目的，可有效降低肿瘤术后复发率。近年来，随着WBB和Tomita分期系统的提出，脊柱肿瘤外科得到了进一步发展。目前，大部分胸、腰椎GCTB可以做到整块切除，术后复发率较分块切除手术或者囊内刮除手术大幅下降。Fidler对9例胸、腰椎GCTB行En-bloc切除，仅1例复发（11.1%）。Boriani等进行了一项回顾性病例分析，统计了49例脊柱GCTB患者。其中，Enneking Ⅲ期患者31例，20例行病灶内切除，复发9例（45%），11例行En-bloc切除，1例复发（9%）。因此，对于Enneking Ⅲ期的脊柱GCTB患者，应在并发症及病情许可的情况下，尽可能做到彻底切除肿瘤。

目前，脊柱GCTB的En-bloc切除术主要适用于胸、腰椎肿瘤。对于颈椎的GCTB，肿瘤常常累及椎动脉和颈神经，解剖结构复杂，En-bloc切除的技术要求极高，多数病例不适宜此种手术。仅有少数个案报道了颈椎GCTB的En-bloc切除术。目前，多数颈椎GCTB需行分块切除术。Ma等报道22例颈椎GCTB，术前按WBB系统进行分期，只有1例位于C7后部的肿瘤进行了整块切除。故有学者提出全脊椎切除作为完全切除肿瘤的方法，Ma等报道的22例颈椎GCTB中，有13例行全脊椎切除，其中仅有1例复发（8%），效果满意。

由于骶尾部的空间较大，骶骨GCTB早期症状不典型，患者出现症状时肿瘤体积往往比较大。且90%的骶骨GCTB累及高位骶骨（S_1和S_2）。有研究表明，保留双侧S_1神经根对患者术后下肢运动及感觉功能极为重要，如果牺牲患者一侧S_2神经根或者双侧S_3神经根，患者术后可能发生大小便功能障碍。针对骶骨GCTB患者，En-bloc切除手术可完整切除肿瘤组织，从而最大程度上降低肿瘤的局部复发率。但是，骶骨GCTB的En-bloc切除术的技术要求极高，且需要牺牲骶神经根，患者术后往往发生较为严重的神经功能障碍，使术后生活质量下降。Guo等在腹主动脉阻断控制出血的条件下对24例骶骨GCTB行肿瘤病灶内切除或部分切除，平均随访58个月，7例复发（29.2%），复发率低于文献报道，术中出血和手术时间大大减少。同时，术中尽量多地保留骶神经，术后17例（70.8%）小便功能正常，16例（66.7%）大便功能正常。他们认为，在有效控制术中出血的条件下，术野清晰，病灶内刮除也可达到彻底切除肿瘤的目的，肿瘤局部控制满意并保留了主要神经功能。

（二）放射治疗

由于脊柱GCTB复发率较高，多次复发后局部结构紊乱，手术切除困难或不能完全切除，放疗常常作为一种辅助的治疗手段。由于脊柱GCTB放疗具有诱发恶变的风险，故而其应用一直存在争议。Feigenberg等对脊柱GCTB放疗的相关文献进行了一项系统回顾，认为放疗导致高恶变率是由于以前陈旧的技术、设备，且用了很高的放射剂量，大量正常组织被同时照射。在应用现代巨电压照射技术后，恶变率大幅降低至0.6%。现代高能放疗技术的应用，肿瘤局部控制率可达90%，Roeder等对5例

GCTB 行调强放疗，放射剂量为 57.6 ～ 66 Gy，平均随访时间为 46 个月，其中，4 例局部控制，症状好转，无放疗相关毒性反应和肉瘤变。因此，目前多数学者认为应用现在的放疗技术治疗脊柱 GCTB 是安全有效的，可以作为手术困难或术后复发的辅助治疗。

（三）动脉栓塞治疗

对于某些多次复发、局部结构紊乱，或者肿瘤巨大、不能进行手术治疗的脊柱 GCTB 患者，选择性动脉栓塞治疗还可以作为一种治疗手段。Lin 等报道了 18 例采用选择性动脉栓塞治疗的骶骨 GCTB 患者，平均随访时间为 105 个月。18 例患者中，14 例治疗后局部疼痛症状缓解，神经功能改善。CT 和 MRI 检查发现肿瘤边缘发生骨化，肿瘤体积稳定。长期随访发现，稳定患者中有 3 例出现肿瘤的局部进展。Kaplan-Meier 分析显示肿瘤 10 年局部复发率为 31%，15 年复发率为 43%。Hosalkar 等应用连续动脉内栓塞治疗 9 例骶骨 GCTB，每 6 周栓塞 1 次，直至肿瘤供血动脉消失，平均随访 8.96 年。其中，7 例效果良好，疼痛减轻，肿瘤体积稳定，并出现肿瘤边缘的骨化。其他尚有多个中心报道了采用选择性动脉栓塞治疗难治性 GCTB 的报道，均取得较好疗效，具体信息列于表 20-2。

表 20-2　选择性动脉栓塞治疗脊柱 GCTB

研究	肿瘤位置	样本量	治疗	随访（月）	反应率	发表杂志
Balke 2012	脊柱	1	SAE	19	1/1	*Sarcoma*
Onishi 2010	骶骨	1	SAE	28	1/1	*Int J Clin Oncol*
Hosalkar 2007	骶骨	9	—	60	7/9	*Spine（Phila Pa 1976）*
Lin 2002	骶骨	18	SAE	105	14/18	*Cancer*
Lackman 2002	骶骨	5	SAE	48	4/5	*J Bone Joint Surg Br*

注：SAE，选择性动脉栓塞。

（四）药物治疗

双膦酸盐是一种无毒的焦膦酸盐类似物。临床上使用的双膦酸盐类药物主要包括：伊班膦酸钠（ibandronate sodium）、氯屈膦酸盐（clodronate sodium）、阿屈膦酸盐（alendronate sodium）、帕米膦酸钠（pamidronate sodium）和唑来膦酸（zoledronic acid）等。近期实验表明，双膦酸盐类药物能够促进体外培养的原代 GCTB 单核间质细胞的凋亡，进而延缓多核破骨细胞的形成及成熟。

临床上，双膦酸盐类药物已被广泛应用于骨质疏松及转移性肿瘤的治疗，其安全性和有效性已经得到验证。Lung 等进行的一项回顾性病例对照研究发现，初发四肢 GCTB 患者使用帕米膦酸二钠（n=7）或者唑来膦酸（n=17）可显著降低 GCTB 的复发率。另有研究证明，双膦酸盐对不适宜手术的患者具有一定的治疗作用。Maurice 等报道了 15 例应用唑来膦酸治疗的不适宜手术的 GCTB 患者，其中有 14 例肿瘤大小得到控制，疼痛症状缓解，仅有 1 例患者出现病情的进展。Zhang 等报道了 3 例利用伊班膦酸钠治疗不适宜手术的脊柱 GCTB 患者，结果显示伊班膦酸钠具有缩小瘤灶、防止进一步复发的作用。本中心一项 102 例的脊柱 GCTB 回顾性病例分析显示，采用双膦酸盐（唑来膦酸或者因卡膦酸二钠）治疗脊柱 GCTB 术后患者，可显著降低其术后复发率，改善患者预后。

组织病理学上，GCTB 主要由单核基质细胞和散在分布的多核巨细胞组成。多核巨细胞和它们的前体细胞能够表达核因子 κB 受体活化因子（receptor activator of nuclear kappa B, RANK），一些单核基质细胞能够表达和分泌 RANK 配体（RANK ligand, RANKL）。RANKL 可与多核巨细胞前体细胞表面的 RANK 相结合，激活巨细胞的分化。多核巨细胞可促进骨质吸收，与 GCT 的侵袭性、复发性、转移性密切相关。迪诺单抗（denosumab）是一种NF-κB受体的单克隆抗体。David等进行了一项前瞻性2期临床研究，入组了35例复发或者不能接受手术治疗的GCTB患者，给予迪诺单抗120 mg、皮下注射每月1次治疗。随访观察发现，30例患者达到延缓肿瘤进展的目的。后续多项临床研究进一步证实了迪诺单抗对GCTB的治疗作用，它可显著抑制GCTB导致的骨破坏，并抑制肿瘤生长，降低GCTB的复发率，但进一步研究发现，迪诺单抗治疗后，GCTB基质细胞仍存在于新生成的骨组织和纤维组织中，并可能导致迪诺单抗停药后肿瘤的复发。

（五）复发转移和恶变

1. 复发和转移　脊柱GCTB刮除术后复发率为40%～60%，随着手术技术及其他辅助治疗方法的改进，脊柱GCTB术后复发率可降至20%～30%。1%～6%的病例发生肺转移。多数肺转移的病例为Ⅲ级。无论是原发还是复发，都可发生肺转移。GCTB即使发生肺转移，其预后也相对良好，转移病灶可以通过肺的楔形切除而治愈，辅助性放疗只应用于不能手术的病例，偶尔，有的肺转移灶可常年保持不变或者自行消退。然而，也有20%的肺转移病例，病情可进展迅速，导致死亡。肺外转移很少见。组织学检查、转移病灶和原发病灶性质一样，没有肉瘤表现。

2. GCTB的恶变　骨巨细胞肉瘤可以原发于GCTB，属于高度恶性肿瘤；可以继发于GCTB放疗后，通常超过30 Gy，发生率约占放射治疗GCTB的20%。目前放射治疗设备已经大为改进，同时尽量不用放疗，这种并发症已经减少。也有冷冻病例发生恶变的报道。2000—2014年上海长征医院有7例脊柱GCTB放疗产生恶变，16例发生肺转移，均为首次手术切除失败或带瘤生存患者，因此笔者认为，应在肿瘤病灶绝大部分切除的基础上给予放疗或药物治疗，才能降低其恶变的发生率。

由于脊柱GCTB术后复发率较高，因此对于脊柱GCTB的手术治疗需根据WBB外科分期方法，对肿瘤病灶应尽可能采用包膜切除或广泛切除，对于侵及椎旁软组织的应彻底切除，重建脊柱的稳定性。

（肖建如　许炜）

【参考文献】

[1] Ozaki T, Liljenqvist U, Halm H, et al.Giant cell tumor of the spine [J]. Clin Orthop, 2002, 401: 194–201.

[2] 肖建如, 贾连顺, 袁文, 等.颈椎原发性骨肿瘤的外科分期及其手术治疗 [J].中华骨科杂志, 2001, 21（11）: 673–675.

[3] Boriani S, Bandiera S, Casadei R, et al. Giant cell tumor of the mobile spine: a review of 49 cases [J]. Spine (Phila Pa 1976), 2012, 37(1): E37–E45.

[4] Fidler M W. Surgical treatment of giant cell tumours of the thoracic and lumbar spine: report of nine patients [J]. Eur Spine J, 2001, 10(1): 69–77.

[5] Ma J M, Yang C, Cao D, et al. Giant cell tumor of the cervical spine: a series of 22 cases and outcomes [J]. Spine (Phila Pa 1976), 2008, 33(3): 280–288.

[6] Guo W, Ji T, Tang X, et al. Outcome of conservative surgery for giant cell tumor of the sacrum [J]. Spine (Phila Pa 1976), 2009, 34(10): 1025–1031.

[7] Ma Y, Xu W, Yin H, et al. Therapeutic radiotherapy for giant cell tumor of the spine: a systemic review [J]. Eur Spine J, 2015, 24(8): 1754–1760.

[8] He S, Xu W, Sun Z, et al. Selective arterial embolization for the treatment of sacral and pelvic giant cell tumor: a systematic review [J]. Orthop Surg, 2017, 9(2): 139–144.

[9] Tse LF, Wong KC, Kumta SM, et al. Bisphosphonates reduce local recurrence in extremity giant cell tumor of bone: a case-control study [J]. Bone, 2008, 42(1): 68–73.

[10] Zhang W, Zhang Y, Li P, et al. Administration of sodium ibandronate in the treatment of complicated giant cell tumor of the spine [J]. Spine (Phila Pa 1976), 2011, 36(17): E1166—E1172.

[11] Xu W, Li X, Huang W, et al. Factors affecting prognosis of patients with giant cell tumors of the mobile spine: retrospective analysis of 102 patients in a single center [J]. Ann Surg Oncol, 2013, 20(3): 804–810.

[12] Branstetter D G, Nelson S D, Manivel J C, et al. Denosumab induces tumor reduction and bone formation in patients with giant-cell tumor of bone [J]. Clin Cancer Res, 2012, 18(16): 4415–4424.

第21章
脊柱骨髓源性肿瘤
Myelogenous Tumors of Spine

第1节　脊柱浆细胞骨髓瘤

浆细胞骨髓瘤是一种原发性、全身性骨髓恶性肿瘤，表现为程度不等的骨破坏，浆细胞骨髓瘤起源于B淋巴细胞并具有B淋巴细胞分化特征。

根据临床观察，任何导致网状内皮系统受慢性刺激的因素都有可能导致骨髓瘤的发生。部分学者发现浆细胞肿瘤的发生具有家族性，这意味着该疾病与某些遗传因素可能存在关系。

正常免疫球蛋白是由多株（克隆）浆细胞所产生，所以血清蛋白电泳显示不均一性的波形。但发生浆细胞瘤时，因异常浆细胞株的增殖，产生单克隆免疫球蛋白或其轻链或重链片段，因此在大多数患者的血清或尿液中可找到结构单一、在蛋白电泳时呈现基底较窄而均一的单峰的蛋白，称为M蛋白（monoclonal protein）。M蛋白有三种类型：① 完整的免疫球蛋白分子，其轻链仅具有一种抗原性，不是κ链即为λ链。② 游离的κ链或λ链，即本周蛋白，或称凝溶蛋白。③ 仅有重链的片段而无相应的轻链。

浆细胞肿瘤可分为两种类型：① 很少或没有骨破坏的肿瘤，如单克隆丙种球蛋白症、华氏巨球蛋白血症、IgE骨髓瘤、α重链病。② 以骨破坏为主的肿瘤，孤立性骨浆细胞瘤、多发性骨髓瘤（multiple myeloma, MM）。

一、流行病学

MM是一种成人疾病，发病率为（4.5～6.0）/10万，只有少量的小儿病例被报道。发病年龄多为65～74岁，诊断时平均年龄是69岁，40岁以下少见，随年龄增大，发病率呈指数增长。男性发病多于女性，其比例为（1.5～2）:1。发病还与人种和地区有关。近20年来发病率略有增加，可能与诊断水平提高及人均寿命延长有关。

二、临床表现

在初期，本病有长短不一的无症状期，可长达数十年。在这期间，实验室检查可见红细胞沉降率升高或蛋白尿、血清蛋白改变等征象。由于骨髓瘤的病理变化可涉及许多脏器和系统。临床表现变化多端，与肿瘤增生有关，如溶骨性改变、造血受损、单克隆球蛋白血症及肾病等。全身性征象主要是因进行性贫血和恶病质引起的症状，如消瘦、乏力、头晕和食欲减退等。在骨骼系统方面，局部由于肿瘤组织的膨胀导致疼痛和病理骨折，一些病例中出现神经受压。在胸椎患者可能出现锥体束征。继发贫血后可出现疲劳感，而肾衰竭不常见。尿和血清蛋白电泳可发现副蛋白。

早期体内瘤细胞总数在 5×10^{11}/L 左右时，无任何症状，称亚临床型或隐匿型骨髓瘤。瘤细胞总数达 1×10^{12}/L 时开始出现临床症状。病情进展达终末期，体内瘤细胞总数接近 3×10^{12}/L。常见全身症状有苍白、虚弱、乏力、心悸、活动后气急、体重减轻等。进而出现骨痛等骨骼损害表现，最终发生慢性肾衰竭。

1. 骨骼疼痛、骨骼肿块与病理骨折　多发性骨髓瘤常累及中轴骨骼及长骨近端。X 线表现为溶骨缺损与全身性骨质疏松。70% 以上患者有骨痛，开始较轻，呈"风湿样"、游走性、间歇性，活动时加剧。疼痛部位多见于胸、背部，向腿部放射。数周或数月内逐渐变为持续性，持续几小时，几天甚至更长。胸、背部突然剧痛可能是胸、腰椎压缩性骨折的迹象。

2. 神经系统症状　开始为神经根痛，局限于某一区域，在咳嗽、打喷嚏、活动时加剧，逐渐出现肢体麻木、知觉减退、运动障碍，最后导致大小便失常与截瘫。其原因系浆细胞瘤侵袭椎管、硬膜外压迫脊髓与神经根，或因脊椎压缩骨折压迫脊髓所致。

3. 单克隆球蛋白增高与正常 γ 球蛋白减低　① 易致感染：由于患者体内正常抗体形成障碍，呈现体液免疫缺陷甚至伴细胞免疫缺陷，极易发生细菌与病毒感染。因此，感染是常见的初发表现之一，既是治疗中的重要并发症，也是主要的死亡原因。早期常见的病原菌是肺炎球菌、流感嗜血杆菌、单纯疱疹病毒、带状疱疹病毒等。感染部位常见于呼吸道、副鼻窦、咽喉部及泌尿道。随着病程进展，后期常伴发金黄色葡萄球菌、革兰阴性杆菌败血症、肺炎，甚至霉菌感染。② 血液高黏滞综合征：2%～5% 的患者发生此综合征，表现为紫癜、鼻出血、头晕、头痛、耳鸣、视力模糊与障碍、倦怠迟钝、记忆力减退、共济失调、精神混乱，甚至意识丧失、视网膜静脉节段性扩张（香肠样改变）、视神经乳头水肿、眼底渗血、出血。③ 少数患者由于出现冷球蛋白血症，而有手足青紫等雷诺现象。

4. 血液学相关症状　贫血是最常见的表现之一。多为正细胞正色素性贫血。贫血的原因有骨髓浆细胞浸润抑制造血、血浆容量扩张后的稀释性贫血、肾功能不全、红细胞寿命缩短、失血及化疗影响等。IL-6 与 IL-1 可抑制红细胞生成，同样因骨髓浸润与化疗作用，有白细胞减少与血小板减少，因此可出现不同程度的贫血症状，以及感染及出血等临床表现。相反，有些患者血小板增高，是由于高水平的 IL-6 促进血小板的生成。

5. 肾脏损害　50% 患者早期即出现蛋白尿、血尿、管型尿。因而有些患者开始被误诊为慢性肾炎、肾病综合征、间质性肾炎、肾小管性酸中毒及肾衰竭。有些患者原本无肾病表现，因脱水、感染、静脉肾盂造影及某些肾毒性抗生素使用诱发急性肾衰竭。肾衰竭可以是本病的初发表现，也与感染同样是本病的主要死亡原因。

几乎所有患者在不同阶段都先后出现蛋白尿，而 80% 患者有 Bence-Jones 尿（轻链尿）。肾功能损害的原因是多因素的，最主要的是大量轻链蛋白在肾小球滤过与肾小管再吸收，小管内蛋白包涵体累积、细胞变性、功能受损，其他有高尿钙、高尿酸肾病、脱水、感染、淀粉样变等。

三、影像学特征

1. X 线表现　病灶主要表现为多个溶骨性破坏和广泛性骨质疏松（图 21-1A）。可见于头颅骨、椎骨、肋骨、骨盆骨、锁骨或长骨近端。可表现为弥漫性骨质疏松或病理性骨折。溶骨性病灶的边缘呈穿凿状，锐利而清晰，周围无骨膜反应和新骨形成。小的缺损可呈弥漫性的斑点状，大的缺损可达 4～5 cm，骨皮质变薄，甚至形成软组织肿块。若发生病理性骨折时，可见轻度骨膜反应和骨痂形成。

应注意的是经过系统的化疗和局部放疗后，典型的穿凿状溶骨性改变转变成为骨硬化型。

2. CT 与 MRI 表现　可更清楚地显示溶骨性破坏（图 21-1B～F），进一步明确骨皮质的破坏程度和椎旁软组织的侵犯程度。MRI 对于骨髓瘤的诊断

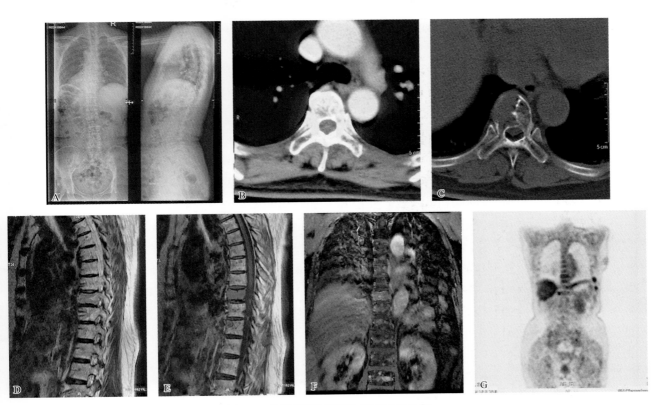

图21-1　胸椎多发性骨髓瘤（61岁女性患者）

A. X线侧位片示全脊柱退变，胸腰段侧弯；B、C. CT横断面示胸椎骨质破坏，其内可见软组织密度影，骨质密度减低，椎体边缘可见骨质增生；D、E. 下胸椎 MRI 矢状面示 T_9、T_{11} 多发椎体骨质破坏，T_9 病理性骨折，T1、T2均呈低信号；F. 胸椎增强磁共振冠状面示异常信号明显强化；G. PET-CT示 T_9、T_{11}、全身多发肿瘤

更为敏感。

3. 全身骨骼核素扫描　对于多发性骨髓瘤的敏感性争论较多，但核素浓聚常是骨折后新骨形成的结果。

4. 正电子发射断层扫描（PET-CT 扫描）　由于浆细胞骨髓瘤主要以溶骨性破坏为主，成骨性较差，故此类患者常常对放射性同位素的摄取能力相对较差，其SUV值相对较低，敏感度下降，通常需要结合增强MRI检查进一步明确，该检查费用较高（图21-1G），能开展的医院相对较少。

四、实验室检查

1. 血象　正细胞正色素贫血，大多数血红蛋白在 $70 \sim 100$ g/L，血细胞比容降低，红细胞呈钱缗形成（高球蛋白所致），网织红细胞低。白细胞、血小板正常或轻度减少。红细胞沉降率增速（贫血及高球蛋白所致），多在 $50 \sim 100$ mm/h 及以上。

2. 骨髓象　骨髓涂片与活检是诊断本病的主要手段之一。一般呈增生性骨髓象。浆细胞数达 $10\% \sim 95\%$，当浆细胞在10%左右，伴有形态异常者应疑及本病。发现有成堆的幼稚浆细胞即可确诊。骨髓中浆细胞除弥散浸润外，还可呈灶性分布，故应选择适当部位或做多部位穿刺。部分骨髓瘤细胞与正常浆细胞在形态上不能区分，但也有部分骨髓瘤细胞（称异常浆细胞）形态大小不一，成熟度不同，核偏位，有 $1 \sim 2$ 个核仁，染色质较疏松，胞质丰富，呈深蓝色，不透明，可见空泡与少量嗜苯胺蓝颗粒。有些浆细胞内可见嗜酸性Russell小体或有大小不等空泡，有时见三核、多核浆细胞。电镜下浆细胞胞质内粗面内质网丰富。核糖体减少，高尔基体发达，线粒体较大，数目增多。浆细胞增殖发生于造血活跃的区域，如肋骨、椎体、颅骨、盆骨、胸骨。骨破坏相应的骨结构有骨溶解的发生，在显微观察下骨溶解清楚，短时期的骨髓培养显示破骨细胞增生活跃，骨骼远处转移的程度和骨髓瘤产生的破骨细胞有关，也有可能与内源性前列腺合成有关。新近的研究表明肿瘤坏死因子（TNF）和淋巴毒性细胞扮演重要角色。肉眼可见浅灰-粉红的鱼肉样软组织结节（＜1.0 cm），其间有正常骨髓组织。组织学上，这些结节由相对统一的浆细胞组成。胞质呈嗜碱性，核仁呈车轮样外观。常可见多核、怪异的浆细胞。有时骨髓瘤和骨质疏松症相混淆，多发性骨髓瘤显示单一椎体的多处溶骨性破坏须与骨质疏松症鉴别。

3. 血清及尿液蛋白质检测 ① 血清总蛋白可达80～120 g/L，系球蛋白增高所致，白蛋白正常或轻度减少。② 血清蛋白电泳在 γ 区带之前（快 γ 区带）或在 α_2、β 之间可见单株峰（M蛋白），是单克隆球蛋白或轻链蛋白（本周蛋白）。正常 γ 球蛋白减少。少数患者血清蛋白电泳带未见M蛋白，仅 γ 球蛋白减少而尿中有大量轻链蛋白（本周蛋白尿，Bence-Jones protein），此属轻链型骨髓瘤。极少数（1%）患者血与尿中均无异常蛋白，此乃不排泌型骨髓瘤。③ 免疫电泳可以进一步鉴定M蛋白类型及亚型，包括Ig的亚型，以及轻链检测是属 κ 型或 λ 型。尿液的轻链免疫电泳检测法要比凝溶蛋白测定法敏感得多。阳性率可达80%以上。从免疫电泳中，还可发现0.5%～2.5%患者有2种及2种以上的M蛋白如IgG+IgA、IgA+IgM等，称双克隆骨髓瘤。

4. 其他检测 ① 血清 β_2 微球蛋白增高并不能用来诊断骨髓瘤，而是判断预后与治疗效果的重要指标，β_2 微球蛋白的高低与肿瘤的活动程度成正比。② 血清乳酸脱氢酶增高与疾病严重程度相关。③ 血清碱性磷酸酶一般正常或轻度增高，但如血清碱性磷酸酶明显增高者应与实体肿瘤的骨转移鉴别。④ 高尿酸血症、高钙血症、氮质血症与高尿钙高尿酸血症等都常见。⑤ 血清黏滞度在少数患者增高，一般见于M蛋白明显增高者。⑥ 丙反应蛋白增高。⑦ 血清IL-6及可溶性IL-6受体水平增高。

五、病理生理

骨髓瘤细胞的病理生理是骨组织中的B淋巴细胞异常增长、分泌，最终骨髓被瘤细胞所取代，常出现贫血，大多数贫血是正色素性贫血，有时出现巨幼红细胞，可以观察到血细胞自身凝结现象。浆细胞骨髓瘤的膨胀生长会导致常见的疼痛症状。随着肿瘤的进一步发展，可出现高钙血症和病理性骨折，诊断明确时30%的患者存在高钙血症（钙结合蛋白可以对抗高钙血症）。不断增加的浆细胞数量导致血红蛋白凝结、假低钠血症，阴离子间隙减小、血黏滞度增加，修复性止血导致血液凝固，纤维蛋白聚合，有时有Ⅲ因子的加入，则凝血过程加速。肾功能的损害与免疫球蛋白轻链栓子可造成肾小管损伤。

六、诊断

通常浆细胞骨髓瘤患者有骨骼疼痛、贫血、肾功能损害和感染等临床症状。X线片可以发现骨骼破坏。骨扫描可以发现全身多处骨骼受累情况。血常规可提示贫血，血涂片可以发现红细胞叠连，偶尔也可以发现浆细胞、淋巴细胞。生化检查显示球蛋白片段，尿素氮增加，高钙血症、高尿素血症。碱性磷酸酶正常或轻度升高。骨髓学检查显示浆细胞比例增加，大约30%的细胞是浆细胞，偶尔浆细胞的数量略少，但分化异常的情况符合骨髓瘤，其大多数是巨大的、不典型的双核形式。血清蛋白电泳及免疫组化检查可以发现异常蛋白质，β_2 微球蛋白水平是决定预后的因素之一，必须随访。

1. 诊断标准

（1）主要标准：① 组织活检证明有浆细胞瘤或骨髓涂片检查，浆细胞＞30%，常伴有形态改变。② 单克隆免疫球蛋白（M蛋白），IgG＞35 g/L，IgA＞20 g/L，IgM＞15 g/L，IgD＞2 g/L，IgE＞2 g/L，尿中单克隆 κ 或 λ 轻链＞1 g/24 h，并排除淀粉样变。

（2）次要标准：① 骨髓检查，浆细胞10%～30%。② 单克隆免疫球蛋白或其片段的存在，但低于上述标准。③ X线检查有溶骨性损害和

（或）广泛骨质疏松。④ 正常免疫球蛋白量降低，IgM < 0.5 g/L，IgA < 1.0 g/L，IgG < 6.0 g/L。

凡满足下列任一条件者可诊断为MM：主要标准第1项+第2项；或第1项主要标准+次要标准②③④中之一；或第2项主要标准+次要标准①③④中之一；或次要标准①②+次要标准③④中之一。

2. 最低诊断标准（符合下列2项）

（1）骨髓恶性浆细胞≥10%或虽<10%但证实为克隆性和（或）活检为浆细胞瘤且血清和（或）尿出现单克隆M蛋白；如未检测出M蛋白，则需骨髓恶性浆细胞≥30%和（或）活检为浆细胞瘤。

（2）骨髓瘤相关的器官功能损害（至少一项，详见表21-1）。其他类型的终末器官损害也偶可发生，并需要进行治疗。如证实这些脏器的损害与骨髓瘤相关则其也可用于骨髓瘤的诊断。

3. 有症状MM诊断标准　① 符合MM的诊断标准。② 出现任何ROTI。

4. 无症状MM诊断标准　① 符合MM的诊断标准。② 没有任何ROTI的症状与体征。

5. 分型　依照增多的异常免疫球蛋白类型可分为以下8型：IgG型、IgA型、IgD型、IgM型、IgE型、轻链型、双克隆型及不分泌型。根据轻链类型分为κ、λ型。

七、临床分期

多年来，世界各国医师多采用Durie-Soimon分期系统，但该系统有诸多弊端，临床应用有较大的局限性。2005年，国际骨髓瘤基金会提出了基于β_2微球蛋白和血清白蛋白的新分期系统，即ISS国际分期系统（表21-1），该分期标准简单，容易掌握，而且受影响的因素较少，能够较好地评价预后，已被国际上广泛接受。

八、治疗

（一）治疗原则

多发性骨髓瘤的治疗须考虑全身系统情况、代谢的并发症、骨骼的破坏情况。治疗原则包括：① 无症状骨髓瘤或D-S分期Ⅰ期患者可以观察，每3个月复查1次。② 有症状的MM或没有症状但已出现骨髓瘤相关性器官功能衰竭的骨髓瘤患者应早治疗。③ 年龄≤65岁，适合自体干细胞移植者，避免

表 21-1　多发性骨髓瘤分期系统

分期	Durie-Salmon分期标准	ISS国际分期标准
Ⅰ期	以下所有： 1. 血红蛋白 > 100 g/L 2. 血清钙正常≤ 2.65 mmol/L（11.5 mg/dl） 3. 骨骼X线正常，或只有孤立性溶骨损害 4. 血清M蛋白水平低： IgG < 50 g/dl IgA < 30 g/dl 尿本周蛋白 < 4 g/24 h	血清β_2微球蛋白 < 3.5 mg/L，血清白蛋白≥ 3.5 g/dl
Ⅱ期	非Ⅰ期或Ⅲ期	非Ⅰ期或Ⅲ期
Ⅲ期	符合以下任何一项或多项： 1. 血红蛋白 < 85 g/L 2. 血清钙增高 > 2.65 mmol/L（11.5 mg/dl） 3. 广泛的溶骨损害 4. 血清M蛋白水平增高： IgG > 70 g/dl IgA > 50 g/dl 尿本周蛋白 > 12 g/24 h	血清β_2微球蛋白 > 5.5 mg/L
子分类标准	1. 肾功能正常，血清肌酐 < 2.0 mg/dl（176.8 μmol/L） 2. 肾功能损害，血清肌酐≥ 2.0 mg/dl（176.8 μmol/L）	

使用烷化剂和亚硝基脲类药物。④适合临床试验者，应考虑进入临床试验。如果用大剂量化疗后仍是脊柱单发病变，或有脊柱不稳现象，就应考虑手术治疗。由于疾病本身和治疗的因素而致显著的骨质稀疏，行内固定较困难，可考虑行椎体成形术或骨水泥辅助下的脊柱内固定手术。

（二）一般治疗

除非发生脊椎压缩性骨折需卧床休息外，应鼓励患者适当活动，可避免骨质进一步疏松。鼓励多饮水。易感染者应设法提高免疫功能，如注射丙球蛋白、转移因子等，一旦发生感染，做细菌学检查并及时使用有效抗生素。严重贫血者适当输血。

对缺乏临床症状患者的治疗有较多争议。因为从无临床症状到有临床症状可能隐藏较长时间。没有证据证明预防性治疗比有症状再治疗有优越性。但大多数患者后期表现为硬膜外受压和脊髓、马尾受累症状。一旦症状出现则意味着病情在发展，需要进一步治疗，其治疗包括放疗、化疗和并发症的治疗等。

（三）化学治疗

烷化剂仍是主要的化疗药物，包括马法兰、环磷酰胺、硼替佐米、沙利度胺等。骨髓瘤细胞由于细胞周期长、增殖比率低，因此不及白血病、淋巴瘤对化疗敏感；但通过有效化疗仍能缓解症状，延长寿命，提高生活质量，甚至长期缓解。

1. 有症状MM或D-S分期Ⅱ期以上患者的治疗

（1）诱导治疗：诱导治疗期间每月复查一次血清免疫球蛋白定量及M蛋白定量、血细胞计数、BUN、肌酐、血钙、骨髓穿刺（若临床需要，可复查骨髓活检）；推荐检测血清游离轻链（如无新部位的骨痛发生或骨痛程度的加重，则半年以上可复查X线骨骼照片、MRI、PET-CT）。一般化疗方案在3～4个疗程时需对疾病进行疗效评价，疗效达完全缓解（complete remission, CR）以上时可用原方案继续治疗，直至疾病转入平台期。

（2）年龄≤65岁或适合自体干细胞移植者：可选以下方案之一诱导治疗4个疗程，或4个疗程以下但已经达到部分缓解（partial remission, PR）及更好疗效者，可进行干细胞动员采集。对高危患者可预防使用抗凝治疗。

- VAD ± T（长春新碱+多柔比星+地塞米松±沙利度胺）。
- TD（沙利度胺+地塞米松）。
- BD（硼替佐米+地塞米松）。
- PAD（硼替佐米+多柔比星+地塞米松）。
- DVD（脂质体多柔比星+长春新碱+地塞米松）。
- BTD（硼替佐米+沙利度胺+地塞米松）。

（3）年龄＞65岁或不适合自体干细胞移植，同时血Cr≥176 mmol/L者：可选以下方案之一直至获得PR及以上疗效。

- VAD（多柔比星+地塞米松±长春新碱）。
- TD（沙利度胺+地塞米松）。
- PAD（硼替佐米+多柔比星+地塞米松）。
- DVD（脂质体多柔比星+长春新碱+地塞米松）。

（4）年龄＞65岁或不适合自体干细胞移植，同时血Cr≤176 mmol/L者：除以上方案之外，还可选择以下方案之一直至获得PR及以上疗效。

- MP（马法兰+泼尼松）。
- M2（环磷酰胺+长春新碱+卡氮芥+马法兰+泼尼松）。
- MPV（马法兰+泼尼松+硼替佐米）。
- MPT（马法兰+地塞米松+沙利度胺）。

2. 原发耐药MM的治疗 ①换用未用过的新方案，如能获得PR及以上疗效者，条件合适者尽快行自体干细胞移植。②符合临床试验者，进入临床试验。

3. MM复发的治疗

（1）化疗后复发：①缓解后半年以内复发，换用未用过的新方案。②缓解后半年以上复发，可以试用原诱导缓解的方案；无效者，换用以前未用过的新方案。③条件合适者进行干细胞移植（自体、异基因）。

（2）移植后复发：①异基因移植后复发：供体

淋巴细胞输注，使用未使用的、含新药的方案。② 自体干细胞移植后复发：使用未使用的、含新药的方案，可考虑异基因造血干细胞移植。

4. 维持及支持治疗　维持治疗的意义不明确，维持治疗时机在不进行移植的患者是在其取得最佳疗效后再巩固 2 个疗程后进行；行自体造血干细胞移植后的患者在达到 VGPR 及以上疗效后进行。可选用沙利度胺（反应停）50 ～ 200 mg/d，每晚一次；联合泼尼松 50 mg/d，隔日一次；干扰素 3 MU，隔日一次。维持阶段如无 ROTI 的证据，则第一年每 3 个月复查以上指标，第二年每 6 个月复查以上指标。支持治疗在化疗基础上进行。

5. 自体干细胞移植

（1）自体造血干细胞移植常在有效化疗 3 ～ 4 个疗程后进行；有可能进行自体造血干细胞移植的患者避免使用含烷化剂和亚硝基脲类药物。

（2）第一次自体干细胞移植后，获得 VGPR 以下疗效的患者，可进行第二次自体干细胞移植，第二次移植一般在第一次移植后 6 个月内进行。

（3）第一次自体干细胞移植后，获得 VGPR 以上疗效的患者，可以进行观察或维持治疗，也可以试验进行二次自体干细胞移植，但患者不一定获益。

6. 异基因干细胞移植　对多发性骨髓瘤患者可以进行自体-降低预处理方案的异基因干细胞移植；降低预处理方案的异基因干细胞移植一般在自体干细胞移植后半年内进行。清髓性异基因干细胞移植可在年轻患者中进行，常用于难治复发患者。

（四）骨病的治疗

（1）使用口服或静脉的双膦酸盐药物：包括氯膦酸二钠、帕米膦酸二钠、唑来膦酸、伊班膦酸。静脉制剂使用时严格掌握输注时间，使用前后注意监测肾功能，总使用时间不要超过 2 年，如在 2 年以后仍有活动性骨损害，可间断使用。帕米膦酸二钠或唑来膦酸有引起颌骨坏死以及加重肾功能损害。

（2）在有脊柱病理性骨折压迫脊髓时可行手术治疗，手术治疗主要针对神经受压节段椎节进行选择性切除肿瘤病灶、椎管减压，并重建脊柱稳定，

固定节段范围最好包括减压区域邻近上下各 2 个节段。对于 MM 骨质破坏、椎体轻中度塌陷（不超过椎体高度的 1/2）所致的顽固性局部疼痛，排除脊髓、神经根受压可能，经 MRI、CT 检查确认椎管内硬膜结构无明显受压迫且椎体后缘骨皮质完整者，可行椎体成形术，可以有效缓解疼痛，增强脊柱强度及稳定性。

（3）剧烈的疼痛，止痛效果不佳时，可以局部低剂量放疗，在干细胞采集前，避免全身放疗。对于 MM 造成脊髓压迫症状或椎节不稳所致的顽固性剧烈疼痛，也可进行手术治疗。

（五）放射治疗

MM 对放射线有较高的敏感性，正确的应用放疗是重要的治疗手段，但对放疗缺乏反应而又合并骨折的患者需要外科干预。根据不同病例的选择以及治疗目的、放疗方式、剂量的不同可分为以下三种情况。

1. 化疗耐药和复发的难治患者　此类患者因受多次化疗，骨髓受到抑制，体质虚弱，所以有的患者因而不能完成交替上下半身照射（DHBI）。两次的半身照射（HBI）间隔时间随着骨髓抑制的恢复减慢而延长，最长为 15 周才达到外周血白细胞 $4 \times 10^9/L$ 和血小板 $100 \times 10^9/L$ 的要求，进行第二次 HBI。此类患者 DHBI 的止痛效果比较明显，改善了患者的生存质量，放疗后 1 ～ 7 天疼痛缓解，不需用止痛药物，有的患者临终前亦无痛苦。其治疗剂量：极度的疼痛可以用 500 ～ 1 500 cGy 在 3 ～ 5 天照射，肋骨和椎体可给予单一剂量 800 cGy 的照射，椎旁软组织肿块给予剂量约 3 000 cGy，放疗偶尔也会做全身照射。

2. 作为巩固治疗措施　初治患者先用 8 ～ 9 个周期 VMCP/VBA P 诱导化疗。休息 3 ～ 4 周后作 HBI。两次 HBI 间隔 6 周。为防止屏蔽区瘤细胞的迁移，每周用长春新碱 1 mg 和泼尼松 50 mg。此后，根据骨髓的恢复情况再行化疗 8 个周期，其剂量适当减少。

3. 作为初治一线治疗　止痛效果好，有的患者达 CR 或和 PR，存活最长 46 个月。但有的晚期患者

生存时间甚短。当治疗后复发时，仍可用化疗或作自身外周血干细胞移植，获再次缓解。

九、预后

MM自然病程具有高度异质性，中数生存期为3～4年，有些患者可存活10年以上。影响MM的预后因素有：年龄、C反应蛋白水平、骨髓浆细胞浸润程度及Durie-Salmon临床分期（包括肾功能）、ISS分期。细胞遗传学改变是决定MM疗效反应和生存期的重要因素，荧光原位杂交（fluorescent in-situ hybridization, FISH）检测的高危MM具有t（4；14）、t（14；16）、del（17p），间期细胞遗传学检出13q-也是高危因素之一。另外，浆细胞分化程度、循环浆细胞数及血清乳酸脱氢酶（LDH）水平对于MM生存期的预测也均为彼此独立的预后因素；体能状态（performance status, PS）对MM生存期极可能具有很强的预测能力。

一旦明确多发性骨髓瘤的诊断，合理的治疗措施包括放化疗及手术等，同时需与系统治疗结合起来。手术在脊柱浆细胞肿瘤的诊断和治疗中起重要作用，MM很少只引起孤立性骨溶解，诊断须在骨髓活检后作出。由于患者的全身情况较差，合并有感染、肾衰竭和高钙血症，凝血功能异常，常使外科手术非常凶险。如果疼痛和脊髓受压是由椎体破坏和塌陷引起，应当进行手术，对脊髓和神经根减压，同时行椎体切除和各类脊柱重建手术，可以减轻症状和防止或延缓瘫痪。随着手术入路、肿瘤切除及脊柱稳定技术的逐步成熟和完善，脊柱多发性骨髓瘤的外科治疗效果与安全性显著提高已成为重要的治疗手段之一，但需要严格把握手术适应证。

第2节　脊柱孤立性浆细胞瘤

轮廓完整的单一浆细胞瘤出现在某一椎节或相邻椎节时，称为脊柱孤立性浆细胞瘤。通常认为，孤立性浆细胞瘤是浆细胞骨髓瘤的特殊类型，并且具有向多发性骨髓瘤进展的风险，无进展生存期多为2～4年，中位生存期在7.5～12年。相较多发性骨髓瘤，孤立性浆细胞瘤较为少见，占全部浆细胞瘤病变的5%左右。多数病变发生在胸椎，男性多于女性，其比例为2：1，发病的中位年龄约为55岁。既往文献报道，孤立性浆细胞瘤患者中24%～72%可在血液或尿液中检测出M蛋白。Shaw和Cutler等最早报道孤立性骨浆细胞瘤手术肿瘤切除并行内固定重建术，术后患者长期存活。

一、临床表现

脊柱孤立性浆细胞瘤最常见的临床表现是局部疼痛，确诊前平均疼痛期可达6个月。由于浆细胞瘤患者的发病年龄特点，常被误诊为脊椎的退行性关节炎。约半数患者会出现脊髓和神经根受压的症状和体征，根性症状较为多见，少部分可导致瘫痪。浆细胞瘤除了疼痛症状，还可分泌M蛋白，M蛋白的分泌可产生一系列临床症状，这种物质可造成凝血机制障碍或血黏滞度增高、高钙血症、贫血、肾衰竭和组织淀粉样变性等。通常孤立性浆细胞瘤的副肿瘤综合征发生率低于多发性骨髓瘤。常见的副肿瘤综合征包括多发性神经病、皮肤色素沉着、浮肿、多毛症。

病灶和骨髓活检可明确浆细胞瘤诊断，并与多发性骨髓瘤鉴别，血清和尿M蛋白水平的测定可观察患者疾病的进展。此外，近年来流式细胞学检查、尿轻链检查等有助于发现骨髓隐匿性病灶，协助判断预后。

二、影像学特征

X线表现为单一或相邻两个椎节溶骨性破

坏，骨膜反应较少，椎体可明显或轻微塌陷，出现扁平椎。病变常位于椎弓根并延伸至椎体前方，X 线正位片上显示受累的椎弓根消失。CT 及 MRI 检查有助于同转移瘤相鉴别，孤立性浆细胞瘤可出现软组织肿块，CT 显示病椎呈现筛孔样破坏，瘤体内常残留骨脊，典型病例可呈现"脑回征"改变（图 21-2A）。MRI 上孤立性浆细胞肿瘤在 T1 加权像为等或低信号，T2 加权像为高信号，增强后可见明显不均匀强化（图 21-2B、C）。CT 和 MRI 还可观察椎管受侵犯的范围。Moulopoulos 等发现，只有 17% 的椎体病变既能

在 MRI 上显影，也可通过 X 线平片发现，Tc 磷酸盐骨扫描并不能明确孤立性浆细胞瘤的诊断。放射性浓集处，往往是病理性骨折后的新骨形成区，而不是溶骨损害。PET-CT 扫描敏感性较高，有助于发现隐匿性病灶。Albano 等认为浆细胞瘤在 PET-CT 检测中表现为病灶高摄取，与肿瘤大小无关，PET-CT 检查结果和疾病进展相关。

三、病理

肿瘤大体观呈多发性瘤结节，也可呈浸润性

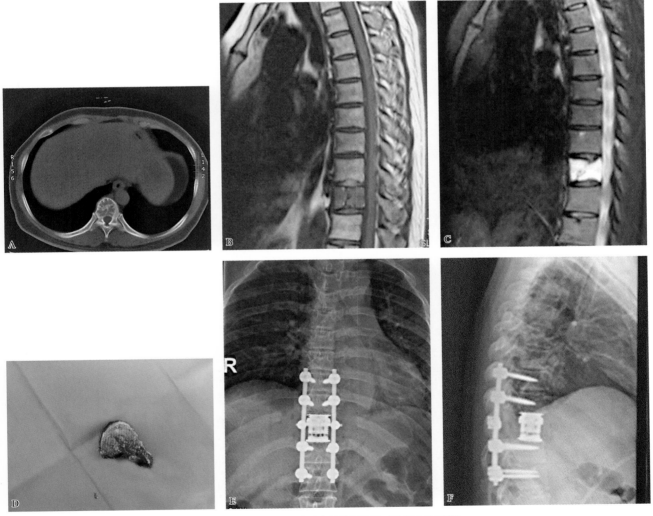

图21-2　T$_{10}$椎体及附件孤立性浆细胞瘤（38岁女性患者）

A. CT矢状面示T$_{10}$椎体溶骨性破坏，呈"脑回征"；B. TIWI矢状面示等-低信号；C. T2WI矢状面表现为稍高信号；D. 行病椎En-bloc切除大体标本；E、F.肿瘤切除脊柱重建术后X线正侧位片

瘤块。小的瘤结节可似黄豆大小，切面呈灰白色或灰红色，有时可见胶冻状骨溶解区、出血区和坏死灶。大的瘤结节可融合成一片，使骨皮质变薄、变软，并浸润骨膜和骨外软组织。病理上该肿瘤是由正常和异常的浆细胞组成，可见各分化阶段的浆细胞弥漫分布。肿瘤细胞胞质中可见空泡，核仁较明显，细胞核常固缩，核分裂相多见，异型性明显，形状类似组织细胞或网织细胞。分化较原始的浆细胞，核质比更大，核膜厚，核异型性和分裂象更明显，偶尔可见血管淀粉样变性。介于高低分化程度之间有各种过渡型的细胞。肿瘤的间质由纤维血管组织构成，有时有丰富的网状纤维。

四、诊断标准及鉴别诊断

脊柱孤立性浆细胞瘤的诊断标准为：① 克隆性浆细胞增生造成的单一脊柱区域骨骼破坏；② 骨髓细胞形态学检查和骨髓活检正常（浆细胞<5%）；③ 骨骼X线、CT、MRI、PET-CT等检查排除其他部位病变；④ 无浆细胞病变所致的贫血、高血钙或肾脏损害等；⑤ 血清或尿液M蛋白缺乏或水平低下（>20 g/L者应疑为多发性骨髓瘤），局部病灶治疗后M蛋白常下降或消失。肿瘤病灶穿刺活检确定为浆细胞骨髓瘤后，必须明确系统性疾病的发展情况，因此必须进行骨髓穿刺活检及血清和尿的蛋白电泳检查，并结合临床及影像学检查结果，以确定孤立性浆细胞瘤的诊断。

利用血清和尿的蛋白电泳检查M蛋白产物，约50%的患者可呈现阳性反应。M蛋白水平的测定可随访患者疾病的进展情况、复发及手术后病灶是否有残留。此外，近年来流式细胞学检查、尿轻链检查等有助于发现骨髓隐匿性病灶，协助判断预后。

五、治疗

无明显脊柱不稳及脊髓、神经根压迫的患者可考虑局部放疗。NCCN专家组建议放疗量为45 Gy左右。临床上骨的孤立性浆细胞瘤放疗范围应为MRI检查所见肿瘤边缘外至少2 cm；对于较小的骨骼如脊椎骨，应包含受累的整个骨骼及其上、下各1个未受侵犯的椎节；对于较大的骨骼，则不必包含整个骨骼，以免正常组织受到不必要的放射线损伤。

对于有脊柱病变溶骨性破坏、椎体塌陷进而影响脊柱稳定性，脊髓和（或）神经根明显压迫，造成相应的临床症状的患者，外科手术治疗则是首选，其手术的目的包括彻底地切除病灶、解除脊髓和神经根受压、恢复脊柱的稳定性。根据上海长征医院的临床经验，病变节段En-bloc整块切除后，行双膦酸盐的辅助治疗，早期可以不必采取进一步放疗。如技术上不能实施En-bloc切除，肿瘤分块切除或椎管减压术后应该辅助局部放射治疗。临床定期观测血清M蛋白固定电泳、游离轻链等指标，出现向多发性骨髓瘤转变的趋势时再采取化疗等综合治疗。

六、预后

脊椎孤立性浆细胞瘤的患者5年生存率为70%，10年生存率为40%～50%，75%的孤立性浆细胞瘤可发展成为多发性骨髓瘤，中位进展时间为2～4年。孤立性浆细胞瘤细胞的核仁和细胞未分化程度、骨髓穿刺是否存在隐匿病灶与是否进展为多发性骨髓瘤显著相关。进展为MM患者的不良预后特征为低水平非相关性免疫球蛋白、中轴骨骼相关疾病、老年人、肿瘤>5 cm及治疗后M蛋白持续存在。有研究者发现，年龄越大并出现M蛋白的患者，其预后越差。

第3节 脊柱恶性淋巴瘤

恶性淋巴瘤是一组起源于淋巴结和结外其他淋巴组织的恶性肿瘤。近年来其发病率呈逐年上升趋势，每年至少新增病例2.5万例以上。原发性骨恶性淋巴瘤是少见的结外淋巴组织的恶性肿瘤，而脊柱原发恶性淋巴瘤更为罕见。1901 年，Wieland 首先描述此瘤的表现；1932 年，Oberling 等将此瘤命名为网状细胞肉瘤以区别于 Ewing 肉瘤；1939 年，Parker 等首先报道 17 例原发骨淋巴瘤，从临床病理角度确立了本瘤的诊断；1993 年，WHO 骨肿瘤组织学分类为骨恶性淋巴瘤。原发于脊柱的恶性淋巴瘤以非霍奇金淋巴瘤为主，占所有原发骨淋巴瘤的 3% ～ 27.1%，占所有非霍奇金淋巴瘤的 0.1% ～ 6.5%。

一、临床表现

恶性淋巴瘤的主要症状或体征是浅表淋巴结无痛性肿大。患者多伴有发热、盗汗或体重减轻等症状。除淋巴结肿大外，体检尚可发现脾肿大。且脾大的患者常合并有肝肿大。晚期患者因纵隔淋巴结肿大可出现上腔静脉受阻。

累及脊柱的恶性淋巴瘤主要临床表现为脊柱区有局部疼痛，当有神经或脊髓损害时可表现出神经支配区域的感觉和（或）运动功能、括约肌功能障碍，部分患者可以出现截瘫。

胡云洲等曾对 36 例符合骨恶性淋巴瘤病理诊断患者的临床资料进行分析，发现累及脊柱共 12 例，均有局部疼痛、活动受限及叩击痛等表现，10 例有肿胀不适感，6 例发现有肿块。累及脊柱的患者中 1 例出现完全性截瘫，5 例不完全截瘫，5 例有神经压迫体征。肖建如等报道的 40 例脊柱原发非霍奇金淋巴瘤，其中累及胸椎 15 例、腰椎 14 例、颈椎 11 例，所有患者均有不同程度的局部疼痛，27 例出现肌力减退，5 例患者伴有 B 症状（发热、盗汗、体重减轻）。

二、影像学特征

脊柱原发淋巴瘤多累及椎体，临床上应针对病变部位行包括 X 线、CT、MRI 及 PET-CT 等影像学检查。骨淋巴瘤 X 线表现多为不规则、边界不清楚的溶骨性破坏和不同程度的反应性骨质增生，但无特异性。脊柱淋巴瘤可表现为椎体及附件广泛性虫蚀样溶骨性破坏，易发生椎体病理性骨折，椎旁可以有软组织肿块影，也有少数患者椎体表现为成骨样的改变而密度增高。CT 表现无特异性，平扫可以发现椎体及其附件结构有破坏，密度不均。MRI 可表现为脊柱信号异常形态呈弥漫性或局灶斑片、膨隆状改变，还可以观察到椎旁及椎管内硬膜外软组织异常信号及脊髓、神经的受累情况，脊髓可出现环形受压（图 21-3A ～ D），最值得注意的是椎体邻近淋巴结可呈串珠样改变。另外，胸片可显示纵隔阴影增宽，胸腹部 CT 发现纵隔和腹腔淋巴结肿大。对于临床怀疑脊柱原发淋巴瘤的患者，建议行 PET-CT 检查，以发现原发灶以外的微小病灶，同时与脊柱转移性肿瘤鉴别。据 Ngeow 的研究表明，氟脱氧葡萄糖标准化摄取值大于 10 预示着 B 细胞系的淋巴瘤或提示侵袭性更强的组织类型。根据目前的影像学技术，无法明确鉴别脊柱淋巴瘤和其他类型肿瘤，但可以在临床上做出初步诊断和提示。

三、实验室检查

对临床上疑似脊柱原发淋巴瘤患者，应行包括血红蛋白、白细胞计数与分类、血小板计数、红细胞沉降率、血清胆红素、乳酸脱氢酶、碱性磷酸酶、血 β_2 微球蛋白及骨髓穿刺等实验室检查，但多无特异性。脊柱原发淋巴瘤早期较少出现贫血和白细胞计数的改变，少数患者可有嗜酸性粒细胞增多，疾病活动期红细胞沉降率可加快，血尿 β_2 微球蛋白水平可表现为增高，溶骨性破坏严重时碱性磷酸酶可增高。骨髓穿刺涂片阳性率较低，活检则可提高阳性率。

四、病理

恶性淋巴瘤在病理学上分成霍奇金病和非霍奇金病两大类，根据瘤细胞大小、形态和分布方式可进一步分成不同类型（图 21-4、图 21-5）。

（一）霍奇金病（HD）

HD 是一种特殊类型的恶性淋巴瘤，组织学诊断

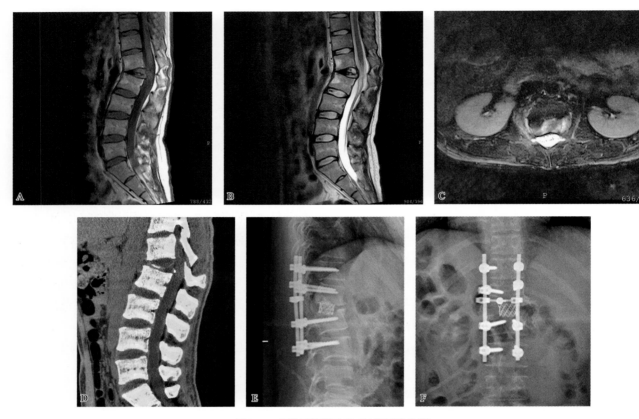

图21-3　腰椎恶性淋巴瘤（22岁男性患者）

A、B. MRI矢状面示L₁椎体压缩变扁，并向后椎管内突出，椎管继发性狭窄，邻近硬膜囊，脊髓受压；C. MRI横断面示脊髓受压，肿块不均匀显著强化；D. CT矢状面示L₁椎体及附件骨质破坏，椎体周围见软组织肿块形成；E、F. X线正侧位片示腰椎肿瘤切除内固定重建术后

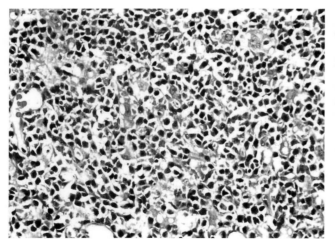

图21-4　胸椎弥漫大B细胞淋巴瘤，弥漫生长方式，
以中心母细胞为主（HE染色，400×）

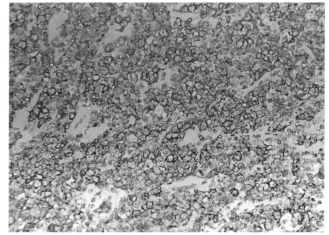

图21-5　弥漫大B细胞淋巴瘤，肿瘤细胞CD20阳性（400×）

主要依靠在多形性炎性细胞浸润背景上找到特征性R-S细胞。1966年Rye国际会议将该病划分为四型（表21-2）。

（二）非霍奇金淋巴瘤（NHL）

我国在1985年成都会议上，根据国内NHL特点，参照了国际分类而拟定了自己的工作分类（表21-3）。

五、诊断

脊柱原发淋巴瘤临床表现不典型，有时以脊髓压迫症为首发症状，发热、盗汗、消瘦等症状早期表现不明显，查体时全身淋巴结肿大也不典型。病变组织的病理检查和免疫组化是最终确诊与分型的重要手段。对于不伴有脊柱不稳的患者可首先采取经皮穿刺活检，如果未取得阳性标本，可行小切口切开活检，提高阳性率。对脊柱破坏严重，伴有脊柱不稳的患者，可直接行手术治疗，切除肿瘤组织，重建脊柱稳定，术后获得病理以明确诊断。

六、治疗

（一）治疗原则

恶性淋巴瘤是对放化疗较为敏感的肿瘤，因此，治疗原则上以放疗、化疗为主，辅以手术治疗，可根据免疫表型选择不同的化疗方案。然而，对于脊柱原发的恶性淋巴瘤，治疗原则上有一定的特殊性。

根据长征医院骨肿瘤科既往治疗原发脊柱淋巴瘤患者的经验，将治疗原则总结如下：对临床疑似脊柱原发淋巴瘤的患者，应根据影像学表现判断肿瘤是否导致脊柱不稳，对脊柱稳定性尚可、脊髓压迫不明显的患者，建议先穿刺或切开活检，病理确诊后，给予系统性化疗，反应良好者，可不行手术治疗。如存在脊柱不稳、脊髓压迫明显，应行手术切除肿瘤组织，重建脊柱稳定性，获取病理组织，确诊为淋巴瘤后，再给予术后系统性化疗。并根据个体情况酌情给予术后放疗。

表 21-2 霍奇金病分型

类型	特点
淋巴细胞为主型（LP）	以中、小淋巴细胞增生为主，有时以组织细胞增生为主；典型R-S细胞不易找到。但常存在较多L-H细胞
结节硬化型（NS）	以双折光宽胶原纤维束，将存在腔隙型R-S细胞的淋巴组织分隔成大小不一结节为特征，典型R-S细胞罕见
混合细胞型（MC）	典型R-S细胞和H细胞多，炎性细胞明显多形性，伴血管增生和纤维化
淋巴细胞消减型（LD）	除存在典型R-S细胞外，还可出现许多多形性R-S细胞（网状细胞型）或弥漫性非双折光纤维组织增生，反应性炎性细胞显著减少

表 21-3 我国 NHL 工作分期

程度	低度恶性	中度恶性	高度恶性
病理类型	小淋巴细胞性 淋巴浆细胞性 裂细胞性（滤泡型） 髓外浆细胞瘤（分化好） 裂-无裂细胞性（滤泡性） 草样肉芽肿-Sezary综合征	髓外浆细胞瘤（分化差） 无裂细胞性（滤泡型） 裂细胞性（弥漫型） 裂-无裂细胞性（弥漫性）	裂细胞性（弥漫型） Burkitt淋巴瘤 免疫母细胞性 透明细胞性 多形细胞性 淋巴母细胞性 ①曲核；②非曲核 组织细胞性 不能分类

（二）外科治疗

大多数恶性淋巴瘤不需要手术治疗，手术治疗的适应证包括：① 椎体破坏、塌陷，造成椎节后突畸形或椎节不稳。② 脊髓、神经根或马尾神经受压或刺激，出现相应的感觉、运动、括约肌功能障碍或神经根痛。③ 原发病灶对放化疗不敏感，神经功能损害进行性加重，病灶影像学表现为持续增大。手术应该在放疗或化疗的基础上进行，根据脊柱肿瘤所在部位，可采取肿瘤切除、植骨（自体骨或人工骨）或骨水泥填塞和脊柱内固定，以重建、恢复脊柱的稳定性。其固定方式可为前路钛网+钉板或钉棒系统，以及后路经椎弓根螺钉系统内固定，其目的在于解除椎管压迫，重建脊柱稳定性（图21-3E、F）。

（三）化学治疗

1. 霍奇金病　近20年来霍奇金病的药物治疗有了很大进步，最主要是由于治疗策略的改进和有效联合化疗方案的增多。目前多数研究单位对Ⅲ～Ⅳ期霍奇金病的治愈率已超过50%。单药对霍奇金病的疗效一般在40%～70%。联合化疗主要适用于ⅠB、ⅡB、Ⅲ2A、ⅢB、Ⅳ期及纵隔大肿块的病例。应用的最广泛方案是氮芥（M）、长春新碱（O）、甲基苄肼（P）、泼尼松（P），简称MOPP方案。要获得最佳治疗效果，药物必须足量并按规定时间给予。近年来的研究表明，最有效的联合化疗方案为按照MOPP构成原则组成的多柔比星（阿霉素）（A）、博来霉素（B）、长春花碱（V）加氮烯咪胺（D），简称ABVD方案。此方案的完全缓解率为75%，与MOPP方案无交叉耐药性，对MOPP无效的病例用ABVD方案治疗75%～80%可缓解。常用联合化疗方案MOPP方案和ABVD方案等。

2. 非霍奇金淋巴瘤

（1）低度恶性淋巴瘤的化疗：这类淋巴瘤病情缓解周期较长，宜选用较缓和的化疗方案，对Ⅲ、Ⅳ期低度恶性淋巴瘤可选用多药联合方案。特别是初治患者一定要争取达到完全缓解或部分缓解，还要避免不必要的治疗、以防止和减少远期毒性或骨

髓抑制。常用的化疗方案有COP、COPP、CHOP方案。

（2）中度恶性淋巴瘤的化疗：可占NHL的60%，在西方国家大部分为B细胞来源，但可有20%为T细胞来源，这些患者有时被称为"周围T细胞淋巴瘤"。对中度恶性的非霍奇金淋巴瘤的治疗目前意见比较一致。可选用的方案有COP、COPP或MOPP、CHOP等。一般完全缓解率在50%～80%。对于弥漫性组织细胞型，CHOP、COMA或COMLA方案的疗效较好。

（3）高度恶性淋巴瘤的化疗：这组患者的治疗相当困难，化学治疗对儿童患者疗效较好，有效率可达85%～95%，但多在1年内复发。免疫母细胞淋巴瘤是预后差的一种亚型，好发于儿童及年轻人，中位年龄为24.5岁，男女之比可高达（2.5～5）∶1。淋巴母细胞型淋巴瘤纵隔侵犯发生率高达42%，最后约50%转为白血病。目前常采用与急性白血病相似的方案来治疗此病，即积极的诱导治疗、巩固治疗、早期中枢神经系统预防以及长期维持治疗。小无裂细胞淋巴瘤可以是Burkitt淋巴瘤或非Burkitt淋巴瘤。成人中小无裂细胞比弥漫型大细胞淋巴瘤更少见，较好的化疗方案为COM和COMP方案。

原发脊柱恶性淋巴瘤的化疗方案与全身性淋巴瘤一样，需根据不同病理类型选择不同化疗方案。近年来，各种靶向药物［利妥昔单抗（美罗华）等］与化疗药物的联合使用进一步提高了淋巴瘤的临床疗效。

（四）放射治疗

1. 霍奇金淋巴瘤　放疗原则除根据分期而定外，还要考虑病变的部位、病理、年龄等因素。对于年龄<10岁或>60岁的患者，因对放疗耐受差，放射野不宜太大，一般多采用局部照射。

2. 非霍奇金淋巴瘤　非霍奇金淋巴瘤的最适剂量，不像霍奇金淋巴瘤那样明确，诸多的临床报道所采用的剂量亦很不统一。对于弥漫型非霍奇金淋巴瘤，可每5～6周给予40～50 Gy；对于滤泡型可以酌减，尤其原发于浅表淋巴结；但对于弥漫型

组织细胞型，因对放疗不敏感，易发生局部复发，局部控制量应 50 ～ 60 Gy。

对于脊柱原发淋巴瘤病灶，建议给予 40 ～ 55 Gy 总剂量放疗，分 18 ～ 25 个周期治疗；放疗范围应包含脊柱肿瘤病灶边缘以外 6 cm 的区域。

七、预后

影响恶性淋巴瘤预后的因素主要有以下几种。

（1）年龄：非霍奇金淋巴瘤患者小于 60 岁比大于 60 岁生存率高，但非霍奇金淋巴瘤儿童预后一般比年龄在 20 ～ 50 岁者差。

（2）性别：在霍奇金淋巴瘤患者中，女性治疗后生存率较高，而在非霍奇金淋巴瘤中，男女预后无多大差别。

（3）病理类型：霍奇金淋巴瘤患者中，以淋巴细胞为主型预后最好，5 年生存率为 94.3%，结节硬化型和混合细胞型次之，而以淋巴细胞削减型预后最差，5 年生存率仅 27.4%。非霍奇金淋巴瘤中，滤泡型淋巴细胞分化好，6 年生存率为 61%；弥漫型淋巴细胞分化差，6 年生存率为 42%；淋巴母细胞型淋巴瘤，4 年生存率为 30%。

（4）脊柱单节段受累的患者预后好于多节段受累的患者，5 年生存率分别为 91.7% 和 58.7%。

（5）全身症状：伴有全身症状的霍奇金淋巴瘤患者预后比无全身症状者差，而对非霍奇金淋巴瘤，全身症状对预后的影响较小。

（6）治疗情况：如诊断延误，治疗不及时；治疗方案不规范，没有根据组织分类和肿瘤分期来合理选择不同的治疗方案；未做放、化疗或化疗强度与疗程不够都会使治疗的效果降低。

原发于脊柱的恶性淋巴瘤比全身性淋巴瘤预后更好。据报道，在欧美国家，非霍奇金淋巴瘤患者的 5 年生存率为 47.1% ～ 56.1%。而近年来，上海长征医院骨肿瘤科 40 例脊柱原发非霍奇金淋巴瘤，5 年随访生存率为 72.9%。恶性淋巴瘤患者生存率的提高得益于近年来各种化疗药物及靶向药物的不断创新发展，与此同时，手术技术的提高也使得外科医生可以采取更加激进的方式治疗脊柱原发恶性淋巴瘤。总而言之，对于此类疾病，我们建议采取手术、化疗以及放疗等多学科综合治疗。

（付卫军　黄稳定　杨明磊）

【参考文献】

［1］肖建如.脊柱肿瘤外科学［M］.上海：上海科学技术出版社，2004：321-333.

［2］Soutar R, Lucraft H, Jackson G. Guidelines on the diagnosis and management of solitary plasmacytoma of bone and solitary extramedullary plasmacytoma [J]. Clin Oncol, 2004, 16: 405-413.

［3］Ozsahin M, Tsang R W, Poortmans P, et al. Outcomes and patterns of failure in solitaryplasmacytoma: a multicenter Rare Cancer Network study of 258 patients [J]. Int J Radiat Oncol Biol Phys, 2006, 64: 210-217.

［4］Reed V, Shah J, Medeiros L J, et al. Solitary plasmacytomas: outcome and prognostic factors after definitive radiation therapy [J]. Cancer, 2011, 117: 4468-4474.

［5］Huang W, Cao D, Ma J, et al. Solitary plasmacytoma of cervical spine: treatment and prognosis in patients with neurological lesions and spinal instability [J]. Spine, 2010, 35: E278-E284.

［6］Wilder R B, Ha C S, Cox J D, et al. Persistence of myeloma protein for more than one year after radiotherapy is an adverse prognostic factor in solitary plasmacytoma of bone [J].Cancer, 2002, 94(5): 1532-1537.

［7］Terpos E, Moulopoulos L A, Dimopoulos M A. Advances in imaging and the management of myeloma bone disease [J]. J Clin Oncol, 2011, 29: 1907-1915.

［8］Kyle R A, Yee G C, Somerfield M R, et al. American Society of Clinical Oncology 2007 clinical practice guideline update on the role of bisphosphonates in multiple myeloma [J]. J Clin Oncol, 2007, 25: 2464-2472.

［9］Greipp P R, San Miguel J, Durie B G, et al. International staging system for multiple myeloma [J].J Clin Oncol, 2005, 23(15): 3412-3420.

［10］Rajkumar S V. Multiple myeloma: 2011 update on diagnosis, risk-stratification, and management [J]. Am J Hematol, 2011, 86: 57-65.

［11］San Miguel J F, Schlag R, Khuageva N K, et al. Persistent overall survival benefit and no increased risk of second malignancies with bortezomib-melphalan-prednisone versus melphalan-prednisone in patients with previously untreated multiple myeloma [J].J Clin Oncol, 2013, 31(4): 448-455.

［12］Cai W, Yan W, Huang Q, et al. Surgery for plasma cell neoplasia patients with spinal instability or neurological impairment caused by spinal lesions as the first clinical manifestation [J].Eur Spine J, 2015, 24(8): 1761-1767.

［13］Auner H W, Szydlo R, Rone A, et al. Salvage autologous stem cell transplantation for multiple myeloma relapsing or progressing after up-front autologous transplantation [J].

Leuk Lymphoma, 2013, 54(10): 2200-2204.

[14] Parker F, Jackson H. Primary reticulum cell sarcoma of bone [J]. Surg Gynecol Obstet, 1939, 68: 45-53.

[15] Beal K, Allen L, Yahalom J. Primary bone lymphoma: treatment results and prognostic factors with long-term follow-up of 82 patients [J]. Cancer, 2006, 106: 2652-2656.

[16] Ramadan K M, Shenkier T, Sehn L H, et al. A clinicopathological retrospective study of 131 patients with primary bone lymphoma: a population-based study of successively treated cohorts from the British Columbia Cancer Agency [J]. Ann Oncol, 2007, 18: 129-135.

[17] Barbieri E, Cammelli S, Mauro F, et al. Primary NHL of the bone: treatment and analysis of prognostic factors for Stage I and Stage II [J]. Int J Radiat Oncol Biol Phys, 2004, 59: 760-764.

[18] Adams H, Tzankov A, d'Hondt S, et al. Primary diffuse large B-cell lymphomas of the bone: prognostic relevance of protein expression and clinical factors [J]. Hum Pathol, 2008, 39: 1323-1330.

[19] Yuste AL, Segura A, López-Tendero P, et al. Primary lymphoma of bone: a clinico-pathological review and analysis of prognostic factors [J]. Leuk Lymphoma, 2004, 45: 853-855.

[20] Zinzani P L, Carrillo G, Ascani S, et al. Primary bone lymphoma: experience with 52 patients [J]. Haematologica, 2003, 88: 280-285.

[21] Salvati M, Cervoni L, Artico M, et al. Primary spinal epidural non-Hodgkin's lymphomas: a clinical study [J]. Surg Neurol, 1996, 46: 339-344.

[22] Paecagnella A. Second and third response to the same induction regimen in relapsing patients with multiple myeloma [J]. Cancer, 1991, 68: 975.

[23] Vanneuville B, Janssens A, Lemmerling M, et al. Non-Hodgkin's lymphoma presenting with spinal involvement [J]. Ann Rheum Dis, 2000, 59: 12-14.

[24] Oviatt D L, Kirshner H S, Stein R S. Successful chemotherapeutic treatment of epidural compression in non-Hodgkin's lymphoma [J].Cancer, 1982, 49: 2446-2448.

[25] Monnard V, Sun A, Epelbaum R, et al. Primary spinal epidural lymphoma: patients' profile, outcome, and prognostic factors: a multicenter Rare Cancer Network study [J]. Int J Radiat Oncol Biol Phys, 2006, 65: 817-823.

[26] Tang Y, Yang X, Xiao J, et al. Clinical outcomes of treatment for spinal cord compression due to primary non-Hodgkin lymphoma [J]. Spine J, 2013, 13(6): 641-650.

[27] Ebus S C, Bernsen H J, Norel Van G J, et al. Primary non-Hodgkin's lymphoma in multiple vertebrae presenting as a lumbar radicular syndrome: a case report [J]. Spine, 2002, 27(10): E271-E273.

[28] Drevelegas A, Chourmouzi D, Boulogianni G, et al. Imaging of primary bone tumors of the spine [J]. Eur Radiol, 2003, 13(8): 1859-1871.

[29] Ngeow J Y, Quek R H, Ng D C, et al. High SUV uptake on FDG-PET/CT predicts for an aggressive B-cell lymphoma in a prospective study of primary FDG-PET/CT staging in lymphoma [J]. Ann Oncol, 2009, 20(9): 1543-1547.

[30] Székely G, Miltényi Z, Mezey G, et al. Epidural malignant lymphomas of the spine: collected experiences with epidural malignant lymphomas of the spinal canal and their treatment [J]. Spinal Cord, 2008, 46: 278-281.

[31] Smith Z A, Sedrak M F, Khoo L T. Primary bony non-Hodgkin lymphoma of the cervical spine: a case report [J]. J Med Case Reports, 2010, 4: 35.

[32] 胡云洲，张肾良.原发性骨恶性淋巴瘤36例报告 [J].中华骨科杂志，1999，19（1）：28-31.

[33] Bachegowda L S, Barta S K. Genetic and molecular targets in lymphoma: implications for prognosis and treatment [J]. Future Oncol, 2014, 10(15): 2509-2528.

[34] Sant M, Allemani C, De Angelis R, et al. Influence of morphology onsurvival for non-Hodgkin lymphoma in Europe and the United States [J].Eur J Cancer, 2008, 44: 579-587.

第22章
脊柱 Ewing 家族肿瘤
Ewing's Sarcoma Family Tumor of Spine

Ewing 肉瘤（Ewing's sarcoma）是一种少见的小圆细胞恶性肿瘤，由 James Ewing 在 1921 年首次描述。该病占原发性恶性骨肿瘤的 6% 左右。其发病率居儿童和青少年原发恶性骨肿瘤的第二位，仅次于骨肉瘤，也可发生于成人。其中位发病年龄为 15 岁左右，90% 以上发生于 30 岁以前，男女发病比例约为 1.5 ∶ 1。

原始神经外胚层肿瘤（primitive neuroectodermal tumor，PNET）是一种少见的小圆细胞恶性肿瘤，可发生于中枢神经系统神经上皮细胞及外周间叶组织。各个年龄段的人均可发病，但以儿童及青少年多见。男性多于女性。该病具有恶性程度高（WHO Ⅳ级）、病程短、进展快、有转移倾向、误诊率高、预后差等特点。

Ewing 肉瘤和 PNET 的组织来源存在争议。Ewing 曾认为 Ewing 肉瘤是血管起源的，称之为"骨弥漫性血管内皮瘤"；而现在的新观点是：神经外胚层起源的骨或软组织的小圆细胞肿瘤。PNET 可能来源于中枢神经系统原始神经上皮及周围软组织和骨髓腔内的未定型间质细胞，目前认为 PNET 是由于染色体及基因调控的异常造成原始未分化细胞向不同方向分化所致。

以往的骨肿瘤分类将 Ewing 肉瘤作为骨髓肿瘤（圆细胞肿瘤）的一个独立类型，2002 年，WHO 骨肿瘤分类取消了骨髓肿瘤，将 Ewing 肉瘤和 PNET 归为一类，即 Ewing 肉瘤家族肿瘤（Ewing's sarcoma family tumors，ESFT）。该肿瘤家族包括：Ewing 肉瘤（骨、骨外、非典型）、PNET、Askin 瘤（胸壁 PNET）、周围神经上皮样瘤。

Ewing 肉瘤和骨 PNET 在光镜下均由小圆细胞组成，属小圆细胞恶性肿瘤。免疫组织化学研究显示二者均表达 CD99 和 NSE。细胞遗传学研究证实二者均存在频发性、非随机性染色体易位 t（11；22）（q 24；q 12），从而形成 *EWSR1–FLI1* 融合基因，目前认为 EWSR1-FLI1 可作为转录因子调控多个关键原癌和抑癌基因的异常表达。因此，2002 年，WHO 骨肿瘤分类将 Ewing 肉瘤 /PNET 视为显示不同程度神经外胚层分化的同一种肿瘤，其中 Ewing 肉瘤在光镜、免疫组织化学和电镜下缺乏神经外胚层分化，而 PNET 则用上述一种或多种方法证实有神经外胚层分化的特点。

一、临床表现

局部疼痛是脊柱 Ewing 肉瘤 /PNET 最早和最常发生的症状。初期的疼痛轻微且为间断性，易被患者忽视，部分患者可有发热、贫血、体重减轻等感染样症状。随着肿瘤对椎体骨质的破坏，疼痛逐渐加重，需要镇痛药物止痛。由于肿瘤破坏椎体以及软组织肿块形成，逐渐出现脊柱不稳及脊髓神经受压等表现，包括局部疼痛加重、肢体放射痛、肢体无力或行走困难、感觉改变和大小便障碍等。

二、实验室检查

实验室检查结果往往不具有特异性。患者可出现红细胞沉降率增快、血清碱性磷酸酶升高、中性粒细胞增高等，部分患者有贫血表现。

三、影像学特征

影像学检查多表现为溶骨性改变，MRI 示椎体信号异常，T1WI 为中等信号或稍低信号，T2WI 为稍高信号，Gd–DTPA 增强后不均匀强化。表现为溶骨性骨质破坏，多伴有明显的软组织肿块形成，增强后软组织肿块明显强化。相邻的椎间盘信号无异常。此表现不具有特异性，需由 X 线、CT、MRI 等多种手段联合使用，以明确肿瘤位置、大小、边界、周围相邻结构等情况，对诊断及治疗提供辅助（图 22–1）。

由于 Ewing 肉瘤 /PNET 有转移倾向，必要时可行全身骨扫描甚至 PET–CT 检查。

四、病理

Ewing 肉瘤的病理诊断采用 Schmidt 等的标准：① 光镜下见到小圆细胞恶性肿瘤，但不伴有 Homer-Wright（H–W）菊形团排列；PAS 染色多为阳性。② 免疫组织化学示神经标记为阴性，或仅有 1 项阳性。③ 电镜下缺乏神经内分泌颗粒（表 22–1）。

PNET 在光镜下见到小圆细胞恶性肿瘤，并可见 Homer-Wright 玫瑰花结；组织培养证实瘤细胞有轴突发育；电镜下见到神经分泌颗粒；免疫组化 NSE、HNK–1、choline-sterase、CD99 呈阳性（图 22–2），而 S–100、NF、GFAP 则呈阴性。

荧光原位杂交技术（FISH）能检测染色体结构变异，检测出染色体缺失、增加或者替换的染色体。Ewing 肉瘤可见位于 22 号染色体的 EWS 与多条染色体上不同基因融合情况，Ewing 肉瘤家族均有某种形式的 *EWS/ETS* 融合基因表达，通过 FISH 技术检测 *EWS* 基因表达情况，有助于 Ewing 肉瘤 /PNET 与其他小圆细胞肿瘤的鉴别诊断。

五、诊断与鉴别诊断

Ewing 肉瘤 /PNET 的诊断单纯依据症状、体征、影像学检查是很难确诊的，必须依赖病理检查。甚至有时病理检查得出的结论亦不可靠，需进一步行组织细胞培养及电镜等手段。

Ewing 肉瘤 /PNET 主要与其他小圆细胞瘤鉴别，包括二者之间互相鉴别，以及神经母细胞瘤（NB）、横纹肌肉瘤（rhabdomyosarcoma, RMS）、恶性淋巴瘤（ML）及小圆细胞癌等，主要从肿瘤的形态特点、免疫组化等方面进行诊断和鉴别（表 22–2）。必要时通过 FISH 技术检测 *EWS* 基因表达情况，有助于 Ewing 肉瘤 /PNET 与其他小圆细胞肿瘤的鉴别诊断。

六、治疗

治疗方案为以手术治疗为核心，采用包括化疗、放疗等的综合治疗措施。

脊柱 ESFTs 由于在解剖结构上与脊髓、神经及大血管等重要脏器位置毗邻，手术切除难度及风险大，难以达到足够的外科边界。近 20 年来，随着诊断方法和外科技术的发展以及综合治疗模式的成熟，改善了脊柱原发 ESFT 的预后，5 年生存率明显提高。Baldini 等提出本病治疗的前提在于正确的术前诊断，不正确的诊断会导致未行化疗即直接手术和不正确的手术边界，可能会直接导致肿瘤残存和扩散，待术后病理明确时再行补救性化疗和扩大范围的手术切除往往为时已晚。故在肿瘤切除术前应尽可能先行活检明确肿瘤性质。

很多学者都提出对于脊柱 ESFT 达到安全边界的整块切除可以降低局部复发率和提高生存率。但由于脊柱相邻脊髓、神经和大血管等重要结构，且 ESFTs 多形成较大的软组织肿块，对于脊柱 ESFT 采取 En-bloc 术式的手术技巧要求很高，难度和风险都

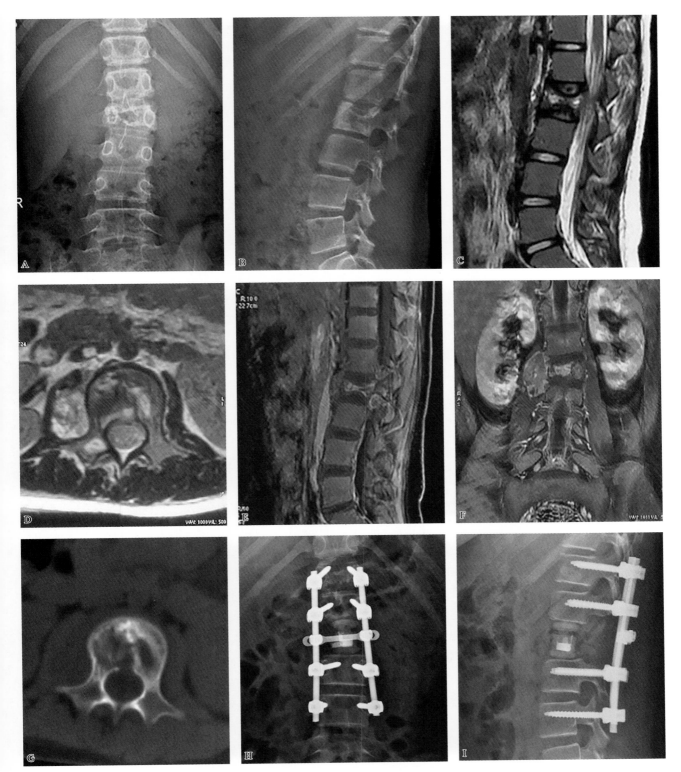

图 22-1　L₂椎体附件及右侧椎旁 Ewing 肉瘤（11 岁女性患者）

A、B. 术前腰椎 X 线片示 L₂ 椎体高度丢失、上终板不同程度塌陷、椎体内骨质密度增高、脊柱失稳；C、D. MRI T2 像示 L₂ 椎体骨质破坏、椎体塌陷、附件信号改变、病灶呈混杂高低信号、硬膜囊受压、病变环形侵犯椎管，右侧椎旁见软组织肿块、边界尚清、病灶呈混杂高低信号；E、F. MRI T1 增强示 L₂ 椎体及附件骨质破坏、椎体塌陷、病灶呈混杂增强信号，右侧椎旁腰大肌内可见一梭形软组织肿块，边界尚清、病灶呈混杂增强信号；G. CT 骨窗横断面平扫示 L₂ 椎体呈混杂高低密度影、椎体边缘皮质欠光滑、后缘皮质欠完整、右侧椎旁低密度软组织影；H、I. 术后腰椎 X 线示 L₂ 病椎整体 En-bloc 切除术后、人工骨假体位置良好

表 22-1 PNET 与 ES 的电镜形态表现比较

电镜形态表现	PNET	ES
瘤细胞大小	小	小
细胞形状	不规则	规则
细胞核形状	不规则	规则
糖原	可见	丰富
树突状突起	可见	缺少
突触样结构	偶见	缺少
致密核心颗粒	多见	偶见

表 22-2 PNET、ES、RMS、NB 和 ML 的免疫组化区别

项目	VIM	CK	NF	S-100	HNK-1	NSE	HBA71	ACT	Des	LCA
PNET	+	±	+	+	+	+	+	±	±	−
ES	+	±	−	−	−	±	+	−	−	−
RMS	+	±	±	−	±	±	−	+	+	−
NB	−	−	+	+	−	+	−	−	−	−
ML	±	−	±	−	−	−	−	−	−	+

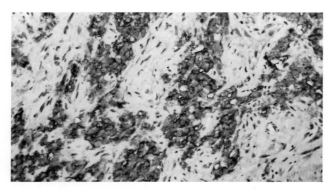

图 22-2 CD99 阳性表达

很大。脊柱 ESFT 由于恶性程度很高，肿瘤与周围组织间的界限并不清晰，肿瘤本身并无包膜或仅有不完全的假包膜，因此在切除时应尽可能从周围正常组织入手。肿瘤的切除可以根据肿瘤的大小和位置选择前路、后路或者前后联合入路。切除后填充物尽量不选用植骨，这种高度恶性的肿瘤以人工骨或骨水泥为好，尤其是骨水泥，其散发的热量可以在一定程度上杀灭肿瘤细胞。

患者的化疗包括全身治疗和局部治疗。目前多采用新辅助化疗方案，即在手术前便开始化疗，手术后继续化疗，目的在于防止复发和转移。这种新辅助化疗的方法不仅能消灭亚临床转移，还能使原发灶体积变小，与周围组织分界更清晰，使广泛切除得以施行，达到局部根治的目的。术前化疗还可进行组织学上的化疗效果评价。化疗中最常联用的药物有长春新碱、多柔比星（阿霉素）、环磷酰胺、放射菌素 D、异环磷酰胺和依托泊苷（VP-16）。常用化疗方案有 CAV 法（环磷酰胺＋多柔比星＋长春新碱）、CAVD 法（环磷酰胺＋多柔比星＋长春新碱＋放线菌素 D）、大剂量顺铂（DDP）等。局部化疗是指在术中使用化疗药物浸泡冲洗术野以及术后局部给药，术后局部给药的途径可以采用单次给药或微泵持续给药。

ESFT 尤其是 Ewing 肉瘤对放疗敏感，故长期以来放疗占有重要地位。但脊柱 ESFT 由于脊髓的影响，放疗剂量受到明显限制。可术前行小剂量放疗，以缩小肿瘤体积并使肿瘤边界更加清晰，从而提高广泛切除的可行性。术后放疗可减少局部复发率，但术后放疗应待切口完全愈合之后施行，以防止切口延期愈合甚至不愈合等并发症的发生。另外，对无法手术治疗或化疗效果不佳的患者也可施行放疗，作为姑息治疗的一种手段，达到缓解症状、提高生活质量的目的。

七、预后

ESFT 恶性程度较高，有转移倾向，总体预后

不佳，其中PNET的预后比Ewing肉瘤更差。影响预后的主要因素有肿瘤发生的部位、大小、诊断时有无转移、肿瘤对化疗的敏感性等。起始肿瘤就很大，一般预后较差，诊断时已经有转移，生存率会降低。化疗后的病理检查见大于95%的肿瘤细胞坏死者，显示有好的预后。男性预后较女性差，有全身症状者，如发热、贫血、体重减轻、红细胞沉降率加快、血清LDH升高，以及在骨盆及骶骨发病等预后欠佳。

治疗结束后，应定期密切监测患者的肿瘤是否复发和治疗可能导致的并发症。一般情况下，治疗结束后的2年内应该每3个月随访1次以监测肿瘤情况。之后3年，随访间隔可以逐渐延长至4～6个月，5年以后每年随访1次。即使在5～10年，Ewing肉瘤仍有可能观察到远期复发。

（吴志鹏　郑伟）

【参考文献】

[1] Wan W, Lou Y, Hu Z, et al. Factors affecting survival outcomes of patients with non-metastatic Ewing's sarcoma family tumors in the spine: a retrospective analysis of 63 patients in a single center[J]. J Neurooncol, 2017, 131(2): 313−320.

[2] Tekkok I H. Treatment options in primary Ewing's sarcoma of the spine: report of seven cases and review of the literature[J]. Neurosurgery, 1993, 32(3): 480.

[3] Villas C, San-Julian M. Ewing's tumor of the spine: report on seven cases including one with a 10-year follow-up[J]. Eur Spine J, 1996, 5(6): 412−417.

[4] Barbieri E, Chiaulon G, Bunkeila F, et al. Radiotherapy in vertebral tumors. Indications and limits: a report on 28 cases of Ewing's sarcoma of the spine[J]. Chir Organi Mov, 1998, 83(1−2): 105−111.

[5] Gualdi G F, Casciani E, Di-Biasi C, et al. The role of TC and MRI in the identification, characterization and staging of tumors of the spinal vertebrae[J]. Clin Ter, 1999, 150(1): 51−65.

[6] Morandi X, Riffaud L, Haegelen C, et al. Extraosseous Ewing's sarcoma of the spinal epidural space[J]. Neurochirurgie, 2001, 47(1): 38−44.

[7] Venkateswaran L, Rodriguez-Galindo C, Merchant T E, et al. Primary Ewing tumor of the vertebrae: clinical characteristics, prognostic factors, and outcome[J]. Med Pediatr Oncol, 200l, 37(1): 30−35.

[8] Yavuz A A, Yaris N, Yavuz M N, et al. Primary intraspinal primitive neuroectodermal tumor: case report of a tumor arising from the sacral spinal nerve root and review of the literature[J]. Am J Clin Oncol, 2002, 25(2): 135−139.

[9] Akai T, Iizuka H, Kadoya S, et al. Primitive neuroectodermal tumor in the spinal epidural space-case report[J]. Neurol Med Chir (Tokyo), 1998, 38(8): 508−511.

[10] Papadatos D, Albrecht S, Mohr G, et al. Exophytic primitive neuroectodermal tumor of the spinal cord[J]. AJNR Am J Neuroradiol, 1998, 19(4): 787−789.

[11] Virani M J, Jain S. Primary intraspinal primitive neuroectodermal tumor (PNET): a rare occurrence[J]. Neurol India, 2002, 50(1): 75−80.

[12] Mawrin C, Synowitz H J, Kirches, et al. Primary primitive neuroectodermal tumor of the spinal cord: case report and review of the literature[J]. Clin Neurol Neurosurg, 2002, 104(1): 36−40.

[13] Isotalo P A, Agbi C, Davidson B, et al. Primary primitive neuroectodermal tumor of the cauda equina[J]. Hum Pathol, 2000, 31(8): 999−1001.

[14] Sanati S, Lu D W, Schmidt E, et al. Cytologic diagnosis of Ewing sarcoma/peripheral neuroectodermal tumor with paired prospective molecular genetic analysis[J]. Cancer, 2007, 111(3): 192−199.

[15] Schmidt D, Herrmann C, Jiirgens H, et al. Malignant peripheral neuroectodermal tumor an d its necessary distinction from Ewing's sarcoma. A report from the Kiel Pediatric Tumor Registry[J]. Cancer, 1991, 68(10): 2251−2259.

[16] Paulussen M, Bielack S, Jurgens H, et al. Ewing's sarcoma of the bone: ESMO clinical re commendations for diagnosis, treatment and follow-up[J]. Ann Oncol, 2008, 19 (Suppl 2): ii97−98.

[17] Iwamoto Y. Diagnosis and treatment of Ewing's sarcoma[J]. Jpn J Clin Oncol, 2007, 37(2): 79−89.

[18] 朱雄增. 介绍WHO（2002）骨肿瘤分类[J]. 诊断病理学杂志, 2003, 10（4）: 201−204.

[19] Russo C, Pellarin M, Tingby O, et al. Comparative genomic hybridization in patients with supratentorial and infratentorial primitive neuroectodermal tumors[J]. Cancer, 1999, 86: 331−339.

[20] Louis D N, Ohgaki H, Wiestler O D, et al. The 2007 WHO classification of tumours of the central nervous system [J]. Acta Neuropathol, 2007, 114: 97−109.

[21] Dehner L P. Primitive neuroectodermal tumor and Ewing's sarcoma.[J]. Am J Surg Pathol, 1993, 17: 1−13.

[22] Hijazi Y M, Axiotis C A, Navarro S, et al. Immunohistochemical detection of P-glycoprotein in Ewing's sarcoma and peripheral primitive neuroectodermal tumors before and after chemotherapy[J]. Am J Clin Pathol, 1994, 102(1): 61−67.

[23] Obata H, Ueda T, Kawai A, et al. Clinical outcome of patients with Ewing sarcoma family of tumors of bone in Japan[J]. Cancer, 2007, 109(4): 767−775.

[24] Marco A W, Gentry J B, Rhines L D, et al. Ewing's sarcoma of the mobile spine[J]. Spine, 2005, 30(7): 769−773.

[25] Bacci G, Boriani S, Balladelli A, et al. Treatment of non metastatic Ewing's sarcoma family tumors of the spine and sacrum: the experience from a single institution[J]. Eur Spine J, 2009, 18(8): 1091−1095.

[26] Venkateswaran L, Rodriguez-Galindo C, Merchant T E, et al. Primary Ewing tumor of the vertebrae: clinical characteristics, prognostic factors, and outcome[J]. Med Pediatr Oncol, 2001, 37(1): 30−35.

[27] Kampman W A, Kros J M, De Jong T H, et al. Primitive neuroectodermal tumours(PNETs) located in the spinal canal; the relevance of classification as central or peripheral

PNET: case report of a primary spinal PNET occurrence with a critical literature review[J]. J Neurooncol, 2006, 77(1): 65−72. Epub 2005 Nov 15.

[28] Bacci G, Forni C, Longhi A, et al. Long-term outcome for patients with non-metastatic Ewing's sarcoma treated with adjuvant and neoadjuvant chemotherapies. 402 patients treated at Rizzoli between 1972 and 1992[J]. Eur J Cancer, 2004, 40(1): 73−83.

[29] Harimaya K, Oda Y, Matsuda S, et al. Primitive neuroectodermal tumor and extraskeletal Ewing sarcoma arising primarily around the spinal column: report of four cases and a review of the literature[J]. Spine (Phila Pa 1976), 2003, 28(19): E408−E412.

[30] Mirzaei L, Kaal S E, Schreuder H W, et al. The neurological compromised spine due to Ewing sarcoma. What first: surgery or chemotherapy? Therapy, survival, and neurological outcome of 15 cases with primary Ewing sarcoma of the vertebral column[J]. Neurosurgery, 2015, 77(5): 718−724; discussion 724−725. doi: 10.1227/NEU.0000000000000903.

[31] Boriani S, Amendola L, Corghi A, et al. Ewing's sarcoma of the mobile spine[J]. Eur Rev Med Pharmacol Sci, 2011, 15(7): 831−839.

[32] Bacci G, Boriani S, Balladelli A, et al. Treatment of nonmetastatic Ewing's sarcoma family tumors of the spine and sacrum: the experience from a single institution[J]. Eur Spine J, 2009, 18(8): 1091−1095. doi: 10.1007/s00586−009−0921−0. Epub 2009 Mar 11.

第23章
脊柱神经源性肿瘤
Neurogenic Tumors of Spine

神经源性肿瘤是指起源于神经细胞或神经支持细胞的肿瘤，可发生于任何有神经分布的部位，是临床上较为常见的肿瘤类型。根据其起源可分为神经细胞来源肿瘤（如神经节细胞瘤、副神经节细胞瘤等）、支持细胞来源肿瘤（如神经鞘瘤、神经纤维瘤等）。根据病理可分为良性肿瘤（如神经鞘瘤、神经纤维瘤、神经纤维瘤病、节细胞神经瘤等）、恶性肿瘤（如恶性神经鞘瘤、节神经母细胞瘤、交感神经母细胞瘤和恶性嗜铬细胞瘤等）。这些肿瘤均可能在脊柱部位形成，本章节主要阐述了临床上较为常见的神经纤维瘤病、恶性神经鞘瘤等，神经鞘瘤将在第28章介绍。

第1节　神经纤维瘤病

神经纤维瘤病（neurofibromatosis）是周围和中枢神经系统的一种常染色体显性遗传疾病，以神经嵴的异常增生为特征，儿童和成人均可发病。通常将其分为两种类型：1型神经纤维瘤病（neurofibromatosis type 1, NF1）和2型神经纤维瘤病（neurofibromatosis type 2, NF2）。

NF1又称为Von Recklinghausen病，是一种常见的常染色体显性遗传性疾病。本病主要表现包括：皮肤改变，如牛奶咖啡斑（褐色色素沉着）、皮下结节（疣状突起）和丛状神经纤维瘤（图23-1）、Lisch结节、骨发育异常和智力障碍等；骨骼系统则表现为脊柱侧后凸畸形、骨骼的过度生长、假关节及骨骼的囊性改变，此外，骨干纤维炎可导致骨皮质和骨膜的增厚；NF1型患者易发生中枢

和周围神经系统的良恶性肿瘤，以及其他部位的恶性病变。与NF1相关的肿瘤常见的包括：视觉通路的神经胶质瘤、胶质母细胞瘤、恶性周围神经鞘瘤、胃肠道间质瘤、乳腺癌、白血病、嗜铬细胞瘤、十二指肠类癌瘤和横纹肌肉瘤；有时脊柱侧后凸畸形（图23-2）和牛奶咖啡斑是仅有的临床表现。

NF2也称双侧听神经纤维瘤病、中央型神经纤维瘤病，也是常染色体显性遗传疾病，比较罕见，90%以上表现为双侧听神经瘤，极少引起骨骼方面的改变，高级别恶性肿瘤的发生率也较低。临床上以双侧听神经瘤为主要特征，可伴有其他脑神经瘤、脑膜瘤和脊髓神经鞘瘤、脊膜瘤、室管膜瘤等。

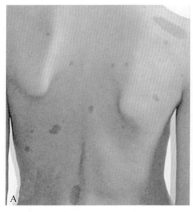
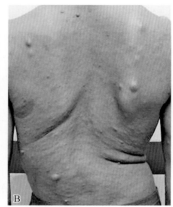
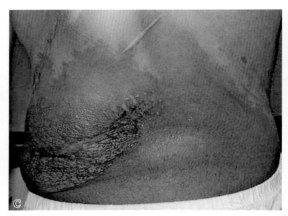

图23-1 NF1皮肤改变：牛奶咖啡斑（A）、皮下结节（B）、丛状神经纤维瘤（C）

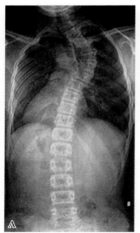
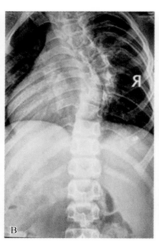
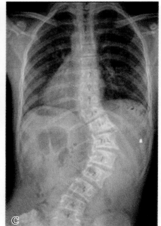
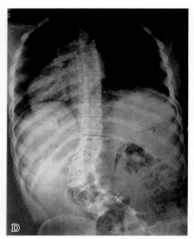

图23-2 NF1伴发上胸椎侧凸（A）、主胸椎侧凸（B）、胸腰段侧凸（C）和腰椎侧凸（D）

Ⅰ型神经纤维瘤病

Ⅰ型神经纤维瘤病（NF1）基因包含多个外显子，临床具有多种突变形式，大多数突变位点在两端的八个外显子区域，只占整个编码区的16%，缺失第7、29、30个外显子是最为常见突变形式。多种突变体导致的结果都是NF1蛋白功能缺失，而且突变类型与临床表型没有相关性。NF1广泛表达，在神经系统中表达较高，是肿瘤抑制因子，通过常见的生物化学途径和TSC2基因的表达产物tuberin来控制mTOR（mammalian target of rapamycin）信号通路。mTOR是调节细胞生长和增殖的丝氨酸/苏氨酸激酶，在NF1相关肿瘤中能够检测到活化的mTOR。

NF1也是影响骨骼生长和发育的重要因素。成骨细胞增殖增加却不能分化和矿化组织可能导致骨质疏松和受累皮质硬化。Kolanczyk等认为生长板内软骨细胞增殖和分化缺陷也是生长发育迟钝的原因。NF1脊柱原发性的骨损害来源于中胚层发育不良，被认为是遗传性的骨组织易于损害而导致的发育不全，然后影响椎体的全部结构，包括继发性的脊柱侧凸、侧方的硬脊膜膨出和椎体的扇贝样变。继发性的改变可能来源于生长或肿瘤的膨胀性压迫。

一、临床表现

皮肤常有的特征性改变有牛奶咖啡色斑（褐色素沉着）、皮下结节（疣状突起）和丛状神经纤维瘤、腹股沟和腋窝的雀斑、橡皮病样神经纤维瘤。中枢神经系统特征有学习障碍、脑部和（或）脊髓神经鞘瘤和神经纤维瘤、胶质瘤、脊膜瘤。眼部表现有 Lisch 结节和视神经胶质瘤。骨骼系统方面则表现为脊柱侧后凸畸形、骨骼过度生长、假关节、骨骼囊性改变、骨干纤维炎导致的骨皮质和骨膜增厚，有时脊柱侧后凸畸形和牛奶咖啡色斑仅为唯一症状。其他系统如口、舌、胃肠道、喉、气管、生殖系统等均可累及。NF1 的临床表现常常随年龄增长按一定的顺序出现。典型的出现顺序为：牛奶咖啡斑、腋窝部的雀斑、Lisch 结节和神经纤维瘤。其他的特征包括：全身色素沉着、肿瘤、骨骼畸形、神经异常、血管病变和心脏畸形。牛奶咖啡斑的数量大于 6 个时，高度怀疑 NF1。

神经纤维瘤瘤体大部分位于真皮或皮下等浅表部位，也有位于内脏及沿神经干的任何部位。为缓慢生长的无痛性结节或肿块，大小不一，部分瘤体范围局限，部分瘤体界限不清。肿块随年龄增大缓慢发展，但有些在青春期或妊娠期可加速发展。部分瘤体增大向体表及深部组织浸润生长，波及肌肉、骨骼、关节等。神经纤维瘤是外周神经或神经根的良性肿瘤，由成纤维细胞、神经束膜细胞、Schwann 细胞和肥大细胞组成。神经纤维瘤通常可以分为皮肤纤维瘤、皮下纤维瘤和丛状纤维瘤。皮肤神经纤维瘤占 95%。这些松软、多肉且圆顶形的纤维瘤多在青春期出现，随着年龄的增长，大小和数量会增加，有向躯干聚积的趋势。皮下纤维瘤是质硬、有压痛的结节，常在青春期或成年早期出现。丛状纤维瘤大约占 NF1 患者的一半，累及神经束，而不是一根神经。丛状神经纤维瘤可以引起疼痛、神经根和脊髓的压迫、椎体的侵犯。皮下纤维瘤和丛状纤维瘤均有恶变为恶性周围神经鞘瘤的潜在风险。脊柱神经纤维瘤可以发生于单个脊神经根或多个脊神经根，

可导致感觉或运动功能损害。

NF1 通常伴发的神经系统肿瘤包括：① 视路和脑干的神经胶质瘤。其中有 15% ～ 20% 的 NF1 患者存在低分化胶质瘤，近 80% 出现在视觉通路，15% 出现在脑干，罕见于小脑、皮质和皮质下区域。尽管许多视路胶质瘤无症状，但仍有半数可引起临床表现，最常见的为视力下降，一些患儿可出现性早熟。除视路之外，脑干是 NF1 胶质瘤患者的好发部位。与视路肿瘤相似，脑干胶质瘤常为毛细胞星形细胞瘤，但常出现在 10 岁左右。患儿就诊时伴有颅内神经病变、嗜睡、步态不稳或头痛。② 胶质母细胞瘤。根据一些病例报道和小宗病例回顾性研究，NF1 患者出现其他脑部肿瘤的风险至少增加了 5 倍，包括 WHO Ⅳ 级星形胶质细胞瘤（胶质母细胞瘤）。③ 恶性周围神经鞘膜瘤，也称为神经纤维肉瘤或神经源性肉瘤，是 Schwann 细胞源性肉瘤的一种亚型。该肿瘤占全部软组织肉瘤的 3% ～ 10%，在 NF1 患者中占较大比例。恶性周围神经鞘膜瘤的一般人群和 NF1 患者中的患病率分别为 0.001% 和 0.1%，NF1 患者发生该病的终身累积风险为 8% ～ 13%。

NF1 通常伴发的非神经系统肿瘤包括：① 胃肠道间质瘤。其源自间充质细胞，可见于胃肠道任何部位。与普通人群相比（60 岁），NF1 相关的胃肠道间质瘤患者较为年轻（平均年龄 50 岁），95% 的患者无症状。此外，有胃肠道间质瘤的 NF1 患者，与普通人群相比，出现多发性肿瘤的概率更高。最常见的症状为腹痛、出血、肠穿孔和肠梗阻。普通人群中，胃肠道间质瘤与 KIT、PDGFRA 跨膜受体的表达增加有关，这些酪氨酸激酶受体的激活促进了细胞的增殖，是伊马替尼治疗的科学依据。相反，NF1 患者胃肠道间质瘤并不过表达 KIT 或 PDGFRA，限制了伊马替尼在此人群中的应用。② 乳腺癌。NF1 患者乳腺癌的发生风险增加了 5 倍，主要累及年逾 50 岁的女性。此外，有乳腺癌的 NF1 女性患者，死亡率高于普通人群的乳腺癌女性患者。③ 白血病和淋巴瘤。NF1 患儿发生髓性白血病的风险与普通儿童相比，增加了至少 7 倍；慢

性粒单核细胞白血病、幼年型粒-单核细胞白血病、急性淋巴细胞白血病和非霍奇金淋巴瘤的患病率亦有增加。④ 嗜铬细胞瘤。它是肾上腺髓质或交感神经系统其他部位的肿瘤，可分泌儿茶酚胺，在NF1患者中发生率增加，为0.1%～5.7%，普通人群发生率为0.002%～0.008%。NF1相关患者的起病年龄（常为40～50岁）与自发性患者相似。疑似嗜铬细胞瘤的NF1患者，常出现无法解释的高血压、头痛、面部潮红、出汗或心悸。⑤ 十二指肠类癌。其源自胃肠道内分泌细胞的神经内分泌肿瘤，据报道NF1患者发生率为1%，最常见的部位为十二指肠壶腹部，因此患者常有黄疸和非特异性腹痛。此病常见于年轻的NF1患者。⑥ 横纹肌肉瘤。横纹肌肉瘤是非神经源性肉瘤，由来源于神经嵴的蓝染小圆形细胞组成，NF1患儿此病的发生风险增加了20倍。

Lisch结节是起源于虹膜的错构瘤，有时有色素沉着。这些结节并非先天获得，而是随着年龄的增加，出现的概率增加，16岁左右时，90%的NF1患者出现Lisch结节，但此结节不影响视力。眼科的裂隙灯检查是最好的确诊手段。

骨骼异常包括假关节形成、骨内病变、脊柱侧凸、骨质疏松、矮短身材、大头畸形、前凸的眉弓和前额及漏斗胸。这些骨骼异常的机制目前不是很清楚，但成骨细胞的缺乏和破骨细胞的生存时间延长可能发挥作用。脊柱侧凸可能由骨量减低或骨骼发育不良导致，10%～25%的患者在青少年或儿童期出现。脊柱侧后凸畸形常伴发肿瘤和神经损伤风险增加。骨量减低和骨质疏松可见于NF1患者，维生素D和钙剂的应用可能影响骨密度。先天性的假关节发生率在NF1患者占5%。75%的先天性胫骨假关节的患者为NF1患者。

神经认知功能缺损，这是NF1患者最为常见的临床表现。学习障碍包括视空间和视运动功能缺损、语言障碍、精细和粗大运动的不足。此外，还可存在注意力缺失过动症、自闭症谱系障碍、行为异常和心理问题。NF1患者的血管病变包括栓塞、动脉瘤和动静脉畸形。常累及主动脉、肾动脉、肠系膜动脉等。

二、影像学特征

（一）X线片

1. **脊柱表现** 神经纤维瘤病侵及脊柱通常会引起脊柱的侧凸畸形和后凸畸形。侧凸可以出现在颈椎、颈胸段、上胸椎、胸椎、胸腰段及腰椎（参见图23-2），后凸同样可以出现在脊柱各个部位，如颈椎、颈胸段、胸段、胸腰段及腰段。神经纤维瘤病伴发的结构性脊柱侧凸分为两种类型：营养不良性脊柱侧凸（图23-3）和非营养不良性脊柱侧凸（图23-4）。非营养不良性脊柱侧凸与特发性脊柱侧凸在影像学上比较类似，营养不良性脊柱侧凸则有特殊的影像学表现。本节所述影像学特点见于营养不良性脊柱侧凸。脊柱侧凸节段短（通常累及4～6个椎体）、侧凸及后凸成角明显、椎体的楔形变、脊柱的严重旋转，可致旋转半脱位（图23-5）、后方结构发育不良、椎板发育萎缩、椎弓根间距增宽、椎体的扇贝样改变、横突的纺锤样变细、肋骨在前后方向上旋转90°导致肋骨影像较细，呈铅笔样改变（图23-6）。

2. **脊柱外表现** 神经纤维瘤病侵犯中枢神经系统可出现颅骨腔变大、骨质局部缺损，若合并脑膜瘤或神经胶质细胞瘤可引起视神经孔扩大、蝶骨翼的破坏缺损、蝶鞍的扩大、面颅骨发育不全等表现。

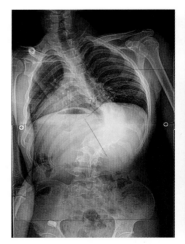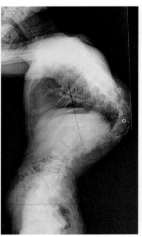

图23-3　NF1的脊柱侧凸节段短，胸腰段椎体楔形性改变明显，冠状位及矢状位成角畸形明显为营养不良性脊柱侧凸（20岁男性患者）

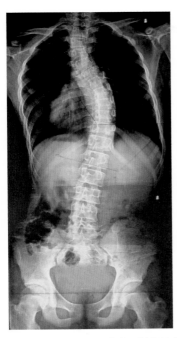

图 23-4　NF1 伴脊柱侧凸畸形，呈双胸弯，侧凸弧度变化均匀，无成角，与特发性脊柱侧凸类似，为非营养不良性脊柱侧凸（14 岁男性患者）

若侵及骨骼表现为皮质缺损、边缘不整，以及长骨囊性变、长骨的过度生长、长骨的弓形改变和骨骼发育不全。

（二）CT 表现

椎体扇贝形改变，椎体骨皮质及椎板破坏（图

23-7），椎弓根长度改变，肋椎关节脱位（图 23-8）。椎管及神经根管扩大，脊膜扩张，脊膜膨出。椎旁及其他部位神经纤维瘤的侵犯，使增强造影 CT 上肿瘤信号增强。

（三）MRI 表现

脊柱和脊髓病变的 MRI 特点：① 脊髓星型细胞瘤显示病变段轻度脊髓增粗，T1 加权像为低信号或等信号，T2 加权像为高信号，增强扫描肿瘤明显强化。② 硬膜外和硬膜下肿瘤：表现为多发的结节状，T1 加权像为低信号或等信号，T2 加权像为高信号，增强扫描肿瘤明显强化。③ 丛状神经纤维瘤：多位于椎旁，累及多个脊椎阶段。多发脊神经根梭形增粗 T1 加权像为低信号或等信号，T2 加权像为高信号，增强扫描肿瘤明显强化。

脊膜膨出可表现硬膜囊扩大，不规则，膨出至椎间孔，甚至进入胸腔（图 23-9）。如存在椎旁肿瘤，如神经纤维瘤，在 T1 加权像上信号低于或者等同于正常脊髓、神经根及肌肉，T2 加权像上表现为信号高于正常脊髓、神经根。增强时少数可有典型的"靶形征"，可显示神经纤维瘤病患者椎旁肌内广泛神经纤维瘤、顶椎凹侧（图 23-10）或凸侧（图 23-11）、盆腔内巨大肿瘤，以及皮下丛状神经纤维瘤。此外，椎管内神经纤维瘤可向椎间孔方向扩展

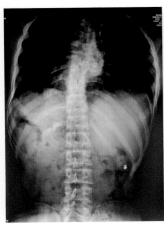

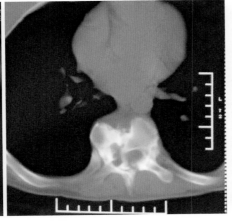

图 23-5　NF1 伴脊柱旋转半脱位。$T_6 \sim T_7$ 处发生旋转半脱位，CT 示 T_6 向右侧旋转、T_7 向左侧旋转，在同一幅 CT 上出现"双椎体、双椎管"假象，脱位处上下位椎体旋转方向截然不同，致使胸椎管连续性遭破坏，T_8 又回到中立位状态（18 岁男性患者）

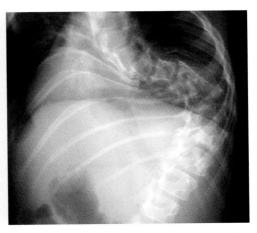

图 23-6　NF1 患者 X 线片示胸椎侧凸，肋骨呈"铅笔"样改变（7 岁男性患儿）

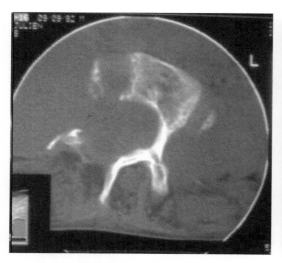
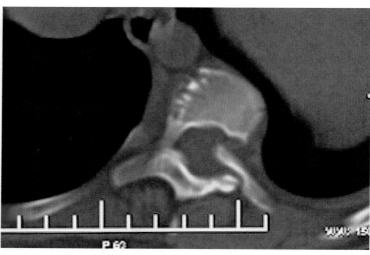

图 23-7　NF1 伴脊柱侧凸。CT 示椎管内软组织密度肿块，椎体及椎板、椎弓根破坏（15 岁女性患者）

图 23-8　NF1 伴脊柱侧凸。CT 示椎体旋转，左侧肋椎关节脱位，左侧肋骨头突入椎管内（14 岁男性患者）

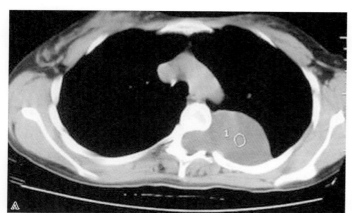
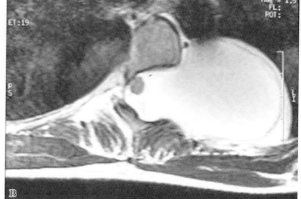

图 23-9　NF1 伴巨大胸腔内脊膜膨出。CT(A) 和 MRI T2WI(B) 示椎弓根及椎板破坏，脊膜向胸腔内膨出呈囊状（25 岁女性患者）

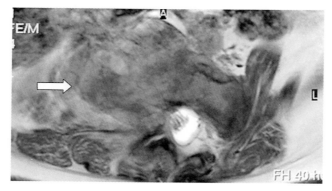

图 23-10　NF1 伴脊柱侧凸。MRI 示患者顶椎区（L₂水平）凹侧肿瘤呈混杂信号，无明显包膜（19 岁女性患者）

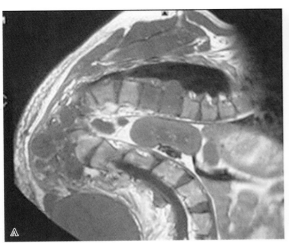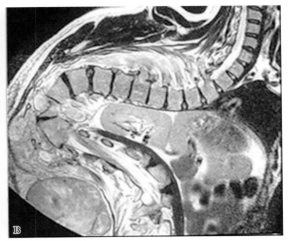

图23-11　NF1女性患者MRI示顶椎区凸侧肿瘤，在T1WI上肿瘤呈低信号（A），T2WI上呈稍高信号（B）

（图23-12）。有些患者出现后凸伴脱位，往往伴有巨大椎旁肿瘤。

三、病理

1. 大体病理与手术所见　NF1的神经纤维瘤有三种类型：①局灶型神经纤维瘤（占90%），在NF1及非NF1患者中最常见的神经纤维瘤，累及皮肤、深部神经，以及脊髓神经根；在NF1患者体积大，多发，常累及深部大神经（坐骨神经、臂丛），罕见恶性转化。②弥散型神经纤维瘤，浸润性皮下肿瘤；很少累及脊髓神经。③丛状神经纤维瘤，大神经弥散性增大，常累及坐骨神经、臂丛神经，体积大，往往累及双侧，多节段；约5%可恶变成肉瘤。成分依次为横纹肌肉瘤、软骨肉瘤、骨肉瘤和血管肉瘤，极少数可出现腺样及鳞状上皮成分。多数肿瘤死于肺转移。

2. 显微镜下表现　胶原纤维、黏蛋白基质、肿瘤、神经束相互交织；沿神经束可见新生施万细胞及成纤维细胞。神经纤维瘤病病理组织学分为结节型、丛状型及弥漫型，结节型神经纤维瘤组织形态及镜下改变与孤立性神经纤维瘤无异；丛状神经纤维瘤病组织形态观察可见肿胀增生的神经纤维扭曲变形，神经纤维间黏液基质增多，神经纤维分离疏散，神经束膜和神经外膜来源的梭形细胞弥漫分布于周围软组织；切开弥漫性神经纤维瘤见肿物真皮和浅筋膜之间增厚

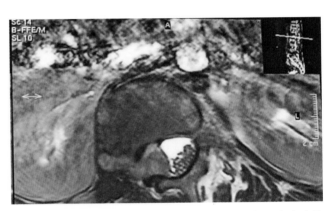

图23-12　NF1患者MRI示椎管内神经纤维瘤向椎间孔方向生长
（16岁男性患者）

变硬，充满灰白色瘤组织，与周围组织界限不清，沿结缔组织间隔生长于脂肪细胞间。

四、诊断及鉴别诊断

（一）诊断标准

尽管神经纤维瘤病周围型表型复杂，但根据美国国立卫生研究所于1987年制定的疾病诊断标准，该病的临床诊断并不困难。即具备以下2项或2项以上标准即可诊断NF1。

（1）至少6个牛奶咖啡斑，成年患者每个斑点直径至少有15 mm大小，儿童5 mm大小。

（2）2个或更多的任何类型的神经纤维瘤，或至

少 1 个丛状神经纤维瘤。

（3）腋窝或腹股沟区的色素斑。

（4）视神经胶质瘤。

（5）裂隙灯下观察有 2 个以上的虹膜 Lisch 结节。

（6）独特的骨骼病变。脊柱侧凸伴或不伴后凸、椎体扇贝型改变、肋骨"铅笔样"改变横突纺锤形改变、胫骨假关节、胫骨弓形变或骨皮质破坏等。

（7）直系亲属明确诊断神经纤维瘤。

NIH 诊断标准敏感性和特异性较好，但应用于儿童欠佳。随着年龄增长，许多 NF1 儿童的临床表现在初期不能达到 NIH 的诊断标准。通常在儿童 4 岁时可以诊断。DeBella 等的研究表明，对于散发患者，97% 的大于 8 岁的儿童可以明确诊断为 NF1，但小于 8 岁有时不能明确诊断；而如果儿童的父母有一方患有此病并有一项 NF1 的临床表现，此儿童通常可能在 1 岁时明确诊断。在一定的情况下，如果患者没有达到诊断标准，但医生高度怀疑此类疾病，可以通过基因检测来诊断。由于突变量较大，临床检测阴性时并不能完全排除 NF1 的诊断。然而，临床表现符合 NF1 诊断的患者中，95% 的患者均能发现致病的突变基因。可行羊膜腔穿刺术或绒膜绒毛活检术进行产前基因检测，然而，NF1 的严重程度却是无法预测的。可以通过连锁分析对已知 NF1 突变的家族进行孕前基因诊断，这种方法可以选择健康胎儿。NF1 的基因检测缺陷是不能预测基因型和表型的相关性。对 1 900 例 NF1 患者的回顾性分析研究中发现，46% 的散发患者在 1 岁时没有达到诊断标准，8 岁时符合诊断的标准的比例为 97%，所有患者在 20 岁时达到诊断标准。

（二）鉴别诊断

1. 节段性 NF1　患者表现出 NF1 的特征，但局限于某一解剖区域。这种 NF1 可以偶然发病或体细胞散发突变（一些体细胞突变，而其他细胞没有突变）。

2. 慢性炎症性脱髓鞘性多发性神经根神经病（chronic inflammatory demyelinating polyneuropathy, CIDP）　反复的脱髓鞘-髓鞘再生导致"洋葱皮"样

改变的脊神经或外周神经；运动障碍，表现为对称性双上下肢无力；感觉障碍，多表现为感觉丧失，不能识别物体，不能完成协调动作，可有其他感觉异常；脑神经受累，多表现为第 VII、IX、X 对脑神经受损；个别可有中枢神经系统障碍；没有 NF1 的皮肤损害；影像学上与丛状神经纤维瘤类似。

3. 腓骨肌萎缩症（Charcot-Marie-Tooth）、增生性间质性神经病变（Dejerine-Sottas disease）、先天性肥大性多发性神经根病变（congential hypertrophic polyradiculoneuropathy）　没有 NF1 的皮肤损害，影像学上神经根的增大与丛状神经纤维瘤类似。

4. McCune AlBright 综合征　可有单侧或双侧多发性的骨囊性纤维结构不良，X 线片上显示骨质有局灶性的毛玻璃样改变，如果面部骨骼受累，可引起面部两侧不对称；皮肤牛奶咖啡样色素斑沉着，但一般不高出于皮肤；性早熟；患儿常伴有多种内分泌腺的功能异常，如结节性甲状腺肿、结节性肾上腺皮质增生、垂体生长激素分泌过多及高泌乳素血症等。

5. 孤立性神经鞘瘤　神经鞘瘤在椎管内肿瘤中是最常见的一种；好发于髓外硬膜下，硬膜外者较少；发病年龄在 20 ～ 40 岁；临床上主要表现为神经根性痛及神经压迫症状，无皮肤病变，病程较缓慢。易手术切除，预后佳；神维纤维瘤及神经鞘瘤两者在 MRI 上难以区分，表现为 T1 加权像上低信号，T2 加权像上高信号。

6. 家族性多发牛奶咖啡斑　是一种常染色体显性遗传性疾病，患者表现为多发的牛奶咖啡斑，而没有 NF1 的其他临床表现。目前没有证据显示此类患者会发展成为 NF1。

7. 非息肉病性大肠癌　此类患者部分可表现为多发牛奶咖啡斑、腋窝部的雀斑、皮肤纤维瘤和胃肠道恶性肿瘤。

其他可鉴别的疾病为：Leopard 综合征、Turcot 综合征、先天性全身性纤维瘤病、Proteus 综合征、多发性脂肪瘤病和 Bannayan-Riley-Ruvalcaba 综合征。

8. 类 NF1 综合征　首次于 2007 年确定，包括

多发的牛奶咖啡斑、腋窝雀斑和大头畸形。NF1基因无突变。通过基因连锁分析，为常色体显性遗传性疾病，基因突变于15号染色体。突变基因为 *SPRED1*，累及 RAS-MAPK（mitogen-activated protein kinase）调节机制，类似于神经纤维瘤蛋白。脂肪瘤、类 Noonan 综合征面容、学习和行为异常可为部分患者的临床表现。类 NF1 综合征没有 Lisch 结节、神经纤维瘤和 NF1 基因异常。

五、治疗

1. 丛状神经纤维瘤 对于无症状者，需定期随访，警惕恶变可能。PET-CT 有助于鉴别 MPNST 和良性的丛状神经纤维瘤。对于有症状的肿瘤，可以手术切除，但禁忌放疗。NF1 患者中 30% 出现丛状神经纤维瘤。丛状神经纤维瘤可以侵犯周围结构，包括皮肤、筋膜、肌肉、骨骼和内脏器官，引发明显的疼痛和骨破坏，且有恶变可能。尽管可以手术扩大切除，但有时手术并不一定能获得满意的效果。化疗可以治疗丛状神经纤维瘤。近期 I 期临床研究表明，应用重组人干扰素-α-2β 治疗 30 例影像学进展的丛状神经纤维瘤患者，结果显示 16 例患者中 11 例疼痛减轻，14 例患者中有 13 例肿块体积减小，4 例患者中有 3 例肿瘤缩小或稳定。相似的是，II 期临床试验应用 Imatinib（丝氨酸激酶抑制剂）治疗丛状神经纤维瘤，17% 的患者肿瘤体积缩小 20% 或以上。

2. MPNST NF1 患者 10% 可能进展为高度恶性的梭形细胞肉瘤，即 MPNST。典型的 MPNST 来源于丛状神经纤维瘤。然而，King 等认为在 1 475 例 NF1 患者中，30 例患者中的 36% 没有丛状神经纤维瘤病史。伴有 MPNST 的 NF1 患者通常有病痛和神经损害。MPNST 通常治疗不佳、早期转移且预后较差。扩大切除是 MPNST 首选治疗方法，具体手术策略取决于肿瘤部位。对于部分切除、具有明显侵袭性的肿瘤或直径 > 5 cm 时可以进行辅助放疗；化疗作为次选的治疗方案仍有争议；常规随访（3～4 月/每次）监测远处转移（如肺 CT、骨骼疼痛的随访）。

3. 椎管内外肿瘤 NF1 伴发的椎管内外肿瘤可为周围神经鞘瘤，包括良性或恶性的神经纤维瘤和神经鞘瘤。其他肿瘤包括起源于胶质细胞或神经外胚层的肿瘤，如髓母细胞瘤和室管膜瘤。

NF1 伴发的椎管内肿瘤特点包括：① 肿瘤常穿经椎间孔而形成椎管内外哑铃状肿瘤。② 临床可见孤立病灶、多发病灶，甚至是跳跃性病灶等分布情况。③ 肿瘤可穿经多个椎间孔在椎旁形成多基底的巨大瘤体。④ 常见病理学类型为神经纤维瘤和神经鞘瘤，少数患者经手术或放疗刺激后可恶性变，转变成恶性神经鞘瘤或神经纤维肉瘤。约 15% 患者可伴有视神经胶质瘤，有些病例可伴恶性周围神经鞘瘤，约 14% NF1 患者伴有胼胝体损害。全身 MRI 或 CT 检查显示，约 40% 的 NF1 患者出现椎旁肿瘤。

NF1 伴发椎管内肿瘤，手术切除是唯一有效的方法。原则上应尽量做到肿瘤的边界外切除，以降低肿瘤的局部复发率。由于目前诊断水平的提高和显微外科技术的应用以及手术方法的改进，多数椎管内肿瘤可实施彻底切除。NF1，尤其是营养不良型病例，常伴有骨结构发育不良、骨密度下降及脊柱畸形。因而在切除其伴有的椎管内肿瘤的过程中，更应充分考虑到脊柱的稳定性重建。否则极易造成脊柱的继发性后凸畸形以及原有畸形的进一步加重。

NF1 脊柱侧凸伴椎旁肿瘤，原则上都应该尽早手术，切除肿瘤并且矫正畸形；因为肿瘤的进展势必加重畸形，当肿瘤巨大、侧凸或后凸度数较大、肿瘤压迫脊髓造成截瘫等情况发生时，术后神经功能恢复的可能性会大大降低。可以选择肿瘤切除、前后路联合融合术，以最大限度纠正畸形，并降低并发症发生率。此类手术应注意有无其他部位肿瘤的存在，Ogose 等报道了 2 例患者均为神经纤维瘤病合并侧凸，同时伴发周围恶性神经鞘瘤，初诊以及矫形术前被忽视，导致术后巨大肿瘤的出现，其中 1 例患者因为肿瘤切除术后多次复发而死亡。Albayrak 等还报道了伴发的硬膜内恶性神经鞘瘤。因此，对于此类患者，有必要行术前全面的评估以及术后规律随访。

4. 神经纤维瘤病伴脊柱侧凸的治疗

（1）支具治疗：神经纤维瘤病伴脊柱侧凸的支

具治疗疗效很大程度上取决于其是否存在骨骼系统的萎缩性改变。萎缩型神经纤维瘤病伴脊柱侧凸多位于胸段，常累及第 4 ～ 6 节椎体，也可位于腰椎，多伴有扇贝样椎体、铅笔样肋骨、顶椎旋转半脱位、椎间孔扩大及椎弓根发育缺陷等萎缩性改变，且骨密度低于正常人群。此类患者常呈短节段角状脊柱侧后凸畸形，顶椎区可同时出现肋骨头脱位进入椎管内等，因而萎缩性 NF1 伴脊柱侧凸在生长发育期间常常进展迅速。萎缩性改变越明显，侧凸进展越快。对于此类患者，支具治疗的效果通常不佳。不恰当的支具治疗甚至有导致或加重神经损害的可能，尤其是针对顶椎区伴有肋骨头脱位或旋转半脱位的患者。因此，此类患者常需尽早接受手术治疗，无需等待骨骼发育成熟。

对于非萎缩型神经纤维瘤病伴脊柱侧凸，即类 AIS 的 NF1 伴脊柱侧凸患者，在脊柱侧凸早期常可采用支具治疗引导脊柱的纵向生长，使脊柱在整个发育过程中保持或取得良好的冠状面和矢状面形态，以缓解脊柱侧凸的进展。一般来说，NF1 伴脊柱侧凸患者开始支具治疗的年龄相对于 AIS 患者更小些。支具治疗的适应证类似于特发性脊柱侧凸，即对于原发弯 Cobb 角 > 25° 或观察期内出现脊柱侧凸快速进展的患者可采取支具治疗。Risser 征 0 ～ 2 级，月经未至或月经已至但不满 1 年等生长潜能成熟度条件可适当放宽。当结构性侧凸超过 45° 时，不宜采用支具治疗而倾向于行手术治疗，因为此类患者脊柱侧凸的柔韧性相对于 AIS 而言更差。另外，要警惕非萎缩性脊柱侧凸的萎缩性演变，即在支具治疗的过程中，随着生长发育和侧凸进展而出现的脊柱或其他骨骼的萎缩性改变，此种现象在 7 岁之前诊断的患者中的发生率约为 81%，而在 7 岁之后诊断的患者中的概率约为 25%。出现萎缩性改变的患者需要更严密的随访，尤其在出现三根铅笔样肋骨和三种萎缩性改变的组合时，进展是不可避免的，必要时采取手术治疗。如随访过程中未出现萎缩性改变，则影响支具治疗效果的因素与 AIS 类似，主要包括支具使用的时间、冠状面及矢状面畸形程度、脊柱僵硬程度、骨骼发育成熟度、椎体旋转度、脊柱侧凸部位等。一般年龄和 Risser 征越小，脊柱越柔软，冠状面及矢状面畸形程度越轻，佩带时间越长，支具治疗的效果就越好。另外，支具治疗的顺应性也是影响支具疗效的重要因素。

支具的类型包括 Milwaukee 支具和 Boston 支具。开始支具治疗时，要求患者每天穿戴 23 小时，支具治疗期间只允许患者洗澡和短暂的锻炼时去除支具。患者每 3 ～ 6 个月门诊随访一次调整支具。复查时均摄佩戴支具站立位全脊柱正位 X 线片，第一次复查时，如原发弯 Cobb 角减少 ≥ 30%，则将佩戴时间减至每天 20 小时；此后若连续 2 次复查原发弯 Cobb 角均增加 5° 以上，则佩戴时间恢复为每天 23 小时，否则仍维持为每天 20 小时；Risser 征已达到 Ⅲ 级或月经初潮 1 年后，每次复查时将佩戴时间每天减少 4 小时，直至无须佩戴。如第一次复查时原发弯 Cobb 角无变化或减少 < 30%，则佩戴时间维持每天 23 小时；Risser 征 Ⅳ 度以后，每次复查时将佩戴时间减少每天 4 小时，直至无须佩戴。停止支具佩戴的指征在女孩为：Risser 征 Ⅳ 级且月经初潮已有 3 年；在男孩为：Risser 征 Ⅴ 级。目前尚无大宗文献报道非萎缩型 NF1 伴脊柱侧凸的总体支具治疗有效率，但支具治疗的有效性评估类同 AIS，即支具治疗期间侧凸进展 ≥ 6°、侧凸 > 45° 或被建议手术治疗则认为治疗失败，一般认为 NF1 伴脊柱侧凸支具治疗的成功率要低于特发性脊柱侧凸。

（2）Halo- 重力牵引加后路矫形手术：尽管有许多医生运用后路全脊椎截骨术治疗僵硬性脊柱侧后凸畸形，并取得了较好的早期临床效果，尤其是经侧后凸的顶椎截骨可直接获得即刻而明显的矫正。但是它存在技术难度要求高、术中出血多、神经系统并发症高等特点。对于 NF1 合并的严重侧后凸畸形，尤其是具有明显萎缩性改变导致围顶椎区椎弓根发育不良致使不能置钉，而且硬膜扩张及合并的椎旁软组织肿瘤的存在，使得后路全脊椎截骨术的实施面临更大的难度。

传统上，Halo- 重力牵引作为治疗僵硬性脊柱畸形的围手术期的重要辅助方法或联合治疗方法之一，也是治疗 NF1 合并的严重侧后凸畸形的重要手段。Halo-重力牵引利用患者的躯体质量作为对抗力，患者可在床上、轮椅和步行器上牵引，优点是牵引时无须绝对卧床、患者耐受性好，可长时间牵引。Rinella等报道围手术期应用Halo-重力牵引辅助治疗重度脊柱侧凸，术后冠状面主弯矫正率达46%。Sponseller等认为术前应用Halo-重力牵引可以降低术中截骨的概率。

术前牵引通过逐渐增加牵引重力，能逐渐拉开脊柱凹侧挛缩的小关节关节囊及韧带结构，提高矫形效果。对于以后凸畸形为主者，术前牵引可降低后凸畸形的僵硬度。对于已发生旋转半脱位者，术前牵引有助于改善或恢复椎管的连续性，进而降低神经并发症发生率。对于严重的脊柱不稳定或存在旋转半脱位已引起脊髓损害时，直接的后路手术可能会加重原有的神经损害，原因在于后凸畸形对脊髓的牵拉或旋转半脱位时的椎管扭曲变形，此时先行牵引，以改善椎管的连续性。牵引后部分患者的神经功能会有所改善，此时再在牵引下行后路矫形固定手术，既可增加手术的安全性，也可获得较满意的矫形效果。此外，牵引期间联合呼吸功能训练，在一定程度上可改善肺功能。

Halo-重力牵引中，初始时牵引重量为2 kg，之后逐日递增，最大重量在小儿以体重1/2为上限，在青少年和成人则以体重1/3～1/2为上限（一般不超过16 kg），或以再增加牵引重量，即出现四肢麻木无力或疼痛不能耐受为最大重量。

牵引注意事项：① 牵引期间需注意颅骨牵引钉的位置，NF1患者通常伴有一定的骨量减低甚至骨质疏松，牵引钉除易松动外，还有进一步突入颅内造成颅内血肿的风险。② 牵引期间需密切观察患者的四肢感觉和运动功能，避免新发臂丛损伤或者原有的旋转脱位造成的截瘫进一步加重。③ 对于有严重肺功能损害或者呼吸衰竭者，牵引期间要积极行呼吸功能训练，如行经面罩无创正压（non-invasive positive pressure ventilation, NIPPV）训练等。

牵引时长一般需1～2个月，根据牵引效果决定手术时机。当严重的脊柱侧后凸畸形经Halo-重力牵引而获得改善后，单纯的后路矫形内固定融合手术即可达到矫形固定和融合的目的。手术中可采用牵引床，在持续牵引下完成矫形手术有助于提高矫形效果（图23-13）。诚然，对于低龄儿童，为了维持脊柱的纵向生长和胸廓的发育，牵引后使用后路双侧生长棒技术也不失为有效的治疗方法（图23-14）。一般来说，Halo-重力牵引的并发症发生率相对较低，但其牵引力量有限、牵引时间较长，同时增加了患者的住院时间。

（3）前路支撑融合手术：对于伴有严重后凸的NF1脊柱畸形患者，远期发生神经损害或者单纯后路手术后的严重矫形丢失为其主要并发症，其原因在于脊柱前柱支撑缺陷使得后凸畸形呈进行性加重而发生躯干塌陷。此时可通过前路进行支撑融合手术，为脊柱后凸畸形提供持久的支撑功能。若从NF1患者单一凸侧入路进行前柱支撑植骨融合，并不能恢复前柱的支撑功能；而理想的也是符合生物力学原理的方法则是从凹侧进行支撑性植骨融合（图23-15），并且必须使用真正具有支撑功能的胫骨（或腓骨）干皮质骨条，否则后路融合和（或）内固定仍可出现疲劳骨折或躯干塌陷。

这种术式还可作为NF1脊柱侧后凸畸形行后路矫形手术后的补充手术，尤其是对于伴有明显前柱支撑缺陷的萎缩性脊柱侧后凸畸形，或后路PSO或VCR全脊椎截骨术后出现前方空缺的支撑性缺陷，内固定难以提供满意的矫形支撑力。对于已行后路截骨矫形术的患者，若残留后凸＞40°，应考虑二期行前路凹侧自体胫骨条支撑融合术。因为如果残留的后凸角过大，矢状面上重心铅垂线会向脊柱前方偏移，加上可能合并脊柱前方的椎体支撑缺损，前柱支撑功能不足，因此单纯依靠后路的内固定并不能完全重建和维持脊柱矢状面上的稳定性，远期可能发生内固定断裂、进行性躯干塌陷等并发症。

（4）非萎缩型NF1合并脊柱侧凸的治疗：非萎缩型NF1合并脊柱侧凸的弯型与特发性脊柱侧凸十分类似。其治疗原则与特发性脊柱侧凸也类似。侧凸小于20°的患者可以采取定期随访观察。侧凸介于20°～40°的患者如还具备一定的生长潜能，应及时

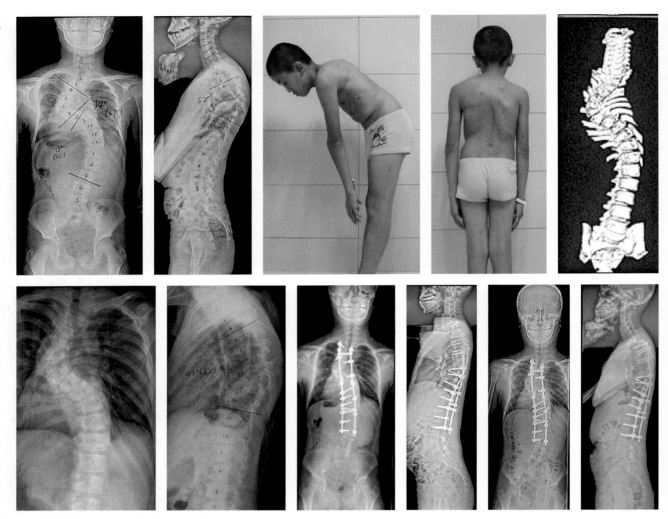

图23-13　NF1伴后凸型脊柱侧凸，主弯Cobb角94°，胸椎后凸52°，CT重建示在侧凸顶点上下侧脊柱扭曲成角伴脊椎间脱位；一期先行Halo-重力牵引1个月，侧后凸得到部分改善；二期行后路矫形术后脊柱连续性大部分恢复。术后1年随访，未出现内固定失败及矫正丢失（13岁男性患者）

采取支具治疗以控制侧凸的进展。非萎缩NF1合并脊柱侧凸大于45°时应采取后路矫形手术矫正畸形。由于侧凸弯型与特发性脊柱侧凸相类似，其融合节段的选择也与特发性脊柱侧凸类似（图23-16）。

（5）萎缩型NF1性脊柱侧凸的手术治疗：对于萎缩型NF1伴脊柱侧凸患者而言，手术治疗的目的不仅是获得侧凸的矫正，还在于重建脊柱稳定与平衡以及阻止脊柱畸形的进展，从而避免神经并发症的发生——萎缩型NF1性脊柱侧凸最严重的并发症（图23-17、23-18）。对于首次治疗失败的患者，需要翻修术，进行更坚强的植骨融合内固定矫形术（图23-19）。

5. 化疗及靶向治疗　NF临床治疗领域近年最重要的进展之一是NF相关恶性肿瘤小鼠模型的开发和使用。在过去10年中，许多基因工程小鼠（GEM）品系已被开发并用于NF的临床前治疗研究。目前已经开发了用于NF1相关皮肤神经纤维瘤、丛状神经纤维瘤、视神经胶质瘤、恶性神经鞘瘤和白血病的GEM品系。同样，也产生了与NF2相关的神经鞘瘤和脑膜瘤的小鼠模型。虽然这些模型有一定局限性，但其为人类临床试验的设计和执行提供了指导信息。

鉴定肥大细胞作为丛状神经纤维瘤生长的微环境驱动因子，可以在临床前NF1小鼠研究中评

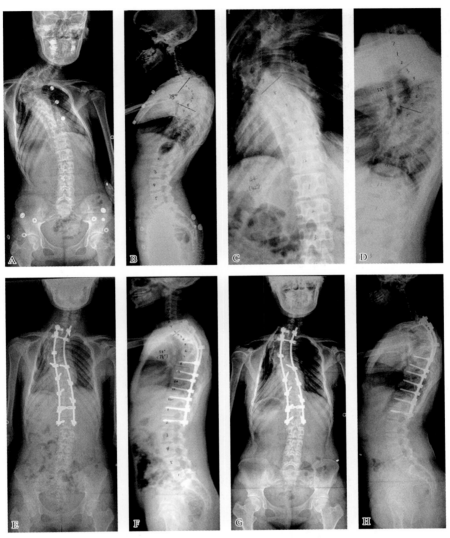

图 23-14　NF1 伴脊柱侧凸畸形，主胸弯 110°（A、B）；行 Halo 牵引 1.5 个月后，主弯 Cobb 得到部分恢复（C、D）；再行后路矫形内固定植骨融合术（E、F）；术后 1 年随访，未见内固定失败及矫正丢失（G、H）（14 岁女性患者）

估抑制 c-kit 的伊马替尼。在一项 2 期临床试验中采用伊马替尼（酪氨酸抑制剂）治疗具有 NF1 的成年丛状神经纤维瘤患者后，17% 丛状神经纤维瘤患者的肿瘤体积至少减小了 20%。此外，一些研究还在验证生物靶向治疗的效果，包括哺乳动物雷帕霉素（mTOR）靶蛋白抑制剂和丝裂原活化蛋白激酶（MEK）抑制剂。

其他 GEM 研究的结果支持将来的临床试验使用索拉非尼、雷帕霉素类似物（如依维莫司）和 NF1 相关丛状神经纤维瘤的 MEK 抑制剂，NF1 相关胶质瘤和 MPNST 的雷帕霉素类似物、趋化因子受体抑制剂，以及酪氨酸激酶抑制剂尼罗替尼和拉帕替尼用于 NF2 相关的前庭神经鞘瘤。

NF1 患儿视路胶质瘤的发病率较高，但由于手术切除视路胶质瘤可引起永久的神经损伤，因此不适宜外科治疗。多数有症状的患者，一线治疗为卡铂联合长春新碱化疗，其他联合化疗方案也有应用，但尚无随机试验支持化疗方案中何种药物更佳。不推荐 NF1 患者做颅脑放疗，因为该群体易于发生二次恶性肿瘤、血管异常和神经心理学障碍。卡铂或长春新碱化疗常用来治疗临床进展性脑干胶质瘤以及患儿其他低级别的胶质瘤。此外，最近一项 1 期临

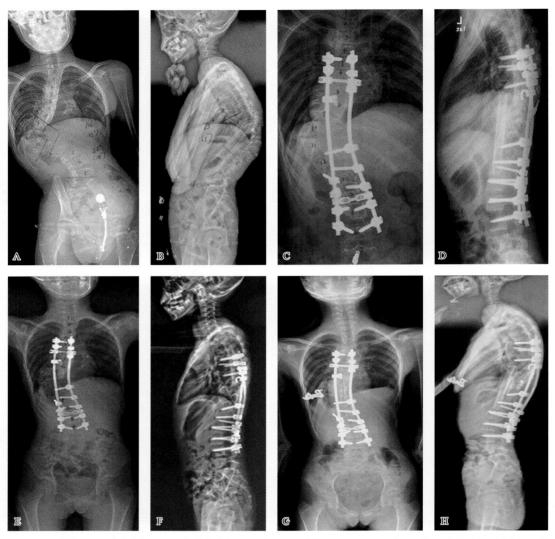

图23-15　萎缩型NF1性脊柱侧后凸。术前主胸弯Cobb角105°，胸椎后凸75°（A、B），一期行后路矫形内固定植骨融合术（C、D）；二期行前路补充融合术（E、F）；植骨方式：一期，自体骨＋异体骨；二期：同种异体腓骨凹侧支撑术。术后1年随访，未出现内固定失败及矫正丢失（G、H）（11岁女性患者）

床试验，评估了30名丛状神经纤维瘤患者采用聚乙二醇干扰素-α-2b（抗病毒细胞因子疗法）的疗效，这些患者在招募时均显示病情有放射学进展，治疗后疼痛减轻（11/16名患者）、肿瘤体积减小（11/13）及稳定（3/4）。

6. 放射治疗　神经纤维肉瘤体积巨大或侵犯广泛无法手术切除者可考虑放疗。更多的时候，是作为手术切除或切除部分肿瘤后的辅助手段。Sar等报道为了彻底切除肿瘤，同时保证术后脊柱的稳定对侵犯脊柱的继发病灶采用扩大切除，脊髓早期行截骨＋支架置入，待伤口愈合后进行放疗和化疗，

明显延长了患者的生命。但患者往往仍死于全身性复发。Lambrou等认为对于盆腔神经纤维肉瘤，手术彻底切除后辅以放疗，可有效地避免肿瘤的复发。

7. 胚胎植入前遗传学诊断（preimplantation genetic diagnosis, PGD）　胚胎植入前遗传学诊断主要用于检查胚胎是否携带有遗传缺陷的基因。在Vanessa L的研究中，77对夫妇经历了156次PGD周期。胚胎活检时平均产妇年龄为33.2岁。80%的活检胚胎获得了诊断，而剩余20%的活检胚胎由于技术上的失败，未获得诊断。在诊断的胚胎中，483/

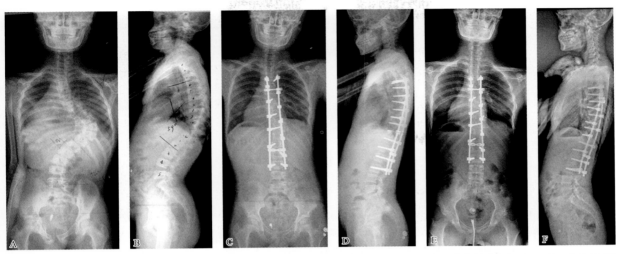

图 23-16　非萎缩型 NF1 伴脊柱侧凸。术前主胸弯 85°，胸腰段后凸 59°（A、B）；行后路矫形内固定植骨融合术（C、D），术后 1 年随
　　　　访，未出现内固定失败及矫正丢失（E、F）（15 岁男性患者）

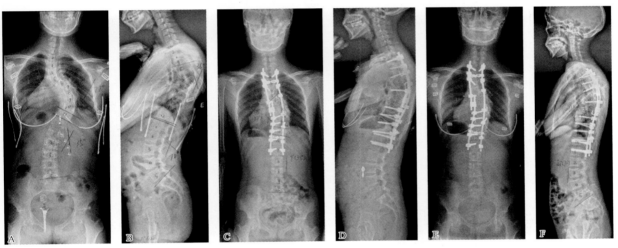

图 23-17　萎缩型神经纤维瘤病性脊柱侧凸，术前主弯 Cobb 角 77°（A、B），行后路矫形内固定植骨融合术（C、D），
　　　　　1 年后随访，未见明显矫正丢失（E、F）（17 岁女性患者）

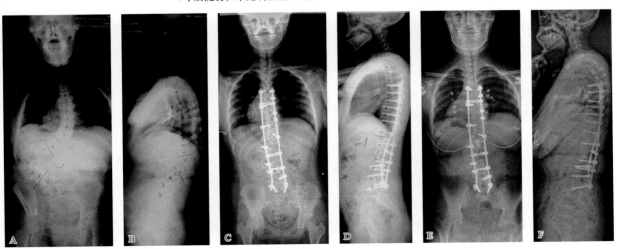

图 23-18　NF1 伴脊柱侧凸畸形，腰左弯 122°，腰椎后凸 67°（A、B）。行后路矫形内固定植骨融合术（C、D），术后 6 年随访，未见
　　　　　内固定失败及矫正丢失（E、F）（17 岁女性患者）

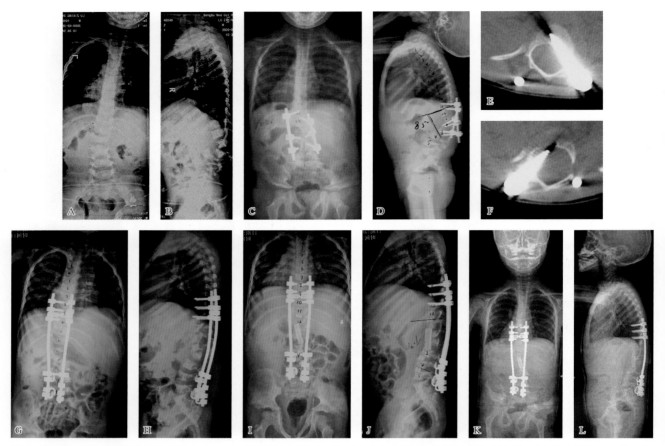

图23-19 萎缩型NF1伴脊柱侧后凸畸形（A、B）。于外院行后路内固定手术后，出现固定节段的后凸（C、D）及内固定失败（E、F）。在取出内固定后先行一期后路内固定翻修手术（G、H），然后再行二期前路异体腓骨支撑融合术（I、J），患者冠状面、矢状面形态均获得满意改善。术后1年随访，未出现内固定失败及矫正等并发症（K、L）（5岁男性患儿）

1 060（46%）不受亲本NF1突变的影响。156个周期中的22个周期（14%）有确认的活产；如果已观察到的成功率适用于未知结果的周期，则预计会有33/156（21%）个周期可能导致活产。

因此，对于许多患有NF1的患者，PGD是一个有吸引力的选择。PGD对于想要避免通过NF1到下一代并且不适合替代预防方法（例如产前诊断，然后是选择性终止或使用供体配子）的夫妇是有用的。虽然在Vanessa L的研究中，不到一半的患者实现了活产，但是增加每个周期中产生和识别的未受影响胚胎数量的策略可以提高未来的活产率。

但是PGD技术手段尚不成熟，且存在相应的伦理风险。此外，PGD治疗费用高昂，目前我国大部分神经纤维瘤病患者无法负担起沉重的费用。这些都制约了此项技术的实际应用。

六、预后

1. 脊柱后凸和脊柱侧凸　常易进展（图23-20、图23-21），特别是营养不良型，可发生旋转半脱位及神经损害。

2. 神经纤维瘤　生长缓慢；妊娠、青春发育期及恶性转化后可使其生长加速。NF1患者发生恶性周围神经鞘瘤后预后较差，5年生存率仅为21%左右。对于NF1患者，出现恶性周围神经鞘瘤的概率可能为10%～24%。NF1患者死亡的平均年龄仅为54.4岁（总体人群中的平均死亡年龄为70.1岁）。

3. 营养不良型脊柱侧凸　是一种恶性的临床类型，支具治疗一般无效，常伴发实体神经纤维瘤，畸形呈进行性发展，手术后复发及继续发展的可能性大，可伴发椎管内肿瘤而导致截瘫等。神经纤维

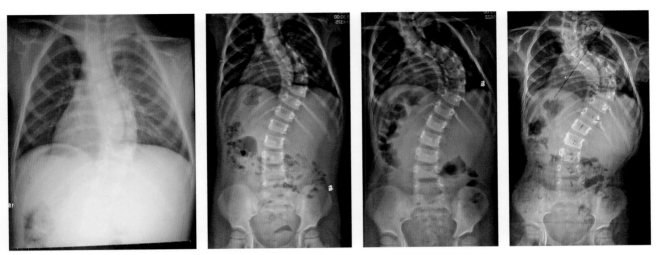

图 23-20　NF1 患儿 1 年内从侧凸 Cobb 角 15° 进展到侧凸 Cobb 角 75°，患者脊柱侧凸进展极其明显（4 岁男性患儿）

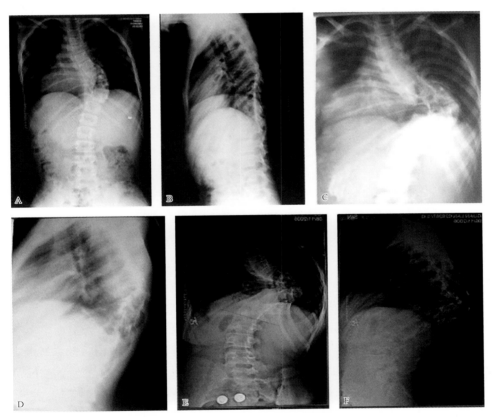

图 23-21　NF1 男性患儿 12 岁（A、B）、14 岁（C、D）、15 岁（E、F）时侧凸 Cobb 角分别为 55°、94°
和 115°，后凸 Cobb 角分别为 15°、33° 和 106°，脊柱畸形进展及脊椎的萎缩性改变明显，其中脊柱侧凸
在 12～14 岁进展明显，而后凸在 14～15 岁进展明显

瘤病性脊柱侧凸若不接受治疗，少数非营养不良型的畸形可处于稳定期，发展缓慢；但几乎所有的营养不良型畸形会呈进行性发展，Winter 等对 9 例未行治疗的营养不良型畸形患者进行了 8 年的随访，平均进展了 42°，约 5°/ 年。Calvert 等研究了 66 例合并脊柱侧凸 NF1 患者的自然病程，32 例未经治疗的患者平均年龄为 9.75 岁，经过 3.6 年随访，侧凸从 59° 进展至 82°，平均每年进展 8.1°。后凸角度从 49° 进

展至81°，平均每年进展11.2°。需要引起注意的是非营养不良性脊柱侧凸患者手术后假关节形成的可能性相对大，此外，该型患者有进一步发展成为营养不良型畸形的可能。

4. 非营养不良型脊柱畸形　可能会逐步出现原来不存在的营养不良性改变，使非营养不良型侧凸转变为营养不良型侧凸。对这种可能进展的非营养不良型脊柱畸形行融合手术，其假关节形成率较高。这种现象为神经纤维瘤病特有。可在短期内出现转变，也可能缓慢变化。发病年龄越早，向营养不良型转变的可能性就越大。Durrani等报道在7岁前出现脊柱侧凸的NF1患儿中，非营养不良型侧凸转变为营养不良型侧凸的发生率为82%，7岁后出现脊柱侧凸的患儿则为25%。发生转变的脊柱畸形其侧凸和后凸的进展角度分别为12°和8°，而未发生转变者其侧凸和后凸进展角度仅为5°和3°。

II型神经纤维瘤病

II型神经纤维瘤（neurofibromatosis type 2, NF2）基因是一种肿瘤抑制基因，位于22号染色体（22q11.2），并具有17个编码外显子。该基因编码一种称为merlin（或schwannomin）的595个氨基酸的蛋白质。有证据表明NF2基因作为肿瘤抑制调控施万细胞和软脑膜细胞的增殖。相应地，脑膜增生和脑膜瘤形成是由软脑膜细胞中NF2基因的条件失活引起的，但是NF2在肿瘤形成中的准确机制尚未确定。

II型神经纤维瘤病可伴发神经鞘瘤、脑膜瘤和室管膜瘤。尽管这些肿瘤均为良性，但是患者会丧失听力、丧失平衡力、瘫痪、寿命缩短。

一、临床表现

对于NF2患者，通常有临床症状的患者年龄多在20～40岁，而18%的患者在18岁以前已经发病，最终发展成NF2的患者约90%表现为双侧听神经瘤，一些成人NF2患者合并有单侧感音神经性耳聋，更甚者是对称或非对称的双侧感音性耳聋，呈渐进性听力下降。临床上通常将NF2分为3种亚型：① Wishar型，即重型，是临床症状较重的一型。临床表现为双侧听神经瘤，通常还合并颅内肿瘤和脊髓的肿瘤，发病年龄在10～20岁。② Gardner型，即轻型。临床症状较轻，发病较晚，虽然表现为双侧听神经瘤，但合并颅内和脊髓的肿瘤较少。③ Segmental型，即不完全型，是由于体细胞镶嵌现象造成，即组织中携带有突变基因的细胞仅存在于某些细胞亚群中。NF2表现为听神经瘤患者，可表现为眩晕、耳鸣和感觉性听力丧失。肿瘤较大时推移并压迫小脑、脑干和第四脑室，出现三叉神经或面神经等其他脑神经病变、小脑共济失调和脑积水等。NF2除表现为听神经瘤的相关症状外，在脊柱肿瘤方面还有其相应的症状出现。近45%的患者因髓外肿瘤出现相应脊髓压迫症状、体征，受累部位以下肌力、感觉减退，常有痉挛、疼痛、大小便失禁。

1. 双侧听神经瘤　患者发病可表现为听力障碍。听神经瘤占所有脑神经肿瘤的10%，占桥小脑区肿瘤的80%。不足10%的听神经瘤患者为NF2。恶性变少见。听神经瘤患者可表现为眩晕、耳鸣和感觉性听力丧失。肿瘤较大时可推移并压迫小脑、脑干和第四脑室，出现三叉神经或面神经等其他脑神经病变、小脑共济失调和脑积水等。

2. 脑神经瘤　第5、10、11和12对脑神经最常受累，表现为相应的脑神经症状。

3. 脊髓肿瘤　近45%的患者因髓外肿瘤出现相应脊髓压迫症状、体征，受累部位以下肌力感觉减退，常有痉挛、疼痛、大小便失禁。

4. 幼儿晶状体后方囊膜下浊斑　幼儿患者常见，10%～20%患者有视网膜及脉络膜错构瘤。小于50%患者存在咖啡牛奶斑，皮肤神经纤维瘤少见。

二、影像学特征

1. 双侧听神经瘤　听神经瘤是该病的常见表现

之一。听神经瘤表现为内听道扩大呈喇叭口样，肿瘤与听神经相连，T1 加权像常呈低、等信号，T2 加权像呈高信号，呈明显均匀强化，瘤体较大时其内可有囊变，信号不均匀，MRI 增强扫描有助于发现较小的听神经瘤病灶（图 23-22）。

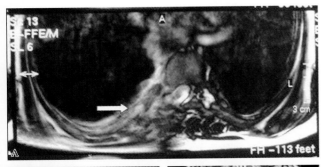

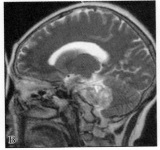 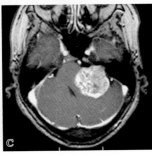

图 23-22　NF2 患者 MRI 示椎旁肿瘤呈混杂信号，无明显包膜（A）；头颅冠状面及横断面 MRI 示听神经瘤与软组织等信号，包膜尚清楚（B、C）（14 岁女性患者）

2. 多发脑膜瘤　NF2 伴发的脑膜瘤多数为多发，可发生于颅内任何位置，表现为与硬脑膜呈宽基底相连的等或稍长 T1 长 T2 信号，增强扫描明显强化，典型者表现为"硬膜尾征"。

3. 神经鞘瘤　位于硬膜内髓外，常有硬膜外成分，当通过椎间孔向椎管外进展时，外观呈哑铃状。髓内神经鞘瘤极少见。随着肿瘤逐渐增大容易发生囊胞样变性。MRI 信号强度是非特异性的，T1 加权像呈低信号或等信号，T2 加权像呈高信号。神经鞘瘤边缘平滑，其内部由于逐渐增大变性而呈不均匀信号，常累及数个椎体。通常，实体部分用造影剂加强后可呈明显的增强效应，但是发生梗死的神经鞘瘤不被增强。

4. 脊膜瘤　在 NF2 中，54% 可合并脊膜瘤。肿瘤位于硬膜内髓外，有时也可向硬膜外进展，呈哑

铃形。髓内很少受累。T1 加权像及 T2 加权像都与脊髓信号相同，呈等信号，其表面呈细小颗粒状，可见均匀一致的增强效应（比神经鞘瘤低一些）。

5. 室管膜瘤　位于髓内导致脊髓扩张，MRI 以 T2 像呈高信号、边缘部分因为有出血而呈低信号为其特征，但是并不是所有的病例都呈低信号，该信号不具有特异性。增强像上可见髓内肿瘤信号增强。

三、病理

大体可见为多种组织形态学的多发性肿瘤。Merlin 是组成细胞骨架的重要成分，因此镜下可见细胞增殖、黏附及转移受到抑制，Merlin 单抗免疫组化染色可见施万细胞着色，NF2 的组织病理学与无症状性肿瘤无差别，唯一差别是它是多种类型混合的。

四、诊断及鉴别诊断

（一）诊断标准

① 双侧听神经瘤。② 一级亲属中有 NF2 患者，患单侧听神经瘤或下列病变中的 2 种：神经纤维瘤、脑膜瘤、胶质瘤、施万细胞瘤、青少年晶状体后囊混浊斑。

（二）可疑诊断标准

① 早发的（< 30 岁）单侧听神经施万细胞瘤或者以下任何一项：脑（脊）膜瘤、胶质瘤、施万细胞瘤，发生于幼儿的晶状体后方囊膜下浊斑。② 多个（> 2）脑（脊）膜瘤 + 单侧听神经施万细胞瘤或者以下一项：胶质瘤、施万细胞瘤、发生于幼儿的晶状体后方囊膜下浊斑。③ NF2 患者临床表现主要与肿瘤的生长部位所产生的占位效应有关，椎管内肿瘤多表现为脊髓受压或神经根刺激症状。

（三）鉴别诊断

1. 转移性肿瘤　转移性髓外硬膜内肿瘤可由脑肿瘤通过脑脊液向脊髓腔内播种，特别是手术操作

更容易引起播种转移。另外，中枢神经系统以外的恶性肿瘤中，向脊髓表面播种转移的肿瘤有肺癌、乳腺癌、黑色素瘤、淋巴瘤及白血病等；髓内转移少见；根据病史容易做出鉴别诊断。

2. 无症状性神经鞘瘤　常为孤立性；它是包括马尾在内的脊神经鞘发生的良性肿瘤；是发病率最高的髓外硬膜内肿瘤，脊髓背外侧多见，当通过椎间孔向椎管外进展时，外观呈哑铃状；MRI 信号强度是非特异性的。肿瘤边缘光滑，内部可因变性而呈不均匀信号。通常实体部分可呈现明显的增强效应。

3. 无症状性脑（脊）膜瘤　常为孤立性；它是发病率仅次于神经鞘瘤的髓外硬膜内肿瘤；常见于胸髓腹侧，颅骨与脊椎交界处，而腰骶部少见。有时也可向硬膜外发展呈哑铃状。

五、治疗

听神经瘤的保守治疗指征：① 高龄患者，肿瘤巨大，手术危险性大；② 肿瘤已造成听力损失，但不对生命构成威胁；③ 仍有残余听力的大型肿瘤。

保守治疗主要包括仔细随访观察治疗、立体定向放疗和化疗。立体定向放疗目的是控制肿瘤生长，保存或改善现有神经功能，与保守治疗和手术相比更为积极、安全。在保证最小手术损伤、最大限度保存现有听力基础上采取显微神经外科联合立体定向放射外科的治疗模式，达到肿瘤局部控制的目的。对于高龄或伴发颅内其他类型肿瘤如脑膜瘤、室管膜瘤等的 NF2 患者，立体定向放射外科亦可作为首选治疗方案。放疗绝大多数可抑制肿瘤生长，但较其他散发听神经鞘瘤患者 95% 的控制率，NF2 控制率只有 50%。其他的听神经瘤可行手术切除。双侧听神经鞘瘤手术原则：尽可能切除肿瘤并保留一侧有效听力，避免双侧面瘫。NF2 早期诊断和治疗是保留听力和延长生命的关键，但从根本上治疗 NF2 可能还要依赖于分子遗传学的发展。

六、预后

大部分患者的预期寿命不受影响，很大程度上取决于肿瘤对神经组织和邻近重要器官的破坏或压迫。

第 2 节　脊柱恶性外周神经鞘瘤

恶性外周神经鞘瘤（malignant peripheral nerve sheath tumor, MPNST）是罕见的间充质干细胞起源的软组织肉瘤。世界卫生组织在 2002 年以 MPNST 替代了原先"恶性施万细胞瘤（malignant Schwannoma）""恶性神经鞘瘤（malignant neurilemmoma）""神经源性肉瘤（neurogenic sarcoma）"和"神经纤维肉瘤（neurofibrosarcoma）"的命名。该肿瘤占所有软组织肉瘤的 5%～10%，在总人口中的发病率约为 0.001%，好发于 20～50 岁，常由 NF1 恶变而来。MPNST 常见于躯干、四肢及头颈部，原发于脊柱的 MPNST 罕见，男女无明显的性别差别。该肿瘤的发病原因目前尚不清楚，目前认为辐射（如放疗等）是 NF1 恶变为 MPNST 可能的原因之一。

一、临床表现

MPNST 临床上多表现为无痛性肿块，增长迅速，常难以与其他肿瘤相鉴别。脊柱 MPNST 患者就诊的首要症状常表现为神经根或脊髓神经受压迫引起的神经性疼痛及远侧肢体运动感觉障碍，症状缺乏特异性，容易与腰椎间盘突出、马尾综合征、良性神经鞘瘤等混淆。

二、影像学特征

1. X 线检查　相对于良性神经鞘瘤，脊柱 MPNST 表现更为多样化，约 65% 的肿瘤表现有骨质破坏，其中约54%表现为溶骨性骨质破坏，46%仅有压迫性骨质破坏。约30%的患者伴有椎旁巨大软组织肿块。MPNST缺乏特征性影像学表现，X线常难以作出诊断。

2. CT检查　MPNST多为实质性，可呈椭圆形、哑铃形或形状不规则，部分肿瘤有完整包膜。与良性神经鞘瘤不同，部分MPNST可侵犯周围组织并与周围组织无明显分界。在影像上包膜完整、形状规则的MPNST有时难以与良性神经鞘瘤鉴别，侵犯周围组织的病例有时难以与其他软组织肉瘤鉴别。

3. MRI检查　可清楚地显示肿瘤与周围软组织的关系及脊髓受压情况。由于血供较为丰富，MPNST在T1加权像上信号与周围软组织类似，T2加权像上相对周围软组织多呈高信号，在增强扫描中可被明显强化。

三、病理

1. 大体特征　脊柱MPNST沿神经外膜或神经束膜散发生长，病灶直径常超过5 cm，其切面呈现灰白色，中心区域有弥漫出血、坏死病灶。

2. HE染色　组织学上细胞生长过度活跃，有多型性细胞，常有假囊形成，血管丰富，可见多核巨细胞，视野中有大量的有丝分裂、核坏死。细胞排列成簇状或鱼骨样。在这些肿瘤内可见化生的软骨和骨组织。视野中若有能分泌黏蛋白的假腺体时，肿瘤被称为恶性腺性神经瘤。MPNST的病理诊断需依靠观察到起源于神经鞘的细胞，根据肿瘤的起源，可分为梭形细胞型、上皮样型、腺型、黑色素型和异质化生型五型。在临床中为方便区分肿瘤的恶性程度，常根据核异型性、细胞形态、核增大、深染、有丝分裂率及坏死等将MPNST分为低度恶性和高度恶性。低度恶性肿瘤表现为轻度至中度的细胞增多、明显的核异型性及适度的有丝分裂率增加（1～6个每10个高倍视野）；高度恶性肿瘤表现为明显的细胞增多、显著的细胞多形性及活跃的有丝分裂（＞6个每10个高倍视野）（图23-23）。高度恶性患者预后较低度恶性患者显著更差。

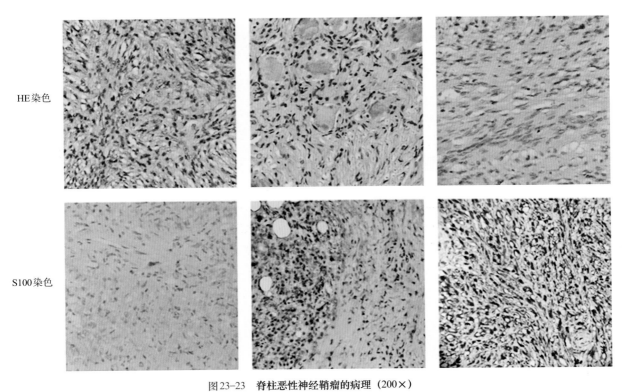

图23-23　**脊柱恶性神经鞘瘤的病理（200×）**
第一排为HE染色，第二排为S100a染色（左到右依次为S100阴性、S100弱阳性和S100阳性）

3. 免疫组化染色 MPNST常见的免疫组化染色指标包括S100、Ki67、Vimentin、GFAP、CD57、SMA和NSE等。笔者研究发现，脊柱MPNST的S100阳性率为79%、Vimentin阳性率为85%、GFAP阳性率为48%、CD57阳性率为77%、SMA阳性率为60%、NSE阳性率为52%，30%的肿瘤样本Ki67≥20%阳性。

四、诊断

单纯依靠临床症状和影像学检查难以明确MPNST的诊断。伴有根性疼痛的肿瘤需与良性神经鞘瘤鉴别；而无痛性肿块需与平滑肌、滑膜、纤维肉瘤等鉴别。确诊需依靠病理学检查。纤维肉瘤病理检查见单相细胞及均匀分布的细胞核；而恶性神经鞘瘤的细胞核分布是不均匀的，而且一般表现为

多型性，存在S100阳性更支持诊断。

五、治疗

手术治疗是MPNST的主要治疗手段。目前研究表明，只有彻底地切除肿瘤，才可有效控制MPNST的复发和转移。因此首次手术范围及合理的手术方式至关重要，应注意根据肿瘤的WBB分期，合理设计手术，根据具体情况，尽可能完整地摘除肿瘤（图23-24）。然而在脊柱MPNST患者中，由于肿瘤邻近结构的复杂（如脊髓、硬脊膜、血管）、肿瘤的体积较大、椎体结构的复杂以及脊柱肿瘤术中出血量较大等因素，实施肿瘤整块切除术较为困难。在笔者的研究中，仅约16%的患者被成功施行整块切除术。因脊柱MPNST常侵犯骨质，在肿瘤切除后可对脊柱进行内固定重建，

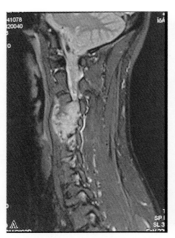
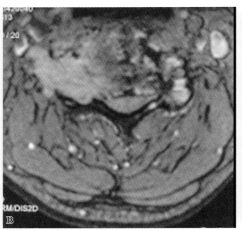
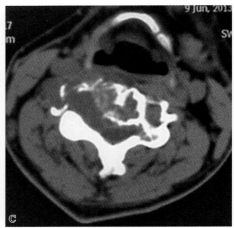
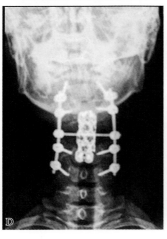
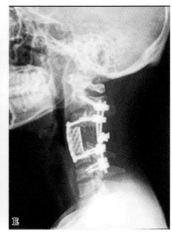

图23-24 C₄椎体及附件恶性神经鞘瘤（34岁男性患者）

A. 颈椎磁共振T2加权矢状面示C₄椎体破坏，肿瘤信号较高并向椎管内突出；B. 颈椎增强磁共振横切面示C₄椎体及附件破坏，肿瘤信号中等强化，脊髓受压，边界不清；C. 颈椎CT示C₄椎体及椎弓根虫蚀样溶骨性破坏；D、E. 前后联合入路C₄椎体及椎旁肿瘤切除重建内固定术后正侧位片

摘除的椎体可用钛网或人工椎体进行重建。术中应注意对残腔的处理，用95%酒精擦拭，减少肿瘤复发的概率。如果硬脊膜完整，可术中放置奥沙利铂、甲氨蝶呤等化疗药物。

目前认为较大剂量的放疗（ > 60 Gy）可有效地降低MPNST的术后复发，改善患者预后。然而由于脊柱大剂量放疗易导致放射性脊髓病，放疗在脊柱MPNST的临床应用中受到一定限制。化疗对MPNST的作用尚存在争议。与其他的软组织肉瘤类似，MPNST对化疗不敏感，一般认为，化疗仅推荐在MPNST发生肺转移或其他全身转移时使用。

六、预后

MPNST是恶性程度较高的肿瘤，临床预后较差，5年生存率为40% ～ 60%。多数研究表明，高度恶性MPNST患者的预后较低度恶性明显更差。笔者的研究显示脊柱高度恶性MPNST的5年生存率仅有6%。由于肿瘤影像学表现的多样性和临床症状的不典型性，术前的影像学分期及神经功能评分似乎对患者预后均无明显作用。彻底的手术切除目前被认为是唯一可根治MPNST的方法，然而，相较于四肢肿瘤，对于脊柱MPNST，术者常没有足够的边缘空间切除肿瘤。近年来随着外科手术技术的发展，En-bloc整块切除术已被广泛应用于脊柱肿瘤的切除，但局限于肿瘤体积及与周围组织分界不清等原因，仅少数脊柱MPNST患者适合接受En-bloc手术。手术切除的彻底程度是脊柱MPNST患者预后的重要因素之一。同时，有研究表明，术后病理检查中S100阴性、伴发神经纤维瘤病1型及肿瘤直径 > 5 cm的患者预后明显更差。

虽然有一系列的化疗药物，如甲氨蝶呤、长春新碱、多柔比星、环磷酰胺、顺铂用于恶性神经鞘瘤的治疗，但化疗效果不明显。MPNST易于复发，术后复发率为22% ～ 56%，远处转移的发生率为21% ～ 31%，最常见的转移部位是肺。笔者收治的脊柱MPNST病例54例，4例在术后出现肺转移；17例在术后1年内复发，12例在术后1年内死亡；目前4例带瘤生存，其余病例仍在进一步随访中。

（邱勇　刘铁龙　王霆）

【参考文献】

[1] Plon S E, Blazo M. Neurofibromatosis type 1 (von Recklinghausen's disease)［M］. UpToDate. Waltham, MA: Wolters Kluwer Health, 2011.

[2] Jouhilahti E M, Peltonen S, Heape A M, et al. The pathoetiology of neurofibromatosis 1 [J]. Am J Pathol, 2011, 178(5): 1932-1939.

[3] Hummelvoll G, Antonsen K M. Young adults' experience of living with neurofibromatosis type 1 [J].J Genet Counsel, 2013, 22: 188-199.

[4] Chen H, Qiu Y, Chen L, et al. The expression of neurofibromin in human osteoblasts and chondrocytes [J]. Ann Clin Lab Sci, 2008, 38: 25-30.

[5] 刘学光, 邱勇, 孙旭, 等. Ⅰ型神经纤维瘤病营养不良性脊柱侧凸患者椎体生长板软骨细胞的功能变化及意义 [J].中国脊柱脊髓杂志, 2011, 21（7）: 592-596.

[6] Le L Q, Shipman T, Burns D K, et al. Cell of origin and microenvironment contribution for NF1-associated dermal neurofibromas [J]. Cell Stem Cell, 2009, 4(5): 453-463.

[7] Ferner R E. Neurofibromatosis 1 and neurofibromatosis 2: a twenty first century perspective [J]. Lancet Neurol, 2007, 6(4): 340-351.

[8] Brems H, Chmara M, Sahbatou M, et al. Germline loss-of-function mutations in SPRED1 cause a neurofibromatosis 1-like phenotype [J]. Nat Genet, 2007; 39: 1120-1126.

[9] Costa R M, Federov N B, Kogan J H, et al. Mechanism for the learning deficits in a mouse model of neurofibromatosis type 1 [J]. Nature, 2002; 415: 526-530.

[10] 肖建如. Ⅰ型神经纤维瘤病伴椎管内肿瘤的外科治疗 [J].中国脊柱脊髓杂志, 2010, 20（5）: 360-361.

[11] Stucky C C H, Johnson K N, Gray R J, et al. Malignant peripheral nerve sheath tumors (MPNST): the Mayo Clinic experience [J]. Ann Surg Oncol, 2012, 19(3): 878-885.

[12] Fan Q, Yang J, Wang G. Clinical and molecular prognostic predictors of malignant peripheral nerve sheath tumor [J]. Clin Transl Oncol, 2014, 16(2): 191-199.

[13] Zou C, Smith K D, Liu J, et al. Clinical, pathological, and molecular variables predictive of malignant peripheral nerve sheath tumor outcome [J]. Ann Surg, 2009, 249(6): 1014-1022.

[14] Grobmyer S R, Reith J D, Shahlaee A, et al. Malignant peripheral nerve sheath tumor: molecular pathogenesis and current management considerations [J]. J Surg Oncol, 2008, 97(4): 340-349.

[15] Moretti V M, Crawford E A, Staddon A P, et al. Early outcomes for malignant peripheral nerve sheath tumor treated with chemotherapy [J]. Am J Clin Oncol, 2011, 34(4): 417-421.

[16] Ma C, Ow A, Shan O H, et al. Malignant peripheral nerve sheath tumours in the head and neck region: retrospective analysis of clinicopathological features and treatment outcomes [J]. Int J Oral Maxillofac Surg, 2014, 43(8): 924−932.

[17] Zhu B, Liu X, Liu Z, et al. Malignant peripheral nerve sheath tumours of the spine: clinical manifestations, classification, treatment, and prognostic factors [J]. Eur Spine J, 2012, 21(5): 897−904.

[18] Wang T, Yin H, Han S, et al. Malignant peripheral nerve sheath tumor (MPNST) in the spine: a retrospective analysis of clinical and molecular prognostic factors [J]. J Neurooncol, 2015, 122(2): 349−355.

[19] Fehlings M G, Nater A, Zamorano J J, et al. Risk factors for recurrence of surgically treated conventional spinal schwannomas: analysis of 169 patients from a multicenter international database [J]. Spine (Phila Pa 1976), 2016, 41(5): 390−398.

[20] Lee S E, Jahng T A, Kim H J. Different surgical approaches for spinal schwannoma: a single surgeon's experience with 49 consecutive cases [J]. World Neurosurg, 2015, 84(6): 1894−1902.

第24章
脊柱骨肉瘤
Spinal Osteosarcoma

第1节 脊柱原发性骨肉瘤

骨肉瘤是一种原发于骨的高级别恶性肿瘤，是最常见的原发恶性骨肿瘤，好发于儿童和青少年。该肿瘤是来源于间叶组织的恶性侵袭性肿瘤，病理主要表现为成骨并伴有不成熟骨样基质沉积。其恶性程度较高且有高度肺转移风险。骨肉瘤在脊柱部位发病率较低，国内外对脊柱原发性骨肉瘤的报道和总结不多，预后相对较差。为提高骨肉瘤特别是脊柱原发性骨肉瘤的治疗效果，加深对脊柱骨肉瘤的生物学特性的了解，仍需要不断加强基础及临床研究。

一、流行病学及病因学

骨肉瘤是最常见的骨原发性恶性肿瘤，年发病为2～3/100万，占人类恶性肿瘤的0.2%，占所有原发性恶性骨肿瘤的11.7%。骨肉瘤好发于青少年，其发病年龄呈双峰样，最常见的好发年龄分别集中在10～14岁和60岁左右，随着年龄的增长，中轴骨的骨肉瘤发病率逐年增高，从占24岁以前患者的12%升高至约占60岁以后患者的40%。男性发生率略高于女性（约1.4∶1），这种差距在20岁之前尤为明显。骨肉瘤最常见的发病部位是股骨远端、胫骨近端和肱骨近端，约占总数的85%。发生于脊柱的骨肉瘤相对少见，占所有骨肉瘤的3%～5%。脊柱原发性骨肉瘤最常见发病部位分别为骶骨（30%）、腰椎（25%）和胸椎（25%）。据国外相关资料统计，脊柱原发性骨肉瘤占脊柱原发性肿瘤的3.6%～14.5%。在Mayo诊所1909—1980年收集的1 122例骨肉瘤患者中，24例为脊柱骨肉瘤，约占所有骨肉瘤患者的2%。上海长征医院2010—2016年共收治了脊柱骨肉瘤172例，其中脊柱原发性骨肉瘤124例、颈椎21例、胸椎43例、腰椎33例、骶骨27例。

骨肉瘤有着非常复杂的异质性，缺少公认一致的导致肿瘤发生、发展的分子机制。Paget病是公认的骨肉瘤相关危险因素之一，约有1%的Paget病患者最后发展为骨肉瘤。肿瘤抑制基因的失活及某些基因的过表达与其发生发展可能有着密切的关系。除了染色体不稳定引起的基因改变外，骨肉瘤的发生发展也可能与主要信号传导通路的变化导致肿瘤微环境改变，从而最终导致细胞的增殖和转移有关。如TGF-β可以促进间叶组织细胞生长，引起免疫抑制，增强细胞外基质的形成及刺激骨肉瘤细胞系的有丝分裂等。胰岛素样生长因子1受体通路已被发现和骨肉瘤的发展密切相关，其通过与IGF-RI、IGF-I/Ⅱ结合激活下游PI3K/Akt/mTOR和

MAPK/ERK通路而促进骨肉瘤的生长转移。Wnt通路与骨肉瘤的发生发展也有着密切的关系。通过抑制β-catenin的转录活性，多西他赛可以抑制骨肉瘤细胞系MG-63和U2OS的增殖。而Wnt通路负调控蛋白NKD2的高表达可以抑制骨肉瘤的增殖和转移活性。

就转移性骨肉瘤而言，其部分基因的改变使其可以侵入血液，抵抗凋亡和免疫破坏，在远处组织中黏附与增殖。Wnt/β-catenin和src通路的变化可能与肿瘤细胞进入循环系统相关，Notch1/Notch2受体在高转移性骨肉瘤标本中被发现有高表达。而死亡受体通路Fas/Fas受体通路在骨肉瘤中则常常表达下调，在肺转移骨肉瘤标本中常表现为Fas阴性。当转移细胞到达转移部位后，肿瘤生长和进展就会受到生长因子和血管生成因子的调节，而src通路在这个步骤中会激活而导致肿瘤细胞的快速增殖和新生血管的生成等。由此可知，骨肉瘤的发生发展机制仍不明确，未来对于骨肉瘤发生、发展机制研究的将逐步深入，以发现新的药物或方法指导临床治疗，提高治疗效果，延长患者生存期。

二、分型

目前常用的几种脊柱骨肉瘤的分类是在解剖部位与组织类型的基础上提出的。按组织类型分为骨性、成软骨性、成纤维性、混合型和细胞退行性发育性骨肉瘤。根据肿瘤发生部位可分为两大类，即中央型骨肉瘤和周围型骨肉瘤；根据病因又可分为原发性和继发性骨肉瘤。

1. 中央型骨肉瘤

（1）普通型骨肉瘤：是最常见的骨肉瘤类型，约占91%。好发于青壮年，20～29岁约占50%。它是一种高度恶性的原发性中央型成骨性肿瘤。通常，根据肿瘤细胞产生的不同类型的细胞外基质，可以进一步分为骨母细胞型骨肉瘤，软骨母细胞型骨肉瘤和纤维母细胞型骨肉瘤。肿瘤细胞通常是高度间变的，具有纺锤形、多形性和深染的细胞核。普通型骨肉瘤多发于长骨的干骺端髓质部分（通常是股

骨远端、胫骨近端、肱骨近端）。肿瘤内常伴随不同程度的出血、坏死和囊性变。

（2）血管扩张型骨肉瘤：毛细血管扩张型骨肉瘤通常是退行性发育性骨肉瘤，以前认为他的预后较差，现在认识到它的组织学类型与经典的骨肉瘤有相同的生物学行为，形态学上有时与动脉瘤性骨囊肿有一定相似性，疗效有所改观。2013年报道的5年生存率约为67%，接近普通型骨肉瘤。显微镜下，可见多形性的细胞核和高的有丝分裂率。

（3）分化良好型（低度恶性）骨肉瘤（intraosseous well-differentiated ostrosarcoma）：是一种细胞异型性小、核分裂象少、主要由纤维和骨组织组成的骨肉瘤。该类型与纤维异常增生或低级别骨旁骨肉瘤有相似之处。它比传统的骨肉瘤具有更好的预后，偶尔情况下，在原始低度恶性肿瘤内可以发展为继发性去分化的高级别骨肉瘤。此型骨肉瘤最易误诊为纤维结构不良。

（4）小细胞型骨肉瘤（small-cell osteosarcoma）：小细胞骨肉瘤患者的预后略差于普通型骨肉瘤患者。是一种兼有Ewing肉瘤和骨肉瘤特点的骨肉瘤。发病比一般骨肉瘤患者大，常累及股骨、肱骨和骨盆。光镜下瘤细胞呈圆形或短梭形，排列紧密，有致密纤维组织将瘤细胞分割成"小岛"，类似Ewing肉瘤。因此，小细胞骨肉瘤可能被误认为是Ewing肉瘤，因为它们对CD99（通常在Ewing肉瘤中发现的标志物）的膜染色具有阳性。此外，常见于Ewing肉瘤的EWS-ETS染色体22易位，偶尔也可见于小细胞骨肉瘤肿瘤。

2. 周围型骨肉瘤 指发生在骨表面的骨肉瘤，远比发生在骨髓内少见，其中，大多为分化好的低度恶性肿瘤，少数为中度或高度恶性肿瘤。WHO将发生在骨表面的骨肉瘤再分成3类：骨旁骨肉瘤、骨膜骨肉瘤和高度恶性表面骨肉瘤。其中，高度恶性表面骨肉瘤在组织病理学上与骨髓内典型高度恶性骨肉瘤相同，预后很差。

（1）骨旁骨肉瘤：是周围型骨肉瘤的最常见形式。它占所有骨肉瘤病例的不到5%。肿瘤通常发生在长骨的干骺端；在75%的病例中，它来自股骨远

端后部。骨旁骨肉瘤起源于骨膜的外纤维层，通常是低级别的，具有最小的成纤维细胞基质异型性和广泛的骨基质产生。16%～43%的低级别骨旁骨肉瘤可以发生去分化，成为高度恶性表面骨肉瘤。

（2）高度恶性表面骨肉瘤：是周围型骨肉瘤最不常见的形式，并且在组织学上是完全高级别的。据报道，高级别表面骨肉瘤与常规骨肉瘤具有相同的预后；不过，最近的研究表明预后有所改善。

3. 继发性骨肉瘤　约1% Paget病患者在疾病进程中可发生肉瘤变，多数恶变成为骨肉瘤，也可为纤维肉瘤、软骨肉瘤等。多种肿瘤在放射治疗后有发生肉瘤变可能，如骨巨细胞瘤、骨母细胞瘤，放疗后肉瘤变约半数为骨肉瘤。另外，骨肉瘤也可在低度或交界性肿瘤基础上分化而成。偶尔一些良性疾患如纤维结构不良、骨软骨瘤也可恶变为骨肉瘤。

三、临床表现

肿瘤发生部位不同程度的疼痛是骨肉瘤最为常见的症状，通常由膨胀的肿瘤组织破坏骨皮质、刺激骨膜神经末梢引起。因早期的疼痛表现无特征性，患者常会被误诊为椎间盘突出症等常见病变，故临床上患者从有症状到确诊的平均时间在6个月左右。早期的疼痛可呈间歇性痛，后期可发展为持续性疼痛，疼痛程度逐渐增强，可表现为不同程度的夜间痛。当肿瘤压迫或者侵袭神经根时，会出现相应区域的神经根性疼痛症状。

随着病情发展，局部可出现肿胀，但由于脊柱位置较深，早期肿块通常不明显，后期可在相应部位触及肿块，伴明显的压痛。因骨化程度的不同，肿块的硬度各异。肿块表面皮温常增高。

文献中报道，约2/3脊柱骨肉瘤患者确诊时已有神经功能障碍（从神经根放射痛到完全截瘫等不同程度）。同时，脊柱骨肉瘤患者确诊时肿瘤多数已经向硬膜外侵袭延伸，不利于有效手术切除。

脊柱骨肉瘤发生远处转移的概率尚不确定。10%～20%的脊柱骨肉瘤患者在明确诊断时就已经有明显的肺部或骨转移灶。超过80%的临床成年骨

肉瘤患者存在隐匿性微转移灶。尽管骨肉瘤复发和转移的患者生存率比只有局部病灶的患者低得多，但也并不意味着不能长期存活。大部分患者肿瘤的复发时间不超过2年，80%的转移部位在肺部，约20%的转移在骨、脑和其他部位。患者发生远处转移时，预后较差。

四、影像学检查

影像学上，青少年患者需要与侵袭性骨母细胞瘤和骨巨细胞瘤相鉴别，当X线片或者CT上出现骨囊性破坏和粗糙的骨小梁时，除非出现骨化或钙化，否则骨肉瘤与骨巨细胞瘤鉴别比较困难（图24-1）。在老年患者中，骨肉瘤需要与溶骨性病变为主要表现的转移癌与骨髓瘤相鉴别。无硬化的溶骨性破坏很少发生在脊柱骨肉瘤。

1. X线检查　骨肉瘤在X线片上表现呈多样化，肿瘤内骨化的程度不尽相同。重度骨化的骨肉瘤特征性表现是有稠密的硬化区。四肢骨肉瘤的骨膜反应称为Codman三角，在典型的"日光辐射现象"中可见带点状或放射状的条纹。但在脊柱骨肉瘤患者

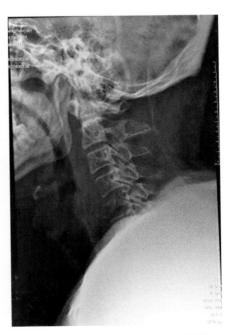

图24-1　C₆椎体骨肉瘤（49岁男性患者）

X线显示C₆椎体塌陷，骨小梁密度降低

中上述征象极少见到。影像学上将脊柱骨肉瘤分为溶骨型、硬化型和混合型。在脊柱病变中，最常见的是溶骨型与硬化型相混合的病理改变，常伴有椎体的病理性骨折。病变通常位于椎体，但后结构也易受累。在各种亚型中也可见纯粹的溶骨性改变，如具有囊性结构的毛细血管扩张性骨肉瘤。

2. CT和MRI检查　可发现肿瘤侵袭周围软组织与椎管，CT扫描可明确是否存在早期的肺部转移灶。MRI对于确定肿瘤组织与椎管内结构及周围软组织的关系有重要的意义。与CT相比较，MRI的矢状面与冠状面成像更容易确定肿瘤侵犯周围软组织和椎管的程度。MRI表现主要受钙化程度的影响，肿瘤在T1加权像上为相对低信号，在T2加权像上为相对高信号，钙化肿瘤在所有序列像上都显示低信号（图24-2、图24-3）。在毛细血管型骨肉瘤中，

可见液-液平面。

3. 放射性核素扫描　有利于发现脊柱骨肉瘤的卫星病灶和远处骨转移灶。在治疗期间或治疗后，如骨扫描持续表现为热结节，这是肿瘤持续存在或复发的可靠指标。定期复查放射性核素骨扫描适用于经过联合化疗后的患者，可早期发现肿瘤复发迹象。

4. 动脉造影　采用动脉造影可确定肿瘤新生血管、胸腰椎脊髓的节段性血供。动脉造影术还有利于消除肿瘤血管和减少术中出血，可以通过聚乙烯乙醇或无水乙醇进行节段性血管栓塞来实现。另外，动脉造影术还可选择性递送有效的化疗药物。

五、组织活检

当怀疑脊柱恶性肿瘤（包括脊柱骨肉瘤等）

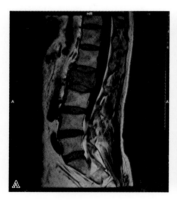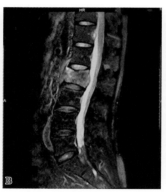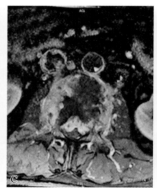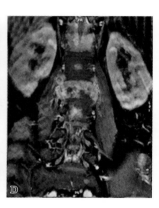

图24-2　L_2椎体骨肉瘤（49岁男性患者）

A、B. MRI：L_2椎体侵蚀破坏，后方硬膜囊受压。矢状位T1WI呈现均匀低信号影，T2WI呈现中至高信号影；C、D. 水平位和冠状位T2WI提示L_2椎体广泛破坏，信号不均一，呈现混合中至高信号

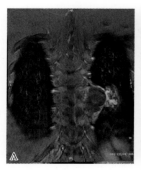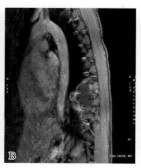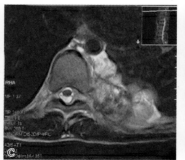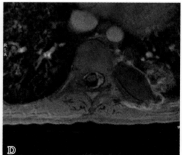

图24-3　$T_8 \sim T_{10}$椎旁巨大骨肉瘤（22岁男性患者）

A、B. MRI：冠状位和矢状位T1WI显示$T_8 \sim T_{10}$椎旁左侧巨大肿块，信号不均一，中低信号为主；C、D. 水平位T2WI显示肿块为不均一高信号，T1WI显示为低信号

时，手术前应常规行活检来明确组织类型。针刺活检具有90%的诊断准确率，但大部分脊柱骨肉瘤患者就诊时，有不同程度的脊髓神经根压迫或刺激症状，当针刺活检困难时，可采取开放活检术。

六、病理

无论它们的分类和分型如何，骨肉瘤都有着共同的组织学特征，即成骨瘤细胞的骨性产物。尽管骨性产物只是肿瘤的一小部分，却是病理医师诊断定性的重要依据。

骨肉瘤有许多分类方法，对于脊柱骨肉瘤而言，常有以下四种分类：① 成骨性骨肉瘤；② 成软骨性骨肉瘤；③ 成纤维性骨肉瘤；④ 继发于Paget病或放射后骨肉瘤。

1. 肉眼观察 脊柱骨肉瘤多呈膨胀性生长，包膜不明显或不完整，软组织肿块明显，肿瘤大小不一，通常直径较大。肿瘤血供较丰富，在出血性肿瘤中常可发现出血和大的血管腔，有时肿瘤内有血块。由于有骨生成，通常有砂砾感；如骨被矿化，可出现钙化区。

2. 镜下所见 恶性成骨细胞的产物——编织骨，不论矿化与否，均是任何骨肉瘤的单一诊断指标，所有的骨肉瘤组织杂乱无章。编织骨的骨针或骨块被丰富的血管网围绕，围绕骨针周围的细胞含有由于过多不典型的有丝分裂初期的异型纺锤体，周围组织中看到很多的恶性成骨细胞（图24-4）。

出血或坏死灶是骨肉瘤的常见特征，在这些病例中，因周围的肉瘤细胞已失去染色亲和力，所以易见到肿瘤骨。目前，尚没有具体的特殊染色来诊断骨肉瘤，通过免疫过氧化酶染色检查（图24-5），在偏振光显微镜下，很容易发现骨胶原，对诊断骨肉瘤非常有帮助。

由于成骨的不确定性，病理上有时看到的只是可产生胶原的恶性纺锤状细胞的肿瘤。如果肿瘤细胞呈漩涡样排列，应考虑是否为恶性纤维组织细胞瘤。不典型纤维肉瘤中，没有漩涡样的细胞排列

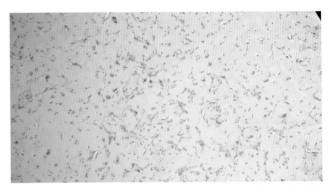

图24-4 骨肉瘤HE染色（100×）异形的梭形细胞和恶性的骨样基质

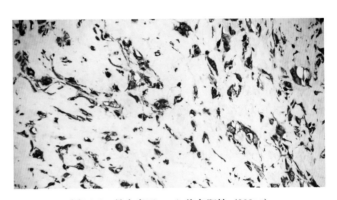

图24-5 骨肉瘤Vimentin染色阳性（200×）

和组织细胞分化。目前较难区分浸润性成骨细胞瘤与骨肉瘤，但一些特征如坏死灶、缺少成骨性的栅条、频繁的有丝分裂活动等更多地支持骨肉瘤的诊断。

七、治疗

目前尚缺乏有关脊柱恶性肿瘤治疗的标准记录，现在已有的治疗原则是延伸自肢体肿瘤的治疗策略。一旦确诊，即应进行胸部CT扫描和放射性核素骨扫描排除转移病灶。随着有效化疗方案的出现，手术治疗应在早期系统化疗后进行。肿瘤辅助化疗的理论基础是，首先在患者最早确诊时，影响全身的微小转移已发生，同时微小转移灶相对较小，对化疗药敏感，所以此时化疗，对于骨肉瘤是非常重要的。其次，由于原发肿瘤病灶减小，允许手术范围更接近肿瘤，以获得有效的整块或广泛切除。

（一）化学治疗

自20世纪70年代术前化疗+手术+术后化疗应用于骨肉瘤治疗后，5年生存率获得了显著提高，由原来的10%～20%提高到60%～80%，但近30年来进入了平台期，尚未发现证据级别较高的、能显著提高生存率的药物。

1. 术前化疗　近年来提出新辅助化疗概念，即术前对骨肉瘤进行化疗，根据化疗的敏感性与肿瘤组织学坏死程度制订术后的化疗方案。通过有效的术前化疗，达到抑制及杀灭肿瘤转移灶的目的。最早倡导术前化疗的是MSKCC（Memorial Sloan-Ketterirg Cancer Center），此举得到了Bologna小组（Rizzoli institute）与Winkler等的支持。Bologna小组的报道表明，术前化疗与局部复发率有很明确的关系，而局部复发对预后具有十分不利的影响，从减少复发进而改善预后的角度看，术前化疗是有一定意义的。然而，在MSKCC的资料中，PFS（无瘤生存率）并不受术前或术后化疗的影响。对接受术前化疗的170例患者，Meyers等按术前化疗时间的长短将患者分成3组，分别是19～60天（57例）、63～96天（58例）、大于97天（55例）。经单因素分析，术前化疗的长短与PFS无关，延长术前化疗的时间虽然可使组织坏死率上升，但其与预后的相关性也下降。POG小组对106例患者进行了随机研究，采用药物均为HD-MTX-CF、ADP/DDP（两个循环，10周），一组为术前化疗，一组为术后立即化疗。结果表明，2年生存率分别为70%及73%，亦无明显区别。因此，对术前化疗是否可以改变患者的长期预后尚无统一的认识。但可以肯定的是，术前化疗必然会使部分患者的肿瘤坏死，从而减轻水肿。

骨肉瘤新辅助化疗推荐药物为大剂量甲氨蝶呤、异环磷酰胺、多柔比星、顺铂，给药方式可考虑序贯用药或联合用药。

每个患者要选用两种以上药物，并保证足够的剂量强度。可参考的剂量范围为：甲氨蝶呤8～12 g/m^2（MTX化疗需行血药浓度监测）、异环磷酰胺12～15 g/m^2、多柔比星90 mg/m^2、顺铂120～140 mg/m^2，以上为单药应用推荐剂量，若联合用药则需酌情减量，用药时间达2～3个月。骨肉瘤新辅助化疗的推荐方案如下。

- 顺铂联合多柔比星。
- MAP方案（大剂量甲氨蝶呤、顺铂、多柔比星）。
- 多柔比星、顺铂、异环磷酰胺和大剂量甲氨蝶呤。
- 异环磷酰胺、顺铂和表柔比星。

骨肉瘤术前化疗疗效评估（具体见术后化疗部分）包括以下几点：① 症状与体征，疼痛、皮温、局部肿胀等有无改善（与化疗前比较）。② 实验室检查，碱性磷酸酶、乳酸脱氢酶的变化趋势。③ 影像学，X线、CT、MRI、ECT变化。在手术前，可对前三者进行评估，有时候会出现三者不一致的情况，需要具体分析判断。肿瘤坏死率的评估只能在术后进行，目前可作为术前化疗疗效评估的金标准。

2. 化疗反应评价　准确及时的疗效评价可允许更改治疗方案，增大药物剂量或提早手术以拯救组织反应不佳的患者。目前最为可靠的是对化疗后手术切下的肿瘤标本进行坏死率评估，文献报道各个中心不尽相同，其中Huvos评级系统是至今应用最为广泛的方法。肿瘤坏死率Ⅲ～Ⅳ级者为化疗反应好，推荐术后化疗采用与术前相同化疗方案；肿瘤坏死率Ⅰ～Ⅱ级者为化疗反应差，提示远期预后差，术后应提高剂量强度或修改化疗方案（包括增加新药），但由于目前除一线四大治疗药物外的其他有效药物较少，因此在增加新药上受到很多限制。也已证明，肿瘤组织化疗反应与预后存在明显相关性，复发与转移基本上只发生在组织反应不佳的患者中。需要指出，原发性肿瘤与转移瘤化疗敏感性不尽一致，这就是部分患者不能获得长期生存的原因。Biagini等从6例原发灶化疗反应良好的患者切下的21个肺转移结节中，仅有12个化疗反应良好；而17例原发瘤反应不佳的患者切下的50个结节中，仍有5个反应良好。因此，肿瘤细胞对化疗的反应存在异质性。然而病理组织学评估只有在手术切除肿瘤以后才能进行，而且是一项繁重的工作，需要取材 19～30 个及以上，在不同的病理医师之间还存在个体差异。所以在过去几年里，放射学专家在努力建立一种替代病理学的方法，已证明X线片、CT、MRI 均非评估化疗反应的敏感与可靠指标，血管造影与核素扫描则显示了较高的应用价值。经过 2～4 次化疗后，可看到肿瘤血管明显减少，这意味着肿瘤坏死，当肿瘤血管生长停止、减少或消失时，说明化疗达到了最大反应，可考虑手术。核素骨扫描似更有前途，而且简便，可反复检查，^{67}GA、^{99}TC、^{201}Tl 均曾用来评估肿瘤化疗反应，尤以 ^{201}Tl 较为可靠，特异性强，不受炎症及反应成骨的影响。

3. 术后化疗　尽管 20 世纪 60 年代前就有学者对骨肉瘤进行试验性化疗，但直到 20 世纪 60 年代，有学者将细胞毒性药物联合用于骨肉瘤的术后治疗，骨肉瘤的术后化疗才真正拉开了序幕。许多学者进行了前瞻性的随机对照临床研究，证实辅助化疗的确切疗效：辅助化疗组和单纯手术组的 2 年生存率分别为 63% 和 12%。此后众多数据均显示了术后辅助化疗能够提高患者生存率，其主要原因在于化疗能够杀灭肺微小转移灶或延迟随转移处出现时间，目前文献报道无转移骨肉瘤患者的 5 年存活率通常在 50%～80%。

国际上关于骨肉瘤的化疗方案众多，尽管不同的治疗中心采用的具体方案各异，但基本原则为：① 强调药物种类和剂量强度；② 为获得最佳治疗效果必须联合有效的药物。目前最有效的药物包括多柔比星、顺铂、异环磷酰胺和甲氨蝶呤。从历史上看，甲氨蝶呤是第一个对骨肉瘤确实有效的药物，但是作为单药，它的有效率比其他药物低。多柔比星和顺铂的有效率更高，为一线药物，其次有效的药物是异环磷酰胺和甲氨蝶呤。近来，吉西他滨和多西他赛联合也显示出一定的抗肿瘤活性，被认为可能是二线方案的合理选择。建议骨肉瘤患者术后化疗维持总的药物剂量强度，用药时间：8～12 个月。

年龄是影响预后的因素之一，临床研究结果显示，年龄大于 18 岁的患者预后较小于 18 岁患者差，并随着年龄增加而更差。但化疗对于年龄大于 40 岁的患者仍有一定疗效。预后较不接受化疗的患者稍好。

化疗的有效性对于脊柱肿瘤外科治疗意义重大，随着外科技术的提高，报道显示全椎节整块切除术对局部复发控制明显优于分块切除。但由于脊柱解剖结构的限制，术后局部复发率高且易发生远处转移，如果化疗无效欠佳则其生存率会很低；对于不可切除或难以整块切除的病例，辅助放疗和化疗是重要治疗手段。

4. 展望　寻找新的、更有效的化疗药物是当今的重要任务，这对于已知存在抗药性的患者更为重要。研究表明，MDR-1 与其产生的 p170 蛋白可能是抗药机制之一，阳性与阴性患者的组织反应率、RFS、总生存率均明显不同，但也存在相反的观察结果。免疫治疗具有良好的前景，如 L-MTP-PE 可激活人类抗肿瘤的单核细胞，诱导提高外周血中的肿瘤坏死因子与白细胞介素-6，而且不受 ADM、DDP、HD-MTX-CF 等化疗药物的影响。粒细胞集落刺激因子（G-CSF）则可以支持强化的化疗，提高骨髓造血功能，而不需要骨髓移植或干细胞移植。实践证明，G-CSF 可以降低白细胞下降程度并减少其持续时间，但尚不知这能否最终带来预后的改善。

近 20 年来，骨肉瘤的化疗取得了很大的进步，学者们在挽救化疗、药代动力学、药物剂量强度、化疗反应评价等方面进行了非常有意义的探索，极大地改善了骨肉瘤患者的预后。然而还有许多问题需要解决，包括如何改进拯救化疗、术前化疗是否优于术后化疗、手术时机的选择等。多数学者赞同将 HD-MTX-CF 作为联合化疗中的重要一员。毋庸置疑，药物的剂量强度将对预后产生重要的影响，然而制订的化疗方案在实际操作中常受到诸多因素的影响而不能按期实施，宜尽可能采取有效的支持措施，如应用 G-CSF 等，避免药物剂量强度的降低。相信随着这些问题的逐步解决，骨肉瘤患者的预后将不断改善。

（二）手术治疗

外科手术仍是治疗脊柱骨肉瘤的主要手段，但应强调早期的穿刺活检，明确诊断后，施行新辅助化疗（具体上文已作详细介绍）。对于脊柱骨肉瘤手术治疗应尽量行整块切除或广泛切除，有助于延长生存期。术前行栓塞后24～48小时手术，可以明显减少术中出血，缩短手术时间，有利于肿瘤的彻底切除。

术中应注意以下问题：① 脊柱骨肉瘤的恶性度很高，软组织浸润广泛，术中应尽可能切除肿瘤周围的软组织。② 建议使用骨水泥或同种异体骨作为重建材料。③ 术中尽量保留邻近椎体终板，终板是防御肿瘤的监视屏障，如单纯植骨或破坏终板则容易导致肿瘤复发扩散。④ 肿瘤解剖位置以及技术条件允许的情况下，尽量选择单一入路，减少种植转移风险。

（三）放射治疗

骨肉瘤细胞对放疗较敏感，对于不能切除或者切缘阳性的患者可以考虑单独放疗或者辅助放疗，局部点放射治疗可用于所有辅助性化疗无效的病例。近年来国内外开展了^{153}Sm–EDTMP内照射诱发骨肉瘤细胞凋亡的实验研究，观察到随着^{153}Sm–EDTMP内照射延长，骨肉瘤细胞的DNA链断裂程度增加，形成凋亡小体，为该治疗方式的实施提供理论依据。近年来放射增敏剂的研究也是一个热点，Kubota等研究认为，渥曼青霉素（p13–激酶抑制剂）可抑制静止型肿瘤细胞DNA-PK活性，而被放疗所杀伤。Linbeg等动物实验证明PEG-HB（聚乙二醇结合牛血红蛋白）可增加对放疗的敏感性。但放疗可能与较高的切口裂开及深部延迟愈合发生率有关，特别是用后正中切口进行器械固定和植骨术的患者。

（四）靶向治疗

目前对于骨肉瘤特别是脊柱骨肉瘤并没有成熟、有效的靶向治疗药物问世。但是现在多项正在进行的临床RCT试验都在试图找到有效的靶向治疗药物以期控制或者治疗此疾病。一项由MD安德森癌症中心主导的多中心Ⅱ期临床试验证明胰岛素样生长因子受体单抗Robatumumab对于可切除的骨肉瘤有一定的缓解作用，31位患者中有3人达到完全或部分缓解，但是对于不可切除的骨肉瘤，29个入组患者都未有任何缓解。而在《柳叶刀》肿瘤子刊上发表的一篇关于索拉非尼和依维莫司治疗不可切除的高级别骨肉瘤的非随机对照Ⅱ期临床试验表明，虽然索拉非尼或索拉非尼联合依维莫司对于高级别不可切除的骨肉瘤有一定的治疗效果，但是依然不能达到预期的患者平均无疾病进展生存6个月及以上的目标。

八、预后

原发性脊柱骨肉瘤治疗困难，有报道脊柱骨肉瘤的平均生存期为6～10个月，主要是因为手术难以彻底切除。但如果能对肿瘤实施整体切除或广泛切除，患者预后则会明显改善。脊柱骨肉瘤的研究到目前为止有4个较大系列的学术研究报道。1980年，Barwick等报道了1组10例67岁以上的脊柱骨肉瘤患者，总的平均生存期6个月，只有1例长期存活。Shive等报道了20例脊柱骨肉瘤患者，没有给予现代联合化疗方案治疗，但平均生存期为10个月。在纪念斯隆-凯特琳癌症中心，从1949—1984年收治的24例脊柱骨肉瘤患者被分成2组，早期的13例患者主要予以椎板切除和放疗，平均生存期6个月，只有1例长期存活者。近期的11例患者接受了椎体切除和联合化疗，这组患者中5例生存期超过5年，其中3例在完全无瘤状态，只有1例患者在接受化疗时已发生远处转移。随访上海长征医院骨肿瘤科1996—2015年53例成人脊柱原发性骨肉瘤患者，评估随访30个月，1年生存率71.1%，3年生存率为24.5%。总体而言，成人脊柱骨肉瘤预后相对较差。

第2节 骨肉瘤肺转移

肺是骨肉瘤转移的主要靶器官，在应用化疗前，80%～90%的患者死于肺转移。骨转移也有发生，但往往发生于疾病的晚期，常在临床上未被发现或仅见于尸检。辅助化疗和新辅助化疗的应用，大大地提高了骨肉瘤患者的生存率，同时其转移方式也发生了改变。肺外转移的发生率增高，肺转移的发生率下降到32%～46%，其中45%～78%的患者转移仅发生在肺。肺转移瘤的数量减少，有利于手术治疗。因此，如何及早发现和有效治疗肺转移对改善骨肉瘤患者的预后至关重要。

一、诊断

多数骨肉瘤肺转移的部位位于胸膜下和周边1/3，很少直接侵犯支气管，故患者较长时间内几乎没有明显症状。更多的情况下，患者的症状来自气胸、胸腔积液或胸膜炎性胸痛。其早期诊断主要依靠影像学检查。当然，血AKP检测也是提示是否有转移或复发的重要观察指标。影像学检查主要包括X线片、CT、核素骨扫描。

1. X线检查　可作为诊断及随访的重要手段。一般原发瘤术后每个月复查1次，但其敏感性差。Bacci等报道23例肺转移者，X线片发现仅10例（41%）。

2. CT扫描　术后常规随访手段。一般原发瘤术后每3～6个月复查1次，也有报道每个月复查者。在CT片上往往把结状肺实变或胸膜下非透亮区认定为转移瘤，而毛玻璃样变和线性、楔形病变则被认为是肺不张、静脉淤血、肺炎等。肺部结节性病灶常需与以下疾病鉴别：肉芽肿性疾病、肺炎、炎性假瘤、错构瘤、肺不张、放射性肺炎、闭塞性细支气管炎等。其中部分疾病能从病史及其临床资料加以区别，如血AKP降低后又升高提示转移，散在的病变多提示恶性。但有些仍无法区别，必要时4～6周后再行CT检查，观察疾病发展过程，必要时需行CT引导下穿刺活检。CT检查有一定的敏感性和特异性。两者受一些技术指标影响，如层厚、诊断者水平。常规胸部CT一般可发现直径 > 3 mm的肺外周结节。Robertoson等报道肺转移CT检查有10%假阳性率（4/38）；13.6%假阴性率（6/44），遗漏的病灶直径为5～10 mm。Bacci等报道在15例患者中，CT片发现32处病灶，术中发现82处，病理证实62处为转移瘤；同一报道中36例CT阳性患者，10例证实为良性病变（2例为肉芽肿，1例为炎症，3例为纤维化，4例为淋巴结）。肺转移瘤在影像学上表现为钙化结节不常见。Kaste等报道28例患者中有4例发现钙化结节，均见于多发转移者，但其中1例同时有肺门、脾等处钙化。

3. 核素骨扫描　^{99m}Tc-MDP骨扫描在发现肺转移瘤方面远不如CT、X线敏感，不作为骨肉瘤术后随访的常规检查。但它有很强的特异性，几乎无假阳性报道。Kaste等报道23例患者仅1例于ECT有阳性发现。Pevarski等关于SPECT与CT对肺转移瘤检测的对比研究发现，8例肺转移，SPECT阳性4例，无假阳性；CT无假阴性，但7例假阳性（37%）；并且有2例SPECT比CT发现更多病灶。所以，SPECT可作为CT的补充检查。

二、治疗和预后

（一）手术治疗

手术治疗骨肉瘤肺转移已被普遍接受。选择肺手术患者应符合以下要求。① 原发瘤必须完全控制或手术能够完全控制。② 没有其他无法控制的肺外转移。③ 转移瘤能完整切除。④ 预计术后能保留足够的肺组织。⑤ 患者能耐受手术。

一些研究人员分析了影响预后的因素，并把预后因素也列入手术选择标准。这些因素包括以下两点：① 原发瘤治疗后到出现肺转移之间的无瘤期 ≥12个月。② 肿瘤倍增时间 > 20天。但也有一些研究表明以上两个因素与预后无关，所以是否把后两者列入手术选择标准还没有确定。

肺转移瘤手术目的是切除所有大体的转移灶，同时尽可能多地保留肺实质。因肺转移瘤通常位于胸膜下肺的周边，可采用楔形切除转移瘤。对于少数较靠近中心的病灶，可进行圆锥状肺楔形切除，在病灶周围形成0.5～1.0 cm的正常切缘，该技术可保留较多肺组织。必要时可以考虑行肺叶切除，有时为了完全切除肿瘤，也行胸膜切除术或胸壁切除术。Putnam等报道38例扩大的肺转移瘤；切除病灶包括累及的胸膜、胸壁、心包或其他胸腔结构，围手术期死亡率仅5%。骨肉瘤肺转移术后有较高的复发率。复发后只要可以手术切除，仍应选择手术治疗，选择标准同首次手术。Goorin分析了一些资料后认为，41%的肺部转移病灶切除后可再复发，但再手术可存活很长时间，如必要可多次剖胸切除转移灶。

尽管继发性脊柱骨肉瘤预后较差，仍可完全切除转移灶。手术尽可能在放射性检查或CT扫描证实脊柱受肿瘤侵犯后立即进行。近来发现肿瘤的流式细胞仪在推测肿瘤转移的可能性和是否需要进一步强化治疗方面有相当大的帮助。这些进展可能对脊柱骨肉瘤的治疗有所帮助。

（二）肺转移的化疗问题

对于骨肉瘤肺转移手术前后是否要化疗还存在争论。反对者认为，肺转移意味辅助化疗失败，改用其他药物仍可能对病灶不敏感，因此不值得化疗。Carter等报道1977—1983年23例Ⅱ期骨肉瘤肺转移者，肺转移瘤切除后化疗组与观察组生存率无差别；但其病例数少，且化疗剂量比近年的化疗方案小。支持者认为，肺手术前化疗可能减少和缩小转移瘤数目和体积。Jaffe和Rosen等研究发现，肺转移瘤越小，坏死率越高，表明小的转移灶对化疗是敏感的。另外，肺转移瘤首次手术后再转移发生率较高，因此化疗是必要的。Ward等建议肺手术前化疗，认为若不化疗直接行肺手术，有可能在身体康复至能耐受化疗时已出现新的转移瘤。Eric等发现48%的肺转移瘤血供全部来自肺动脉，36%的肺转移瘤血供为肺动脉和小部分的气管动脉，只有16%的病灶为

支气管动脉供血，且这些转移瘤位于中间1/3肺，距肺门较近，故肺转移的化疗选择外周静脉途径。肺转移的化疗方案多种多样，一般是根据辅助化疗、新辅助化疗方案和原发灶坏死率来调整。若转移发生早或发生在辅助化疗过程中，则更改化疗方案，补加其他药物（如异环磷酰胺）；若转移灶出现迟、灶坏死率高者，可在原方案基础上做微调。另外，在肺转移瘤术前化疗过程中，根据影像学评价疗效（病灶数减少、体积变小），决定是否更换化疗药物或提早手术。近年随着靶向药物种类的逐渐增多与普及，针对抑制肿瘤血管生成的靶向药物在对骨肉瘤肺转移治疗中渐受到了临床医生的重视，同时靶向药物联合化疗或者手术在控制骨肉瘤肺转移方面也在逐步探索之中。

（三）Ⅲ期骨肉瘤患者肺转移的治疗

高度恶性骨肉瘤患者就诊时，即有15%～20.4%为Ⅲ期患者，其中仅肺转移的占77%～92%。无肺外转移的Ⅲ期骨肉瘤的治疗过程为：病理活检证实后即行术前化疗，术前化疗结束后影像学评价肺转移瘤能否切除，能切除者，同时或先后行原发灶和转移灶切除术，再行术后化疗；若肺转移瘤不能被切除，则更改化疗方案或其他尝试性治疗。具体手术方法有以下两种：① 先行原发瘤手术，待创口愈合后再行肺转移瘤手术。② 同时进行原发瘤和肺转移瘤手术。

骨肉瘤中仅肺转移与伴有肺外转移的患者预后差异很大。Meyers等报道14例存在肺外转移者存活期不足4年，而48例仅肺转移者5年生存率为15%。多家报道Ⅲ期患者术后5年生存率为14%～53.3%。Harris等1998年报道的多中心研究结果，5年生存率、5年无瘤生存率分别为53.3%、46.7%；并且30例中包括3例骨转移、1例淋巴转移者以及肺转移瘤无法切除者，若无肺转移者，则预后更佳；其中仅有肺转移瘤少于8个的患者5年无瘤生存率为66.7%，与Ⅱ期骨肉瘤的生存率相当。Bacci等于1993—1995年进行的23例Ⅲ期骨肉瘤的前瞻性研究，2年生存率为45%，2年无瘤生存率为43.4%；同期Ⅱ期骨肉瘤患者2年生存率和无瘤生存率分别为82.8%、76.8%。

（四）影响预后的因素

1. 肺转移瘤坏死率 Ward等研究发现111例Ⅱ期骨肉瘤原发瘤坏死率与生存率相关，其中36例肺转移者仅4例肺转移瘤坏死率＞90%，与生存率无统计学相关。Ⅲ期骨肉瘤转移瘤坏死率与原发瘤坏死率明显相关。Bacci等1992年报道，65%的病例两者坏死率一致，15%不一致，坏死率与预后相关。

2. 转移瘤数目 多数报道肺转移瘤数目、大小与预后相关。Ward等报道肺转移瘤3个以上者死亡危险性增加2.9倍。Meyer等报道肺转移瘤少于6个者生存率优于6个以上者。Kaste报道多于3个者死亡危险性增加5.1倍。Harris发现肺转移瘤少于8个与8个以上者的生存率有差别。

3. 能否手术切除 能完全切除肺转移瘤者预后优于无法切除者。Goorin等报道15例未行彻底切除肺转移瘤者仅2例存活，11例完全切除者9例存活。Pastorino等报道完全切除者5年生存率为47%，而不能完全切除者生存期不足42个月。Meyer等得出类似结果。

4. 无瘤间期 无瘤间期是指原发灶切除后至转移灶被发现的时间。无瘤间期短，转移灶可能多发且生长较快，提示预后差。但Goorin和Meyer报道无瘤间期大于与小于1年者，其生存率无差别。

第3节 放射治疗后肉瘤

继发性肉瘤变是肿瘤放疗的并发症之一。这些肿瘤可起自骨骼或软组织，临床表现往往与原发性肿瘤的复发相似。有些学者认为，继发性肿瘤的发病率在上升，与放疗日益成为霍奇金病、乳腺癌等肿瘤的常规治疗手段有关。这些治疗在提高缓解率和生存率的同时，也带来一些新的临床课题，放疗区域内肉瘤样变就是一种棘手的并发症。

一、流行病学

体外放疗并发骨肉瘤的最早报道是在1922年，Beck报道3例结节性关节炎放疗后出现骨骼多结晶纺锤样细胞肉瘤。不久，Martland和Humphries报道2例油漆匠因常将毛刷含于口中而接触放射性镭（^{226}Ra）致额骨肉瘤。1945年，Hatcher回顾24例放疗后骨肉瘤，并第一次报道非骨性肿瘤治疗后致骨骼肉瘤的病例。1948年，Cahan等对放射所致新生物形成病例进行回顾并报道了11例继发性肿瘤，他所拟定的诊断标准目前仍广泛应用。在Cahan之后，还有许多学者描述了接受放射后，骨肿瘤如成骨性肿瘤和骨巨细胞瘤转变为骨肉瘤的现象。在Cahan的诊断标准放宽后，Ewing肉瘤等恶性骨肿瘤放疗后的继发性肉瘤也被包括在放疗后肉瘤之列。放射性瘤形成的实际风险不确定，可能出现在个体一生中的任一时刻。最近Weatherby等报道了1例原发瘤治疗后55年出现的放射性肉瘤。Mayo中心在60年里报道了78例放疗后骨肉瘤，而相同时段内（1921—1983年）纪念斯隆-凯特琳癌症中心发现66例放疗后骨肉瘤，发生率均与文献报道的40%发病率相近。另外，静脉内注射放射性核素（内照射）也可致肉瘤，最早的内照射治疗诱发骨恶变的报道是Marie于1910年发表的。在德国，Mays等（1998年）报道了899名儿童在使用^{224}Ra反复静脉内注射治疗结核、强直性脊柱炎，其中53例出现骨肉瘤，最晚的1例在使用放射性核素后25年发病。

二、放射剂量与潜伏期

放射剂量与放疗后骨肉瘤的相关性目前尚无一明确的结论，Coleyt等（1960年）认为剂量超过300 Gy的放射线可能诱导正常骨或骨的良性病变发生恶变，但也有报道低至 10 Gy 或 14 Gy 的也可发生恶变。大都认为非原发骨病变接受的放疗而诱发恶变的剂量要大。从接受放疗至恶变的时间从几年至数十年，平均时间为 10 年左右。

三、病因及分类

近年来，放疗后脊柱肉瘤的发病率逐渐上升，一方面是由于放疗日益成为霍奇金病、乳腺癌等肿瘤的常规治疗手段，脊柱正处于放疗照射区内，正常椎体骨质在放射线反复刺激下恶变；另一方面，原发性脊柱肿瘤首次手术不够彻底，残余肿瘤组织在放射线诱导下恶变，特别是原发巨大肿瘤，病灶大部分未切除而进行放疗极易导致局部肉瘤样改变。

放疗后肉瘤根据起源分为骨性和软组织性；根据组织学分为骨肉瘤和其他纺锤样细胞肿瘤；还可根据原发肿瘤进行分类，对治疗有指导意义。

四、临床表现

临床表现与肿瘤部位有关。所有患者均有渐进性背部疼痛，可伴有肢体麻木、无力等神经损害的表现，可能由脊髓、马尾及神经根受压所致。有时可触及迅速增大的脊柱周围肿块，直径超过 10 cm，相应皮肤可出现毛细血管扩张、营养不良和纤维化。

五、影像学特征

放疗后骨肉瘤 X 线片一般无特异性，脊柱的溶骨性破坏伴少量反应性硬化骨是最常见的表现，椎体的破坏比附件更明显。从 X 线片上难以区分放射性骨炎与恶性骨肿瘤。椎旁软组织肿块有时可出现钙化。最有价值的诊断性检查是 CT 扫描，可显示硬膜外肿瘤的情况，血管造影可反映锁骨下动脉所受的侵犯。

六、病理

放疗后肉瘤的组织学特征显示高度恶性，绝大多数为骨肉瘤、恶性纤维组织细胞瘤或纺锤样细胞肉瘤，有丝分裂率极高。低倍光学显微镜下无法鉴别纺锤样细胞肉瘤与神经源性恶性神经鞘瘤。神经源性肿瘤表现为腺体样病灶或较为聚集的中胚层分化细胞，电子显微镜和过氧化物酶免疫检测有助于确诊。

七、诊断

放疗后骨肉瘤 Cahan 诊断标准包括以下 4 点。① 原始良性病变的纤维切片或放射学证据。② 必须接受过放疗并在治疗区域内出现肉瘤。③ 放疗与骨肉瘤出现之间有一相对较长的时间。④ 所有肉瘤均经组织学证实。最易导致放疗后脊柱肉瘤的原发肿瘤为霍奇金病、乳腺癌和颈部肿瘤及骨巨细胞瘤，这些疾病患者放疗后，若原发肿瘤临床症状缓解后又出现脊柱部位疼痛或神经症状，应尽快进行 CT、椎管造影等放射学检查以明确诊断。但要注意与肿瘤晚期转移灶相鉴别。此时，通过 X 线片往往很难判断，病灶活检更有价值。

八、治疗及预后

既然放疗后肉瘤生长迅速，对传统放疗和化疗不敏感，那么早期发现和早期手术治疗显得尤为重要。根据具体情况行病灶部分肿瘤刮除术、肿瘤部分或完全切除。出现脊髓压迫症时需急诊行椎管减压术。外科手术治疗后，可采用导管介入法将 ^{192}Ir（铱）暂时植入病灶区域以清除残余肿瘤，再加以适量的外照射。也可结合化疗对其进行综合治疗，药物有甲氨蝶呤、多柔比星、顺铂、环磷酰胺和长春新碱。还可以通过腹壁下动脉灌注法进行化疗。

无论组织学检查结果如何，脊柱部位的放疗后肉瘤预后较差，文献中还未有治愈的报道，而其他部位恶性肿瘤切除后的 5 年生存率为 20%。其预后差的原因之一在于脊柱肿瘤解剖结构较为复杂，难以得到根治切除；另一原因为临床诊断易于将脊柱肿瘤误诊，丧失早期治疗时机。

第4节　Paget 相关骨肉瘤

既往临床医生常认为Paget病会导致恶性肿瘤的骨转移概率增加。直到1876年，James Paget 在他的第一篇关于畸形性骨炎文章中，首次描述了发生在Paget骨病上的骨肉瘤，在他随访的23个Paget病例中发生的5例骨肉瘤。此后，越来越多的文章报道了Paget病导致的骨肉瘤高发病率。此后至1951年，总共有约102例由Paget病恶变为肉瘤的病例相继被报道。

一、流行病学

Wick等人在回顾梅奥中心近50年的1 211例骨肉瘤病例中发现，其中有38例患者患有Paget骨肉瘤。另一份回顾性分析统计了Walter Reed医院1940—2000年的所有40岁以下的Paget病病例，没有发现任何骨肉瘤或者其他相关的恶性肿瘤的发生。骨肉瘤在成人的发病率相较于Paget病在人群中的普遍流行显得极为罕见，为1%～2%。普通型Paget病是一种年龄相关的骨骼紊乱，被确诊的患者往往为55岁以上，并在男性中发病率略高，其发病率与病灶的部位及病灶的数量相关。Paget骨病呈现出地域分布及家族聚集的特性，在斯堪的纳维亚半岛、印度或者远东都鲜有报道，而在英国、欧洲西部等，以及这些地域的移民所在地，包括美国、加拿大、新西兰、澳大利亚和南美洲的城市中都较为常见。近50年的Paget病诊断依赖于影像及AKP碱性磷酸酶的升高作为依据，因此疾病的诊断因医学操作和诊断习惯而有不同。总的来说，目前Paget病的流行和严重性均有所降低，但是仍没有充分的数据支持Paget骨肉瘤同比例的降低。事实上，在Walter Reed提及的贯续研究中，患有Paget病的年长患者中有30%发生了恶性的转变。

尽管Paget骨肉瘤的流行病学可能仍存在争论，患有Paget病与否与患者的不良预后之间相关性尚不明确。相比较于青少年骨肉瘤治疗的大步进展，目前没有充分证据提示这些患者中的Paget骨肉瘤的预后得到明显改善。

二、病因及分类

成骨性骨肉瘤是Paget病相关的骨肉瘤中最常见的一种，有80%以上的病例报道为成骨性，同时纤维肉瘤、恶性纤维组织细胞瘤、软骨肉瘤、转移癌、淋巴瘤和巨细胞瘤也有报道。

三、临床表现

临床上，大多数患者表现为与软组织包块相关的疼痛，以及平片上的溶骨性破坏。患者血清AKP碱性磷酸酶水平不同程度提高。Paget骨肉瘤在骨的发生率上依次为骨盆、股骨和肱骨，其次为胫骨和头骨。难以解释的是肱骨上Paget骨肉瘤发生率相对较高，而脊柱上的发生率较为罕见，这与在成人骨骼上Paget病的总体发生率有明显不同。

四、病理

绝大多数Paget骨肉瘤是传统、高级别、髓内、溶解性肿瘤，以骨皮质的破坏和周围软组织的浸润性破坏为特征。只有极少的肿瘤表现为骨髓腔内或外的硬化。其肿瘤细胞为高度的多形性，病理以在Paget骨组织中相似的破骨巨细胞存在为特征。该肿瘤的大体观相类似于一种Paget病中混乱重组的夸张表现，在新近组成骨小梁和巨大多核骨细胞表面有非常多的非典型成骨细胞。

五、治疗及预后

该病发病率较低，既往的报道均较为罕见。根据Philip等人的报道，其所行手术治疗的26名患者中，6名行原位截肢手术，5名行保肢髋关节置换术，只有2名患者适合行化疗，但没有患者因化疗受益，5名患者进行了放疗，10名患者仅行姑息治疗。术后1年存活率为53%，2年为25%，没有患者存活至5年，所有患者均死于转移。积极治疗的患者中位生存期为21个月，姑息治疗患者生存期为7个月。5位保肢患者中的4位在5～12个月中出现了原位的复发，剩余的那名患者死于第14个月。截肢手术和保肢手术在生存期上无明显差异。

（杨诚　周振华　冯大鹏）

【参考文献】

[1] Sissons H A. The WHO classification of bone tumors [J]. Recent Results Cancer Res, 1976, 54: 104–108.

[2] Forest M. Histologic classification of bone tumors (WHO 1993) [J]. Ann Pathol, 1995, 15(3): 226–227.

[3] Bielack S S, Hecker-Nolting S, Blattmann C, et al. Advances in the management of osteosarcoma [J]. F1000 Research, 2016, 5: 2767.

[4] Mirabello L, Troisi R J, Savage S A. Osteosarcoma incidence and survival rates from 1973 to 2004: data from the Surveillance, Epidemiology, and End Results Program [J]. Cancer, 2009, 115(7): 1531–1543.

[5] J F. Orthopaedic Knowledge Update 9 [J]. American Academy of Orthopaedic Surgeons, 2008, 2008: 635.

[6] Durfee R A, Mohammed M, Luu H H. Review of osteosarcoma and current management [J]. Rheumatol Ther, 2016, 3(2): 221–243.

[7] Nathrath M H, Kuosaite V, Rosemann M, et al. Two novel tumor suppressor gene loci on chromosome 6q and 15q in human osteosarcoma identified through comparative study of allelic imbalances in mouse and man [J]. Oncogene, 2002, 21(38): 5975–5980.

[8] Kruzelock R P, Murphy E C, Strong L C, et al. Localization of a novel tumor suppressor locus on human chromosome 3q important in osteosarcoma tumorigenesis [J]. Cancer Res, 1997, 57(1): 106–109.

[9] Kloen P, Jennings C L, Gebhardt M C, et al. Expression of transforming growth factor-beta (TGF-beta) receptors, TGF-beta 1 and TGF-beta 2 production and autocrine growth control in osteosarcoma cells [J]. Int J Cancer, 1994, 58(3): 440–445.

[10] Do S I, Kim Y W, Park H R, et al. Expression of insulin-like growth factor-II mRNA binding protein 3 (IMP3) in osteosarcoma [J]. Oncol Res, 2008, 17(6): 269–272.

[11] Erclik M S, Mitchell J. Activation of the insulin-like growth factor binding protein-5 promoter by parathyroid hormone in osteosarcoma cells requires activation of an activated protein-2 element [J]. J Mol Endocrinol, 2005, 34(3): 713–722.

[12] Su Y, Wagner ER, Luo Q, et al. Insulin-like growth factor binding protein 5 suppresses tumor growth and metastasis of human osteosarcoma [J]. Oncogene, 2011, 30(37): 3907–3917.

[13] 吴兴，陈峥嵘. 骨肉瘤治疗的新进展 [J]. 肿瘤，2001，21（2）：149–151.

[14] 张鹤宇，罗先正，王志义. 与骨肉瘤化疗相关的几个因素的研究进展 [J]. 中华骨科杂志，2000，20（1）：50–52.

[15] 米川，马忠泰. 骨肉瘤的肺外转移 [J]. 中华骨科杂志，2003，23（1）：39–40.

[16] 姚家祥. 放疗后肉瘤的分析：临床资料与实验结果的联系 [J]. 中华放射医学与防护杂志，1987，（4）：236–240.

[17] Talac R, Yaszemski M J, CurrierB, et al. Relationship between surgical margins and local recurrence in sarcomas of the spine [J]. Clin Orthop, 2002, (397): 127–132.

[18] Yamamoto T, Fujita I, Kurosaka M, et al. Sacral radiculopathy secondary to multicentric osteosarcoma [J]. Spine, 2001, 26(15): 1729–1732.

[19] Wuisman P, Lieshout O, Dijk M, et al. Reconstruction after total en bloc sacrectomy for osteosarcoma using a custom-made prosthesis: a technical note [J]. Spine, 2001, 26(4): 431–439.

[20] Bauernhofer T, stoger H, Kasparek A K, et al. Combined treatment of metastatic osteosarcoma of the spine [J]. Oncology, 1999, 57(4): 265–268.

[21] Kawahara N, Tomita K, Matsumoto T, et al. Total en bloc spondylectomy for primary malignant vertebral tumors [J].Chir Organi Mov, 1998, 83(1–2): 73–86.

[22] Blaney S, Berg S L, Pratt C, et al.A phase I study of irinotecan in pediatric patients: a pediatric oncology group study [J].CliCancer Res, 2001, 7(1): 32–37.

[23] Flemming D J, Murphey M D, Carmichael B B, et al. Primary tumors of the spine [J]. Semin Musculoskelet Radiol, 2000, 4(3): 299–320.

[24] Sar C, Eralp L.Transoral resection and reconstruction for primary osteogenic sarcoma of the second cervical vertebra [J]. Spine, 2001, 26(17): 1936–1941.

[25] Ozako T, Flege S, Liljenqvist U, et al.Osteosarcoma of the spine ;experience of the Cooperative Osteosarcoma Study Group [J].Cancer, 2002, 94(4): 1069–1077.

[26] Frassica F J, Frassica D A, Wold L E, et al.Postradiation sarcoma of bone [J]. Orthopedics, 1993, 16(1): 105–106.

[27] Bonetta A, Gelli M C, Zini G, et al.Postradiation sarcoma of head and neck: report of two cases [J].Tumori, 1996, 82(3): 270–272.

[28] Murray E M, Werner D, Greeff E A, et al.Postradiation sarcomas: 20cases and a literature review [J]. Int J Radiat Oncol Biol Phys, 1999, 45(4): 951–961.

[29] Hansen M F, Seton M, Merchant A. (2006). Osteosarcoma in Paget's disease of bone [J]. J Bone Miner Res, 21 Suppl 2, P58–P63. doi: 10.1359/jbmr.06s211.

[30] Wick M R, Siegal G P, Unni K K, et al. 1981 Sarcomas of bone complicating osteitis deformans (Paget's disease): Fifty years' experience [J]. Am J Surg Pathol, 1981, 5: 47–59.

[31] Choma T J, Kuklo T R, Islinger R B, et al. Paget's disease of bone in patients younger than 40 years [J]. Clin Orthop Relat Res, 2004, 418: 202–204.

[32] Seton M, Choi H K, Hansen M F, et al. Nalysis of environmental factors in familial versus sporadic aget's disease of bone—the New England Registry for Paget's disease of Bone [J]. J Bone Miner Res, 2003, 18: 1519–1524.

[33] Doyle T, Gunn J, Anderson G, et al. Paget's

disease in New Zealand: Evidence for declining prevalence [J]. Bone, 2002, 31: 616-619.

[34] Choma T J, Kuklo T R, Islinger R B, et al. Paget's disease of bone in patients younger than 40 years [J].Clin Orthop Relat Res, 2004, 418: 202-204.

[35] Shaylor P J, Peake D, Grimer R J, et al. Paget's osteosarcoma-no cure in sight [J]. Sarcoma, 1999, 3: 191-192.

[36] Sadek A R, Vajramani G, Barker S, et al. Multiple spinal osteochondromata and osteosarcoma in a patient with Gorlin's syndrome [J]. Clinical Neurology and Neurosurgery, 2014; 118: 5-8.

[37] Kato S, Gasbarrini A, Ghermandi R, et al. Spinal chordomas dedifferentiated to osteosarcoma: a report of two cases and a literature review [J]. European spine journal: official publication of the European Spine Society, the European Spinal Deformity Society, and the European Section of the Cervical Spine Research Society, 2016, 25(1): 251-256.

[38] Scudday T S, Danisa O A, Zuckerman L M. Management of pelvic chondroblastic osteosarcoma after urgent spinal decompression-A report of 2 cases [J]. Journal of Orthopaedic Case Reports, 2016, 6(1): 72-75.

[39] Zhang W, Tanaka M, Sugimoto Y, et al. Carbon-ion radiotherapy of spinal osteosarcoma with long-term follow [J]. European spine journal: official publication of the European Spine Society, the European Spinal Deformity Society, and the European Section of the Cervical Spine Research Society, 2016, 25(1): 113-117.

第25章
脊柱脊索瘤
Spinal Chordoma

第1节　良性脊索细胞瘤

　　早在一个世纪前，就已观察到骨内的良性脊索组织，但在近期才逐渐对其开始进行更为深入的研究。过去常将该病称为"巨大脊柱脊索残留"，而2013版WHO骨与软组织肿瘤分类正式将其命名为良性脊索细胞瘤（benign notochordal cell tumor, BNCT）。该病好发部位与脊索瘤相似，常见于骶尾区及颅底，而在颈椎及腰椎发病亦有报道；累及单一节段病灶多见，此外也偶有多节段或是跳跃节段发病病例报道。大部分BNCT体积较小且无症状，常在行其他检查或尸检时偶然发现；少部分病灶可生长至较大体积，从而造成疼痛和（或）神经压迫等非特异性症状。

　　影像学检查方面，X线片及CT可表现为无明显骨质破坏，或显示为局部硬化或溶骨表现。MRI检查对该病较为重要，常示病灶范围局限于椎体，表现为T1等或低信号，T2等或高信号，信号强度通常较为均一，偶有信号混杂，增强后无明显强化。骨扫描多无明显改变，有个案报道发现存在摄取强度降低的情况。BNCT需重点与病灶较小的早期脊索瘤鉴别。在这一方面，脊索瘤的CT及MRI检查常表现为广泛的骨结构破坏，软组织侵犯，增强造影后可见病灶强化（图25-1）。

　　组织学上，镜下可观察到单泡状细胞浸润于骨小梁中，无脊索瘤常见的分叶、纤维条索、形态混杂、核异形、骨破坏、黏液样基质、多核细胞条带或软组织浸润，因此可与脊索瘤相鉴别。免疫组化染色可有细胞角蛋白（AE1/AE3）、上皮膜抗原、波形蛋白及S100蛋白等指标阳性表达，但目前尚缺乏该病组织特异的染色指标。此外，组织形态方面尚需与巨大脊索残余、富含空泡细胞的转移肿瘤和脊柱脂肪组织化生等疾病鉴别。

　　目前研究证据表明，BNCT存在进展为脊索瘤的可能，但并非为脊索瘤发展过程中的必经阶段。因此对于BNCT的治疗，目前专家认为无症状者仅需长期随访，必要时可考虑活检明确，但由于存在恶变可能，应当定期复查予以检测。对于疼痛剧烈、造成神经压迫、椎体不稳的病灶，推荐行完整整块切除，避免造成肿瘤激惹或播散，从而导致肿瘤恶变。

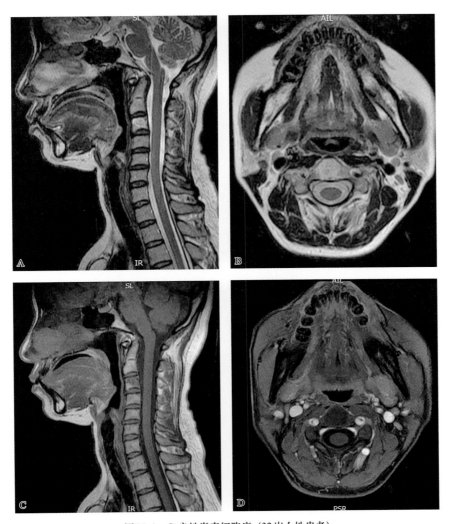

图25-1　C₃良性脊索细胞瘤（32岁女性患者）

A、B. T2加权MRI矢状面、横断面示C₃高信号占位；C、D. T1加权MRI矢状面、横断面示C₃低信号占位

第2节　恶性脊索细胞瘤

脊索瘤（chordoma）是一种起源于胚胎残留脊索组织的原发性恶性骨肿瘤。该病发病率相对较低，占所有恶性骨肿瘤的1%～4%。根据美国SEER（surveillance, epidemiology, and end results）数据库的大规模人群研究表明，脊索瘤的发病率为每100万人中有0.8例，男性患者较女性多见，发病年龄主要为50～60岁。脊索瘤在40岁以下的人群中发病较低，极少发生于儿童及青少年时期（少于所有脊索瘤的5%）。脊索瘤好发于中轴骨，但其具体分布仍存在争议，多数研究表明，约50%发生在骶骨，30%在颅底，20%分布于颈、胸、腰椎，极少发生于中轴骨骼以外，如上颌骨、眼眶、鼻咽部或其他软组织；包含400例脊索瘤的SEER表明，脊索瘤在颅底（32%）、活动节段脊柱（32.8%）和骶骨（29.2%）的分布相当。

一、发病机制

在脊索动物门中，脊索是最先形成的骨结构，在脊椎动物亚门，脊索是形成中轴骨的基础。在鱼类，部分脊索存在于躯干和尾部，但在现代爬行动物、鸟类的体内仅有少数脊索组织遗留，在成年人类脊索组织则倾向于消失。

胚胎学上，脊索存在于胚胎发育的一个阶段，在人类脊索期为胚胎发育的第20～30天。它起源于原条侧面形成中胚层的一组细胞群，随着胚胎内中胚层的形成，外胚层的一端增厚形成Hensens节。以Hensens节为起点，脊索细胞在内、外胚层之间向前迁移（头突），随着发育的进展，脊索融合并嵌入胚胎内胚层，最终形成一柱状细胞平板（脊索板）。然后脊索板纵向折叠并与内胚层分离形成柱状的细胞团，这种分离是头尾方向的。不久，它与神经管一起形成原始脊柱。胚胎发育期，脊索细胞产生骨形态发生蛋白等信号因子后，一部分被挤压出原始椎体，形成椎间盘的髓核；另一部分残留于原始椎体，并逐渐软骨化和骨化，脊索组织也随之退化和发生程序性凋亡。一旦后者凋亡受阻，则成为良性的脊索残留物，也就是良性脊索细胞瘤（benign notochordal cell tumor, BNCT），通常残存于体轴的两端，即颅底蝶骨、枕骨部和骶尾部。若良性脊索细胞瘤通过一些肿瘤相关因子的刺激，则可能形成脊索瘤。

历史上，关于脊索瘤的发生曾出现争议。1857年，Virchow首次在显微镜下观察脊索瘤，但是他将其描述为独立的细胞内液泡组织，也就是空泡样细胞，因其与软骨肉瘤细胞接近，所以Virchow判断其起源于软骨细胞。直到18世纪90年代，Ribbert才提出脊索瘤起源于胚胎脊索残留物的假设，他通过小鼠的胚胎、胎儿和细胞追踪实验发现脊索细胞巢从形态上符合脊索瘤的发生。目前对于这一假设最重要的证据来自在家族型脊索瘤中转录因子T基因（brachyury）的复制的发现。brachyury作为脊索发育的重要转录因子，稳定表达于胚胎期脊索中。高分辨率数据对比基因组混合淡化技术研究表明，家族型脊索瘤的brachyury基因稳定复制于6q27位置上。目前针对brachyury的研究主要提示其可以调节干细胞基因，促进肿瘤的上皮间质转化。虽然目前针对brachyury在脊索瘤发病机制中的作用并不明确，但是其在脊索瘤样本中的过表达预示着其可能是脊索瘤发病、增殖的关键细胞因子。

二、临床表现

脊索瘤生长相对缓慢，因此常至疾病后期才表现出临床症状。通常脊索瘤的临床症状多变，主要取决于肿瘤的位置。颅底的脊索瘤常累及斜坡，表现为脑神经损伤的症状。活动节段脊柱和骶骨的脊索瘤常表现为局部的深部痛和相应脊髓节段的神经根放射痛。如位于为胸椎，常常是胸背部、肋间神经痛，卧床休息后症状缓解、直立后症状加重。75%的骶骨脊索瘤患者疼痛的特点是下腰痛或骶尾部疼痛，偶尔有患者主诉腿部疼痛，疼痛无明显的特征性。早期症状常不典型，可能被患者本人及医师所忽略，故常见脊索瘤在诊断之前有半年到一年的不典型病史。许多患者因腰骶神经干受累出现髋、膝、踝部疼痛主诉而被误诊为退行性关节炎；因出现神经性跛行表现而被误诊为腰椎管狭窄；特别是老年人。脊索瘤的腰背痛一般是逐渐出现的，可放射至臀部和下肢，可能被误诊为腰椎间盘突出症。

对于骶骨脊索瘤而言，确诊时瘤体体积可较为巨大，主要由于肿瘤生长缓慢，加之盆腔内有相当大的空间可以生长，所以大部分患者早期症状亦不典型。有时患者肿瘤侵及骶神经，造成直肠和膀胱功能障碍才得以确诊。

椎体病理性骨折和肿瘤的椎管内侵犯可压迫脊髓和神经。斜坡的病变常引发颅内压增高的体征，包括头痛、视觉障碍、吞咽困难、颅神经麻痹。颈、胸椎脊索瘤可出现脊髓受压的临床表现，腰椎和腰骶部肿瘤常压迫神经根，造成运动和感觉障碍。

脊索瘤的症状期，放射性疼痛和神经功能缺失比较多见，椎旁软组织团块常见并易引起临床症状，尤其在颈椎和鼻咽部。应注意的是，吞咽困难、鼻窦区的症状可被误诊为鼻咽部肿瘤。许多早期脊索瘤的患者并没有引起瘫痪，所以临床早期诊断依赖 MRI 检查。

三、影像学特征

脊索瘤的 X 线表现依据病变的解剖部位不同而异。脊柱脊索瘤能累及数个椎节，影像学上表现为骨破坏及椎体周围的软组织团块，很少呈偏心性生长。在早期，骨膨胀明显，骨内正常结构改变，呈磨砂玻璃样阴影。但由于肠腔内气体存在，有时在 X 线正位片上很难判别。晚期时，表现为广泛性溶骨性破坏，在骨病灶周围可见大而边缘清楚的软组织肿块阴影，肿块内可见残存的骨片或钙化斑，如果仅见溶骨性破坏而未见到肿块内骨片或钙化斑，则较难确定是脊索瘤。为获得清晰度更好的 X 线片，在摄片前应作清洁灌肠，有助于确定肿瘤的范围、部位及与脏器的关系。

由于肿瘤生长缓慢，在骨扫描影像学上，相对于其他骨肿瘤，脊索瘤的放射性同位素摄取相对较低。大多数脊索瘤有血管形成，血管造影可明确肿瘤的血供来源。虽然传统的影像学技术，包括肾盂造影、钡灌肠、血管动脉造影、静脉造影等对脊索瘤的诊断均有各自的优越性，但 CT、MRI 扫描更易于显示肿瘤全貌，并且是一种无创检查。

CT 扫描可提供骨骼、椎体的破坏和周围软组织肿块影、肿瘤的大小、侵犯椎节的范围及与神经根、血管与坐骨神经的毗邻关系，可以观察到肿瘤的钙化和分布，体积较大的脊索瘤多有钙化灶。

MRI 能清楚地显示肿瘤自身的组织结构、范围及与周围组织、器官之间的关系。CT 上脊索瘤表现出与肌肉相似的密度，但 MRI 可显示脊索瘤呈异质性改变。不同于脊柱的骨肉瘤和软骨肉瘤，脊索瘤表现为局部侵袭性，可破坏椎间盘组织，侵及邻近椎体。在 T1 加权 MRI 上表现为等信号或低信号的钙化灶和骨膨胀，T2 加权像表现为高信号，在钆造影剂作用下表现为增强信号。MRI 对椎前软组织有更好的显影能力，为长 TR、TE 影像。MRI 对肿瘤周围假囊的辨认非常清晰，有助于判定肿瘤的范围、周围的反应带、直肠周围的浸润情况与后腹膜脏器的关系，决定骶骨肿瘤的切除范围、确认在肿瘤切除前或同时行结肠造口术、直肠切除术，以及是否需要重建、重建的方式。MRI 的随访对复发病例能提供有价值的资料（图 25-2、图 25-3）。

此外，尽管脊索瘤极少转移，然而一旦发生则起病隐匿。因此对于进展较快的脊索瘤病灶，笔者推荐行 PET-CT 检查以发现可能的转移病灶。

总之，脊索瘤最常见的影像学改变是多节段的椎体破坏和软组织阴影，肿瘤组织的钙化达 40%～80%，软组织常超出骨结构。通常钙化是非结晶的，多位于外周区域。肿瘤起源于单一椎体，伴有骨溶解和周围钙化，脊索瘤与相邻椎体之间的椎间盘一般不破坏，前外侧肿块几乎见于所有脊索瘤患者，软组织钙化阴影在普通 X 线平片上显示较差。

四、病理

1. 肉眼观察　肿瘤的大体标本表现为质软、凝胶状肿瘤，肿瘤色灰白，有时可为蓝白色，有时瘤体很大，表面不平，呈明显的分叶现象。有不完整的假包膜，包膜很薄，紧贴于瘤体上。切面可见肿瘤组织为灰白色的胶状物，出血后可表现为暗红色的坏死区。部分区域可发生液化、囊性变和钙化，钙化越多，肿瘤的恶性倾向也越大。

2. 光镜下特征　脊索瘤镜检下表现为不同程度的组织学变异，组织病理学特征和生物学特性仍然为脊索瘤研究的难点。光镜下脊索瘤表现为有纤维分割的密集的梭形纤维样细胞，其内部包裹高度液泡化的上皮样肿瘤细胞。组织病理学上，脊索瘤主要分三种组织病理类型，分别是：典型、软骨样和去分化脊索瘤。典型脊索瘤可见大小不等、形状各异的上皮样细胞，排列成束状或成片状，细胞间为黏液基质。大的肿瘤细胞胞质内含有大量的空泡，这些大细胞多位于瘤小叶的中央，有时细胞的大空泡胀破或将胞核推到外围，形成印戒状空泡细胞。

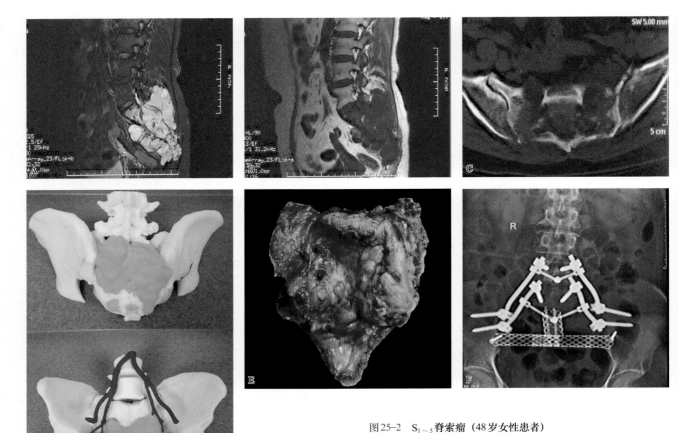

图 25-2 S$_{1～5}$脊索瘤（48岁女性患者）

A. T2加权MRI矢状面示骶尾部高信号占位，包绕后方骶神经；B. T1加权MRI矢状面骶尾部低信号占位；C. CT显示骶尾部膨胀性改变；D. 术前肿瘤3D打印模型；E. 全骶骨En-bloc切除完整大体标本；F. 术后随访正位X线片

去分化型脊索瘤，瘤细胞排列紧密，细胞体积较小，细胞异形性明显，细胞内外的黏液成分较少，细胞呈梭形或多边形，空泡较小，核和核仁清晰，若用特殊的染色法，可显示细胞内的空泡为黏液蛋白。凡肿瘤富含黏液者，其恶性程度一般较低，核分裂较少见，当肿瘤呈高度恶性时，常可见到核分裂象，有时尚可见骨和软骨小岛，甚至出现骨肉瘤或纤维肉瘤的结节。胶质内黏液小滴变化很大，黏蛋白和糖原都被染色。小的、保存很好的脊索瘤小丘有多角细胞组成。它们和其他种类的癌细胞相似，有黏蛋白产生，大的肿瘤群散在黏蛋白中，尤其在外周区域。其中可见显著变化的细胞核和染色质。在整个区域中可见双核和多核巨细胞。细胞有丝分裂较少，一般无明显的细胞间变（图25-4）。不同于典型脊索瘤和去分化型脊索瘤，软骨样脊索瘤表现为脊索瘤与软骨肉瘤的交界性特征，是一种恶性软骨

细胞形成肿瘤。实际上对骨肿瘤的组织学辨认主要依据软骨细胞的差别，组织学上斜坡处的软骨肉瘤和脊索瘤很难鉴别。此时细胞内外的黏蛋白成分有助区分肿瘤的性质。软骨肉瘤在磷酸钙苏木精染色呈阳性，而脊索瘤呈阴性，脊索瘤细胞的网硬蛋白易被银染色。在穿刺活检时，由于穿刺部位的因素，根据黏蛋白的情况很难对肿瘤定性，常见的几种易混淆的肿瘤是腺癌、黏液肉瘤、软骨肉瘤。软骨样的脊索瘤细胞见于不典型的脊索瘤的病理中，尤其多发生在斜坡。但有意义的是，软骨样脊索瘤细胞的患者平均生存时间为15.8年，而典型的软骨肉瘤患者生存时间为4.1年。

3. 电镜下特征　在超微结构上，脊索瘤的细胞分两种：空泡细胞和星形细胞，以及一些过渡形态。小的、排列紧凑的星形细胞存在于原始细胞群中，它的特征是有延长排列的细胞核和稀疏的细胞质，

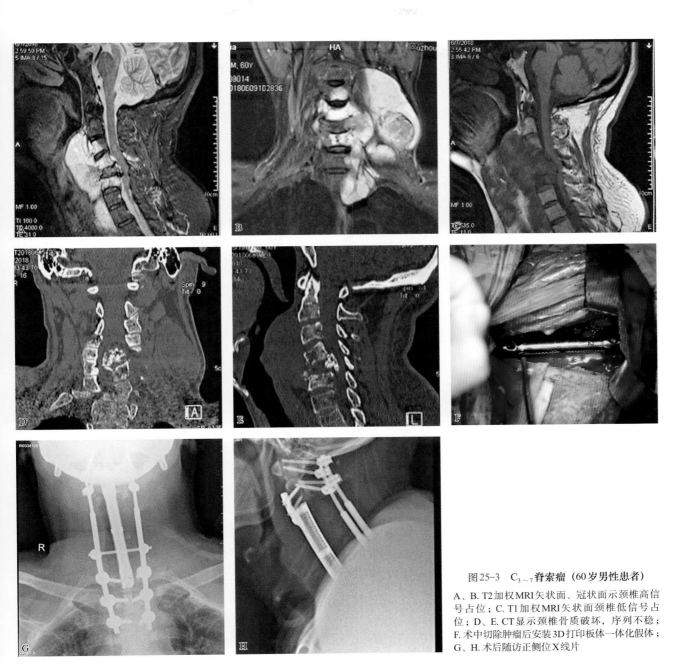

图 25-3 C$_{3\sim7}$脊索瘤（60 岁男性患者）

A、B. T2 加权 MRI 矢状面、冠状面示颈椎高信号占位；C. T1 加权 MRI 矢状面颈椎低信号占位；D、E. CT 显示颈椎骨质破坏，序列不稳；F. 术中切除肿瘤后安装 3D 打印板体一体化假体；G、H. 术后随访正侧位 X 线片

其中有滑面内质网，偶尔也可见粗面内质网和线粒体存在；空泡细胞的特征是间质中为小泡和空泡样结构，图像显示空泡细胞是由星形细胞演化而来的。

虽然典型的脊索瘤细胞易于识别，但其在组织学上变化很大，空泡细胞中可能见到纺锤样肿瘤细胞，这就是脊索瘤细胞演化成恶性组织纤维细胞。在那些困难的病例，免疫组化有助于鉴别诊断。脊索瘤的病理确认主要依据 S100 和上皮细胞标志物

（图 25-5）（例如：上皮细胞膜抗体 MUC1 和细胞角蛋白），近期研究也表明 brachyury 可作为该肿瘤的特异表达标志物。

五、诊断与鉴别诊断

脊索瘤好发于骶椎及颅底，发病缓慢，腰骶部疼痛，可引起直肠和膀胱压迫症状。查体可发现骶

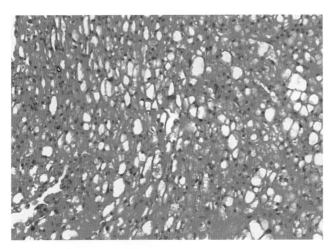

图25-4 脊柱脊索瘤光镜下病理（HE染色，200×）

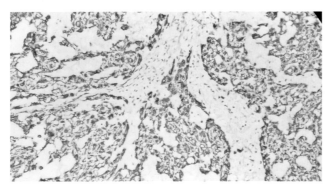

图25-5 panCK染色阳性（200×）

后叩击痛、压痛、局部隆起或肿块突起，骶神经分布区感觉减退、肌力减弱、肛门括约肌松弛。肛指检查时，可扪及巨大肿块。结合影像学检查有助于诊断本病。最终诊断依靠病理学检查。

脊索瘤需要与良性脊索细胞瘤、软骨肉瘤、骨巨细胞瘤和骶骨神经鞘瘤鉴别。

1. 良性脊索细胞瘤 又称胚胎脊索残留物，是残存于椎体的胚胎脊索组织，被认为可能是脊索瘤的前体。良性脊索细胞瘤生长于椎体中心，肿瘤周围有正常的骨皮质及软组织覆盖。CT上表现为硬化骨，而在MRI表现为高T2低T1信号，在增强像上未见肿瘤摄取增高。如果影像学高度提示良性脊索细胞瘤，可不实施穿刺活检，但需通过影像学检查定期随访。

2. 骨巨细胞瘤 20～40岁为多见，也好发于骶尾部。X线片为一膨胀性骨破坏。年轻人发生骨巨细胞瘤可能性大。但40岁，甚至50岁以上的患者中，发生脊索瘤的可能性大。当然最终排除骨巨细胞瘤，需根据行术中或术后病理检查结果。

3. 软骨肉瘤 软骨肉瘤的恶性程度高于脊索瘤，是一种病情发展较快的肿瘤。好发年龄大致与脊索瘤相同。X线片为一密度减低的阴影，病灶中有斑点或块状钙化点，肿瘤生长过程中，周围骨皮质膨胀变薄，但很少有骨皮质穿破现象，有时不易鉴别，需依赖病理检查。

4. 骶骨神经鞘瘤 骶骨神经鞘瘤发源于骶神经根，影像学表现为大而居中的囊性改变，肿瘤内部钙化灶少见，外周为压力性的骨侵蚀，而非骨破坏，不累及邻近肌肉及骶髂关节。

六、转移

脊索瘤主要表现为局部侵袭性生长，但在疾病的晚期也可发生远处移转。在原发肿瘤确诊后，最早在1年后可发现转移，也有10年才发生转移的报道，转移率在5%～40%不等。虽然对脊索瘤转移的特征有较多报道，但对于转移的倾向却了解不多，有报道为10%患者发生远处转移。Pugh回顾的一组病例中，71例中有3例发生远处转移。回顾上海长征医院骨科临床资料，在153例手术治疗的脊索瘤中，25例发生远处转移，转移率16.3%，肿瘤主要转移至肺、骨、皮下软组织、脑等器官，由于脊索瘤的转移灶存在较为完整的包膜，且肿瘤生长相对缓慢，转移情况与原发性肿瘤的治疗方法、是否复发之间无显著相关性。在Chamber等的研究中，他们发现转移部位包括淋巴结、软组织、肺、骨、肝和其他腹腔脏器，少数情况有心、胸膜、脑转移报道，脊柱其他部位的脊索瘤较骶尾部肿瘤更易转移，转移与否与肿瘤的生物学行为及有丝分裂的程度有关。脊索瘤患者常常是因为局部病灶进展而致死亡，转移灶对患者的生存期影响很小。

肿瘤的远处转移与生物学倍增时间相关，脊索瘤的原发病灶的倍增时间为6个月。转移灶时间为

9 ～ 36 天，另一项研究表明肺转移灶的倍增时间为3.3 个月。

七、治疗

脊索瘤的治疗手段包括手术治疗、放疗、化疗和分子靶向治疗。脊索瘤的完整手术切除已证明是有效的，多数患者能够获得治愈，是脊索瘤的主要治疗方法。脊索瘤对放疗的敏感性欠佳，大剂量的放疗虽然能一定程度上控制颅骨斜坡脊索瘤，但骶尾部脊索瘤发现时一般体积很大且敏感性较差，因此传统放疗效果不佳。但随着近年来质子重离子放疗技术的应用，手术治疗结合术后质子重离子放疗的疗效仍值得期待。化疗目前对脊索瘤的应用较少，且研究结果表明其疗效并不理想。近年来，脊索瘤分子靶向的研究逐步深入，这也使得分子靶向药物在脊索瘤中的应用更加广泛。

（一）手术治疗

1. 颅底及活动节段脊柱脊索瘤 颅底及活动节段脊柱脊索瘤的手术治疗原则为最大范围地切除肿瘤及肿瘤侵及的周围软组织，尽可能地保护神经功能，恢复和重建脊柱的稳定性，提高患者生活质量。对于颅底及颈椎脊索瘤而言，如累及一侧椎动脉，可行术前椎动脉阻断试验，若健侧代偿能力可，则应尽可能施行矢状 En-bloc 以降低术后复发概率。如若神经结构及优势椎动脉不能牺牲，手术的目的则为减压受压迫的脑干、颈髓，尽可能多地分大块切除肿瘤组织，增加术后放疗的效果。在手术之前，手术策略的设定也需放疗医生参与讨论，以确定内固定重建材料对术后放疗的影响。

2. 骶骨脊索瘤 骶骨是脊索瘤的主要发病部位，而且手术难度较大，是手术治疗方面的主要讨论内容。术前可选择 CT 引导下穿刺活检以明确病理学类型，穿刺活检区域应选择骶骨后侧，尽可能靠近中线处。手术切除范围应包括活检针道，由于手术方式是影响该类患者远期生存的关键因素，因此手术目标同样是完成 En-bloc 肿瘤整块切除术并获得

无瘤切缘，而囊内切除辅以术后放疗不能作为 En-bloc 整块切除的替代治疗方案。术中应极力避免肿瘤破裂，因为这可导致局部的肿瘤种植，进而造成术后肿瘤的局部复发。

虽然 En-bloc 肿瘤整块切除术对肿瘤长期疗效的获得至关重要，但是其也可导致一系列的术后并发症，包括大小便功能障碍、双下肢活动障碍。但是这些并发症均可通过术前骶骨截骨平面的制订进行预测，因此术前术者需与患者及其家属充分沟通，权衡手术利弊。

（1）术前准备：脊索瘤的术前准备主要包括：① 改善全身情况，对有明显贫血和全身情况差者，术前酌情补液和输血。② 术前 3 天开始进无渣饮食，口服泻药。③ 术前 1 天开始用抗生素准备肠道，术前 1 天下午清洁灌肠。④ 术晨安置尿管和肛管。

（2）手术方法：有肿瘤的囊内刮除、肿瘤分块完整切除、En-bloc 肿瘤整块完整切除三种。囊内刮除顾名思义，是对肿瘤进行假包膜切除，属于姑息性手术、复发率较高；肿瘤分块完整切除是对肿瘤包膜外及反应带的切除，但保留正常的神经根、硬膜囊、马尾，手术不够彻底、有一定的复发率；En-bloc 肿瘤整块完整切除是对肿瘤区域内一切组织予以切除，包括神经组织。在脊索瘤手术方式的探索道路上，许多学者做了有益的尝试。早在 1935 年，Mabry 等鉴于骶骨区域解剖的复杂性，提出不宜进行根治手术的观点；Mixter 后来主张从后路切除骶骨肿瘤，并保留骶神经，保全膀胱、直肠功能，这是保留骶神经广泛切除肿瘤的雏形；随着大量资料的积累，目前国外学者多主张采用根治性切除，从健康组织入手将肿瘤连同骶神经一起切除，此种手术较为彻底，术后复发和转移的概率降低，提高了患者的生存率，但术后患者会残留严重的膀胱、直肠及性功能障碍，同时下肢运动功能严重受损，臀肌功能障碍，严重影响生活质量。但从长远预后考虑，企图不伤害骶神经而未在肿瘤边界以外手术，可导致肿瘤术后复发，一段时间同样可能丧失直肠、膀胱等脏器的功能。

（3）手术方法的选择：McGarty 对 S_2 水平以上或

全骶骨脊索瘤的手术切除做了大量的工作，最早报道了前后联合入路手术治疗骶骨脊索瘤。如肿瘤涉及骶髂关节面而影响承重的需行腰椎骨盆内固定重建术。如肿瘤未累及直肠，有学者主张前路采用横行切口，平行于双侧髂骨翼，切开腹直肌前鞘等结构暴露骶骨上方；如果累及直肠，那么必须采用腹正中切口，在直肠乙状结肠交界处横断肠管，将腹膜从肿瘤上剥离，在腹膜下分离至欲切除的肿瘤上极，腰骶前方两侧必须游离。前路手术有术者推荐做斜行切口，从左髂翼至肋骨边缘进入。累及直肠的手术可能要做永久或暂时的肠造瘘术。

如肿瘤仅累及 S_3 以下，可采用单一后入路手术。其手术方式有中线切口和骶上横切口，两者效果相似，但前者有8%的切口并发症，后者避免了一些切口并发症。骶骨大部切除后，由于完整保留了 S_1 和双侧骶髂关节上半，骨盆的垂直负重能力与站立行走功能不受影响，无需重建骶骨。

目前本中心实践表明，对累及 S_1 及以下的脊索瘤，单一后入路亦可很好地完成全骶骨切除术（参见图25-2）。尤其是通过术中导航及超声骨刀，可更精准地实现安全边界的截骨。

（4）骶骨肿瘤切除后的稳定性重建：Grunterberg 等报道在 S_2 以下行骶骨切除将丢失骨盆承重的30%，而 S_1 切除则失去骨盆承重的50%，因此骶骨全切除及仅保留 S_1 上半或 S_1 一侧骶骨翼的骶骨切除术后需应用稳定重建术，文献报道的常用方法有：① 自体骨或异体骨移植，一般采用异体股骨、胫骨或肱骨的一段，横置于 L_5 椎体的下方以支撑 L_5 椎体，两端与髂骨相连，使之形成骨性愈合。② Galveston 技术与植骨，其方法是将两根 Lugue 棒和钢丝固定 $L_3 \sim L_5$ 的椎板，棒的下端分别折弯插入其左右侧髂骨内。在两髂骨间再植长段异体或自体骨，该技术原先用于治疗儿童神经肌肉性脊柱侧弯的骨盆倾斜问题，当骶骨结构力量不足时能获得良好的固定。Galveston 改良技术用 CD（cotrel-dubousset）棒替代 Lugue 棒，CD 棒的椎弓根钉和钩可替代椎板下穿钢丝固定，以增加从腰椎获得力量的可能性。③ 骶骨螺钉固定及髂骨棒或螺钉。④ 金属或高分子塑料骶骨假体置换。⑤ 大块髂骨植骨与钢板固定，截取自体髂骨（3～5）cm×（5～6）cm 并移植于第5腰椎下缘，并在植骨块背侧用两条弧形钢板，用钢丝和螺钉固定于双侧髂骨翼及第5腰椎椎体上。由于手术后可辅以放疗，在内固定重建时必须考虑术后放疗问题。在放疗后，植骨的融合率极低，因此，前路手术应使用钛网、充填以骨水泥，后路手术则必须行器械内固定和髂骨植骨。

McCord 等检测了10种不同的腰及骶内固定系统，证实经髂骨棒或螺钉具有最强的抗负荷能力。笔者对患者行骶骨肿瘤切除术的经验为：S_1 以下切除者均采用 TSRH、TSRH-3D 或 Isola 行骨盆稳定性重建，术中自双侧髂后上棘沿髂骨翼方向植入椎弓根螺钉，通过钛棒与螺钉连接使下腰椎和骨盆间获得稳定，这与 GalvS1eston 的长髂骨棒技术相比，克服了其弯棒难度较大、与腰椎椎弓根螺钉连接困难且强度不足的缺点，具有调节灵活、安装方便的优点，既降低了弯棒的难度，又便于手术时内固定的连接，缩短了手术时间，同时螺纹的抗拔出力较强。

（5）笔者团队的临床实践：骶骨脊索瘤切除手术具有出血较多、毗邻关系复杂、髂血管变异较多等特点，术者应对腹膜后的结构相当熟悉。针对手术过程中将有大量出血，术前需要准备2 000～3 000 ml 血，推荐术中应用控制性低血压（将血压降至90/60 mmHg 以下），同时快速、多通路补充血容量，注意晶体和胶体的配比。术前预先性行脊索瘤血管的栓塞或腹主动脉球囊置入可减少手术中的出血。一般强调栓塞血管应在术前24小时进行，栓塞材料一般采用明胶海绵。

我们前路操作时采用左侧腹直肌旁切口，逐层进入后于腹主动脉和下腔静脉交叉处的起始部游离、结扎双侧髂内动脉。施行部分或全骶骨切除术时，需将除纤维环后部以外的 $L_5 \sim S_1$ 椎间盘全部切除。肿瘤很大时，手术范围往往必须包括 L_5 椎体。游离双侧 L_5 神经根，可有利于暴露骶髂关节的前部，同时亦易于后路分离。如果切除水平位于 S_1 远端或 S_3 近端，就要设计截骨平面，分离出前侧骶骨皮质。

部分分离骶髂关节，通过切除 $L_5 \sim S_1$ 椎间盘或骶骨截骨，切除骶骨远、近端，根据需要，关闭切口前于骶骨体和髂血管、脏器、腰骶神经根之间，放置明胶海绵或止血纱布以止血。

后路手术时患者取俯卧位，取自 L_2 棘突基底到骶骨顶端做后正中切口。如果肿瘤位于 S_1 或侵及骶髂关节，先行 L_3、L_4、骨盆内固定重建。然后，从 S_3 尾端向头侧剥离骶棘肌，暴露骶骨后面和 L_5 椎板。从髂骨外侧、髂后上棘、骶骨后面骨膜下剥离臀肌，可充分暴露骶髂关节后面。假如行骶骨全切或仅切除上两个节段，就可做 L_5 部分椎板及其下关节突切除，牵开硬膜囊，将 $L_5 \sim S_1$ 椎间盘后部的纤维环全部切除，保留椎间隙空间。打开骶骨椎板，沿骶神经方向向骶前孔轻轻刮除肿瘤，游离双侧骶神经。在脊索瘤患者中，往往已有部分骶神经的破坏，此时操作虽出血较多，但仍应保持视野清楚，保护好骶神经。将神经组织解剖出后，以窄骨刀置于骶髂关节内，将其分开切断。

斜坡部脊索瘤的发病年龄一般较骶尾区的年轻。颅底和斜坡处的脊索瘤，肿瘤前方常累及 C_1、C_2 椎体，经口或经颌下途径可暴露脊索瘤。我们认为单纯经口行颅颈部脊索瘤切除法存在肿瘤切除不全的缺点，故可采用扩大暴露（正中切开下颌骨显露 C_1、C_2 区域）法或颌下入路进行手术。目前本中心多采用下颌下咽后结合传统颈前入路的方式显露该区域的肿瘤并切除。此入路可有效规避经口入路带来的伤口感染、不愈合等术后并发症。

胸腰椎脊索瘤在临床上相对少见，但大多数病例可实现肿瘤的 En-bloc 切除。我院曾对多例胸腰段脊索瘤患者进行手术，根据肿瘤大小手术采用经胸途径、腹膜外途径或单一后路，术中见椎体大部被肿瘤组织侵占，将肿瘤完整切除，并利用填塞骨水泥或整根肋骨的钛网、人工椎体或 3D 打印假体支撑，再行前后路内固定，术后随访情况良好。

（二）放射治疗

虽然手术治疗是脊索瘤治疗的主要方式，但是 En-bloc 整块切除仅适用于大约 50% 的骶骨脊索瘤病例，而在颅底和活动节段脊柱实施则更为困难，因此在未行 En-bloc 整块切除的脊索瘤病例中，复发十分常见。放疗作为脊索瘤治疗的首要或辅助治疗方式，其疗效仍存在很大争议。姑息性刮除术结合术后独立放疗已被证明对脊索瘤无效，$40 \sim 60$ Gy 的传统放疗方式针对脊索瘤的局部控制率仅为 $10\% \sim 40\%$。

随着放射技术的提高，高剂量的放射线为肿瘤的放疗提供了新的治疗策略。目前专家针对手术治疗结合术后放疗可提高脊索瘤远期生存的概念已达成一致。由于脊髓、脑干、脑神经、直肠等对放射剂量的耐受都低于脊索瘤，因此高放射剂量的放疗方式受到了限制。

近期，高能粒子（大剂量质子或带电粒子，包括碳粒子、氦、氖）的应用，放疗技术得到了显著的提高，进而提升了单位靶区域的放射剂量，降低了对周围组织的损伤，提升了放射生物学效应。关于高能粒子在颅底、颈椎、骶尾部脊索瘤中的应用结果显示，脊索瘤的 5 年局部控制率为 $50\% \sim 60\%$。其疗效远不低于质子放疗。更多近期的研究表明，重离子治疗较传统放疗可更为有效地控制肿瘤的发展。来自日本的一项研究显示，对 95 名未切除骶骨脊索瘤患者行重离子治疗后，5 年无进展生存率为 88%。

（三）化学治疗

化疗在脊索瘤方面的报道并不多，且往往是在最大剂量放疗后或转移以后才采用。蒽环霉素、顺铂、烷化剂和喜树碱均被报道可一定程度上影响脊索瘤的进展，但是大部分的病例报道仅局限于去分化型脊索瘤这种特殊类型，目前仍缺乏传统化疗方案有效于脊索瘤的系统性综述报道。Razis 和同事报道了 1 例颈椎脊索瘤复发后每周静脉给予 2 mg 长春新碱的情况，持续用药 4 个月后由于毒性反应而终止使用。笔者对 14 例患者使用化疗，其方案分别为环磷酰胺、长春新碱、多柔比星、达卡巴嗪或环磷酰胺、多柔比星、氯霉素联合使用，其中 2 人经治疗后症状减轻，7 人无特殊的副作用。

（四）分子靶向治疗

脊索瘤的分子筛查提示其过表达血小板源性生长因子受体（platelet-derived growth factor receptor, PDGFR），从而提示其可通过靶向药物对脊索瘤进行控制。2012年和2015年的两项研究表明，酪氨酸受体抑制剂伊马替尼（imatinib）应用于进展期脊索瘤治疗中，治疗后脊索瘤的体积明显减小。另一种酪氨酸受体抑制剂舒尼替尼（sunitinib）可被应用于脊索瘤的临床研究中，结果发现44%的脊索瘤在至少16周内病情没有进展。上海长征医院近期的一项前瞻性临床研究发现，国产小分子靶向药物，酪氨酸受体抑制剂阿帕替尼对复发难治脊索瘤的治疗取得了令人鼓舞的结果。根据Choi评估标准，客观缓解率为25.9%、疾病控制率为85.2%、无进展生存期为18个月。与NCCN指南推荐的其他抗血管靶向药物的非头对头对比来看，疗效值得推荐。随着对脊索瘤进一步深度的分子研究，其他分子通道也逐渐被发现。在一项关于12例脊索瘤的研究中，发现脊索瘤过表达血管内皮生长因子受体（epidermal growth factor receptor, EGFR）和酪氨酸蛋白激酶受体c-Met。进而研究者于脊索瘤中应用可阻断EGFG信号通路的西妥昔单抗（cetuximab）和吉非替尼（gefitinib），均取得了理想的效果。而作为一个新发现的脊索瘤特异表达转录因子——brachyury，其在脊索瘤发生发展中的作用被逐渐揭示。在体外实验中，在脊索瘤细胞敲除brachyury的表达可促进脊索瘤细胞的分化与衰老。针对brachyury在肿瘤中的重要作用，现已开发出靶向brachyury的肿瘤疫苗并行临床试验，有望在脊索瘤的治疗中得到应用。

（肖建如　钟南哲　陈素　孟通）

【参考文献】

［1］Ma X, Xia C L, Liu D, et al. Benign notochordal cell tumor: a retrospective study of 11 cases with 13 vertebra bodies [J]. Int J Clin Exp Pathol, 2014, 15, 7(7): 3548–3554.

［2］Terzi S L, Mobarec S, Bandiera S, et al. Diagnosis and treatment of benign notochordal cell tumors of the spine: report of 3 cases and literature review [J]. Spine (Phila Pa 1976), 2012, 1, 37(21): E1356–E1360.

［3］Yamaguchi T L, Suzuki S, Ishiiwa H, et al. Intraosseous benign notochordal cell tumours: overlooked precursors of classic chordomas? [J]. Histopathology, 2004, 44(6): 597–602.

［4］Healey J H, Lane J M. Chordoma: a critical review of diagnosis and treatment [J]. The Orthopedic clinics of North America, 1989, 20(3): 417–426.

［5］McMaster M L, Goldstein A M, Bromley C M, et al. Chordoma: incidence and survival patterns in the United States, 1973–1995 [J]. Cancer Causes & Control: CCC, 2001, 12(1): 1–11.

［6］Casali P G, Stacchiotti S, Sangalli C, et al. Chordoma [J]. Current Opinion in Oncology, 2007, 19(4): 367–370.

［7］Horten B C, Montague S R. In vitro characteristics of a sacrococcygeal chordoma maintained in tissue and organ culture systems [J]. Acta Neuropathologica, 1976, 35(1): 13–25.

［8］Walcott B P, Nahed B V, Mohyeldin A, et al. Chordoma: current concepts, management, and future directions [J]. The Lancet Oncology, 2012, 13(2): e69–e76.

［9］Ferraresi V, Nuzzo C, Zoccali C, et al. Chordoma: clinical characteristics, management and prognosis of a case series of 25 patients [J]. BMC Cancer, 2010, 10: 22.

［10］Chambers P W, Schwinn C P, Chordoma. A clinicopathologic study of metastasis [J]. American Journal of Clinical Pathology, 1979, 72(5): 765–776.

［11］Stacchiotti S, Casali P G, Lo Vullo S, et al. Chordoma of the mobile spine and sacrum: a retrospective analysis of a series of patients surgically treated at two referral centers [J]. Annals of Surgical Oncology, 2010, 17(1): 211–219.

［12］Baratti D, Gronchi A, Pennacchioli E, et al. Chordoma: natural history and results in 28 patients treated at a single institution [J]. Annals of Surgical Oncology, 2003, 10(3): 291–296.

［13］Osaka S, Osaka E, Kojima T, et al. Long-term outcome following surgical treatment of sacral chordoma [J]. Journal of Surgical Oncology, 2014, 109(3): 184–188.

［14］Bergh P, Kindblom L G, Gunterberg B, et al. Prognostic factors in chordoma of the sacrum and mobile spine: a study of 39 patients [J]. Cancer, 2000, 88(9): 2122–2134.

［15］Meng T, Yin H, Li B, et al. Clinical features and prognostic factors of patients with chordoma in the spine: a retrospective analysis of 153 patients in a single center [J]. Neuro Oncol, 2015, 17: 725–732.

［16］Wang Y, Xiao J, Wu Z, et al. Primary chordomas of the cervical spine: a consecutive series of 14 surgically managed cases [J]. Journal of Neurosurgery Spine, 2012, 17(4): 292–299.

［17］Wang Y, Xu W, Yang X, et al. Recurrent upper cervical chordomas after radiotherapy: surgical outcomes and surgical approach selection based on complications [J]. Spine, 2013, 38(18): E1141–E1148.

［18］Chao Liu, Qi Jia, Cheng Yang, et al. Apatinib in patients with advanced chordoma: a single-arm, single-centre, phase 2 study [J]. Lancet oncology, 2020, 21: 1244–1252.

第26章
脊柱未分化多形性肉瘤
Undifferentiated Pleomorphic Sarcoma of Spine

恶性纤维组织细胞瘤（malignant fibrous histiocytoma, MFH）在2013版WHO软组织肿瘤分类中正式更名为未分化多形性肉瘤（undifferentiated pleomorphic sarcoma, UPS），并被归入未分化/未能分类肿瘤。新命名是为了将该肿瘤与真正的组织细胞性肿瘤（如组织细胞肉瘤）区分，因为目前认为该类肿瘤在显微镜下的形态并非肉瘤的特异性表现。该肿瘤由Obrion和Stout于1964年首次报道，并在1972年被Feldman和Norman首次作为一种独立的骨肿瘤类型。由于近年来将数种曾单独分类的肉瘤并入未分化多形性肉瘤，该肿瘤的范围扩大，在软组织肉瘤中发病率居第二位，但发生于骨内者少见，约占原发性恶性骨肿瘤的5%。

一、病因和流行病学

未分化多形性肉瘤好发于中老年人，发病年龄为20～70岁，男性略多于女性，比例为（1.5～2）：1。主要发生在软组织，以下肢最多见，其次是上肢及腹膜后。约75%的骨未分化多形性肉瘤发生在长骨干骺端，常见于股骨远端、胫骨近端、股骨近端和肱骨近端，发生于脊柱少见。该肿瘤大部分起因不明，但文献报道约有20%的未分化多形性肉瘤继发于放疗、手术、骨折、骨坏死、非骨化性纤维瘤、骨纤维结构不良等，且继发的该类肿瘤预后相对更差。

二、临床表现

病程长短不一，数周到数年不等。主要临床表现如下。

1. 肿块、肿胀　局部逐渐出现肿胀或肿块，少数患者先出现肿块而后有疼痛，肿块呈渐进性增大。发生于胸腔和腹腔内肿块多见且容易增大，如肿瘤累及脊柱时多见有脊椎前、侧方巨大的软组织肿块。

2. 疼痛　早期疼痛较轻，病情发展较缓慢，可持续数月至数年。随着肿块的逐渐增大，局部压力增高或者神经受压而出现难以忍受的剧烈疼痛，夜间尤其明显，需用强效止痛药方能入睡。位于四肢的肿瘤，常表现为无痛性持续性生长的肿块。肿瘤累及神经时，所支配区域可出现钝痛，尤以腹股沟区及臀部为多见。

3. 脊髓或神经损害表现　当肿瘤累及脊髓、马尾或神经根时，可出现相应症状，如坐骨神经痛、肌力下降、麻木、大小便障碍等。

4. 全身情况　早期全身症状较轻，无特殊表现，偶有发热、白细胞升高，少数患者红细胞沉降率增快。随着疾病进展，可以出现肿瘤恶病质表现。

三、影像学特征

未分化多形性肉瘤的影像学表现较为多变，缺乏特异性，有时难以与其他骨与软组织恶性肿瘤鉴别。

1. X线检查　主要表现为溶骨性骨质破坏，可出现因骨破坏导致的脊柱后凸畸形或病理性骨折等，可有椎旁软组织肿块影，较少出现骨膜反应和新骨形成，是本病的重要鉴别特点之一。

2. CT检查　可较好地显示肿瘤与骨的关系，表现为溶骨性骨质破坏，5% ～ 20%的病灶可出现钙化或骨形成，肿瘤直径从2 ～ 20 cm不等，可侵犯椎体、神经管、附件甚至是相邻肋骨，常侵犯多个椎节，常伴椎管内硬膜外或椎旁软组织肿块，与椎旁组织界限不清，可侵犯周围肌肉、血管等，部分病灶可见坏死，增强扫描多呈中等到明显强化。

3. MRI检查　表现与CT类似，表现为T1WI低信号、T2WI高信号的溶骨性病灶。MRI可较清楚地显示脊髓和神经根受压的程度及肿瘤与周围组织的关系（图26-1）。

4. PET-CT　可较好地诊断是否有远处转移。

四、病理

肉眼观察肿瘤呈分叶状肿块，常无包膜，边界不清，呈浸润性生长，切面呈灰白鱼肉状或灰红质。如有假包膜，则呈黄色鱼肉样，也可为黄色及黄褐色，较大肿瘤常伴出血、囊性变和部分区域坏死。肿瘤质地较软，如纤维成分多，质地则较硬，含较多黏液成分时，则呈半透明黏液样。

组织学诊断主要依据是：① 瘤细胞呈组织样细胞或纤维细胞双相生长。组织细胞一般呈圆形或多角形，细胞质丰富，淡伊红色，絮状或细颗粒状，含微小空泡。肿瘤内核分裂象多少不等，异型明显者多见核分裂象。成纤维细胞呈细长或胖梭形，多排列成特殊席纹状结构。② 纤维细胞呈轮辐状排列。③ 细胞多形性，有多核巨细胞，且常有泡沫细胞及未分化的原始间质细胞和各种炎症细胞，特别是淋巴细胞的浸润（图26-2）。

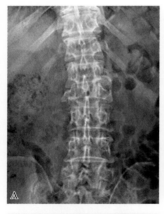
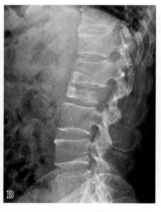
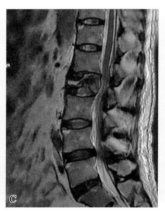
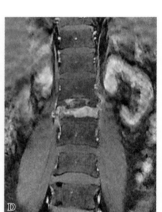
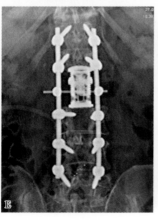
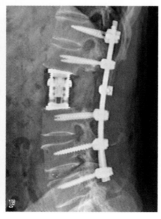

图26-1　L₂椎体附件UPS（62岁男性患者）

A. 术前腰椎X线正位片示L₂椎体高度丢失、右侧上终板塌陷、椎弓根显影不清、脊柱失稳；B. 术前腰椎X线侧位示L₂显影不清、L₁ ～ L₂椎体重叠影、椎体骨质略有硬化、边缘不清、椎弓根显影较差；C. MRI T2像矢状面示L₂椎体骨质破坏、椎体塌陷、病灶呈混杂高低信号、椎前未见软组织肿块、硬膜囊受压、附件未及明确信号改变；D. MRI T1增强冠状面示L₂椎体塌陷、病灶呈混杂增强信号、椎旁未见梭形软组织肿块；E. 术后腰椎X线正位示L₂病椎整体En-bloc切除术后，人工椎体位置良好；F. 术后腰椎X线侧位示L₂病椎整体En-bloc切除术后，人工椎体位置良好

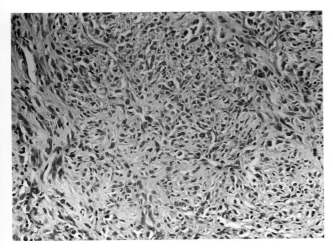

图26-2 未分化多形性肉瘤光镜下病理（HE染色，400×）
富含多形性梭形细胞，核大、深染，排列呈席纹状

该肿瘤曾被分为五个亚型：车辐状-多形性、黏液样、炎症型、巨细胞型、血管瘤样。但目前认为这些亚型为异质性实体，不应作为单一分类。

在细胞遗传学上，UPS是一种没有复发性或特异性基因异常的异倍体肿瘤。相反，大多数血管瘤样纤维组织细胞瘤患者均有特异性t（2；22）染色体易位并产生*EWSR1–CREB1*融合基因，鲜见t（12；22）或t（12；16）导致的*EWSR1–ATF1*或*FUS–ATF1*融合基因。若发现此类染色体易位，则可除外UPS诊断。

五、诊断和鉴别诊断

临床表现、影像学检查是MFH诊断依据，但术前诊断有时较为困难，最终确诊依赖病理学检查。应与溶骨性骨肉瘤、骨纤维肉瘤、骨巨细胞瘤、网织细胞肉瘤、纤维肉瘤和成骨肉瘤等鉴别。

六、治疗

（一）手术治疗

外科手术是未分化多形性肉瘤的首选治疗措施，包括广泛性切除、根治性切除及内固定重建术。外科手术边界是该肿瘤的重要预后因素之一，术中应尽量完整切除肿瘤，避免肿瘤细胞残留，并辅以正规的化疗以减少术后复发可能。如肿瘤较大、位置深、侵袭范围广，且周围均为重要组织结构（腹腔、胸腔内大血管等），手术具有相当大的难度和风险，应充分做好术前准备。

肿瘤如过于广泛，侵犯主要神经、血管及骨关节，可试行术前化疗或动脉灌注化疗，必要时应用术前辅助放疗，放疗2～4周再行手术，常能使肿瘤与正常组织出现"空壳状"界限，易于手术切除。术后可应用辅助化疗，广泛切除的病例术后应行放疗。

（二）化学治疗

现已证明，手术前后实施化疗可明显降低术后局部复发率，提高手术疗效。其化疗方案包括：ADM-HO、ADM-DTIC和CTX-VCR-ADM-DTIC的联合用药。尽管大剂量多柔比星-异环磷酰胺为基础的化疗存在争议，但是此化疗方案仍受推荐。而激酶的靶向治疗如伊马替尼、索拉非尼、舒尼替尼或帕唑替尼对UPS/MFH均无显著疗效。

（三）放射治疗

放疗对UPS的治疗效果尚存在争议。有人认为放疗对UPS不敏感，不宜采用，甚至还有一些关于放疗后诱发UPS的报道。而Enneking等则认为术后辅以放疗对消灭残存病灶有效。并且近年来，随着立体定位放疗手段的普及，越来越多的学者认可这种精准的局部高剂量放疗对MFH预后的改善作用。

七、预后

未分化多形性肉瘤属中、高度恶性肉瘤，UPS的预后较差，但比骨肉瘤、纤维肉瘤略好，有局部复发和转移倾向。转移发生部位依次为肺、淋巴结、肝、骨。肿瘤深度与转移有关。对于骨UPS的治疗，多为局部广泛性切除，同时结合化疗、放疗等综合治疗，方能降低局部复发率。对于脊柱UPS来说，由于起病隐匿，确诊时往往肿瘤组织已广泛浸润，甚至已发生转移，且肿瘤所处局部解剖结构复杂，毗邻脊髓及其他重要血管、脏器等组织，对于肿瘤的边缘外整块切除（En-bloc切除）往往十分困难。因此根据文献报道，脊柱UPS患者生存率要远低于其他部位（5年生存率：脊柱7.7%；四肢25%～69%；头颈部28%；腹腔26.7%）。而笔者的研究亦证实接受En-bloc切除的脊柱UPS患者，其平均生存率要明显长于接受肿瘤分块切除的患者（25个月 *vs.*14个月）。随着脊柱肿瘤En-bloc切除技术的不断发展和推广，以及各种辅助治疗手段的进步，脊柱UPS的生存期有望获得进一步改善。

（杨诚　滕红林）

【参考文献】

［1］Teng H, Xinghai Y, Wei H, et al. Malignant fibrous histiocytoma of the spine: a series of 13 clinical case reports and review of 17 published cases [J]. Spine (Phila Pa 1976), 2011, 36(22): E1453−E1462.

［2］Li J, Geng Z J, Lv X F, et al. Computed tomography and magnetic resonance imaging findings of malignant fibrous histiocytoma of the head and neck [J]. Mol Clin Oncol, 2016, 4(5): 888−892.

［3］Özkurt B, Başarır K, Yıldız Y H, et al. Primary malignant fibrous histiocytoma of long bones: long-term follow-up [J]. Eklem Hastalik Cerrahisi, 2016, 27(2): 94−99.

［4］王坚，朱雄增.2013版WHO软组织肿瘤新分类解读 [J].中华病理学杂志，2013，42（6）：363−365.

第27章
脊柱恶性软组织肿瘤
Malignant Soft Tissue Tumor of Spine

软组织肿瘤是指来源于胚胎发育的间叶组织，如纤维组织、脂肪组织、平滑肌组织、横纹肌组织、滑膜组织、血管和淋巴组织等软组织形成的肿瘤，以良性肿瘤较为普遍，而恶性肿瘤即软组织肉瘤（soft tissue sarcoma）较为少见，仅占所有恶性肿瘤的0.8%～1%，儿童肿瘤的10%。发生于脊柱的恶性软组织肿瘤则更为少见，主要包括脂肪肉瘤（liposarcoma）、滑膜肉瘤（synovial sarcoma）、平滑肌肉瘤（leiomyosarcoma）、横纹肌肉瘤（rhabdomyosarcoma）等，肿瘤可为原发性，也可为转移性，以转移性恶性软组织肿瘤为多见。

第1节　脊柱脂肪肉瘤

一、概述

脂肪肉瘤是最常见的恶性软组织肿瘤，约占全部恶性软组织肿瘤的20%。主要好发部位为大腿，其他部位包括腹膜后、肺、小腿及上肢等。脂肪肉瘤术后复发率及转移率均较高，转移既可在早期发生，也可见于原发肿瘤切除多年之后。Shiu MH等的研究认为其转移率可高达40.2%～45.8%，最常见的转移部位为肺。脊柱原发性脂肪肉瘤发病率极低，转移性肿瘤以黏液性脂肪肉瘤最为多见，14%的黏液性脂肪肉瘤发生脊柱转移，转移多呈跳跃性，累及较多节段。

二、临床表现

患者多起病缓慢，初期仅表现为腰背部局部不适，或伴有间歇性疼痛，劳累后加剧，休息后可缓解，部分患者可能无明显症状。随着病情的进展，肿瘤逐渐增长，背部疼痛逐渐明显，或需要服用药物控制疼痛，严重影响日常生活。部分患者可于体表触及深部肿块，大者可达十数厘米。肿块质地多较软，无波动感，边界尚较清楚，但肿块不易推动，可伴或不伴局部触痛。

肿瘤逐渐生长可破坏周围骨结构并侵袭椎管，压迫脊髓及神经根，导致神经功能障碍。可表现为肢体麻木、刺痛、感觉障碍，或肌力减弱、精细动作障碍等，严重者可出现截瘫。由于局部疼痛及肿瘤对周围骨结构的破坏，患者可出现不同程度的脊柱后凸及（或）侧弯畸形。

转移性脂肪肉瘤患者多有明确的脂肪瘤或脂肪肉瘤病史，部分患者可于原发肿瘤切除数年甚至数十年才发生脊柱转移。脂肪肉瘤不同于其他软组织肿瘤，肺外转移的发生率明显更高，且肺外转移以脊柱为主要部位。

三、影像学特征

1. X线及CT检查　对于软组织肿瘤而言，X线及CT检查的敏感性不高。对于椎旁浸润为主的脂肪肉瘤，可见椎旁软组织肿块影，伴或不伴椎体边缘骨质破坏或反应骨形成。对于侵袭进入椎体的肿瘤而言，可见不同程度的骨质破坏及骨缺损。

2. MRI检查　脊柱脂肪肉瘤发现时体积常较大，且常伴有椎旁及（或）椎管内软组织肿块，但与周围组织分界多较清。MRI表现为软组织样肿块，T1WI为低或稍低信号，T2WI为高或稍高信号，增强后强化明显。脂肪抑制序列对病灶敏感，表现为明显低信号。MRI扫描对于肿瘤的诊断具有重要意义，能明确显示肿瘤自身体征及肿瘤与周围结构的位置关系。推荐行全脊柱MRI扫描，明确病灶位置

及累及节段，评估脊髓及神经根受压情况，以明确手术治疗的必要性及具体方案（图27-1）。

3. 核素扫描检查　骨扫描及PET-CT对病灶的显示具有较高的特异性，但灵敏度较差，常因假阴性而漏诊，因此不作为必需的术前检查，可根据患者具体情况加以选择。Joseph H等进行回顾性分析发现，在33例MRI诊断明确的黏液性脂肪肉瘤脊柱转移患者中，9例行骨扫描检查，仅3例阳性，灵敏度16%，特异度100%。6例行PET-CT检查，仅2例阳性，灵敏度14%，特异度100%。

四、病理

世界卫生组织（WHO）根据肿瘤的形态学及基因学特征将脂肪肉瘤分为4个亚型，分别为：分化良好的（well-differentiated/dedifferentiated）脂肪肉瘤、黏液性/圆细胞（myxoid/round cell）脂肪肉瘤、多形性（pleomorphic）脂肪肉瘤及混合型（mixed）。脊柱脂肪肉瘤以黏液性/圆细胞脂肪肉

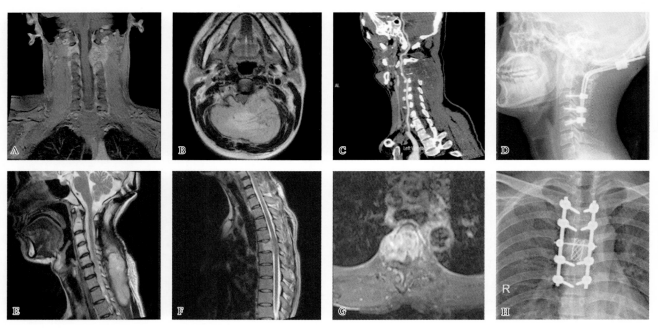

图27-1　颈项部疼痛，活动受限半年余（32岁男性患者）

A、B. 术前MRI显示肿瘤累及C$_1$～C$_4$椎板及椎弓根，并在颈项部后方形成巨大软组织肿块；C. 椎动脉造影显示左侧椎动脉受压移位；D. 患者行后路肿瘤切除，枕颈融合固定，术后病理证实为黏液型脂肪肉瘤；E. 术后16个月随访发现肿瘤复发；F、G. 并向胸椎转移（T$_5$）压迫脊髓；H. 再次行后路胸椎肿瘤切除内固定术

瘤为主。

黏液性/圆细胞脂肪肉瘤多呈黄色或黄白色鱼肉状肿块，局部血运丰富时可呈暗红色，无明显包膜。分化较好时肉眼与脂肪瘤较难分辨；分化较差者质软且脆，内部可呈黏液状或出现较大面积坏死（图27-2）。镜下肿瘤多呈分叶状，黏液性脂肪肉瘤主要由分化程度不一的异型性脂肪母细胞组成，肿瘤细胞呈星形或梭形，胞质较少，散布于大量黏液和丛状毛细血管网格中。圆细胞脂肪肉瘤由均匀一致的圆形或卵圆形细胞构成，胞质少；黏液性基质和毛细血管网均较黏液性脂肪肉瘤少，易发生肿瘤内出血和坏死。

黏液性/圆细胞脂肪肉瘤常有 t（12；16）染色体及 *FUS–DDIT3* 融合基因，偶可见 t（12；22）染色体及 *EWSR1–DDIT3* 融合基因，可作为诊断的参考依据。

五、治疗

由于肿瘤生长速度较为缓慢，且发生于脊柱的脂肪肉瘤常伴有椎旁侵袭，发现时往往肿瘤体积较大并伴有不同程度的脊髓和（或）神经根压迫症状，需手术治疗。手术治疗的目的为尽可能地彻底切除肿瘤，明确诊断，解除压迫，挽救神经功能，缓解疼痛，尽可能延长生存时间，提高生存质量。

由于脊柱局部解剖结构的复杂性，严格意义上的根治性切除是不可能达到的。对于脊柱原发性脂肪肉瘤，治疗方案的选择主要依据 WBB 分期，确定肿瘤边界，并根据是否已经发生转移及局部解剖结构特点选择相应的治疗方案。对于脊柱转移的脂肪肉瘤，患者常同时伴有肺等其他脏器转移，预后较差，治疗以姑息性手术为主，目的是提高生存质量。目前关于脊柱脂肪肉瘤治疗方法的病例系列报道较少，上海长征医院骨肿瘤科回顾分析既往诊治的 7 例脊柱脂肪肉瘤患者资料，结合其他原发及转移性肿瘤治疗的原则，目前认为：对于孤立病灶，无论原发或转移，均可首选 En-bloc 切除或矢状 En-bloc 切除；如肿瘤伴有较大的椎旁软组织肿块，可沿肿瘤包膜外予以逐步分离，并尽可能整块切除；对于无法整块切除的肿瘤，可行分块切除，并尽可能扩大范围切除，但需注意保护周围重要神经血管等组织；对跳跃性病灶需多次手术治疗者，根据患者临床表现及影像学检查结果明确责任病灶并优先处理，首要目的是挽救神经功能，防止瘫痪，为后续治疗提供机会。对于无法彻底切除的肿瘤可行减瘤手术，解除脊髓及神经根压迫，缓解症状；肿瘤切除后可行术中化疗或以无盐水冲洗浸泡术野；术后多需稳定性重建。

脊柱脂肪肉瘤对放化疗的敏感性较差。有学者认为术后放疗可能对局部控制有效，特别是肢体病灶，而其他部位肿瘤患者的随机试验未能证明放疗的有效性。化疗对肿瘤控制的作用尚不明确，黏液性/圆细胞脂肪肉瘤患者对化疗相对敏感，可予以蒽环类药物联合异环磷酰胺方案进行 4～6 个周期的辅助化疗；DNA 小沟结合剂曲贝替定对黏液性/圆细胞脂肪肉瘤患者有显著的化疗敏感性，但尚缺乏 III 期临床数据支持。

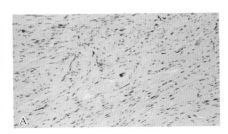
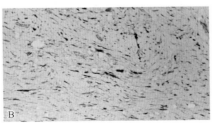
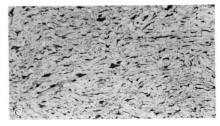

图 27-2 去分化脂肪肉瘤（200×）

A. HE 染色可见弥散分布的梭形异形明显的细胞，部分为大细胞或形成瘤巨细胞，核分裂象易见，常常出现席纹状结构；B. MDM2 呈阳性表达；C. CDK4 呈阳性表达

第2节 脊柱滑膜肉瘤

滑膜肉瘤是一种病因不明确的、较为罕见的软组织恶性肿瘤，占软组织肿瘤的6%～9%，占所有恶性肿瘤不到1%。理论上，滑膜肉瘤可发生在身体的任何部位，但约85%的滑膜肉瘤位于四肢大关节深部软组织中，尤其是膝关节，只有不到5%的肿瘤位于身体中轴线，包括脊柱、纵隔腔、腹膜后、头颈部等。虽然滑膜肉瘤好发于关节周围，但滑膜肉瘤并非起源于滑膜组织，也不出现在关节内。超微结构和免疫组化表明滑膜肉瘤起源于上皮细胞，但由于其镜下特征与发展中的滑膜相似且好发于关节周围而得名。

滑膜肉瘤好发于年轻人，30～39岁为其发病的高峰，明显早于其他类型的软组织肿瘤，约30%患者发病年龄小于20岁，90%患者发病年龄小于50岁。Iyad Sultan等对美国多中心20年间1 268例滑膜肉瘤的病例进行统计，其中0～9岁32例，10～18岁181例，19～29岁292例，30～39岁269例，40～49岁208例，50岁及以上286例；女性593例，男性675例；位于四肢883例。对脊柱滑膜肉瘤的临床报道较少，且多数病例报道缺乏随访数据或随访时间较短。上海长征医院骨肿瘤外科2002—2015年共收治脊柱滑膜肉瘤患者16例，平均随访时间35.9个月（4～87个月），患者1年、3年及5年生存率分别为87.5%、61.4%及40.9%。

一、临床表现

滑膜肉瘤临床表现无特异性。疼痛是最常见的主诉，活动时加剧。疼痛往往随肿瘤进展呈进行性加重并出现夜间痛，影响睡眠。肿瘤压迫脊髓或神经根时，根据肿瘤部位不同呈现相应的定位体征，引起肢体感觉、运动异常及（或）大小便功能障碍等，其严重程度与脊髓和神经根受压的程度有关。当肿瘤位置比较表浅或肿瘤较大时，可触及肿块。

二、影像学特征

1. X线检查 高达50%患者X线平片明显异常表现。当软组织肿块侵袭骨结构时，X线检查可见骨压迫、骨缺损、骨质疏松、骨膜反应等。部分患者可见椎旁软组织影，30%患者可伴有软组织内钙化，钙化可能与出血、感染、坏死、软骨化等有关，且钙化的程度与肿瘤的恶性程度呈负相关，即钙化程度越高，肿瘤恶性程度越低。

2. CT检查 滑膜肉瘤CT常表现为界限清楚的低密度肿块，伴均匀或不均匀强化。CT可以发现细微的骨性改变和钙化灶，同时可以显示肿瘤与相邻骨结构及正常软组织间的关系，帮助判断肿瘤对椎体、附件及椎旁结构的侵袭程度。

3. MRI检查 对于滑膜肉瘤，MRI检查的准确性和敏感性均高于CT。其T1WI表现为非均匀的等信号。肿瘤体积较小时，可表现为与周围肌肉类似的均匀信号而不易发现，给早期诊断带来困难。T2WI常表现为与脂肪信号强度类似的高信号。由于肿瘤常伴有囊性变、出血、坏死等改变，约2/3的病例在T2WI上仍表现为不均匀的信号。10%～25%的囊性变中可出现液-液平面。抑脂相上病灶仍表现为高信号，可以作为与脂肪肉瘤鉴别的依据之一（图27-3）。

三、病理

滑膜肉瘤组织学上可分为3个亚型：单相型，仅由梭形细胞组成；双相型，由上皮细胞和梭形细胞共同组成；以及低分化型。低分化型又可分为小圆细胞型、大圆细胞型、粗大梭形细胞型。低分化型滑膜肉瘤恶性程度最高，也较为罕见，但高达20%的各型肿瘤都包含低分化区域。不同于大多数软组织肉瘤可根据肿瘤临床特征、影像学表现及病理特征等进行恶性程度的划分，滑

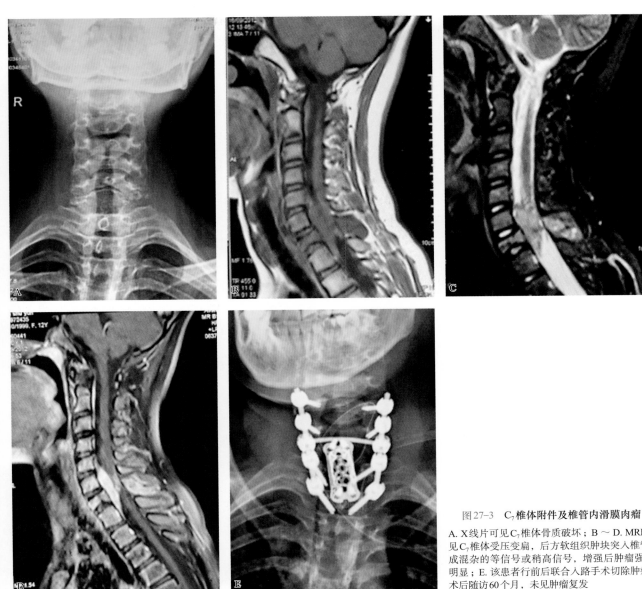

图27-3 C$_7$椎体附件及椎管内滑膜肉瘤

A. X线片可见C$_7$椎体骨质破坏；B～D. MRI可见C$_7$椎体受压变扁，后方软组织肿块突入椎管，成混杂的等信号或稍高信号，增强后肿瘤强化明显；E. 该患者行前后联合入路手术切除肿瘤，术后随访60个月，未见肿瘤复发

膜肉瘤因其高于一般软组织肿瘤的局部侵袭与远处转移特点，通常一经诊断即被划分为高度恶性肿瘤。

滑膜肉瘤组织学上表现多样，其镜下特点可表现为：梭形细胞小而均一，细胞质少，核染成黑色，细胞边界不清。上皮细胞大而淡染，有明确的边界及囊状的细胞核。含大量黏蛋白的腺结构也较常见，常分布为囊状或束状，肿瘤细胞间可见厚的黏性胶原束。约1/3患者肿瘤组织中可见钙化。其他常见的

表现还包括骨化、软骨形成、囊性改变及组织坏死等（图27-4～图27-7）。

由于滑膜肉瘤病理表现的多样性，仅凭借HE染色不易与其他软组织肿瘤鉴别，免疫组化染色显得尤为重要。上皮细胞标志物cytokeratin AE1/AE3、CAM 5.2、EMA等是重要诊断依据，至少有一项上皮细胞标志物为阳性。超过95%的患者存在独特的t（X;18）（p11.2∶q11.2）染色体易位，产生SYT-SSX融合基因，是滑膜肉瘤诊断的重要依据。

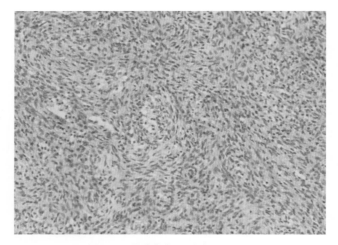

图27-4　滑膜肉瘤HE染色（200×）

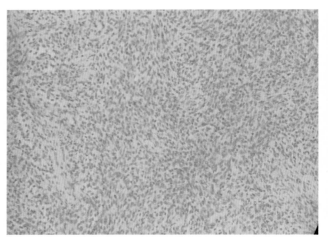

图27-5　滑膜肉瘤pan CK（200×）

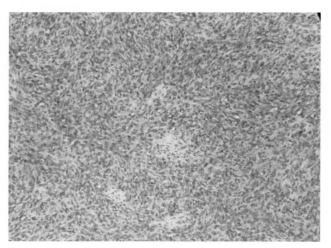

图27-6　滑膜肉瘤CD99阴性（200×）

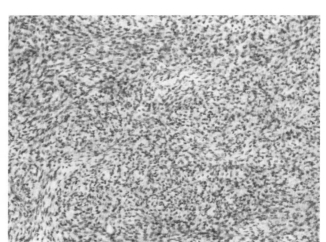

图27-7　滑膜肉瘤TLE-1（200×）

四、治疗

手术治疗是滑膜肉瘤临床治疗的基石，理想的手术方案是阴性切缘的肿瘤整块切除，通常认为切除范围应在肿瘤外5 cm以上。有报道指出，局部切除后肿瘤复发率高达83%；局部切除加术后放疗，肿瘤复发率仍高达70%；而阴性边缘的完整切除，肿瘤局部复发率低至小于40%。对于脊柱滑膜肉瘤来说，由于其毗邻脊髓、神经根、大血管等重要结构，无法达到理论上的阴性切缘。对于累及脊柱的滑膜肉瘤，目前认为最佳的治疗方案为En-bloc切除，对于无法进行En-bloc切除的患者，则应当尽可能扩大范围，分块彻底切除肿瘤。笔者所在院

对共16例各类脊柱滑膜肉瘤进行手术治疗，其中8例为转移性肿瘤或局部复发患者，1例行En-bloc切除，7例行分块切除，再次手术后有4例患者于术后3～10个月发现肿瘤局部复发。其余8例原发肿瘤患者3例接受En-bloc切除，5例分块切除，仅1例复发。对于脊柱滑膜肉瘤，尤其强调初次手术的彻底切除，对于原发性滑膜肉瘤，术前应充分评估肿瘤侵袭范围，仔细设计手术治疗方案，尽可能彻底切除肿瘤，以降低局部复发及转移。

滑膜肉瘤局部复发率较高，术后放疗得到广泛认可。对于3期滑膜肉瘤及切缘阳性的滑膜肉瘤，术后应常规予以放疗。对于脊柱滑膜肉瘤，放疗时应当注意保护脊髓，以免发生放射性脊髓病。滑膜

肉瘤被认为是化疗敏感性软组织肉瘤，以异环磷酰胺和多柔比星（阿霉素）为基础的化疗方案成为转移性滑膜肉瘤的一线用药。近年来，西地尼布、贝伐单抗、索拉菲尼等靶向治疗药物也已开始进行临床试验，酪氨酸激酶作为滑膜肉瘤的治疗靶点也引起关注。免疫疗法在治疗软组织肉瘤中具有一定疗效，有报道称干扰素结合 SYT-SSX 肽疫苗可用于滑膜肉瘤的临床治疗。

第3节　脊柱横纹肌肉瘤

横纹肌肉瘤（rhabdomyosarcoma）是一种由不同分化阶段的横纹肌母细胞组成的恶性肿瘤，是儿童和青少年最常见的软组织肿瘤，占儿童实体肿瘤的15%、软组织肉瘤的50%。发生在脊柱的横纹肌肉瘤较为少见，其症状主要表现为局部疼痛及（或）神经功能障碍。可为原发性，也可为转移性肿瘤。除原发病，横纹肌肉瘤可转移到肺、骨、骨髓、淋巴结、脑、肝和乳腺等，并出现相应的症状。

一、影像学特征

X线检查可了解有无骨质破坏。CT表现为结节状有分隔的软组织肿块，或呈膨胀性团块不均密度阴影，大部分病变密度低于肌肉，部分病例肿瘤病变可见较高密度或厚度不均的环形密度影。MRI表现为T1WI等信号和T2WI中高信号，程度不均，边界清或不清，但与其他软组织肿瘤较难区别（图27-8）。

二、病理

根据WHO软组织和骨肿瘤分类，横纹肌肉瘤可分为四类：胚胎型横纹肌肉瘤、腺泡状横纹肌肉瘤、多形性横纹肌肉瘤和梭形细胞/硬化性横纹肌肉瘤。

组织学：① 胚胎型横纹肌肉瘤，多见于儿童，镜下表现为体积小的肿瘤细胞，圆形或卵圆形，胞质少且嗜酸性；特征性表现为血管周围富于细胞区域与含黏液样基质的少细胞区交替排列。② 腺泡状横纹肌肉瘤，多见于青少年；镜下表现为体积小的、圆形或卵圆形肿瘤细胞，由纤维结缔组织分隔成巢状，巢周边的细胞紧密黏附于纤维，中央肿瘤细胞因缺乏黏附性而易于分离，形成了腺泡状或假腺样结构；肿瘤细胞嗜酸性，偶见多核瘤巨细胞。③ 多形性横纹肌肉瘤，主要见于成人，儿童偶有报道；镜下肿瘤细胞呈高度多形性，伴有大量瘤巨细胞，横纹很少见到；由于类似的形态学常见于恶性混合性米勒源性囊肿、去分化脂肪肉瘤等中的异源性成分，因此需要仔细观察鉴别。④ 梭形细胞/硬化性横纹肌肉瘤，儿童和成人都可见，男性多见；镜下肿瘤呈浸润性边缘，束状或席纹状排列；梭形肿瘤细胞胞质少，淡染嗜酸性，胞核卵圆形，核仁不明显，染色质浓染，核分裂易见，偶见横纹肌母细胞。

免疫组化：Myogenin具有高度特异性，可以存在于所有类型的横纹肌肉瘤细胞核中，尤其在腺泡状横纹肌肉瘤呈广泛、强阳性表达。此外，肿瘤可表达Desmin、MyoD1、Myosin及Myoglobin（图27-9～图27-11）。

三、治疗

横纹肌肉瘤的治疗强调外科手术、放疗、化疗相结合的综合治疗方案，单一治疗往往无法达到长期生存的目的。手术治疗强调广泛切除的重要性，应尽可能彻底切除肿瘤，但由于脊柱局部的特殊解剖结构特点，真正意义上的广泛切除往往是无法达到的。放疗应根据患者年龄、部位等分期选用，可作为综合治疗措施的一部分。化疗在横纹肌肉瘤治疗中占有重要地位，可用于术前、术后及晚期转移病例的治疗。

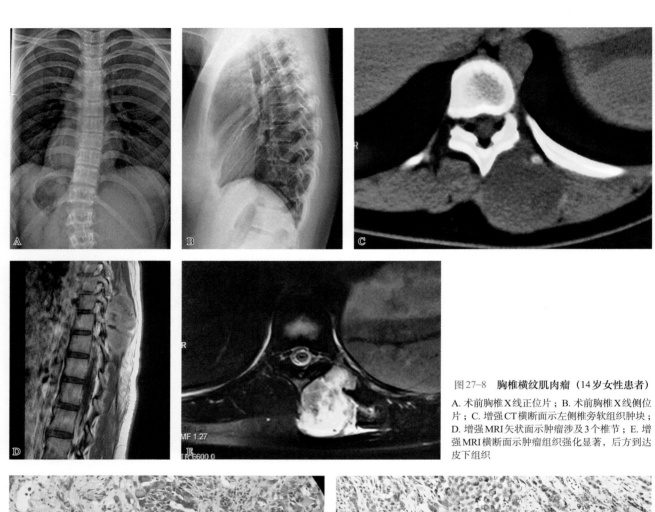

图 27-8 胸椎横纹肌肉瘤（14 岁女性患者）

A. 术前胸椎 X 线正位片；B. 术前胸椎 X 线侧位片；C. 增强 CT 横断面示左侧椎旁软组织肿块；D. 增强 MRI 矢状面示肿瘤涉及 3 个椎节；E. 增强 MRI 横断面示肿瘤组织强化显著，后方到达皮下组织

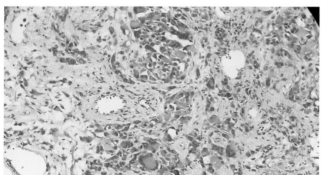

图 27-9 横纹肌肉瘤 HE 染色（200×）

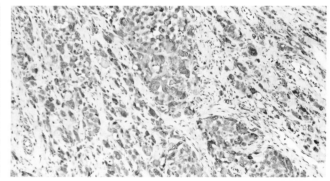

图 27-10 横纹肌肉瘤 Desmin 阳性（200×）

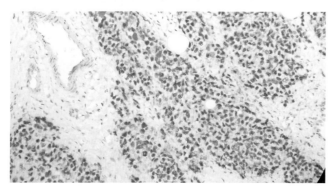

图 27-11 横纹肌肉瘤 Myogenin 阳性（200×）

第4节　脊柱平滑肌肉瘤

平滑肌肉瘤（leiomyosarcoma）是一种具有平滑肌分化倾向的恶性梭形细胞肉瘤，常见于子宫、腹膜后、盆腔、消化道等。发生于脊柱的平滑肌肉瘤极为罕见，多由腹膜后平滑肌肉瘤直接蔓延侵袭脊柱结构导致。患者临床表现无特异性，早期症状为腰背部疼痛，如肿瘤侵袭椎管及（或）周围神经根，则可有相应的临床表现。

脊柱平滑肌肉瘤的影像学表现亦缺乏特异性，X线表现可分为三种类型：溶骨型、混合型和囊肿型，以溶骨型破坏多见。CT检查可见骨皮质筛孔样破坏，周围可见软组织肿块，增强扫描可见均匀或不均匀强化。MRI可以很好地显示软组织肿瘤的形态及范围，平滑肌肉瘤患者T1WI呈等信号，T2WI呈混杂、不均匀稍高信号，脂肪抑制T2WI呈稍高信号；增强扫描后强化明显，但病灶内同时可见无强化区（图27-12）。

平滑肌肉瘤瘤体质软，外有包膜，切面呈灰白色鱼肉状，内部可见出血坏死结节。镜下可见梭形细胞交织形成的结节，细胞聚集成团或被纤维组织分割成多个细胞团，是平滑肌肉瘤最明显的特征。肿瘤细胞膜清楚，胞质嗜伊红染色明显，可见肌原纤维。低分化区肿瘤细胞表现为多形性，核分裂象多见，可见瘤巨细胞，失去平滑肌细胞形态和排列方式。

治疗以手术切除为主，与其他恶性软组织肉瘤相类似，肿瘤易复发，因此需强调肿瘤的彻底切除。目前缺乏有效的辅助治疗措施。

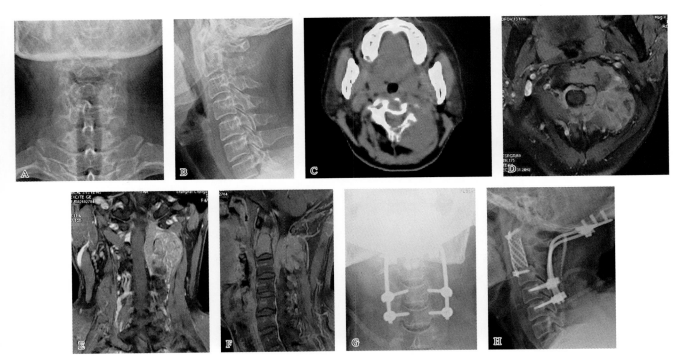

图 27-12　C₂ 平滑肌肉瘤（48 岁女性患者）

A、B. 颈椎正侧位片示 C₂ 椎体及附件骨质破坏；C. CT 横断面示 C₂ 椎体及左侧椎板破坏，后方有较大组织肿块；D～F. 增强 MRI 显示肿瘤侵袭 C₂ 椎体附件并向下累及 C₃ 椎板上缘；G、H. 前后联合入路切除肿瘤并行枕颈融合固定

（刘铁龙　赵铖龙　高欣）

【参考文献】

［ 1 ］ Zhao C L, Han Z T, Xiao H, et al. Surgical management of spinal liposarcoma: a case series of 7 patients and literature review [J]. Eur Spine J, 2016, 25(12): 4088−4093.

［ 2 ］ Dickman C A, Fehlings M G, Gokaslan Z L. Spinal cord and spinal column tumors [J]. New York: Thieme Medical Publishers, Inc. 2005.

［ 3 ］ Schwab J H, Boland P J, Antonescu C, et al. Spinal metastases from myxoid liposarcoma warrant screening with magnetic resonance imaging [J]. Cancer, 2007, 110(8): 1815−1822.

［ 4 ］ Katsuyuki N, Midori K, Kazunori N, et al. Whole-body MRI for detecting metastatic bone tumor diagnostic value of diffusion-weighted images [J]. Magn Reson Med Sci, 2007, 6(3): 147−155.

［ 5 ］ Kato S, Kawahara N, Murakami H, et al. Multi-level total en bloc spondylectomy for solitary lumbar metastasis of myxoid liposarcoma [J]. Orthopedics, 2010, 33(6): 446.

［ 6 ］ Hoffman A, Lazar A J, Pollock R E, et al. New frontiers in the treatment of liposarcoma, a therapeutically resistant malignant cohort [J]. Drug Resist Updat, 2011, 14(1): 52−66.

［ 7 ］ Conyers R, Young S, Thomas D M. Liposarcoma: molecular genetics and therapeutics [J]. Sarcoma, 2011: 483154.

［ 8 ］ Ballo MT, Zagars GK, Pollock RE, et al. Retroperitoneal soft tissue sarcoma: an analysis of radiation and surgical treatment [J]. Int J Radiat Oncol Biol Phys, 2007, 67(1): 158−163.

［ 9 ］ Eilber F C, Dry S M. Diagnosis and management of synovial sarcoma [J]. J Surg Oncol, 2008. 97(4): 314−320.

［10］ Vlenterie M, Jones R L, W T van der Graaf. Synovial sarcoma diagnosis and management in the era of targeted therapies [J]. Curr Opin Oncol, 2015, 27(4): 316−322.

［11］ Kim J. Synovial sarcoma of the spine: a case involving paraspinal muscle with extensive calcification and the surgical consideration in treatment [J]. Eur Spine J, 2014, 23(1): 27−31.

［12］ Cao Y. A rare synovial sarcoma of the spine in the thoracic vertebral body [J]. Eur Spine J, 2014, 23, 2: 228−235.

［13］ Peia F. Pediatric primitive intraneural synovial sarcoma of L−5 nerve root [J]. J Neurosurg Pediatr, 2013, 11(4): 473−477.

［14］ Yonezawa I. Synovial sarcoma of the cauda equina [J]. J Neurosurg Spine, 2012. 16(2): 187−190.

［15］ Puffer R C. Synovial sarcoma of the spine: A report of three cases and review of the literature [J]. Surg Neurol Int, 2011, 2: 18.

［16］ Mikami T. Detection of Rare Variant of SS18−SSX1 Fusion Gene and Mutations of Important Cancer-related genes in synovial sarcoma of the lip: Gene analyses of a case and literature review [J]. J Oral Maxillofac Surg, 2015, 73(8): 1505−1515.

［17］ Foreman S M, Stahl M J. Biphasic synovial sarcoma in the cervical spine: case report [J]. Chiropr Man Therap, 2011, 19(1): 12.

［18］ Sultan I. Comparing children and adults with synovial sarcoma in the surveillance, epidemiology, and end results program, 1983 to 2005: an analysis of 1268 patients [J]. Cancer, 2009, 115(15): 3537−3547.

［19］ Ladanyi M. Impact of SYT−SSX fusion type on the clinical behavior of synovial sarcoma: a multi-institutional retrospective study of 243 patients [J]. Cancer Res, 2002, 62(1): 135−140.

［20］ 高振华, 尹军强, 孟悛非. 原发性骨平滑肌肉瘤的临床、影像学和病理分析及文献复习 [J]. 中国医学影像技术, 2012, 07.

［21］ Sarkar D, Ray S, Saha M, et al. Alveolar rhabdomyosarcoma with multiple distal metastases. A case report and review of literature [J]. BMJ Case Rep, 2012.

［22］ Khalatbari M R, Jalaeikhoo H, Hamidi M, et al. Primary spinal epidural rhabdomyosarcoma: a case report and review of the literature [J]. Childs Nerv Syst, 2012, 28(11): 1977−1980.

［23］ Zhu F P, Lu G M, Zhang L J, et al. Primary alveolar soft part sarcoma of vertebra: a case report and literature review [J]. Skeletal Radiol, 2009, 38(8): 825−829.

［24］ Stacchiotti S, Negri T, Zaffaroni N, et al. Sunitinib in advanced alveolar soft part sarcoma: evidence of a direct antitumor effect [J]. Ann Oncol, 2011, 22(7): 1682−1690.

［25］ Zadnik P L, Yurter A, DeLeon R, et al. Alveolar soft-part sarcoma in the sacrum: a case report and review of the literature [J]. Skeletal Radiol, 2014, 43(1): 115−120.

［26］ Tian L, Cui CY, Lu SY, et al. Clinical presentation and CT/MRI findings of alveolar soft part sarcoma: a retrospective single-center analysis of 14 cases [J]. Acta Radiol, 2015.

第28章
脊柱椎管内肿瘤

Spinal Canal Tumors

椎管内肿瘤（spinal canal tumors）指生长于椎管内的真性肿瘤或肿瘤样病变，可起源于椎管内容物（包括脊髓、脊神经、蛛网膜、硬脊膜、脂肪、血管和胚胎残余组织等），也可由其他部位起源后转移至此。国外统计发病率为2.5/10万，国内报道占神经系统疾病住院患者的2.5%。与同期脑瘤相比为1：10.7。本病可发生于任何年龄，最多见于20～40岁的成人。男女之比约为1.5：1，但脊膜瘤好发于女性。

第1节　椎管内肿瘤的分类

椎管内肿瘤的完整诊断，应该包括定位和定性两个方面的信息：前者指肿瘤在脊柱内对应的节段水平，以及肿瘤与硬膜和脊髓的关系；后者指可能的组织学起源或病理学性质。因此，脊柱肿瘤的分类，可从以下几个角度进行划分。

1. 根据肿瘤与脊柱水平部位的关系分类　颅颈交界、颈段、胸段、腰段及骶尾部肿瘤。

2. 按肿瘤的性质与组织学来源分类　原发性肿瘤，起源于椎管内本身的组织，包括脊髓、脊神经、蛛网膜、硬脊膜、脂肪、血管和胚胎残余组织等，如星形胶质细胞瘤、室管膜瘤、神经鞘瘤、神经纤维瘤、脊膜瘤、脂肪瘤、血管母细胞瘤、海绵状血管瘤、淋巴瘤、皮样囊肿、表皮样囊肿、畸胎瘤、肠源性囊肿、Ewing肉瘤等。继发性肿瘤，主要指转移瘤和颅内肿瘤播散，如肾癌、乳腺癌、前列腺癌、肝癌、肺癌等可发生椎管内转移，室管膜瘤、

髓母细胞瘤、胶质母细胞瘤等颅内肿瘤可出现椎管内播散，此外，继发性肿瘤还包括邻近组织来源的肿瘤局部扩张，如骨肿瘤、软组织肿瘤等。

3. 根据肿瘤与硬脊膜和脊髓实质的解剖学关系分类　硬脊膜外肿瘤（椎体肉瘤或癌、纤维瘤、脂肪瘤、血管脂肪瘤和神经鞘瘤等）和硬脊膜下肿瘤（脊膜瘤、神经鞘瘤和室管膜瘤等）。神经鞘囊外或脊柱骨性结构来源的硬脊膜外肿瘤大多数是转移性的。硬脊膜下肿瘤又可分为髓内和髓外两类，约占成人原发性中枢神经系统肿瘤的10%，占所有脊髓肿瘤的3/4左右，其中2/3是髓外硬膜下肿瘤，1/3是髓内肿瘤。髓外硬膜下肿瘤的组织学表现通常呈良性肿瘤特征，且具有完整包膜，最常见的组织病理学类型是神经鞘瘤、脊膜瘤和终丝室管膜瘤。髓内肿瘤中超过90%是胶质细胞来源，其中最常见的是星形胶质细胞瘤和室管膜瘤（图28-1）。

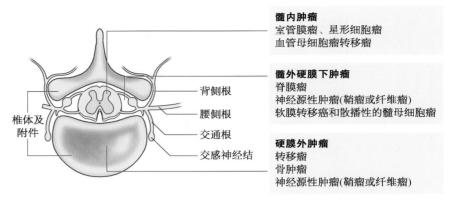

图 28-1 脊柱不同位置的常见肿瘤

第 2 节 脊柱椎管内硬膜外肿瘤

硬膜外肿瘤约占椎管内肿瘤的25%，以恶性肿瘤居多，包括原发性和继发性硬膜外恶性肿瘤。同时硬膜外也可发生良性肿瘤，包括神经鞘瘤、脊膜瘤、脂肪瘤等。

一、临床表现

临床表现与髓外硬膜下肿瘤相似，但有以下临床特点。

（1）多为恶性肿瘤，病程短、进展较快。

（2）体征多为双侧性，早期可有根性疼痛症状，且很快出现瘫痪。

（3）体检常可发现病变部位脊椎棘突叩击痛。

（4）X线片常有椎体破坏、椎旁阴影等明显变化；脊柱MRI可清楚显示髓外肿瘤。

二、影像学特征

1. CT检查　占位病变位于硬膜外腔，可向椎管外生长，向内压迫硬膜囊，硬膜囊和脊髓受压向对侧移位；增强后扫描，可强化。硬膜外恶性肿瘤多为转移瘤，其次为淋巴瘤和肉瘤，增强MRI显示肿块不规则或围绕脊髓和神经根弥漫性生长，伴有椎旁软组织侵犯和邻近椎骨破坏。硬膜外良性肿瘤以

神经源性肿瘤居多，肿块轮廓光整，椎管和椎间孔常有扩大，肿块呈"哑铃"状生长。与硬膜内、外生长的肿瘤的区别在于前者同侧硬膜外间隙可见增宽。

2. MRI检查　MRI因软组织分辨率高、三维成像等优点，能更加清晰地显示椎管内硬膜外肿瘤的部位、范围及脊髓硬脊膜囊是否受累等，因而是诊断硬膜外肿瘤的首选方法。肿瘤位于硬膜外，在MRI上可见"硬膜外征"，即脊髓和肿瘤之间T1WI和T2WI的低信号带，它的组织学基础是硬脊膜和韧带。硬膜外转移瘤，T1WI多表现为稍低信号，T2WI为不均匀高信号，增强后不均匀增强，常合并椎体及附件骨质破坏，椎体轮廓消失，椎间盘不累及。淋巴瘤，T1WI为低信号，T2WI为等信号，增强后明显强化，伴有邻近椎体的骨质破坏。脂肪瘤，表现为T1WI、T2WI均呈高信号（图28-2）。

三、病理

恶性肿瘤按病理性质分为原发性及继发性两种，原发性的有骨肉瘤、骨巨细胞瘤、淋巴瘤、畸胎瘤、神经母细胞瘤等；继发性的包括邻近部位浸润侵犯（肉瘤等）及血液播散性转移瘤（肺癌、甲状腺癌、

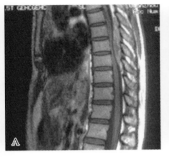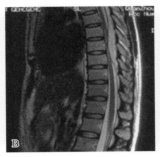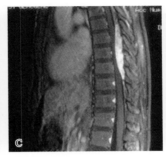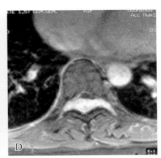

图 28-2　胸椎椎管内血管脂肪瘤

A、B. T1WI、T2WI 上均以等高信号为主；C、D. T1WI 增强后病灶信号明显强化

消化道恶性肿瘤等）。良性肿瘤包括神经鞘瘤、脊膜瘤、血管瘤、脂肪瘤、上皮样和皮样囊肿、畸胎瘤和骨瘤、软骨瘤等。

四、诊断

1. 临床表现与肿瘤平面定位　初期常表现为剧烈的根痛。由于病变通过硬膜压迫脊髓，两侧症状较为对称。因病变大多为恶性肿瘤，进展较快，病程较短，常在数日内至数月内即出现截瘫、明显的感觉障碍和自主神经功能障碍。运动障碍出现较早，感觉障碍出现稍晚。病变部位棘突有明显的叩痛。

2. 辅助检查　因硬膜外肿瘤常有椎体和椎弓根等处的骨质破坏、椎管及椎间孔的扩大、周围组织结构的侵袭，除首选脊柱 MRI 检查外，常需行脊柱 X 线片或脊柱 CT 检查以辅助诊断。对疑为转移性肿瘤者，另需进行相应的特殊检查。

五、治疗

髓外硬膜外良性肿瘤引起脊髓压迫症状，即应视为手术指征，争取全切除肿瘤，预后较好。但若为恶性肿瘤，难以做到全切除，只能行椎管减压术，术后根据病理类型辅以放射治疗或化学治疗。

第3节　脊柱脊髓髓内肿瘤

成人的脊柱脊髓髓内肿瘤中，胶质瘤大约占 80%，主要是星形胶质细胞瘤和室管膜瘤，少数为少突胶质细胞瘤、神经节细胞瘤等。血管母细胞瘤占 3% ～ 8%，转移瘤约占 5% 以下。其余的肿瘤包括髓内神经鞘瘤、肠源性囊肿、脂肪瘤、淋巴瘤等。肿瘤通常位于软脑膜下，少部分可由髓内长入蛛网膜下隙（如神经鞘瘤、室管膜瘤等）。肿瘤多为恶性（如室管膜瘤、星形胶质细胞瘤、转移瘤等），少数为良性（如脂肪瘤、髓内神经鞘瘤、血管母细胞瘤等）。肿瘤呈浸润性（如星形胶质细胞瘤、脂肪瘤）或膨胀性生长（如室管膜瘤、转移瘤等）。前者无明显边界，肿瘤与正常神经纤维完全或部分交织，手术目的仅限于活检或减压；而后者通常存在潜在边界，可沿肿瘤边界将肿瘤完全或近全切除，手术效果相对较好。

一、病理类型及其特点

髓内肿瘤占全部中枢神经系统肿瘤的 2% ～ 4%，占脊髓肿瘤的 20% ～ 25%。髓内肿瘤占成人硬膜下肿瘤的 1/3，约占儿童硬膜下肿瘤的 1/2。原发性肿瘤有直接来源于脊髓或间接累及脊髓的多种病理学表现，包括血管畸形、实质性肿瘤和囊肿、转移性肿瘤、感染和脱髓鞘疾病。

（一）胶质细胞瘤

1. 星形细胞瘤　3%的中枢神经系统星形细胞瘤来源于脊髓。任何年龄都可以发生，但多发于30岁以前。这也是儿童髓内肿瘤最常见的类型，约占10岁以下儿童病例的90%，青少年病例的60%。室管膜瘤的发生率在30岁左右的人群中逐渐超过星形细胞瘤，并且在中年以后逐渐增加。60岁以后，星形胶质瘤和室管膜瘤的发病率相似，约60%的脊髓星形细胞瘤发生在颈段和颈胸段，而在胸段、胸腰段或腰骶段少见，终丝发病的更罕见。

脊髓星形胶质细胞瘤根据组织学、大体表现和自然病史分成不同的类型，包括低分化纤维型和毛细胞型星形细胞瘤、神经节胶质细胞瘤、恶性星形细胞瘤和胶质母细胞瘤。少突胶质细胞瘤亦有发生，但很罕见。大约90%的儿童星形细胞瘤是良性的，且大多数为纤维型星形细胞瘤。然而，超过1/3的青少年毛细胞型星形细胞瘤或神经节胶质细胞瘤具有非常长的慢性病史。恶性星形细胞瘤和胶质母细胞瘤约占髓内星形细胞瘤的10%。这类肿瘤的特点是临床进程快，肿瘤转移发生率高，存活率低。

纤维型星形细胞瘤多发生于成人。纤维型星形细胞瘤和神经节胶质细胞瘤在青年中较少见。成人的纤维型星形细胞瘤常表现为大量纤维状细胞特征，这是另一种类型的纤维型星形细胞瘤的继发改变。目前尚不清楚这种毛细胞性特征是否具有年龄上的差异。约25%的成人星形细胞瘤是恶性的。

2. 室管膜瘤　室管膜瘤是成人最常见的髓内肿瘤。可发生于任何年龄段，但多发于中年，且无性别差异。将近一半的中枢神经系统室管膜瘤来源于中央管。髓内室管膜瘤最常见于颈段，但40%的硬脊膜下室管膜瘤来源于终丝，常因解剖学原因被误认为髓外肿瘤。

室管膜瘤在组织学上分为多种类型。细胞性室管膜瘤最常见，其他包括上皮型室管膜瘤、纤维型室管膜瘤、室管膜下瘤、黏液乳头型室管膜瘤和混合型室管膜瘤。室管膜瘤与星形细胞瘤在组织学上可能难以区分，但血管周围假性或真性菊形团有助于诊断。尽管常有坏死或肿瘤内出血，大多数脊髓室管膜瘤在组织学上表现为良性。尽管没有包膜，这些胶质细胞常常有完好的边界而不浸润邻近脊髓组织。

（二）血管母细胞瘤

血管母细胞瘤是一种来源于血管的良性肿瘤，边界清楚，无包膜。几乎所有的血管母细胞瘤都与软脊膜相连并位于脊髓背侧或背外侧。该肿瘤平均分布于整个脊髓，但在Von-Hippel-Lindau（VHL）综合征中多明显位于颈段。这种综合征是常染色体显性变异和不完全外显的，患者易并发大脑病损和其他脏器囊肿。脊髓血管母细胞瘤在幼儿少见，在其他年龄段占髓内肿瘤的3%～8%，多数患者在40岁前发病。该病常为散发，但超过25%的患者有VHL综合征的表现，这些患者多早年发病，且偶有多发肿瘤。

（三）其他病理类型

转移性肿瘤约占髓内肿瘤的2%。这种低发生率可能与脊髓体积较小以及供血血管对血源性瘤栓的低亲和力有关。肺癌与乳腺癌是最常见的原发肿瘤。黑色素细胞瘤、黑色素瘤、纤维肉瘤和黏液瘤亦曾有髓内转移的报道。

其他非肿瘤性病变可表现为髓内损害。血管畸形，特别是海绵状血管瘤也可在脊髓发生。包涵性肿瘤和囊肿很少位于髓内。脂肪瘤是最常见的胚胎来源病变，约占髓内肿瘤的1%，它并非真正的肿瘤，很可能来源于脊髓本身的间质。这些病变随着正常脂肪细胞的脂肪沉积增加而逐渐增大，青年或中年时产生症状。脂肪瘤多位于软脑膜下，因此常被认为是髓旁病变。

二、临床表现

疼痛和肌力下降是成人髓内肿瘤最常见的症状。

疼痛主要表现为局部的隐痛，部位与肿瘤所在节段相关，极少出现神经根受刺激类似的放射性疼痛。完全截瘫少见，而肌力弱和肌张力增高、痉挛较为常见。起病隐匿，发病过程缓慢。疾病早期可表现为感觉分离，即痛温觉减退，而粗触觉存在。感觉障碍由下向上发展，感觉障碍平面多不明显。括约肌功能障碍出现早，许多患者就诊时伴有排尿、排便困难及膀胱残余尿等。部分男性患者可出现阳痿等性功能障碍。如果肿瘤侵及上颈髓，症状学可包括延髓受累的体征，典型的表现是呼吸费力、呼吸困难等。

髓内肿瘤的临床表现具有以下特点。

（1）根性疼痛罕见：根性疼痛是指沿神经根走行的放射性疼痛，呈过电样，在某些姿势或体位，如脊柱侧向弯曲、夜晚仰卧时可以诱发或加重，这种疼痛很少发生在髓内肿瘤的患者中。但是，对于髓内肿瘤患者，局部的非特异性胀痛则较为常见，临床上需要鉴别这两种疼痛之间的差异。

（2）感觉分离在早期出现。

（3）早期出现膀胱和直肠功能障碍。

（4）由于纵行生长，感觉障碍的上缘可向上移动，这点与髓外肿瘤相反，髓外肿瘤横向性生长，其上缘最终固定不变。

（5）由于前角受累所致的肌肉萎缩比髓外肿瘤常见。

三、影像学特征

所有脊髓肿瘤最可靠的影像学诊断方法是MRI。MRI能提供立体且可对比的神经结构图像，这是其他影像学技术所无法达到的。X线片在现代脊髓肿瘤诊断中的作用很小，因为它不能适当地反映软组织的情况。然而有时可明确显示椎管内肿瘤引起的椎体改变：神经鞘瘤使椎间孔扩大；慢性髓内病变使椎体后部骨质破坏，椎弓根间距离增宽。脊髓造影现在在脊髓肿瘤诊断中已很少使用，仅在CT检查前偶尔使用。硬膜下髓外肿瘤在脊髓造影平片上的典型表现为染色区

的圆形缺失。髓内病损引起脊髓影的局部增宽。CT能很好地显示位于神经孔的髓外肿瘤以及伴随的骨性改变，但对位于脊髓组织内的髓内肿瘤却难以辨认。

1. CT检查 髓内肿瘤可见脊髓膨大增粗。CT平扫可观察椎管内病变的密度改变，低密度病灶代表肿瘤坏死、囊变或脂肪成分。髓内肿瘤多为星形细胞瘤或室管膜瘤，均好发于颈、胸段；发生于下腰段、脊髓圆锥和终丝的肿瘤，则以室管膜瘤常见。CT表现两者相似，常发生囊性变，非均匀性强化。与脊髓空洞积水症的鉴别：后者椎管造影CT（CTM）检查常有延迟充盈。

2. MRI检查 多数髓内肿瘤在T1加权像上表现为等信号或稍低信号图像，通常仅表现为轻度脊髓增粗。T2加权像较敏感，因为多数肿瘤与脊髓相比为高信号的。然而，T2加权像的特异性较差，不能区分囊性和实性肿瘤。几乎所有髓内肿瘤在T1加权像上都可被增强。

星形细胞瘤表现为脊髓梭形增粗。星形细胞瘤呈浸润性生长，与正常脊髓分界不清。T1WI多呈等或低等混杂信号，T2WI为高信号。增强扫描肿瘤呈条片状中等信号强度改变。

室管膜瘤（图28-3）范围相对局限，呈膨胀性生长，长圆形或腊肠状，与邻近脊髓分界清楚。其重要的病理特点是继发瘤体上极或下极广泛性空洞，而星形细胞瘤此类继发空洞则相对少见。空洞内液化坏死蛋白质含量较高，故T1WI信号介于肿瘤实体和脑脊液之间，分界欠清晰，增强后肿瘤实体明显强化，使空洞清楚显示。室管膜瘤边缘由于含铁血黄素沉着，可见低信号线，该低信号仅见于室管膜瘤，具有特征性。所以，如在髓内肿瘤边缘T1WI和T2WI出现低信号，肿瘤与正常脊髓分界明确，大多数可提示室管膜瘤。

血管母细胞瘤：血管母细胞瘤的典型MRI特点是边界清楚，均匀增强。未增强图像上可见到血管流空影，常伴有囊性变。病损很少超过一个脊髓节段。

尽管MRI检查有其特点，对髓内肿瘤表现出一

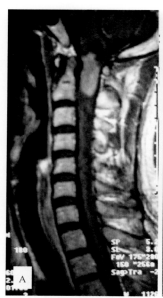
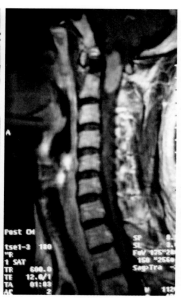
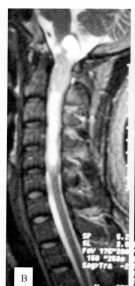
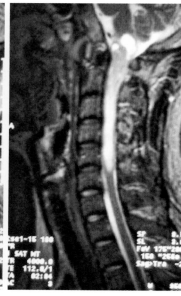

图28-3 颈段脊髓内室管膜瘤

A. T1WI；B. T2WI，矢状面示颈段脊髓明显增粗，T1WI呈等信号，T2WI呈稍高信号，其上、下方中央管扩大，呈长T1长T2信号

定的特异性与重叠性，但依据MRI做出组织学诊断有时准确性较差。

3. 电生理检查 包括运动诱发电位（MEP）、体感诱发电位（SSEP）、神经肌电图等，术前检查可以明确神经通路和肌群受累情况，术中电生理监测则可以对感觉或运动通路进行实时评价，为术者提供信息。一般监测MEP和SEP，遵循50/10原则，即波幅减少50%、潜伏期延长10%为报警界限，通常提示神经功能有明确影响，应当注意操作力度，或适当终止手术。

4. DSA脊髓血管造影 可以明确病变的血供情况和供血动脉、引流静脉的位置，必要时可以通过选择性地栓塞供血动脉减少肿瘤血供，为手术提供便利。

四、诊断

1. 临床表现与肿瘤平面定位 髓内肿瘤的治疗关键在于早期诊断。神经功能障碍较少的患者手术损伤率低，而且功能恢复的可能性也大。但是，临床表现的多样性使明确诊断常常比较困难。早期症状通常是非特异性的且进展缓慢。诊断前病程为2～3年。恶性或转移性肿瘤的病程较短，典型的约

数周至数月。瘤内出血可引起症状突然加重，常见于室管膜瘤。感觉障碍从紧邻病变的节段开始，逐渐向下发展，常为双侧性、对称性。膀胱直肠功能障碍出现较早。先出现下运动神经元性瘫痪，包括相应节段肌肉瘫痪、肌萎缩和肌束颤动；上运动神经元性瘫痪出现较晚。

2. 辅助检查 多数病例诊断时已有明确神经功能障碍。轻度神经功能障碍伴影像学显示脊髓明确的增粗常提示良性髓内肿瘤。相反，恶性肿瘤表现为临床病程进展快，脊髓仅有轻度增粗。运用有效且敏感的MRI，能在出现明显神经功能障碍前即对髓内肿瘤做出诊断的病例日益增多。根据髓内肿瘤的临床表现特点进行相应脊髓节段的MRI检查多可做出明确诊断。

五、鉴别诊断

（一）星形细胞瘤应与炎症性病变（如多发性硬化、视神经脊髓炎等脱髓鞘疾病）鉴别

两者在影像学上有时极为相似，在磁共振上均表现为长T1、长T2信号的髓内占位影，脊髓局部弥

漫性增粗，通常无显著强化；但两者临床进程不同。脱髓鞘病变病史通常进展迅速，在数天内快速出现躯体肌力下降、括约肌功能障碍，晚期常可出现呼吸麻痹，需要建立人工气道呼吸机辅助通气；治疗以激素、对症等内科治疗为主；急性期度过后预后通常较好，可以完全康复。星形胶质细胞瘤病程进展缓慢，起病隐匿，逐步加重，尽管多数患者3～4年前即出现症状，但很多在症状明显数月后方来就诊；治疗可选择椎板减压，并在手术活检明确病理的基础上，行辅助放疗、化疗或单纯随访观察；预后较差，通常在数年内症状逐渐恶化，目前尚无完全根治方法。

（二）髓内室管膜瘤有时需要与转移瘤鉴别

两者在磁共振影像学上较为类似，T1通常为等低信号，T2通常为等高信号，增强显著强化，边界相对清楚。髓内室管膜瘤发病率显著高于转移瘤，病程更长，通常无其他系统肿瘤史，可资鉴别。

（三）血管母细胞瘤与室管膜瘤的鉴别

血管母细胞瘤在磁共振T2信号上常可看到粗大的引流静脉，T1增强较室管膜瘤更为明显，这些特点可资鉴别。

（四）其他少见的髓内肿瘤的鉴别诊断

如髓内神经鞘瘤。

六、治疗

（一）手术治疗

通常采用后正中切口，患者取俯卧位，T_1水平以上的肿瘤需要用头架或石膏托固定头部。术中推荐使用电生理监测。通常严格沿后正中切开硬脊膜，并用无损伤缝线将脊髓软膜向两侧悬吊牵开。当肿瘤明显偏一侧时，可沿脊髓表面最薄处切开。髓内肿瘤的切除程度完全取决于肿瘤与脊髓的相互关系。瘤体与周围脊髓分界清楚的良性肿瘤可以完整切除。

运用现代显微外科技术可减少术中损伤，能达到切除肿瘤的目的，适用于血管母细胞瘤、几乎所有的室管膜瘤和部分界限清楚的星形细胞瘤。恶性髓内肿瘤的手术治疗效果较差。尽管手术切除髓内转移性肿瘤可使症状明显缓解，但对原发性恶性髓内肿瘤却疗效不好。冒然切除只会带来明显的损伤。因此，如果术中组织学活检明确提示恶性肿瘤，手术即应终止。对许多包涵性肿瘤和囊肿而言，无法区分肿瘤与正常脊髓间的边界，因此不能期望完全切除病灶。

1. 脊髓血管母细胞瘤 对于脊髓表面的血管母细胞瘤，首先应获得良好显露。无论肿瘤是否有囊变，先要辨明供血动脉和引流静脉。动脉壁较厚，管径细，鲜红色；静脉壁薄，管径粗，暗红色，多数情况下容易辨明。有时静脉也可呈鲜红色，与动脉辨别困难，这时可用双极电凝镊或临时动脉瘤夹夹闭准备处理的血管数十秒钟，观察肿瘤的变化，当确定肿瘤体积无明显膨胀后再予以电凝切断。有囊性变的肿瘤可先放出囊液，然后寻找供血动脉逐个切断，严格沿肿瘤与脊髓组织界面细心分离，多数肿瘤显微镜下可见与脊髓组织之间有一层很薄的胶样化组织，是分离的界面，微小的血管可以电凝切断，但粗大的回流静脉一定要留到最后处理。脊髓髓内的血管母细胞瘤，如果位于中线，应严格沿后正中沟切开，合并有脊髓空洞时可先显露有空洞端的肿瘤，然后逐渐沿肿瘤周边分离，遇有回流静脉可暂时保留，待肿瘤周围动脉处理后再最后电凝切断。

2. 室管膜瘤

（1）延颈髓的背正中切开时后正中沟的辨认和肿瘤的显露：切开硬脊膜后须仔细辨认蛛网膜，术中尽量保留蛛网膜的完整性，以备术后缝合；脊髓背正中沟的识别十分重要，如果在高倍显微镜下辨认有困难，可根据双侧脊神经背根的位置推算出后正中沟，尤其是当脊髓发生扭转时采用这一方法可避免损伤脊髓侧束结构；锐性切开蛛网膜和软脊膜，见到髓内肿瘤后沿肿瘤边界分离肿瘤与脊髓界面，肿瘤部分显露后可用无损伤缝合线将软脊膜向两侧牵开以利进一步分离肿瘤与脊髓的深部界面。

（2）分离和切除肿瘤策略的选择：纵行切开脊髓后先从肿瘤一端开始分离与延颈髓组织的界面，始终保持术野清晰，严格沿界面进行分离，一般肿瘤周边有一层胶样化的脊髓组织或水肿带，是提供手术径路的最好标识；肿瘤边界清楚时，用双极电凝镊逐一将肿瘤表面的脊髓组织或中央管间纤维带仔细剥离，延髓端的处理尤为关键；操作中手术器械着力点应始终作用于肿瘤侧，以最大限度减少对延颈髓组织的压迫。

（3）正常脊髓组织的保护：术中尽量避免不必要的电凝，使用时应将功率降至较低水平以减少热损伤；吸引力大小以只能吸除液体、不能吸除组织为准；处理血管时应确认是否为肿瘤供应血管，处理肿瘤底部时应注意保护脊髓前动脉及分支。

（4）常规采用神经电生理监测非常重要，是保证手术安全的有效措施，并重视呼吸功能的保护。

3. 海绵状血管瘤 同其他髓内肿瘤一样，海绵状血管瘤一般在脊髓后正中或脊髓表面明显变薄处切开。由于反复出血，通常在病变的周围有一圈含铁血黄素沉积，使周围脊髓神经组织黄染，对病变定位以及寻找肿瘤边界有一定的指示作用。同颅内的海绵状血管瘤不同，脊髓中含铁血黄素沉积的神经组织并不会诱发癫痫，而且脊髓内神经纤维密集，黄染的神经组织通常也具有功能。因此，切除肿瘤时不能沿含铁血黄素沉积带切除，而必须沿肿瘤与神经组织的边界切除。

（二）放射治疗

放射治疗对良性髓内肿瘤的作用不肯定，这可能与许多良性髓内肿瘤的惰性特点有关。对某些低分化室管膜瘤或星形细胞瘤的患者，放射治疗可起到一定的控制作用，但疗效不确切。现在普遍认为对髓内室管膜瘤的长期控制或治愈方面，完全切除比次全切除加放射治疗的效果好，完全切除后一般不需要加用放射治疗。所以，在良性髓内室管膜瘤的治疗方面，放射治疗的作用有限。放射治疗可作为室管膜瘤的辅助性治疗或用于不能完全切除的进展性良性肿瘤、罕见恶性室管膜瘤或脑脊液转移。几乎所有的血管母细胞瘤可以完整切除，因此术后无需放射治疗。同样，放射治疗也不适于包涵性肿瘤和囊肿这类良性病损。髓内星形细胞瘤术后放射治疗的作用不确定。放射治疗是恶性星形细胞瘤的首选治疗方法。然而，平均存活期仅为6个月至1年。对次全切除的中分化肿瘤，术后是否放疗取决于术后的临床和影像学表现。若快速复发就要加用大剂量的放射治疗。

第4节　脊柱脊髓外硬脊膜下肿瘤

髓外硬脊膜下肿瘤为最常见的脊髓肿瘤，占53%～68.6%。以神经鞘瘤及脊膜瘤最多见，前者占髓外硬脊膜下肿瘤的23.1%～46.7%，后者占12.9%～32.3%。其次为血管瘤、上皮样囊肿、脂肪瘤、神经胶质瘤、转移瘤等。

神经鞘瘤

神经鞘瘤是髓外硬脊膜下最常见的肿瘤，也是整个椎管内最常见的肿瘤。肿瘤可发生在脊髓各个节段，绝大多数起源于脊髓背侧神经根，大多数完全位于硬脊膜内，10%～15%的肿瘤通过背侧神经根袖套向硬脊膜外及椎管外生长，形成哑铃形，哑铃形神经鞘瘤在颈椎更多见。40～60岁为发病高峰，男女比例无明显差异。

一、临床表现

1. 病程　起病大多缓慢，病程以 3 ～ 4 年多见，容易被当作椎间盘突出而不被患者重视。如果肿瘤发生出血或囊变时则表现为急性病程，如突然出现肢体活动障碍、大小便功能障碍。

2. 症状和体征　神经根痛为最常见及最早出现的症状。肿瘤位于颈段者主要表现为颈项部疼痛，可放射至肩部及上肢。肿瘤位于胸段者主要表现为背部及胸部疼痛。位于腰部者除引起腰部疼痛外，还可引起臀部、下肢、会阴部疼痛。

3. 感觉障碍　感觉障碍为第二常见症状，包括感觉减退和感觉过敏，前者表现为痛觉、温觉、触觉减退，后者表现为发麻、发冷、酸胀等。

4. 运动障碍　早期表现为神经根损害所致的局灶性运动障碍，继而表现为运动纤维束受压引起的锥体束功能障碍，多见于肿瘤出血或囊性变等急性病程中。

5. 括约肌功能障碍　脊髓压迫明显时可出现括约肌功能障碍。

二、影像学特征

1. 脊柱 X 线检查　肿瘤压迫椎管及其邻近骨质结构而产生的相应改变包括椎弓破坏、椎弓根间距离加宽、椎间孔扩大。

2. CT 检查　增强 CT 特征为椎管内偏侧性肿块，均匀性强化，伸向椎间孔生长，或呈 "哑铃形" 伴相应椎间孔扩大。

3. MRI 检查　是确诊神经鞘瘤的最佳方法。在 MRI 上可见肿瘤位于髓外硬脊膜下、边界清楚、形态规则瘤体，在 T1 加权图像上呈低信号，在 T2 加权像上呈高信号，增强后扫描实体性肿瘤呈均匀强化，囊性肿瘤呈环形强化，出现相应的脊髓受压移位（图 28-4）。

三、诊断

缓慢起病，临床表现为神经根性疼痛、肢体感觉障碍或活动障碍，MRI 扫描见髓外硬脊膜下边界清楚、形态规则的类圆形病灶，增强后扫描实体性肿瘤呈均匀强化，囊性肿瘤呈环形强化，出现相应节段脊髓受压移位，部分呈哑铃形。

四、治疗

手术切除是唯一有效的治疗方式，大多数肿瘤可以通过显微手术获得完全切除，达到治愈。由于肿瘤多数位于脊髓背侧及背外侧，通过标准的后正中入路椎板切开即可以完成手术。打开硬

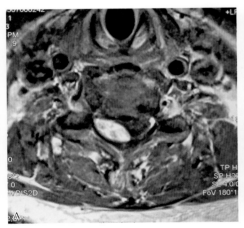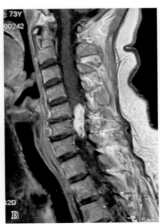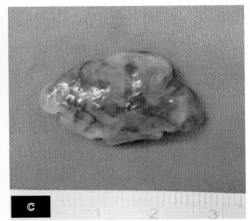

图 28-4　MRI 增强扫描水平位（A）、矢状位（B）示肿瘤均匀强化，偏背外侧生长，边界清楚。术后标本（C）示肿瘤获得整块切除

脊膜显露肿瘤后，显微镜下辨认载瘤神经根和过路神经根。载瘤神经根无法从肿瘤分离时可将其两端离断，而过路神经根需要保留，通过仔细分离，过路神经根一般可从肿瘤表面剥离。如果肿瘤偏腹侧，可能需要切断相应节段的齿状韧带，将脊髓轻微向对侧翻转，以获得充分显露。若肿瘤体积较大，可在囊壁表面进行电凝缩小肿瘤体积或打开囊壁进行囊内瘤体减压后再行切除，这样可以减少过度牵拉对脊髓或神经根造成的损伤。

对于哑铃形神经鞘瘤，手术应做特殊处理：多数可通过扩大后路达到显露肿瘤的目的，也可根据肿瘤侵犯椎旁组织程度的不同而选用远外侧入路、前后联合入路，或分阶段手术，切除肿瘤时应注意保护椎动脉（图28-5）。胸椎哑铃形肿瘤向椎旁及前方扩张，可侵入胸腔形成胸腔内巨大肿块，标准的后路入路很难提供足够的视角处理椎旁前方的病变，而前路经胸腔或胸膜外开胸，可很好地暴露胸椎前方结构，缺点是最后才能显露椎管内肿瘤。也可采用前后联合入路，一期或分期手术。近年来，也有术者采用侧方入路、后方入路联合胸腔镜手术，具体应根据肿瘤位置及侵犯结构和术者的经验综合决定。

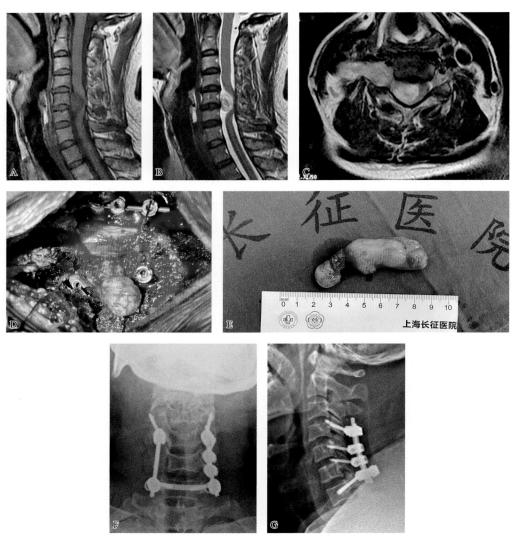

图28-5　颈椎管内外哑铃形肿瘤

MRI扫描T1WI矢状位(A)示肿瘤组织呈低信号、T2WI矢状位(B)示肿瘤组织呈中等信号、T2WI冠状位(C)示肿瘤组织经椎间孔向椎管外延伸，脊髓明显受压，肿瘤组织整体信号较均匀且边界清晰。术中（D）示肿瘤组织自硬膜外经椎间孔向外生长，包膜完整。（E）示肿瘤组织完整切除。术后X线片（F、G）示颈椎术后钉棒内固定系统位置好，维持较好的生理曲度

脊膜瘤

脊膜瘤来源于脊髓蛛网膜细胞，常发生于神经根穿出硬脊膜附近的蛛网膜，因此肿瘤部位多位于脊髓侧方靠近椎间孔处。一小部分脊膜瘤细胞来源于硬脊膜或软脊膜的间质成分，因此有时可见肿瘤位于脊髓背侧或腹侧。可发生于各年龄段，但以50～70岁多见，女性多发，占总数的75%～85%。大部分位于胸段，其次为上颈段和枕骨大孔，少部分位于下颈段和腰段。绝大多数脊膜瘤位于髓外硬脊膜下，少部分长于硬脊膜外。显微镜下可发现钙化。肿瘤通常为圆形或椭圆形，少数扁平成地毯状。肿瘤将脊髓推挤变形移位，长时间压迫可见脊髓水肿、软化、囊变。常见病理学类型为上皮型，其次为成纤维母细胞型、砂粒型。

一、临床表现

与神经鞘瘤相似，可表现为受累部位神经根性疼痛、麻木，脊髓受压明显时引起运动障碍。

二、影像学特征

CT平扫时肿瘤为实质性，密度常稍高于正常脊髓，肿瘤多呈圆形或类圆形，肿瘤内发生钙化为其显著的特点。MRI检查是最重要的诊断方式，肿瘤在T1像呈等信号或稍低信号，T2像呈稍高信号，钙化显著时其内有低信号存在，增强扫描均匀强化，与硬脊膜关系密切，可见脊膜尾征（图28-6）。

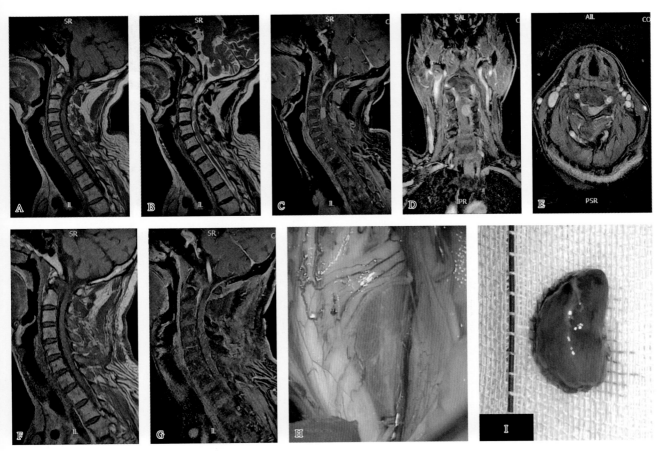

图28-6 脊膜瘤MRI检查

MRI平扫T1加权像呈等信号（A），T2加权像呈稍高信号（B），增强扫描示肿瘤明显均匀强化，偏一侧生长，与硬脊膜关系密切，可见脊膜尾征（C～E）。手术采用后正中入路打开硬脊膜后显露肿瘤（H），完整切除肿瘤（I）。术后磁共振增强扫描未见强化（F、G）

三、诊断

女性多见，多发生于胸段，CT检查可见病灶钙化，MRI增强扫描见基底位于硬脊膜，可见脊膜尾征，通常没有椎间孔扩大。

四、治疗

脊膜瘤属于良性脊髓肿瘤，手术切除治疗效果良好，全切后极少复发。切除脊膜瘤时首先处理肿瘤基底，将基底周围硬脊膜内层切开，在内层与壁层之间分离，将内层硬脊膜与肿瘤一同游离，之后分离肿瘤与脊髓、蛛网膜和脊神经根之间的粘连，拿出肿瘤组织。也可以将基底处硬脊膜全层切开游离，切除肿瘤后硬脊膜缺损用自体筋膜或人工硬脑膜严密修补。对于偏腹侧的肿瘤，可通过脊髓轻度翻转移位的方式增加显露范围，切除硬脊膜内层或通过双极电凝离断硬脊膜内层，分块切除肿瘤可以减少对脊髓的牵拉，切除肿瘤后基底处用双极电凝扩大灼烧。极少数脊膜瘤通过椎间孔神经袖套向外生长，需要扩大椎间孔显露肿瘤，受累的背根神经无法分离时可以切断，运动神经根应尽量保留。

先天性肿瘤

髓外硬脊膜下表皮样囊肿、皮样囊肿、畸胎瘤等先天性肿瘤为胚胎发育期残存的细胞异位生长而成。表皮样囊肿中仅含表皮和脱屑，皮样囊肿中除表皮和脱屑外还有真皮及汗腺、皮脂腺、毛囊等皮肤附件成分，畸胎瘤含三个以上胚层结构。此类肿瘤多发生在儿童及青少年，男性稍多于女性。

一、临床表现

病程较长，主要表现为疼痛症状，可伴有感觉异常，大小便障碍多见。约10%的患者有脑膜炎病史，也可合并脊柱裂、内脏畸形等其他先天性畸形。

二、影像学特征

MRI扫描表皮样囊肿在T1加权像呈低信号，T2加权像呈高信号，增强扫描无强化。畸胎瘤为混杂信号，增强扫描可有不均匀强化，肿瘤形态常不规则，与脊髓界限不清。

三、诊断

儿童及青少年多见，病程长，逐渐发生的神经根及脊髓受压症状，可伴有脑膜炎病史、腰骶部藏毛窦感染、脊柱裂等，MRI检查表皮样囊肿及皮样囊肿不强化。

四、治疗

手术切除是首选治疗方法，分离肿瘤时应尽可能完整切除肿瘤囊壁，只有完整切除囊壁才能达到根治的目的。但往往这类肿瘤囊壁与脊髓粘连紧密，难以分离时不可强求，以免损伤脊髓或神经引起功能障碍。分离过程中如果囊壁破裂，用吸引器清除囊内容物后应用地塞米松生理盐水稀释液反复冲洗术腔，以减少内容物对中枢的刺激反应。

终丝室管膜瘤

可见于任何年龄，但以30～50岁多见，组织类型以黏液乳头状室管膜瘤最常见。临床症状主要为腰背部及下肢感觉异常、疼痛，甚至大小便功能异常。MRI检查示肿瘤位于脊髓末端，实质性病灶，

T2加权像呈稍高信号，增强扫描均匀强化，若有囊变则表现为不均匀强化。

手术切除是治疗终丝室管膜瘤的最主要治疗方式，手术效果取决于肿瘤的大小及其和马尾神经的关系。对于体积较小、有界限、能和马尾神经分离的肿瘤应争取整块切除，整块切除后很少复发。如果分块切除会增加蛛网膜播散的风险。对于体积较大、与马尾神经粘连紧密、边界不清的肿瘤，只能分块切除，手术的目的主要是减压。由于肿瘤往往与马尾神经粘连紧密，强行切除会引起严重的神经功能障碍。对于术后是否行辅助放疗及放疗时间的选择目前尚有争议，主要原因是放疗对这类患者的效果不明确，且早期放疗会明显提高二次手术的难度及致残风险。总体而言，如果肿瘤已经发生种植或残余肿瘤较多时，术后推荐早期放疗。若肿瘤获得全部切除或次全切除，放疗可以推迟进行，定期复查磁共振，即使肿瘤复发，可以再次手术，之后再辅以放疗。

（陈菊祥　胡国汉）

【参考文献】

[1] 贝尔.Duus神经系统疾病定位诊断学——解剖、生理、临床[M].8版.刘宗惠，徐霓霓译.北京：海洋出版社，2006.

[2] 张葆樽.神经系统疾病定位诊断[M].北京：人民卫生出版社，2007.

[3] Quraishi N A, Arealis G, Salem K M, et al. The surgical management of metastatic spinal tumors based on an Epidural Spinal Cord Compression (ESCC) scale [J]. Spine J, 2015, 15(8): 1738–1743.

[4] Mavrogenis A F, Pneumaticos S, Sapkas G S, et al. Metastatic epidural spinal cord compression [J]. Orthopedics, 2009, 32(6): 431–439.

[5] Gennari A, Almairac F, Litrico S, et al. Spinal cord compression due to a primary vertebral hydatid disease: a rare case report in metropolitan France and a literature review [J]. Neurochirurgie, 2016, 62(4): 226–228.

[6] Ciftdemir M, Kaya M, Selcuk E, et al. Tumors of the spine [J]. World J Orthop, 2016, 7(2): 109–116.

[7] Bennett S J, Katzman G L, Roos R P, et al. Neoplastic cauda equine syndrome: a neuroimaging-based review [J]. Pract Neurol, 2016, 16(1): 35–41.

[8] Halevi P D, Ramirez-de-Noriega F, Fellig Y, et al. Primary pleomorphic liposarcoma of the thoracic epidural space: case report [J]. Spine J, 2015, 15(12): e71–e75.

[9] Hur J W, Lee S, Lee J B, et al. What are MRI findings of Spine Benign Metastasizing Leiomyoma? Case report with literature review [J]. Eur Spine J, 2015, 24(4): S600–S605.

[10] García-Moreno R, Bernal-García L M, Pineda-Palomo M, et al. Epidural extraskeletal Ewing sarcoma. Case report and literature review [J]. Neurocirugia (Astur), 2015, 26(3): 151–156.

[11] Khmou M, Malihy A, Lamalmi N, et al. Peripheral primitive neuroectodermal tumors of the spine: a case report and review of the literature [J]. BMC Res Notes, 2016, 9(1): 438.

[12] Bakar D, Tanenbaum J E, Phan K, et al. Decompression surgery for spinal metastases: a systematic review [J]. Neurosurg Focus, 2016, 41(2): E2.

[13] Cabezas-Camarero S, Sastre J, Polidura M C, et al. C$_8$–T$_1$ radiculopathy due to an intradural extramedullary metastasis of a pancreatic neuroendocrine tumor: case report and review of the literature [J]. Pancreas, 2016, 45(5): 772–779.

[14] Montano N, Papacci F, Trevisi G, et al. Factors affecting functional outcome in patients with intramedullary spinal cord tumors: results from a literature analysis [J]. Acta Neurol Belg, 2017, 117(1): 277–282.

[15] Verla T, Fridley J S, Khan A B, et al. Neuromonitoring for intramedullary spinal cord tumor surgery [J]. World Neurosurg, 2016, 95: 108–116.

[16] Abul-Kasim K, Thurnher M M, McKeever P, et al. Intradural spinal tumors: current classification and MRI features [J]. Neuroradiology, 2008, 50(4): 301–314.

[17] Arnautovic K, Arnautovic A. Extramedullary intradural spinal tumors: a review of modern diagnostic and treatment options and a report of a series [J]. Bosn J Basic Med Sci, 2009, 9 (Suppl 1): 40.

[18] Slin'ko E I, Al-Qashqish I I. Intradural ventral and ventrolateral tumors of the spinal cord: surgical treatment and results [J]. Neurosurg Focus, 2004, 17(1): ECP2.

第29章
脊柱椎管内外哑铃形肿瘤
Spinal Dumbbell Tumors

脊柱椎管内外哑铃形肿瘤（spinal dumbbell tumors）是一类跨脊柱椎间孔生长，同时侵袭椎管内和椎管外的肿瘤，肿瘤通过相应扩大的椎间孔互相连接，构成肿瘤的峡部。累及范围广，周边组织结构复杂，显露困难，术后肿瘤易残留、易复发，占椎管肿瘤的5.7%～18%，多为神经鞘瘤，在颈段较为多见，胸、腰段次之；以神经源性肿瘤为主，约占95%。

第1节　概述

一、定义

Heuer将脊髓哑铃形肿瘤定义为沿脊髓出现的一组肿瘤，向椎管外生长穿过椎间孔和硬脊膜时被压缩，呈现哑铃形。目前的观点认为"哑铃形肿瘤"不仅指哑铃形的肿瘤，而且也指单个肿瘤分布在两个或两个以上区域的肿瘤，如椎管内、椎间孔和椎管外等部分。

脊柱椎管内外哑铃形肿瘤根据生长部位可大致分成颈段椎管内外哑铃形肿瘤和胸腰段椎管内外哑铃形肿瘤。由于两者的解剖结构和手术方法有所不同，而脊柱哑铃形肿瘤又以颈段较为多见，故本节侧重于介绍颈椎椎管内外哑铃形肿瘤。

二、临床表现

颈椎管内外哑铃形肿瘤不仅可对椎管内的脊髓和神经根造成压迫导致四肢活动障碍，同时也会对椎管外的重要结构如椎动脉、气管、食管等形成侵袭和压迫，造成吞咽及呼吸困难等严重后果，上颈椎椎管内外肿瘤甚至可直接压迫位于延髓呼吸循环中枢而致呼吸、心搏骤停。由于颈椎管内外哑铃形肿瘤较易靠近大血管、脊髓及神经根等重要结构，而肿瘤侵袭与浸润后又常与这些脏器发生粘连，常增加手术中肿瘤完整切除的困难，影响手术后疗效（图29-1）。颈椎管内外哑铃形肿瘤占椎管内肿瘤的5.7%～14.2%，大多数为良性肿瘤，是颈椎管内肿瘤的特殊类型，由于其手术难度大、风险高，越来越受到各学者的关注。由于其手术方式与常规椎管内肿瘤不同，目前倾向于单独讨论此类肿瘤的临床特征及如何利用有效的分类方法帮助制订手术治疗策略。颈椎管内外哑铃形肿瘤早期临床症状多不明显，上颈椎椎管内外哑铃形肿瘤的患者多以枕颈部的不适或疼痛为主，多表现为枕下疼痛、手臂远端

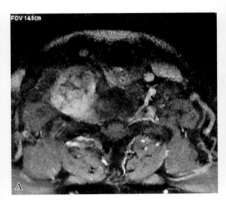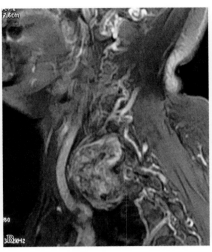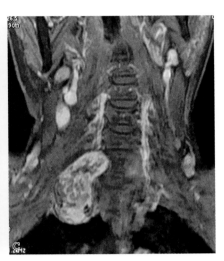

图 29-1　颈椎管内外巨大哑铃形肿瘤

A. MRI 横切面；B. MRI 矢状面；C. MRI 冠状面

无力、手部肌肉萎缩、精细动作障碍等，脊髓压迫症状缓慢出现，大部分患者在出现神经损害的体征时才能得到明确诊断；又由于肿瘤位置偏高，易导致颅压增高，颈髓、神经根和血管受压或破坏，故潜在的危害性极大，具有较高的致残率和死亡率。

胸、腰椎椎管内外哑铃形肿瘤较颈段少见，早期可无任何症状，初诊时往往肿瘤体积巨大，可与周围重要脏器、神经及血管粘连，分界不清，甚至可出现肿瘤部分恶变。少数发生于胸段者可出现胸背部疼痛、胸闷、气喘、步态不稳等症状，而腰段患者少数可表现为腰部酸胀疼痛，伴或不伴有下肢放射痛等症状（图 29-2）。

三、病理

脊柱椎管内外哑铃形肿瘤以神经源性肿瘤为主，

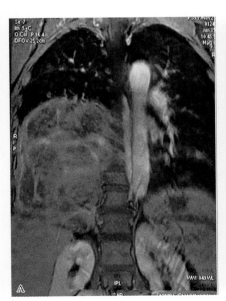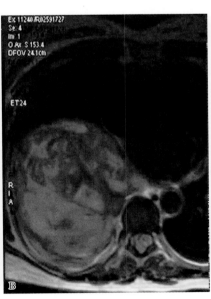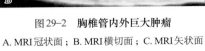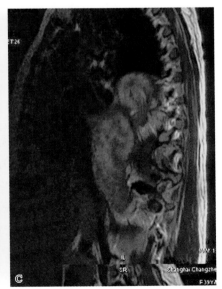

图 29-2　胸椎管内外巨大肿瘤

A. MRI 冠状面；B. MRI 横切面；C. MRI 矢状面

沿神经根鞘膜或神经根纤维生长，以神经鞘瘤和脊膜瘤多见，以前者最为多见，二者占总数的90%以上，仅少数为低度恶性的神经鞘瘤、室管膜瘤、血管瘤、表皮样囊肿等，脊柱各节段分布没有明显差异。其中部分肿瘤可以发生恶变，如恶性神经鞘膜瘤、恶性脊膜瘤等。此类恶性原发性肿瘤对放、化疗多不敏感，因此手术治疗中是否能做到彻底切除肿瘤将直接影响着颈哑铃形肿瘤患者的预后。

第2节　评分和外科分型

一、评分系统

Matsumoto根据哑铃形肿瘤的大小、边界、形态、是否有溶骨性的破坏给哑铃形肿瘤设计了一套评分系统（表29-1）。评分超过3分的可以被诊断为恶性肿瘤。其敏感性和特异性可以达到90%和84.6%。

表 29-1　脊柱椎管内外哑铃形肿瘤评分系统

预后因素		分数
肿瘤大小（cm）	< 5	0
	≥ 5	2
边界	清楚	0
	不清楚	2
肿瘤形态	规则	0
	不规则	1
溶骨性破坏	否	0
	是	1

二、外科分型

脊柱椎管内外哑铃形肿瘤的分型直接影响手术入路、切除方式的选择，又因为手术治疗中是否能做到彻底切除肿瘤直接影响脊柱椎管内外哑铃形肿瘤患者的预后，所以哑铃形肿瘤的外科分型十分重要。一个科学的外科分型将有助于手术入路的正确选择及肿瘤的彻底切除，目前临床及科研较为广泛使用的对于脊柱椎管内外哑铃形肿瘤的分型主要有以下几种。

（一）上海长征医院分型

2006年肖建如等提出了针对颈椎哑铃形肿瘤的分型方法，该分型简明有效，易于记忆，能较好地指导外科手术策略的选择。这一分型首先将脊柱分为六大解剖区域：① 椎管内区；② 椎弓根及椎间孔内区；③ 椎板和棘突区；④ 椎体区；⑤ 椎间孔出口后外侧区；⑥ 椎间孔出口前外区。任何源于椎管内的肿瘤均可按这些区域定位（图29-3）。

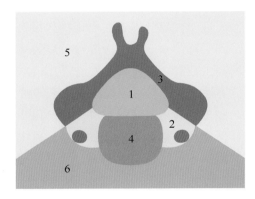

图29-3　椎管内外肿瘤区域定位

1. 椎管内区；2. 椎弓根及椎间孔内区；3. 椎板和棘突区；4. 椎体区；5. 椎间孔出口后外侧区；6. 椎间孔出口前外区

根据不同肿瘤累及的解剖区域的不同可有如下分型（表29-2、图29-4）。

（二）Eden分型

1958年，Eden根据影像学检查提出了哑铃形肿瘤的影像学分型。其将哑铃形肿瘤按其侵及范围分为4种类型：Ⅰ型肿瘤于硬膜内外、Ⅱ型肿瘤于硬膜内外和椎旁、Ⅲ型肿瘤于硬膜外和椎旁、Ⅳ型肿瘤于椎间孔及椎旁。长期以来国内外学者沿用哑铃形肿瘤的Eden分型，其最大的特点是简单明了，易于掌握应用，但由于此分期缺乏对外科手术的指导，实际意义十分有限。

表 29-2　根据累及解剖区域不同的分型

分期	区域
Ⅰ型	肿瘤局限于椎管及椎间孔内（1+2区）
Ⅱ型	肿瘤向后外侧侵袭椎板或突入椎板间隙（1+2+3区）或穿越椎板后外侧（1+2+3+5区）
Ⅲ型	肿瘤穿出椎间孔并扩展到椎旁软组织区域（1+2+6区）
Ⅳ型	病变累及椎体（1+2+4区）
Ⅴ型	病变累及两个或两个以上的椎间孔

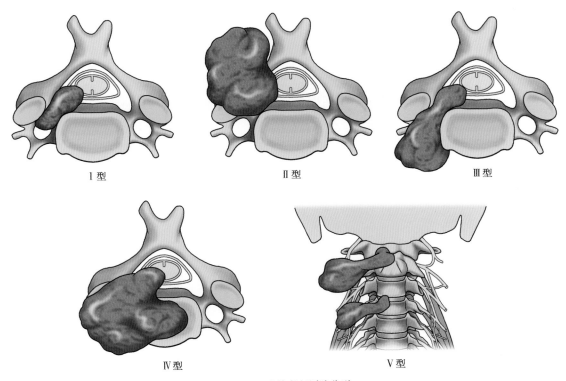

图 29-4　上海长征医院分型

（三）SRIDHAR 分型

2001年，SRIDHAR等对一组神经鞘瘤应用MRI等影像学手段进行了分型，主要分为：Ⅰ型，2个节段内的椎管内神经鞘瘤；Ⅱ型，2个节段以上的椎管内神经鞘瘤；Ⅲ型，肿瘤侵袭椎间孔；Ⅳ型：肿瘤呈哑铃状并突出椎间孔生长；Ⅴ型，肿瘤侵犯椎体。

SRIDHAR分型主要是针对神经鞘瘤，同时其中仅Ⅳ型及Ⅴ型属于哑铃形肿瘤的范畴，而且对椎管内肿瘤的不同手术方式也未作进一步探讨，临床应用十分有限。

（四）Asazuma 分型（Toyama 分型）

随着CT和MRI广泛用于临床，2003年，Asazuma等提出了三维哑铃形肿瘤分型方法，这一分型较以前的分型有了很大提高。Asazuma分型主要以MRI为基础，在横断面上共分为6型（其中Ⅱ型分为3个亚型，Ⅲ型分为2个亚型），同时按肿瘤累及椎间孔（intervertebral foramens，IF）和横突孔（transverse foramens, TF）的节段数又各分为3期。主要分为2部分：

（1）在横向上判断肿瘤横向累及范围见图29-5、表29-3。

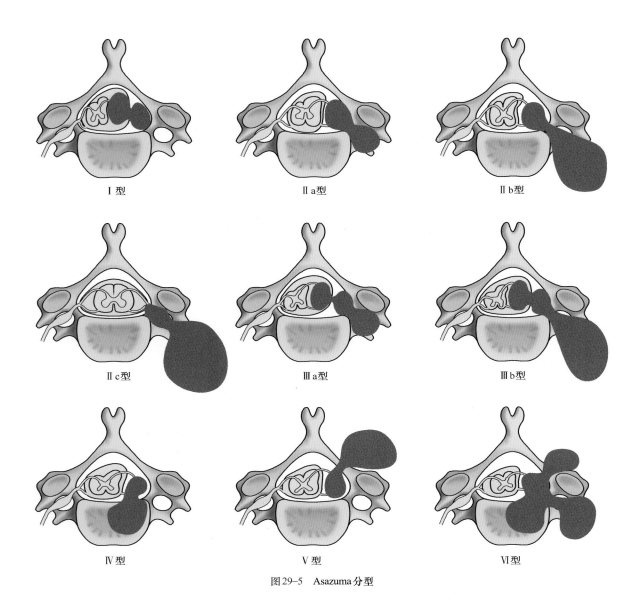

图 29-5　Asazuma 分型

表 29-3　按肿瘤横向累及范围分型

分型	累及范围
Ⅰ型	椎管内硬膜内外型
Ⅱ型	硬膜外椎间孔内外，根据肿瘤与椎间孔关系可进一步分为 Ⅱa硬膜外椎间孔内 Ⅱb硬膜外椎间孔外 Ⅱc椎间孔内椎旁三个亚型
Ⅲ型	硬膜内椎间孔内外，根据与椎间孔的关系可进一步分为 Ⅲa硬膜内椎间孔内 Ⅲb硬膜内椎间孔外
Ⅳ型	硬膜外椎体内
Ⅴ型	硬膜外椎板间
Ⅵ型	多方向型

（2）根据肿瘤累及椎间孔的多少确定IF分期见表29-4。

表 29-4　按肿瘤累及椎间孔的多少分期

分期	累及椎间孔
Ⅰ期	累及 1 个椎间孔
Ⅱ期	累及 2 个椎间孔
Ⅲ期	累及 3 个椎间孔或更多

（3）根据肿瘤累及横突孔的多少确定TF分期见表29-5。

表 29-5　按肿瘤累及横突孔的多少分期

分期	累及横突孔
Ⅰ期	未累及横突孔
Ⅱ期	肿瘤累及 1 个横突孔
Ⅲ期	肿瘤累及 2 个以上的横突孔

根据 TF 和 IF 分期可以判断肿瘤纵向累及的范围。

这是迄今对于颈椎管内哑铃形肿瘤较为完善的分型，对于手术方式和入路的选择具有较大的指导意义，但由于分期较为复杂，临床上实际应用较为困难。

第 3 节　外科治疗策略

一、术前影像学检查及意义

脊柱椎管内外哑铃形肿瘤术前影像学检查必不可少，完善的术前影像学检查有助于术者对手术入路及肿瘤切除方式进行选择，目前常用的影像学检查方法包括 X 线、CT、MRI/MRA 等，必要时可根据大血管 CTA 影像打印 3D 模型以指导手术入路及切口的选择。

X 线片可显示椎间孔扩大，以及肿瘤生长侵蚀造成的不同程度的骨质破坏。X 线检查主要用于排除其他骨科疾病的可能，但是仅凭 X 线检查很难作出诊断，对于 X 线表现可疑的患者应进行进一步检查。

CT 检查可显示经椎间孔骑跨于椎管内外的占位性病变，密度较脊髓高。CT 对于坏死后囊变、瘤内出血、钙化等显示较好，可提供有用的鉴别诊断信息；但是 CT 的分辨率有限，单纯以 CT 结果进行诊断易造成漏诊和误诊。

MRI 是脊髓及神经根起源肿瘤的主要诊断手段。肿瘤在 MRI 上显示为 T1 加权像等信号或略低信号，T2 高信号；囊变坏死时其内信号不均。MR 增强扫描肿瘤呈均一强化，可以显示颈部血管有无受压移位、包绕及闭塞等情况。

大血管 CTA 可提供更清晰和详细的 3D 重建图像，并可根据需要打印出 3D 模型，这可以更直观地显示肿瘤与椎管内外脊髓、神经及重要血管之间的关系，以指导手术入路、手术方式的选择，以便术中能够完整切除肿瘤，降低术后肿瘤的复发率（图 29-6）。

术前应根据 MRI 检查评估肿瘤的位置和范围，选择合适的手术入路。大部分的肿瘤均可以通过后

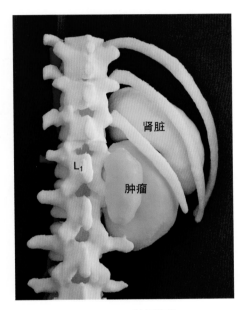

图 29-6　3D 打印模型

外侧入路切除；对于少数椎管外部分体积巨大及向前生长的肿瘤，后外侧入路难以达到，可选择前外侧入路，该入路的优点在于可以更好地暴露椎管外部分，但椎管内部分切除较困难。若单纯的后外侧入路或前外侧入路不能完全切除肿瘤，则可行前后联合入路肿瘤切除重建内固定术。

二、根据上海长征医院肖建如分型，手术入路、切除方式的选择

目前临床对于脊柱椎管内外哑铃形肿瘤的手术治疗既有共识又有分歧，现主要介绍根据肖建如分型，针对颈椎管内外肿瘤进行的手术入路以及切除

方式的选择。

1. Ⅰ型 由于哑铃形肿瘤局限于椎管和一侧椎间孔内（图29-7），可选择经颈椎后外侧手术入路完成肿瘤切除术，术中应充分显露硬膜囊和患侧神经根，2.5倍手术放大镜下剥离、切除瘤体，注意保护颈髓和颈神经根。在邻近椎间孔内侧壁及出口处操

作时应注意保护椎动脉和椎静脉。

2. Ⅱ型 肿瘤侵入椎间孔内，并累及椎板、椎板间隙及后外侧软组织，为C_1、C_2椎管内外肿瘤的常见类型（图29-8），可选择经颈椎后外侧手术入路完成肿瘤切除。由于椎板及其间隙受累，暴露患侧椎板和侧块时应注意动作轻柔，避免器械突入破坏

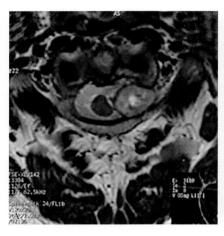
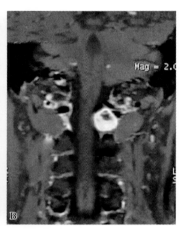

图29-7 颈椎管内外哑铃形肿瘤（Ⅰ型，$C_1 \sim C_2$）

MRI横切面（A）、冠状位（B）示肿瘤局限于$C_1 \sim C_2$水平椎管和左侧椎间孔内

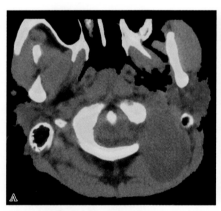
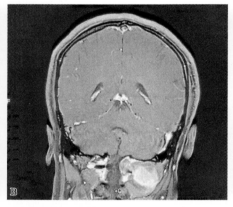
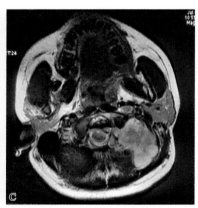
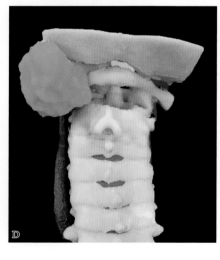
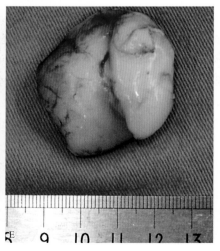

图29-8 颈椎管内外哑铃形肿瘤（Ⅱ型，$C_0 \sim C_1$）

颈椎CT横切面（A）、MRI冠状位（B）、横切面（C）、3D打印模型（D）示肿瘤位于$C_0 \sim C_1$水平椎管内并跨枕骨与C_1后弓的间隙向左后方生长，术后标本（E）示肿瘤获得完整切除

的椎板或增大的椎间隙造成颈髓损伤。

3. Ⅲ型　肿瘤穿出椎间孔并扩展到前外侧椎旁软组织区域，可选择颈椎前后联合入路或后外侧手术入路来完成肿瘤切除（图29-9）。术中先行后外侧入路切除肿瘤，咬除患侧椎板及侧块，纵行切开硬脊膜，沿神经根走行方向切开鞘膜，显露哑铃形肿瘤瘤体，于2.5倍手术放大镜下剥离、切除。肿瘤穿出椎间孔，紧邻或包绕椎动、静脉，应注意识别和保护椎动、静脉。部分患者经后外侧入路即可完成肿瘤切除，则无须行前路手术，若后外侧入路不能完全切除肿瘤，则于肿瘤残端缝扎或止血纱布填塞，以便于前外侧入路手术时确认肿瘤被完全切除。再经患侧颈前外侧入路实施椎间孔出口外侵及周围软组织的瘤体切除术，术中应注意避免伤及颈动脉、颈内静脉、颈丛和臂丛神经。

4. Ⅳ型　肿瘤侵入椎间孔内并累及椎体，可选

择前后联合入路完成肿瘤切除（图29-10）。由于椎体破坏，完成经颈椎后外侧入路椎管和椎间孔内肿瘤切除和重建术后，经颈前路实施受累节段的全椎体切除术，其手术入路及切除方式同颈椎全椎体切除术，术中应注意保护椎动、静脉。

5. Ⅴ型　哑铃形肿瘤累及两个或两个以上的椎间孔，可根据不同节段的受累情况参照Ⅰ～Ⅳ期的方法分别选择相应的手术入路（图29-11）。若肿瘤局限于椎间孔内或累及椎板及其间隙，则于该节段选择经颈椎后外侧入路完成肿瘤切除术；若肿瘤穿出椎间孔并扩展到椎旁软组织区域或椎体受累，则于该节段选择经前后联合入路完成肿瘤切除术。

对于胸腰椎管内外哑铃形肿瘤，可先行后外侧入路，将椎板切除后在椎管内将肿瘤从蒂部结扎离断，游离肿瘤椎管内部分；若肿瘤体积较小，则从后外侧剥离可能性较大，在胸椎可适当咬除部分肋骨，

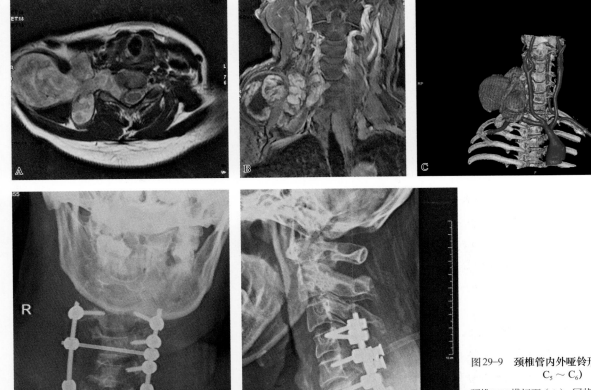

图29-9　颈椎管内外哑铃形肿瘤（Ⅲ型，$C_5 \sim C_6$）

颈椎MRI横切面（A）、冠状位（B）、3D图像（C）示肿瘤自 $C_5 \sim C_6$ 水平椎管内跨右侧椎间孔向侧前方生长，术后X线正位片（D）、侧位片（E）示左侧 $C_4 \sim C_7$ 以及右侧 C_4、C_7 椎弓根螺钉固定

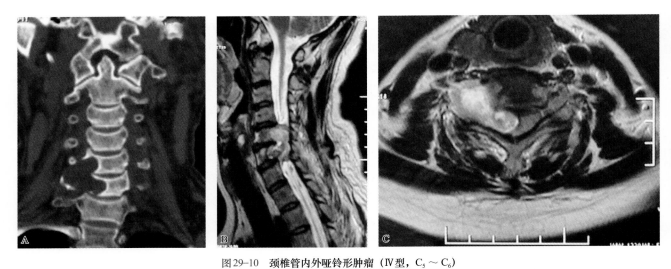

图29-10 颈椎管内外哑铃形肿瘤（Ⅳ型，C₅～C₆）

颈椎CT冠状位（A）示C₅、C₆椎体骨质破坏，颈椎MRI矢状位（B）、横切面（C）示肿瘤自C₅～C₆水平椎管内跨右侧椎间孔向侧前方生长，侵犯前方椎体

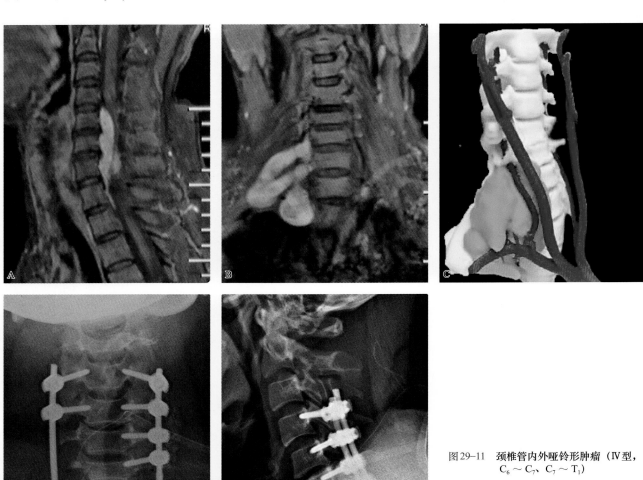

图29-11 颈椎管内外哑铃形肿瘤（Ⅳ型，C₆～C₇、C₇～T₁）

颈椎MRI矢状位（A）示肿瘤位于C₄～T₁水平椎管内，颈椎MRI冠状位（B）、3D打印模型（C）示肿瘤分别自C₆～C₇、C₇～T₁右侧椎间孔向外生长，术后X线正位片（D）、侧位片（E）示左侧C₄～T₁以及右侧C₄、C₅、T₁椎弓根螺钉固定

必要时可结扎一侧胸神经根，在保护胸膜的基础上充分显露肿瘤边缘，本中心主张整块切除肿瘤以降低肿瘤复发再手术风险。如果肿瘤体积过大（如图29-2胸椎案例），可行前侧方切口，使用肋骨撑开器充分暴露肿瘤，沿肿瘤外膜小心剥离，若粘连严重，可适当扩大切除范围。对于巨大腰椎管内外哑铃形肿瘤，单纯后外侧入路切除肿瘤困难较大时，可同时联合前方腹膜外入路，从前方游离肿瘤，可以更好地保护重要血管、神经及输尿管等结构。哑铃形肿瘤多为良性神经源性肿瘤，术中出血一般较少，在整块切除的前提下术后复发率较低，远期预后较好。

对于术中冰冻提示可能存在恶性变者，术中应扩大切除范围，并送切缘做病理活检，术中冲洗可用顺铂+灭菌注射用水局部浸泡化疗，术后可根据病理类型行放疗或化疗辅助治疗。

三、重建方式的选择

肿瘤切除术后可根据椎板、侧块切除范围选择患侧或双侧侧块螺钉内固定系统行稳定性重建。对于部分半椎板切除同时保留关节面的病例，由于最大限度地保留了脊柱稳定性，无需行内固定治疗。但是对于关节面和后方韧带结构完全破坏者，由于明显增加了颈椎不稳定的风险，需行内固定重建。颈椎融合范围应根据病情决定，枢椎椎弓根是位于枢椎上下关节突之间坚强的骨性结构，在枢椎椎弓根内置入螺钉固定为重建枕颈部的稳定性提供了可靠的力学基础，所以临床上大多数患者只融合到枢椎即可。但对于寰椎侧块大部吸收、关节面破坏甚至并发半脱位的病例，术中仍需行枕颈融合内固定。对于行前外侧入路的胸椎管内外哑铃形肿瘤且结扎一侧胸神经根者，术中只需复位肋骨，无需对肋骨内固定，术后患者因神经根结扎而不会感觉剧痛，术后在营养支持下肋骨断端可自行愈合。

四、小结

对于脊柱椎管内外哑铃形肿瘤，肿瘤的性质、部位及范围、肿瘤切除的完整性及手术后放疗和化疗的衔接直接影响手术的疗效及预后。而术前影像学的系统评估和手术入路及术式的选择对于术中完整切除肿瘤意义重大。针对恶性神经源性肿瘤，术后应及时给予规范的化疗和放疗，以降低术后复发率。

随着术式的不断改进、术者技术的不断提高以及新型材料的应用，现代外科医生对脊柱椎管内外哑铃形肿瘤的手术治疗越来越有自信，肿瘤的彻底切除效果也有了显著的提高，造福了大批的肿瘤患者，极大地改善了患者的生活质量，部分甚至可达到治愈。

（何韶辉　魏海峰）

【参考文献】

[1] 肖建如，杨兴海，陈华江，等.颈椎管哑铃形肿瘤的外科分期及手术策略[J].中华骨科杂志，2006，26（12）：798-802.

[2] Yin M, Huang Q, Sun Z, et al. An independent evaluation on the interobserver reliability and intraobserver reproducibility of Toyama classification system for cervical dumbbell tumors [J]. Medicine, 2017, 96(10): e6183.

[3] Oichi T, Chikuda H, Morikawa T, et al. Concurrent spinal schwannoma and meningioma mimicking a single cervical dumbbell-shaped tumor: case report [J]. Journal of Neurosurgery Spine, 2015, 23(6): 784-787.

[4] Gu B S, Park J H, Roh S W, et al. Surgical strategies for removal of intra-and extraforaminal dumbbell-shaped schwannomas in the subaxial cervical spine [J]. European Spine Journal, 2015, 24(10): 2114-2118.

[5] Zhu Q, Zhang J, Xiao J. Primary dumbbell-shaped Ewing's sarcoma of the cervical vertebra in adults: four case reports and literature review [J]. Oncology Letters, 2012, 3(3): 721-725.

[6] Xie J C, Wang Z Y, Shan H K, et al. Classification and microsurgical treatment of dumbbell tumors of spine [J]. Chin J Neuromed, 2002, 1(1): 29-30, 40.

[7] Ozawa H, Kokubun S, Aizawa T, et al. Spinal dumbbell tumors: an analysis of a series of 118 cases [J]. J Neursourg Spine, 2007, 7(6): 587-593.

[8] 陈华江，肖建如，杨兴海，等.颈椎哑铃形肿瘤MRI分型探讨[J].脊柱外科杂志，2006，4（4）：208-211.

[9] Profeta G, de Falco R, Ianniciello G, et al. Preliminary experience with anterior cervical microdiscectomy and interbody titanium cage fusion (Novus CT-Ti) in patients with cervical disc disease [J].Surg Neurol, 2000, 53(5): 417-426.

[10] Asazuma T, Toyama Y, Maruiwa H, et al. Surgical strategy for cervical dumbbell tumors based on a three-dimensional classification [J]. Spine, 2004, 29: E10-E14.

第30章
脊柱脊髓血管畸形
Vascular Malformations of
Spine and Spinal Cord

脊柱脊髓血管畸形是一类较少见的疾病，好发于脊髓髓内，但有些可发生在硬脊膜、脊柱、椎旁，甚至可以波及同一节段的皮肤和皮下组织等。19世纪末期开始，就陆续有关于该类疾病的少数报道；但自从20世纪70年代初期，选择性脊髓血管造影的出现才对该病有了详尽的认识，包括其血流动力学和血管构筑学，并陆续出现了相应的分类。随着介入神经放射学和显微外科技术的不断发展，目前该病的治疗水平已经有了突破性进展。

第1节 脊柱脊髓血管解剖

一、脊柱脊髓的血管发生学

在胚胎最初数周，逐渐出现了31个体节，由背主动脉发出的31对节段动脉供应每个体节的骨骼、肌肉以及神经衍生物，节段动脉随着神经的生长被"带入"神经管（神经管将来发育成脑和脊髓），形成根动脉，31对根动脉各分出前根动脉和后根动脉，并在神经管周围发出分支形成毛细血管网，先在神经管腹侧形成两根纵行的动脉，胚胎6周到4个月期间，该两根动脉向中央移行，并发生融合，变成单根，即脊髓前动脉；在神经管背侧的血管网也逐渐形成两根主要血流，即后来的两根脊髓后动脉。在胚胎发育的过程中，根动脉向脊髓发出的供血动脉部分逐渐发生退化，只遗留4～8支前根动脉和10～20支后根动脉。另外，由于脊柱和脊髓生长的不同步，导致神经根和根动脉向上倾斜，即两者与脊髓间由直角变成锐角。

二、脊柱脊髓的动脉

供应脊柱和脊髓的动脉来自三组血管：第一组包括椎动脉、发自甲状颈干的颈升动脉及发自肋颈干的颈深动脉（第一肋间动脉也从肋颈干发出）；第二组包括12对肋间动脉和4对腰动脉；第三组包括骶中动脉（腹主动脉延续）、发自髂内动脉的髂腰动脉（相当于L_5动脉）和骶外侧动脉。

以上动脉节段性发出分支供应相应节段的椎体、椎弓根、横突、棘突及椎旁肌肉，并发出根动脉经椎间孔（或骶前孔）进入椎管供应神经根、硬膜和脊髓，根动脉供应脊髓的分支称为根髓动脉，根髓动脉在出生后只保留4～8个前根髓动脉和10～20个后根髓动脉，并分别与脊髓表面的脊髓前动脉、脊髓后动脉以及脊髓周围血管网汇合，其余均退化。从下胸段到圆锥之间，常可发现一根较粗的根动脉供血，该动脉称为"Adamkiewicz"动脉。

脊髓由 1 根脊髓前动脉、2 根脊髓后动脉和脊髓周围血管网供血。脊髓前动脉发自双侧椎动脉近基底动脉汇合处，走行于脊髓前正中沟中，与 4 ～ 8 支前根髓动脉吻合，脊髓前动脉向脊髓每个节段发出沟动脉进入前正中裂，沟动脉供应脊髓前部的血运，并与上下相邻沟动脉有吻合；脊髓后动脉也起源于椎动脉，共 2 根，在脊髓背外侧走行，脊髓后动脉系统的吻合弓比脊髓前动脉丰富，且变异较多，很难形成完整的后纵轴，经常以血管网形式存在，它与 10 ～ 20 支后根髓动脉吻合。根动脉还发出分支在脊髓表面形成脊髓周围动脉网，即动脉冠，脊髓后动脉和动脉冠在脊髓表面发出穿支供应除沟动脉供血以外的脊髓血运。

三、脊柱脊髓的静脉

脊髓髓内的静脉引流到脊髓表面，形成脊髓前静脉和脊髓后静脉等共 6 条脊髓表面纵行静脉，各静脉之间有丰富的吻合，脊髓表面的静脉汇集成根静脉，根静脉常呈不对称分布，背侧较多，这些静脉在椎间孔神经根周围形成血管丛，注入硬脊膜外静脉丛，出椎管后与收集相应节段的椎体、椎弓根、横突、棘突及椎旁肌肉的回流静脉吻合，形成椎管外静脉丛。椎管外静脉丛在颈段通过椎静脉引流入无名静脉，在胸段通过肋间静脉引流入奇静脉，腰段通过腰静脉引流入腰升静脉，在骶段通过骶静脉引流入骶外侧静脉。

第 2 节　脊髓髓内动静脉畸形

髓内动静脉畸形是脊髓血管的先天性异常，占脊柱脊髓血管畸形总数的 50% 左右，虽然该病发病率不高，但一旦发生出血，可出现严重的肢体和括约肌功能障碍，致残率较高，随着检查技术和治疗手段的不断进步，目前许多患者可以得到及时诊断和有效的治疗，不少患者甚至得以痊愈。

一、髓内动静脉畸形的血管构筑学

1. 供血动脉　为脊髓前动脉和（或）脊髓后动脉供血，可以为单支供血，也可以多支供血，供血动脉常增粗，供血动脉上可以合并有动脉瘤。供血方式有终末支供血和穿支供血两种方式。供血动脉上可有动脉瘤形成。

2. 畸形血管团　由缠结的血管襻和较多细小的动静脉瘘组成，可以完全包埋在脊髓髓内，也可以"贴伏"在脊髓表面（也称软膜 AVM），或一部分嵌入脊髓，有些可在软膜下只形成单一的动静脉瘘。

畸形血管团在脊髓背侧较腹侧多见，可位于包括颈段、胸腰段、圆锥和终丝在内的所有节段，由脊髓前动脉供血的畸形血管团一般在脊髓实质内，由脊髓后动脉供血的畸形血管团在软膜下。

3. 引流静脉　一般向脊髓表面引流。静脉可以出现扭曲、扩张，甚至形成静脉球。有些通过根静脉向椎管外引流，但有些根静脉在造影中显影不明显，只有脊髓表面向上或向下的髓周静脉引流，提示有静脉梗阻且较易形成静脉血栓。如果静脉向颅内引流，则可能由于静脉出血或静脉高压等导致颅内症状。

二、临床表现

髓内动静脉畸形的致病机制有破裂出血、静脉血栓形成、盗血、畸形血管团对脊髓的压迫以及静脉高压等。但多数以出血发病。

该病男性略多于女性，发病平均年龄在

26～31岁。据统计，在16岁以前就出现症状的占50%以上，最初症状表现为根痛或背部疼痛的占15%～20%，表现为肢体无力占1/3左右，但绝大多数患者最终均有肢体运动障碍，70%的患者有感觉异常，几乎所有患者均有括约肌功能障碍，一半的患者有性功能障碍。也有些患者可能会在一定时间内处于相对"静止"状态，病变既不长大，也不出现临床症状。

患者最严重的临床表现是畸形血管团发生破裂出血和静脉血栓形成。据统计，有一半的患者可能会发生畸形血管团的破裂出血，如果畸形团出血破入脊髓髓内，患者可以突然出现严重的运动、感觉及括约肌功能障碍等脊髓损害症状；如果出血破入蛛网膜下腔，则引起的症状相对较轻，可出现颈部或背部疼痛，并很快延伸至背部其他区域甚至下肢，伴有神经功能障碍或原有症状的加重。颈段动静脉畸形更容易发生出血。位于颈段的出血，还可能有呼吸障碍。如出血量较大而破入颅内，患者还可能有头痛甚至意识障碍等表现。很多患者因反复出血而出现反复加重、部分缓解，逐渐恶化。

髓内动静脉畸形的静脉血栓常发生在栓塞治疗或手术治疗后，当静脉血栓形成使畸形血管团血液回流障碍时，不仅导致畸形血管团出血，还可影响正常脊髓的血液回流，导致突然发生严重的脊髓功能障碍或原有症状突然加重。

患者还经常可出现肌肉萎缩、因感觉障碍而易导致的多种性质的损伤、脊柱后凸或侧弯畸形、尿路感染、呼吸道感染及压疮等。

三、影像学特征

在CT和MRI出现以前，常采用椎管碘油造影发现脊髓动静脉畸形引起的脊髓增粗，以及供血动脉、畸形血管团及引流静脉引起的蚓蚓样充盈缺损。CT平扫可以发现尚未吸收的髓内出血。MRI检查不仅可以发现脊髓髓内的出血，还可以发现髓内或髓外异常增粗的血管，对病变的定位的诊断价值较大。

但如果想确切了解病变的血管构筑学和血流动力学，需行选择性脊髓血管造影检查。血管造影可以明确畸形血管团的大小、部位和分型、供血动脉来源和数目、引流静脉的走行和位置等，这些都是选择治疗方法的重要依据（图30-1）。

四、治疗

脊髓AVM无论有无症状均应积极治疗，有效的治疗可以降低出血危险、改善脊髓血液循环、阻止或改善神经功能恶化。脊髓AVM治疗方法主要有手术、血管内栓塞及手术联合术前栓塞等。决定手术切除还是栓塞治疗应根据畸形血管团的大小、位置（偏腹侧或背侧）、与脊髓或马尾的关系（髓内、髓外或嵌入型）、分型（弥散型、团块型）、供血动脉的位置（腹侧还是背侧）、供血动脉的管径和迂曲情况、供血方式（末梢供血或过路供血）、畸形血管团有无动脉瘤、引流静脉的引流方式等。

髓内动静脉畸形的手术治疗要求较高，一般完全切除率为62%，对于偏背侧的团块状AVM、病变在髓外或嵌入型、供血动脉也在背侧、虽在腹侧但在术前已经被栓塞，则完整切除病变较为容易。手术应在显微镜下仔细操作，术中应注意保护供血动脉主干和引流静脉不受损伤；软膜切口尽量要小，以便于术后缝合软膜时脊髓组织的回缩，双极电凝应选用无刺、低功率量、尖端较细、最好带冲洗功能的，电凝时轻轻将畸形血管团牵拉抬起，可降低热凝和压迫造成的损伤。但如果病变完全位于髓内或在腹侧，则术后较易发生严重并发症。

血管内治疗技术的发展，为脊髓AVM带来了新的治疗可能性。血管内栓塞治疗应选择较安全的途径，阻断或减慢脊髓动静脉间的异常血流，达到避免或减少出血机会、改善脊髓功能的目的。供血动脉的管径和弯曲度可以使插管容易到达，才可以行栓塞治疗。如果导管可以插到畸形血管团边缘，并避开正常的脊髓供血血管，可以使用胶进行栓塞治疗，栓塞范围不同于脑内AVM，要适可而

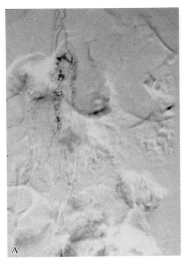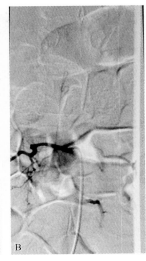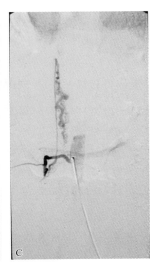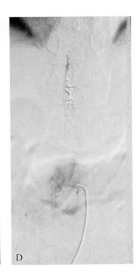

图 30-1　脊髓动静脉畸形血管造影

A. 手术切除前；B. 手术切除后；C. 栓塞前；D. 栓塞后

止，不能强求完全栓塞，用 NBCA 栓塞需要很好的技术和经验，虽然较多的脊髓 AVM 较难选择胶栓塞，但如果选择病例适当，还是可以做到成功栓塞的。如果微导管不能达到畸形团边缘，在微导管头端和畸形血管团间尚有正常血管供应正常脊髓，可利用血流趋向性，选择合适尺寸的固体栓子进行栓塞，但多数只能做到使畸形团缩小，或暂时解剖治愈，经长期随访，以固体栓子栓塞的病例再通率较高。

术前栓塞 + 手术切除是目前脊髓动静脉畸形常用的方法，术前栓塞可以提高手术治疗的成功率和安全性。

第 3 节　脊髓髓周动静脉瘘

髓周动静脉瘘是指由脊髓前动脉和（或）脊髓后动脉与脊髓表面的静脉形成的直接交通，占脊柱脊髓血管畸形的 12% 左右。髓周动静脉瘘也看成为髓内动静脉畸形的特殊类型，由于它有较特殊的血流动力学特点，治疗方式也有它的特殊性，因此单做一类叙述。

一、血管构筑学

供血动脉为脊髓前动脉和（或）脊髓后动脉，供血动脉与脊髓的静脉形成单一的瘘口，而没有复杂的畸形血管团，瘘口一般被认为位于脊髓软膜下实质外，可以有多根供血动脉，多支供血动脉常汇合并注入引流静脉的同一个部位。沟动脉不参加供血。瘘口多发生于马尾和圆锥处，少数在下颈段和上胸段。引流静脉在脊髓表面可向上或向下引流。供血动脉的移位和引流静脉曲张迂曲较一般的髓内动静脉畸形更多见。

按照瘘口与脊髓的关系，可以分为腹侧型和背侧型，按照瘘口大小和供血动脉及引流静脉特点可以分为以下 3 型。

Ⅰ型：瘘口小，血流缓慢，单支动脉供血，供血动脉细而长，引流静脉扩张较轻。

Ⅱ型：中等大小瘘口，流速增加，瘘口处有静脉瘤形成，单根或双根供血动脉，供血动脉扩张明显，引流静脉扩张。

Ⅲ型：瘘口较大，流速很快，多支动脉供血，供血动脉扩张明显，引流静脉明显扩张，甚至有静脉瘤或假性发育不良。

二、临床表现

本病没有明显性别差异，多为青年人。主要致病机制有动脉盗血引起的脊髓缺血、动静脉短路引起的静脉高压、反复出血和异常血管压迫脊髓等。患者多表现为进行性的肢体肌力下降、感觉减退以及括约肌症状，部分患者可有根痛症状，发生蛛网膜下腔出血较髓内AVM少见，发生出血的概率在25%左右，出血后可突然出现症状加重。

三、影像学特征

瘘口较大的病例在椎管碘油造影中可显示异常血管影。MRI可发现较大的静脉瘤及异常的血管影。选择性脊髓血管造影可显示瘘口的部位、大小、供血动脉、引流静脉等。瘘口处常表现为从供血动脉到引流静脉转换处的血管管径的突然扩张，但有时如果血流速度较快，瘘口常和扩张的静脉重叠一起而无法辨认出瘘口的详细情况。这时可以增加DSA每秒的帧数，但有的瘘口仍较难判断，有时只有在栓塞后血流速度减慢后才能辨别清楚（图30-2）。

四、治疗

髓周动静脉瘘的治疗目的在于采取手术或栓塞的方法阻断动静脉瘘的血液分流，保证脊髓正常的血液供应和静脉回流。根据不同类型，其治疗方法也不同。瘘口较小的Ⅰ型，供血动脉细长，无法顺利插入微导管，因此栓塞治疗较困难，如果瘘口在背侧或在马尾终丝部，手术容易辨认，可以采用手

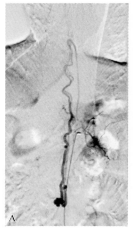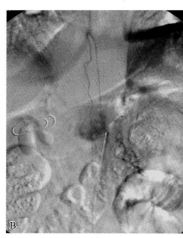

图30-2　髓周动静脉瘘的血管造影
A. 手术切除前；B. 手术切除后

术治疗，但如果病变位于脊髓腹侧，则手术难度和危险较大。Ⅱ型供血动脉稍粗，如果可以将微导管插至瘘口处，可以选择弹簧圈或胶进行栓塞治疗，栓塞中应注意是否存在多个瘘口。如果供血动脉仍很细，较难将导管插至瘘口处，而瘘口在脊髓后方或侧方也可以考虑手术治疗。显微多普勒可以在术中辨别血流方向和动脉搏动。Ⅲ型瘘口较大，供血动脉和引流静脉均较粗，手术风险大，而且常有多根血管汇入或引流瘘口，术中辨认瘘口困难，因此常采用栓塞治疗，较大的瘘口甚至可以用可脱性球囊进行栓塞，但在微导管的插入、将球囊停滞在理想的位置以及球囊的解脱等方面在技术上都有很高的要求，并要注意防止扩张球囊造成血管破裂。采取NBCA栓塞时必须插管至瘘口部位，要求只栓塞瘘口而不影响正常供血动脉和回流静脉。用弹簧圈栓塞时，要求填塞致密；如果动脉途径栓塞较困难，还可以考虑选用静脉途径。如果导管到位不理想，瘘口较小时也可以采用微粒栓塞，虽然容易再通而复发，但可以作为术前栓塞以减慢血流，为手术提供方便，或作为一种姑息性措施。无论采用何种治疗方法，辨认瘘口为单一或多个很有必要，如果尽管是多根动脉供血，但最后汇入同一个动脉到同一瘘口，则处理最终的瘘口即可，但如果是多根动脉汇入不同瘘口，则必须堵塞每个瘘口或闭塞共同引流的静脉开始端。

第4节　硬脊膜动静脉瘘

硬脊膜动静脉瘘（SDAVF）是根动脉的硬脊膜分支与根静脉在硬脊膜上的异常交通，约占脊柱脊髓血管畸形的35%，一般认为是获得性疾病。该病如果得到早期诊断和治疗，几乎所有患者都能痊愈。但由于该病病程进展较为缓慢，因此许多患者曾被误诊为腰椎间盘脱出、脊髓炎症、坐骨神经痛等多种疾病而耽误治疗，造成不可挽回的脊髓功能损害，因此应给以高度重视。

一、血管构筑学

供血动脉为进入椎间孔的根动脉发出的供应硬脊膜的分支，瘘口位于神经根袖套附近的硬膜上，引流静脉为根静脉，血液经根静脉反向引流，注入脊髓表面的静脉或静脉丛，引起静脉高压和脊髓血液灌注下降，导致进行性的脊髓功能障碍。和髓周动静脉瘘及脊髓AVM相比，该病瘘口血流速度较低，多数发生在腰段和下胸段，也可发生在骶段，颈段很少，静脉向脊髓背侧引流更多见，腹背侧均有引流的患者较只有背侧引流的症状更为严重。引流静脉可以向上方的胸、颈段引流，甚至到颅内，也可向下延伸到圆锥。髓周静脉丛发生扩张和动脉化。由于有较广泛的静脉高压，因此脊髓的病理损害的节段较广泛，损害平面与瘘口的部位不一致，有些瘘口位于上胸段甚至颅内，很多患者也可有腰膨大损害的症状。有些引流静脉向脊髓引流的颅内的硬脑膜动静脉瘘也可导致类似脊髓硬脊膜动静脉瘘的表现。

二、临床表现

致病机制主要为静脉高压和静脉血栓形成，很少会发生出血。该病以中老年为主，发病平均年龄为55岁，男性居多，男女比例为5∶1，甚至更高。临床表现的特点为起病缓慢、逐渐发展，约40%的

患者最初的症状表现为下肢无力，28%的患者表现为背部疼痛或根痛，发病后均可出现进行性下肢麻木、无力、背部疼痛、感觉障碍、括约肌障碍及性功能障碍，患者的感觉平面可能与瘘口发生的部位不一致，但均以臀部和鞍区感觉丧失最明显。瘘口在骶段的患者，由于脊髓静脉回流亦受影响，因此也出现下肢无力表现。如果治疗延误，约有80%的患者在2～3年逐渐发展至严重结果，10%的患者会突然恶化。约2/3的患者可因一些增加腹内压的状况（如弯腰、站立、屏气、排便等）而使病情加重。体检常可发现患者有明显深反射亢进和肌阵挛。瘫痪进一步加重时，反射消失。多数患者还有关节位置觉丧失。

三、影像学特征

椎管内碘油造影可发现扩张迂曲的血管影，为脊髓表面扩张的静脉所致。MRI检查可表现为脊髓表面有异常增粗的血管影以及脊髓缺血表现。明确诊断靠选择性的脊髓血管造影，可见供血动脉为肋

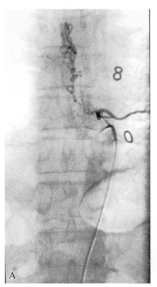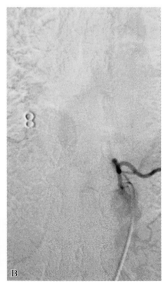

图30-3　硬脊膜动静脉瘘的血管造影

A. 手术夹闭前；B. 手术夹闭后

间动脉或腰动脉发出的根动脉的硬脊膜分支供血的动静脉瘘，脊髓前动脉流速延迟，瘘口常为低流量，常为单一瘘口，部分患者可在上下相邻1～2支肋间动脉或腰动脉造影时因有吻合而使同一瘘口显影，引流静脉一般为一根，静脉引流到髓周静脉，扩张迂曲的髓周静脉在脊髓背侧或腹侧向上或下引流，血流明显淤滞（图30-3）。

四、治疗

该病如果及时治疗，多数患者可恢复良好，但如延误治疗，则预后很差，甚至可引起永久性脊髓损害。治疗方法有手术、栓塞两种方法。对于单个瘘口的病例，可以选择手术治疗。由于该病的病理基础主要为动静脉瘘引起的脊髓的静脉高压，可手术切除瘘口或单纯夹闭引流静脉，术中夹闭后几分钟，可见扩张的引流静脉张力减低。切不可将脊髓表面迂曲扩张的静脉误认为是异常的畸形血管团而贸然切除，这样会因加重静脉高压而带来灾难性结果。

虽然手术是该病较好的治疗方法，但对有些病例如导管到位理想也可用选择栓塞治疗。如果有多个瘘口或不能耐受手术者应首选栓塞治疗，栓塞应选择永久性栓塞材料，栓塞要恰好塞在瘘口处或将瘘口近端少部分静脉一并栓塞，但用胶栓塞往往较难掌握栓塞的程度和范围。如果瘘口供应动脉和正常根髓动脉共干，则栓塞应视为禁忌而应改行手术治疗。

不论是手术还是介入治疗，均应注意随访，术后患者神经功能的恢复取决于术前功能障碍持续的时间和程度，但多数患者在术后均可能有明显改善，部分完全截瘫的患者也有恢复的可能。

第5节　脊柱节段性血管疾病

由于脊柱、脊髓为节段性供血，若胚胎期发育不良，则节段动脉供应范围内的脊髓、椎体、肌肉、皮下组织和皮肤均可受累出现血管异常。如果血管异常累及同一节段的多个组织则称为脊柱节段性血管疾病，约占脊柱脊髓血管的6%。如果血管畸形同时累及皮肤、脊柱和脊髓，则称为"皮肤椎体多发血管瘤病"，即"Cobb综合征"。该病可累及单一节段，也可累及多节段，常见于青年人，胸部多见。正确认识该疾病不仅可以采取有效的方法进行治疗，而且还可避免由于对该病认识不足而贸然采取手术治疗所导致的严重后果。

一、临床表现

脊柱节段性血管疾病由于累及多个组织，因此，按病变的部位、范围、程度不同而可能有不同的表现。

如果病变侵犯脊髓，与单纯的脊髓血管畸形类似，侵犯脊髓的血管病变引起的出血、盗血、脊髓静脉高压等可导致严重的脊髓功能障碍，病程可以缓慢发展，也可突然恶化，其血管构筑学和临床表现可能更为复杂。侵犯脊髓的血管病变常是患者的主要临床症状并决定患者的预后。

髓外或椎体外的血管畸形的临床表现取决于发病年龄和静脉引流方式。如果髓外或椎体外的动静脉瘘或动静脉畸形向脊髓表面的静脉引流，则可引起脊髓静脉高压，导致脊髓静脉性缺血。位于椎管内神经根和硬膜的血管瘤、椎体血管瘤等如压迫或刺激脊髓或神经根，也可出现明显症状。位于椎体的血管瘤和椎旁的血管瘤有时还可引起椎体的破坏和病理性骨折。

位于皮肤或皮下组织的血管瘤可以表现为皮肤表面的褐色痣或片状咖啡色斑及局部皮肤温度升高。皮肤的血管畸形可以是毛细血管型或动脉型。偶可因有动静脉瘘而出现相应的杂音。有时皮肤血管病变是深部病变的静脉引流，外观可随腹内压变化而变化。很多患者因皮肤的血管瘤而最初被发现，即所谓"假平面血管瘤"。

管瘤，以及椎旁动静脉瘘或畸形血管团。

二、辅助检查

X线片可发现椎体、椎板及附件的密度降低或结构不清，有的可见脊柱侧弯畸形。椎管碘油造影有时可见脊髓表面充盈缺损等间接征象。

CT检查可显示椎体骨质破坏，如呈现特征性的栅栏状及蜂窝状改变，椎旁肌肉受累则表现为混杂密度影。

MRI检查能更清楚地显示椎体、脊髓和椎旁组织的病变。较大的脊髓血管畸形表现为局部脊髓增粗，髓内和髓周可见有异常血管影，若有出血则呈现不同时期血肿特点。椎旁血管畸形表现为与正常软组织不同的信号特点。

选择性脊髓血管造影可以显示椎管内动静脉瘘或动静脉畸形的部位、范围、性质、来源及静脉回流情况，有时可发现造影剂呈四方形浓集的椎体血

三、治疗

该病累及范围较广，一般较难根治，可以针对引起症状的病变进行治疗。重点是针对脊髓血管畸形进行治疗。血管内栓塞治疗可以使许多患者达到避免或减少出血可能、减轻脊髓的盗血、降低椎管内静脉高压的目的，或缩小病变体积、减轻占位效应以缓解患者的症状。

治疗椎管内血管病变与治疗单纯的脊髓血管病变相似，但较为复杂，难度更大。如果患者出现脊髓外病变引起的症状时，如椎旁的AVM或AVF，则可针对该部分病变进行治疗，也可以使用液体栓塞剂。无论是治疗椎管内还是椎管外病变，都要注意不能将正常的脊髓供血动脉和引流静脉栓塞而影响正常脊髓功能。如有椎体的破坏及病理性骨折，应采取椎体成形术等保护性治疗措施以增加脊柱的稳定性。

第6节 容易误诊或忽视的脊髓血管性疾病举例

自20世纪70年代初期选择性脊髓血管造影的出现，我们对脊髓血管性疾病有了更清楚的认识，包括其血流动力学和血管结构，并陆续出现了相应的分类和治疗方法。随着介入神经放射学和显微外科技术的不断发展，目前该病的治疗水平已经有了突破性进展。但由于该类疾病在临床症状上与脊柱脊髓其他疾病有很多相似之处，在影像学上，用常规的MRI等方法诊断又较困难，有些患者影像学特征不明显，而且椎管狭窄、椎间盘突出等脊柱退行性疾病，以及脊髓脱髓鞘病变又是中老年患者非常常见的疾病，导致很多患者既有脊髓血管性疾病，同时又伴有其他疾病，因此

更容易引起诊断甚至治疗方面的误诊、误治，举例如下。

病例一：女性，58岁，进行性双上肢麻木、无力1个月，MRI显示颈椎椎管狭窄等退行性病变，同时还可见脊髓髓内水肿（图30-4A、B），DSA证实为颅内硬脑膜动静脉瘘，并向颈髓引流，导致脊髓水肿（图30-4C、D）。

病例二：女性，52岁，腰痛半年，伴随下肢麻木。MRI显示颈椎椎管狭窄等退行性病变，同时还可见脊髓髓内水肿和异常血管影（图30-5A）。DSA证实为颅内硬脑膜动静脉瘘，并向颈髓引流，导致脊髓水肿（图30-5B）。

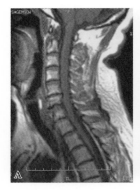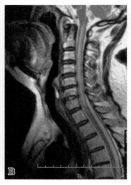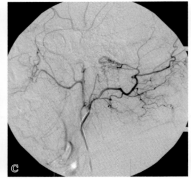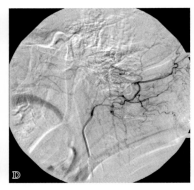

图30-4 病例一

A、B. MRI示颈椎椎管狭窄等退行性病变，脊髓内水肿；C、D. DSA示颅内硬脑膜动脉瘘，并向颈髓引流，导致脊髓水肿

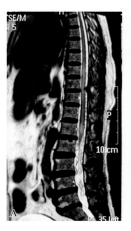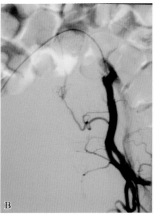

图30-5 病例二

A. MRI示颈椎椎管狭窄等退行性病变，脊髓内水肿和异常血管影；B. DSA示颅内硬脑膜动静脉瘘，并向颈髓引流，导致脊髓水肿

（黄承光 矫健）

【参考文献】

［1］Toshiki ENDO, Hidenori ENDO, Kenichi SATO. Surgical and endovascular treatment for spinal arteriovenous malformations [J]. Neurol Med Chir (Tokyo), 2016, 56(8): 457-464.

［2］Eivazi B, Jochen A. Werner: extracranial vascular malformations (hemangiomas and vascular malformations) in children and adolescents-diagnosis, clinic, and therapy [J]. GMS Curr Top Otorhinolaryngol Head Neck Surg, 2014, 13: Doc02.

［3］Sachin K, Rashmi S, Manish S, et al. Haemangiomas and venous malformations of the head and neck: a retrospective analysis of endovascular management in 358 patients [J]. Indian J Plast Surg, 2013, 46(1): 109-116.

［4］Linsenmann T, Westermaier T, Vince G H, et al. Primary spinal glioblastoma multiforme with secondary manifestation as a cerebral "Angioglioma." Literature review and case report [J]. J Neurol Surg Rep, 2015, 76(1): e128-e134.

［5］Mulligan P R, Prajapati H J S, Martin L G, et al. Vascular anomalies: classification, imaging characteristics and implications for interventional radiology treatment approaches [J]. Br J Radiol, 2014, 87(1035): 20130392.

［6］Ofran Y, Yovchev I, Hiller N, et al. Correlation between time to diagnosis and rehabilitation outcomes in patients with spinal dural arteriovenous fistula [J]. J Spinal Cord Med, 2013, 36(3): 200-206.

［7］Uebelhoer M, Laurence M B, Vikkula M. Genetics toward models for therapeutic trials [J]. Cold Spring Harb Perspect Med, 2012, 2(8): a009688.

［8］Singh R, Lucke-Wold B, Gyure K, et al. A review of vascular abnormalities of the spine [J]. Ann Vasc Med Res, 2016, 3(4): 1045.

［9］Singh B, Behari S, Jaiswal A K. Spinal arteriovenous malformations: is surgery indicated [J]. Asian J Neurosurg, 2016, 11(2): 134-142.

［10］Toshiki ENDO, Hidenori ENDO, Kenichi SATO. Surgical and endovascular treatment for spinal arteriovenous malformations [J]. Neurol Med Chir (Tokyo), 2016, 56(8): 457-464.

［11］Cargill H, Alleyne J R, Daniel L, et al. Surgical management of angiographically occult spinal dural arteriovenous fistulae (type 1 spinal arteriovenous malformations): three technical case reports [J].Neurosurgery, 1999, 44(4): 891-895.

［12］Inci M F, Senoğlu M. Spinal dural arteriovenous malformation presented with intracranial hypertension in a young patient [J]. BMJ Case Rep, 2012, bcr2012007906.

第31章
儿童及青少年脊柱肿瘤
Pediatric and Adolescent Tumors of Spine

第1节　儿童及青少年脊柱肿瘤的临床特点与治疗

儿童及青少年肿瘤的发病率明显低于成人，我国大约为98.8/100万。无论是原发性还是继发性肿瘤，发生在脊柱部位的儿童及青少年肿瘤均相对少见。国内外专门针对儿童及青少年脊柱肿瘤的研究报道病例数较少，所能提供有价值的临床研究信息不多。根据肿瘤的特性、发育阶段的生理特点，儿童及青少年脊柱肿瘤的临床表现和处理方式与成人有许多不同之处，例如：① 婴幼儿及少年期的患者通常存在表达能力差、语言交流困难，肿瘤往往不能早期发现。② 儿童及青少年脊柱肿瘤的发病图谱及组织学特征和成人有较大的差异，在疾病的判断上存在一定的困难，需要具有较强的专业知识。③ 儿童及青少年脊柱肿瘤治疗时需要考虑中枢神经系统及脊柱的生长发育等因素，因此针对儿童及青少年脊柱肿瘤的探讨具有重要的临床意义。本章中将主要结合上海长征医院脊柱肿瘤中心的临床经验，同时借鉴目前对儿童实体肿瘤的治疗进展、儿童及青少年脊柱肿瘤的诊治特点进行阐述。

一、流行病学特征

在儿童及青少年脊柱肿瘤中，以原发性脊柱肿瘤为主，继发性肿瘤较少见。1998年1月至2016年

12月上海长征医院脊柱肿瘤中心共收治242例儿童及青少年（年龄≤18岁）脊柱肿瘤患者，男女比例为1.6：1（150：92），男性多于女性。其中原发性肿瘤230例（约占95%），转移性肿瘤仅为12例（约占5%）。在所有242例患者中，椎管内（外）肿瘤61例，椎体及附件肿瘤181例，良性肿瘤多见，良性肿瘤为149例（占61.6%），恶性肿瘤93例（占38.4%）（分型见表31-1）。

在肿瘤的发生部位上，颈椎肿瘤最为多见，然后是胸椎、腰椎和骶椎（表31-2），肿瘤可累及多个椎节，199例肿瘤累及椎体＜3个节段，43例肿瘤累及椎体≥3个节段。在小儿脊柱肿瘤的发病年龄上，肿瘤的发生率总体上随着年龄的增加而增加，在8岁以前发病相对少见，本病例组中仅有39例是在8岁前发病（图31-1）。在不同的年龄阶段，肿瘤的发病谱有所不同，骨巨细胞瘤的发病均集中在13～18岁，神经鞘瘤、骨肉瘤、骨母细胞瘤发病在16～18岁多见，嗜酸性肉芽肿年龄分布较广泛，处于儿童及青少年的各年龄阶段，分布上尚无规律可循，而呈现出散在分布的特点。

二、临床表现

儿童及青少年脊柱肿瘤的临床表现与肿瘤所在

表 31-1　儿童及青少年脊柱肿瘤的分型

名称	例数（例）	比例（%）	名称	例数（例）	比例（%）
嗜酸性肉芽肿	43	17.8	室管膜瘤	4	1.7
神经鞘瘤	27	11.2	软骨肉瘤	4	1.7
骨母细胞瘤	16	6.6	滑膜肉瘤	3	1.2
软骨母细胞瘤	2	0.8	脊膜瘤	4	1.7
骨样骨瘤	6	2.5	神经节细胞瘤	1	0.4
骨软骨瘤	10	4.1	神经母细胞瘤	5	2.1
动脉瘤样骨囊肿	7	2.9	血管内皮瘤	1	0.4
脂肪瘤	5	2.1	畸胎瘤	3	1.2
骨巨细胞瘤	22	9.1	恶性畸胎瘤	2	0.8
神经纤维瘤	8	3.3	脊索瘤	2	0.8
神经纤维瘤恶变	2	0.8	良性脊索瘤	1	0.4
血管瘤	10	4.1	粒细胞肉瘤	1	0.4
骨肉瘤	9	3.7	浆细胞骨髓瘤	3	1.2
横纹肌样瘤	1	0.4	生殖细胞瘤	1	0.4
Ewing 肉瘤	14	5.8	转移性腺癌	2	0.8
小圆细胞恶性肿瘤	4	1.7	孤立性纤维瘤	1	0.4
恶性神经鞘瘤	6	2.5	腺泡状软组织肉瘤	1	0.4
骨纤维结构不良	3	1.2	错构瘤	1	0.4
恶性淋巴瘤	5	2.1			
椎管内囊肿	2	0.8	合计	242	100.0

表 31-2　肿瘤分布节段

部位	例数（例）	比例（%）
颈椎	90	37.2
胸椎	78	32.2
腰椎	50	20.7
骶椎	24	9.9

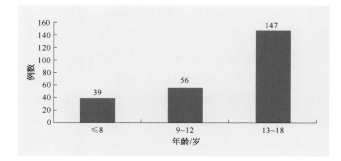

图 31-1　儿童及青少年脊柱肿瘤年龄分布

的部位、肿瘤的性质、对椎体的破坏及对脊髓、神经根的侵犯情况等有关。常见的临床表现包括疼痛、异常哭闹、肢体活动受限及局部肿块或畸形等。疼痛是儿童及青少年就诊时最为常见的主诉（203 例），

83.9% 的患儿在就诊时表现为患区及患区周围不同程度的疼痛。疼痛呈持续性、进行性加重；良性肿瘤的疼痛相对较轻，恶性肿瘤则可表现为剧烈疼痛，夜间痛明显。不同年龄阶段的患儿对疼痛的表达也

存在差别：年龄较小的患儿，特别是 5 岁以下的患儿，往往不能直接表达出疼痛，而是通过发脾气和相应动作来体现，如易哭、易怒，有时则捂着或指着疼痛部位，但这些情形最初不易引起患儿家长的注意，进而延误诊治；年龄较大的患儿，往往能够准确表达疼痛，但也可因患儿家长的怠慢延误诊治。

肢体的活动受限在儿童脊柱肿瘤中并不少见，本中心的研究中发现 40.5% 的患儿就诊时即伴有不同程度的脊柱或四肢活动受限。由于肿瘤对脊柱的破坏和（或）对神经的压迫，导致脊柱不稳或继发畸形，脊柱区肌肉保护性痉挛致脊柱活动受限，或因脊髓及神经根受压导致其所支配区域的肢体感觉运动障碍。

由于脊柱骨肿瘤常累及脊髓及相应节段神经根，神经压迫或神经刺激症状的发生率高达 40.5%。部分椎管内良性肿瘤或低度恶性肿瘤可以神经功能障碍为首发症状，这类病因可因小儿本身脊髓、大脑发育的差异而被忽略，如患儿因神经源性膀胱导致排尿习惯异常，特别是婴儿或初学走路的孩子，排尿不连续是容易被忽视的。

局部肿块也可作为儿童及青少年脊柱肿瘤的首发症状，本中心所研究的患者中 22 例（8.9%）患儿因局部肿块就诊。这样的低比例是由于脊柱的位置相对较深，且脊柱骨肿瘤往往以椎体及椎弓最常见，体表出现肿块时往往肿瘤体积已经较大。发现肿块的部位以颈椎最常见，这是由颈椎位置相对较浅的解剖特点决定的。

在所有患者中，36 例患者因脊柱畸形为首发症状就诊。由于脊柱肿瘤导致的疼痛，可导致患儿选择向病变对侧倾斜，以减轻疼痛症状。同时也可因脊柱占位导致脊柱出现相应后天性畸形，导致患者出现驼背、斜颈、侧弯等表现。另外对于上颈椎肿瘤的患儿而言，寰枢椎半脱位是较为常见的表现（62.5%）。

关于远处部位牵涉痛的问题，Narayan 曾经报道一例因腹部牵涉痛而误诊为急腹症的患儿，并为此遭受了剖腹探查手术等一系列处理，但是在我们的临床研究中尚未碰到类似问题。

体格检查是儿童及青少年脊柱肿瘤患者就诊时的重要环节，通过体检可以对患儿的全身情况及肿瘤的大体情况有一个初步的了解。但大部分小儿对医生都有一定的畏惧心理，年龄较小的患儿通常难以配合，因此对婴儿及小儿进行体检需要临床医生不仅具备扎实的专业技能，同时要有较强的亲和力以及与患儿沟通的耐心及技巧。对脊柱肿瘤外科而言，除了常规的检查以外，专科查体如小儿的感觉、运动、反射（反射增强或减弱、病理性反射）、肌肉萎缩、括约肌受累以及肿瘤包块的大小、位置、质地、活动度等情况不能疏忽。通过全面的体格检查可以对肿瘤的定位提供相对准确的判断。另外，腹部检查可以发现可触及的后腹膜、腰骶椎前方、椎旁软组织肿块和膨胀性膀胱。

三、影像学特征

1. X 线检查　是评估脊柱病变的基本检查手段，其价格低廉、检查方法快捷简便、辐射量小，对骨组织显示敏感，可以为临床诊治提供部分信息，例如：① 脊柱生理曲度改变（侧弯、驼背、腰椎前屈等）；② 椎体及附件骨质的改变（溶解破坏、成骨改变、膨胀生长、骨膜反应等）；③ 脊柱椎体及附件轮廓的改变；④ 椎弓根间距离的改变等。通过 X 线检查可对肿瘤基本情况进行初步判断，嗜酸性肉芽肿的典型特征为椎体楔形变或打孔样溶解破坏，相邻的椎间隙保持正常，椎旁可不受侵犯。脊椎骨巨细胞瘤呈偏心性、膨胀式、溶骨性破坏，少部分可破坏椎体附件。骨母细胞瘤是唯一好发于脊柱的骨肿瘤，以胸腰椎多见，常累及横突根部，而累及椎体者较少见。椎管内肿瘤若体积不大，往往不易在 X 线上有所发现。对于恶性肿瘤而言，往往椎体会有不同程度的受累。

2. CT 检查　具有简便、快速、安全、无痛苦的优点，且有很高的组织分辨率，组织层次丰富，不受气体等的影响。CT 可以从多层面观察脊柱的骨性结构改变，较 X 线可以更清楚地展示椎体、附件病灶及骨结构受累、异常骨化和软组织突入椎管的情况。通过三维重建技术可以更清楚地了解脊柱肿瘤的大小、侵及的范围、椎管腔隙的完整情况等。有时为了获得椎管内更为详细的病情改变，可加做椎管造影检查。

3. MRI检查　利用磁场与射频脉冲成像，从根本上摆脱了X线辐射对人体（尤其是儿童）的影响，其组织分辨率极佳，是脊柱肿瘤外科治疗中不可或缺的检查手段。MRI能提供多维（横切面、矢状面及冠状面）影像图像、较清晰地显示软组织（包括脊髓）解剖位置特征，进而揭示肿块的侵犯范围及病灶邻近反应区域，并通过增强扫描帮助判断病变性质，从而更好地确定手术切除方式及边界。

4. 放射性核素检查　是一种有效的影像学检测手段，利用人体正常组织及肿瘤组织对放射性核素摄取值的差异，可以较好地显示肿瘤的原发和转移等病灶，敏感性高。结合CT、MRI等技术而形成的PET-CT、PET-MRI检查已经在大的临床医学中心得到较好的开展，为脊柱肿瘤的诊断和治疗提供了较大的帮助，其缺点是检查使用的放射性核素对人体具有一定的危害性。

四、诊断

儿童及青少年脊柱肿瘤的初步诊断主要依据患儿病史、体征及相关辅助检查。根据患者所提供的病史，可以对肿瘤的特征有一个初步的印象，一般情况下，恶性肿瘤的病史相对较短，病情发展较快，常伴有剧烈的患区疼痛；良性肿瘤病史较长，病情进展相对缓慢，常伴有持续性的患区疼痛，常有明确压痛点，可合并体表包块及脊柱畸形。

脊柱肿瘤的辅助检查包括X线片、CT、MRI、PET-CT等影像学检查和血细胞学检查、生化、碱性磷酸酶和肿瘤标志物等血液学检查，其影像学特征及血液检查指标对一些特殊性质的肿瘤诊断具有重要的参考价值。由于并不存在仅发生于儿童及青少年时期的脊柱肿瘤，因此在此章节不对不同类型脊柱肿瘤的影像学及血液学特点做过多讨论，该部分

内容将于脊柱肿瘤各论中进行阐述。

肿瘤的病理类型对临床治疗具有重要指导意义，因此对于儿童及青少年肿瘤患者，在条件允许的情况下，均应行肿瘤活检明确诊断，活检方式可选择穿刺活检或切开活检，推荐CT引导下经皮穿刺活检，通过细胞学检查明确病变性质，进而决定下一步治疗方案。需要强调的是，肿瘤活检应作为整体诊疗过程的重要组成部分进行充分的评估及设计，并根据情况在后续手术治疗中将活检通道予以一并切除以降低种植转移的风险。对于伴有严重脊髓或神经压迫的患儿，为挽救神经功能，必要时可选择一期手术治疗，但仍建议行术中快速冰冻检查以获取肿瘤相关信息，指导手术治疗方案。

五、治疗

小儿脊柱肿瘤的治疗包括手术治疗、化学治疗、放射治疗、免疫治疗及生物治疗等。由于儿童及青少年时期为患儿生长、发育的关键时期，制订一切治疗方案均应考虑其对患儿正常生长、发育的影响。因此，治疗方案的确定需结合患儿的生长发育状况，根据肿瘤的病理学类型、临床分期、外科分期等，合理与规范地应用有效、安全、可靠的治疗方式。

（一）手术治疗

对于大多数儿童及青少年恶性脊柱肿瘤而言，手术治疗是最为重要的治疗方式。基于对儿童及青少年脊柱肿瘤病理认识的逐步提高和诊治水平的不断提升，儿童及青少年脊柱肿瘤的治疗目的已不满足于患儿生存率的提高，而且要求获得良好的生活质量。同样，治疗原则也从过去的安全、根治，提升为肿瘤根治、功能维持、心理健康三者的有机结合。其手术的目的在于：① 尽可能完整地切除肿瘤及受影响的骨组织。② 解除肿瘤或畸形对脊髓和神经根的压迫。③ 缓解患区疼痛。④ 重建和维持脊柱的排列序列及稳定性。当然，对于良性脊柱肿瘤而言，如果因出现的临床症状而影响患儿

的正常生活和（或）发育，则同样需要进行手术治疗。

由于儿童及青少年骨骼正处于发育时期，手术之前应仔细评价脊柱肿瘤的手术方案。如果施行广泛的椎体切除，术后的脊柱后突畸形和继发不稳将可能成为以后脊柱生长所面临的临床问题。目前已有文献报道，后路椎板切除造成术后脊柱畸形，其主要发生于年龄较小、多节段椎板切除的患儿，颈椎或颈胸交界区域尤为明显。Yasuoka 等的研究结果表明，单纯行颈椎椎板切除而不进行局部重建的患者术后全部出现颈椎畸形，胸椎椎板切除术后畸形率为36%，腰椎为8%。而笔者的临床经验表明，对于年龄小于10岁的患儿，椎板切除节段超过2个将会出现脊柱畸形，而年龄大于14岁的患儿在切除超过2个椎板后发生脊柱畸形的概率相对较低，但是部分患儿会残留脊柱酸痛等不适症状。

颈椎椎板切除术后最常见的畸形为颈椎的后突畸形，即鹅颈畸形。上胸椎椎板切除术后常导致胸椎的后突、侧凸畸形。其原因可能由于关节面移动或术后放射治疗的损伤，但是同样存在相悖的实例，因为这些并发症也可发生于关节面得到保留或无放疗史的患儿。Yasuoka 认为这种畸形可能源于椎体软骨部分的楔形变及儿童韧带的黏弹性改变。另外少数患儿的鹅颈畸形发生于手术治疗之前，这可能与椎旁肌肉失神经支配所导致的双侧肌肉力量不平衡有关。笔者的临床经验同样发现，即使术后使用支具或护套，也很难避免鹅颈畸形的发生。

脊柱椎旁肌肉对于维持脊柱生理弧度和人体直立体位具有重要的作用，上述功能很大程度上是通过棘旁肌肉的牵拉实现的。

脊柱肿瘤患儿常常表现出特殊的强迫体位，从某种程度上讲，是由于疼痛造成棘旁肌肉紧张，进而形成的一种保护性反应。

Raimondi 等提出椎板切开术的理念，其方法主要是去除全部脊柱病变后，将脊柱后柱结构放回原处，进而重建脊柱后弓，在解剖结构上保持完整性，同时加速脊柱的融合，用于防止后路椎板切除术后畸形。但是通过临床实践发现，尽管椎板切开术使脊柱的解剖结构得到重建，但所有患者术后均不可避免地出现了脊柱畸形。椎板切开术仅仅为椎管重新提供了后壁，但是所有重新放置的椎板仅通过黄韧带相互连接，并不是安全地与上下位接触的椎板融合。因此，他们认为椎板切开片的纵向固定不足以阻止由于后侧颈部肌肉退变而造成的进行性反曲畸形。但是 Narayan 曾经采用在 C_2 及 C_7 椎板间用2号丝线缝扎的方法处理了一例 $C_3 \sim C_6$ 椎板切开后进行性鹅颈畸形的患者，成功减缓和阻止了畸形的进一步发展。

根据患儿肿瘤病灶的脊柱椎节区域可采用经前方、后方、侧方及后外侧入路或前后联合入路进行椎体及附件肿瘤广泛切除或包膜切除，这与成人脊柱肿瘤切除方式基本相同。然而，小儿脊柱肿瘤手术后脊柱稳定性的重建是一个关键性环节，也是目前临床上所面临的十分棘手的难题。Narayan 提出由于儿童腓骨骨块较髂骨坚硬，因此移植腓骨较髂骨能更好地恢复脊柱的稳定性；将植骨块简单地放置在骨缺损处可能会出现移位、骨不愈合或骨吸收，为安全起见应使用聚甲基丙烯酸甲酯和 Steinmann 针固定。笔者早期所进行的手术通常是采用肿瘤切除植骨，对于年龄较小的患儿（小于7岁），供体最好来源于其父母，因为彼此之间排异性较小，在笔者的病例中有4例是取其母亲髂骨，术后均获得融合。对于年龄较大的患儿（大于7岁），可取用自体髂骨，在取髂骨时要保留软骨且骨膜剥离面不要太大，但对于腰椎或骶椎等需要植骨量较多的情况，可采用处理的异体骨或人工骨。

近年来，随着材料工程学的快速发展，内固定器材得到了迅速发展，并在脊柱外科中得到较为广泛应用。但是内固定器材在小儿脊柱手术中的应用一直是有争议的。理论上讲，无论是前路内固定还是后路内固定术，内固定的使用将不可避免的影响小儿脊柱的发育。但是在临床工作中发现，小儿脊柱肿瘤手术以后，给予内固定至少有以下优点：① 可以使患儿的脊柱获得即刻稳定性，可以使患儿能够早期活动，便于护理，减少术后并发症的发生，促进病情恢复。② 可以使植入骨块维持在一个相对稳定的环境中，促进植骨融合。③在脊柱畸形的方面，笔者将其与早期的手术相比，内固定的使用降低了植入骨块不融合和吸收的概率，从一定程度上减少了脊柱畸形的发生。当然，脊柱内固定手术以后，脊柱畸形并非可以得到完全抑制，终究植入骨块缺少骨化中心，随着年龄的增长，小儿脊柱畸形可能会出现，即使采用自体骨移植也难以避免。在植骨的融合率上，儿童植骨的融合率和替代能力较成人要好得多，如果环境合适，儿童植骨几乎都可以得到融合。但是，对肿瘤患儿来说，植骨融合最大的限制因素是肿瘤的性质和手术切除的彻底性，一些恶性肿瘤患儿，在骨融合之前就已经复发，此时谈及融合已失去意义。

在肿瘤残腔的填塞问题上，笔者认为应尽可能采用自体骨或异体骨，儿童患者植骨的融合率是较高的。但在部分恶性程度很高的肿瘤，如骨肉瘤、Ewing肉瘤等，笔者不赞同使用自体骨，而是以人工骨或骨水泥填塞为好。

（二）放射治疗

放射治疗是脊柱恶性肿瘤的重要治疗手段。由于小儿脊柱肿瘤相对较为少见，目前对于小儿脊柱肿瘤的放射治疗剂量的控制上存在一定的困难，需要有较好的临床治疗经验。而且，临床研究表明放射治疗可造成儿童出现骨骼畸形、性腺损害、放射性功能损害和智力损害等并发症，这使得放射治疗在儿童脊柱肿瘤的治疗中受到严格限制，长期大剂量的放疗对儿童肾功能、心功能、内分泌功能等方面的影响已日益受到关心和警觉，因此，放射治疗的选择和取舍必须慎重、全面考虑。

（三）化学治疗

化疗对于某些敏感肿瘤具有较好的效果，新辅助化疗可以有效控制肿瘤大小，为使某些无法切除或不能彻底切除的肿瘤创造更好的手术条件。化疗同时还是肿瘤局部切除后全身控制的重要组成部分。对于化疗的具体方案将根据肿瘤的病理情况而有不同的选择。

（四）靶向治疗

基因突变是导致儿童脊柱肿瘤发生的重要因素。随着精准医学的不断发展，肿瘤组织的全基因测序、靶点测序等已经在临床上逐步开展，针对基因突变靶向药物的研究和开发也已经取得了较大的进步，精准治疗在骨肉瘤、肺癌、肾癌等的治疗中已经取得了较好的疗效。当然，这种技术目前还只能在综合性大医院开展。

（五）肿瘤的转移

儿童时期的脊柱转移性肿瘤极为少见，主要来源于肉瘤，占全部儿童脊柱转移性肿瘤的1/2～2/3，其次为神经母细胞瘤、淋巴瘤等。在我们诊治的所有患儿中，仅4例属于脊柱转移性肿瘤（粒细胞肉瘤、生殖细胞肉瘤、转移性腺癌）。然而，儿童时期的恶性脊柱肿瘤远处转移却时有发生，主要累及肺及脑部，肝脏转移相对较少。Tomita等报道78例患者中有2例硬膜外转移并有完全性阻塞，6%～14%儿童脊柱、脊髓肿瘤表现为血源性转移。Narayan遇到13例儿童恶性脊柱肿瘤出现转移，主要为脊柱骨肉瘤及Ewing肉瘤。我们的病例中16例患儿发生了远处转移，其中仅1例发生于良性脊柱肿瘤（嗜酸细胞肉芽肿），而5例脊柱骨肉瘤患者术后全部发生转移。

六、预后

儿童及青少年脊柱肿瘤的临床预后与肿瘤性质、累及节段数目、Enneking分期、治疗方法的选择等因素有关，肿瘤性质尤为重要。所有良性肿瘤的预后相对较好，即使是术后肿瘤局部复发再次手术同样可以获得很好的控制。而儿童及青少年的脊柱恶性肿瘤预后相对较差，且与成人同种性质的肿瘤治疗效果相比更难让人满意。在本系列中，良性及侵袭性脊柱肿瘤患者仅3例术后发生死亡。其中1例C_1～C_2神经节细胞瘤术后因颅内感染死亡；2例骨巨细胞瘤术后发生肺、纵隔转移后死亡。而对于儿童及青少年恶性脊柱肿瘤，临床预后较差。在研究随访终止时，44例恶性肿瘤患儿仅23例仍存活，21例死亡（平均随访时间21.1个月，中位随访时间17个月，随访时间范围3～52个月）。其中18例直接死于肿瘤负荷（PNET5例、骨肉瘤5例、Ewing肉瘤3例、恶性神经鞘瘤3例、软骨肉瘤1例、淋巴瘤1例）。

第2节　脊柱神经母细胞瘤

神经母细胞瘤（neuroblastoma）系起源于未分化的交感神经元细胞的恶性肿瘤，属小圆细胞高度恶性肿瘤，是最常见的儿童实体肿瘤之一，年发病率约为1/10万，仅次于白血病和中枢神经系统肿瘤。发病年龄一般在7岁以前，中位年龄19个月，2岁左右是发病的高峰年龄，其发病率占儿童实体瘤的8%～10%、新生儿恶性肿瘤的50%，男、女发病比例为1.3∶1。其发病部位为：腹部（65%）、纵隔（15%）、盆腔（5%）等，主要起源于肾上腺髓质和腹膜等结构，发生于脊柱的神经母细胞瘤绝大部分是其他部位转移而来，是唯一较早引起广泛骨转移的肿瘤。

神经母细胞瘤的确切病因尚不清楚，可能与遗传因素和环境因素有关，曾有报道兄弟间及连续两代同患神经母细胞瘤；也观察到某些疾病，如神经纤维瘤病、Hirschsprung病及Beckwith-Wiedemann综合征等的患者易发生神经母细胞瘤。研究表明，18%～20%的患者出现N-MYC扩增且预后欠佳，17号染色体的长臂（17q）的非平衡扩增发生率约50%，25%～35%原发神经母细胞瘤可见1号染色体的短臂缺失，35%～45%则出现11q等位缺失。神经营养因子受体表达异常可能对神经母细胞瘤的发生有一定影响，但其具体机制尚不清楚。

一、临床表现

临床表现和体征与肿瘤的原发位置、是否转移及转移的部位相关。全身症状常表现为不明原因的发热、面色苍白、食欲下降、全身不适和疼痛等。

腹部是最常见的原发部位，可出现腹痛、腹胀及腹部包块，肿块常呈结节状或圆球形，质韧而固定，迅速增长而超过中线，但很少出现肠梗阻、肠穿孔等急腹症。原发于胸部者多位于后纵隔，当肿瘤增大时可影响肺扩张而引起咳嗽、呼吸困难、吞咽困难、继发呼吸道感染等。位于盆腔的肿瘤可引起便秘、尿潴留，颈部神经母细胞瘤可引起Horner综合征等。

神经母细胞瘤的转移发生较早，主要通过淋巴转移和血行转移等方式，部分患者因转移灶症状前来就诊。肿瘤脊柱转移患者的临床表现根据转移的部位而有所不同，疼痛是其主要症状，最初为局部持续性钝痛，以后逐渐加重，夜间痛的特征明显。当脊柱旁肿瘤扩展到椎间孔、椎管内时，可引起脊髓、神经根压迫等相关症状。该病发展比较迅速，多数患者从发病到就诊仅有3个月左右的病史，就诊时往往已经出现不同程度的脊髓、马尾神经及神经根受累表现。查体可以发现肿瘤累及的椎节出现深压痛或棘突叩击痛，部分患者可因骨质破坏而出现脊柱侧弯或后凸畸形。除脊柱外，神经母细胞瘤还可转移至颅骨、肋骨、长骨及骨盆等部位，呈现出各自不同的表现。

二、影像学特征

1. X线检查　约60%肿瘤内可有沙粒状钙化灶，颅骨、椎骨、长骨、骨盆、肋骨可有溶骨性骨破坏区。累及脊柱的病灶常有椎管扩大、椎弓根间距加宽、椎管内钙化影、脊椎侧弯、椎旁软组织包块阴影等。腹部肿瘤可伴有同侧肾及输尿管压迫移位，通过静脉肾盂造影可清晰显示。

2. MRI检查　肿瘤实质大部分在T1WI呈等信号改变，中央管可扩大，病灶与肿瘤分界不清，个别肿瘤因出现坏死、钙化在T2WI病变信号稍增高。

增强以后（常用Ga-DTPA）后可见肿瘤不同程度的强化。发生于椎管内的肿瘤向胸腔或腹腔内呈哑铃状生长，尤以腹部无痛性肿物是初期的临床表现。

3. ECT检查　同位素扫描是发现神经母细胞瘤原发及转移肿瘤的重要手段，在肿瘤所在部位放射性核素相对集中，呈现出信号影像。

三、实验室检查

1. 血象　晚期患儿常有中度贫血，广泛转移可有血小板减少。

2. 骨髓　有骨髓转移的患儿，骨髓内可见菊花团样或圆形细胞样肿瘤细胞。

3. B超　明确肿瘤部位、大小、与周围组织和重要大血管的关系，有无腹腔淋巴结转移。

4. 儿茶酚胺检查　由于神经母细胞瘤为分泌型肿瘤，具有合成、分泌和排泄儿茶酚胺的能力，在65%的患者尿、血中香草扁桃酸（VMA）及高香草酸（HVA）的含量增高，呈阳性反应。

5. 酶免疫组化　约88%的患者神经元特异性烯醇化酶（NSE）含量增高，碱性磷酸酶（AKP）可以增高。

四、病理

（一）病理改变

1. 大体检查　肉眼观察，肿瘤质地较软，类似于脑组织，脆弱而极易破裂，有许多出血、坏死和液化区，色泽灰紫，甚至呈假囊状。早期肿瘤尚规则，随后发展为多结节，虽有包膜，但极其菲薄。晚期多已突出包膜，无明显界限，浸润邻近淋巴结、结缔组织间隙及大血管等。肿瘤有通过椎间孔伸展到椎管的倾向，形成哑铃状，也可延伸到肋间隙和腹膜后肌群。切除肿瘤时可带有砂砾声，是肿瘤内组织坏死钙化之故。

2. 光学显微镜检查　神经母细胞瘤由密集成巢或小叶的未分化原始细胞组成，这些细胞胞质极少，

核小而圆，染色较深，呈黑色，颇像淋巴细胞。肿瘤细胞并不完全一致，可见到或多或少分化较好的细胞。肿瘤细胞群和神经纤维包绕可呈现玫瑰花样改变，常认为是本肿瘤的典型病理，但实际上并非在所有肿瘤中都见到，较常见的是神经纤维在细胞巢之间形成神经纤维网。核分裂数目变化较大，但一般并非很多。胞质内不含PAS阳性糖原颗粒。继发性出血、坏死和钙沉积颇为多见（图31-2）。

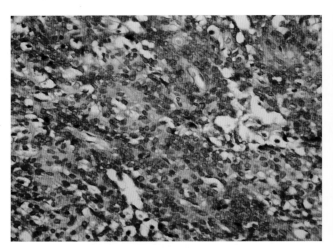

图31-2　脊柱神经母细胞瘤光镜下病理（HE染色，400×）

3. 电子显微镜检查　可见含有纵行排列微管的外围齿状突起，其内有电子致密核心的小圆颗粒，有包膜，此即细胞质内聚集的儿茶酚胺分泌颗粒。颗粒的数量随细胞分化的成熟程度而依次递增，颗粒数量多者预后较好。

（二）病理分类

（1）根据肿瘤大小、形态、胞质内容物及神经纤维的分化程度，可将神经母细胞瘤分为：未分化型、低分化型、分化型及神经节细胞型。

（2）根据神经母细胞瘤细胞的成熟程度，组织病理学分为4级（表31-3），未分化细胞越多，预后越差。

五、分期

神经母细胞瘤的分期主要有两种方法：Evans（1971）分期法（表31-4）和国际分期法（表31-5）。

表 31-3 根据神经母细胞瘤细胞成熟程度分级

Ⅰ级	主要为分化良好的细胞组成,成熟的细胞超过 50%
Ⅱ级	主要为分化的细胞组成,成熟的细胞为 5%~50%
Ⅲ级	几乎全部为未分化的细胞组成,成熟的细胞少于 5%
Ⅳ级	完全为未分化的细胞组成,见不到成熟的细胞

表 31-4 Evans 的分期方法

分期	特征	发生率(%)
Ⅰ期	肿瘤局限于原发器官或组织	10~15
Ⅱ期	肿瘤扩展到原发器官或组织以外,但不超过中线,转移到同侧区域淋巴结	10~15
Ⅲ期	肿瘤扩展到中线以外并转移到双侧区域淋巴结	10
Ⅳ期	有远处转移,如骨骼、实质脏器、软组织或远处淋巴结等	50~60
Ⅳs期	原发肿瘤为Ⅰ或Ⅱ期,有肝、皮肤和骨髓转移,但骨髓X线检查无溶骨性损害	10

表 31-5 国际(INSS)分期方法

分期	特征
Ⅰ期	肿瘤限于原发部位,肉眼观察完全切除
ⅡA期	肉眼观察未完全切除,同侧和对侧淋巴无转移
ⅡB期	肉眼观察完全或不完全切除,同侧淋巴结转移,但对侧淋巴结无转移
Ⅲ期	肿瘤超越中线,伴有双侧淋巴结转移
Ⅳ期	远距离转移
Ⅳs期	年龄在 6 个月之内,原发灶属于Ⅰ期或Ⅱ期,伴有肝、皮肤、骨髓中之一或一处以上病变者

六、诊断和鉴别诊断

脊柱神经母细胞瘤的诊断需要依靠病史、体征及各种辅助检查,其中患者的年龄及尿 VMA 呈阳性反应是重要的诊断信息,最终确诊需要根据病理检查,肿瘤组织中发现神经分泌颗粒是诊断神经母细胞瘤的特征性诊断依据之一。骨破坏、骨髓有转移肿瘤等有助于明确诊断。特异性肿瘤标志物对其诊断、疗效及预后的判断具有指导价值,如 VMA、HVA 均升高,确诊率在 90% 以上。

由于神经母细胞瘤常有多样化的临床症状,常与全身多系统疾病混淆,容易漏诊,误诊,贻误治疗而影响愈后,临床上需与下列疾病鉴别。

1. 脊柱区肿物 需与脊柱软骨肉瘤、骨肉瘤、Ewing 肉瘤、原始神经外胚层瘤等鉴别。

2. 腹部肿物 如畸胎瘤、肾胚胎瘤、肾积水、肾上腺皮质癌等,需作静脉肾盂造影、B 超、CT、VMA、AFP 及尿 17- 羟类固醇和尿 17- 酮类固醇检查。

3. 颈部肿物 需与霍奇金病、非霍奇金淋巴瘤、横纹肌肉瘤、淋巴嗜酸性肉芽肿及淋巴结核等区别,必要时活检。

4. 胸腔肿物 需与恶性淋巴瘤鉴别。

5. 盆腔肿物 需与畸胎瘤、胚胎瘤、横纹肌肉瘤鉴别。

七、治疗

由于脊柱神经母细胞瘤绝大部分为转移性肿瘤,因此对该病的治疗包括:原发病灶和脊柱肿瘤治疗。其治疗措施上包括:手术、放疗和化疗等。

(一)手术治疗

与大部分其他肿瘤治疗一样,手术治疗是主要和首选的治疗措施,彻底的手术切除是获得良好预后的基础。由于肿瘤对周围组织侵犯界限通常不清晰,故应尽可能完全切除。脊柱术后稳定性重建策略上,如年龄在 5 岁以上,可以采用植骨内固定,由于儿童年龄较小,处于发育阶段,缺损区填充物以异体骨为佳,钛网及骨水泥尽可能避免使用(图 31-3)。

(二)化学治疗

由于脊柱神经母细胞瘤的恶性度很高,通常采用延期手术治疗的方案,即术前通过化疗使肿瘤(原发部位及脊椎)缩小,为完整切除肿瘤创造条件,同时可以有效地杀灭循环血液中肿瘤细胞的微小转移灶,减少肿瘤细胞的术中远处转移。常用的化疗药物有烷化剂、蒽环类、铂类等,现发现喜树碱类药物托泊替康对复发患者有效。

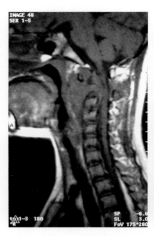
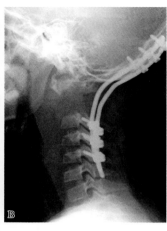

图31-3　C₂椎体及附件神经母细胞瘤（12岁女性患者）

A. MRI矢状面示C₂椎体及附件占位，向前挤压咽后壁，向后突入椎管，T1加权呈混杂等信号；B. X线侧位片示C₂椎体及附件神经母细胞瘤全椎节切除植骨Cervifix枕颈内固定重建术后

神经母细胞瘤患者手术以后的化疗需要根据肿瘤的分期而给以区别对待，但是由于出现肿瘤脊柱转移的患者在分期上均为Ⅳ期。术后的化疗将必不可少，是影响手术效果的重要因素。对神经母细胞瘤有效的药物较多，最常用的药物为CTX、ADM、VCP，有效率分别为60%、20%～40%及30%～40%。近年使用DDP和VM-26治疗神经母细胞瘤也取得较好疗效，单药有效率均达30%，其他药物如DTIC、DNR、MEL、托泊替康等均有一定疗效，有效率为15%左右。

（三）放射治疗

神经母细胞瘤对放疗敏感，由于神经母细胞瘤脊柱转移的患者，手术中难以达到肿瘤的根治性切除，术后的放疗对控制肿瘤的生长、减少复发有较好的作用，同时对于不宜手术切除的肿瘤引起的疼痛可以达到一定程度的缓解。目前公认的肿瘤细胞致死的射线剂量为15～30Gy，取决于患者的年龄、肿瘤的体积和肿瘤的位置。

（四）其他治疗措施

包括：① 靶向治疗方法：定向地将治疗药物送到肿瘤细胞上。② 诱导分化治疗：用各种药物使成神经细胞分化成成熟细胞或促进细胞凋亡。

八、预后

神经母细胞瘤的预后与患者的年龄、临床分期及治疗手段等有关。

1. 年龄　年龄因素可能更为重要。1岁以内婴儿如为Ⅰ期和Ⅳs期者有自然消退的可能，不需进行化疗或放疗，而2岁以上的患儿，一般在诊断时70%以上已经为Ⅳ期，5年生存率仅在20%左右。

2. 肿瘤的病理类型　肿瘤细胞分化差的患者治疗预后较差。

3. 临床分期　不同的临床分期对肿瘤的预后影响非常明显（表31-6）。

表31-6　不同临床分期对肿瘤预后的影响

分期	危险性	治疗方法	5年生存率（%）
Ⅰ期	低危组	手术切除	90
Ⅱ A、Ⅱ B、Ⅲ期	低危组	手术切除＋化疗	85、87、89
Ⅱ B、Ⅲ期、Ⅳ期（婴儿）	中危组	手术切除＋化疗、放疗	60～75
Ⅳ期（大于2岁）	高危组	手术切除＋化疗、放疗	15

4. 治疗手段　脊柱神经母细胞瘤患者的治疗是综合性的，其中手术治疗是基础，术中肿瘤切除的彻底性对预后影响较大。术后各种辅助治疗同样影响其预后。神经母细胞瘤2年内完全缓解后再发率为5%，5年内完全缓解后再发率仅为1%。

5. 最新研究　现在的研究发现，各种肿瘤标志物对神经母细胞瘤预后的指导意义已经较为肯定。VMA、HVA、NSE、铁蛋白和LDH的高值患者常预后较差，而S-100高值者常预后良好，*MYCN*（*N—myc*）基因扩增的拷贝数＞3者预后差。

近些年来，其治疗水平尤其是化疗的疗效已有很大提高，但病死率依然很高，主要原因是明确诊断时已属晚期。

（魏海峰　宋滇文　徐玉铎）

【参考文献】

［ 1 ］ Ward E, DeSantis C, Robbins A, et al. Childhood and adolescent cancer statistics, 2014 [J]. CA: a Cancer Journal for Clinicians, 2014, 64(2): 83−103.

［ 2 ］ Spacca B, Giordano F, Donati P, et al. Spinal tumors in children: long-term retrospective evaluation of a series of 134 cases treated in a single unit of pediatric neurosurgery [J]. Spine J, 2015, 15(9): 1949−1955.

［ 3 ］ Tantawy A A, Ebeid F S, Mahmoud M A, et al. Spinal cord compression in childhood pediatric malignancies: multicenter egyptian study [J]. Journal of Pediatric Hematology/oncology, 2013, 35(3): 232−236.

［ 4 ］ Mehlman C T, Crawford A H, McMath J A. Pediatric vertebral and spinal cord tumors: a retrospective study of musculoskeletal aspects of presentation, treatment, and complications [J]. Orthopedics, 1999, 22(1): 49−55; discussion 55−46.

［ 5 ］ Menezes A H, Ahmed R. Primary atlantoaxial bone tumors in children: management strategies and long-term follow-up [J]. Journal of Neurosurgery: Pediatrics, 2014, 13(3): 260−272.

［ 6 ］ Hayden Gephart M G, Lober R M, Arrigo R T, et al. Trends in the diagnosis and treatment of pediatric primary spinal cord tumors [J]. Journal of Neurosurgery: Pediatrics, 2012, 10(6): 555−559.

［ 7 ］ Novais E N, Rose P S, Yaszemski M J, et al. Aneurysmal bone cyst of the cervical spine in children [J]. The Journal of Bone and Joint Surgery, American volume, 2011, 93(16): 1534−1543.

［ 8 ］ Kosnik-Infinger L, Glazier S S, Frankel B M. Occipital condyle to cervical spine fixation in the pediatric population [J]. Journal of Neurosurgery: Pediatrics, 2014, 13(1): 45−53.

［ 9 ］ Wilne S, Walker D. Spine and spinal cord tumours in children: a diagnostic and therapeutic challenge to healthcare systems [J]. Archives of Disease in Childhood. Education and Practice Edition, 2010, 95(2): 47−54.

［10］ Yang J C, Wexler L H, Meyers P A, et al. Intensity-modulated radiation therapy with dose-painting for pediatric sarcomas with pulmonary metastases [J]. Pediatric Blood & Cancer, 2013, 60(10): 1616−1620.

［11］ Nguyen N P, Sallah S, Ludin A, et al. Neuroblastoma producing spinal cord compression: rapid relief with low dose of radiation [J]. Anticancer-Res, 2000, 20(6C): 4687−4690.

［12］ Sinha A K, Seki J T, Moreau G. The management of spinal metastasis in children [J].Can J Surg, 1997, 40(3): 218−226.

［13］ Steven J B, Arnold H M. Primary tumors of the spine in children [J]. Spine, 1997, 22(6): 649−659.

［14］ Sohn M J, Park H C, Park H S, et al. Anterior cervical corpectomy and fusion using miniplate and screws in a 7-year-old child with eosinophilic granuloma of the cervical spine [J]. Spine, 2001, 26(10): 1193−1196.

［15］ Miralbell R, Bleher A, Huguenin P T, et al. Pediatric medulloblastoma: radiation treatment technique and patterns of failure [J]. Int J Radiat Oncol Biol Phys, 1997, 37(3): 523−529.

［16］ Hosalkar H S, Pill S G, Sun P P, et al. Progressive spinal lordosis after laminoplasty in a child with thoracic neuroblastoma [J]. J Spinal Disord Tech, 2002, 15(1): 79−83.

［17］ 汤静燕，李志光.儿童肿瘤诊断治疗学 [M].北京：人民军医出版社，2011.

［18］ Shweikeh F, Quinsey C, Murayi R, et al. Treatment patterns of children with spine and spinal cord tumors: national outcomes and review of the literature [J]. Childs Nerv Syst, 2017, 33(8): 1357−1365.

［19］ Zhong N, Xu W, Meng T, et al. The surgical strategy for eosinophilic granuloma of the pediatric cervical spine complicated with neurologic deficit and/or spinal instability [J]. World J Surg Oncol, 2016, 14(1): 301.

［20］ 金惠明，孙莲萍，鲍南，等.小儿神经母细胞瘤颅脑转移的诊治分析 [J].临床儿科杂志，1999，17（5）：274−275.

［21］ Nguyen N P, Sallah S, Ludin A, et al. Neuroblastoma producing spinal cord compression: rapid relief with low dose of radiation [J]. Anticancer Res, 2000, 20(6C): 4687−4690.

［22］ Nishimura G, Mugishima H, Hirao J. Generalized metaphyseal modification with cone-shaped epiphyses following long-term administration of 13-cis-retinoic acid [J].Eur J Pediatr, 1997, 156(6): 432−435.

［23］ Snajderova M, Zemkova D, Bocek P, et al. Pozdni nasledky komplexni protinadorove lecby u deti a mladistvych s extrakranialnimi solidnimi nadory [J]. Vliv na rust, pubertalni vyvoj a funkci gonad.Cas-Lek-Cesk, 1997, 136(9): 276−278.

［24］ Nishimura G, Mugishima H, Hirao J, et al. Generalized metaphyseal modification with cone-shaped epiphyses following long-term administration of 13-cis-retinoic acid [J].Eur J Pediatr. 1997, 156(6): 432−435.

［25］ Ko S F, Ng S H, Hsiao C C, et al. Juvenile fibromatosis of the posterior mediastinum with intraspinal extension [J].A JNR Am J Neuroradiol, 1996, 17(3): 522−524.

［26］ Turker R J, Mardjetko S, Lubicky J. Aneurysmal bone cysts of the spine: excision and stabilization [J]. J Pediatr Orthop, 1998, 18(2): 209−213.

［27］ Skowronska G A. Radiotherapy of central nervous system tumors in young children: benefits and pitfalls [J]. Med Pediatr Oncol, 1999, 33(6): 572−576.

［28］ Kim H J, McLawhorn A S, Goldstein M J, et al. Malignant osseous tumors of the pediatric spine [J]. J Am Acad Orthop Surg, 2012, 20(10): 646−656.

［29］ Alvi S, Karadaghy O, Manalang M, et al. Clinical manifestations of neuroblastoma with head and neck involvement in children [J]. Int J Pediatr Otorhinolaryngol, 2017, 97: 157−162.

［30］ Park J R, Bagatell R, Cohn S L, et al. Revisions to the international neuroblastoma response criteria: a consensus statement from the National Cancer Institute Clinical Trials Planning Meeting [J]. J Clin Oncol, 2017, 35(22): 2580−2587.

［31］ Li C, Xu Z L, Zhao Z, et al. ARID1A gene knockdown promotes neuroblastoma migration and invasion [J]. Neoplasma, 2017, 64(3): 367−376.

［32］ Turki S, Abouda M, Hachicha A, et al. Neuroblastoma revealing cervical metastasis [J]. Tunis Med, 2016, 94(2): 164−165.

［33］ Csanády M, Vass G, Bartyik K, et al. Multidisciplinary management of cervical neuroblastoma in infants [J]. Int J Pediatr Otorhinolaryngol, 2014, 78(12): 2103−2106.

第32章
脊柱转移癌
Metastatic Spinal Tumors

据最新统计，国内每年癌症新增患者400余万，其中30% ~ 75%的患者最终发生脊柱转移。脊柱转移癌已成为严重危害人类健康的重要疾病之一。脊柱转移癌以胸椎、腰椎多见，常造成脊柱骨质破坏、病理性骨折、脊髓神经受压，引发严重顽固性疼痛、神经功能障碍甚至瘫痪，严重影响患者的生活质量，加速患者的死亡进程。最容易发生脊柱转移的恶性肿瘤有肺癌、乳腺癌、肾癌、前列腺癌、肝癌。

近年来，随着分子生物学、诊断技术、肿瘤外科技术及综合治疗等方面的进步，国际上对脊柱转移癌的发生机制、早期诊断、治疗理念形成了新的认识，脊柱转移癌治疗模式已由既往消极的姑息治疗为主转变为以积极的外科治疗结合化疗、放疗、靶向治疗及生物治疗多学科协作的综合治疗模式。

第1节 概述

一、发生机制

目前许多研究证据表明，肿瘤转移取决于微环境提供的适宜"土壤"和肿瘤细胞对微环境的适应能力。骨内微环境包括细胞外基质和细胞，如成骨细胞、破骨细胞、基质细胞、内皮细胞、造血细胞等，这些细胞可以产生多种细胞因子，促进肿瘤细胞生长和骨转移进程，并且癌细胞也释放多种因子并与微环境内细胞相互作用，进而改造骨内微环境，导致骨结构的破坏。这个复杂的过程受到多种因素的调控，是肿瘤细胞与其转移灶微环境相互作用的结果。因此，转移灶的形成不仅取决于肿瘤脱离原发灶而转移到远隔器官的能力，还取决于远端转移灶构建适宜肿瘤细胞生长的微环境的能力。

在"种子与土壤"学说的基础上，Psaila和Kaplan进一步提出了肿瘤转移前微环境假说。其认为在肿瘤尚未发生转移之前，原发灶肿瘤细胞可分泌多种细胞因子，使远隔待转移器官的微环境发生适应性改变，形成一个适宜转移肿瘤细胞生长的环境，并诱使原发灶肿瘤细胞在此处定植、生长及形成继发病灶。肿瘤转移前微环境假说的提出意味着转移不再是一个简单的随机过程，而是具有其目的性，即肿瘤细胞在离开原发灶时就已经有了一个明确的靶器官，因此这一假说能较好地解释某些肿瘤转移所表现出的器官选择性，是对肿瘤转移机制的全新认识。

从分子生物学的角度来看，肿瘤转移是一个多因素、多阶段的过程，涉及多个方面的生理、生化变化，不仅包括肿瘤细胞表面性质的变化、基因表达、细胞外基质的变化和细胞骨架的变化，还包括靶器官组织自身的一些变化过程。转移前微环境假说的提出为我们深入理解肿瘤的生物学行为提供了新的思路。虽然目前已证实有多种细胞和因子参与了微环境的构建，如 I 型胶原、骨钙素、TGF-β、PDGF、类胰岛素生长因子、BMP 等，但其形成的确切机制和各种因素在该过程中所起的具体作用还有待进一步阐明。

二、临床表现

1. 疼痛　疼痛是脊柱转移癌最早出现和最常见的临床症状。约 70% 的脊柱转移癌患者以疼痛起病，常进行性加剧，静息时不缓解，夜间痛明显。在其他症状出现之前，疼痛可以单独出现数月。不同的转移部位表现出不同的疼痛特征，颈椎转移疼痛常由颈肩部向手指放射，严重者可表现为上肢刀割样痛；部分胸椎转移患者在出现胸髓压迫症状时即出现神经根性疼痛；腰椎转移通常表现为腰背痛，并向胸部及下肢放射。对于脊柱椎管较宽的节段，在转移癌的早期没有脊髓压迫的症状，唯一的症状常为疼痛，其特征多是恒定的叩击痛。因此，凡有过恶性肿瘤病史者，若出现颈、胸、腰骶部疼痛或髂嵴处的疼痛、叩击痛，应高度怀疑脊柱转移癌。

2. 脊髓神经压迫症状　有 5% ～ 14% 脊柱转移癌患者可出现脊髓、马尾或神经根的压迫或侵袭，导致不同程度的根性疼痛和感觉、运动功能损害。如肿瘤累及上颈椎的枕寰关节则会引起头颈部僵硬、活动受限甚至斜颈；若累及颈椎交感神经丛则会引发 Horner 综合征。感觉功能障碍通常在运动功能损害之后出现，常伴有神经根性痛。脊髓压迫可导致急迫性尿失禁，而马尾压迫可导致尿潴留伴充溢性尿失禁。括约肌功能障碍一般发生在后期，多由病理性骨折引起，往往提示不良预后。

3. 病理性骨折　椎体破坏严重者，经轻微外伤或无明显的诱因就会引起病理性骨折，疼痛明显加剧，如果肿瘤或病理性骨折压迫脊髓可快速引发截瘫、大小便困难等。

4. 全身症状　脊柱转移癌患者除上述症状外，通常全身状况较差，一般有恶病质表现，如消瘦、贫血、低热、乏力等。合并高钙血症者，可引起胃肠道功能紊乱和精神不振，甚至神志失常。

三、影像学特征

1. X 线检查　X 线是最简单、便捷和经济有效的检查手段之一。然而，由于 X 线片分辨率较低，无法及时发现早期的微小转移病灶，当椎体骨小梁破坏达 50% ～ 70% 时，才能在 X 线片上表现出骨质疏松，继之溶骨性破坏。30% ～ 50% 的患者出现 X 线片改变之前，椎体已有转移灶形成。因此，X 线片初次检查阴性者并不能排除早期转移癌的存在。

（1）溶骨性骨破坏：溶骨性转移癌最常见，常为多发。X 线表现为骨松质内产生局限性溶骨性骨质破坏，呈虫蚀样、地图样或渗透性，随后融合成大片，边缘可完整或不完整，不伴有硬化缘，骨皮质也可发生破坏，病变区很少出现骨膨胀和骨膜反应。

（2）成骨性骨破坏：成骨性转移癌较少见，可多骨受累或一骨多处受累。其 X 线片表现为斑点状、片状致密影，甚至为象牙质样、棉絮状、毛玻璃状或日光放射状密度增高，骨小梁紊乱、增厚、粗糙，受累骨体积增大，边界可清楚或不清楚，基本上保持骨骼外形。

（3）混合型骨破坏：混合型脊柱转移癌较少见，其 X 线表现兼有上述溶骨性及成骨性转移癌的特征。任何原发癌均可发生混合型骨转移特征，其中以乳腺癌和肺癌多见。

2. CT 检查　CT 对骨肿瘤的敏感性远高于 X 线检查。临床上，常有患者无明显症状或常规检查阴性时，经 CT 检查发现一处或多处转移病灶。CT 主要的优点在于能够检测到骨皮质和骨小梁的微小破坏，能准确显示椎骨的溶骨性或成骨性病灶，显示肿瘤入侵硬膜外腔或椎体软组织的部位和范围，以及硬膜受压的程度。

3. MRI检查　早期转移癌侵犯骨骼时不造成明显的骨质破坏，X线和CT均不能显示，而MRI由于肿瘤与脂肪组织之间的良好对比，可清晰地显示转移病灶，尤其是在脊柱的转移癌方面，可为脊椎提供较全面的信息，对诊断脊柱转移癌具有高敏感性。典型的溶骨性病变在MRI通常表现为T1WI为低信号，T2WI为高信号；局灶硬化性病变则表现为T1WI、T2WI均为低信号。

4. ECT检测　ECT检测对转移灶局部代谢改变非常敏感。在转移早期，即无明显临床症状时，ECT即可出现阳性表现。ECT可比X线检查早1～5个月发现转移灶。虽然ECT的敏感性高，但无特异性，常有假阳性出现。由于骨创伤和骨感染，以及骨肿瘤均可产生反应性新骨，在ECT上表现为核素异常浓聚，因此需要进一步鉴别诊断。

5. PET-CT检查　PET可显示病灶的病理生理特征，有助于早期发现病灶和定性；CT可以显示病灶结构变化，有助于精确定位。PET-CT除了具有PET和CT各自的功能外，其独特的融合图像，将PET图像和CT图像同机融合，可以同时反映病灶的病理生理和形态结构，显著提高了诊断的准确性，其总的诊断准确率在90%左右。

不同程度的脊柱转移癌的治疗原则及预后有很大差别，故术前明确诊断十分重要。肿瘤CT引导下的穿刺活检是确诊脊柱转移癌的重要手段，能够明确肿瘤性质及病理类型，从而确定治疗原则。而X线、CT、MRI等可明确肿瘤的部位，侵犯破坏的范围，与周围脊髓神经根等重要组织的关系等，对需要手术治疗的患者，有助于决定手术方式、确定切除的范围和选择重建脊柱稳定性的内固定方法。PET-CT作为新的影像手段用以发现肿瘤全身转移情况并进一步追踪肿瘤组织的代谢情况，对评估患者全身状况和诊断局部病灶有较高的价值，为治疗方案的选择提供重要的参考信息。

四、诊断

（1）经皮穿刺活检、经椎弓根活检、经椎体切开活检或脊柱病灶手术切除标本病理检查为转移癌。

（2）椎骨破坏者在全身各器官系统的检查中找到有经病理检查确诊的原发灶。

（3）椎骨破坏者有恶性肿瘤病史或恶性肿瘤手术史并有病理切片诊断结果。

（4）椎骨破坏者影像学检查发现身体其他部位有确切的原发病灶。

脊柱转移癌的诊断原则仍需遵循临床、影像和病理三结合的原则，三方面综合分析。若无恶性肿瘤病史、手术史和原发肿瘤的病理诊断依据者，首先根据临床症状、体征、影像学表现，提出初步诊断作为骨科、影像科和病理科共同研究的基础，而后经病理检查证实，才能得出正确的诊断。

五、治疗前评估

脊柱转移癌的手术时机、手术方式、术后的放疗、化疗及其他治疗方法仍是目前临床研究的焦点。部分学者已将脊柱转移癌的手术治疗加入了肿瘤学的治疗理念，认为手术方式的选择应同患者的预后相关联，并建立了脊柱转移癌预后的评估系统，从而更好地选择治疗方案，如Tomita评分系统和Tokuhaski评分系统等。

（一）Tomita脊柱转移癌预后评估系统

Tomita等于2001年根据原发肿瘤的恶性程度、脏器转移状况、骨转移状况三项指标建立了脊柱转移癌的预后评估系统（表32-1）。他们认为对于2～3分的患者，行根治性切除手术；4～5分者，行边缘或病灶内切除手术；6～7分者，预计生存期较短，行姑息性手术；8～10分者，仅行非手术支持治疗（表32-1）。其通过该系统对61例脊柱转移癌患者进行了前瞻性研究，其中52例行手术治疗的患者中43例（83%）获得了椎体转移灶的局部控制。Tomita评分系统不以外科手术来决定患者的治疗方案，而是以肿瘤的综合治疗理念决定治疗方式。

表 32-1 Tomita 评分系统

病理因素	性质及得分		
生长行为	生长缓慢（1分）	中等（2分）	生长迅速（4分）
脏器转移情况	有转移（0分）	可治疗（2分）	不可治疗（4分）
骨转移情况	单发或孤立（1分）	多发（2分）	

（二）Tokuhashi 脊柱转移癌预后评估系统

Tokuhashi 等于 2005 年修订其原先制定的脊柱转移癌预后评估系统，形成总分 15 分，包括患者一般状况、原发癌的部位、脊柱外转移灶数目、椎体转移灶数目、内脏转移灶数目及有无瘫痪等 6 项指标的新系统，并建议 9 分以上者行彻底的肿瘤切除，5分以下者仅行姑息性治疗。他们通过前瞻性研究分析了 183 例患者发现，该系统的预后评分与患者生存期之间有较好的相关性，并且该系统对生存期较短的患者的评估比 Tomita 系统更精确。在 Tokuhashi 修正评分系统中，总分 0～8 分、9～11 分、12～15分，预示着患者的预期生存时间分别为 6 个月以下、6～12 个月、12 个月以上（表 32-2）。

表 32-2 Tokuhashi 脊柱转移癌预后评分系统（修正版）

1. 全身情况（根据 Kaarnofsky 功能评分确定）		5. 原发肿瘤部位		
差（10%～40%）	0分	肺、胃肠道、食管、膀胱和胰腺		0分
中等（50%～70%）	1分	肝、胆囊、原发灶不明者		1分
良好（80%～100%）	2分	淋巴、结肠、卵巢和尿道		2分
2. 脊椎外骨转移灶数目		肾脏、子宫		3分
≥3个	0分	直肠		4分
1～2个	1分	甲状腺、乳腺、前列腺		5分
0个	2分	6. 瘫痪情况（根据 Frankel 神经功能分级确定）		
3. 受累脊椎数目		完全瘫（Frankel's A、B）		0分
≥3个	0分	不全瘫（Frankel's C、D）		1分
2个	1分	无瘫痪（Frankel's E）		2分
1个	2分			
4. 主要脏器转移灶				
不能切除	0分			
可以切除	1分			
无转移灶	2分			

六、治疗

（一）手术治疗

脊柱转移癌手术治疗的目的是切除肿瘤，缓解疼痛，解除肿瘤对脊髓和神经根的压迫，减少神经功能的损害，重建脊柱的稳定性，改善患者的生活质量。一般认为，行手术治疗的脊柱转移癌患者存活预期不应少于 6 个月。Tomita 等提出手术指征为：① 非手术治疗难以解决的疼痛；② 肿瘤进行性生长，对放、化疗及激素疗法不敏感；③ 经放疗后患者的脊髓耐受性达到极限；④ 病理性骨折、进行性畸形和神经功能受损；⑤严重的神经压迫症状。而采用何种术式，应根据术前对患者的预后评估做出合理选择。

1. 前方入路　脊柱前路减压及稳定性重建已被广泛有效地用于颈椎和腰骶部的脊柱肿瘤，尤其适用于前方结构复杂、肿瘤与周围重要结构关系密切单纯后路无法安全切除肿瘤的患者，而且前路途径可充分暴露椎体及椎管前方致压物，可最大限度地进行肿瘤切除与脊髓减压以及重建脊柱的稳定性。但其创伤大、出血多，而且神经组织在肿瘤切除将近结束时才能被看清。因此术前应充分备血，了解肿瘤血供，必要时行血管栓塞，减少术中出血。研究报道，前路内镜下切除上颈椎肿瘤合并后路内固定能一定程度克服传统手术显露困难的问题，但如何完成肿瘤一期彻底切除还有待研究。上海长征医院骨肿瘤科首先提出了经乳突颌下入路进行上颈椎肿瘤切除的手术新入路，经十余年的临床实践，证明该方法安全有效，能够很好地暴露并切除上颈椎肿瘤，为上颈椎肿瘤的切除提供了新的术法。具体方法可参见本书相关章节的内容。

2. 后方入路　绝大部分胸腰骶椎转移癌的患者可通过单纯后路减压及稳定性重建达到切除肿瘤、解除神经压迫、重建脊柱稳定性的目的。有关学者报道了21例胸椎和腰椎转移患者通过行PTA治疗后获得了较好的疗效。另有研究报道，对具有适应证的胸腰椎肿瘤患者行后路一期整块全脊椎切除术可获得满意的局部控制和功能恢复，但仍需进一步随访并提高外科技术，减少并发症的发生。

3. 前后联合入路　适用于椎体及附件均受累的颈椎肿瘤，巨大胸腰椎及椎旁肿瘤单纯后路无法完整切除的患者。但前后联合入路手术复杂，出血多，手术时间延长，对术者要求较高。因而对于绝大部分脊柱转移癌患者而言，手术仅为缓解局部疼痛、解除神经压迫，过大的手术并不能给患者带来额外的收益。除非肿瘤为脊柱单发性转移癌，全身其他部位无明显转移病灶存在时可行完整整块切除。应根据患者全身情况、评分系统评估及手术可行性制订相应的治疗方案。

4. 脊椎整块切除术（total En-bloc spondylectomy,

TES）　Tomita等于1997年首次报道用全脊椎切除术治疗脊柱原发肿瘤，并提出TES的指征：① 恶性或侵袭性高的良性肿瘤；② 肿瘤未侵袭邻近脏器；③ 偶有或未与腔静脉、主动脉粘连；④ 无多发转移。TES相对于单纯前方或后方入路而言可完整切除病椎，实现更彻底的椎管减压与脊柱稳定性的恢复。常被报道用于胸椎或胸腰椎段，基于解剖和外科手术的考虑很少用于颈段和腰骶段。Chi等认为，部分脊椎切除术用于颈椎段比TES安全，因为避免了椎动脉损伤，TES在L_5融合经常失败，而部分脊椎切除能做到更好的生物学固定。但Tomita等近期通过对部分L_4或L_5肿瘤转移的患者行TES后成功保留或改善了神经功能，并恢复了脊柱的相对稳定，平均随访52个月，无局部复发病例。然而TES并非根治性手术，其操作复杂，出血量大，手术并发症发生率高，需要术者有丰富的经验，并且术中需做大范围的固定与重建，故在治疗时应采取谨慎的态度。

近年来许多学者通过不断地创新总结，将肿瘤整块切除术（En-bloc resection）更多地用于脊柱肿瘤。相比TES对病椎的完整切除，其更强调对肿瘤的整体切除，但操作时既要保持肿瘤的完整性，又不能牺牲脊柱周围重要结构，而且整块切除不一定能获得理想的外科边界，其难度和风险比四肢骨肿瘤手术高很多，临床应用还待进一步研究。

5. 微创治疗　肿瘤脊柱转移通常为晚期，患者全身状况差，因此对无手术条件的患者，微创治疗是一种合理的选择。经皮椎体成形术（PVP）和椎体后凸成形术（PKP）具有出血量少、软组织损害小、住院期限短及患者耐受性好等特点。Deramond于1987年首次报道用PVP治疗椎体血管瘤，之后随着该技术的不断成熟，其应用成指数级增长。PVP经皮注射骨水泥于转移癌致塌陷的椎体能有效缓解疼痛并填补椎体塌陷；PKP则通过椎体的人工气性空腔使骨水泥于低压下注入，降低了骨水泥渗漏的可能；而联合放疗可显著缓解病理性骨折引发的疼痛并提高患者的活动度与生存质量。但PVP不适用于对椎体后壁破坏或脊髓有压迫患者的治疗。

（二）放射治疗

传统放疗主要用于脊柱肿瘤的辅助治疗和姑息性治疗。其目的是缓解疼痛，预防病理性骨折，延迟或逆转神经功能的恶化和防止术后局部复发。适用于骨髓瘤、淋巴瘤、Ewing 肉瘤、精原细胞瘤等对其高度敏感的肿瘤；而前列腺癌、乳腺癌、肺癌等对放疗中度敏感，此类患者仍需手术治疗。传统放疗的适应证是继发于对放疗敏感的肿瘤并无脊柱失稳；明显的椎管内破坏；快速进展的神经损伤预计寿命少于 3 个月。脊柱肿瘤学组提出在无禁忌证时，将传统分次放疗作为治疗脊柱转移癌的初始方案。传统放疗总剂量为 25 ～ 40 Gy，分 8 ～ 10 次完成。研究报道手术前后联合放疗不仅可减小切除范围，还能防止术后神经功能的衰退。但放疗对已有的脊柱不稳和椎体破坏无效，并可使脊柱转移癌复发患者出现放射性脊髓炎。

目前，许多现代非传统的放疗方法已开始被应用于临床，如立体定向放射手术（stereotactic radiosurgery, SRS）。现临床较常用的有伽马刀、射波刀、X 线刀等。它们的特点是为病灶提供了精确、集中的放射线，即病变区所受放疗剂量较高，而周围正常组织所受放射剂量较低。尽管 SRS 目前仍处于研究试验阶段，但其对无脊髓压迫或脊柱不稳的单发脊柱转移癌治疗已展露优势，SRS 避免了对脊髓的大剂量放射，降低对免疫、造血系统的损害并可在短期内实施。另外，Chang 等研究发现，63 例脊柱转移癌患者经 SRS 治疗后 1 年内肿瘤无进展率达 84%。而 SRS 对肾癌、黑色素瘤等放疗不敏感肿瘤也具有一定效用。

（三）激素治疗

皮质激素多用于脊柱转移癌的脊髓压迫，通过减轻脊髓水肿以改善神经功能、预防截瘫及缓解疼痛。其对淋巴瘤、Ewing 肉瘤、前列腺癌等激素敏感性肿瘤有较显著的疗效。

地塞米松由于具有较强的中枢神经系统穿透力而常作为应用首选。起始剂量一般为 10 ～ 100 mg，维持剂量 16 ～ 96 mg。研究认为对有运动功能障碍的恶性脊髓压迫症应行大剂量地塞米松（96 mg/d）治疗；由于剂量维持超过 5 天可引发肾上腺皮质抑制，故对无运动功能障碍的患者不宜应用激素。激素治疗常见并发症有痤疮、呃逆、肥胖、激素依赖性皮炎及感染、糖尿病、出血等严重并发症。治疗时应严密观察，预防并发症的发生。

（四）骨溶解抑制剂治疗

脊柱转移癌的溶骨性损坏可引发高钙血症、癌性骨痛及病理性骨折。双膦酸盐作为应用最多的高效骨溶解抑制剂，通过阻断肿瘤细胞与骨结合；使成骨细胞产生破骨细胞抑制因子，抑制破骨细胞形成并诱导其凋亡；使肿瘤细胞凋亡等机制而发挥作用。研究发现大剂量的双膦酸盐不仅对癌性骨痛有显著的止痛作用，还可减少手术或放疗的需求、脊髓压迫、病理骨折等骨相关事件（SRE）的发生，并可治疗高钙血症和肿瘤骨转移。

现临床常用的有唑来膦酸、伊班膦酸、帕米膦酸二钠、因卡膦酸二钠等。其中唑来膦酸已成为治疗肿瘤骨转移的一线药物，并对多发性骨髓瘤骨破坏活跃的患者有明显的疗效，同时在其他双膦酸盐无效时仍具一定的作用。

（五）核素治疗

疼痛是肿瘤骨转移的典型症状，也是关系到患者生存质量好坏的直接因素。放射性核素治疗作为一种独特且不良反应非常小的止痛手段已被广泛应用于临床，其对前列腺癌、乳腺癌的效果尤为明显。核素治疗是将放射性核素经代谢引入体内后选择性浓聚于病灶，通过发出 β 射线照射病灶组织使肿瘤变小，同时抑制疼痛相关性化学物质的分泌，使骨痛减轻。现已用于临床的有锶（^{89}Sr）、磷（^{32}P）、钐（^{153}Sm）、铼（^{188}Re）等。

锶（^{89}Sr）最早用于骨肿瘤的放疗。目前已开发出铼（^{188}Re）、锡（^{117}mSn）、钐（^{153}Sm）的同位素与亲骨性碳－膦酸盐化合物相结合的新型放射性核素，同时具有更强的聚集于骨骼重塑部位的靶向性和更小的骨髓毒性。药物代谢、药效动力学研究显示新型放射性核素可在骨转移灶维持较低、随时间递减的放射强度，静脉或口服给药可迅速吸收并与骨病灶结合，在效能、疼痛缓解间隔、费用等方面同旧核素有明显不同。

第2节　不同类型脊柱转移癌

肺癌脊柱转移

目前，肺癌仍是全球肿瘤相关死亡的首要原因，在发达国家，肺癌的发病率占男性恶性肿瘤的首位，在女性患者中占第二、三位。在我国，肺癌在城市占恶性肿瘤发病率的首位，在农村占第四位。肺癌在病理上可分鳞状细胞癌、腺癌、小细胞未分化癌和大细胞未分化癌。其中以鳞状细胞癌占首位。肺癌是最容易发生骨转移的恶性肿瘤，据报道，30%～40%的晚期肺癌会发生骨转移，而脊柱转移最为常见。在脊柱转移癌中，肺癌来源占15%～29%。

晚期肺癌患者发生脊柱转移后常常出现疼痛、椎体病理性骨折、脊柱不稳、高钙血症、脊髓压迫症引起的神经功能障碍甚至瘫痪。严重影响了患者的生活质量，加速患者死亡进程，具有较高的致残率和致死率。以铂类为主的化疗药物显著延长了非小细胞肺癌（non-small cell lung cancer，NSCLC）患者的生存期，目前仍然是一线治疗方案。近年来，针对表皮生长因子受体、血管内皮生长因子及酪氨酸激酶的分子靶向药物，包括贝伐单抗、西妥昔单抗、埃罗替尼及吉非替尼等也给肺癌患者带来了新的福音。随着早期检测手段、治疗药物、手术技术及器械的不断发展，晚期肺癌患者的生存期得到显著延长，与此同时，肺癌脊柱转移的患病率也逐年增高。对于伴有脊髓压迫症或有顽固性疼痛等症状的肺癌脊柱转移患者，经过完善术前评估和良好的医患沟通后，可采取较为激进、主动的脊柱肿瘤切除术，手术的目的是切除局部肿瘤组织，解除神经压迫，以及恢复脊柱的稳定性（图32-1）。肖建如等回顾分析了116例行脊柱手术治疗的肺癌脊柱转移患者，术后1年生存率、2年生存率、3年生存率分别为58.5%、27.6%、9.3%。中位生存时间为12个月（3～47个月）。

肺癌脊柱转移的治疗方式主要包括手术治疗、放疗、化疗、靶向治疗、双膦酸盐治疗等多学科综合治疗。临床医生需要充分了解各项治疗措施的优势，并结合患者实际情况，将其合理有效地整合，才能切实减轻此类患者的疾病负担，延长生存时间，提高生活质量。

肝细胞癌脊柱转移

肝细胞癌（hepatocellular carcinoma，HCC）是最常见的实体肿瘤之一，是肝癌（liver cancer）最常见的病理类型，其全球发病率在男性群体居第五位，女性群体为第七位，而死亡率在男性群体仅次于肺癌，位于第二位，在女性群体为第六位。此发病率和死亡率在东亚及撒哈拉以南的非洲地区更为突出，相关研究表明，此现象与该地区的高乙型病毒性肝炎和（或）高丙型病毒性肝炎发病率有着密切关系。骨是肝癌第二常见的转移部位，仅次于肺脏，高达20%左右，而绝大多数骨转移发生在中轴骨，这可能与晚期肝癌导致的门静脉高压有关。随着相关诊疗技术的进步，肝细胞癌肝外转移尤以脊柱转移的检出率逐年上升。

一、发病机制

和其他转移癌类似，血管形成（angiogenesis）

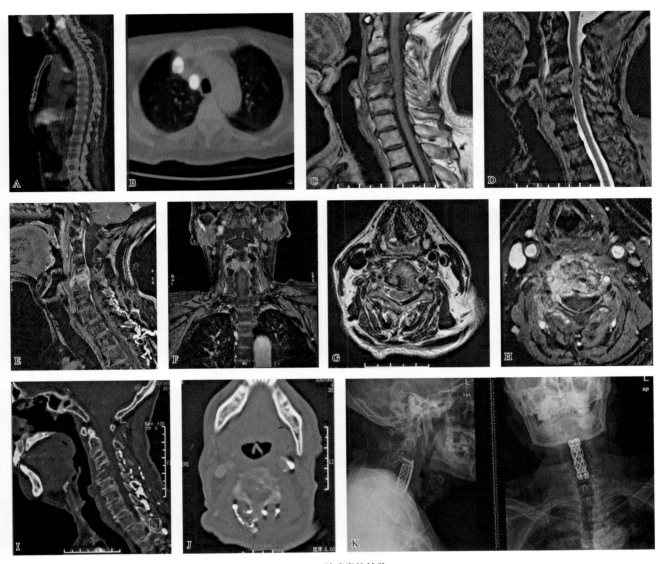

图 32-1 肺癌脊柱转移

患者因"颈肩痛伴四肢乏力 5 个月"入院，入院后行"前路颈椎肿瘤切除内固定术（C_4、C_5）"，病理提示：肺腺癌颈椎转移。术后予以化疗、双膦酸盐针等治疗，患者术后 14 个月随访恢复良好。A、B. PET-CT 示右上肺肺癌及纵隔淋巴结转移，C_4、C_5 椎体转移，软组织肿块压迫后方脊髓；C～H. MRI 示 C_4、C_5 椎体 T1WI 低信号（C），T2WI 高信号（D、G），增强后病灶明显强化（E、F、H）；I、J.CT 示 C_4 椎体及右侧椎弓根溶骨性破坏；K. 术后 X 线片

和上皮间质转化（epithelial to mesenchymal transition, EMT）是影响肿瘤发展的主要因素。骨转移好发于脊柱的可能解释是与持续性的门静脉高压及随后的血管网络系统侵入椎静脉系统所致的骨微环境改变有关。

二、临床表现

肝细胞癌脊柱转移患者临床上常出现药物无法缓解且夜间加重的疼痛、病理性骨折及脊髓压迫引起的神经功能障碍，主要包括四肢感觉运动功能障碍、大小便及性功能障碍。另外患者可能存在肝癌原发灶的相关症状，诸如肝区疼痛、乏力、消瘦、黄疸等。体格检查可发现患者相应部位的脊柱压痛、叩击痛伴或不伴放射痛，可出现肌张力降低、肌力下降、生理反射减弱等神经根症状，或者出现肌张力升高、生理反射活跃（亢进）、病理征阳性等脊髓受压的征象。随着相关

诊疗技术的进步，肝细胞癌肝外转移尤以脊柱转移的检出率逐年上升，总体生存期（overall survival）、无进展生存期（progress-free survival, PFS）和生活质量（quality of life）大大提高。本中心针对149例原发性肝细胞癌脊柱转移患者的随访预后分析研究显示，中位生存期为9.8个月，最长的（截至2015年10月）已存活54个月。胸椎及腰椎是肝细胞癌脊柱转移最常见的部位，一般认为脊柱多发病灶的预后相对于单发病灶的患者较差。自出现原发病灶至发现脊柱转移灶的时间间隔若大于15个月则提示相对较好的预后。而一旦出现骨相关事件（skeletal-related events, SRE）则预示着更差的生活质量和更短的生存期。另外，患者若同时存在其他内脏转移，则生存期大大降低，而曾接受肝癌切除或者肝移植的患者往往能获得更长的生存期和较高的生活质量。

三、影像学特征

1. X线检查 作为筛选的检查方法之一，能显示因肿瘤而破坏或者变形的骨质，但难以做出定性诊断，不同肝癌患者可能会出现成骨性硬化表现、溶骨性破坏表现或者混合性表现。相关研究表明30%～50%的患者在出现X线上的阳性表现之前就出现骨质破坏。

2. CT检查 可明确骨皮质及骨小梁的微小病灶，更加直观地显现椎体的溶骨性或者成骨性病灶，以及肿瘤与硬膜囊、椎旁软组织之间的关系，增强显像可以更清楚地显示病灶的范围、性质及与大血管的关系，但对于椎管内显像及软组织成像劣于MRI。

3. MRI检查 是诊断脊柱肿瘤的重要手段，其敏感性与核素骨扫描相当。MRI对于骨松质的信号变化尤为灵敏，能准确地反映转移灶的分布、数目、大小及与毗邻组织的关系。若在MRI上出现骨髓异常信号、脊柱后柱结构的破坏而椎间盘基本正常，此种情况往往提示恶性病变，但MRI对原发或转移病灶缺乏特异性，同时MRI难以鉴别一些同样累及骨髓的疾病，诸如多发性骨髓瘤、淋巴瘤等。

4. 核素骨扫描（emission computed tomography）放射性核素骨扫描在检测椎体骨转移灶局限性代谢改变时非常敏感，阳性时异常骨至少占正常骨质的5%～10%，能很好地定位病灶，但特异性较低，无法鉴别肿瘤、创伤、感染等引起的反应性新生骨。

5. PET-CT检查 与传统结构成像的CT MRI不同，PET-CT是在分子水平反映人体生理或者病理的变化，是一种代谢性功能呈现，能在形态学变化发生之前发现代谢功能异常，同时能够明确除了脊柱以外是否存在其他转移灶。相关研究显示，PET-CT可以发现80%的肝细胞癌骨转移，其余20%可能与^{18}F-FDG在肝脏中的不规则聚集有关。PET-CT可以鉴别良恶性肿瘤，早期定位肿瘤病灶，进行肿瘤病程的分期和预后判断，以及肿瘤治疗效果的评价。

四、实验室检查

包括一般性检查：红细胞沉降率、肝肾功能、血清钙、血磷、碱性磷酸酶、骨钙素、尿钙及尿磷、特异性肿瘤标志物甲胎蛋白（alpha fetoprotein, AFP），肝癌脊柱转移患者往往出现血红蛋白降低、血红细胞减少、白细胞升高、红细胞沉降率增快、碱性磷酸酶和骨钙素增高，但缺乏特异性。

五、病理

病理活检主要有切开活检或穿刺活检，一般在CT引导下完成，前者创伤较大、检出率较高，后者创伤较小，但容易损伤血管神经，且检出率较低，应将两者进行合理运用，以增加精确性，减少手术并发症。

六、治疗

（一）外科手术治疗

和其他脊柱转移癌一样，对于肝细胞癌脊柱

转移患者，外科治疗的目的在于尽可能地切除肿瘤病灶、缓解疼痛，即刻解除脊髓神经压迫以防止神经功能进一步恶化和重建脊柱稳定性。相关临床随机对照试验也表明手术联合放疗对脊柱转移癌患者的预后明显优于单纯放疗，而且在降低肿瘤负荷、缓解疼痛、防止神经功能恶化方面效果更加直接。目前是否采取手术方式治疗主要依据脊柱转移癌评分系统，常用的包括Tomita评分系统、Tokuhashi评分系统等，前者更适合评估脊柱转移癌患者近期的预后情况，而后者对于患者远期预后的预测相对更加适用。目前，我们希望通过对经治的脊柱转移癌患者进行随访、分析、研究，提出有中国特色的预后评分系统。总之，预计生存期大于6个月的患者可积极采取手术治疗（图32-2）。

（二）放射治疗

放疗能够有效缓解肿瘤性疼痛，减轻神经症状。我们的研究显示放疗能够提高患者的生存质量，延长患者的总体生存期（$P=0.005$）。放疗剂量尚不统一，分别为30 Gy/10（美国）、20 Gy/5（加拿大）和8 Gy/1（欧洲）。而最近的临床随机试验证实不同的剂量对于总体反应率无明显统计学差异（64% vs. 67%～78%），而对于机体的毒性反应，单次高剂量放疗明显低于多次低剂量放疗（7% vs. 17%）。另外，近些年发展的立体定向放射手术治疗（stereotactic radiosurgery, SRS）相较于传统放疗效果更佳。而相关研究也表明放疗应该在手术之后进行，而不应该作为辅助性放疗。

（三）系统化疗

由于肝癌细胞对各种化疗药物的敏感性较低，目前尚无规范标准的针对肝癌脊柱转移癌患者的化疗方案。而双膦酸盐在体外实验已经被证明具有抑制肿瘤细胞活性及增殖、阻止其迁移的能力，促进肿瘤细胞凋亡。相关临床研究显示双膦酸盐能够有效地缓解疼痛，抑制骨溶解。近几年研发的细胞核因子κB受体活化因子的配体（RANKL）特异性抑制剂狄诺塞麦（denosumab），能够抑制破骨细胞介导的溶骨性损害，延迟骨相关事件（SRE）的发生，包括病理性骨折、脊髓压迫及骨质疏松等。

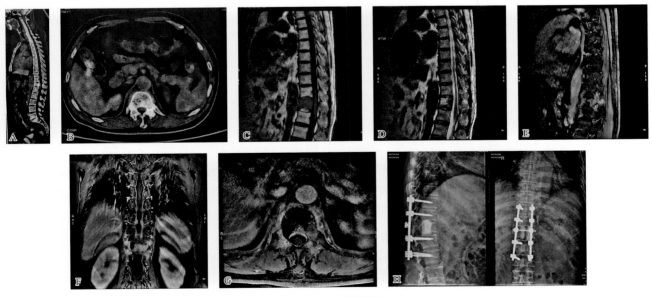

图32-2 肝癌脊柱转移

患者因"反复腰背痛2个月余"入院，入院后行"后路胸椎肿瘤切除内固定术（T）"，病理提示：肝癌转移。A、B. PET-CT示左肝癌，T_{12}椎体、髂骨转移；C～G. MRI示C_4、C_5椎体T1WI低信号（C），T2WI高信号（D），增强后病灶明显强化（E～G），左侧椎弓根破坏；H. 术后X线示：胸腰椎内固定、T_{12}椎体部分切除并填充骨水泥

(四) 生物免疫治疗

随着分子生物学的发展，免疫细胞相关临床治疗（如NK细胞疗法）、细胞因子疗法及基因转移技术等相继在临床中得到应用。然而，目前此疗法尚未取得令人满意的效果，可以作为上述治疗的补充治疗。

(五) 靶向治疗

原发灶的治疗：笔者研究发现，接受过原发肝癌病灶切除和（或）肝移植的患者可以获得相对较长的生存期。总体生存期的长短一定程度上更加取决于原发灶的状态，因而对于外科能够切除的肝癌病灶应主张外科干预，对于符合移植的肝癌应该在切除后行肝移植。另外辅助性射频消融（adjuvant radiofrequency ablation, RFA）和经肝动脉化疗栓塞（transcatheter arterial chemoembolization, TACE）对于外科无法切除的肝癌病灶意义巨大。相关回顾性分析表明辅助性射频消融能够有效缓解疼痛，有利于脊柱病椎的骨水泥成形术。而在另一项关于经肝动脉化疗栓塞联合放疗的研究中，TACE联合放疗被证明能够获得更高、更持久的疼痛缓解应答率，无症状生存期大大提高。另外多靶点酪氨酸激酶抑制剂索拉菲尼能够显著延长晚期肝癌患者的生存期，甚至是在已经发现肝外转移的情况下。

乳腺癌脊柱转移

乳腺癌是全世界女性发病率最高的恶性肿瘤，复发与转移是导致乳腺癌患者死亡的主要原因。在发达国家乳腺癌5年生存率为85%～90%，发展中国家5年生存率为50%～60%，我国主要大城市5年生存率约为70%。骨组织是乳腺癌最常见的远处转移部位。约1/4的初次复发乳腺癌患者已经有了骨转移，而初发的全身骨转移中，约一半的患者存在脊柱转移。因乳腺癌转移而死亡的患者中，70%～90%存在骨转移。乳腺癌脊柱转移绝大多数都出现破骨和成骨两个过程，但多数以溶骨性骨破坏为主，少数是以成骨性骨破坏为主，也可以表现为溶骨性和成骨性同时存在的混合性现象。虽然乳腺癌脊柱转移患者的生存期较肺癌明显延长，平均生存可达31.4个月，但乳腺癌是造成脊髓压迫的最常见的病因，一旦造成脊髓压迫就可能出现截瘫、括约肌功能障碍及相关的神经功能损害，需要及时手术解除脊髓压迫。若患者出现截瘫或手术后脊髓压迫症状无明显缓解，则其生存期明显缩短（图32-3）。

前列腺癌脊柱转移

前列腺癌（prostate cancer, PCa）是男性生殖泌尿系统最常见的恶性肿瘤之一，在美国，占男性癌症死亡的第二位。近年来随着生活习惯的改变、人口老龄化及检查手段的提高，我国前列腺癌发病率也呈逐年上升趋势。虽然手术治疗、放疗对大多数患者有较好疗效，但是超过80%的前列腺癌患者会发生骨转移，脊柱更是最易被侵犯的骨结构。晚期前列腺癌患者发生脊柱转移后，常常出现无法忍受的疼痛、椎体病理性骨折、高钙血症及脊髓压迫症引起的神经功能障碍甚至瘫痪，严重影响了患者的生存质量，加速患者的死亡进程，增加相关医疗费用支出。但是前列腺癌脊柱转移患者生存期相对较长，总体生存期明显高于肝癌、肺癌等脊柱转移患者。

虽然转移性前列腺癌的骨损伤首先表现为骨的硬化，X线片上表现为成骨性改变。但是，我们同意Michaelson等的观点，前列腺癌的脊柱转移具有成骨细胞、破骨细胞共活化的特征，在病理性加速的骨形成过程中导致骨小梁紊乱，造成生物力学性能受损。在肿瘤晚期常常导致椎体的病理性骨折和

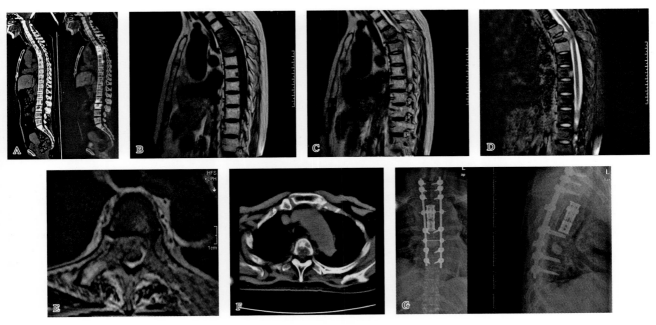

图 32-3　乳腺癌脊柱转移

A. PET-CT 示右乳腺癌术后，全身多发骨转移，$T_3 \sim T_5$ 椎体附近软组织肿块压迫脊髓；B ～ E. MRI 示 $T_3 \sim T_5$ 椎体附件 T1WI 低信号（B），T2WI 高信号，向后方压迫脊髓（C、E），T_2 抑脂后 T_7 椎体后方高信号（D）；F. CT 示 T_4 椎体软组织肿块向后方突出，压迫脊髓；G. X 线片示 $C_7 \sim T_9$ 内固定，$T_3 \sim T_5$ 椎体附件切除后人工椎体重建，T_7 椎体部分切除后填充骨水泥

溶骨性肿物向后压迫脊髓，若治疗不当或延误可能造成永久性的神经损伤，因此及时合理的治疗尤为关键。

一、实验室检查

前列腺癌具有较为特异的标志物。主要为：① 前列腺酸性磷酸酶（PAP），又称前列腺血清酸性磷酸酶（PSAP），可由正常或癌变的前列腺上皮细胞溶酶体产生，是较特异的肿瘤标志物。② 前列腺特异性抗原（PSA），是由正常或癌变的前列腺上皮细胞内质网产生，分子量为 34 kDa 的大分子蛋白。血清 PSA 常被用于反应肿瘤负荷，是目前前列腺癌敏感性强且特异性高的肿瘤标志物，总阳性率为 70% 以上，同时也是反映前列腺癌预后的重要指标。

二、治疗

前列腺癌脊柱转移的治疗包括手术、内分泌治疗、放疗、化疗和其他辅助治疗方式。

（一）手术治疗

针对脊柱转移癌，开放手术治疗的目的在于尽可能地切除肿瘤病灶、解除脊髓神经压迫、恢复神经功能和重建脊柱稳定性，追求手术本身最大的姑息疗效。Patchell 等的一项随机对照临床试验结果表明，手术减压治疗联合放疗对脊柱转移癌患者的行走能力、四肢肌力、大小便等神经功能恢复明显优于单纯放疗，并能减轻肿瘤相关性和脊柱失稳性疼痛，有效保护或提升患者的神经功能。但考虑到手术相关并发症及患者的预期生存时间等因素，临床医师应根据患者基础情况慎重选择治疗方案，从而最大限度地减少手术并发症、提高患者生存期和生活质量（图 32-4）。

（二）内分泌治疗

前列腺癌对激素有明显的依赖性，所以内分泌治疗有效。1941 年，Huggins 首先报道前列腺癌对于激素辅助治疗有效。80% 晚期前列腺癌患者

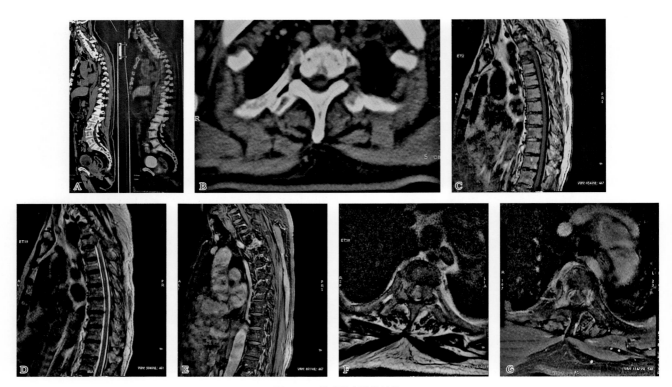

图32-4　前列腺癌脊柱转移

患者因"背痛伴双下肢麻木无力1个月，双下肢瘫痪6天"入院，行后路T₃椎体附件肿瘤切除钛网重建内固定术，病理提示：前列腺癌T₃转移，术后予以氟他胺、双膦酸盐针等治疗，病情控制稳定，患者血PSA逐渐下降。术后3个月双下肢感觉逐渐恢复，半年后双下肢肌力3级，术后9个月下地行走，大小便功能恢复正常。A. PET-CT示前列腺癌伴多发骨转移、T₃病理性骨折并压迫脊髓；B. CT示T₃椎体成骨性破坏；C～G. MRI示T₃椎体T1WI低信号（C），T2WI高信号（D、F），增强后明显强化（E、G）

经激素治疗出现肿瘤缓解。按EORTC（European Organization for Research and Treatment of Cancer）标准，前列腺癌经内分泌治疗后5%～10%达CR（临床缓解），20%～35%可达到PR（部分缓解）。

前列腺癌内分泌治疗可分为一线治疗和二线治疗。其中一线治疗包括双侧睾丸切除术和雌激素治疗。睾丸切除术近期疗效较为明显，研究表明，部分能改善截瘫患者的脊髓压迫症状。雌激素治疗常用药物为己烯雌酚，为雌激素类的代表药物，一般口服每日3～5 mg，于7～21日后血睾酮可达去势水平，维持量每日1～3 mg。二线治疗包括：① 抗雄激素类药物：可通过与内源性雄激素竞争性结合胞质双氢睾酮受体，抑制双氢睾酮进入细胞核，从而阻断雄激素对前列腺细胞的作用，主要有：甲孕酮、尼鲁米特。② 促性腺释放激素激动剂。③ 抗肾上腺素类药物。④ 咪唑类药物。⑤ 生长激素释放因子抑制物等。近年研究表明，睾丸切除术+非激素类抗雄激素药物可提高缓解率和延长生存期。

（三）放射治疗

立体定向放射手术（stereotactic radiosurgery, SRS）常作为单独的治疗方式或辅助治疗的一种运用于脊柱转移癌的治疗。SRS针对脊柱转移癌的指征包括：① 在孤立性转移（oligometastatic）的患者中作为治疗肿瘤相关性骨痛单独起作用。② 单独或结合手术治疗进展期或复发的脊柱转移癌。③ 作为有脊髓压迫或脊柱结构机械性不稳患者的术后辅助治疗。目前SRS在相对放射抵抗型肿瘤方面的治疗效果明显优于传统的体外放射治疗（cEBRT）。其在放射生物学方面的优势在于集中了杀伤肿瘤的剂量，减少了作用于脊髓的剂量，使治疗效用更好。虽然硬膜外的脊髓压迫也可使用SRS治疗，但是发生放射性脊髓病的危险和硬脊膜边界有效剂量的安全性都限制了 SRS 的应用。鉴于脊髓剂量的限制，手术仍然是伴有脊髓压迫患者的首选治疗途径。随着放射剂量的增加，放射诱导的椎体骨折就更容易发生，这也是 SRS 严重的不良事件。

（四）化疗

前列腺癌出现全身转移时也可使用化疗，但化疗疗效不佳。

（五）抑制骨溶解药物

双膦酸盐类药物可以结合于骨表面，通过影响破骨细胞的黏附、分化、存活等机制和影响成骨细胞活性，间接抑制破骨细胞活性，从而在临床上缓解恶性肿瘤引起的中到重度的骨痛，并能明显减少骨相关事件（skeletal related events, SRE）的发生，如病理性骨折、高钙血症、脊髓压迫等。同时双膦酸盐还可通过抗血管生成和抗肿瘤作用限制肿瘤生长。Saad 等的研究提示，通过注射唑来膦酸（4 mg/3 周）治疗激素依赖型前列腺癌，不仅能减少 SREs 的发生，还有可能延长患者的生存期。但 Smith 等通过随机对照临床研究表明，早期针对激素依赖型前列腺癌注射唑来膦酸与前列腺癌进展为激素抵抗型后再注射唑来膦酸之间的治疗效果无统计学差异。目前，唑来膦酸在国内应用较为广泛，但高剂量的唑来膦酸可导致下颌骨的坏死，并且随着治疗剂量的增加，肾功能的损伤程度也相应增加。

目前，作为前列腺癌脊柱转移的辅助治疗，一些新的药物已应用于临床。迪诺塞麦（denosumab）是一种新型的人单克隆抗体，可通过与 RANKL（破骨细胞形成、发挥功能和存活的关键调节剂）结合抑制破骨细胞介导的骨破坏，从而延迟 SRE 和肿瘤相关性骨痛的发生。在一项随机双盲临床 II 期研究中，前列腺癌患者使用迪诺塞麦组在预防骨转移的发生、降低 SER 的发生率、延缓 SER 的发生方面明显优于双膦酸盐类药物组。但是，与唑来膦酸等药物相比，其药物治疗费用及总费用较高，是否适于与手术相结合目前并未得到验证。但迪诺塞麦在国外批准上市时间短，目前在国内对于实体瘤骨转移患者中 SRE 的预防应用较少。

甲状腺癌脊柱转移

甲状腺癌是一种预后较良好的肿瘤。无论甲状腺癌还是甲状腺癌脊柱转移患者，相较于其他类型肿瘤脊柱转移患者生存期更长一些。高分化甲状腺癌患者的十年生存率可达 80%～95%，即使发生远处转移，患者依然可获得长期生存。在一项国外关于此类患者的研究中，44 位患者的 20 年生存率为 43%。但相对于其他容易发生骨转移的肿瘤来说，甲状腺癌患者更容易出现脊髓压迫症状，一项研究发现，甲状腺癌患者出现脊髓压迫症的概率为 28%，而前列腺癌和乳腺癌则分别为 10% 和 8%。随着现代医疗水平的进步，越来越多的治疗手段可用于甲状腺癌脊柱转移患者的治疗，例如更积极的手术切除治疗、PVP、^{131}I、化疗、放疗、双膦酸盐治疗等方法。

一、临床表现

所有脊柱转移性肿瘤都有相似的临床症状。最常见的症状为局部疼痛和脊髓受累部位相对应的神经症状。疼痛常为最早出现的症状，其他症状还包括肌无力、吞咽困难、大小便失禁、便秘、感觉异常、截瘫等。症状常出现在术前 1～24 个月，平均在术前 6 个月内出现症状。

二、既往病史

可有甲状腺癌既往史，也有部分患者可曾有甲状腺良性肿瘤病史。小部分患者在脊柱转移灶术后病理或是在术前检查时才发现甲状腺肿瘤。所以，对于曾有甲状腺良性肿瘤病史的脊柱转移癌患者，也要考虑甲状腺癌脊柱转移的可能性。

三、辅助检查

包括甲状腺B超、甲状腺功能检查等甲状腺相关检查，以及常规血生化检查。

四、影像学特征

1. X线检查　病变处通常可见骨溶解，肿瘤不侵犯椎间隙。转移病灶常位于胸椎和腰椎。几乎所有的转移性甲状腺癌都会侵犯椎体。

2. CT检查　CT可显示骨溶解、骨硬化、肿瘤浸润椎弓根引起的椎弓根缺如等征象。常用来评估转移病灶的程度，特别是对于那些其他检查手段不易评价的部位。

3. MRI检查　MRI可以提供更多关于骨和软组织的细节情况，所以是怀疑肿瘤转移引起的脊髓压迫时最适合的检查。

4. 核医学检查　核医学检查手段的发展及应用使得转移性骨肿瘤的诊断和原发病灶的发现更加准确快速。SPECT-CT（单光子发射计算机断层成像术）的应用可以显著提高CT/MRI检查的特异性和敏感性。PET-CT对于高增殖性肿瘤的诊断非常有帮助，可以提示是否存在其他部位的转移病灶。

五、病理

甲状腺癌脊柱转移患者预后与肿瘤病理类型密切相关。甲状腺癌远处转移总的概率为4%，其中乳头状癌最低为2%，Hürthle细胞癌和滤泡细胞癌最高分别为12%和11%。笔者曾经统计了上海长征医院骨肿瘤科2004—2011年收治的甲状腺癌脊柱转移病例共计22例，并对22个病例进行了分析，发现其中15例为滤泡细胞癌，且滤泡细胞癌颈椎转移更常见。

六、治疗

对于甲状腺癌脊柱转移最理想的治疗是多学科联合治疗。甲状腺癌脊柱转移应该被视作一种系统性疾病进行治疗，制订一个包括手术、放化疗、^{131}I、双膦酸盐和其他新型疗法在内的综合治疗方案。虽然有报道称脊柱转移性甲状腺癌常对^{131}I治疗不敏感，但是^{131}I治疗对于甲状腺癌患者全身情况的控制有效，所以笔者依然建议对甲状腺癌脊柱转移的患者行^{131}I治疗。除了脊柱转移癌的治疗，也绝不能忽略甲状腺原发肿瘤和其他部位转移性甲状腺癌的治疗。

手术治疗

为减少术中出血，减轻部分患者术前剧烈疼痛，有条件的单位术前可对肿瘤行选择性动脉栓塞术，颈椎肿瘤栓塞时需特别注意，避免栓塞造成脊髓缺血或其他损伤。

对于有脊髓压迫症状的患者，手术常采用肿瘤全切加脊柱重建内固定术。对于胸腰椎转移性甲状腺癌，最常采用后入路；对于颈椎肿瘤患者，最常采用前后联合入路切除肿瘤。钛网内填骨水泥可用来替代切除的被肿瘤侵蚀的椎体，其优点为：① 稳定；② 较其他材料（如人工椎体）便宜；③ 简便易行；④ 副作用较小。解除压迫后患者的Frankel评分常有显著的提高。

除了常规肿瘤切除术外，对于肿瘤局限于椎体内，椎体壁完整的脊柱转移患者，还可以采用PVP（经皮椎体成形术）的方法向椎体内注入骨水泥，不但可以防止椎体压缩或将已压缩的椎体撑起，还可以通过骨水泥凝固过程中释放的热量杀死肿瘤细胞。对于不能耐受手术的老年患者，或脊髓除压迫部位外还并存其他较远处转移的患者可采用此法姑息治疗（图32-5）。

术后为预防复发，减少或延迟骨相关事件（SRE）的发生，建议使用双膦酸盐治疗（如因卡膦酸二钠10 mg溶于500 ml生理盐水中静脉滴注2小时，每月1次）。对于使用双膦酸盐的患者需要

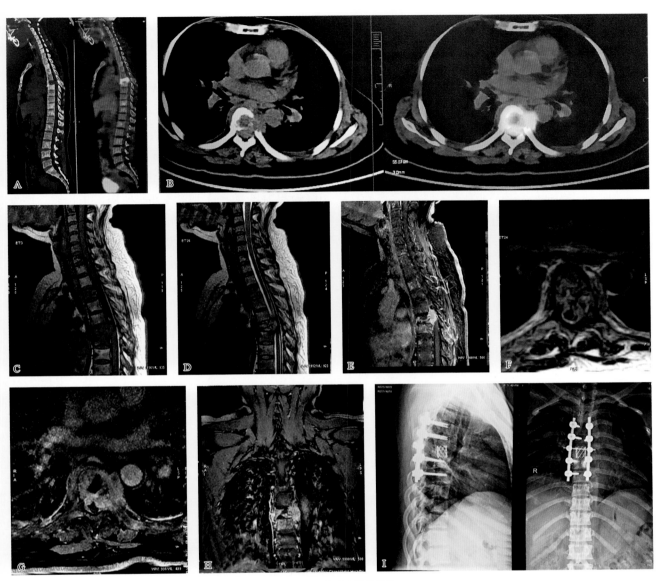

图 32-5　甲状腺癌脊柱转移

患者因"甲状腺癌术后4年，背痛伴双下肢麻木无力渐加重1个月"入院，卧床1个月，左下肢肌力3级。行后路T$_6$椎体肿瘤切除钛网重建内固定术，病理提示：甲状腺癌转移，予以^{131}I放疗、双膦酸盐针等治疗，术后1年随访病情稳定，生活自理。A、B. PET-CT示全身多发骨转移瘤，T$_6$椎体病理性骨折，左侧椎弓根溶骨性改变，软组织肿块形成压迫后方脊髓；C～H. MRI示T$_6$椎体附件T1WI低信号（C）、T2WI高信号（D、G），增强后病灶明显强化（E、F、H）；I. X线片示T$_4$～T$_8$内固定，T$_6$椎体切除钛网重建

密切关注其副作用。常见的副作用有：发热（一般不超过39℃）、肾功能损害、下颌骨坏死等。另外，应该定期给予内分泌治疗，即甲状腺素片（优甲乐）治疗。

肾癌脊柱转移

　　肾癌又称肾细胞癌，据2015年美国统计数据表明，在成人恶性肿瘤中，肾癌患者约占所有恶性肿瘤患者的5%，男性患病率高于女性［（2～3）∶1］。

肾癌发病率以美洲印第安人最高，男女患病率分别为30.1/100万与17.8/100万；亚裔最低，男女患病率分别为10.7/100万和5.0/100万。发病高峰年龄为

50～70岁。肾癌脊柱转移并非少见，在易发生脊柱转移的肿瘤中排名第四位。据文献报道，约半数的肾癌会发生骨转移，其中约14%的骨转移发生在脊柱区，以胸椎和腰椎为主。

一、临床表现

肾癌脊柱转移后常出现的症状为进行性加重的疼痛和脊髓压迫症状，后者较少见，文献报道发生率在5%～14%。多数患者有既往肾癌切除术史，也有少数患者因脊柱不稳和神经症状为首发症状就诊。

二、影像学特征

肾癌脊柱转移灶在影像学上表现为溶骨性改变，X线检查不易被发现，在CT上可见明显的溶骨性破坏，在MRI上T1加权像一般为低信号，在T2加权上由于出血、坏死或炎症可表现为高信号或者混杂信号，可清晰显示软组织肿块大小及位置。

三、病理

肾癌依据病理类型可分为透明细胞癌、颗粒细胞癌和未分化癌。其中以透明细胞癌最多见，占肾癌总数的75%～85%。颗粒细胞癌生长活跃，恶性程度较透明细胞癌高，可以单独发生或伴生于透明细胞癌。未分化癌细胞程梭形，有较多的核分裂象，恶性程度更高。

四、治疗

既往研究表明，肾癌对于激素治疗和化疗的反应都很差，主要原因是近端肾小管细胞上的多药转运体将可化疗药物泵出细胞，从而导致耐药。疗效较好的化疗方案为长春新碱+甲氨蝶呤+博来霉素+他莫昔芬。肾癌对放疗也不太敏感，因此以IFN-α和IL-2为代表的免疫调节是治疗的首选方案。高剂量IL-2治疗是美国食品和药品管理局唯一指定的治疗肾细胞癌的药物，对于IL-2治疗有效的患者，其疗效可能非常显著，中位生存期可以高达54个月。一小部分患者还能达到完全缓解，但IL-2可引起毛细血管渗漏综合征，所以大部分患者都难以忍受高剂量IL-2的治疗。近年来，有学者尝试对肾癌患者使用针对血管内皮生长因子受体的免疫治疗（贝伐单抗），或针对酪氨酸激酶受体的抗血管生成治疗（索拉非尼、舒尼替尼、帕唑帕尼、阿昔替尼等），效果较为显著。另有学者尝试使用雷帕霉素。结果表明，上述药物可使肾癌患者的无进展生存期延长一倍，甚至有约30%的患者可获得部分缓解（肿瘤缩小20%以上）（图32-6）。另外，在肾脏功能条件允许的条件下，应该加强抑制骨溶解治疗（唑来膦酸每月1次）。

五、预后

肾癌患者预后尚可，早在20世纪70年代，接受综合治疗的肾癌患者5年生存率就已经达到50%，截止到2010年，统计数据表明，肾癌患者5年生存率已经超过74%，且与患者的临床分期无关。但未经治疗的患者预后较差，5年生存率为0～18%。因此，对于肾癌脊柱转移患者，必须进行积极外科干预。肾癌脊柱转移癌患者的生存期可使用Tokuhashi评分系统，根据笔者经验，Tokuhashi评分在10分及以上的患者中位生存期在4年以上。手术治疗的目的是缓解疼痛和保留神经功能。由于脊髓压迫后果较为严重且难以恢复，因此笔者推荐对于已经有脊髓压迫或出现脊柱不稳的患者进行早期手术干预。对于单发的病灶，手术方式可选择整体切除或者广泛切除，对于邻近多发的病灶，在条件允许的情况下也可以行肿瘤整块切除或者广泛切除，全身条件差时可考虑进行姑息手术治疗。必须引起脊柱外科医师注意的是，大多数肾癌转移灶具有异常丰富的血供，可导致术中大出血，如无特殊禁忌，术前应常规行节段动脉血管栓塞术。对于实施姑息分块切除或分离手术者，应辅助局部放疗，以降低局部复发率。

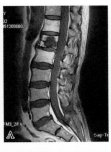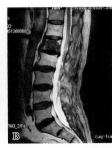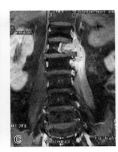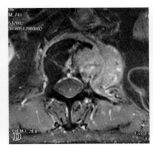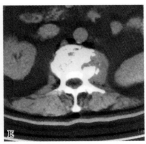
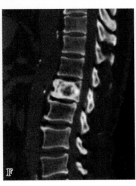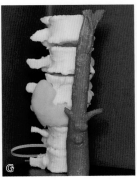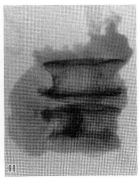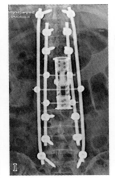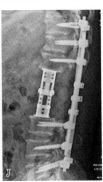

图 32-6 肾癌脊柱转移

患者因"左肾癌术后 2 年余，腰背部疼痛 1 年余"入院，病理提示：透明细胞癌 Ⅱ～Ⅲ级。予以 L_1～L_2 椎体及椎旁肿瘤 En-bloc 切除、人工椎体置入、胸腰椎螺钉内固定重建。A～D. MRI 示 L_1～L_2 肿瘤 T1WI 低信号（A）、T2WI 低信号（B）、增强后椎体及椎旁病灶明显强化；E、F. CT 示 L_1 骨质破坏，软组织肿块形成；G. 肿瘤 3D 打印模型；H. L_1～L_2 椎体切除后透视片；I、J. 术后正侧位片：人工椎体置入+胸腰椎螺钉内固定重建

（许炜　汤宇　徐乐勤　韩帅　张丹　蔡小攀　胡斯旺）

【参考文献】

［1］肖建如.脊柱肿瘤外科学［M］.上海：上海科学技术出版社，2004.

［2］胡云洲，宋跃明，曾建成.脊柱肿瘤学［M］.北京：人民卫生出版社，2015.

［3］肖建如，贾连顺.脊柱转移肿瘤的外科治疗策略［J］.中华骨科杂志，2003，23（1）：14-16.

［4］肖建如.对脊柱转移癌外科治疗策略再认识［J］.中国脊柱脊髓杂志，2011，21（7）：531.

［5］郭卫，姬涛.对脊柱转移癌如何进行合理的治疗［J］.北京大学学报（医学版），2015，47（2）：200-201.

［6］马卓，吕智.脊柱转移癌的认识与诊治［J］.中国骨与关节杂志，2012，1（2）：185-189.

［7］Tomita K, Kawahara N, Kobayashi T, et al. Surgical strategy for spinal metastases［J］. Spine, 2001, 26(3): 298-306.

［8］Tokuhashi Y, Matsuzaki H, Oda H, et al. A revised scoring system for preoperative evaluation of metastatic spine tumor prognosis［J］.Spine, 2005, 30(19): 2186-2191.

［9］Psaila B, Kaplan R N, Port E R, et al. Priming the 'soil' for breast cancer metastasis: the pre-metastatic niche［J］. Breast Dis, 2006-2007, 26: 65-74.

［10］Coleman R E. Metastatic bone disease: clinical features, pathophysiology and treatment strategies［J］. Cancer Treat Rev, 2001, 27: 165-176.

［11］Sciubba D M, Nguyen T, Gokaslan Z. Solitary vertebral metastasis［J］. Orthop Clin N Am, 2009, 40: 145-154.

［12］Constans J P, de Divitiis E, Donzelli R, et al. Spinal metastases with neurological manifestations. Review of 600 cases［J］. J Neurosurg, 1983, 59: 111-118.

［13］Feiz-Erfan I, Rhines L D, Weinberg J S. The role of surgery in the management of metastatic spinal tumors［J］. Semin Oncol, 2008, 35: 108-117.

［14］Li H, Gasbarrini A, Cappuccio M, et al. Outcome of excisional surgeries for the patients with spinal metastases［J］. Eur Spine J, 2009, 18(10): 1423-1430.

［15］Yang S B, Cho W, Chang U K. Analysis of prognostic factors relating to postoperative survival in spinal metastases［J］. J Korean Neurosurg Soc, 2012, 51(3): 127-134.

［16］Lee B H, Kim T H, Chong H S, et al. Prognostic factor analysis in patients with metastatic spine disease depending on surgery and conservative treatment: review of 577 cases［J］. Ann Surg Oncol, 2012.

［17］Tsuya A, Kurata T, Tamura K, et al. Skeletal metastases in non-small cell lung cancer: a retrospective study［J］. Lung Cancer, 2007, 57: 229-232.

［18］Sandler A, Gray R, Perry M C, et al. Paclitaxel-carboplatin alone or with bevacizumab for non-small-cell lung cancer［J］. N Engl J Med, 2006, 355: 2542-2550.

［19］Pirker R, Pereira J R, Szczesna A, et al. Cetuximab plus chemotherapy in patients with advanced non-small-cell lung cancer (FLEX): an open-label randomised phase III trial［J］. Lancet, 2009, 373: 1525-1531.

［20］Zhou C, Wu Y L, Chen G, et al. Erlotinib

versus chemotherapy as first-line treatment for patients with advanced EGFR mutation-positive non-small-cell lung cancer (OPTIMAL, CTONG−0802): a multicentre, open-label, randomised, phase 3 study [J]. Lancet Oncol, 2011, 12(8): 735−742. Epub 2011 Jul 23.

[21] Rosell R, Moran T, Queralt C, et al. Screening for epidermal growth factor receptor mutations in lung cancer [J]. N Engl J Med, 2009, 361: 958−967.

[22] Mitsudomi T, Morita S, Yatabe Y, et al. Gefitinib versus cisplatin plus docetaxel in patients with non-small-cell lung cancer harbouring mutations of the epidermal growth factor receptor (WJTOG3405): an open label, randomised phase 3 trial [J].Lancet Oncol, 2010, 11: 121−128.

[23] Mok T S, Wu Y L, Thongprasert S, et al. Gefitinib or carboplatin-paclitaxel in pulmonary adenocarcinoma [J]. N Engl J Med, 2009, 361: 947−957.

[24] Tang Y, Qu J, Xiao J. Metastatic spinal cord compression from non-small-cell lung cancer treated with surgery and adjuvant therapies: a retrospective analysis of outcomes and prognostic factors in 116 patients [J]. J Bone Joint Surg Am, 2015, 97(17): 1418−1425.

[25] Han S, Wang T, Jiang D, et al. Surgery and survival outcomes of 30 patients with neurological deficit due to clear cell renal cell carcinoma spinal metastases [J]. Eur Spine J, 2015, 24(8): 1786−1791.

[26] Heary R F, Bono C M. Metastatic spinal tumors [J]. Neurosurg Focus, 2001, 11(6): e1.

[27] Tatsui C E, Suki D, Rao G, et al. Factors affecting survival in 267 consecutive patients undergoing surgery for spinal metastasis from renal cell carcinoma [J]. J Neurosurg Spine, 2014, 20(1): 108−116.

[28] Ulmar B, Naumann U, Catalkaya S, et al. Prognosis scores of Tokuhashi and Tomita for patients with spinal metastases of renal cancer [J]. Ann Surg Oncol, 2007, 14(2): 998−1004.

[29] Sakaura H, Hosono N, Mukai Y, et al. Outcome of total en bloc spondylectomy for solitary metastasis of the thoracolumbar spine [J]. J Spinal Disord Tech, 2004, 17(4): 297−300.

[30] Langdon J, Way A, Heaton S, et al. The management of spinal metastases from renal cell carcinoma [J]. Ann R Coll Surg Engl, 2009, 91(8): 649−652.

[31] Syrios J, Kechagias G, Tsavaris N. Prolonged survival after sequential multimodal treatment in metastatic renal cell carcinoma: two case reports and a review of the literature [J]. J Med Case Rep, 2012, 6(1): 303.

[32] Torre L A, Bray F, Siegel R L, et al. Global cancer statistics, 2012 [J]. CA Cancer J Clin, 2015, 65(2): 87−108.

[33] El-Serag H B. Epidemiology of viral hepatitis and hepatocellular carcinoma [J]. Gastroenterology, 2012, 142(6): 1264−1273 e1.

[34] Roodman G D (2004). Mechanisms of bone metastasis [J]. The New England Journal of Medicine, 350, 1655−1664.

[35] Clezardin P, Teti A. Bone metastasis: pathogenesis and therapeutic implications [J]. Clinical and Experimental Metastasis, 2007, 24: 599−608.

[36] Longo V, Brunetti O, D'Oronzo S, et al. Bone metastases in hepatocellular carcinoma: an emerging issue [J]. Cancer Metastasis Rev, 2014, 33(1): 333−342.

[37] Patchell R A, Tibbs P A, Regine W F, et al. Direct decompressive surgical resection in the treatment of spinal cord compression caused by metastatic cancer: a randomised trial [J]. Lancet, 2005, 366(9486): 643−648.

[38] Klimo P J, Thompson C J, Kestle J R, et al. A meta-analysis of surgery versus conventional radiotherapy for the treatment of metastatic spinal epidural disease [J]. Neuro Oncol, 2005, 7(1): 64−76.

[39] Tokuhashi Y, Ajiro Y, Umezawa N. Outcome of treatment for spinal metastases using scoring system for preoperative evaluation of prognosis [J]. Spine (Phila Pa 1976), 2009, 34(1): 69−73.

[40] Peddi P, Lopez-Olivo M A, Pratt G F, et al. Denosumab in patients with cancer and skeletal metastases: a systematic review and meta-analysis [J]. Cancer Treat Rev, 2013, 39(1): 97−104.

[41] Cheng A L, Kang Y K, Chen Z, et al. Efficacy and safety of sorafenib in patients in the Asia-Pacific region with advanced hepatocellular carcinoma: a phase III randomised, double-blind, placebo-controlled trial [J]. Lancet Oncol, 2009, 10 (1): 25−34.

[42] Llovet J M, Ricci S, Mazzaferro V, et al. Sorafenib in advanced hepatocellular carcinoma [J]. N Engl J Med, 2008, 359(4): 378−390.

[43] Longo V, Brunetti O, D'Oronzo S, et al. Bone metastases in hepatocellular carcinoma: an emerging issue [J]. Cancer Metastasis Rev, 2014, 33: 333−342.

第3篇

脊柱肿瘤学

手术学

第33章
脊柱肿瘤的前方手术入路
Anterior Approaches of Spinal Tumors

第1节 概述

脊柱肿瘤的前方手术入路主要分为颈椎前方入路、胸椎前方入路及腰椎前方入路。

累及颈椎的肿瘤，由于椎动脉纵行于横突孔，颈部大血管走行于双侧，加之下颌骨、舌骨、胸骨、气管及食管等的阻挡，且上颈椎位置深在，解剖结构复杂，手术治疗的难度较大。尽管目前大部分脊柱外科医师对于常规颈椎疾病的前方入路比较熟悉，但颈椎肿瘤的显露有其特殊性，由于颈椎肿瘤具有的侵袭性、生长无规则性、丰富血供等特点以及尽可能完整彻底切除肿瘤的要求，增加了经前路手术切除颈椎肿瘤的难度。为尽量避免此区域的神经、血管及气管、食管等结构的损伤，熟悉颈椎及毗邻器官的解剖关系极为必要。

颈椎肿瘤手术的开展始于20世纪30年代。Crowe和Johnson较早地通过经口入路对上颈椎巨大肿瘤的患者进行了手术治疗。Fang等也提倡应用经口入路治疗结核性感染，但报道有较高的感染率。如需更广泛地暴露$C_1 \sim C_3$区域，可行正中劈开下颌骨入路。

20世纪50年代，Lahey和Warren等描述了咽后入路，利用动脉鞘和食管鞘之间的间隙，用于修补食管憩室。1955年，Robinson和Smith首次提出从颈椎前方进行颈椎间盘摘除、椎体间植骨融合术。后来，颈前路手术的相关报道逐渐增多。

由于上、下颈椎有着不同的解剖学特点，以及其与脊髓、神经根和椎动脉的毗邻关系，颈椎肿瘤外科治疗的前方入路因肿瘤的位置不同而有着较大差异。根据颈椎的解剖结构，主要将颈椎肿瘤分为三个部分：$C_1 \sim C_2$为上颈椎部分，有下颌骨和舌骨的阻挡；$C_7 \sim T_1$为颈胸段部分，有胸骨和锁骨的阻挡；而$C_3 \sim C_6$解剖结构相对简单。

胸椎前方手术入路最初用于胸椎结核的病灶清除术，因为经胸腔入路可以获得胸椎椎体的广阔视野。随着麻醉技术以及术后呼吸管理水平的提高，许多脊柱肿瘤手术也采用了此手术入路。另外，广谱抗生素的应用及积极的术前准备显著降低了术后并发症的发生率。

Hodgson较早报道了经胸腔脊柱结核病灶清除术。他指出，经胸腔手术入路可以完全清除病灶，而且便于清创后的植骨融合操作。如采用后外侧入路则术野显露将会受到限制，故其手术操作也会比较困难。Hodgson报道死亡率和其他并发症均比较低，因而大大鼓舞了其他临床医生采用这种方法治疗各种脊柱的病变，特别是脊柱肿瘤。另外，此手术入路还可以用于脊柱侧弯、脊柱后凸等的矫形手术。通过经前路融合的脊柱后凸矫形术的成功率较高，相比之下，后路植骨融合因承受较大的张应力容易失败。此外，经胸手术还可用于处理中央型胸椎间盘向前突出，以及外伤引起的椎间盘突出和椎管内的游离骨片。

另一种选择性较小的胸廓切开方法是肋骨横突切除术。术中需要切除横突以及相邻约 5 cm 的肋骨，这种显露方法可以用于任一节段的胸椎，而且也不要求有很高的神经外科技术。但这种手术目前仅限于组织活检以及恶性转移性肿瘤晚期的姑息性切除。由于这种显露范围有限，无法提供前方固定的途径，故需要进行后路固定。

因为腰椎肿瘤常发生在椎体，即在脊髓、神经根的前方。所以，治疗这些病变，前方入路无疑更直接。经前方入路到达腰椎椎体及椎间盘，可根据病变的位置及大小选择经腹膜外或腹膜内两种途径。比如，前外侧经腹膜外入路可以到达 $L_1 \sim L_5$ 椎体，用于腰椎多节段的广泛切除、病灶清除和植骨；前正中经腹膜入路到达 L_4、L_5 和 S_1 较容易。

第 2 节　上颈椎骨肿瘤的前方手术入路

一、经口腔入路

尽管医疗技术不断发展和成熟，上颈椎肿瘤尤其是累及颈髓前方肿瘤的治疗，仍是目前脊柱肿瘤治疗的难点。既往，本区域的病变主要是通过后方手术进行间接减压。因肿瘤主要累及前方结构，因此治疗效果极为有限。目前，可通过多种手术入路从前方直接暴露枕颈部结构。且随着经验的不断积累，针对上颈椎肿瘤的各种基本手术入路都已得到进一步改进和发展。经口腔入路是直接由前正中入路切除枕颈部前方病变的手术方法，该入路特点是中线直接显露，涉及解剖层次较少，并具有一定的延展性。

随着手术显微镜的广泛应用和手术器械，特别是用于经口腔入路手术器械的不断改进，上颈椎病变经口腔入路切除的效果逐渐被脊柱外科医师所认可。临床实践证实，对于适当的病例，这是一种死亡率低、疗效满意、操作较简便的手术技术。但是，仅通过单纯的牵拉舌体和软腭而达到充分暴露是很困难的。为了达到充分显露的目的，可以切开部分软腭；如果需要暴露得更充分，还可以切开部分硬腭后缘。如果复杂的病变跨过寰枕区并累及斜坡上部时，上颌骨就成为手术入路的障碍，因此必要时，根据手术的需要可以切开上颌骨，从而进一步扩大手术视野。

（一）适应证

（1）寰枕区前部硬膜外大多数的病变是骨结构先天性或后天性病损所导致的异常。

（2）另有一部分上颈椎节段的肿瘤并明确位于硬膜外时，适合经口腔入路切除。

（3）在少数特殊情况下，寰枕区腹侧硬膜内的病变亦是采取此术式的适应证。

经口腔入路手术的最常见适应证是由于齿状突肿瘤或风湿性关节炎所致各种病理变化，直接侵及寰枢椎前方骨结构，并出现由于上颈髓压迫而导致的一组神经系统的临床症状和体征。不可复位的寰枢半脱位由于骨和纤维结缔组织持续压迫神经产生症状时，经口腔减压亦是良好的适应证之一。

创伤所致齿状突的损伤有时合并颈髓不可逆的压迫也是选择经口腔入路的适宜病例。另外，软骨疾病如成骨不全、骨软化和变形性骨炎等后天性骨异常的另一组疾病，采取经口腔入路进行减压是必要的。退行性骨结构异常、颅底凹陷和其他先天性骨异常有时可以使枕骨大孔区狭窄。如果狭窄主要以前部为主，采用经口前方减压也是适合的手术方法。有时前方减压后可以使 Chiari 畸形缓解，而这些病变又常合并小脑扁桃体疝，也可作为经口腔入路减压的适应证。

1991 年，Crockard 和 Sen 提出位于硬膜外寰枕区前部的肿瘤也可以经口腔入路切除，常见的肿瘤有脊索瘤、软骨肉瘤、骨巨细胞瘤、转移瘤、纤维性骨结构不良和其他骨肿瘤。如果这类肿瘤局限于寰枢椎的前部时经口腔入路有可能完全切除，特别是肿瘤没有累及硬膜并且也没有向两侧扩展或蔓延不广泛时，也可以做到肉眼完全切除。

Crockard 和 Sen 还在同年报道了经口腔入路成功切除寰枕区硬膜内肿瘤，不过他们所报道的病例都是局限性病变，亦不需要更多的显微技术处理脑干的腹侧面，他们还进一步指出如果基底动脉的动脉瘤瘤颈位于中线附近，也属适合经口腔入路处理的硬膜下病变。当要夹闭斜坡的动脉瘤时，磨除斜坡骨质，以便通过近端和远端控制基底动脉，直视下处理动脉瘤颈部。此外，位于中脑前部的中线肿瘤并不与毗邻的重要结构粘连时，也可以经口腔入路切除。对于硬膜下病变采用这种入路的最大优点是可以完全避免牵拉重要的神经等组织结构。

标准经口腔入路的暴露范围从 C_2-C_3 椎间盘至斜坡的顶端（图 33-1）。一般下颌关节的开口范围从上牙至下牙最小的距离不应少于 2.5～3 cm，风湿性关节炎的病例如果影响了下颌关节运动，可能会影响暴露的范围，则必须使下颌骨移位或切开上颌骨，同时还要切开软腭才能更充分地暴露斜坡远端。从中线切开硬腭或用 Kerrison 咬骨钳咬除硬腭的后部可以进一步暴露斜坡中部。如果有必要扩大术野的暴露范围，就必须进行上颌骨切开。通过各种经口腔入路方式可以充分显露手术野。

经口腔入路切除硬膜下的病变受到枢椎椎体、齿状突、寰椎前部和斜坡的限制，倘若要向两侧暴露就更容易受到限制。经口腔入路能够充分暴露寰枢椎关节面及其联合部，如果暴露范围还需向头侧和（或）两侧扩展，可能会受到舌下神经及舌下神经管、颈静脉和颈动脉的限制。从岩骨穿出到进入海绵窦以前的这段颈内动脉也限制此入路向两侧扩展。

对于多数病例，单纯经口腔入路不能扩展到枢椎以下椎体节段。当肿瘤或炎性病变侵袭寰椎侧块，同时影响枕骨大孔而直接压迫低位脑干和上颈髓，经过颅骨牵引治疗仍然无效时，为了缓解移位或压迫，还需要同时处理枢椎以下椎体节段，仅通过经口腔入路暴露是不充分的。

（二）术前检查和准备

MRI 对于寰枕区的肿瘤病理解剖可以提供最好的整体影像资料。但适当的颅底骨性标志对于经口腔入路的手术也是不可忽视的，特别是当病变已经破坏了上颈椎的骨性结构时更是如此。因此，进行三维 CT 扫描和多层面二维重建影像是非常有帮助的。应用血管造影或 CTA（CT 血管成像），对于了解颈动脉或椎动脉与肿瘤的关系，以及肿瘤血供特点也很有帮助。此外，口腔准备也非常重要，手术前应该常规做口咽部细菌培养，用抗生素治疗病原菌至培养阴性为止。在手术前一周必须行口腔清洁护理。

（三）手术技术

1. 麻醉和体位　患者应采取鼻腔还是口腔插管取决于所应用的口腔牵开器的类型，当下颌骨的活动度差而且寰枕区活动过度时，在清醒的状态下通过内镜鼻腔插管是最安全易行的技术。插管后应该检查患者神经功能，从而确保在上述操作过程中没有发生任何神经系统的损害。除了需要调整上颌骨外，一般病例不作气管切开。Marks 等认为术中应该使用静脉平衡液和挥发性麻醉剂。如有可能，应该进行术中监护，使麻醉医师可以根据生命体征的变化随时监测脑干及上颈髓功能。

患者取仰卧位，头略后伸。有些医生认为在正常解剖结构紊乱不清的情况下，术中使用头灯会有所帮助。注意保持呼吸道通畅。消毒时应该仔细地

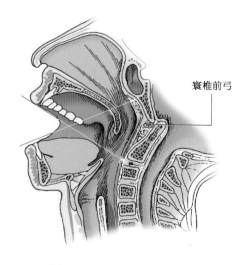

寰椎前弓

图 33-1　经口腔入路的暴露范围

保护眼睛并用无菌薄膜敷料遮盖面部和颈部，防止这些部位损伤；还应该用碘溶液清洁口腔和咽喉部，并用1%氢化可的松液涂抹口唇、颊黏膜。

2. 手术器械　口腔牵开器有数种，每种都有压迫舌体、提高软腭和控制气管内插管等基本功能。这些器械也可用于控制咽部软组织，其优点就在于专门为经口腔入路设计，可以避免不必要的气管切开，可用制动器控制上牙，但对于无牙的患者或需要上颌切开术的患者，可以采用特殊设计的牵开器系统，这对于成功地完成经口腔入路手术是非常必要的。手术应该使用标准的开口器和通过鼻孔的固定缝线使软腭上提。

手术野在口腔内至少深达10～12 cm，因此非常有必要使用超长的手术器械。骨性结构要用高速磨钻切除，最好用带有角度的手柄，超长而薄（1 mm或2 mm）的Kerrison咬骨钳是非常有用的器械。手术应在显微镜下或头灯放大镜下进行，以便有良好的照明和放大，350～400 mm的镜头可使深部术野清晰，同时从镜头至手术野能有足够的操作空间。

3. 基本操作　安置好自动口腔牵开器使软腭上升固定后，术者应该仔细检查舌体和嘴唇，保证其在牵开器和牙齿之间不卷曲，以免压迫造成损伤。首先必须确认寰椎前结节，以准确进行中线定位。当被肿瘤累及时，寰椎前结节的定位作用缺失，应通过其他解剖结构进行定位。如果暴露十分满意，可用1：100 000 U肾上腺素浸润黏膜后（如使用电刀单极切开则不需使用），从前正中切开咽后壁（图33-2），后向两侧剥离，注意两侧不要超过2 cm，以免损伤两侧舌下神经和椎动脉。用电凝扩大切口充分暴露骨结构，然后再次确认寰椎前结节以便更准确定位。沿着寰椎前弓骨膜进行分离，可明显减少出血量。向两侧分离颈长肌和头长肌，当肌肉和黏膜都抬起后，即可看到齿状突的基底部。应注意当出现不可复位的寰枢椎半脱位时，齿状突可能比寰椎椎弓深1 cm或更多。软组织应尽可能向外侧牵拉，使骨结构能充分暴露以便切除。手术野向外侧扩展直至暴露出寰枢椎的关节面，这样能松解关节囊，更好地暴露寰枢椎。

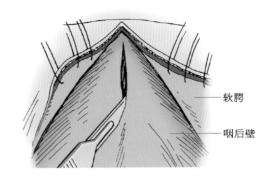

图33-2　前正中切开咽后壁

从寰椎前弓开始使用磨钻进行打磨，首先磨掉前弓的下半部分。为了达到充分的减压，应该去除足够多的骨结构，在两个侧块之间最好遗留骨桥，这样可以防止侧块旋转向侧方移动导致头颈的稳定性减弱。如果肿瘤组织或病变侵犯寰椎前弓，必须完整切除前弓（图33-3）。如果需完整切除寰椎整个前弓时，为了防止出现或加重枕颈部不稳定就必须预先通过后方手术行枕颈融合，使颈部与颅骨固定才能确保颈椎和颅骨的稳定性。如果将寰椎前弓部分切除，枕颈部的稳定性应该通过寰椎和枢椎的融合固定来重建。为进一步暴露齿状突尖部，需用磨钻磨除斜坡少许骨质。对于多数风湿性关节炎的病例，通过分离寰椎残余椎弓的同时还可去除一些骨刺和关节翳。通过先磨除前外侧表面及其下面的网状骨可以去除枢椎椎弓上的部分骨刺。钻磨的骨槽可以扩展到小关节面的中部，并向下扩展到枢椎椎体。在骨槽的底部要保留一薄层骨皮质，其目的是防止硬膜疝入骨缺

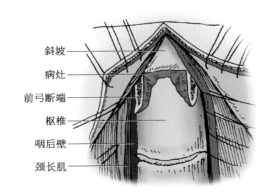

斜坡
病灶
前弓断端
枢椎
咽后壁
颈长肌

图33-3　完整切除前弓病灶

损处。如果需要进一步进行侧方减压，可以用小刮匙刮除最后残留的骨皮质或用咬骨钳咬除和修整残余的骨边缘，切除寰椎椎弓下的骨刺。游离齿状突的韧带，磨除齿状突的尖端（图33-4、图33-5）。类风湿关节炎病例的关节面是一些骨性纤维组织，常常压迫相应部位的硬膜，术中应分块切除这些纤维组织直到出现硬膜膨隆和搏动为止。没有必要把每一块关节翳纤维组织都去除干净，因为许多经验证明，清除这些关节翳同时用微型钻磨除寰椎前弓时，很可能会造成不必要的硬膜撕裂。去除这些组织时常常会遇到白色质厚的横韧带，如横韧带仍完整，应该将其保留，对防止寰椎的侧块移位起一定的稳定作用。

（四）扩大术野

1. 切开腭部 沿中线纵向切开软腭可以增加经

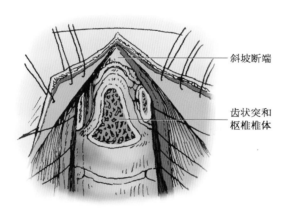

图33-4 **显露齿状突**

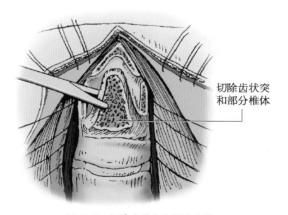

图33-5 **切除齿状突和部分椎体**

口腔入路的显露。从硬腭的后缘开始切开，当达到腭垂的基底部时使切口偏向一侧，然后向外侧分别牵拉切开的软腭，并用软腭牵开器牵开（图33-6）。这种典型的入路方法可以暴露斜坡的中部，有时也可以达到斜坡的上部区域，但是要进一步扩大手术野只有切开硬腭才行。为了暴露得更充分，可以沿着硬腭中线切开黏膜和骨膜，然后分别向两侧分离几毫米，用线锯或摆动锯在硬腭旁正中切开直到犁状骨的一侧，然后用拇指压在切开的硬腭上，稍用力使其断裂而游离为两半，直通鼻腔，从硬腭上分离骨膜，用磨钻或咬骨钳咬除硬腭后缘8～10 mm，注意保护口腔和鼻腔黏膜。切开软腭和硬腭可使手术野的暴露增加。中线切开达到鼻咽部黏膜直到犁状骨的高度，从寰椎前弓开始切开骨质，如需要切除斜坡骨质，可以将寰椎前弓完整切除。必要时还可以磨除枕骨远端、齿状突和枢椎椎体，但应保留一层骨皮质以便保护硬膜，枕骨髁是暴露手术野外侧边界的标志，应予注意。

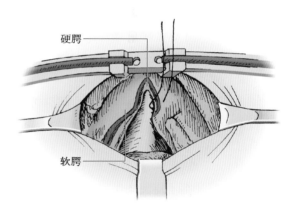

图33-6 **切开腭部，牵开软腭**

2. 切开上颌骨 许多学者认为，为了进行上颌骨切开，应先气管切开。在牙龈黏膜上横行切开，类似经唇下口鼻蝶入路。切口从一侧上颌骨结节到另一侧。分离黏膜骨膜，暴露鼻根部和鼻中隔，应注意黏膜骨膜的分离不要过多，以保护上颌骨血管，从上颌骨和犁骨分离鼻中隔软骨并牵向对侧。在暴露的上颌骨上标记两侧和中线的骨切开线，用钛板按照两个上颌支和鼻前棘区域的形态造形以备固定时用，在切开上颌骨之前先把固定板和所要安置螺丝的位置标记好，并钻孔模拟安置螺钉，以便在复位固定时位置准确无误。先切开硬腭骨上的黏膜并分离几个毫米的宽度。如果硬腭非常坚硬，已备的固定板正可以很好地应用。不过应用钢丝和缝线也足够起到固定作用。上颌骨的矢状切开，位于中线或旁正中均可，这要根据牙根部和鼻中隔的位置来确定。骨生成不全的患者常常有牙槽骨发育不全，因其牙齿排列不齐，有时在旁中线切开反而更方便。切口逐渐扩延，切开全层软腭直到腭垂的基底部。注意避免损伤牙根。用摆动锯在两侧做 Le Fort Ⅰ型骨切开，用线锯在矢状线旁锯开上颌骨，沿着犁骨的一边在两个切牙之间最靠近中线的部位切开，最后曲线形切开上颌骨，并将上颌结节从翼状骨上分离下来，这样两半的上颌骨将向下方、两侧游离下来。每侧上颌骨由软腭及其相连的咽部软组织来供血。可咬除犁状骨暴露蝶窦前部。要仔细地移动已游离的上颌骨，插入 Crockard 口腔牵开器，它是中面部骨切开牵开器的改良型，使上颌骨远离手术野，这样从蝶窦至上颈段的后鼻咽腔可得以充分暴露。后鼻咽腔软组织切开分离的方法与一般的经口腔入路相同。寰椎和斜坡下部骨结构切除的方法也同一般的经口腔入路。通过这种扩大的经口腔入路暴露范围可扩展到蝶窦，而且可进入蝶窦。为了避免损伤重要结构，斜坡切除的宽度不应超过 2 cm。

（五）硬膜内的手术

经口腔入路适合于治疗上颈椎骨结构异常性疾病，也适用此区某些硬膜内的病变，尤其是扩大入路的术式。经口腔入路手术操作严格地限于硬膜外，颅内感染一般是可以避免的。一旦操作达硬膜下，无论是有意切开硬膜还是意外损伤硬膜，均可能增加并发颅内感染的危险性。因为此区域难以通过严密缝合硬膜来预防致病菌的进入，所以必须在术中、术后给予足量的强效抗生素。如果能很好地解决脑脊液漏和颅内感染的问题，从病理解剖角度来看，经口腔入路也可用于颈延髓交界区硬膜下的占位病变。

如前所述的方法，切除寰椎前弓和枢椎齿状突后，纵行切开部分横韧带和寰枕覆膜（图33-7）。如果准备暴露硬膜内，在手术开始前应腰椎穿刺进行持续脑脊液引流。纵行切开硬膜（图33-8），环窦是切开硬膜时出血的主要来源，用电凝止血会使硬膜收缩，使出血难止，因此应该非常注意避免过分电凝硬膜，尽可能用止血夹或其他止血方法。

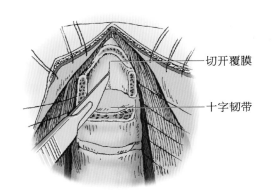

图33-7　切除寰椎前弓后，纵行切开部分横韧带和寰枕覆膜

右侧标注：
切开覆膜
十字韧带

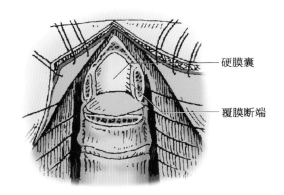

图33-8　切除枢椎齿状突后，纵行切开硬膜

右侧标注：
硬膜囊
覆膜断端

（六）关闭伤口

经口腔入路术野深在，缝合十分困难。硬膜关闭更是如此，因此关闭硬膜的最好方法是对合敷盖法。用生物胶、筋膜和脂肪进行封闭，术后持续脑脊液引流5天；还可设计带血管蒂的各种组织瓣修补硬膜。软组织应该缝合三层，可用肠线内翻缝合，黏膜缘要对合整齐，软腭也应该缝合三层，即鼻黏膜、肌层和口腔黏膜。缝合过程中应严禁过度牵拉，否则可能出现坏死。先复位对齐两块上颌骨，用预先准备好的固定材料固定。如果硬腭是实质性的，

可用钛板固定骨切开线，钢丝或缝线结扎也可以固定。通过恢复犁状骨和软骨位置重建鼻中隔，在内镜下使黏膜复位，每个鼻孔插入一根通气胶管，一则可以保持鼻中隔的位置，二则有助于鼻黏膜的贴敷加快愈合。最后用丝线缝合唇下黏膜。

（七）术后固定

许多患者术前枕颈交界区处本身病变可以导致该区域的稳定性下降，手术创伤是导致或加重不稳定的另一因素。脊柱外科医生必须重视这些导致不稳定的因素，并根据生物力学的原理进行相应治疗。内固定器械或外固定的作用仅是为了在骨愈合期间防止移位，骨缺损之间的骨移植对于维持骨结构的长期稳定性是必需的。

经口腔入路手术后寰椎是保持稳定性的关键部位。当仍残留一部分寰椎前弓和横韧带时，只需恢复和重建寰椎枢椎之间的稳定性。当寰椎的前半环完全被破坏时，因重力关系，头部将逐渐压迫寰椎侧块，从而引起头部位置的改变。为了防止这种并发症的发生，应该行枕颈部融合固定。同样，如果寰椎侧块被压迫或被病变明显破坏时，也要考虑枕颈部固定。由软骨性疾病引起严重的颅底凹陷症却是一种例外，在行减压术后寰枕区基本是稳定的，但仍需外固定以缓解颅底骨质的承重力，防止颅底进一步陷入。

对于上颈椎肿瘤，经口腔入路术后植骨和稳定性重建方式不一，重建效果不能完全保证。通常需后路稳定性手术。

（八）术后处理

鼻腔和口腔的黏膜愈合较快，但术后应注意口腔和鼻腔的清洁，术中及术后应用抗生素能防止不必要的并发症。一般情况下可不使用鼻饲管，防止造成局部黏膜愈合困难。术后3天内，患者应该禁食禁水。在此期间应通过静脉补充营养及进行必需的药物治疗，肠蠕动恢复正常后可以通过胃管补充营养。每8小时给一次氢化可的松有助于减轻唇、牙龈和口腔黏膜水肿。通常术后2～3天咽部水肿消退时应该去除气管插管及鼻腔填塞物。如有脑脊液外引流，一般应在术后第5天拔掉腰穿引流管。

术后应预防性应用对口咽部菌群有效的广谱抗生素。密切监视可能出现的脑膜炎症状和体征。根据早期临床表现，及时更换抗生素，并要考虑到抗生素的血脑屏障通透性及对厌氧菌的有效性。使用 H_2 受体拮抗剂或质子泵抑制剂以降低胃酸分泌，并应用止吐药预防消化液反流。术后疼痛可使用止痛药物处理。

（九）并发症

经口腔入路的主要并发症有切口的感染、口腔黏膜的愈合不良、脑脊液漏及颅内感染等。其中，脑脊液漏并发颅内感染是最严重的并发症。在韦峰等报道的23例上颈椎原发性肿瘤中，6例深部伤口感染均为前路经口腔入路，8例出现咽后壁相关并发症，术前放疗和黏膜下使用钛板可能是出现咽后壁并发症的危险因素。如果术中已发现硬膜破损，应该及时缝合修补破损。硬膜漏口缝合困难时，应该用移植组织片、生物胶封闭，术后进行脑脊液持续外引流。

伤口裂开或咽部软组织畸形的愈合，亦是最常见的并发症。软组织挛缩至前部的骨缺损部位或软腭组织形成穿孔，可导致鼻腔分泌物及消化液反流。上颌骨切开术后，如不能恢复术前的牙齿咬合，也将产生并发症，由于颞下颌关节区域疼痛和僵直，一些患者术后有张口困难。合理的理疗及功能锻炼有助于逐步消除上述并发症及其带来的不适感。

（十）预后

根据目前的临床经验，凡属继发于类风湿关节炎所致的颈延髓不可逆受压的病例，均被认为是经口腔入路的最佳适应证；而非类风湿性的各种先天性和后天性骨质异常，组成另一大组适应证；第三组适应证为上颈椎肿瘤，主要是硬膜外肿瘤，也有少数硬膜下肿瘤。对于此入路，围手术期死亡原因主要是肺部合并症所致，如肺梗死或肺部感染。术后致残主要是由于咽部伤口的并发症，虽然每组报道都有脑脊液漏，但经过修补或脑脊液引流均可成功治愈。神经系统症状均有所改善，但改善程度与术前神经系统功能状态有直接关系。

二、下颌骨切开显露途径

由于下颌关节活动范围的限制，为了获得从斜坡到中上颈椎更广泛的显露，可以应用经下颌骨切开途径作为经口咽途径的上颈椎肿瘤前路手术方式的补充，适用于斜坡、上颈椎椎体肿瘤和椎管内腹侧病灶的清除。

（一）术前准备和麻醉

术前常规检查患者口咽，使用漱口液进行口腔清洁。一般麻醉和经口腔显露途径一样，在纤支镜辅助下经鼻气管插管和全身麻醉。手术中咽后壁的气管插管可能影响操作，手术前最好行气管切开，通过气管切开插管进行全身麻醉，同时也利于术中和术后呼吸道的管理。术前应用双氧水、聚维酮碘（碘伏）等对口腔、鼻腔进行反复彻底的清洁消毒。

（二）体位

患者取仰卧位，头部维持牵引略后伸。

（三）手术操作

1. 切口　取下唇前正中线纵行向下切开唇、颏部和上颈部，直到舌骨水平以下 6 cm 左右，之后切

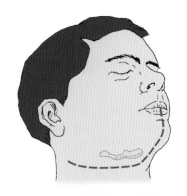

图 33-9　中下颌骨切开入路切口

口沿下颌骨缘向后外侧至胸锁乳突肌外侧缘转向斜上方至乳突下方（图 33-9）。从美容方面和手术操作考虑，下唇和颏部皮肤可用 Z 字形切口，以减少手术后切口瘢痕挛缩，并且有利于闭合伤口时按原来的位置缝合黏膜和皮肤。

2. 舌骨上肌群的暴露和分离　首先在舌骨水平下方沿下颌骨下缘横行切开颈部皮肤、皮下组织和颈阔肌后，在颈阔肌深面向上行潜行分离。向上牵拉皮肤和颈阔肌，仔细辨认胸锁乳突肌内侧的颈内动静脉及其分支，注意不要误伤舌下神经和前方的下颌下腺。必须把切开侧的舌骨和舌骨上肌群诸肌显露清楚。离断二腹肌、舌骨舌肌、舌骨颏与舌骨肌附着处及颏舌骨肌与下颌骨正中联合部附着处，并将肌纤维残端向上牵起（图 33-10）。然后正中切开下唇、颏部和上颈部皮肤、皮下组织，直到颈部

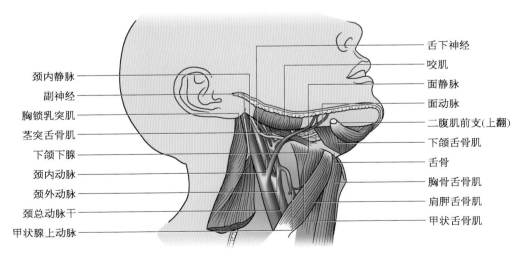

图 33-10　舌骨上肌群的暴露和分离

左侧标注（自上而下）：颈内静脉、副神经、胸锁乳突肌、茎突舌骨肌、下颌下腺、颈内动脉、颈外动脉、颈总动脉干、甲状腺上动脉

右侧标注（自上而下）：舌下神经、咬肌、面静脉、面动脉、二腹肌前支（上翻）、下颌舌骨肌、舌骨、胸骨舌骨肌、肩胛舌骨肌、甲状舌骨肌

横行切口水平，颈以上切开并分离唇黏膜、牙龈黏膜和上颌骨骨膜，在下唇切开过程中，辨别出下唇的鲜红色边界并注射亚甲蓝，从而在闭合创面时能精确对齐粉红色边界，避免出现一个明显的黏膜阶梯。颈以下显露出颈阔肌并从正中切开，向两侧游离，剥离下颌骨骨膜，显露下颌骨前方骨质。

3. 切开下颌骨　切开下颌骨之前可预先放置钢板并进行钻孔，保证手术结束时原位对合下颌骨，防止手术后出现咬合障碍。下颌骨联合部骨膜切开后提起，然后用适当弧度的小钢板横跨在切口线的正中位置上，螺钉钻孔后取下钢板。牵起舌体，在下颌骨中线向两侧行骨膜下剥离各2～2.5 cm，用线锯切开下颌骨，根据患者牙列是否整齐的情况决定是否移去中切牙。劈开下颌骨要避免损伤周围牙床导致影响牙齿功能。应行阶梯形（stair-step）切开下颌骨的前联合部（图33-11）。

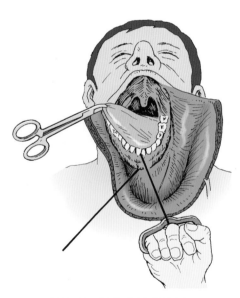

图33-11　切开下颌骨前联合部

4. 经下颌支和咽部黏膜间隙显露上颈椎及斜坡　将舌向外上方牵开，用骨钩适度牵开切开侧下颌端。自下颌下腺开口处口腔黏膜沿下颌下腺导管走行，止于同侧扁桃体窝前缘切开口腔底部黏膜。进一步牵开下颌骨，需要切断舌神经的分支（图33-12）。继续向后外侧显露至茎突，切开茎突咽肌、茎突舌骨肌和茎突舌肌与茎突附着处。牵开下颌骨，

在茎突前方的咽部内侧壁和下颌骨支内侧面之间的间隙向深部钝性分离（图33-13）。如果颈外动脉的分支阻碍深部分离，可予以结扎切断。为了充分显露上颈椎，可以向后向上切开上颌骨粗隆部位的黏膜，将黏膜向对侧剥离。这里可见咽鼓管和腭张肌、腭提肌与咽部相连，咽鼓管下方可见头长肌和颈长肌。切断咽鼓管、腭张肌和腭提肌，将咽部黏膜向上、向对侧剥离，可进一步显露枕骨大孔和斜坡（图33-14）。

5. 胃管非常规留置　考虑到胃管可能影响局部黏膜愈合，胃管并非常规留置。

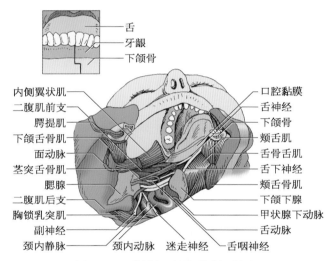

图33-12　下颌支深面咽部黏膜间隙解剖

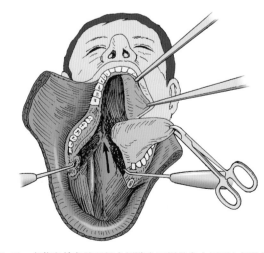

图33-13　在茎突前方的咽部内侧壁和下颌骨支内侧面之间的间隙向深部钝性分离

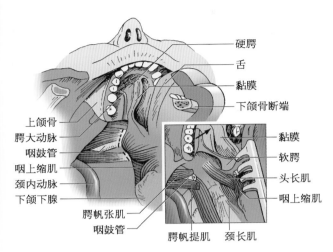

图33-14　切断咽鼓管、腭张肌和腭提肌，显露枕骨大孔和斜坡

图中标注：硬腭、舌、黏膜、下颌骨断端、黏膜、软腭、头长肌、咽上缩肌；上颌骨、腭大动脉、咽鼓管、咽上缩肌、颈内动脉、下颌下腺、腭帆张肌、咽鼓管、腭帆提肌、颈长肌、颈长肌

三、经颈部前路钩突椎间盘切除及外侧方开槽手术入路（transuncodiscal approach）

1984年，Hakuba等首次报道了经颈部前路钩突椎间盘切除及外侧方开槽手术途径切除颈椎哑铃形神经系统肿瘤，之后这种方式被许多脊柱外科医生用于治疗颈椎椎管内外的肿瘤和侵犯颈椎单侧椎体的肿瘤，尤其适用于与单侧椎动脉粘连的哑铃形神经系统的肿瘤。以往治疗出椎间孔的神经源性肿瘤主要应用前后联合入路一期或分期切除肿瘤，经颈部前路钩突椎间盘切除及外侧方开槽手术途径提供了一种可选方案，可以通过前路一次性手术切除病变，本方法具有手术创伤小、视野清楚、切除肿瘤

彻底、并发症较少的优点。由于该入路显露的特点，仅能用于肿瘤切除、植骨，不能在该入路下行内固定重建，术后需外固定制动。

（一）麻醉

采用经口或经鼻气管插管全身麻醉。

（二）体位

取仰卧位，头部向健侧适度旋转，颈部尽可能伸展，以使得枕颈部结构易于显露。

（三）切口的选择

切口的选择取决于肿瘤的部位，尤其是哑铃状肿瘤出椎间孔的位置。对于切除上颈椎部位出C_2、C_3椎间孔的哑铃形肿瘤，手术切口沿病灶侧下颌骨下缘一横指起自正中线稍内向外止于乳突尖部；另作沿胸锁乳突肌内侧缘起自以上所述横行切口向下延伸（图33-15A）。根据肿瘤的位置，可适当调整切口。对于切除位于下颈椎部位并且肿瘤椎管外部分巨大的哑铃形肿瘤，手术切口平行于病灶侧锁骨，由正中稍内侧向后外延伸至胸锁乳突肌外侧缘，再沿胸锁乳突肌外侧缘向上延伸（图33-15B）。这种切口可以充分显露椎管外的肿瘤部分。

（四）椎体前方部分的显露

切开皮肤和皮下脂肪后，沿胸锁乳突肌表面分

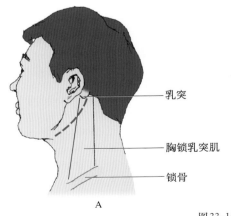

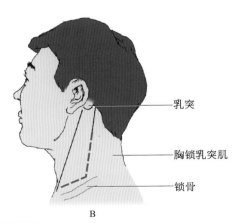

图中标注：乳突、胸锁乳突肌、锁骨

图33-15　切口选择
A. 下颌骨下缘横行切口；B. 胸锁乳突肌外侧缘切口

501

离皮下脂肪，游离显露部位的胸锁乳突肌内外侧缘和乳突尖部，切开胸锁乳突肌和乳突附着处，向下方翻转胸锁乳突肌，缝线固定后显露颈部血管鞘。将下颌骨牵向上方，将血管鞘牵向内侧，再按照标准的颈前路途径显露椎体前方和椎体前外侧结构，包括椎间盘、相邻的椎体，以及病侧的钩椎关节和横突。钩椎关节和横突的显露需要横断术野内的颈长肌或头长肌，并行椎体外侧缘和横突前缘骨膜下剥离肌组织。注意避免损伤病侧的面神经下颌支。

（五）椎管外部分肿瘤的显露

用磨钻磨除相邻椎体横突孔前缘和部分外侧缘骨质，游离椎动脉周围组织，使椎动脉有一定的活动度。轻轻牵拉椎动脉即可显露出椎间孔肿瘤的椎管外的部分。如果椎动脉和肿瘤组织有血供关系或存在粘连，必须仔细分离结扎或电凝滋养血管和小心分离粘连，避免椎动脉的损伤。若出现椎动脉的撕裂，可以用动脉夹暂时夹闭，进一步行修补术。有时为充分显露上颈部出椎间孔部分的肿瘤，可以切断肿瘤侧方走行的副神经，待肿瘤切除术后可行神经吻合术。对于位于下颈椎且椎管外肿瘤较大时，应采用病侧锁骨上缘横切口，切断胸锁乳突肌与胸锁关节附着处，首先把颈动脉、颈内静脉和迷走神经牵向内侧，显露肿瘤的椎管外部分。先进行肿瘤囊内切除，缩小瘤体。再把颈动脉、颈内静脉和迷走神经牵向外侧，在颈部血管鞘和气管、食管之间显露椎体前侧方结构，进行椎管内和椎间孔肿瘤的切除。

（六）椎间孔和椎管内部分肿瘤的显露

显露椎前组织后行肿瘤所在水平的椎间盘切除，与标准的颈前路椎间盘切除不同的是，需完整切除椎间盘组织，至少将病侧椎间盘和钩椎关节完全切除。切除椎间盘显露后纵韧带，为清楚显露硬膜囊和较好地撑开椎间隙以利截骨和切除肿瘤，可横断或切除该节段后纵韧带。哑铃形肿瘤组织穿出的椎间孔往往由于肿瘤组织的压迫及骨质破坏而变大。清楚辨认变大的椎间孔和椎间孔周围足够截骨扩大是完全切除肿瘤的关键。椎间孔扩大截骨的范围包括：钩突关节和相邻上方椎体的下后缘、相邻下方椎体的上后缘（图33-16）。如果椎管内肿瘤较大，跨越上方或下方椎间隙，还需用磨钻磨除上方或下方椎弓根。

（七）椎间孔和椎管内部分肿瘤的切除

椎间孔的肿瘤部分可与出椎间孔的神经根相连，常有来自椎动脉的滋养血管供血，仔细处理避免损伤椎动脉和神经根。椎间孔的肿瘤部分可以沿神经根方向条状切除至肿瘤组织进入硬膜囊处。硬膜囊外侧静脉丛往往位于椎间孔和椎动脉后侧，如切除肿瘤时这些静脉丛出血，可用浸有蛋白胶或止血药物的明胶海绵压迫止血。硬膜外的肿瘤部分切除后，纵行切开肿瘤所处节段的硬膜，可以使用长柄撑开器插入椎间隙内，椎体后缘处撑开，显露椎管内前侧方的肿瘤组织，并予以切除（图33-17）。

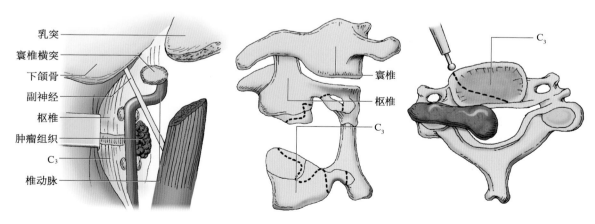

乳突
寰椎横突
下颌骨
副神经
枢椎
肿瘤组织
C₃
椎动脉

寰椎
枢椎
C₃

C₃

图33-16　椎间孔扩大截骨的范围

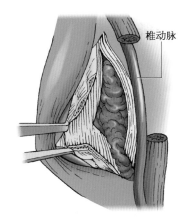

图 33-17　撑开显露椎管内前侧方的肿瘤

（八）闭合硬膜囊和植骨融合

用 5-0 的单股尼龙线连续缝合硬膜。如果硬膜有缺损，可用阔筋膜或肌纤维束进行修补。在髂嵴取 T 形骨块修整后（图 33-18）植入椎间隙及椎体骨缺损处，术后外固定至骨融合。

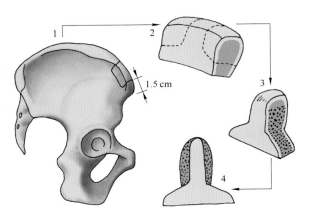

图 33-18　取髂嵴骨块，修整成 T 形

（九）术后处理和并发症

术后注意观察颈部负压引流情况。若患者无颈部肿胀、呼吸困难表现，48 小时后可拔出引流管。如果引流出清亮液体，说明存在脑脊液漏。脑脊液漏是经颈部前路钩突椎间盘切除及外侧方开槽手术途径的常见并发症。这种情况需要减小负压，持续引流脑脊液 1 周，可以定期夹闭负压引流控制引流量，引流量减少后拔出引流管。另外，还可通过改

变体位等减少脑脊液外渗。必要时实行腰大池置管引流降低硬膜囊压力，经过适当处理后脑脊液漏大多可以治愈。根据术中切除椎间盘的位置和数目确定术后使用外固定的类型。切除 C_2、C_3 节段肿瘤或两个以上椎间盘，使用头颈胸石膏或定制支具固定 3 个月；上颈部肿瘤切除后使用颈围固定 3 个月。

四、乳突下侧方入路

上颈椎乳突下侧前方入路是上颈椎肿瘤常用入路之一，可清晰地显露寰椎侧块、寰椎和枢椎横突、齿状突、椎动脉，适用于寰椎侧块、寰枢椎横突、齿状突肿瘤的切除，而且不经口腔，创伤较经口腔及切开下颌骨小，术后对切口的护理方便，但应注意避免副神经损伤。

1. 麻醉　采用经对侧鼻腔气管插管全身麻醉，而不影响下颌骨的位置。

2. 体位　侧卧位。枕颈段要尽可能过伸，用胶带将下颌骨尽可能向前上方牵拉，保证不影响颈部手术野的显露。下颌可以向对侧旋转 10°，把耳垂暂时缝到耳前的皮肤上，保证不阻碍耳后的切口。

3. 手术操作

（1）切口：在胸锁乳突肌前缘作切口，下至环状软骨下方 1 cm 的平面，上端向后弯行于颅骨底部 3～4 cm，横过胸锁乳突肌起点及乳突尖部（图 33-19）。

（2）分离颈深筋膜：切开皮肤、皮下组织，显露颈阔肌和深筋膜，沿切口在胸锁乳突肌前缘切开

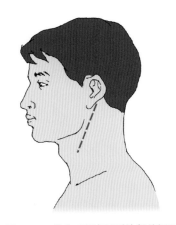

图 33-19　乳突下侧方显露途径的切口

颈阔肌时，注意避免损伤腮腺。显露胸锁乳突肌、头夹肌和耳大神经、枕小神经及颈外静脉分支（图33-20）。

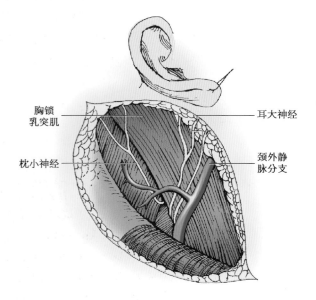

图33-20　显露耳大神经、枕小神经、胸锁乳突肌及颈外静脉分支

（3）切开胸锁乳突肌：把耳大神经牵向头端，分离胸锁乳突肌起点的内侧缘和外侧缘，然后在乳突下方接近胸锁乳突肌以及头夹肌起点在颅骨底部切开，保留肌止点的一些腱性部分以便后期缝合。然后把该肌向下翻转，在其内侧分离可见副神经在乳突下约3 cm处进入该肌。向上向内追踪副神经，牵开切开的肌肉，但需要注意牵拉时防止过度而损伤副神经（图33-21）。

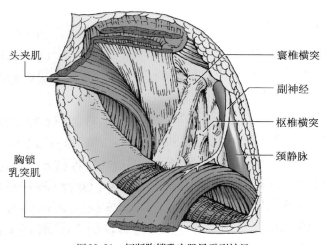

图33-21　切断胸锁乳突肌显露副神经

（4）上颈椎侧方结构的显露：寰椎的横突尖可以在乳突尖的前方和下方各1 cm处扪及，副神经位于枢椎横突的前方，将神经向前牵开，就可扪得枢椎横突。枢椎的横突短小，容易和$C_2 \sim C_3$的关节突关节相混淆，而小关节一般位于枢椎横突下后方。从寰椎的横突尖部切开深筋膜，平行于副神经的走行垂直向下。细心分离并结扎附着于寰椎横突上粗大的提斜角肌和细小的头夹肌，显露深面的椎动脉，将残留的寰枢椎横突之间以及连接到枢椎横突尖部的肌肉纤维分离结扎，寰椎的部分前后弓和枢椎的部分椎板就可获得显露（图33-22）。

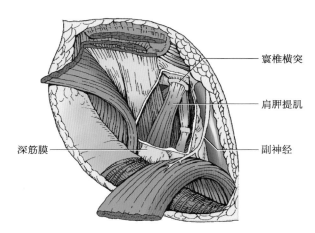

图33-22　切开深筋膜，显露C_1横突和提斜角肌

（5）显露椎管内结构：剥离器分开枢椎椎板和寰椎下方附着的肌肉，寰椎侧块上附着的肌肉可以用有角度的刮匙分开。保持操作平面位于骨膜下，防止损伤椎动脉，肌肉止点一般可以切开到后正中线。电钻或磨钻去除显露出来的寰椎后弓以及枢椎椎板（图33-23 ～图33-26）。寰椎后弓切除时要注意椎动脉伴行段下的后弓骨质不能全层去除而只除去下方骨质，防止损伤椎动脉。这样即暴露出上颈椎椎管内的内容物。

在显露上颈椎侧方结构时，显露过程中要处理许多神经及血管结构，手术中熟悉解剖结构、术中仔细操作是手术的关键。术中显露出寰椎的横突尖作为整个显露的参考点是关键。手术中牵拉适度、分离软组织时层次分明，防止出现副神经和椎动脉损伤。

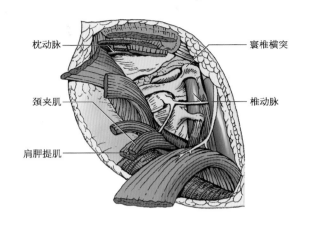

图 33-23　显露部分寰椎后弓和枢椎椎板以及椎动脉

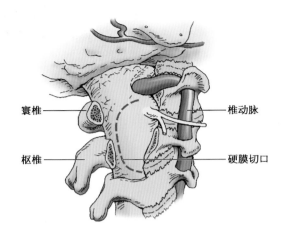

图 33-24　咬除半侧寰椎后弓及部分枢椎椎板，显露硬膜囊

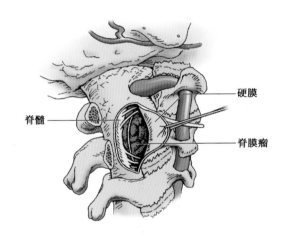

图 33-25　切开硬膜，显露腹外侧硬膜内肿瘤，脊髓被挤向后侧

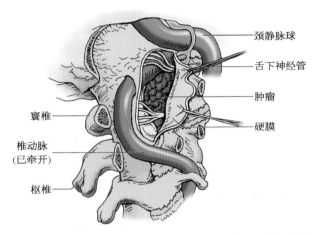

图 33-26　切除部分枕骨下缘，用磨钻或线锯切除寰枢椎横突，向头侧扩大可显露枕骨大孔腹侧。椎静脉常与横突孔间有致密的纤维连接，分离要仔细耐心，并用双极电凝止血

五、颌下入路

经口腔下颌骨入路为处理枢椎病变的经典入路，通过劈开下颌骨-舌根由前方正中直接显露上颈椎腹侧，显露手术视野较大，病灶显露清楚，便于较大范围的寰枢椎巨大肿瘤或 $C_2 \sim C_3$ 椎体肿瘤切除操作。但该方法需劈开下颌骨，创伤较大，显露与下颌骨重建需联合有经验的五官科或口腔科医生施行。同时下颌骨-舌根劈开可导致腭咽功能不全、舌功能障碍等相关并发症，对患者外观也造成一定影响。该入路手术前需气管切开，增加了术后恢复的时间和费用。同时由于口腔、咽喉壁为非清洁区，且软组织菲薄，术后易发生切口感染、延迟愈合等相关并发症，术前准备和术后护理要求高。一旦发生脑脊液漏，咽喉壁创面难以愈合，极易发生逆行感染而危及生命。而颌下入路可通过咽后间隙显露上颈椎前方，由于不经口腔，可避免经口入路相关并发症，创面易于愈合。随着外科技术发展，颌下入路在上颈椎手术中的应用逐渐增多。

1987 年，McAfee 等报道了自 1959 年以来 17 例上颈椎手术均经颈前外侧入路的手术经验，并对有关入路进行了相应讨论。上海长征医院骨肿瘤科杨兴海等也曾报道了经颌下-胸锁乳突肌内侧缘入路联合后路行枢椎肿瘤切除、前后内固定治疗枢椎肿瘤

17例。此手术入路的关键是在每个层次进行解剖上的显露，必须对颈前部的解剖结构相当清楚。对于颈椎肿瘤而言，需要根据病变具体位置及术者习惯进行选择。和经口腔入路不一样，颈前外侧入路是黏膜外操作，少有感染等并发症。该显露途径的不足是手术野深在、对颈椎的显露受限，尤其是对侧。

1. 麻醉　用表面和局部麻醉辅助经鼻气管插管，颈部需呈过度后伸状态，下颌骨尽量伸向前上方，利用纤维支气管镜辅助插管可以防止因过度伸屈颈椎而加重病情。插管成功后行气管内全麻。

2. 体位　仰卧位，肩部及颈椎下部需充分垫高，使得颈椎极度后伸（处于仰伸20°位置），从而抬高下颌骨，头部稍向健侧旋转25°～30°，利于手术野的显露。若行前路固定重建，需在旋转复位至中立位后再行固定重建。也可应用有骨牵引装置的活动支架、牵引钳或Halo装置牵引（图33-27）。在手术中应用诱发电位监测脊髓功能可减少手术损伤。

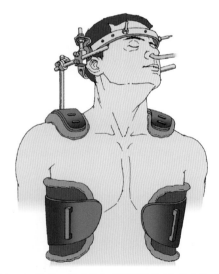

图33-27　体位，患者头向对侧旋转约25°并自然后伸，用Halo架固定

3. 手术操作

（1）切口：切口平面的选择取决于病变的水平。切口侧别的选择取决于病变的具体位置，对于偏离中央的病变选择在病变的同侧，对于中央的病灶选择根据手术者的习惯。如果有单侧下位脑神经受损症状，则从受损侧操作，防止增加神经功能受损。

取颌下胸锁乳突肌内缘弧形斜行切口，上端起于下颌骨中后部下方一横指，起始平行于下颌骨，而后斜行向前下方穿越颌下三角与颈动脉三角，前方到甲状软骨水平，下端与中下颈椎前路切口相连。斜行切口用于需要暴露C_4椎体下缘时，长度需根据暴露范围而确定（图33-28）。如果延伸到低于C_5以下水平，需注意损伤喉返神经的可能性。

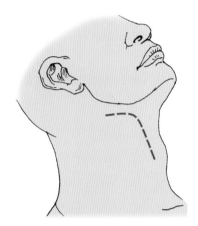

图33-28　切口平行于下颌骨下缘2～3cm，必要时利用垂直切口显露C_5椎体

（2）切开颈阔肌：切开皮肤、皮下组织和颈部浅筋膜，在颈阔肌浅面形成一个皮下组织瓣，固定皮下组织瓣并向两侧牵开。保持切开深度不深于下颌后静脉，注意避开下颌骨下缘的面神经下颌缘支，此神经支配下唇的表情肌，在下颌后静脉、颈内静脉汇合处结扎下颌后静脉（图33-29、图33-30）。从颈前切口正中央剪开颈阔肌，钝性分离颈阔肌深部的软组织后用剪刀切开，从下颌骨下缘到甲状软骨上缘的结节上下游离颈阔肌瓣，一般可以显露6cm。

（3）为扩大显露，必要时可切除颌下腺：通过切开颈深筋膜的浅层来牵开胸锁乳突肌的前缘，并保护颈动脉鞘内的结构。显露颌下腺筋膜，在颌下腺下缘提起并在切口正中剪开筋膜。面动、静脉横跨切口的侧后方，结扎面静脉，向颈动脉鞘方向游离面动脉增加侧方的显露，面动脉可以作为显露的解剖标志。向上方游离并牵开颌下腺，切除颌下腺体，结扎其腺体导管，防止涎瘘形成（图33-31～图33-33）。

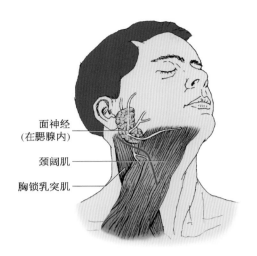

图 33-29　在下颌骨下缘切开皮肤，深达颈阔肌，在颈阔肌后缘注意避免损伤面神经的分支

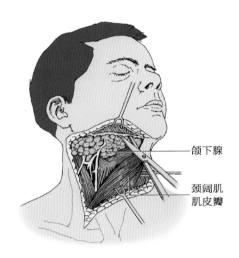

图 33-30　在下颌下三角分离颌下腺时不用电切以防损伤面神经下颌缘支

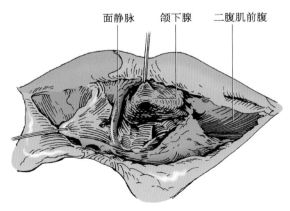

图 33-31　切除下颌下三角表面筋膜，显露二腹肌前腹，颌下腺位于其中间

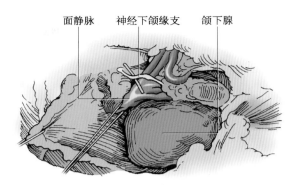

图 33-32　暴露面静脉，并将其牵向上方，保护面神经下颌缘支

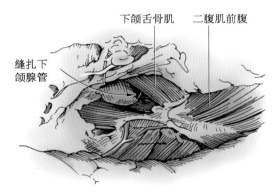

图 33-33　切除颌下腺，在其蒂部结扎颌下腺管，颌下腺管位于二腹肌中间腱的深面

（4）牵开二腹肌：二腹肌是一个白色的结缔组织条索状结构，平行于切口方向，位于颌下腺下缘下方。沿着肌腱的方向剪开二腹肌和舌骨大结节之间悬吊的筋膜，游离并向下颌骨方向牵拉二腹肌的两个肌腹。分清二腹肌和茎突舌骨肌并作标记，在肌腱处切开。应注意，过度向上牵拉茎突舌骨肌可能会损伤面神经。舌下神经走行与二腹肌平行且靠近，应注意防止造成舌下神经损伤。

（5）颈动脉三角的处理：颈动脉三角区内颈外动脉各分支的毗邻关系较为复杂，舌动脉与面动脉共干约占 28.1%；舌动脉在行程中位于舌下神经深面者占 56.3%，位于舌下神经上方者占 43.7%；舌下神经在行程中，居二腹肌后腹、茎突舌骨肌深面者占 65.6%，居二腹肌后腹、茎突舌骨肌下缘者占 34.4%（图 33-34）。头长肌自外下斜向内上，遮盖颈长肌上部，止于枕骨底。颈长肌位于头长肌深面，自下外斜向内上，终止于寰椎前结节。

507

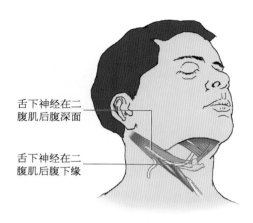

图33-34　舌下神经位置

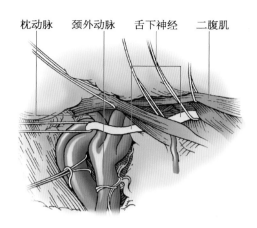

图33-36　向外侧游离舌下神经至颈外动脉处，该神经跨过颈外动脉表面，在颈外动脉内侧深面可见椎前间隙

向后侧方游离并保护舌下神经降支，以此作为颈动脉鞘的另一个解剖标志。除非必须暴露C₄椎体的下缘，否则没有必要牵拉颈动脉鞘的内侧缘。向上牵拉舌下神经暴露舌下肌，可见舌骨大角。舌骨和下咽部向中线牵开，防止损伤食管、下咽部和鼻咽部，分清舌下神经并轻轻向上牵拉（图33-35、图33-36）。

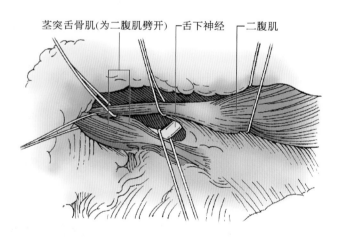

图33-35　颌下腺已切除，在二腹肌后腹及茎突舌骨肌深面显露舌下神经

（6）显露咽后间隙：颈动脉鞘是显露的最大障碍，术中清晰触及颈动脉搏动后，沿舌骨切开表面的筋膜，直到颈动脉鞘，用有角度的拉钩向侧方拉开。咽缩肌用拉钩向中线牵开，钝性分离疏松结缔组织就打开了咽后间隙，不需要切开或结扎任何肌肉、神经和血管，就可以扪及上颈椎椎体前方。继

续在颈动脉鞘和咽喉之间切开咽后间隙，当颈动脉和颈内静脉的分支阻碍颈动脉鞘向侧方牵开显露时，通过结扎来增加显露（图33-37）。

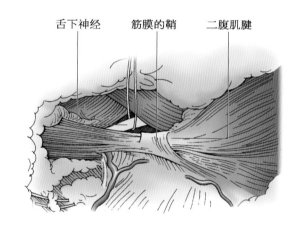

图33-37　切除二腹肌中间腱至舌骨的筋膜鞘及部分二腹肌前腹，向头侧、内侧进一步扩大显露

（7）处理喉上神经：该神经位于切口的侧下方，走行于颈内动脉深面并沿着咽中缩肌向甲状软骨的上角走行。虽然顺着舌骨大角和上咽缩肌进入咽后间隙不易损伤喉上神经，但喉上神经对于牵拉尤其是切口下方软组织的牵拉十分敏感而容易损伤。增加切开筋膜的宽度将有利于保护喉上神经。如果要用本显露途径暴露C₄或更下方的颈椎节段，就需要识别并保护喉上神经，一般将喉上神经向上牵开（图33-38）。

（8）上颈椎侧方及前方结构的显露：软组织暴

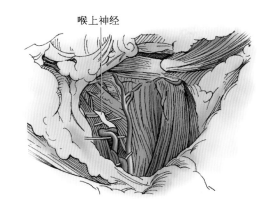

图 33-38　保护喉上神经，喉上神经经过颈总动脉的深面
走向甲状软骨膜

露完成后，寰椎前弓前结节可以扪及并可以用来作为解剖标志（图 33-39）。充分向侧方牵开颈动脉鞘，纵向分开疏松结缔组织和椎前筋膜显露颈长肌，维持头部的位置，并且确定两侧颈长肌及头长肌之间的椎体中线。将颈长肌和头长肌从其中线附着点分开，从寰椎前弓和枢椎椎体骨膜下切除颈长肌，防止损伤椎动脉。暴露出寰椎前弓、寰椎前结节和枢椎侧块关节突，用一个深长窄小有角度的牵开器垂直牵开软组织，分离肌肉到颅底的咽突，寰枢椎侧块和枕骨大孔的前缘和邻近的枕骨基底部就显露出来了。枕骨大孔前缘是位于寰椎前弓头端的标志，枕骨基底可以在颈长肌和头长肌的附着处触摸到，咽突是最上方的解剖标志。在以上步骤中应用手术显微镜，电凝刀及助手的牵拉配合对手术的精确操作和顺利进行十分重要。

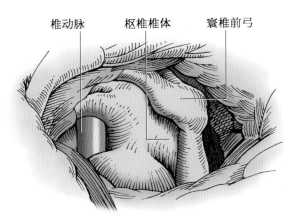

图 33-39　显露寰枢椎前外侧方

经颌下胸锁乳突肌内侧缘入路通过咽后途经直接显露寰枢椎及 C_3 椎体前部，适用于枢椎肿瘤的切除与重建。该入路向下方延续，与常规颈前路相连，可扩大显露至中下颈椎，便于多节段肿瘤的处理。因不经口腔，故避免了经口腔入路相关并发症。该入路为无菌切口，软组织覆盖较厚，施行前方内固定重建的安全性较高，且利于对脑脊液漏的处理。本显露途径的要点是要充分显露各层颈筋膜平面，关键是锐性切开颈部各层筋膜时达到足够的向两侧分离的范围。在各层筋膜切开前识别相应的解剖标志并以此来引导手术进行，每一个解剖标志都在其相应的平面切开分离，但要保持重要结构的解剖和功能。用牵拉的方法保持手术切口的筋膜紧张将有利于辨别切开的筋膜平面。切开和牵开后，将细小的纤维组织切开，筋膜的透光性可以允许看清其内容物。按顺序有条理地打开每一层筋膜，将确保充分显露深部结构，同时保存其中的重要组织。因为颈部重要的血管神经走行于此区域，尽管临床上相关并发症比较少见，但术中可能对喉上神经、舌下神经及颈内动脉等造成损伤。另外，由于切除肿瘤时需要足够的显露空间，因此在对食管、气管进行牵拉时应防止拉钩末端移位或者过度牵拉从而造成损伤，引起术后发生吞咽困难甚至咽后壁瘘。部分肿瘤与硬膜粘连或侵及硬膜，尤其是术后复发及放疗后的患者硬膜粘连更为严重，如切除肿瘤可能导致脑脊液漏。

六、乳突下-颌下联合入路

寰椎侧块结构深在，受到下颌骨的阻挡，紧邻上颈髓、椎动脉易损伤段及颅脑的重要血管及神经，操作空间狭小、手术显露与操作困难、视野及病灶显示不清，导致肿瘤切除困难并具有较大风险。另外，虽然寰椎侧块肿瘤多数为良性、侵袭性或低度恶性肿瘤，但因瘤体切除困难而导致复发率较高。针对以上问题，上海长征医院杨兴海等报道了经乳突下-颌下联合入路（图 33-40）行寰椎侧块肿瘤的切除，获得了较好的临床效果。上海长征医院自

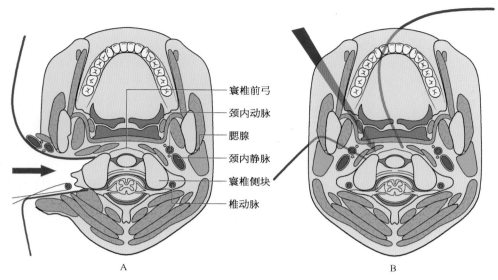

图33-40　乳突下-颌下联合入路示意图
A.乳突下入路；B.颌下入路

1990—2014年共收治累及寰枢椎的肿瘤200例，年龄1.5～80岁。肿瘤性质主要为脊索瘤、嗜酸性肉芽肿、软骨肉瘤、转移瘤、骨髓瘤和骨软骨瘤、骨巨细胞瘤等。

（一）手术入路分步

在此手术入路中，主要分为以下两步。

1. 经颌下入路显露寰椎侧块前部　于二腹肌下方与甲状腺上血管之间分离联合筋膜；向内侧牵开气管、食管鞘，向外侧牵开颈动脉鞘，分离咽后间隙疏松筋膜至颈椎前方。扪及寰椎前弓并透视定位后，向外侧剥离，切断部分颈长肌，显露寰枢椎侧块前部及寰椎前弓，切除寰椎侧块前部肿瘤病灶。

2. 经乳突下侧方显露寰椎横突、侧块中后部及部分后弓　分离胸锁乳突肌起点及内侧缘，注意保护副神经，必要时切断胸锁乳突肌，保留起点处腱性部分以便缝合。向外后方牵开胸锁乳突肌，显露颈部血管鞘并牵向内侧，于乳突尖部前下方扪及寰椎横突，自寰椎横突尖部切开深筋膜，分离并结扎附着于寰椎横突上粗大的肩胛提肌和细小的头夹肌，显露深面的椎动脉，分离结扎寰枢椎横突间肌肉纤维，显露寰椎横突、侧块中后部及部分后弓，

显露并保护椎动脉，切除寰椎侧块中后部肿瘤病灶，于血管鞘深面与颌下入路会师完成寰椎侧块肿瘤的切除。同时，一期进行后路枕颈融合内固定术，获得即刻的稳定。临床证实，此入路可获得较好的显露利于肿瘤切除，并发症较少。

（二）术式要点

1. 切口　传统乳突下侧方入路采用"U"形切口，需翻转颈阔肌皮瓣，创伤较大；而乳突下-颌下-胸锁乳突肌前缘切口呈倒"S"形，显露充分，创伤较小，利于早期恢复。

2. 胸锁乳突肌止点处理　分离乳突下胸锁乳突肌内侧缘时应注意保护副神经，副神经于颈动脉鞘与颈长肌之间向后外方穿出至胸锁乳突肌中上1/3处，切断胸锁乳突肌时应尽量靠近乳突，以免造成失神经支配，仅保留起点处腱性部分以便缝合。

3. 椎动脉的保护　术中应充分去除寰枢椎横突间肌肉纤维，枪钳咬开寰椎横突孔，直视下游离并保护椎动脉。对术前影像学检查提示椎动脉显露困难或椎动脉受侵蚀者，可于术中预先显露同侧椎动脉第一段，并以皮片标记，以便术中出血迅猛或椎动脉破裂时阻断椎动脉，从而迅速控制出血。

笔者体会

1. 经口腔入路 用于寰椎前弓、侧块、齿状突及枢椎椎体肿瘤切除，但该入路的显露手术视野较小、部位较深，肿瘤病灶切除及创面止血均较困难。而且，因为口腔的特殊环境，可能导致逆行性中枢神经系统的感染。

2. 经口腔下颌骨入路 适用于上述部位肿瘤及C_2、C_3椎体巨大肿瘤切除，显露直接，术野清晰，便于较大范围的肿瘤切除、植骨及内固定术操作。然而，此入路创伤大，可能需要与五官科医师协作，术后可能出现咬合困难等并发症，口腔护理要求较高。采用此入路需要注意：下唇和颏部皮肤用Z字形切口或弧形切口，减少术后皮肤的瘢痕挛缩；切开下颌骨之前预先使用钢板钻好螺孔；术中操作轻柔，避免损伤椎动脉及脊髓等。在目前的技术条件下，多数情况下可通过其他入路代替，因此

目前该入路的使用逐渐减少。

3. 经颈部前路钩突椎间盘切除极外侧方开槽手术入路 有可能损伤椎动静脉和副神经、舌下神经、迷走神经、膈神经。以术前周密的影像学检查和熟练的显微微创技术作为保证，损伤血管神经是可以避免的。切除C_2、C_3节段肿瘤时可能损伤或误切肿瘤表面的副神经，可以用9-0尼龙线吻合修复副神经，术后一般不遗留斜方肌失神经废用。

4. 颌下入路 上颈椎肿瘤大部分可通过此入路达到肿瘤切除的目的，目前使用较多。虽然有学者认为该手术入路在短颈和肥胖患者使用较为困难，但根据笔者自身经验，此入路基本可达到理想的肿瘤切除和上颈椎重建，并发症发生率也比较低。

第3节 下颈椎骨肿瘤的前方手术入路

此手术入路由Southwick和Robinson等详细描述。后者和Smith等成功地应用在一系列颈椎疾病患者中，并作为颈椎疾病的手术入路逐渐得到一致公认。因颈部重要的神经，血管结构较多，所以清楚地了解此处的解剖结构非常重要。一般说来，此手术入路可以暴露$C_3 \sim T_1$椎体。

颈椎前外侧显露途径的显露范围是中下位颈椎椎体、椎间盘、钩椎关节。主要用于颈椎骨折脱位和椎间盘突出症的前方减压、椎体次全切除植骨融合、椎体钢板螺钉内固定，以及颈椎后纵韧带骨化症前方减压，结核病灶清除和椎体肿瘤切除等。

一、右侧横行切口途径

横行切口较短，不易引起明显瘢痕，能显露2～3个椎体和椎间盘。

1. 麻醉 采用气管插管全身麻醉。

2. 体位 患者取仰卧位，肩下垫软枕，颈下垫包海绵的木垫，以免后路悬空而不利于手术操作，使颈部呈自然向后。但应避免头颈过度后仰，以防止加重脊髓的损伤。常规消毒铺巾，如需取髂骨，则同时准备髂骨区的消毒（图33-41）。

3. 手术操作

（1）切口

1）切口侧别的选择：多选择在右侧，也可左侧（图33-42）。左侧的优点在于不易损伤喉返神经。因左侧喉返神经稍长并贴近中线走行，位于甲状腺后面，在暴露和手术中易于避开。但缺点是容易损伤胸导管。因而，右侧前外侧切口被多数脊柱外科医师所采用。

2）切口的范围：自胸锁乳突肌前缘至颈前正中线，沿颈皮纹作横切口，长为5～6 cm，内侧达颈中线，外侧略过胸锁乳突肌中线，但不必超

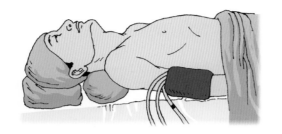

图33-41 颈前路手术的体位，注意使颈椎处于自然伸展位

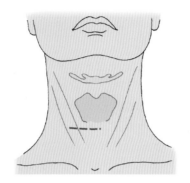

图33-42 颈前路右侧横行切口

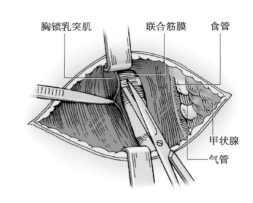

图33-43 剪开胸锁乳突肌内侧与颈内脏鞘之间的联合筋膜

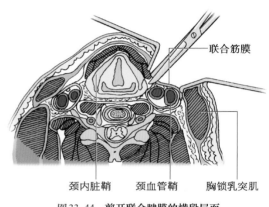

图33-44 剪开联合腱膜的横段层面

过胸锁乳突肌外缘。过度延长切口并不能增加术野的暴露。

3）切口的高低：根据病变节段的高低，确定切口的位置。切口水平高低的选择，有两种方法：① 手指测量：胸骨上方约两横指可显露 $C_6 \sim C_7$，两指半显露 $C_5 \sim C_6$，三横指可显露 $C_3 \sim C_5$。② 解剖体表标志定位：环状软骨相当于 $C_5 \sim C_6$，按此可上下推算。

（2）分离颈深筋膜：切开皮肤，纵行切断颈阔肌。沿颈阔肌深面上下潜行剥离各 3 cm，提起胸锁乳突肌内侧与颈内脏鞘之间联合筋膜剪开（图33-43、图33-44），并沿其间隙分别向上下方向扩大剪开，胸骨舌骨肌和甲状胸骨肌即在近中线侧显露出来。

（3）颈动脉鞘与颈内脏鞘间隙分离：颈动脉鞘包括颈动、静脉和迷走神经等组成一鞘，位于胸锁乳突肌深面，颈内脏鞘包括甲状腺、气管和食管，外周包以纤维包膜。于颈内脏鞘偏外侧，自肩胛舌骨肌内侧与胸骨舌骨肌和甲状胸骨肌之间隙进入，或者在该肌与颈内脏鞘间隙进入，可直达椎体

前缘。这种入路离颈动脉鞘距离较远，安全性较大（图33-45）。

（4）喉返神经和血管的处理：甲状腺下动脉通常位于 C_6 椎体水平，远端开始分支，而喉返神经恰于该分叉处穿行，如果甲状腺下动脉对显露影响不大，则尽量牵开不作结扎。如果必须结扎，应在主

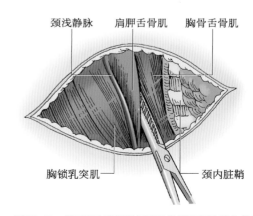

图33-45 剪开颈内脏鞘外侧疏松结缔组织达椎体前部

干处先做游离，做双重结扎牢固后再行切断，防止损伤喉返神经及结扎线脱落出血。喉返神经不必刻意分离，否则会导致声音嘶哑。

（5）椎体和椎间盘的显露：颈椎椎体和椎间盘前份显露后，尚有 2～3 层颈前筋膜，用长齿镊提起并剪开，向上下方扩大，显露前纵韧带（图33-46），隆起且发白的是椎间盘，略凹而色深的是椎体。应在两侧颈长肌之间进行操作，超出此范围则有可能损伤椎动脉。颈交感干位于颈长肌之上，不应干扰。椎体表面的横行血管用双极电凝于颈长肌内侧缘电凝止血。生理盐水冲洗后，观察显露的椎体和椎间盘表面是否还保留有结缔组织膜，应将其剥离干净以便手术操作。

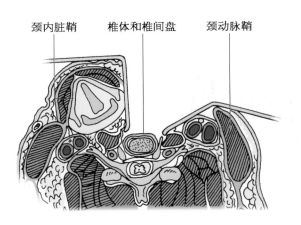

图33-46　显露椎体和椎间盘前部的横段层面

（6）定位：为准确操作，必须定位。病变的椎体和椎间盘前方的软组织常有出血和水肿，可作判断之用。常规用 1.5 cm 长的注射用针头插入椎间盘，拍摄全颈椎侧位 X 线片或用 C 臂机透视，以确定操作的节段。

二、右侧斜行切口途径

斜行切口长，显露广泛，但容易引起明显瘢痕，适用于广泛椎体和椎间盘的显露。

1. 麻醉、体位　同横切口。

2. 手术操作

（1）切口：多采用右侧切口。沿右侧胸锁乳突肌内侧缘由外上方斜向内下方，切口长度通常 7～8 cm，根据显露范围的需要可上下延长切口（图33-47）。

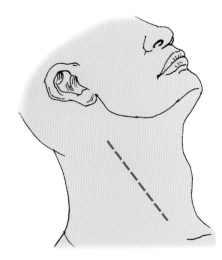

图33-47　颈前路入路斜行切口位于胸锁乳突肌内缘并与之平行

（2）分离颈深筋膜：切开皮肤、皮下组织，纵行切开并分离颈阔肌。以胸锁乳突肌内缘为界，上下分离，使切口有足够操作范围。显露肩胛舌骨肌，如妨碍操作可将其切断。

（3）颈动脉鞘与颈内脏鞘间隙分离：提起胸锁乳突肌内侧与颈内脏鞘之间联合筋膜剪开，两鞘之间有一层疏松的结缔组织，用组织剪向上下充分松解，将两鞘分别向两侧牵开，颈内脏鞘牵过中线即显露颈椎椎体和椎间盘前部筋膜。

（4）喉返神经和血管的处理：甲状腺下动脉通常位于 C_6 椎体水平，在显露过程中恰遇甲状腺下动脉于中央部，阻碍深部进一步暴露，可双重结扎并切断。喉返神经纵行于甲状腺下动脉远侧分叉处。因此，在结扎该动脉时，必须在靠近主干部，以避免损伤喉返神经。

（5）椎体和椎间盘的显露：椎体和椎间盘表层有 2～3 层筋膜组织。颈内脏鞘牵过中线后即清晰可见，以细长有齿镊或长弯钳将其稍加提起剪开，并沿切口向上下逐渐扩大，显露前纵韧带。为充分显露椎体和椎间盘，可作钝性分离，将两侧颈长肌内侧缘也稍加分离，椎体和椎间盘前部完全显露出来。

（6）定位：同横切口。

三、手术并发症

1. 吞咽困难和食管瘘　由前路手术牵拉、损伤食管及术中的内植物或植骨块压迫、术后水肿、出血、去神经支配、术后局部瘢痕粘连牵拉等所致。必要时可以考虑内镜检查。临床症状与穿孔大小相关。小的穿孔可以没有临床症状；严重的表现为椎管内感染、瘘口周围感染、纵隔感染和其他并发症。术后长时间的吞咽困难、颈部创口内有消化道分泌液、难治性的创口感染，均提示有食管瘘的可能。小的瘘口经禁食旷置，可以愈合。严重者须手术清创，修补瘘口。因往往合并营养不良，治疗比较困难。

2. 椎动脉损伤　主要因椎动脉解剖结构异常，或术中操作偏离中线，表现为术中大量喷血。术中可用5-0 Proline线缝合修补止血。

3. Horner综合征　颈交感干位于颈长肌之上，容易受术中干扰或损伤而出现Horner综合征。术中尽量避免损伤交感神经干，术中牵拉应轻柔，此外，从中线向外侧暴露应注意在骨膜下进行。

4. 喉返神经损伤　通常由内脏筋膜保护，但是如果牵拉或者分离过度，可能导致损伤。右侧的喉返神经有时可能在更高位离开动脉鞘而斜行穿越术野，因此有学者建议选用左侧的手术入路以避免损伤异位的喉返神经。

5. 呼吸道损伤　与患者术前呼吸功能、术中牵拉、麻醉插管有关。表现为术后呼吸道分泌物增多、呼吸道感染。术中止血不彻底也容易出现术后创口内血肿形成而导致呼吸困难。严重者可危及生命。

6. 神经损伤　多数的神经损伤是由手术操作失误所致。减压钩椎关节时，防止损伤神经根。另外，植骨块的深度不可过深，应测量准确。

笔者体会

下颈椎肿瘤的显露、切除及脊柱重建较上颈椎容易，但C_3、C_4等较高位置手术时应注意避免损伤喉上神经；同时仍然需要注意术中精细操作及术后密切病情观察，防止严重并发症的发生。低位下颈椎肿瘤（C_6、C_7和T_1）的手术入路可选择左或右侧胸锁乳突肌内侧缘切口入路，切口下缘至胸骨切迹上一横指，应特别注意避开喉返神经，于内脏鞘与血管鞘之间直达椎体前筋膜，显露$C_6 \sim T_1$椎体。

第4节　颈胸段骨肿瘤的前方手术入路

颈胸段脊柱肿瘤的手术入路主要根据病变所在的部位和范围，从而预计手术范围以及是否需要进行内固定。CT扫描发现绝大多数的颈胸段脊柱肿瘤主要累及脊柱前方的椎体，所以只有经前方手术入路才能够获得充分的术野。通常邻近的脊椎和肋骨也容易被累及。但是，前路手术有两个生理性的限制或多或少造成手术暴露的困难：① 胸廓入口的形状；② 脊柱可能存在因病变造成的后凸畸形。颈胸段脊柱为颈椎前凸和胸椎后凸的交界之处，此处的原发脊柱肿瘤较少，临床上较多的是转移性肿瘤。此类肿瘤常累及前外侧椎旁，累及范围较大，多影响肋间神经功能。这类肿瘤经前路手术难度较大，应用联合后外侧入路更为合适。

许多学者对颈胸段脊柱入路做了不少尝试，提出了许多颈胸段的手术入路，主要包括：① 下颈椎前方入路；② 经胸骨入路，包括低位下颈椎前方入路及劈开全胸骨或各种改良的劈开胸骨柄术；③ 锁骨上入路，即离断锁骨，劈开胸骨入路；④ 高位经胸入路，即经肩胛下入路；⑤ 前后联合入路及颈胸段后方入路；⑥ 肋骨椎骨横突切除术入路；⑦ 经内镜颈胸段手术入路等。

一、低位下颈椎前方入路

采用常规的颈前入路，为暴露 C_6、C_7 或 T_1 甚至 T_2 等椎体而向下延长切口直至锁骨上，为前内侧入路的延伸，称为低位颈椎前方入路。此入路有时可以暴露至 T_1，尤其在长颈以及一些无颈胸段脊柱后凸畸形的患者中，下方手术野可以到达 T_2 椎体。但因为胸骨和锁骨的阻挡，在其手术野远端的操作已经非常困难，尤其是在短颈及胸骨较长的患者中。所以对于 T_2、T_3 椎体的暴露，常规的颈椎前路手术很难完成或显露不够，操作非常勉强，多需采用或结合其他手术入路。

（一）手术入路的选择

低位下颈椎的手术入路选择左侧还是右侧，主要是根据病灶的位置，以及减少喉返神经损伤的可能性两者共同决定。为此，Ebraheim 等从解剖学角度研究喉返神经与颈前路手术的关系，发现左喉返神经在食管气管沟内行程较长且解剖位置比较固定。在 C_7 水平，右喉返神经与食管气管沟前方距离 6.5 ± 1.2 mm，与其外侧距离 7.3 ± 0.8 mm，且右喉返神经行程变异较左侧大，所以右侧入路较左侧入路手术造成喉返神经损伤的危险更大，更容易损伤喉返神经。

Bailey 和 Badgley 等与多数学者意见相反，认为低位下颈椎手术入路采用右侧入路更加安全，因为术中可以暴露喉返神经，发现各种变异从而避免损伤，同时也不会损伤胸导管；而 Southwick 和 Robinson 等大多数学者倡议左侧入路，避免显露喉返神经，从而减少损伤机会。

（二）手术操作

参见横切口或斜切口的颈椎前入路。在胸导管入口处解剖颈动脉鞘周围要特别小心，胸导管从外侧进入颈静脉，但存在变异。右侧入路时注意避免损伤喉返神经。

（三）手术入路的优缺点

此手术入路损伤较小，多数医师比较熟悉；患者恢复快，且不影响肩关节功能。缺点是下位椎体暴露有时比较困难，术野深且窄，多数情况下只能暴露到 T_1 和 T_2，偶尔可以暴露到 T_3 椎体，此外还有损伤喉返神经、胸导管和食管的危险。

二、劈开胸骨、锁骨的颈胸段前方手术入路

1957 年，Cauchoix 和 Binet 首先采用全胸骨劈开入路治疗胸椎结核。其切口包括两部分：颈部切口沿着胸锁乳突肌前缘，胸部切口沿正中线至剑突。胸骨完全劈开，推向两侧。

（一）麻醉、体位及术前准备

气管内插管，全麻。患者仰卧位，肩胛下垫一软枕，使颈部略微伸展。患者颈椎伸展或屈曲的范围在术前患者清醒的状态下先予以测试。如术前患者有明显颈椎不稳，则术中可用 Halo 外固定牵引或头颅牵引。如有条件，可用 SSEP 术中监测。必要时术前即可用约束带牵引两侧腕关节，便于术中颈椎侧位片的拍摄。术前应仔细研究患者的 CT 与 MRI 的影像学表现，有助于决定最佳的手术入路。

（二）切口和显露

颈胸段脊柱前方的显露可以经锁骨上、劈开胸骨或经胸腔的手术入路完成。近年来又提出了各种改良的手术入路。因此，随着切口选择的不同，入路稍有差别（图 33-48 ～图 33-50）。

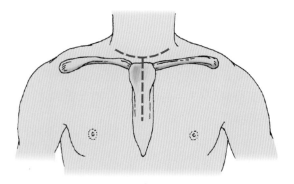

图33-48　颈胸段脊柱前方入路的T形切口

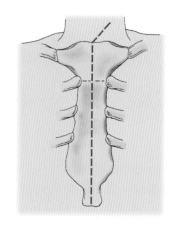

图33-49　全胸骨劈开切口示意图

1. 锁骨上入路或锁骨上入路结合正中劈开部分胸骨的入路　于锁骨上行横切口，在颈动脉鞘后进行分离。切开颈阔肌后，分离胸锁乳突肌，分离时必须保护颈内静脉、锁骨下静脉和颈总动脉。分开胸锁乳突肌后，可以把肩胛舌骨肌从滑车上分离出来。仔细辨认锁骨下动脉及其分支，必要时结扎分支。肺尖和膈神经与前斜角肌非常接近。在前斜角肌外缘处，臂丛和锁骨上神经位置表浅。分开前斜角肌，显露底部的Sibson筋膜。向下牵拉脏层胸膜和肺脏。此时经胸廓入口由上而下看到后胸壁、星状神经结和上胸椎椎体。经左侧入路时应认清胸导管，防止误伤。此手术入路必要时可以在正中向下方延长，劈开胸骨。

2. 劈开胸骨柄或劈开胸骨入路　在胸骨切迹上2 cm开始向下做中线纵切口达第3肋软骨切迹平面，切开皮肤、皮下和胸骨骨膜。于胸骨前后面的

骨膜下剥离上半胸骨和胸肋关节，防止破入胸腔。然后从第2、3肋软骨之间横断胸骨，再将胸骨上半由正中线切开。用自动牵开器轻轻撑开劈开的上半胸骨和胸肋关节，即显露上纵隔。根据病情的需要，可以只切开胸骨柄或切开整个胸骨。同时把锁骨从胸骨柄上于胸锁关节处离断。用电锯从胸骨柄上切取长方形骨块，此步骤可能伴有活跃性出血。暴露胸骨柄下方斜行的锁骨下静脉和胸腺，胸腺及胸骨后脂肪组织常常妨碍术野，可以切除。用两把大血管断流钳暂时阻断左无名静脉，予以结扎。由主动脉弓之上，左右颈总动脉之间分离，将气管和食管牵向右侧，即可显露$T_1 \sim T_3$椎体前方（图33-51）。此切口可以与颈部的斜切口结合（图33-50），扩大暴露，可以显露$C_4 \sim T_4$椎体，甚至可达T_5椎体。

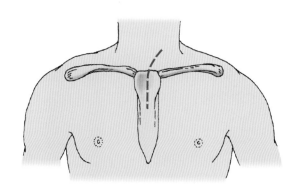

图33-50　左侧颈前路和正中劈开胸骨柄皮肤切口

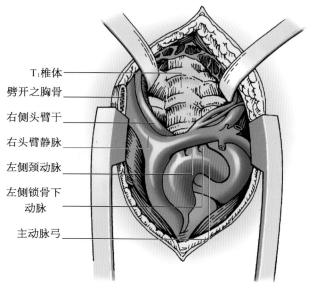

T_1椎体 —

劈开之胸骨 —

右侧头臂干 —

右头臂静脉 —

左侧颈动脉 —

左侧锁骨下动脉 —

主动脉弓 —

图33-51　劈开胸骨柄或劈开胸骨入路显露颈胸段脊柱示意图

3. 离断部分锁骨的颈胸段脊柱的前路入路 用电锯去除锁骨内侧 1/3，连同其后方骨膜切除一矩形胸骨柄片。其余操作类似上述入路。在后凸畸形的患者，由于无名静脉十分紧张，很容易被撕破，在必要时结扎切断该静脉。结扎此静脉的缺点是可引起术后左上肢变粗、肿胀，但不十分明显，仔细检查才能发现。

4. 经右侧肩胛下后外侧胸腔入路 取 T_4 棘突右侧旁通过肩胛骨下缘至第 4 肋骨腋中线交点做一半弧形切口，切开背阔肌、大菱肌、前锯肌。游离第 4 肋骨，切除部分肋骨，将肩胛骨向上内侧推开，切开胸膜，撑开器撑开显露 $T_2 \sim T_5$ 椎体、右侧椎弓、肋横关节。

5. 高位侧后方切口 上背部距后正中线 5 cm 处做纵切口，切开斜方肌、肩胛提肌、菱形肌和骶棘肌，显露第 1 ~ 3 后肋后段。骨膜下剥离第 1、2 肋后段后切除之。在胸膜外分离肋间神经，沿神经根直达椎间孔。轻轻剥离胸膜并向前推开，即可见 $T_1 \sim T_3$ 椎体侧面。

三、手术入路评价综述

经全胸骨入路因纵隔暴露较好，对大血管如锁骨下血管控制相对容易，对 T_3、T_4 椎体暴露较好。有时可以通过在头臂静脉、上腔静脉和升主动脉等血管结构之间分离一解剖入路，使 T_5 椎体暴露更加清楚。术中垂直视野良好，对后纵韧带和硬膜暴露更加清楚，不破坏肩部结构，从而不影响上肢功能。Knoller 等也认为全胸骨入路结合 Smith-Robinson 入路能够充分暴露 $T_1 \sim T_5$，在术野增加的同时，能减少手术误伤血管、神经等并发症，便于安置内固定器械。但劈开全胸骨的入路创伤大，术后康复周期长，且多数情况下无切开全胸骨的必要，切开胸骨柄即可。

1982 年，Louis 在 Cauchoix 等基础上，结合 Smith-Robinson 入路，对此切口进行改良，可获得良好的 $C_1 \sim T_5$ 椎体术野的暴露，同时也方便对术野的止血。Yasui 也推崇改良的劈胸骨入路，即采用倒 "T" 形劈开胸骨到胸骨柄下方，联合颈部入路，创伤减小；但受到纵隔组织的影响，术野受到限制，尤其是左右宽度较窄，影响手术操作，不利于彻底清除椎体两侧的脓肿和坏死组织。

同低位下颈椎入路一样，为避免损伤喉返神经，文献上近年报道的颈胸结合入路采用左侧颈前路皮肤切口的居多（图 33-51）。此颈胸段切口也无需切除胸骨和锁骨。正中劈胸骨术结合延长的左侧颈部入路，可以广泛暴露 $C_4 \sim T_4$ 椎体，进行椎体切除和重建术。

Maciejczak 等仍坚持全胸骨手术入路的优点，认为尽管目前出现了各种改良手术以尽量减少创伤，如胸骨柄切开术或一些锁骨切开术；但是，随着这些手术创伤减少，术野减少，手术操作难度也增加。

Lesoin 等对 Sundaresan 的手术入路又进行了改进，主要是保留了胸锁乳突肌在胸骨柄和锁骨上的附着点。切除了双侧锁骨和胸骨柄的上部，从而暴露其后方结构。优点是保留了呼吸肌，避免在呼吸疾病的患者中出现并发症，切口也从 Sundaresan 的 T 形改为斜形。

Kurz 等后来又对此切口做了进一步的改进。主要改变为不切开胸骨柄，但切除锁骨的内 1/3，后者可作植骨之用。他认为颈胸段脊柱的暴露，单纯切开锁骨已经足够，不必切开胸骨柄。

一些入路中把切下的骨块作植骨用，从而造成了骨缺损；此外，固定的锁骨有不愈合、移位等并发症。为此，Sar 等提出了一种改良的胸骨柄和锁骨的切开术，其优点是保留了胸锁关节，而且不会造成骨缺损。

值得注意的是，因为患者肩部挡住视野，上胸椎椎体水平的判断可能比较困难。应充分利用术中透视、肋骨等重要解剖结构进行计数，以正确判断胸椎椎体的水平。

笔者体会

下颈椎低位前方入路：该入路由于无需劈开胸骨，损伤较小，除少数颈部粗短患者外，通常能显露 $C_4 \sim T_2$ 椎体，适用于 T_1 椎体肿瘤前方显露，并能在直视下完成肿瘤切除、植骨和内固定。我们认为该入路适用于大多数 T_1 椎体肿瘤患者，T_1 椎体肿瘤大多数可采用该入路。由于切口较小，手术创伤不大，术后康复周期大大缩短。

经全胸骨入路：该入路的优点是能够显露 $C_5 \sim T_4$ 椎体，在显露 T_4 椎体时，往往需要结扎和切断左无名静脉，显露范围大，便于 $C_5 \sim T_4$ 椎体上内固定装置的操作，但由于切口长，手术创伤大，并发症和死亡率较高，该入路已经很少使用。

经胸骨柄入路：切口取左侧胸锁乳突肌内侧胸骨切迹中点与胸骨角下方纵行连接。该入路显露范围较大，能充分显露 $C_5 \sim T_4$ 椎体，便于 $C_5 \sim T_4$ 椎体上内固定装置操作。因切口较全胸骨入路相对缩短，仅劈开胸骨柄，手术创伤相对较小，对于需要显露 $T_3 \sim T_4$ 椎体的患者，比较而言，推荐该入路。

总的来说，经胸骨手术入路治疗颈胸段肿瘤已经很少使用，大部分肿瘤经后外侧入路及前侧方入路获得满意的切除和疗效。

第5节　胸椎及胸腰段骨肿瘤的前方手术入路

一、经胸膜外、腹膜外途径

胸腰椎前外侧入路（经胸膜外途径）主要适用于下胸椎和上腰椎（$T_{11} \sim L_2$）的椎体和椎间盘的显露。

（一）体位

患者侧卧位，患侧在上（图33-52），双上肢向前平伸，置于双层上肢托架上。健侧腋下垫软枕以免健侧肩部及腋下的神经血管束受压、致伤。腰下垫枕或摇起手术床的腰桥，使术侧的肋缘与髂嵴之间的距离增大，以方便手术操作。骨盆前后方置合适托板卡住，并使用约束带使患者保持住侧卧位。手术中可根据显露需要，使手术床向一侧倾斜，而改变患者卧姿（对地平面而言）为斜仰卧位或斜俯卧位。

（二）切口

该切口的选择并非一成不变，可根据病变部

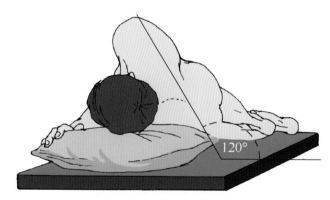

图33-52　斜俯卧位体位

位节段水平、显露范围大小决定切口的长短和走向（图33-53）。如果病变部位较高，如 $T_{11} \sim L_1$，切口应取自第10肋水平，并旁开棘突3.0 cm处开始，做平行棘突的连线向下行至第12肋处，再向下前达肋骨远端，然后再斜向腹壁抵达腋前线，即通常称为大肾切口；如为上腰椎（L_1、L_2），切口起点选择自第11肋水平，旁开棘突3.0 cm，沿第12肋，再转向腹壁前部，再向下则为平常所用的倒"八"字切口相连接。这里介绍第 11 肋骨切口，即于 T_{10} 棘突旁开 3.0 cm 处向下作短直线切开，然后沿第 11 肋向前下方斜行，沿第 11 肋骨走行向下前方至肋骨远端肋软骨。根据显露范围可在上腹部沿节段神经方向继续弧形斜向下，直至脐水平腹直肌鞘边缘。

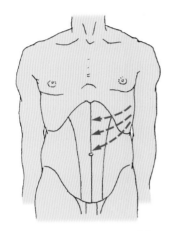

图 33-53　腰椎前方入路经胸膜外途径切口选择

（三）肌层及胸壁的处理

切开皮肤、皮下组织和深筋膜，显露背阔肌、下后锯肌、骶棘肌外侧部，电刀依次予以切断。并将骶棘肌由第 11 肋剥离，牵向后方。沿第 11 肋骨中轴线切开其骨膜，仔细进行肋骨的骨膜下剥离，保持肋骨骨膜的完整。注意肋骨上缘由后向前、肋骨下缘由前向后剥离的原则。待第 11 肋骨大部游离后，即可切断肋骨（图 33-54）。在肋骨切除前宜充分剥离、结扎和切断肋间神经及血管分支。肋骨自肋骨头远端侧 2.0 cm 处切断，再将远端于肋软骨处截断。骨断端用无菌骨腊封闭止血。注意不能留有尖锐骨断端。取出肋骨并切断肋骨韧带及肋骨头。

肋骨床由肋骨骨膜、胸内筋膜、壁层胸膜 3 层组成，以尖刀仔细在肋骨床上作一小切口，注意只切开肋骨骨膜，提起肋骨骨膜切缘，用弯止血钳夹住"花生米"样小纱布球推开其下的胸膜。顺肋骨床中轴线逐步剪开肋骨骨膜并逐步推开骨膜。操作必须轻柔，勿使胸膜破裂，如胸膜撕破，即时以 3-0 proline 线缝合。

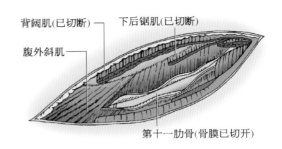

图 33-54　逐层切断肌肉，显露肋骨

有时，根据病椎暴露的需要，切口需向前下方延长。即沿第 11 肋骨尖端向前下方顺延约 3 cm，以中号止血钳在第 11 肋软骨前方分开腹侧壁的腹外斜肌、腹内斜肌、腹横肌和腹横筋膜，游离腹膜外脂肪，可以看到腹膜，推开腹膜，术者以示指探入肋软骨深面，然后沿其中轴线切开第 11 肋软骨。此处，胸膜外间隙和腹膜外间隙已相通（图 33-55）。

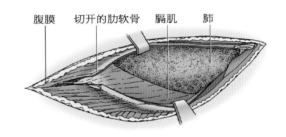

图 33-55　切口向下延长进入腹膜外间隙

在进一步胸膜外和膈肌下的腹膜外分离时，常需先处理膈肌在肋骨和腰椎上的附着点。在盐水纱布垫保护下，将胸膜囊向前、上方推开，剪断影响手术操作的膈肌附着点，尽量保留内侧弓状韧带的完整性。注意剪断膈肌起点 1～2 cm 处，预留结扎线或缝扎线以备术后原位缝合膈肌在内侧弓状韧带上方切开的部分。

（四）椎体和椎间盘的暴露

用胸腔自动撑开器向前上和后下方撑开切口，可见腰大肌筋膜，将肾周脂肪连同肾脏一起向中线推开，即可到达 L_1 椎体侧方。使用 C 臂机进行准确定位后，将腰大肌推开，经骨膜下剥离椎体，在 L_1 椎体的骨膜下向前剥离膈肌脚，电凝并游离节段血管，应用直角剥离器剥离节段血管，夹闭并切断结扎椎体中部的腰椎节段动静脉，向上、下扩大暴露范围，显露需要的椎体和椎间盘（图33-56）。如需充分显露椎间孔及椎体后缘，需去除肋骨头，并可显露肋椎关节。

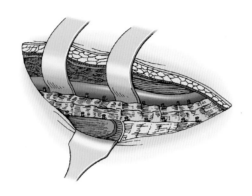

图33-56　**已暴露胸腰椎椎体及椎间盘**

（五）注意事项

（1）在第11肋软骨处，胸膜外间隙与腹膜外间隙相通。而腹膜外间隙相对好寻找，故可先寻找腹膜外间隙，再向胸膜外间隙延伸，可防止胸膜破裂。如有胸膜撕破，立即以3-0 proline线缝合。术后并以生理盐水检查破裂处，直至呼吸时无气泡溢出。如破裂较严重或多处破裂，则宜经第9肋间隙腋中线处放置胸腔闭式引流管。按气胸处理。

（2）结扎椎体节段动静脉应在主动脉和椎间孔之中点。避免太靠近主动脉和下腔静脉，也不能太靠近椎间孔，以防止椎间孔处节段动脉之间的循环支损伤而影响脊髓血供。

（3）术后将弓状韧带及相对应的膈肌间断缝合。

（4）胸膜外间隙放置负压引流管，由切口下方另作小口引出。术后作负压引流3～7日。

（5）胸膜外入路可以使用于因肺功能不佳不允许单肺通气的患者，并且由于肺始终处于通气状态，术后肺不张的发生率较经胸膜途径低。但其显露范围小于经胸膜入路，术中肺不出现萎陷可能增加术中胸膜破损、肺破损的风险。

二、经胸膜腔、腹膜外途径

前外侧入路（经胸膜腔、腹膜外途径）主要适用于下胸椎和上腰椎（$T_9 \sim L_2$）的椎体和椎间盘的显露。但如果将切口向前下方延长5～6 cm，则可以显露$L_3 \sim L_5$椎体和椎间盘。

（一）体位

患者侧卧位，术侧在上，背部与手术台成90°角或呈俯卧60°角。双上肢向前平伸，置于双层上肢托架上。腋下垫软枕，防止肩部及腋下神经血管束长时间受压导致损伤。胸腰部垫一软枕，或利用自动手术床调节使胸腰节段抬高，术侧的肋缘与髂嵴距离增大，以利于手术操作；放平时，则有利于切口缝合。用合适托板和约束带将患者固定于手术台上。

（二）切口

手术入路宜选在椎体破坏最严重的一侧或下肢瘫痪较重的一侧。根据具体情况，可选择不同肋骨进入。一般，取第10肋作切口。起自棘突旁开5 cm，沿第10肋骨走行，通过肋缘下，顺腹直肌外缘向下延长5～6 cm（图33-57）。

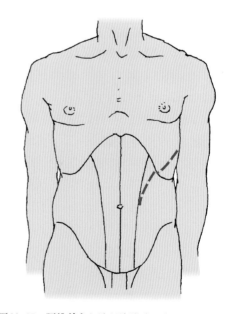

图33-57　**腰椎前方入路经胸膜腔、腹膜外途径切口**

（三）肌层的处理

沿设定的切口切开皮肤、皮下组织和深筋膜，并以刀柄将切开的组织向两侧稍加分离，即可显露背阔肌的上部、斜方肌和后锯肌的下部，在切口的下端显露腹外斜肌。沿切口方向分层分离钳夹并切断或采用电刀切开背阔肌、斜方肌、下后锯肌及部分近脊柱侧深层骶棘肌。如果采用电刀将其逐层切断，可减少出血和结扎操作程序。用自动牵开器将切口两侧肌肉组织牵开固定，第10肋即能显露出来。沿第10肋中轴线切开骨膜，按照肋骨上缘由后向前、肋骨下缘由前向后的原则作骨膜下剥离，第10肋骨完全游离后，自肋骨头远端侧2.0 cm处切断，断端固定后再将远端截断。骨断端用无菌骨蜡封闭止血。注意不能留有尖锐骨断端。取出肋骨并切断肋骨韧带及肋骨头。术者和助手分别持镊子和止血钳小心提起肋骨床，明确未提起肺组织，然后小心切一个小口，再沿皮肤切口走向逐步扩大切口，进入胸膜腔。注意不能伤及肺组织。

用尖刀沿第10肋软骨中轴线小心将其切开，然后在第10肋骨的前下方分离和切断腹外斜肌、腹内斜肌、腹横肌，其下即为腹膜外间隙，可见腹膜和肾周围脂肪囊。术者用"花生米"样纱布球或用手指包以大盐水纱布垫，细心地自腹膜后壁分离腹膜、肾脏和输尿管，并向中央部推移。输尿管近端常被脂肪掩盖，不必故意分离寻找，使腹膜外脂肪组织及肾脏等与膈肌分开。此时经胸腔和腹膜后可以从上、下两方看清膈肌的肋部起点。沿胸壁上的膈肌肋部附着点旁1 cm处逐步半环形剪断膈肌，膈肌切口长6～10 cm时可显露L$_2$椎体，保留1 cm的边缘有利于关闭切口时缝合膈肌。同时缝扎其出血点（图33-58）。

（四）椎体及椎间盘的暴露

用腹腔拉钩将腹膜内脏及肾脏等向中线牵开。在L$_1$椎体旁，切开膈肌的内侧弓状韧带。在椎体侧方纵行切开壁胸膜。将椎旁疏松结缔组织稍向前后方分离。分离时紧贴椎体进行。食管、胸导管和迷

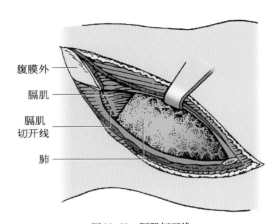

图33-58　膈肌切开线

走神经等均连同椎前组织一起推向前方，不必一一寻找这些解剖结构。然后，在L$_1$、L$_2$椎体侧方切断腰大肌起点，并从腰大肌前缘将肌肉向后外方牵开，即可见到椎体及椎间盘。椎间盘膨隆、色白、扪之有柔韧感，而椎体则相对凹陷。如有病变，其表面尚有病理组织需仔细分离，对于表面无异常发现者，需按肋骨反复定位或使用C臂机进行定位，准确确定部位后，方可进行下一步操作。在椎体侧方中部可见横向走行的腰椎节段动静脉，予以分离、切断、结扎。然后，在椎体侧方切开骨膜，行骨膜下剥离暴露椎体（图33-59）。

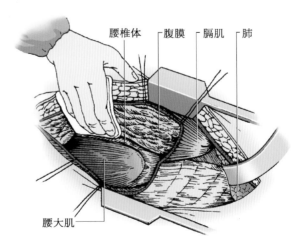

图33-59　暴露胸腔及腹膜外间隙

（五）注意事项

（1）术中注意胸膜、腹膜的反折、第12肋间神

经和肋下动静脉，以发现肋下静脉与腰外静脉汇合处，即 T_{12} 椎体后下方向前上方斜行穿过 T_{12} 椎体处，该血管损伤可造成大出血。

（2）结扎腰椎椎体节段动静脉应在主动脉和椎间孔的中点。避免太靠近主动脉和下腔静脉，也不能太靠近椎间孔，以防止椎间孔处节段动脉之间的循环支损伤而影响脊髓血供。

（3）术后必须间断缝合椎旁的壁胸膜。如因内固定器械占位而不能直接缝合，可牵开切口上方皮肤和皮下组织，切取一薄片背阔肌缝补在胸膜裂口处。

（4）术后需缝合内侧弓状韧带，并由深到浅缝合膈肌。最好在切断膈肌时，预留缝线标记，手术结束时，予以缝扎。

（5）术后经第8肋间隙腋中线常规放置胸腔负压引流管。按操作常规关胸。

（6）如显露腰骶椎，对大血管、输尿管、上腹下神经丛、下腹下神经丛的保护参见本章第6节。

三、胸腰段前外侧入路（经胸膜腔、腹膜腔途径）

胸腰椎前外侧入路（经胸膜腔、腹膜腔途径）主要适用于上腰椎和下胸椎的椎体和椎间盘的显露。但该手术入路上下延长，最多可显露至 $T_4 \sim S_1$。左右两侧均可显露，但左侧入路较为常用。

（一）体位

患者侧卧位，术侧在上，背部与手术台成90°角。双上肢向前平伸，置于双层上肢托架上。腋下垫软枕，防止肩部及腋下神经血管束长时间受压导致损伤。用合适托板将耻骨联合和骶骨夹住固定骨盆。胸腰部垫一软枕，或利用自动床调节使胸腰节段抬高，使术侧的肋缘与髂嵴距离增大，以利于手术操作；放平时，则有利于切口缝合。

（二）切口

切口起自要切除的肋骨上方水平、骶棘肌外侧缘（相当于棘突旁开3 cm），沿肋骨走行向下前方至肋骨远端。根据需要暴露腰椎的数目，可再向下延长至腹部中线和髂前上棘之间3～5 cm。显露 $T_{11} \sim T_{12}$ 时，最好切除第9肋，显露 $T_{12} \sim L_1$ 时，最好切除第10肋，显露 $L_1 \sim L_2$ 时需切除第12肋。

（三）肌层的处理

沿设定的切口皮肤、皮下组织和深筋膜，并依次切断背阔肌、斜方肌、菱形肌和后锯肌的下部，在切口的下端显露腹外斜肌。用自动牵开器将切口两侧肌肉组织牵开固定，显露肋骨。用电刀由肋骨中轴线切开肋骨骨膜，按肋骨上缘由后向前、肋骨下缘由前向后的原则剥离肋骨骨膜。肋骨完全游离后，用肋骨剪剪断肋骨，并尽量向后，断端不能有留尖锐骨端。断端用无菌骨腊封闭止血。再将远端在肋软骨处截断，取出肋骨。术者和助手分别持镊子和止血钳小心提起肋骨床，明确未提起肺组织，然后小心切一小口，再沿皮肤切口走向逐步扩大切口，进入胸膜腔。注意防止肺损伤。将肺萎陷置盐水纱布垫保护。胸膜粘连可切断松解。

以中号止血钳在第11肋软骨前方分开腹侧壁的腹外斜肌、腹内斜肌、腹横肌和腹横筋膜，推开其深面的腹膜。手术者持有齿镊，夹起腹膜，用刀柄在腹膜上轻轻叩击，助手用弯血管钳在对侧约1 cm处提起腹膜，使大网膜或内脏脱离腹膜，用长柄尖刀在钳镊之间切一小口，将钳住的腹膜切开，术者手指伸入腹膜下，应用手指保护肠管，并在两指之间扩大腹膜切口（图33-60）。从膈肌下面将腹腔内容物向前轻轻推开，显露腰大肌和腰方肌。此时，可分别从胸腔和腹腔看见膈肌上、下面。然后，沿膈肌边缘1.0～1.5 cm切开膈肌，切开过程中应用夹子或缝线做标记，便于关闭切口时辨认及缝合。出血点予以结扎止血（图33-61）。

（四）椎体及椎间盘的显露

用盐水纱布垫保护胸腹腔内脏器，并轻轻牵开。将椎旁疏松结缔组织稍向前后方分离。分离时紧贴椎体进行。食管、胸导管和迷走神经等均连同椎前组织一起推向前方，不必一一寻找这些解剖结构。

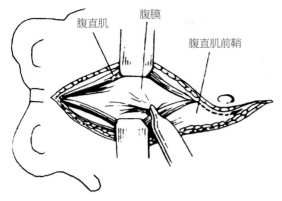

图 33-60　小心提起腹膜，切开，防止损伤腹腔内容物

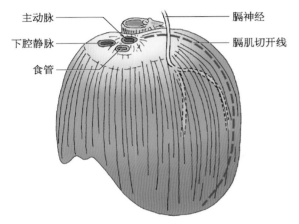

图 33-61　膈肌切开线，防止膈神经损伤

将腰大肌拉向外侧或在 L_1、L_2 椎体侧方切断腰大肌起点，并从腰大肌前缘将肌肉向后外方牵开，即可见到椎体及椎间盘。使用 C 臂机进行定位，准确确定部位后，在椎体侧方纵行切开壁胸膜及壁腹膜，暴露相应的椎体及椎间盘。在椎体侧方中部可见横向走行的腰椎节段动静脉，予以分离、切断、结扎。然后，在椎体侧方切开骨膜，行骨膜下剥离暴露椎体。

（五）注意事项

（1）膈肌切开位置在距膈肌肋骨止点 10～15 mm，从膈肌外周边缘切开。因为支配膈肌的膈神经走行于膈肌中部，横向切开膈肌有可能损伤膈上、下动脉和膈神经运动支，造成膈肌后部失神经支配。关闭切口时，自膈肌脚开始，沿预留缝线标记，由深到浅缝合膈肌，直至肋弓。

（2）术后必须间断缝合椎旁的壁胸膜及壁腹膜。

如因内固定器械占位而不能直接缝合，可牵开切口上方皮肤和皮下组织，切取一薄片背阔肌缝补在裂口处。

（3）结扎腰椎椎体节段动静脉应在主动脉和椎间孔的中点。避免太靠近主动脉和下腔静脉，也不能太靠近椎间孔以防止椎间孔处节段动脉之间的循环支损伤而影响脊髓血供。

（4）如显露腰骶椎，对大血管、输尿管、上腹下神经丛、下腹下神经丛的保护参见本章第 1 节。

（5）术后经第 7、8 肋间隙腋中线常规放置胸腔负压引流管，按操作常规关胸。腹腔按常规放置引流管，另开小口引出。

（6）如切口向下延长至腹部中线和髂前上棘之间，应解剖对位腹肌，行 PDS 线连续缝合。第一层缝合腹内斜肌、腹横肌。第二层缝合腹外斜肌。

四、胸腔镜辅助下胸椎手术（VATS）

随着胸腔镜的发展，胸腔镜辅助下胸椎手术已成功应用于胸椎和胸腰段（T_2～L_1）的前路手术，Mack 等首次报道了胸腔镜在脊柱侧弯前路松解、椎间盘切除术、椎体活检、椎间盘脓肿引流、前路椎体融合中的应用效果，之后发展到应用于椎体切除术、胸椎肿瘤切除、特发性脊柱侧弯等手术中。其较经典的开胸手术并发症发生率低，术后疼痛更轻。但对手术技术的掌握更难，需要手术人员经过正规的胸腔镜技术培训及实践，在术中仍需做好随时开胸的准备。

（一）体位

插双腔气管插管全麻，体位同常规开胸入路，健侧卧位，患侧在上。双上肢向前平伸，固定于双层上肢托架上。健侧腋下垫软枕以免健侧局部神经血管束受压、致伤。腰下垫枕，骨盆前后放置合适托板卡住，并使用约束带使患者保持侧卧位。手术中可根据显露需要，使手术床向一侧倾斜呈前旋位，并取 Trendelenburg 位（垂头仰卧位）或倒 Trendelenburg 位，术中麻醉师配合行单肺通气，并调节视野中肺的位置，从而获得更好的显露及操作空间。

（二）切口

在第7肋间腋后线插入第1个trocar，插入10 mm的带33°角的胸腔镜，调整角度直视下观察胸膜情况及椎间隙，如粘连严重，转开胸手术。将胸腔镜朝向胸壁，根据需操作节段病椎位置，直视下沿腋前线插入2～3个操作入口，呈"L"形切口，根据手术需要向头端或尾端延伸。

（三）椎体及椎间盘的显露

经皮扎入20号长针至椎间隙，使用C臂机进行定位，准确确定部位后，胸腔镜下可见椎体侧方中部可见横向走行的节段动静脉，予以分离、切断。然后，纵行切开椎前筋膜，骨膜下剥离暴露相应的椎体及椎间盘。

（四）注意事项

手术医师均应站在患者侧卧方向，显示器在对侧，术中腔镜镜头应旋转90°，保证术者操作时呈水平位。对于需要长节段内固定的患者，不适宜使用这一入路，患者既往有开胸手术史、胸膜炎、胸腔积液病史可能造成胸膜粘连，为手术的禁忌证。术中需随时做好开胸准备。

笔者体会

上海长征医院自1997年以来，每年接收大量的胸腰段手术患者，积累了丰富的经验。对手术入路的体会总结如下。

1. 上胸椎的手术入路　下颈椎低位前方入路、经全胸骨入路和经胸骨柄入路等见上一节。经右侧肩胛下胸腔入路：切口取T_4棘突右侧旁通过肩胛骨下缘至第4肋骨腋中线交点。能显露T_1～T_5椎体、右侧椎弓、肋横关节，便于上胸椎椎体上侧前方内固定装置操作。

2. 中下胸椎手术入路

（1）经左侧胸腔入路：切口取左侧胸椎病变相应节段肋骨或肋间隙至左腋中线交点，能显露T_7～T_{12}椎体、左侧椎弓、肋横关节，便于下段胸椎肿瘤切除和侧前方内固定装置操作。因中上胸椎体左侧旁贴近胸主动脉，该切口不便于中上段胸椎病变椎体、椎弓及椎旁软组织肿瘤切除和侧前方内固定装置操作。对于下胸椎病变，由于右侧入路右侧膈肌被肝脏顶起，左侧入路手术空间更大。

（2）经右侧胸腔入路：切口取右侧胸椎病变相应节段肋骨或肋间隙至右腋中线交点，能显露T_5～T_{12}椎体、右侧椎弓、肋横关节，便于上段或中段胸椎肿瘤切除和侧前方内固定装置操作，中上胸椎旁贴奇静脉，较左侧有更大的操作空间。

（3）胸腹联合入路：切口取经左侧或右侧T_{12}棘突旁沿T_{12}下缘至髂前上棘上二横指交点。能显露T_{11}～L_2椎体、左侧椎弓、肋横关节和腰椎横突。便于胸腰段椎体肿瘤切除和侧前方内固定装置操作。术中需要游离L_1周围的膈肌附着，进入胸膜腔后向尾端牵拉膈肌，寻找膈肌后方的附着部分和膈肌脚。半环形切口优于放射状切口，可减少膈疝的风险。

（4）经前后联合入路：适用于胸椎椎体及附件肿瘤切除术。在术前准备充分和患者全身情况允许的前提下可考虑Ⅰ期前后联合入路手术，有利于肿瘤病灶一次性切除，减少Ⅱ期手术间隔时间所致的肿瘤复发、扩散。

对于胸腰段脊柱的显露通常习惯选择左侧入路。我们认为，应根据肿瘤的分布、分区及其椎旁软组织侵袭的范围来决定经左或右侧入路。尽量选择软组织病灶侵袭明显的一侧作为手术入路侧，便于切除椎体及椎旁病灶组织。

在Tomita一项实验中，结扎犬的连续三个椎体双侧节段动脉，术中能大大减少出血量，术后并不增加瘫痪的发生率，当行全脊椎切除术时，可以考虑术前栓塞病椎及上下相邻椎体节段血管，可有效降低术中出血量，或术中结扎双侧节段动脉，但应注意避免结扎Adamkiewicz动脉。

第6节　腰椎骨肿瘤的前方手术入路

因腰椎损伤和病变的部位不同（包括胸腰连接部和腰骶部），其手术入路的选择差别很大。腰椎肿瘤常发生在椎体，即在脊髓、神经根的前方。所以，治疗这些病变，前方入路无疑更直接。经前方入路到达腰椎椎体及椎间盘，可根据病变的位置及大小选择经腹膜外或腹膜内两种途径。比如，前外侧经腹膜外入路可以到达 $L_1 \sim L_5$ 椎体，用于腰椎多节段的广泛切除、病灶清除和植骨；前正中经腹膜入路到达 L_4、L_5 和 S_1 较容易。但无论哪种显露方法，其目的只有一个，即显露充分、定位准确，便于手术操作。总体而言，前方腰椎手术入路必须遵循以下几点。

1. 手术目的　手术入路必须依据病灶的实际情况选择，同时应符合解剖学原则，最大限度地减少正常组织的损伤，避免伤及重要血管和神经，尽量减少干扰内脏器官。

2. 手术体位　良好的体位既有利于患者安全，又有利于手术者操作。但在任何时候都必须将患者安全放在首位。一个理想的体位，为手术入路的选择提供了先决条件。

3. 皮肤切口　皮肤切口的要求应为最小的组织损伤和最直接的径路，但并非意味着切口与病变部位一定呈垂直距离。切口还必须有利于手术操作。通常沿肌间隔进入，减少出血和肌肉的损伤。但有时也可切除或切断不重要的肌肉组织，以保证病变部位的显露。

本章将介绍几种常用的腰椎前方手术入路，根据这些基本途径，可以按具体病变特点作修正或改良，以适应手术操作的需要。

一、腰椎前外侧入路（经腹膜外途径）

腰椎前外侧入路（经腹膜外途径）主要用于直接显露 $L_1 \sim L_5$ 的椎体及椎间盘前外侧，对于行腰椎肿瘤的总体切除有重大意义。该手术入路直接，但手术途径相对复杂。

（一）体位

患者可侧卧位或斜侧卧位。为避开肝脏和腔静脉，切口常选在左侧，故患者多取右侧卧位。在腋下垫枕，防止右肩部及腋下的神经、血管长时间受压而损伤。髋关节处垫枕，防止皮肤受压损伤。右髋屈曲，左髋伸直，左上肢固定于横过胸部的支架上（图33-62）。腰部垫枕或摇起自动手术床的腰桥抬高腰部，使肋骨下缘和髂嵴之间的距离增大，以利于手术操作（图33-63），缝合时可放平以减小切口张力。

斜侧卧位，身体与手术台面成45°，背部向术者，髋关节及肩下垫枕或用自动手术床的腰桥撑起腰部（图33-64）。斜卧位可使腹腔内容物依靠重

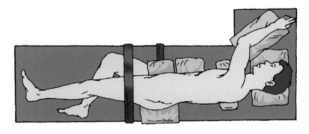

图33-62　腰椎前外侧经腹膜外入路体位（侧卧位）

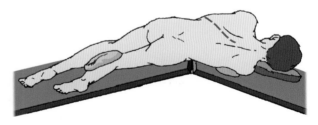

图33-63　腰椎前外侧经腹膜外入路体位（腰桥抬高）

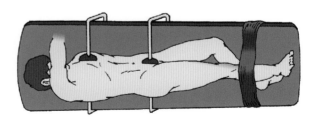

图33-64　腰椎前外侧经腹膜外入路体位（斜侧卧位）

力下坠而离开手术切口，防止术中腹膜和腹内脏器损伤。

仰卧位特别适用于需要术中牵引的患者。可通过手术床的腰桥而抬高腰椎，以利于手术。左上肢置于横过胸前的固定架上。当需要牵引复位时，患者双足用特制鞋固定于手术床上，头部通过皮制牵引带，通过牵引绳连接测力计进行脊柱牵引。

（二）切口

根据需要选择不同部位和走向的切口。常用的有经腹膜外的腹壁外侧斜切口、腹壁正中旁切口和前正中切口。为了避开肝脏和腔静脉，通常选择左侧切口，因为一旦在显露脊柱过程中发生血管损伤，腔静脉比主动脉更难修复。

1. 腹壁外侧斜行切口　切口位于第12肋与髂嵴间。沿12肋表面，从腰方肌外缘到腹直肌外缘做斜切口，切口的形状应该呈"S"形，在腹侧靠近中线时弧线向下，在侧方靠近腋中线时弧线向上拐。在实际操作中可根据需要将切口延长、缩短或上下平移（图33-65）。

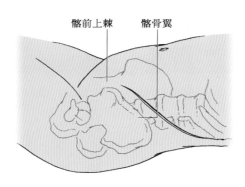

图33-65　腰椎前外侧经腹膜外入路腹壁外侧斜行切口

2. 腹壁正中旁切口　取左腹直肌旁切口（图33-66）。在腹直肌鞘外缘取弧形切口，肚脐部对应于L_3、L_4椎间盘，髂嵴对应于L_4、L_5水平，耻骨联合和肚脐连线中点对应于L_5、S_1水平。切口至脐上4～5 cm，止于耻骨联合上5～6 cm。由于肾血管的限制，这一切口一般不能暴露L_2以上部位。如果需要向上暴露，一般需要改斜行切口。通过切断腹外斜肌和深部肌肉向深层暴露。如果只需暴露第4

腰椎～骶椎，常采用水平切口或小纵行切口。

3. 前正中切口　从脐上约3 cm至耻骨联合稍上方作正中线纵切口。由脐左侧弧形绕过脐。必要时，还可向上延伸（图33-67）。

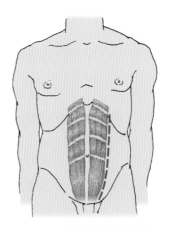
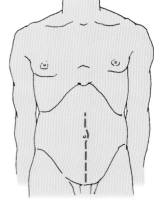

图33-66　腰椎前外侧经腹膜外
入路旁正中切口

图33-67　腰椎前外侧经腹膜外
入路前正中切口

（三）肌层的处理

1. 斜行切口　切开皮肤、皮下组织和深筋膜，保护创口。显露腹外斜肌腱膜，沿其纤维方向剪开腱膜，并钝性分离，显露其下方的腹内斜肌和腹横肌。沿皮肤切口线切开腹内斜肌和腹横肌，即可显露腹膜外间隙（图33-68）。注意防止切开腹膜，腹膜一旦破裂，必须将其修复。用组织剪剪开后方横行纤维，然后术者以包绕湿纱垫的手指将腹膜连同肠道缓慢沿腹膜壁层钝性剥离，显露腰大肌，其表面有生殖股神经，注意保护。输尿管及其周围脂肪

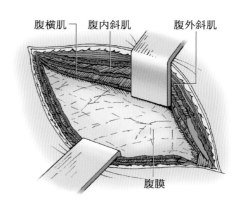

图33-68　沿皮肤切口切开腹壁三层肌肉，显露腹膜外间隙

组织一起拉向中线，注意轻重适度，防止输尿管牵拉损伤（图 33-69）。在肋缘和髂嵴间放入 Finochietto 肋骨拉钩，帮助显露切口，手术野两端应仔细暴露好。切口上端的显露不超过 T_{11} 棘突水平，以避免进入胸腔。切口下端如延长至耻骨联合处需结扎腹壁动脉。

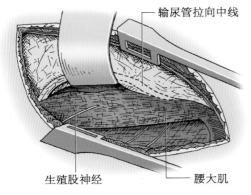

图 33-69　显露腰大肌、生殖股神经，输尿管拉向中线

2. 正中旁切口　切开皮肤、皮下组织和深筋膜，显露腹直肌外缘，沿腹直肌鞘外缘作直线切开，将腹直肌纤维向中线推开，显露腹直肌后鞘和弓状线（图 33-70）。腹直肌不能过分牵拉，以防损伤下腹上血管。如下腹上血管不慎被损伤，应行结扎。显露 $L_4 \sim S_1$ 椎体前方无须分离、切开腹直肌后鞘和弓形线。如果显露 L_4 以上则需垂直切开腹直肌后鞘。进入腹膜前间隙的直接方法是切开弓形线远端纤维和其下的腹横筋膜。腹横筋膜深面即为腹膜。当需要扩大手术区时，沿腹直肌外缘切开腹直肌后鞘、腹横筋膜或两者均切开，则可扩大暴露范围。术者

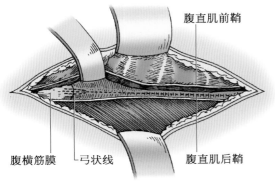

图 33-70　切开弓状线及其深面腹横筋膜，进入腹膜外间隙

以"花生米"样纱布球或以包裹湿纱垫的手指沿腹膜表面向外侧分离，直达外侧腹膜反折处，将腹膜外脂肪和腹腔内容物向内侧牵开，显露腰大肌。在腰大肌表面可以看到生殖股神经。自腰大肌表面推开腹膜后，可以看到输尿管自外向内侧及尾端跨过髂总动脉。

3. 前正中切口　切开皮肤、皮下组织和深筋膜，沿腹白线切开腹直肌鞘（图 33-71）。分开腹直肌显露腹膜。小心沿腹膜外间隙向侧方钝性分离。将腹膜及其内容物向内侧推开，直至显露椎体。分离中，如果腹膜破裂，立即缝合修补。弓状线上方区域前腹膜十分薄，分离较为困难。前方腹膜撕裂十分常见。尽管修补很容易，但应注意腹腔内容物还纳腹腔。

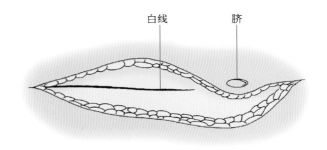

图 33-71　沿腹白线切开腹直肌，分开腹直肌，显露腹膜外间隙

（四）椎体和椎间盘的显露

无论采用腹壁外侧斜行切口、正中旁切口，还是前正中切口，当腹膜显露后，即作腹膜后壁分离。在分离时不可操之过急，均匀地向中线推进。腰大肌首先显露，稍内侧即为腰大肌筋膜。此时术者要辨别在腰大肌前面的生殖股神经（图 33-72）。当腹膜从后腹壁剥离被拉向中线后，术野内可见到输尿管、生殖腺血管、髂血管、交感神经链及主动脉。不必一一暴露，操作中注意保护，不能过度牵拉。使用 C 臂机进行准确定位后，再进行下一步操作。腰椎的暴露最好从腰大肌内侧缘开始，其近端相当于 L_4 水平的主动脉分叉处。椎体可在腰大肌内侧缘深部摸到，用"花生米"样纱布球进行钝性分离。在椎体前方可见腰椎节段动静脉，在靠近主动脉和

下腔静脉处分别予以结扎、切断（图33-73）。

在接近中线时可见腹主动脉和下腔静脉。用湿纱垫加以保护，向内侧推开。在L₅和S₁处可见髂内、外动脉及静脉。此时，可见椎体和椎间盘表面有相当多的结缔组织，不可贸然切开以防出血。应仔细分离，辨认组织，逐步扩大椎体和椎间盘显露范围。

如果要暴露L₂或L₂以上的椎体，可用拉钩向上牵拉肾下极。但此处有时存在从肾静脉后面发出的变异的腰节段静脉。肾脏向上牵拉前，必须将此静脉结扎切断，防止肾脏撕破出血。

腰骶部腹主动脉分叉处的显露必须小心、动作轻柔，因为位于该处的左侧髂血管及其分支极其薄弱。而这些血管必须完全游离、牵开，才能显露腰骶椎。髂总动静脉通常没有分支，比较易于游离，可以一起向下分离至髂血管分叉处。骶正中动脉和静脉在其深面，其表面有疏松结缔组织，需小

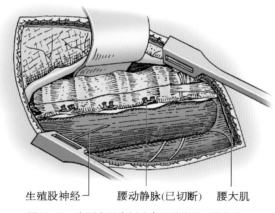

生殖股神经　腰动静脉（已切断）　腰大肌

图33-72　自腰大肌内侧分离暴露椎体及椎间盘

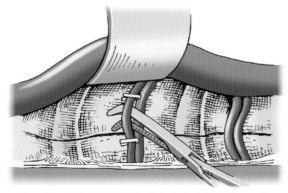

图33-73　腰节段血管结扎、切断在主动脉与椎间孔之间

心剥离显露并钳夹切断、结扎止血。切开前纵韧带及骨膜并向周围推开，即可显露第5腰椎和骶椎椎体前部。如果需要显露第4腰椎～骶椎，那么位于L₅～S₁椎间盘位置的两侧髂总动静脉必须完全游离，从髂血管内或外显露。如果需要广泛游离髂血管分叉，就必须结扎一些髂内动脉的分支，包括髂腰动脉和骶外侧动脉。这些血管的结扎、切断部位应在其起始部（图33-74）。如果必要，一侧髂内动脉主干也可结扎、切断，但最好还是结扎分支。

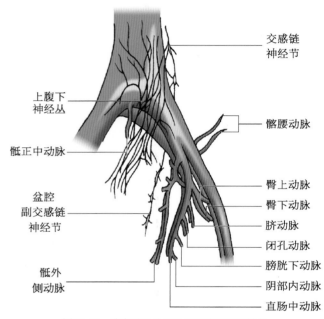

交感链神经节

上腹下神经丛

骶正中动脉

盆腔副交感链神经节

骶外侧动脉

髂腰动脉

臀上动脉

臀下动脉

脐动脉

闭孔动脉

膀胱下动脉

阴部内动脉

直肠中动脉

图33-74　腹主动脉分叉处重要的血管和神经

暴露骶椎上部需要仔细将髂内静脉从骶骨外侧游离。游离髂内静脉时要十分小心，因为其有很多细小分支，这些分支被骶前筋膜覆盖，骶前筋膜将髂内静脉牢牢固定于骨盆。游离时需结扎切断髂内静脉的髂腰静脉、骶外侧静脉和骶前静脉的分支。

（五）注意事项

（1）对于前外侧入路，左侧切口比右侧更为常用，因为在脾和主动脉周围操作比肝脏及下腔静脉更安全，而且，肝脏被很多韧带固定住，术中难以牵开。

（2）结扎腰椎椎体节段动静脉应在主动脉和椎

间孔的中点。避免太靠近主动脉和下腔静脉，也不能太靠近椎间孔，以防止椎间孔处节段动脉之间的循环支损伤而影响脊髓血供。

（3）暴露腰骶椎时，骶正中动静脉易受损伤出血，必须先将其结扎。

（4）输尿管位于腹膜后，沿腰大肌内侧的前方垂直下降进入骨盆。在进行腰椎巨大肿瘤切除治疗时，常涉及输尿管的保护。如患者术前已经出现输尿管压迫、肾积水相关症状，则应完善泌尿系统CT三围重建（CTU），明确肿瘤与输尿管的解剖关系。即使患者未出现输尿管压迫相关症状，同样应对腰椎巨大肿瘤患者进行CTU检查。如CTU检查提示肿瘤压迫输尿管或邻近输尿管，为便于术中辨认、保护输尿管，应于术前放置双J管。术中分离显露时应注意观察，主要特点为节律性蠕动管状结构。术中将输尿管向内侧牵拉，用力轻重适中，防止过度牵拉而造成损伤。在游离输尿管时应包括输尿管周围组织，防止输尿管血运障碍。当腰椎病变位于右侧行右侧入路时，可能存在下腔静脉和输尿管位置变异，而导致输尿管走向下腔静脉后方，此时应特别注意辨认、保护输尿管。如患者在术前未放置双J管，术中出现输尿管损伤，为避免切口内大量渗出尿液，应及时放置双J管。然而，此时放置双J管可能因既往肿瘤压迫导致的输尿管走行异常而失败，必要时需要经损伤部位放置或行输尿管吻合术。

（5）上腹下神经丛在左髂动脉前方走行，此神经包括交感神经纤维，如损伤可能导致射精障碍。下腹下神经丛接受下腹上丛（$L_2 \sim L_4$节段的副交感神经纤维）延续而来的腹下神经、骶交感干和盆内脏神经（性神经）的分支，沿两侧髂内动脉和直肠固有筋膜下行至腹膜返折处形成薄片方形网状结构，紧贴于直肠膀胱底的两侧，参与排尿和性功能的调节。如手术时损伤，术后可出现顽固的尿潴留，男性患者可出现勃起障碍和逆行射精。故术中应尽可能避免神经损伤，以免出现相应并发症。

（6）小心处理来源于骶静脉丛的骶前静脉。如果这些分支撕裂应缝合结扎，髂内静脉最好不要结扎，否则会增加盆腔静脉压，使静脉血淤滞。

（7）钝性剥离腹膜时，如腹膜不慎撕破，应立即修补，然后再进行下一步操作。

（8）压迫髂动脉和髂静脉的时间不能太长，以防止血栓形成。也不能过度牵拉，特别对于老年人。因为老年人常有动脉粥样硬化，过度牵拉可能导致粥样硬化斑块脱落，而引起动脉血栓形成。

二、腰椎前方入路（经腹腔途径）

腰椎前方经腹腔入路通常用于第4、5腰椎和第1骶椎椎体、椎间盘的显露。

（一）体位

患者取仰卧位，下腰部垫枕或自动手术床腰桥抬起，使腰椎前凸增加，有利于手术的显露；同时头端位置可稍放低，使腹腔脏器上移，便于显露（图33-75）。

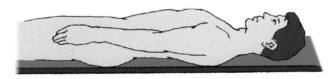

图33-75 前路经腹腔途径体位

（二）切口

根据手术需要选择不同形式的切口。

1. 前正中切口 自脐上2～3 cm，弧形绕过脐左侧或自脐下做正中垂直线切口，至耻骨联合上方。沿正中切开腹白线，注意防止将两侧腹直肌前鞘切开。根据需要暴露的椎体位置和数目决定切口长度。如果暴露$L_5 \sim S_1$，切口起自耻骨联合上3横指至脐上1横指；如果要暴露$L_4 \sim S_1$，切口起自耻骨联合上3横指至脐上4横指。最大可扩大到剑突至耻骨联合。

2. 经腹直肌切口 自脐旁2～3 cm处向下做直线切口（图33-76）。根据需要暴露的椎体位置和数目决定切口长度。

3. Pfannenstiel切口 如果只需显露$L_5 \sim S_1$水平，选择Pfannenstiel切口更实用、更美观，但需横

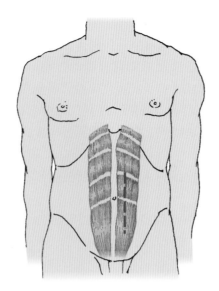

图33-76　腰椎经腹腔入路经腹直肌切口

断腹直肌。该切口距耻骨联合上3 cm，横行切开皮肤及皮下脂肪，切口长10～15 cm，两侧向上弯。注意勿损伤腹壁下动脉。

（三）腹腔及腹后壁的显露

根据切口不同，处理腹壁方法也不同。经前正中切口时，切开腹白线，将腹直肌分向两侧。注意不要切开腹直肌鞘。手术者持有齿镊，夹起腹膜，用刀柄在腹膜上轻轻叩击，助手用弯血管钳在对侧约1 cm处提起腹膜，使大网膜或内脏脱离腹膜，用长柄尖刀在钳镊之间切一小口，将钳住的腹膜切开，术者手指伸入腹膜下，在两指之间扩大腹膜切口，保持在中线切开（图33-77）。向远端切开时，注意不要切开下端的膀胱顶。

应用湿纱布推开腹腔脏器，放置自动拉钩。将大网膜、小肠、肠系膜根部牵向头侧。结肠系膜牵向外侧，向尾端牵开乙状结肠。切口下方也放一盐水纱布垫，并用合适拉钩，以清晰显露腹腔后壁并

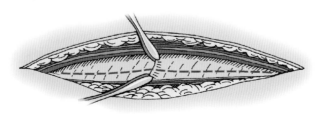

图33-77　用镊子提起腹膜，沿切口方向剪开腹膜

保护直肠和膀胱。在女性，可用0号丝线缝于子宫底而将子宫牵向前方，以防影响手术操作。术中可使手术台成30°头低足高位，肠管受重力移向腹腔内头侧，以利于手术操作。

（四）腰椎和椎间盘的显露

术者以手指触摸腹主动脉分叉处及腰骶角，并确定和辨别髂总动脉、静脉及跨过其表面的输尿管。此时所见腰骶部血管组织并不清楚，必须小心仔细剥离结缔组织。可用镊子提起后腹膜，从正中剪开。也可于腹膜后注射数毫升生理盐水，使后腹膜从大血管上浮起。切开腹膜时，可避免损伤其下的大血管和交感神经（图33-78）。钝性分离腹膜后组织，扩大显露范围。逐渐将腹主动脉、下腔静脉及髂总动脉和骶骨前组织显露出来。术中遇到任何神经纤维，都应予以保护。

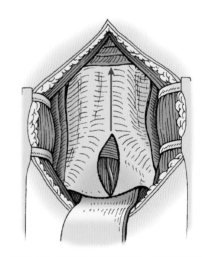

图33-78　腹腔内容物推开后，切开后腹膜

暴露腰骶部椎体和椎间盘需要将骶前神经向侧方游离，因为80%的骶前神经分叉在骶骨岬处。在髂血管之间的脂肪团中，用钝性分离和手指触摸神经，有一种致密韧性的感觉。通常骶前神经可用手指触摸确认，然后将其推向左侧用斯氏针固定于骶骨（图33-79）。在中线右侧的右髂总动脉表面钝性分离上述组织。尽管这个腹膜后区域主要为脂肪，钝性分离可以推开可能存在的自主神经，最大限度地避免切断这些神经。上腹下神经丛位于上述软组

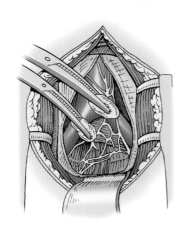

图 33-79 钝性分离髂血管和骶前神经丛

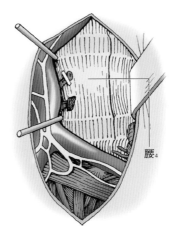

图 33-81 主动脉拉向右侧显露 L_4 椎体及上下椎间盘

织中，在 L_5 和大血管分叉的附近要小心游离上述神经。在骶正中动脉两侧可以找到上腹下神经丛。损伤此神经丛，可能导致泌尿生殖功能障碍，因此应该避免在此区域使用电刀。骶正中动静脉沿骶骨前面下行，必须将其结扎、切断。此时可钝性分离暴露髂血管、主动脉下端和下腔静脉起点。

根据骶前血管的位置，将其游离，暴露腰椎下方和骶骨岬上部。切断骶正中血管后，用斯氏针插入 L_5 椎体前面，将髂血管拉向两侧，即在主动脉末端和左髂总动脉下方暴露 $L_4 \sim L_5$ 椎间盘中部（图 33-80）。当左髂总静脉骑跨在 $L_4 \sim L_5$ 椎体前时，可在髂总静脉上下端各穿一橡皮条，用血管钳夹住橡皮条，阻断静脉回流。这一阻断操作必须轻柔。

当主动脉末端在 L_5 椎体前方，将主动脉和左髂

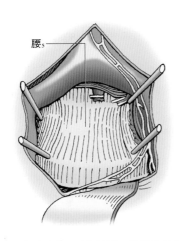

图 33-80 主动脉分叉下方显露 L_5 椎体及上下椎间盘

动脉拉向右侧即可达到 $L_4 \sim L_5$ 椎间盘（图 33-81）。而要达到这一暴露，则必须结扎、切断通向主动脉和左髂动脉的腰椎左侧节段动静脉。

而要到达 $L_3 \sim L_4$ 或 $L_2 \sim L_3$ 椎间盘则必须游离大血管。小心切开乙状结肠根部的腹膜，并将乙状结肠向上、向右侧游离，认清分叉处上方的腹主动脉，在其左侧轻柔地予以钝性分离，也可在主动脉和下腔静脉之间作钝性分离。然后，找出 L_3 或 L_4 椎体节段血管，并将其在中线处游离、结扎、切断，然后即可用 4 根斯氏针固定于椎体并将大血管拉开。但要注意不要影响血运。分离中，小心切勿损伤左侧输尿管，后者一般在骶髂关节平面越过左髂总血管。输尿管可能需要向外侧游离，但其游离范围仅限于暴露所必需的，以减少术后形成缺血性狭窄。

手术操作结束，清除纱垫和所有手术用品并清点物品数目，需要将后腹膜切口缝合，腹膜后不放置引流。轻轻将肠管恢复到解剖位置，用大网膜覆盖肠管，腹膜腔放置引流。逐层缝合腹壁组织。

（五）注意事项

（1）术前应进行清洁灌肠，留置胃管；术中操作轻柔，盐水纱布垫保护肠管；术后将肠管恢复正常解剖位置。可有效预防肠麻痹、肠梗阻、胃液反流等。

（2）防止大血管损伤，特别是腹主动脉和下腔

静脉。其均被两侧的腰节段动静脉牢固地固定于腰椎体的前面，在显露其后面的椎体和椎间盘时，必须先将相应的腰节段动静脉结扎、切断。一旦大血管损伤，应立即用手指压住，并准备相应的器械如血管夹、血管缝线等，进行血管修补。

（3）结扎腰椎椎体节段动静脉应在主动脉和椎间孔的中点。避免太靠近主动脉和下腔静脉，也不能太靠近椎间孔，以防止椎间孔处节段动脉之间的循环支损伤而影响脊髓血供。

（4）骶正中动静脉沿L_5椎体及骶骨前面下行，影响$L_5 \sim S_1$椎体和椎间盘的显露，需先行结扎切断，以免术中牵拉损伤。

（5）输尿管、上腹下神经丛、下腹下神经丛的保护参见本章第1节。

（6）暴露骶骨岬后，应用C臂机进行定位，避免将L_4、L_5的隆起部误认为是骶骨岬。

笔者体会

腰椎肿瘤是临床上比较常见的脊柱肿瘤，腰椎椎旁有重要血管神经与其比邻，瘤体血供丰富，怎样合理地进行腰椎椎体及附件的显露、肿瘤切除与重建一直是临床脊柱外科医生探讨的课题。近些年来，我们针对腰椎不同椎节的前后路显露途径、肿瘤切除方式和内固定重建技术进行了系列临床研究，体会如下。

1. 外侧后腹膜入路 经左或右外侧后腹膜入路，采用第12肋缘下斜切口，下端达脐与耻骨联合中点，根据腰椎不同椎节调整切口的长短，切开背阔肌、腹外斜肌（腱膜）、腹内斜肌、腹横肌，推开后腹膜间隙，必要时切除第12肋骨，腰大肌纵向剥离，该入路能够显露$T_{12} \sim L_5$一侧椎体、椎弓、横突及椎板，便于行病灶全椎体切除、次全椎体切除、次全椎节切除，以及植骨、钛网、骨水泥内固定术。显露T_{12}椎体时，应推开或切除部分肋膈角，注意勿损伤胸膜。显露L_5椎体时，应注意分离和推开同侧髂总动脉和静脉，切勿损伤髂总动脉和静脉。术中注意勿损伤圆锥、马尾及腰神经根，注意节段血管出血的处理。

2. 前后联合入路和术式 前后联合入路适用于腰椎椎体旁有巨大软组织肿块的患者。在准备充分和患者全身情况允许的前提下，可一次性前后联合入路手术，有利于肿瘤病灶一次性切除，减少二次前后联合入路手术间隔时间所致的肿瘤复发、扩散。在全身情况欠佳或术中出血较多的情况下，可考虑二次前后联合入路手术，间隔时间以$1 \sim 3$周为宜。

（肖建如　杨兴海　贾齐　胡劲博）

【参考文献】

[1] Ebraheim N A, Lu J, Yang H, et al. Vulnerability of the sympathetic trunck in the anterior approach to the lower cervical spine[J]. Spine, 2000, 25: 1603-1606.

[2] Clockard H A, Johnston F. Development of transoral approaches to lesions of the skull base and craniovertebral junction[J]. Neurosurg, 1993, Q3: 61-82.

[3] James D, Crockard H A. Surgical access to the base of skull and upper cevical spine by extended maxillotomy[J]. Neurosurgery, 1991, 29: 411-416.

[4] Ammirati M, Ma J, Cheatham M L, et al. The mandibular swing-transcervical approach to the skull base: anatomical study[J]. J Neurosurg, 1993, 78: 673-681.

[5] Iwai Y, Hakuba A, Kanai K. Giant cervical dumbbell-shaped neutrinoma treated by transundiscal approach[J]. Surg Neurol, 1993, 40: 504-507.

[6] Knoller S M, Brethner L. Surgical treatment of the spine at the cervicothoracic junction: an illustrated review of a modified sternotomy approach with the description of tricks and pitfalls[J]. Arch Orthop Trauma Surg, 2002, 122(6): 365-368.

[7] 肖建如，贾连顺，袁文，等.上胸椎肿瘤的手术途径及术式探讨[J].中华外科杂志，2001, 39（5）: 352-355.

[8] 朱悦，王居强，范广宇，等.经胸骨前路减压治疗颈胸段脊髓压迫症[J].中华骨科杂志，1999, 19（3）: 136-138.

[9] Maciejczak A, Radek A, Kowalewski J, et al. Anterior transsternal approach to the upper thoracic spine[J]. Acta Chir Hung, 1999, 38(1): 83-86.

[10] Sar C, Hamzaoglu A, Talu U, et al. An anterior approach to the cervicothoracic junction of the spine (modified osteotomy of manubrium

sterni and clavicle)[J]. J Spinal Disord, 1999, 12(2): 102–106.

[11] 肖建如，贾连顺，倪斌，等. 寰枢椎肿瘤的手术治疗（附22例报告）[J]. 中国脊柱脊髓杂志，2001，11（6）：330–332.

[12] 王凤蕊，马庆军，刘忠君，等. 寰枢椎肿瘤切除和重建技术的初步报告[J]. 中华骨科杂志，2009，29（4）：289–293.

[13] 韦峰，刘忠君，刘晓光，等. 上颈椎原发肿瘤全脊椎切除术的术中及术后并发症[J]. 中国脊柱脊髓杂志，2014，24（3）：227–233.

[14] Park S H, Sung J K, Lee S H, et al. High anterior cervical approach to the upper cervical spine[J]. Surgical Neurology, 2007, 68(4): 519–524.

[15] Liu J K, Couldwell W T, Apfelbaum R I. Transoral approach and extended modifications for lesions of the ventral foramen magnum and craniovertebral junction[J]. Skull Base, 2008, 18(3): 151–166.

[16] Rawlins J M, Batchelor A G, Liddington M I, et al. Tumor excision and reconstruction of the upper cervical spine: a multidisciplinary approach[J]. Last Reconstr Surg, 2004, 114(6): 1534–1538.

[17] Laus M, Pignatti G, Malaguti MC, et al. Anterior extraoral surgery to the upper cervical spine[J]. Spine, 1996, 21(14): 1687–1693.

[18] Yang X, Huang W D, Xiao J R, et al. Combined pre- and retrovascular extraoral approach for tumors at lateral mass of the atlas[J]. Spine, 2011, 36(2): 129–136.

[19] Yang X H, Wu Z P, Xiao J R, et al. Sequentially staged resection and 2-column reconstruction for C2 tumors through a combined anterior retropharyngeal-posterior approach: Surgical technique and results in 11 patients[J]. Neurosurgery, 2011, 69(2 Suppl Operative): 184–194.

[20] Teng H, Hsiang J, Wu C, et al. Surgery in the cervicothoracic junction with an anterior low suprasternal approach alone or combined with manubriotomy and sternotomy: an approach selection method based on the cervicothoracic angle[J]. J Neurosurg Spine, 2009, 10(16): 531–542.

[21] 杨兴海，肖建如. 颈胸段脊柱肿瘤的外科治疗进展[J]. 中国矫形外科杂志，2003，

11（13）：919–922.

[22] Shout M, Mosafer A, Boehm H, et al. Infection rate after transoral approach for the upper cervical spine[J]. Spine, 2014, 39(19): 1578–1583.

[23] 杨兴海，肖建如，吴志鹏，等. 经颌下入路切除枢椎肿瘤及前方内固定应用[J]. 中华骨科杂志，2011，31（6）：664–669.

[24] 杨兴海，肖建如，冯大鹏，等. 经乳突下颌下联合入路行寰椎侧块肿瘤切除术[J]. 中华骨科杂志，2009，29（11）：1033–1037.

[25] Husted D S, Yue J J, Fairchild T A, et al. An extrapedicular approach to the placement of screws in the thoracic spine: an anatomic and radiographic assessment[J]. Spine, 2003, 15；28(20): 2324–2330.

[26] Seol H J, Chung C K, Kim H J. Surgical approach to anterior compression in the upper thoracic spine[J]. J Neurosurg, 2002, 97(Suppl 3): 337–342.

[27] Fourney D R, Abi-Said D, Rhines L D, et al. Simultaneous anterior-posterior approach to the thoracic and lumbar spine for the radical resection of tumors followed by reconstruction and stabilization[J]. J Neurosurg, 94(Suppl 2): 232–244.

[28] Resnick D K, Benzel E C. Lateral extracavitary approach for thoracic and thoracolumbar spine trauma: operative complications[J]. Neurosurgery, 1998, 43(4): 796–803.

[29] Graham A W 3rd, Mac Millan M, Fessler R G. Lateral extracavitary approach to the thoracic and thoracolumbar spine[J]. Orthopedics, 1997, 20(7): 605–610.

[30] McCormick P C. Retropleural approach to the thoracic and thoracolumbar spine[J]. Neurosurgery, 1995, 37(5): 908–914.

[31] Tartaro A, Simonson T M, Maeda M, et al. Preoperative spinal angiography for lateral extracavitary approach to thoracic and lumbar spine[J]. AJNR Am J Neuroradiol, 1995, 16(9): 1947–1948.

[32] Doniec J, Pasciak M, Szymanski A. Transthoracic approach to the thoracic spine via the rib cage[J]. Chir Narzadow Ruchu Ortop Pol, 1995, 60(6): 471–475.

[33] Graham A W 3rd, Mac Millan M, Fessler R G. Lateral extracavitary approach to the thoracic

and thoracolumbar spine[J]. Orthopedics, 1997, 20(7): 605–610.

[34] Baur R, Kerschbaumer F, Poisel S, et al. Transpleural-retroperitoneal approach to the thoracolumber spine, T_9–L_5(Hodgson)[M]// Bauer R, Kerschbaumer F, Poisel S (EDS). Atlas of Spinal Operations. New York: Thieme Stuttart, 1993: 24–41.

[35] Mack M J, Regan J J, Bobechko W P, et al. Application of thoracoscopy for diseases of the spine[J]. Ann Thorac Surg, 1993, 56: 736–738.

[36] Newton P O. Thoracoscopic anterior instrumentation for idiopathic scoliosis[J]. Spine J, 2009, 9: 595–598.［PubMed］

[37] Newton P O, Upasani V V, Lhamby J, et al. Surgical treatment of main thoracic scoliosis with thoracoscopic anterior instrumentation: surgical technique[J]. J Bone Joint Surg Am, 2009, 91(Suppl 2): 233–248.

[38] Fujimaki Y, Kawahara N, Tomita K, et al. How many ligations of bilateral segmental arteries cause ischemic spinal cord dysfunction? An experimental study using a dog model[J]. Spine (Phila Pa 1976), 2006, 31(21): E781–E789.

[39] Husted D S, Yue J J, Fairchild T A, et al. An extrapedicular approach to the placement of screws in the thoracic spine: an anatomic and radiographic assessment[J]. Spine, 2003, 15；28(20): 2324–2330.

[40] Fourney D R, Abi-Said D, Rhines L D, et al. Simultaneous anterior-posterior approach to the thoracic and lumbar spine for the radical resection of tumors followed by reconstruction and stabilization[J]. J Neurosurg, 2001, 94(Suppl 2): 232–244.

[41] Graham A W 3rd, Mac Millan M, Fessler R G. Lateral extracavitary approach to the thoracic and thoracolumbar spine[J]. Orthopedics, 1997, 20(7): 605–610.

[42] Doniec J, Pasciak M, Szymanski A. Transthoracic approach to the thoracic spine via the rib cage[J]. Chir Narzadow Ruchu Ortop Pol, 1995, 60(6): 471–475.

[43] Graham A W 3rd, Mac Millan M, Fessler R G. Lateral extracavitary approach to the thoracic and thoracolumbar spine[J]. Orthopedics, 1997, 20(7): 605–610.

第34章
脊柱肿瘤的后侧及后外侧手术入路

Posterior and Posterior-lateral Approaches of
Spinal Tumors

第1节 概述

脊柱常用的手术途径有后方、后外侧、前方及前外侧等入路。脊柱病变的部位、范围和性质等是决定手术入路的主要因素，如果病变广泛，为了彻底切除病灶，选择联合入路将是必要的。

脊柱髓内肿瘤通常采用脊柱后方入路，该方法在整个脊柱内均可获得硬膜内的广泛暴露，手术操作相对简单且损伤小，成人行后路椎板切除术后脊柱的稳定性影响较小，术后稳定性得以维持。但是，如果患者的椎旁肌较薄弱，椎板切除术后有些患者可能会发生后凸畸形或鹅颈畸形。与以前所希望的不同，在行脊髓广泛的显露后试图将椎板放回原处并不能降低小孩椎板切除术术后畸形的发生率。

髓外硬膜内的肿瘤经常可以通过椎板切除来摘除。向椎间孔延伸的神经纤维瘤可能需要切除关节突关节，打开椎间孔以便彻底切除。对于哑铃状的神经纤维瘤（椎管外的瘤体大于或等于椎管内的瘤体）则需要同时或分期行椎管硬膜内及脊柱外的暴露。如果手术分期进行，则必须先切除硬膜内部分的瘤体，以便使脊髓的损伤降至最低限度。

硬膜外肿瘤一般为骨肿瘤向硬膜外间隙的延伸或侵犯，大部分为恶性肿瘤。早期认为大多数恶性肿瘤侵犯脊柱的腹侧椎体部分，需要行前方入路直接暴露病变部位，后方入路一般只用在少数主要侵犯脊椎的背侧或椎体附件的肿瘤以及需要行内固定的病例，对腹侧硬膜外的病变行单纯后路椎板切除减压很少能获得满意的效果。近年来随着脊柱外科技术的快速发展，后路技术不断优化、完善，目前从单一后路已可实现胸腰椎、骶椎骨肿瘤的全椎节切除，甚至En-bloc切除，避免了前路手术的创伤和相关并发症。

脊柱与椎管的后方入路是最常见、最直接的手术暴露方式，辅以精确的临床诊断与技巧，能够暴露从枕骨至骶骨的整个脊柱范围，本章主要讨论脊柱后入路的总体手术观点，并按解剖部位节段逐层讲解了后方与侧后方入路的步骤。

一、手术体位

在后入路手术过程中，除少数病例外，患者应俯卧于手术床上，而在行前后路联合手术时采取侧卧位；在治疗强直性脊柱炎造成的颈胸后凸畸形行后路广泛骨切除时，采取直立坐位；行肋骨横突切除术采取侧卧位。但大多数患者在俯卧位下手术。有两种基本的俯卧位方式供手术采用，一是俯卧于四点支持架上，双下肢与躯干平行；二是俯卧于膝胸卧位架上，髋膝关节均屈曲90°，由膝支撑腹部和下肢。在使用脊柱四点支持架时，上端两个支持垫置于胸部肌肉下面，下端的支持垫置于脊柱两侧的髂前上棘，上端支持垫不可顶在腋窝，否则会导致臂丛受压，同样下端的支持垫必须可使腹部放松、垂放自如而不受压迫，因为这样有利于静脉回流，减少手术中出血，而且生殖器必须不受任何压迫扭曲，导尿管也必须置于适当的位置。

由于外科医生需要与麻醉师进行配合，所以面部位置也很重要，可使面部直接朝地面，置于柔软抬高的泡沫塑料做成的面部垫圈中。颈部不可过度伸屈，而且必须基本平行于上胸椎的轮廓，眼眶不可承受压力，因为有可能发生角膜擦伤和视网膜动脉闭塞，应避免此并发症。当然在行胸腰椎手术时也可将面部朝向一侧，头部亦可向两侧略有旋转。

上肢的位置也是重要的。双上肢必须摆成"90°-90°"形式，即臂外展90°，肘屈曲90°，必须避免肩部过度屈伸，双臂放置于手术野外的支架上以利于麻醉师在必要时行动静脉置管。不适当的上肢位置可能会导致臂丛或周围神经受压或牵拉，导致神经损伤，为了避免这种损伤，上肢应监测正中神经和尺神经的体感诱发电位，另一侧使用桡动脉压描记监测，此描记可显示因上肢位置放置不当所致的动脉痉挛。

臀部和下肢位置也由外科医生放置。通常，当要保持腰椎前凸时，必须伸髋并将大腿屈曲置于枕垫上，相反，屈髋则可以减少前凸、增大椎间隙与椎板间隙，以使进入后方椎管更容易。通常还要用臀部固定带置于臀部的垫毯上，以保证骨盆固定牢靠，双膝屈曲放松置于垫上以松弛坐骨神经；双足放松，足趾悬空。如果术中下肢穿预防血栓形成袜，必须预先准备安放下肢的脊髓监测电极。

在对颈椎及各种脊柱畸形患者采取俯卧位手术时可使用头颅牵引，对手术时间相对较短和创伤性颈椎后路手术，通常要使用Garden-Wells钳，钳子置于大约高于外耳道一横指的耳郭，该钳准备方便、易于移动并不留可见的瘢痕，其缺点是当将脸放于Mayfield头架上后，必须特别注意护理以防眶部受压。对各种脊柱畸形矫正需要联合前路松解和

后路内固定而采用Halo架时，Halo架可直接放于Mayfield头架上，不对脸与眶部造成压迫。不论是否牵引，在消毒、铺巾前要由外科与麻醉组共同检查头和脸的位置，并由麻醉组继续完成术中的监测。

术中牵引通常在2.3～13.6 kg（5～30磅），视具体情况而定。如果需要，在双侧肩部置以带子行反向牵引，以防手术时间过长造成向上移动，此也方便术中颈椎侧位摄影。尽管反向牵引是个很有效的方法，但笔者发现从电生理和临床上后凸常并发神经损伤，用毛毯卷垫好上肢置于体侧通常更好些，但给麻醉组对动静脉通道的调整带来不便。将患者轻度翻转成Trendelenburg位，可以减少患者术中移位的趋向，这些必须预先和麻醉医师进行协调。

二、术中的照明

由于脊柱外科手术视野狭小且较深，脊柱手术常需要充足的光线和可见度，顶灯的位置要在术前调好，通常灯光位于躯体中线正上方，以最大限度减小两边的术者与助手的影子阻挡。术者和第一助手也需佩戴头灯以加强术中光线，同时可调节光线至恰当的视野。使用放大镜有助于强化手术视野，从而提高术中识别分辨和手术操作的精准度。用显微镜或放大镜行神经组织的手术，可大大利用有限的手术范围，并能扩大视野。从技术上说，使用手术显微镜的优点在于可集中一束光线至放大的手术野，允许两名术者同时观察同一视野，这样也为住院医师与实习医师提供良好的学习环境。

三、术中定位

后路手术中可采用多种方法进行解剖定位，触及的骨性突起通常有颅底、C_2和C_7的棘突、肩胛骨中下界（大约为T_8）、第12肋外缘、髂骨翼后外缘，以及对应髂部的脊柱（图34-1）。这些骨性标志缩小了外科医生术中暴露的范围，在消毒和铺巾范围要足够大，以便当原手术切口不当或更

改手术计划而需向远、近两端扩大暴露，这一点对于上胸椎与颈椎手术及后侧髂嵴取骨行植骨术都尤为重要。

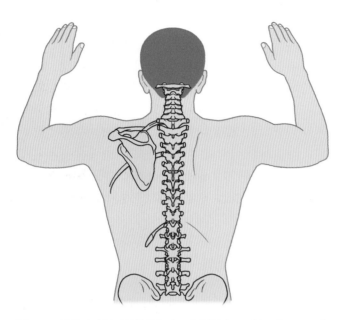

图34-1 脊柱后路暴露的骨性标志，包括颅底，可触及的 C_2、C_7 棘突的凸起，约在 T_8 水平的肩胛下角。最远端可触及的肋骨（常为 T_{12}），髂骨翼外上界，通常平 L_4/L_5 间隙

对畸变处的解剖需术前仔细阅片，如颈肋、有肋骨的胸椎的变异数目（11或者13个）、下位脊柱的腰化或骶化。在X线片上的脊柱数目必须与其他的影像检查相一致，如CT、MRI等。例如：放射科医生通常由上向下计数腰椎，以无肋骨的为第1腰椎，而外科医生通常由下向上，以最后一节可活动的节段为第5腰椎。当存在移行椎时，他们各自的计数系统将会存在分歧，因此手术医师需懂得这种差异并在准确的节段上施术。

术中X线摄片是进行准确暴露正确脊柱节段的关键，对于颈椎而言，手术开始前侧位摄片，医生可以进行准确暴露，从而避免手术开始后的困难。通常下颈椎较难辨认，特别是对短、粗颈部的患者，这就需要对暴露区域的颈椎进行摄片辨认，摄片时需要向下牵拉上肢，正位片与侧位片同样重要。同样为明确腰部暴露范围，在消毒前于病变节段上放金属标志物摄片是很有用的。在进行脊柱内固定时可行X线透视，有利于手术区域定位。在手术后如果存在手术节段的疑问再行摄片，以便当存在术中和术后差别时作为永久证明的资料，这样就可依靠术中X线透视上下调整手术节段部位。脊柱外科医生在术时不可能每次准确确定其每一个手术节段，最好的医生也会出错，出错比发现错误要容易。

四、术中止血

后路肿瘤手术时，大量出血是脊柱肿瘤外科医生常常面临的难题，术中大量出血增加了患者出现合并症的风险。术前血液检查必须包括：PT（凝血酶原时间）、PTT（部分促凝血酶原时间）、血小板计数、出血时间等，如指标异常则在进行脊柱手术前必须予以纠正，通常造成出血时间延长的原因是服用阿司匹林或非甾体类抗炎药（NSAIDs）。建议患者一般术前2周停用阿司匹林或术前1周停用NASIDs，手术前还必须有血库供血的准备，并在血库检验血型并交叉配血。

胸椎、腰椎术中减少出血量的重要因素是使腹部充分放松，静脉回流通畅，消毒前必须检查腹部不受压迫。颈椎手术时，令患者轻度翻转为Trendelenburg位也可减轻静脉淤血，对于需大范围暴露或置入内固定的手术要使用麻醉控制性降压，要求麻醉师保持平均动脉压在 $60 \sim 70$ mmHg，这可控制长时间手术的出血量。使用麻醉降压的禁忌证是各种可使患者出现灌流危象（如冠状动脉疾病）的情况，或是由于动脉灌注不足使脊髓血运更差的脊髓压迫症患者。

脊柱手术降低出血量的关键是手术操作的细节，出血血管一经发现要及时电凝止血，在不易电凝或电凝止血不理想的出血、渗血区域填塞止血纱布及明智地应用自动拉钩等。

结合编者多年临床经验，当开始切除肿瘤时出血量持续增加，当肿瘤完全切除后，创面出血会逐渐减少，因此及时准确的创面止血、快准稳的切除肿瘤，可以明显减少术中失血。

五、术中注意事项

切开皮肤、皮下组织时应注意使用电凝止血。压迫组织是机械性止血的重要方法。当采用正中切口切开直至需暴露的节段的棘突上方时，保持切口在棘突上方不偏离中线是很重要的，否则会导致肌肉出血，同时当切开肌肉筋膜，则较难缝合。

对后路肌肉组织骨膜下剥离有多种办法，各种操作都必须安全、快捷，并且减少手术暴露中出血量。笔者使用Cobb剥离器将肌肉拉开保持一定张力，同时用Bovie电刀紧贴骨面进行切开与电凝，可避免误入肌肉层会致不必要的出血。骨组织表面出血可使用骨蜡封闭止血，青少年骨膜下剥离要较成人容易，因为他们的骨膜组织更完善。我们必须知道大多数后路解剖中，每个关节突关节都有一条关节血管，其在椎弓峡部上方，如果需要暴露该区域，应将此血管电凝。

在颈椎侧方暴露时应限制在关节突关节外缘或侧块外侧以内，超出此范围会明显增加出血。当进行胸、腰椎融合时，应骨膜下剥离至横突边缘。在胸椎横突间存在节段血管，必须将其电凝。在腰椎侧方剥离至横突外是较困难的，尤其对于那些体形高大有发达椎旁肌肉的患者，最好和一名熟练助手合作，对胸腰椎侧方暴露时各自负责相应一边，暴露完成后上自动拉钩撑开肌肉与软组织。根据手术操作显露需要，也可采用类似于Wilste入路的方法，于竖脊肌外侧纵行分离，将竖脊肌牵向内侧，从而获得横突外侧的良好显露。暴露有许多办法，应考虑到所获得的术野、被撑开后的组织损伤程度和对脊柱、椎管施术的影响程度。

第2节 颈椎的后侧及后外侧手术入路

颈椎后路显露途径可根据解剖学上的结构不同分为上颈椎枕颈部（颅底～C_2）的显露和下位颈椎（C_3～C_7）的显露，下面分别具体阐述。

一、枕颈部的后路显露途径

枕颈部肌肉丰富、结构复杂、骨性结构深在，为连接头颅和颈椎的重要解剖部位，因此显露时必须熟谙该区解剖特点；小脑、延髓和脊髓交界部，在先天性畸形、损伤、炎症、肿瘤等病理条件下，其形态、位置及骨性结构同步发生变化，术前必须对影像学征象充分研究，术中才能准确无误地显露。在施行显露时，务必保持操作动作轻柔和准确。枕颈部后路显露途径能暴露枕骨大孔后缘、寰椎后弓和后结节、C_2棘突、椎板和关节突关节等后部结构，主要用于上颈椎损伤寰椎后弓切除减压、颈枕融合和内固定、寰枢椎后路植骨融合和内固定，以及枕颈部发育性畸形枕骨大孔扩大术和上颈椎肿瘤等手术。这是枕颈部手术最为常用的手术显露途径。

1. 麻醉 采用气管插管全麻。

2. 体位 取俯卧位，根据所施行手术的需要，采用不同的俯卧位支持物，以保持胸腹部免受压迫而影响呼吸，一般头额部置于可调式马蹄形支架上，胸两侧垫以"八"字形软枕即可。如对枕颈部减压和植骨融合，可应用术前预制的头颈胸腹石膏床，使头颈部保持中立位（图34-2）；国外学者喜欢应用

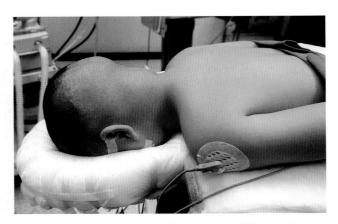

图34-2 枕颈部后路手术体位（应用术前预制的石膏床）

Halo-头盆支架施行手术。应用长条状宽胶布将双侧肩颈部皮肤向下拉，以利于手术操作。良好的体位是枕颈部手术成功的关键之一。

3. 手术操作

（1）切口：自枕骨粗隆部至第4颈椎棘突作正中直线切口（图34-3）。依手术操作的需要，切口可以上下延长、缩短。如果单纯施行寰枢椎手术，其切口以显露枕骨大孔后缘及寰椎后弓和枢椎椎板即可；如果对枕骨大孔、枕骨及包括寰枢椎以下椎节施行手术，其切口可延伸到$C_6 \sim C_7$棘突。

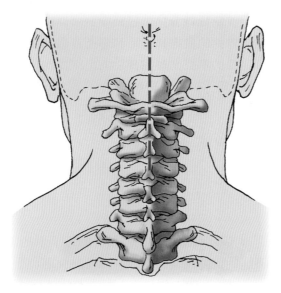

图34-3　枕颈部后正中显露途径切口

（2）显露：枕颈区显露分三步进行，即第2颈椎棘突和椎板、枕骨和枕骨大孔后缘，以及两者之间的寰椎后弓。同时切开剥离和显露，范围大、出血多，有顾此失彼之感。皮肤切开后，宜选择枕部或第2颈椎以下的部位先行显露，待枕骨和第2颈椎充分显露后，再进行寰椎后弓的剥离，分段显露对于判断寰椎后弓形态和位置极为有益，不易损伤寰枢椎之间的硬膜和脊髓。尤其寰椎前脱位时，由于后弓部位深在，与枢椎棘突之间间隙较大，两者之间的硬膜可能突向后方而易受到损伤。

● 第2颈椎显露：切开皮肤、皮下组织达项韧带。项韧带自第7颈椎开始向下部脊椎段移行为棘上韧带，故颈椎无棘上韧带。将项韧带正中切开，亦可不切开，而将其自棘突连接部切开而不切断，推向一侧连同肌肉一并剥离。自骨膜下将附着在第2颈椎的头长肌、头半棘肌等剥离，显露椎板和棘突。

● 枕骨区显露：枕骨部皮肤切开后，沿中线切开，并在骨膜外或者骨膜下切割枕肌，直接达枕骨大孔后缘。根据需要，有时沿切口方向将枕肌连同骨膜一并切开，用骨膜剥离器向两侧推开。直抵至枕骨大孔后缘时，先用手指触及大孔边界，再仔细剥离。施行显露时，务必保持操作动作轻柔和准确，不可用力过猛。

● 寰椎后弓显露：沿切口正中线确定寰椎后弓的位置，沿第2颈椎上方切开头长肌部分附着点，行骨膜下剥离，显露寰椎后弓结节，沿寰椎后弓结节及后结节两侧，做锐性切割分离。后弓显露范围超过后结节两侧各1.5 cm应采用钝性骨膜下小心剥离，注意避免损伤椎动脉。因为后弓一般有畸形或病变，部位深在，因此在操作过程中不可用力按压或摇动寰椎后弓，以避免损伤脊髓（图34-4）。

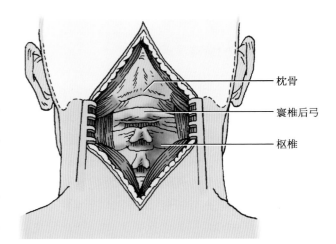

枕骨

寰椎后弓

枢椎

图34-4　枕骨大孔后缘、寰椎后弓及枢椎椎板完全显露出来

二、下颈椎的后路显露途径

颈椎后路显露范围包括全部颈椎后部结构，如棘突、椎板和关节突等，用于椎板切除、成形及椎

管内各类手术操作。显露过程也是观察和判断颈后部病变和损伤状况的过程。显露范围和节段依手术需要不同而异。颈后部肌肉丰富、皮下组织厚，给显露过程带来一定困难，按正常程序操作可得到良好效果。

1. 体位 患者取俯卧位，头额部置于术前预制的石膏床上。根据手术需要，头颈部的位置可取屈曲、正中和伸展位。

2. 切口 根据病变部位和所需显露的范围大小决定切口的长短，通常取自发际下 1.0 cm 至第 1 胸椎棘突联线的正中纵行直线切口（图 34-5）。

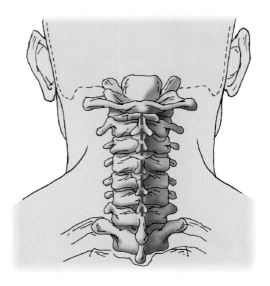

图 34-5 下颈椎后正中纵行切口

3. 肌层的处理 切开皮肤和皮下组织，显露深筋膜。对项韧带处理有两种方式：其一，将项韧带自上而下正中切开，从正中线切开颈项诸肌、斜方肌、头夹肌、头颈棘肌和项头棘肌等联合部；其二，从已显露的筋膜开始，将项韧带侧方切开但不切断，推向一侧，然后连同肌肉自棘突、椎板作骨膜下剥离。

4. 显露椎板和关节突关节 根据棘突分权的特点，切削附着点时按其形态进行，既可减少出血，又很少遗留有肌肉组织。在每椎节椎板剥离后可用干纱布填塞止血，两侧椎板显露后，用自动拉钩扩开固定。将残留肌纤维组织彻底切除。

三、枕颈后外侧显露途径

枕颈部前路显露途径只适用于病灶位于中线附近的位置，并且显露的范围是十分有限的。枕颈部后显露途径的显露范围较宽阔，但对位于神经中枢腹侧的病灶，存在干扰已经受压神经组织的危险。并且枕颈部硬膜囊外病灶如果位于前方或者前侧方时，肿瘤往往可能包绕在椎动脉周围，前显露途径和后显露途径处理涉及椎动脉的病灶较困难，有时需要前后联合入路来切除肿瘤，枕颈后外侧显露途径则可以简化处理此类病灶。该显露途径的要点是肌肉和软组织从侧方向中线和下方分离牵开，清除侧方和后侧方的显露途径来为手术者提供良好的手术视野，尽管和后正中显露途径的显露范围相同，但是可以显露并进行脊髓腹侧操作而不干扰脊髓，和传统的旁正中切口有显著区别（图 34-6）。对于枕骨大孔和后颅窝受侵犯的病灶，应该选择远外侧枕骨下途径显露。

1. 麻醉 气管插管全身麻醉。避免低血压对维持受压脊髓的血液供应十分重要。

2. 体位 同远外侧枕骨下显露途径，头部用一个三点支撑的头架位于中立位置。

3. 手术操作

（1）切口：两种切口方式，根据手术是否需要延长到头侧以显露枕骨大孔或者枕骨进行融合手术操作。在颈后三角内，中心在外耳道外口的宽的 C 形切口，向下方延长，在胸锁乳突肌的后方平行向下；对于单纯上颈椎或者椎管内的肿瘤，可以作倒 L 形的手术切口，水平的横线即上项线，纵行的切口在乳突尖部的中央旁 1 cm，然后垂直向下到颈部的基底。

（2）分离软组织：沿着椎体侧块的方向在肌肉侧方的层次间向深部分离。沿下方切口的皮下分离必须小心，防止损伤从胸锁乳突肌的后方平行进入斜方肌内的副神经，有时容易被误认为颈椎阔筋膜或上颈椎神经根的神经分支，可以通过一个电刺激来辨别。从乳突枕骨下区域内离断胸锁乳突肌、头夹肌、头最长肌并向前牵开。可以触

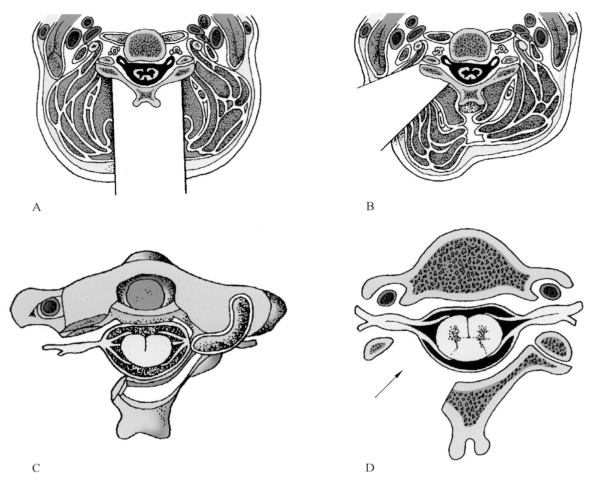

图34-6 枕颈后正中入路（A）与枕颈后外侧入路（B、C）的区别，腹侧硬膜外肿瘤从后外侧显露更为清楚（C、D），C为切除椎板及同侧的小关节突后所显露的范围，D为单纯切除椎板的显露范围

及乳突尾端的C_1横突，C_1横突是本手术途径中重要的解剖标志，切断C_1横突上的肩胛提肌、斜方肌、头直肌附着。

颈后三角肌肉间的切开可能会有丰富的静脉丛出血，病灶可以压迫颈静脉球而导致静脉丛的充盈并且建立丰富的侧支循环，切断结扎这些静脉丛不但容易引起大出血，而且对受压迫的脊髓循环不利。

（3）游离椎动脉：椎动脉包绕在骨膜鞘内的静脉丛中，椎动脉管壁小于管腔的直径，在分离过程中容易损伤。椎动脉的搏动比较细微，应该通过解剖标志辨别。在C_1和C_2之间，椎动脉在提肩胛肌止点的后方，斜方肌下缘的下方；椎动脉穿出C_2横突孔后向后方和侧方进入C_1横突孔，在侧方和C_2腹侧

神经支相交叉；椎动脉出C_1横突孔后，向后方向沿C_1后弓上缘行走于斜方肌的深面；椎动脉紧紧地黏附在枕颈关节囊表面，向后绕过关节进入硬膜囊；椎动脉有时比较迂曲，变异较多，保持颈和头的自然位置有利于准确显露椎动脉；电凝后切开包绕在椎动脉周围的骨膜和静脉丛。在处理C_1、C_2腹侧区域病灶时可切开C_1和（或）C_2的横突孔以游离牵开椎动脉（图34-7）。

（4）椎管显露：$C_0 \sim C_1$和$C_1 \sim C_2$小关节、C_1横突、C_1和C_2的偏侧椎板可以用磨钻或者枪钳去除，切除椎板及部分小关节突后可显露病灶并切除，根据病灶范围还可以进一步向两端显露，病灶切除后可清楚显露椎管及脊髓腹外侧，而无须牵拉刺激脊髓（图34-8、图34-9）。

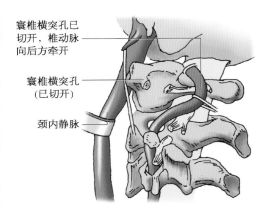

寰椎横突孔已
切开，椎动脉
向后方牵开

寰椎横突孔
（已切开）

颈内静脉

图 34-7　根据需要可切开寰椎横突孔，将椎动脉游离
向后侧牵开，将颈内静脉向前方前开，可显露寰枢椎
的前侧方

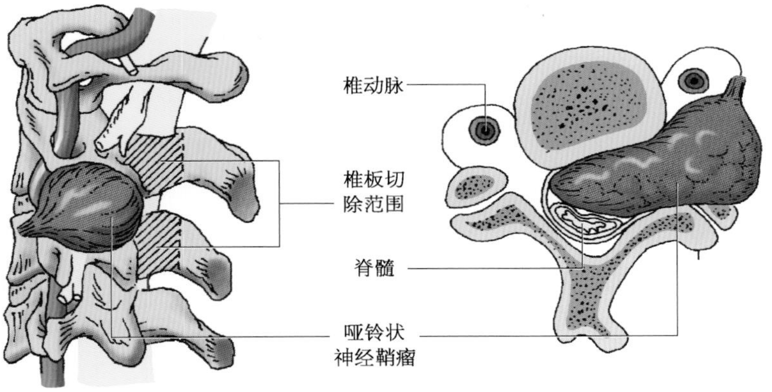

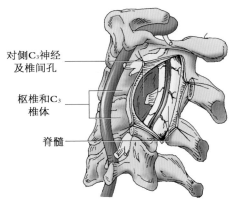

椎动脉

椎板切
除范围

脊髓

哑铃状
神经鞘瘤

图 34-8　上颈椎哑铃状神经纤维瘤示意图

对侧C$_3$神经
及椎间孔

枢椎和C$_3$
椎体

脊髓

图 34-9　切除C$_2$～C$_3$椎板及邻近小关节突，切除肿瘤，椎管和脊髓腹侧可清楚显露

第3节　胸椎的后侧及后外侧手术入路

　　胸椎正中后侧入路可直达胸椎，这一入路适于椎板减压、内固定、融合等需全面暴露后部脊柱的手术。而且胸椎后侧入路联合暴露可进一步扩大胸椎前方和后方，以及行椎管内手术。有时可行后外侧入路，作肋骨横突切除术，从侧前方一侧暴露脊柱与椎管的前方结构。

一、胸椎后正中入路

　　后正中入路是最常用的胸椎后入路方法，显露脊柱的后方结构较为充分。常用于脊柱后方肿瘤的切除。从WBB分期来看，主要是位于B～D、3～9区的肿瘤患者，应该常规选择后正中入路。后正中入路的优点是单一切口，局部复发率低，不足是手术难度大、术中出血多、风险较高。

　　1. 体位　患者俯卧位，胸部及髂部垫枕，使腹部悬空降低静脉压以减少术中出血。

　　2. 切口　正中皮肤切口，两端范围超过1～2手术节段。

　　3. 椎体的显露　沿切口用电刀切开皮下组织、浅筋膜和腰背筋膜至棘突尖，切断多裂肌在棘突的起点，用骨膜剥离器行骨膜下剥离椎旁肌，骨膜下剥离可减少椎旁神经血管的损伤，减少术中出血，显露完每一节段后可用纱布填塞，亦可减少术中出血。向两侧剥离至胸椎横突尖部。术中所见肋间后动脉后支，离断后并结扎：肌肉渗血出血点以电刀或双极电凝止血。在脊柱侧弯畸形患者很难暴露凸侧的横凸，因为它们处于较垂直的位置。最好是在助手帮助下，从对侧开始将椎旁肌剥离超过横突。向外侧分离至横突外，该处腹侧横突与肋骨相连。在横突间的不慎及过深的暴露可能损伤胸膜造成气胸。

4. 切口的关闭　完成手术后，留置负压吸引，逐层缝合椎旁肌和腰背筋膜。儿童和青少年还需重建棘突软骨。

扩大的后路手术主要针对切除脊柱前、后柱的肿瘤，首先由中线暴露，再向外侧扩展至横突边缘旁开至少5 cm的肋骨中段。暴露范围应在手术处远、近端各3～4个脊柱节段，以利于牵开肌肉组织。有时，将肌肉横向切断以便进一步暴露。接下来对设定节段行半椎板或全椎板切除，相连的肋骨在肋横关节外侧3 cm切断，保留肋骨下的神经血管束，如有必要，可结扎一侧或双侧神经根以扩大暴露，再将胸膜从脊柱旁分开，以便达椎体侧方。在手术暴露时，若胸膜破裂，可在术终置胸腔引流管。走行于椎体中部的血管可行一侧结扎，以便松解前方血管结构。至此即可进行椎体切除，这一步通常是较细致而困难的，且有神经受损的风险，应谨慎操作。首先要去除椎体的前部和中部，制造出可以将椎体后方病变骨向前推的空间，操作遵循一个由后向前远离椎管的方向。这种方法最大的优势是不经胸膜腔，采用单一入路即可实现椎体肿瘤的切除与重建。对于单节段病变的患者，可采用更局限的一侧胸膜外途径肿瘤切除，一侧经椎弓根减压。

近年来后路技术迅速发展，通过单一后路显露已可实现前方椎体肿瘤整块切除与重建（详见本书第35章第2节）。

二、胸椎后外侧经肋骨横突切除术

经肋骨横突切除术可暴露脊柱后部结构、椎体侧方及椎管前方等，尤其适用于上胸椎，因为上胸段前路手术较困难。这种方法主要用于胸椎结核进行病灶清除，其优点在于可用胸膜外途径抵达病变胸椎前部，从而避免了开胸术。但该方法对背部肌肉影响较大，限制了其在临床上的应用。

1. 体位　患者俯卧或侧卧位，患侧在上，躯干前倾10°～15°，腰部垫一扁枕。

2. 切口　肋骨横突切除术的皮肤切口有多种，要依暴露位置而定。在上胸椎，切口位于棘突与肩胛骨中部之间，向远端要沿手术的肋骨走行。也可以作正中切口，在中线上沿棘突暴露，但是这就需要切断椎旁肌以利更广泛的侧方暴露。

3. 椎体的暴露　接下来的操作要在肋骨上进行，这就需要切断上胸椎斜方肌、菱形肌及肋骨横突关节相交处的椎旁肌。然后通过松解前后肋横韧带取出肋骨小头。可切除横突以增加暴露范围，如有可能应尽量不切断肋间血管神经束。用"花生米末"沿肋骨床小心分离壁层胸膜，应尽量保证在胸膜外操作，以保护肺和胸膜，切开后纵隔覆盖椎体的部分，这样可进行椎体侧方暴露与椎管前方减压。手术需切除2～3根肋骨及肋骨横突，可在一侧侧方很好地暴露2个甚至3个椎体。

4. 关闭切口　关闭之前需用正压通气检查有无胸膜损伤，如有损伤，应尽可能修补，放置胸腔引流管。

第4节　胸腰椎的后侧及后外侧手术入路

一、下胸椎和上腰椎后外侧显露

后外侧手术途径主要适用于上腰椎和下胸椎（T_{11}～L_2）的椎体与椎间盘的显露。如骨折或骨折脱位的侧前方减压和植骨、内固定术、结核病灶清除术及肿瘤切除术等。该手术途径类似肾脏手术切口，故又称为肾切口。根据手术操作的需要，手术切口可分为小肾切口和大肾切口。

1. 体位　患者侧卧位，术侧在上，背部与手术台成90°角或呈俯卧60°角。胸腰部垫以软枕，或利用自动床调节使胸腰节段抬高，术侧的肋缘与髂嵴距离增大，以利操作（图34-10）。

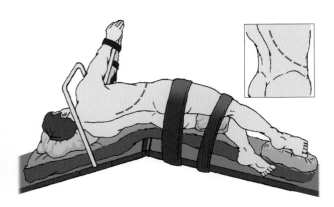

图34-10　患者侧卧位、胸腰部垫高肾切口

2. 切口　该切口的选择并非一成不变，可根据病变部位节段水平及显露范围大小决定切口的长短和走向。如果病变部位较高，如 $T_{11} \sim L_1$，切口应取自第10肋水平，并旁开棘突3.0 cm开始，作平行棘突连线向下行至第12肋处，向下前达肋骨远端，然后再斜向腹壁抵达腋前线，即通常所谓之大肾切口；如为上腰椎（$L_{1 \sim 2}$），切口起点选择自第11肋水平，离开棘突3.0 cm，沿第12肋再转向腹壁前部，再向下则与常用的倒"八"字形切口相连续。

3. 肌层的处理　沿设定的切口，切开皮肤、皮下组织和浅筋膜，并用刀柄将切开的组织向两侧稍加分离，即可显露背阔肌的上部和后锯肌的下部，在切口的下端显露腹外斜肌。沿切口方向分层分离钳夹并切断背阔肌、下后锯肌及部分近脊柱侧深层骶棘肌。如采用电刀则将其逐层切断，可减少出血及结扎操作。用自动牵开器将创口牵开固定，第12肋即能显露出来。如手术操作需要，可将第12肋切除。肋骨前应充分剥离，宜结扎和切断肋间神经及血管的分支。取出肋骨并切断肋间神经及血管的分支。自肋骨头远侧2 cm处切断肋骨，断端固定后再将远侧截断。取出肋骨并切断肋骨头韧带及肋骨头。

如果沿第12肋之肋骨床将胸膜推向前方，即可显示 T_{11} 和 T_{12} 椎体及椎间盘，但其显露范围狭窄，不易操作，无法显露 $L_1 \sim L_2$。若需对 $L_1 \sim L_2$ 施术，常需对下部切口再作处理。

下部切口主要需处理腹壁肌肉。分层显露并切断腹外斜肌、腹内斜肌和腹横肌，之后可见腹膜和肾周围脂肪囊。术者用手指包以大的盐水纱布垫，细心地作钝性分离，将腹膜与肾脏输尿管相分离，并向中央部推移。输尿管近端常被脂肪所掩盖，不必故意去寻找。

上下切口联结后，用腹膜拉钩将腹膜内脏及肾脏向中线牵开，即能充分显露椎体和椎间盘。如有病变，其表面的病理组织尚需作仔细分离。对于表面无异常发现者，需按肋骨定位，以准确确定部位，方可进行下一步操作。

已显露的椎体和椎间盘，在进一步手术之前，应仔细止血。剥离范围不宜过小，以利操作。但也不宜太广泛而增加损伤。

显露途径和显露过程较复杂，要求每一步操作都必须熟悉该层次的解剖结构。尤其要注意胸膜、腹膜的反折，第12肋间神经和肋下动静脉，以及肋下静脉与腰升静脉汇合处，即 T_{12} 椎体后下方向前上方斜行穿过 T_{12} 椎体，该血管损伤可造成大出血。

二、胸腰椎后方入路

腰椎后路途径主要用于胸腰段椎板棘突和关节突的显露，适于椎板切除、椎管内肿瘤切除、骨折复位及内固定等手术。该入路手术野显露需要分离的组织相对较少，故总手术时间较前路和侧路短，术中出血量少。但该入路椎体暴露及切除难度较大，术中必须先牵拉脊髓才能行前方椎体病灶的清除，容易损伤脊神经。

1. 体位　患者取俯卧位，根据需要可卧于拱形支架，或胸两侧垫枕法，或采用调节床使胸腰适当屈曲或伸展位。

2. 切口　以病变节段为中心，作弧形或直线形切口。切开皮肤和皮下及其筋膜，向两侧适度潜行剥离，用自动拉钩牵开固定，显露腰背筋膜、棘突及棘上韧带（图34-11）。于棘上韧带两侧纵行切开筋膜及棘突两侧肌肉。用骨膜剥离器沿棘突和椎板行骨膜下剥离，并将骶棘肌向外侧推移，以干纱布条填入其间隙压迫止血。棘突的另一侧亦用同法切割和剥离。取出纱布条，用自动拉钩将其两页插入棘突两侧并扩大固定。棘突、椎板及关节突关节内侧应充分显露。如有残留肌纤维和韧带组织，用长尖头刀尽量切干净。用双极电凝充分止血。如椎板骨孔出血，宜用骨蜡止血。

3. 椎板切除显露椎管　胸腰椎解剖特点不如下腰椎和颈椎那样明显，需要根据术前定位，第12肋可以帮助确定手术节段，术中反复核实病变节段水平。

将拟定切除椎板椎节的棘上和棘间韧带于上下相邻处切断，用棘突骨剪将棘突自基底部剪断，并将残留突起骨性物咬除。切除椎节的椎板下缘，以长柄尖刀将黄韧带与椎板相贴处切开，再用尖形剥离器锐神经剥离子向椎板下缘将黄韧带剥离。由于胸腰段椎管较下腰椎狭窄，宜用薄型冲击式咬骨钳将椎板切除。同法处理对侧椎板，并将中央部残存

的棘突基底部及两侧部分椎板完全咬除。

切除残余黄韧带，向两侧扩大切除至关节内侧缘，至此，椎管全部显露。

半侧椎板切除显露椎管，不需要剪除棘突，只需要将手术侧的椎板和棘突剥离，并切除该侧椎板和棘突基底部。必要时将关节突关节内侧缘切除，以扩大椎管显露范围。

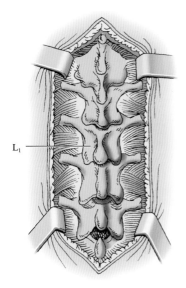

图34-11　胸腰段棘突、椎板剥离显露

第5节　腰骶椎和骶髂关节的后方手术入路

腰、骶椎的暴露通常也采用后正中切口；同时也可用各种侧后入路。正中切口可直接显露全部脊柱后柱、椎管后方和侧方；通过扩大暴露还可及脊柱前方；向下方可暴露整个骶骨、腰骶关节和双侧髂嵴的后方。

从中线棘突尖上开始暴露，扩展至椎板、关节突关节，如有必要，可向外扩展至横突尖部。这样就提供了从一侧或双侧进入椎管的入路。但对以前曾行过椎板减压术者，操作具有难度，从中线进入时必须小心。同样地，对于隐性脊柱裂与骶裂的患者，在暴露时必须谨慎，以防不小心穿透硬膜，这些必须在术前反复仔细阅片。

后正中切口也可完成经椎弓根至椎体，用来对椎体爆裂性骨折或肿瘤进行椎管前方减压或活检。先使用各种刮匙作出椎弓根隧道；然后通过特殊弯角刮匙与剥离器将椎体后部病变骨向前推离开脊髓组织，术中超声检查对于评定减压是否充分是很有用的。

骶骨肿瘤通常体积较大，肿瘤血运丰富，术中出血很多，因而对于预计出血量大的肿瘤建议行术前髂内动脉栓塞，腹主动脉内放置球囊，术中将球囊充满，临时阻断腹主动脉，以减少术中出血，应控制阻断时间，停止阻断后注意观察双下肢的血供及末梢循环情况。

一、腰骶椎后路途径

腰骶椎后路途径主要用于腰椎椎板、棘突关节突和横突等结构显露。通常施行腰椎椎间盘摘除术、后路椎间植骨、椎管狭窄减压术、椎间孔切开扩大术、椎管内肿瘤切除术、后路植骨、腰椎滑脱手术及内固定器械的安放等。对于位于S_3节段及以下的骶骨肿瘤，后方入路效果满意。

1. 体位 下腰椎病变取俯卧位，患者俯卧于双拱桥式支架上，或用髂嵴垫枕法，使腰椎前凸减少，以利于手术操作。

2. 切口 根据不同手术需要，有四种切口可供选择（图34-12）。

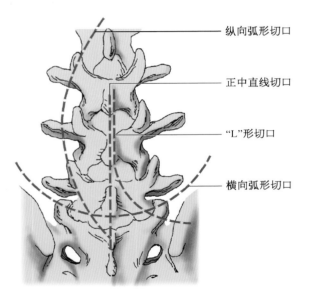

图 34-12 **腰椎手术切口**

（1）正中直线切口：以损伤或病变面椎节棘突为中心，沿棘突连线作正中直线切口，切口长度上下各包括1～2个正常椎节。该切口由于居中，显露容易兼顾两侧，便于切口上下延伸。

（2）纵向弧形切口：以确定显露节段为中心，自上而下纵向弧形切口，其弧线上下方分别越过上下位椎节棘突连线。该切口多用于骨折脱位，并向后方成角畸形或正中线有皮肤损伤的患者。

（3）L形切口：自棘突正中线，于腰骶交界处弧形斜向骶髂关节或髂后嵴部。该切口常用下腰椎

手术合并植骨手术。

（4）横向弧形切口：其长度为8～10 cm。切口既可显露L_4～L_5和S_1，又可从髂后嵴取骨作移植物。只要充分潜行剥离上下皮瓣，显露L_4～L_5和S_1不存在任何困难。

3. **椎板和棘突的显露** 切开皮肤、皮下组织，显露腰背筋膜、棘突末端及棘上韧带。沿腰筋膜表面向两侧适度剥离，使创口有充分的活动余地。椎板显露有两种方法：一种方法是向棘突侧方切开腰背筋膜，保留棘上韧带和棘间韧带，自棘突侧方切开骶棘肌附着点，用锐性骨膜剥离器，将已切断的骶棘肌附着部沿棘突和椎板作骨膜下剥离，干纱布条填塞止血。另一种方法是自棘突末端将棘上韧带切割剥离并推向对侧，同法剥离骶棘肌显露棘突、椎板等。二者的区别在于对棘上韧带处理的差异。保留棘上韧带对不切除椎板的手术更有利于病变节段的稳定。在创口缝合时，可将两侧切开的腰背筋膜分别与棘上韧带缝合，保持了韧带的连续性，术毕可以复位，对维持切段性稳定有一定益处，愈合后还能保持腰部生理凹陷。

4. **横突的显露** 横突位于椎体侧后方、关节突关节后下方，位置深在并有较多肌肉附着。

切口宜选择在棘突旁开3～4 cm，作平行棘突连线的直线切口。显露骶棘肌并向两侧作适当潜行剥离扩大显露范围。沿骶棘肌外侧切开腰背筋膜，将骶棘肌向中线剥离，显露关节突关节外侧部，术者用手指可触及位于关节突关节外下方的骨性突起，即为横突。将椎旁肌作骨膜下剥离，干纱布填塞止血，用自动拉钩牵开固定，即可显露横突背面。

取长柄尖头刀沿横突切开骨膜，伸入骨膜剥离器，自骨膜切开处向上下两方推开骨膜。横突以L_3最大，常需先显露，然后再向下显露L_4和L_5横突。

操作中，由于肌内组织厚，剥离过程必须仔细止血，在清晰的术野中暴露尤为重要。如施行植骨术，务必将相邻两椎节横突显露清楚，表面不可残存肌肉纤维和其他软组织，以保证横突背面与植骨块之间有良好的骨性接触。

骶骨肿瘤切除后，局部常留有很大空腔，且背侧无肌肉层，仅留有一层皮瓣覆盖，因此容易出现局部积液，甚至感染。

如果双侧S_2神经根能够得到保全，则50%的患者至少可以部分保留大小便自主控制能力。

二、骶尾椎后路入路

见第36章骶骨肿瘤。

三、骶髂关节后路入路

骶髂关节显露与下腰椎不同，其后路途径常用于骶髂关节病变，如骶髂关节结核病灶清除术、骶髂关节融合术及肿瘤切除术等。

1. 体位　取俯卧位，髂嵴部垫枕，或俯卧于双拱形支架上，使骶髂部抬高；也可以取侧俯卧位，患侧在上，健侧下肢膝关节屈曲，患肢伸展，骨盆与床面成60°角。

2. 切口　以髂后上棘为中点，上端沿髂嵴的内上缘向外延伸，下端自中点下方再向股骨大粗隆方向。全长10 cm左右，形成凸向中部的纵行皮瓣（图34-13）。骶髂关节的大小相对恒定，切口再长，其显露的关节范围也不会变化。因此，准确地选择切

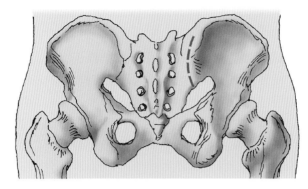

图34-13　骶髂关节后切口

口有十分重要的意义。肥胖患者切口可适当扩大，以利于充分显露。

3. 骶髂关节的显露　切开皮肤至皮下，将皮瓣潜行剥离并推向外侧，显露髂嵴内侧缘及臀中肌在髂骨的附着点中，弧形切开，直达坐骨大切迹上方2 cm。必须注意不可向其深面剥离，以避免损伤臀上动脉；不可随意切割，以保持髂腰韧带和骶髂长短韧带的完整性。显露骶髂关节的髂骨部。

4. 骶髂关节内的显露　骶髂关节为耳状关节，上下两端狭窄、中部偏大。于髂后上棘横行凿开长4.0 cm、宽2.5 cm骨瓣，以内侧骶髂韧带为铰链，将骨瓣向骶骨部翻平，骶髂关节即可显露出来。病变处理后，将翻转骨瓣复位，以利于骨性融合。

笔者体会

在进行骶尾骨肿瘤后方入路时应注意：① 术前充分的肠道准备是保证手术顺利进行和减少术后并发症的必要措施；② 骶尾骨肿瘤常常体积较大，显露过程中应注意尽可能保证肿瘤包膜的完整性；③ 骶尾骨肿瘤邻近较多较大的血管，常有丰富的血供，根据情况使用介入栓塞、球囊或进行血管结扎等技术可有效减少术中出血；④ 切除肿瘤后，应检查直肠后壁有无损伤并及时修补，疑有损伤者术后予以适当禁食，必要时行肠造瘘术；⑤ 严密缝合切口，残腔较大预计愈合困难者可考虑放置双引流管及内置式VSD。骶骨肿瘤外科治疗常面临较多较大的并发症，对局部解剖的熟悉程度、术中分离显露与意外情况的处理、术后并发症的预防及处理是影响其预后的重要因素。

（肖建如　刘铁龙　赵铖龙）

【参考文献】

［ 1 ］ Molina C, Goodwin C R, Sciubba D M, et al. Posterior approaches for symptomatic metastatic spinal cord compression[J]. Neurosurg Focus, 2016, 41(2): E11.

［ 2 ］ Sabuncuoglu H, Ozdogan S, Dogan H, et al. Total resection of inferiorly located sacral chordoma with posterior only approach: case report and review of the literature[J]. Turk Neurosurg, 2010, 20(4): 527−532.

［ 3 ］ Hsieh P C, Li K W, Sciubba D M, et al. Posterior-only approach for total en bloc spondylectomy for malignant primary spinal neoplasms: anatomic considerations and operative nuances[J]. Neurosurgery, 2009, 65(Suppl 6): 173−181.

［ 4 ］ Farrokhi M R, Ghaffarpasand F, Khani M, et al. An evidence-based stepwise surgical approach to cervical spondylotic myelopathy: A narrative review of the current literature[J]. World Neurosurg, 2016, 94: 97−110.

［ 5 ］ Baliga S, Treon K, Craig N J. Low back pain: Current surgical approaches[J]. Asian Spine J, 2015, 9(4): 645−657.

［ 6 ］ Zhang J, Tsuzuki N, Hirabayashi S, et al. Surgical anatomy of the nerves and muscles in the posterior cervical spine: a guide for avoiding inadvertent nerve injuries during the posterior approach[J]. Spine, 2003, 28(13): 1379−1384.

［ 7 ］ Fourney D R, Abi-Said D, Rhines L D, et al. Simultaneous anterior-posterior approach to the thoracic and lumbar spine for the radical resection of tumors followed by reconstruction and stabilization[J]. J Neurosurg, 2001, 94(Suppl 2): 232−244.

［ 8 ］ Yonenobu K, Oda T. Posterior approach to the degenerative cervical spine[J]. Eur Spine, 2003, 12 (Suppl 2): S195−201.

［ 9 ］ Louis C A, Gauthier V Y, Louis R P. Posterior approach with Louis plates for fractures of the thoracolumbar and lumbar spine with and without neurologic deficits[J]. Spine, 1998, 23(18): 2030−2040.

［10］ Davis J. Injuries to the subaxial cervical spine: posterior approach options[J]. Orthopedics, 1997, 20(10): 929−933.

［11］ Weber B R, Grob D, Dvorak J, et al. Posterior surgical approach to the lumbar spine and its effect on the multifidus muscle[J]. Spine, 1997, 22(15): 1765−1772.

［12］ Hardy R W Jr. The posterior surgical approach to the cervical spine[J]. Neuroimaging Clin N Am, 1995, 5(3): 481−490.

［13］ Cybulski G R, Stone J L, Opesanmi O. Spinal cord decompression via a modified costotransversectomy approach combined with posterior instrumentation for management of metastatic neoplasms of the thoracic spine[J]. Surg Neurol, 1991, 35(4): 280−285.

［14］ Zhang J, Guo W, Yang R, et al. Is total en bloc sacrectomy using a posterior-only approach feasible and safe for patients with malignant sacral tumors?[J]. J Neurosurg Spine, 2015, 22(6): 563−570.

［15］ Li D, Guo W, Tang X, et al. Surgical classification of different types of en bloc resection for primary malignant sacral tumors[J]. Eur Spine J, 2011, 20(12): 2275−2281.

［16］ Meng T, Yin H, Li B, et al. Clinical features and prognostic factors of patients with chordoma in the spine: a retrospective analysis of 153 patients in a single center[J]. Neuro Oncol, 2015, 17(5): 725−732.

［17］ 肖建如, 贾连顺, 陈华江, 等. 高位骶骨肿瘤切除与重建方式探讨［J］. 中华外科杂志, 2003, 41（8）: 575−577.

第35章
脊柱肿瘤的手术切除方式
Surgical Resection of Spinal Tumors

第1节 概述

由于脊柱肿瘤在结构上具有一定的特殊性，手术治疗具有相当的风险性，难度较大。既往针对如何实现脊柱肿瘤切除的研究较少，随着外科治疗在脊柱肿瘤中的作用越来越受到重视，手术切除脊柱肿瘤已日益成为脊柱肿瘤治疗的重要手段。应用于四肢肿瘤的分期与手术方式等概念被逐渐引入脊柱肿瘤的手术治疗中，使得脊柱肿瘤外科的治疗发生了巨大的进步。

一、脊柱肿瘤的Enneking分期及切除方式

将应用于四肢骨与软组织肿瘤的Enneking分期系统引入脊柱肿瘤分期并指导临床进行外科手术治疗是脊柱肿瘤治疗的一个重要进展。Enneking分期主要强调的是"间室"（compartment）的概念，提倡在"间室"外切除肿瘤，从而尽可能减少肿瘤的复发与转移。然而在脊柱肿瘤中，其"间室"与四肢肿瘤有所不同，具有其特殊性。在脊柱肿瘤中构成阻止肿瘤局部侵袭的天然屏障主要包括椎间盘、前后纵韧带、硬膜等结构。而椎旁软组织，包括其肌肉与筋膜则缺乏阻止肿瘤扩散的纵向屏障。在脊柱肿瘤中，T_0是指良性肿瘤包膜完整，位于骨或椎旁软组织内；T_1是指肿瘤主要位于椎体内或附件内，侵入椎管但未累及硬膜或侵及椎间盘，但未穿透环状软骨及前后纵韧带；T_2是指肿瘤侵及或原发于椎旁软组织，或累及硬膜，或穿透椎间盘。Enneking分期详见有关章节。

1. 良性肿瘤的分期 良性肿瘤的Enneking分期如下。

1期：肿瘤生长不活跃，无明显的临床症状。肿瘤包膜完整，分界清楚。这类肿瘤通常不需手术治疗，必要时可行刮除减压或稳定。

2期：肿瘤表现出一定的生长活性，存在较轻的临床症状。肿瘤包膜较薄或不完整，主要为假包膜，但肿瘤仍限于间室内。这类肿瘤通常以病灶外切除为主，也可行广泛切除、整体切除或根治性切除。可辅以其他治疗如冷冻治疗、栓塞治疗及放疗。

3期：肿瘤生长活跃，呈侵袭性。肿瘤无包膜或包膜非常不完整。肿瘤侵袭至间室外。对于这类肿瘤，行单纯病灶内刮除容易出现复发，应行完整切除或至少应行边缘切除，同时辅以其他综合治疗手段。

2. 恶性肿瘤的分期 恶性肿瘤的Enneking分期如下。

Ⅰ期：低度恶性的肿瘤，肿瘤局限于椎体或侵

入椎旁间室，肿瘤组织包膜不完整或极菲薄，瘤旁组织形成较厚的假包膜。由于假包膜中存在着肿瘤侵袭的卫星病灶，故单纯行囊内切除易导致肿瘤复发。手术治疗应以完整切除为主，同时辅以综合治疗手段。

Ⅱ期：恶性程度较高的肿瘤，肿瘤局限于椎体或侵及间室外。肿瘤缺乏连续的假包膜，瘤周存在卫星病灶或跳跃转移。应尽可能行完整切除，尽量做到边界切除。术后根据病理结果进行相关的辅助治疗。

Ⅲ期：转移性肿瘤，为局部浸润性转移或远处转移，肿瘤局限于椎体内或侵及间室外。应以综合治疗为主，可行局部姑息性手术。

3. 脊柱肿瘤的切除方式　根据脊柱肿瘤的Enneking分期系统，肿瘤的切除方式可分为以下几种。

（1）病灶内切除（intralesional excision）：指在肿瘤的包膜或反应区内行肿瘤切除术，肿瘤切除不彻底。在临床中主要是指囊内的刮除术，由于残留较多肿瘤组织，对于恶性肿瘤而言，这只是一种姑息性的手术治疗，术后局部复发率很高，常常需要辅以术后的放化疗及其他治疗手段。

（2）整块切除（en bloc excision）：整块切除术是理想的脊柱肿瘤切除方式，指切除肿瘤及其假包膜，包括环绕周围的部分正常组织。其手术方式强调将肿瘤作为一个整体切除，手术的操作应在肿瘤之外的正常组织之中进行。在目前临床脊柱肿瘤手术中，整块切除主要包括以下两种方式。

1）边缘切除（marginal excision）：即沿肿瘤包膜或反应区切除肿瘤。

2）广泛切除（wide excision）：即在肿瘤包膜或反应区以外的正常组织切除肿瘤。

术中是否实现了肿瘤的整块切除，并不应单纯地靠肉眼进行大体的观察，而应在肿瘤切除后的各个方向上取周围组织进行快速术中冰冻。以防肿瘤局部侵袭的微卫星病灶所造成的遗漏。整块切除手术彻底，可显著地降低脊柱肿瘤的术后复发率，患者预后相对较好，尤其是对于放、化疗不敏感的肿瘤是其治疗的最有效手段。因此，实现脊柱肿瘤的整块切除始终是脊柱肿瘤外科医师的追求和学科发展的趋势。

（3）根治性切除（radical excision）：根治性切除指切除肿瘤及肿瘤所在的整个间室。手术彻底，但手术创伤大。对于脊柱肿瘤而言，由于涉及保留脊髓的问题，在临床工作中常难以实施根治性切除，在骶骨肿瘤的治疗中相对常见。根治性切除是否彻底仍需要进行术中周围组织的快速冰冻活检明确。近年来，上海长征医院骨肿瘤科针对术前穿刺活检明确的骶骨原发恶性肿瘤，如骶骨原发脊索瘤、软骨肉瘤等，且无全身其余部位转移者，采取牺牲骶神经根的根治性切除术，术后患者双下肢运动功能良好，大小便功能丧失程度取决于骶神经牺牲平面。术后回访发现肿瘤的复发概率显著降低。

对于脊柱肿瘤而言，由于其解剖结构的复杂性，毗邻重要的血管神经，且部位深在，导致肿瘤的显露困难；加之许多脊柱肿瘤早期症状、体征多不明显，一旦出现脊髓、神经根压迫症状，肿瘤多已广泛浸润周围重要脏器或组织。因此，在术中既要做到避免损伤脊髓或重要的神经根，又要实现肿瘤的彻底切除常常是一个两难的选择。我们认为，在临床手术中，对于生存期较长的脊柱肿瘤患者，不能因为单纯地顾及神经功能而忽略肿瘤控制，否则局部复发后将明显增加手术的难度，面临更为困难的选择。对于确实难于进行广泛切除的病例，边缘切除或广泛的刮除术辅以术后合适的放疗、化疗、靶向治疗及其他治疗手段常常是一个较切实的选择。

二、脊柱肿瘤WBB分期及其在脊柱肿瘤切除中的作用

自1996年起，由3个国际性的肿瘤机构（Rizzoli Institute, Mayo Clinic, University of Iowa Hospital）发展出一种新的针对脊柱肿瘤的分类方法——WBB分期（Weinstein-Boriani-Biagini staging system）。该分

期是在基于术前对脊柱肿瘤的CT及MRI，准确而详细地判断肿瘤侵袭范围，进而帮助制订合理的肿瘤切除入路及切除边界。该系统包括3部分内容：① 脊椎横断面上按顺时针方向呈辐射状分12个扇区，其中4～9区为前部结构，1～3区和10～12区为后部结构。② 组织层次从椎旁至硬膜下共分成A～E 5个层次：A为骨外软组织，B为骨性结构浅层，C为骨性结构深层，D为椎管内硬膜外部分，E为椎管内硬膜下部分。③ 肿瘤涉及的纵向范围（节段）。每例分期记录其肿瘤的扇形区位置、侵犯组织层次及受累椎体（见第4章图4-1～图4-8）。

WBB分期方法的应用和推广，对于国际间学术交流与比较提供了一个相对统一的标准。根据脊椎肿瘤的累及范围可分为以下几种肿瘤切除方式（图35-1）。

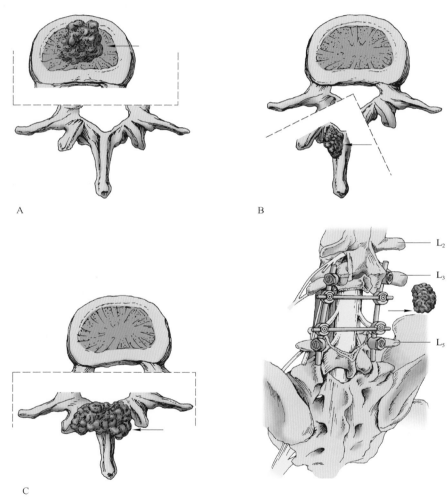

图35-1　WBB分期脊柱肿瘤切除方式示意图
A.椎体切除；B.扇形切除；C.附件切除

1. 椎体切除　肿瘤位于4～8区或5～9区。行前后联合入路或单纯后路，后路离断椎弓根，切除后纵韧带等后成分；前路切除椎体，可包括上下相邻椎体边缘。

2. 矢状或扇形切除　肿瘤位于3～5区或8～10区。行前后联合入路或单纯后路；也可从侧方入路行肿瘤切除。

3. 附件切除　肿瘤位于1～3或（和）10～12区。可仅行后方入路，自椎弓根处离断并切除肿瘤。

4. 全脊椎切除　肿瘤同时累及1～12区大部分

分区，根据累及节段及肿瘤大小等行前后联合入路或单纯后路，切除椎体、椎板和棘突等。

WBB方法是基于术前详细的三维影像学依据制定的。在实际应用中，正确的广泛或整块切除的手术边界应根据病理学决定。在肉眼上，可能认为达到了一个合理的肿瘤切除边界，但是在病理上可能在切缘存在的微卫星病灶，这时就不是一个整块切除。Boriani等报道43例脊柱肿瘤病例，均根据WBB分期行整体切除术，平均随访30个月，其中33例患者均无瘤生存。

三、脊柱肿瘤Tomita分型及其在脊柱肿瘤切除中的应用

据文献报道，约70%的恶性肿瘤在晚期会出现骨转移，而脊柱则是肿瘤骨转移最常见的部位。因此，脊柱转移瘤的评估和治疗是脊柱肿瘤诊治内容中极为重要的一项。针对脊柱肿瘤，Tomita等人根据原发肿瘤的恶性程度、重要脏器转移情况和骨转移数量情况提出了Tomita分型和评分系统，其主要内容如下。

（一）Tomita分型

Tomita等根据脊柱转移瘤所累及的部位、节段数量，将脊柱转移瘤分为7个类型，分别是1型，肿瘤累及椎体；2型，肿瘤累及椎体及椎弓根，但未进入椎管内；3型，肿瘤累及椎体、椎弓根及椎板，但未进入椎管内；4型，肿瘤累及椎体及附件，且进入椎管内；5型，肿瘤累及椎体、附件及椎旁组织；6型，肿瘤累及邻近节段骨质；7型，肿瘤同时累及多个节段（见第4章图4-9）。

单纯就Tomita分型而言，1型、2型、3型因肿瘤未突破间室，属于间室内肿瘤，外科治疗时应至少行边缘切除或En-bloc切除；而4型、5型、6型肿瘤突破间室，属于间室外肿瘤，外科治疗时应尽可能行边缘切除，无法实现时可行分块切除。另外，尽管目前Tomita分型及评分主要应用于脊柱转移瘤的治疗，其对脊柱原发性肿瘤的外科治疗同样具有

重要的指导意义。对于原发良性活跃性脊柱肿瘤，可考虑行分块切除；对于原发良性侵袭性脊柱肿瘤，则应考虑通过En-bloc或分块方式达到完整切除。而对于任何原发恶性脊柱肿瘤，均应考虑行En-bloc切除。

（二）Tomita评分

根据以下3个方面，对脊柱转移性肿瘤进行预后评分，从而指导外科治疗方式的选择。

（1）原发肿瘤恶性程度：生长缓慢（包括乳腺、前列腺、甲状腺等），1分；中等速度生长（包括肾、子宫等），2分；迅速生长（包括肺、肝、胃、结肠、原发病灶不明等），4分。

（2）重要脏器转移情况：无脏器转移，0分；存在脏器转移，可以手术、动脉栓塞等方法治疗，2分；存在脏器转移，无法治疗，4分。

（3）骨转移数量情况：单发或孤立脊柱转移灶，1分；多发骨转移（包括单发或孤立脊柱转移灶伴其他骨转移、多发脊柱转移伴或不伴其他骨转移），2分。每例累计总分，每例患者的治疗策略依据评分进行。

其中：① Tomita评分2～3分者，预期寿命较长，外科治疗主要采取完整切除或边缘切除；② 4～6分者，行边缘或分块切除；③ 7～8分者，行姑息性减压手术；④ 8～10分者，不建议采用手术治疗，而以对症支持治疗为主。通过国内外众多学者对Tomita评分的实践使用，认为Tomita评分可作为脊柱转移瘤患者生存期重要参考预测指标，从而指导脊柱转移瘤患者的治疗决策。

然而，脊柱转移瘤的治疗决策涉及多种因素，应提倡脊柱肿瘤科、放疗科、肿瘤内科等的多学科协作。根据患者的全身情况、对放化疗的敏感程度、患者的经济状况等因素，结合Tomita评分对患者进行生存期及预后适当评估，选择恰当的治疗方案，从而缓解患者的病痛、延长生存期、改善患者生存质量。

四、国际脊柱肿瘤学术委员会关于脊柱肿瘤外科策略的分型

为了便于数据收集，如何定义手术从而避免

模糊描述尤为重要。另外，文献中关于手术方式的描述混乱常常导致理解及沟通难题。Boriani等强调了区分及正确使用"彻底切除、完全切除、病灶外切除及病灶内切除"的重要性。国际脊柱肿瘤学术委员会则采用了一种简单的外科策略分型（图35-2）。总的来说，手术策略分为姑息性减压术（palliative decompression）、减瘤术（tumour debulking）、全脊椎切除术（total vertebrectomy）。就具体方式而言，前两者可通过分块切除（piecemeal）

实现，而后者可通过分块切除或En-bloc切除实现。肿瘤的切除方式将直接影响到肿瘤切除的边界：病灶内切除（intralesinal）、广泛切除（wide）、病灶外切除（extralesional）。脊柱外科医生在描述其外科策略及技术时应做到准确和系统，使用通用的外科语言，从而利于彼此的比较、交流等。根据肿瘤学概念，最理想的切除方式应为广泛边界的En-bloc切除，即正常组织部分可以采用分块切除，而包含肿瘤的骨组织作整块切除。

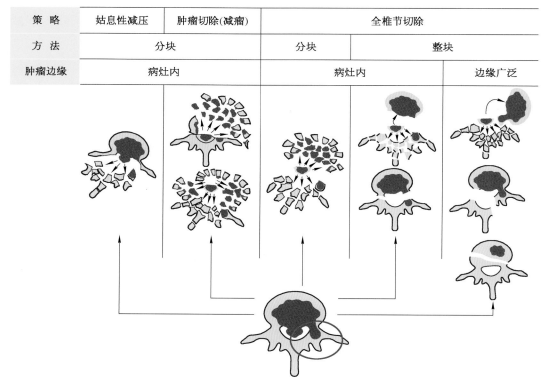

策　略	姑息性减压	肿瘤切除(减瘤)	全椎节切除		
方　法	分块		分块	整块	
肿瘤边缘	病灶内		病灶内		边缘广泛

图35-2　国际脊柱肿瘤学术委员会关于外科策略的分型

第2节　全脊椎切除术

侵犯脊椎前后柱的原发性或转移性脊柱肿瘤的外科治疗一直是脊柱肿瘤治疗的一个难点。脊柱肿瘤的治疗和预后取决于肿瘤的病理类型、切除方式、辅助化疗和放疗等。对于脊柱肿瘤，目前主要的外科治疗方式有刮除术（curetage）或囊内刮除术（intralesional excision）、分块切除术（piecemeal

excision）、整块切除术（En-bloc spondylectomy）等方式。刮除或分块切除的方式容易造成肿瘤细胞对周围组织的污染，导致肿瘤的局部复发概率增加。为了降低术后肿瘤复发率和增加患者的生存率，Stener和Roy-Camille（1981）首先经后路行胸椎全脊椎切除术。1996年Katsuro介绍了一种改良的后路全椎节切除（total En-bloc spondylectomy, TES）的外科方法，应用这种方法能够将胸腰椎肿瘤沿肿瘤边界整块切除。2001年，Forney等采用前后联合入路行胸腰椎肿瘤全椎节切除术。

一、适应证

尽管全脊椎切除为脊柱肿瘤治疗的理想方式，但全脊椎切除（TES）的实施也应该满足相应的适应证，笔者认为其主要包括：

（1）患者术后生存期可延长3个月至半年以上，通过手术能明显提高患者的生活质量。

（2）符合以下标准的原发性恶性脊柱肿瘤或侵袭性良性肿瘤：未发现肿瘤侵犯前方内脏器官；肿瘤与下腔静脉和主动脉无包裹；未见多发转移；受累椎体不多于4个椎节。

术前手术设计应该结合肿瘤的外科分期，文献报道，对于WBB分期4～8区或5～9区，可行前路椎体整块切除，对3～5区或8～10区肿瘤可行矢状切除，对位于3～10区的肿瘤实行后弓切除。因为椎体和椎弓根、椎板、棘突位于同一间隔内，笔者主张对于良性侵袭性肿瘤和恶性肿瘤，A～D区的病变，病变在3个椎节范围内，均为全椎节大块切除的适应证。就Tomita分型而言，1～6型均可考虑行全脊椎切除术。

孤立性的脊椎转移瘤，未发现原发病灶，或原发肿瘤灶被控制，也视为全脊椎切除的适应证。

二、经前后联合入路行胸腰椎肿瘤全脊椎切除的手术步骤

该手术分两步施行，包括后路椎板切除和脊柱内固定、前路全椎体切除和脊柱前柱重建。下面以侧卧位胸椎肿瘤全椎节切除为例，对胸腰椎肿瘤全椎节切除手术方法进行介绍，腰椎肿瘤切除与胸椎相似，仅无须处理肋骨和胸膜。

（一）术前准备

术前18～24小时对节段血管进行选择性动脉

造影，栓塞肿瘤的供血血管，以减少术中出血。术前常规给予预防性抗生素。

（二）手术技术

患者取侧卧位（图35-3），一般采用右侧卧位。根据肿瘤的部位和大小决定开胸手术切口部位，同时沿脊柱后正中行后正中切口，对开胸切口和后正中切口相交处形成的三角形皮瓣，要注意血运，避免皮瓣坏死。沿后正中切断斜方肌，并牵向头侧；沿开胸切口切断背阔肌。将形成的肌皮瓣牵向头侧和尾侧（图35-4）。暴露病椎上下至少各两个椎节的棘突、椎板、肋横突关节和病椎双侧各3～4 cm的肋骨，切除上位椎板的下半部分和下关节突，暴露病椎的双侧上关节突。切除肿瘤部位的部分肋骨，同时结扎肋间血管和神经根，开胸进入胸腔。

切开皮肤后沿脊椎后正中腰背筋膜切断斜方肌，并牵向头侧。同时沿开胸切口，切断背阔肌。

游离竖脊肌，显露肿瘤部位椎板和上下脊柱节

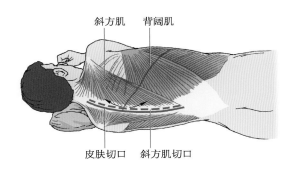

图35-3　全脊椎切除术体位和切口：开胸手术切口和脊椎后正中切口

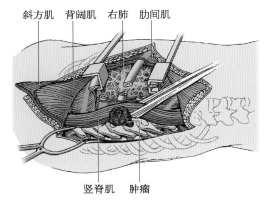

图35-4　将肌皮瓣牵向头侧和尾侧，部分切除肋骨，开胸，游离竖脊肌，显露病变部位及其上下节段椎板

段椎板。切除病椎节段的肋骨，切除双侧肋骨头、颈及周围韧带，向两侧延长切除3～4 cm肋骨，然后将胸膜自椎节上钝行分离，清理椎弓根和椎间孔，可见椎间血管及其分支、脊神经背侧支，结扎并切断。连同肋间动脉和胸膜一起推向两侧（图35-5、图35-6）。

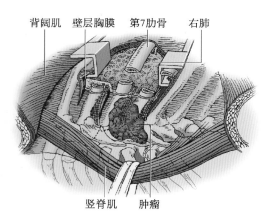

图35-5　显示需要切除的椎板范围

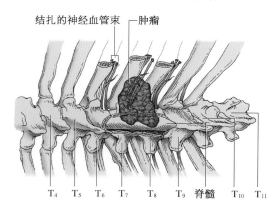

图35-6　切除肿瘤侵犯节段脊椎的椎板，游离肿瘤使之与硬膜囊完全分离，切断为肿瘤侵及的神经根

具体过程：仔细分清受累椎节椎间孔、椎弓根、横突，以一种特制的不锈钢线锯，在椎板引导器导引下自硬膜外间隙进入，穿出椎间孔，将线锯两端向侧方拉紧，使线锯靠近椎弓根内壁，注意避开椎间孔内的神经根，拉动线锯，两侧椎弓根依次被切断，切断黄韧带，后部的结构包括椎板、横突、上下关节突和棘突等被完整切除下来。后路脊柱内固定，应用椎弓根系统固定病椎上下各两节椎体，为下一步行椎体大块切除时起到稳定脊柱的作用。后路固定方式选择，目前通常采用椎弓根螺钉的钉棒

系统行后路固定（图35-7）。

前路手术主要根据肿瘤部位而定，对于T₁₀以上肿瘤，通常采用右侧开胸手术，显露肿瘤侵犯椎体和进行前路固定。对于T₁₁、T₁₂肿瘤采用胸腹联合切口，切开肋膈角，显露病椎和进行操作。腰椎肿瘤一般采用肿瘤侵及侧的腹膜后入路显露病椎。手术中切除范围依据肿瘤的性质和肿瘤侵及的范围而定（图35-8、图35-9），手术中将胸膜与前纵韧带、肋椎韧带和肋横韧带仔细分离，同时将横跨椎体的节段动脉仔细游离，并同胸膜一起推向前方，肋间神经可以保留于原处。若影响下一步操作，也可将其结扎切断，用双手指尖或薄垫包裹的剥离器在椎体前方相互探及，左手可触及主动脉搏动，小心勿

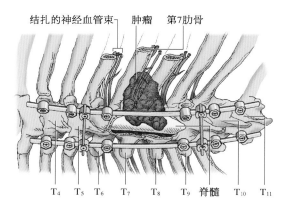

图35-7　进行胸椎后路固定

在肿瘤侵及椎体上下数个节段进行固定，稳定脊柱，采用钉棒系统进行后路固定

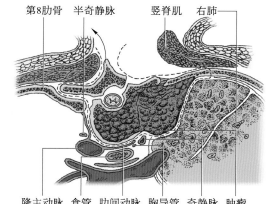

图35-8　肿瘤侵犯胸壁和肋骨时，全椎节切除需要切除的范围

首先切除脊椎的后柱结构，包括椎板、横突、棘突和椎弓根；然后切除椎体，以及肿瘤侵犯的肋骨和胸壁

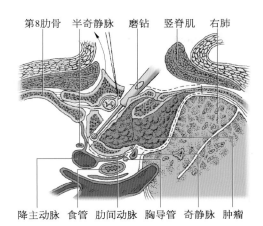

第8肋骨　半奇静脉　磨钻　竖脊肌　右肺

降主动脉　食管　肋间动脉　胸导管　奇静脉　肿瘤

图35-9　若肿瘤未侵犯对侧椎弓根，可以保留对侧的椎弓根，如图切除肿瘤侵及的椎体、肋骨和胸壁

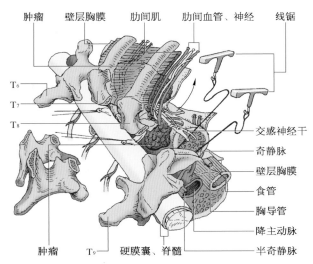

肿瘤　壁层胸膜　肋间肌　肋间血管、神经　线锯

T_6　T_7　T_8

肿瘤　T_9　硬膜囊、脊髓

交感神经干
奇静脉
壁层胸膜
食管
胸导管
降主动脉
半奇静脉

图35-10　胸椎全椎节切除术中切除的各种结构和切除方式，同样显示必须切除的神经根

伤及无搏动的奇静脉和下腔静脉，将受累椎体与纵隔器官分离后，将剥离器由两侧紧贴椎体前壁，避免大血管和纵隔器官插入，所有这些操作均在肿瘤屏障组织外进行。于硬膜周围减压、保护脊髓，将受累椎节水平的硬膜和神经根与后纵韧带和椎体后壁仔细分离开，如果肿瘤组织或肿瘤假性囊壁突入椎管，更需将其与硬膜仔细分离，注意保护脊髓以免脊髓在操作过程损伤。将两根线锯置于椎体前方，分别置于受累椎体上位和下位椎间盘处，拉动线锯，自前向后将上下椎间盘完整切断，当线锯接近椎体后缘时，助手应握紧脊髓铲锉，避免椎间盘切断时线锯损伤脊髓，上下位椎间盘切断后，受累椎体呈游离状态，将其自脊髓的一侧旋转取出。这样连同肿瘤屏障组织一并大块切除，至此便完成了全椎节大块切除及脊髓周围减压，该节段的硬膜囊和神经根便清晰地显露出来，再次通过肉眼辨别是否有残存的肿瘤组织（必要时对手术切缘进行术中冰冻），分别用3%双氧水、75%乙醇及甲氨蝶呤等涂擦创面，应注意避免乙醇对硬膜囊及神经根的刺激（图35-10）。需要说明的是，在实际的临床操作过程中，可以使用薄的骨凿代替线锯，离断病椎的上下位椎间盘组织，此法速度快，节省手术时间，也能避免拉动线锯时可能造成的脊髓损伤。但使用骨凿需要注意对前方大血管的保护，对术者的心理能力及技术要求更高。

脊椎前路椎体间重建应该根据肿瘤的恶性程度

选择合适的椎体间植入物。根据文献报道，如果肿瘤的恶性程度较低，可选用人工椎体、钛网和自体髂骨或肋骨植入；若肿瘤的恶性程度较高，不主张椎体间植骨，一旦肿瘤复发将会使相邻健康椎体受累，加速病情的进展，并给下一步治疗带来困难。笔者认为，前路重建采用单纯的人工椎体、钛网即可，根据肿瘤类型，填充异体骨或骨水泥；如果切除的节段大于3个椎节，则需要考虑行前路钛板内固定重建（图35-11）。

前后路手术结束后，彻底检查手术创面出血情

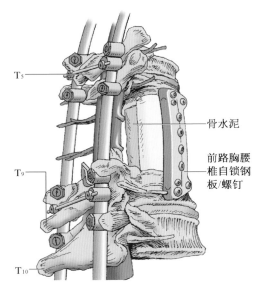

T_5

T_9

T_10

骨水泥
前路胸腰椎自锁钢板/螺钉

图35-11　胸椎全椎节切除，以及前后路重建

况，避免各种活动性出血灶的存在。若未见明显活动性出血，进一步使用铂类药物+无盐水等冲洗、浸泡手术野，用其沾湿的薄垫擦拭所有手术器械，术者更换手套，术区周围覆盖新的无菌铺单。另外，如存在胸膜破损，应进行胸膜的修补，并由麻醉医师进行鼓肺操作，观察有无漏气情况。如因胸膜破损范围广而无法修补的，可将无张力膜与周围组织或内固定缝合，防止肺组织的过度扩张而导致损伤。如肋骨缺损数量多或长度大时，为防止胸壁塌陷导致的反常呼吸，应对肋骨进行重建。上海长征医院骨肿瘤科尝试使用钛棒进行肋骨重建，术后取得了良好的效果。

引流管的放置，一般同时放置前路和后路两根引流管，根据术中是否存在硬膜囊破损状况，采取负压或正压引流。如术中出现范围较大的胸膜损伤，应术中放置胸腔闭式引流管；如术中胸膜损伤有限且进行了相应的缝合修补，则可在术后严密观察，必要时在超声引导下放置胸腔引流管。术后引流管的拔除时间，应根据引流量的多少决定。如果引流液中有脑脊液，且量比较大时，引流管留置时间应相应延长，以保证手术切口顺利愈合。过早拔管会导致手术切口崩裂及切口感染，造成严重的后果。如长时间存在脑脊液引流量大、影响创口愈合的情况，必要时术后行腰大池引流术。

胸腰椎肿瘤全椎节切除，也可以采取俯卧位，先行后路椎板切除、后路内固定重建，然后根据患者的身体状况，一期同时行前路肿瘤侵犯椎体的切除，前路内固定脊椎重建；或先行调整患者全身状况，等待二期再行前路肿瘤侵犯椎体切除，前路内固定脊椎重建。

三、经后路行肿瘤全脊椎切除术

Tomita于1997年介绍了经单纯后路行脊柱肿瘤全脊椎切除的方法，这种方法的提出和采纳使得胸腰椎肿瘤单纯经后路行全脊椎切除成为可能，大大节省了手术时间，减少了手术创伤，降低了并发症的发生率。

（一）术前准备

同前述。

（二）手术步骤

1. 整体切除脊柱后结构　患者取俯卧位，身体两侧适当地纵行放置枕垫，要求腹部能完全自如地呼吸，以减少脊髓周围静脉丛的淤滞，容许静脉丛内的血液回流到下腔静脉。以损伤或病变节段椎节棘突为中心，沿棘突连线做正中直线切口，切口长度上下各包括2～3个正常椎节。切开皮肤、皮下组织，显露胸腰背筋膜和棘突末端及棘上韧带。沿腰背筋膜表面向两侧作适度的剥离，使创口有充分的活动余地。剥离骶棘肌显露棘突、椎板等。仔细分离并充分显露小关节周围区域，以利于后期操作。在胸椎则应切除3～4cm肋骨，并钝性分离胸膜。可切除邻近脊椎的棘突与下关节突，并去除所附着的软组织。将T形线锯引导器置入椎间孔，应避免损伤脊髓及神经根。峡部下方小关节神经根管处的软组织应先予以仔细的分离。经引导器置入线锯（直径0.54 mm），并保持线锯的张力。以线锯切除椎弓根并整体移除整块脊柱后结构。椎弓根断面以骨蜡止血并减少肿瘤细胞污染（图35-12）。

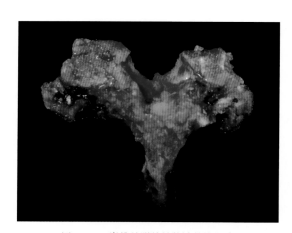

图35-12　脊椎的附件结构被整块切除

值得注意的是T形线锯是经典的截断椎弓根方法，但目前随着技术的开发和进步，截断椎弓根可以采用特制的椎弓根截断凿（上海长征医院骨肿瘤科设计）或者超声骨刀，这两种方法截断椎弓根极为方便，且几乎无明显神经损伤。

2. 椎体整块切除　在离断的椎弓根旁，仔细分离、显露并结扎紧贴椎体的节段动脉。经胸膜或髂腰肌与椎体之间的间隙双侧钝性向前下方分离。椎体侧面可借助"铲锉"进行分离，节段动脉应仔细地从椎体下游离下来。以手指及"铲锉"仔细地向前下方游离主动脉。当手指在椎体下方相交时，由小到大置入各种型号的"铲锉"，最后一对最大的"铲锉"确实地置于椎体下方分开周围组织，以避免切除椎体时损伤。分离脊髓与周围静脉丛及韧带组织，分别在肿瘤累及椎体的两端椎间盘处置入线锯，以线锯切除整体椎体，然后将椎体向一侧进行旋转，最后从侧方旋出（图35-13），注意不要损伤脊髓。至此完成了全脊椎整体切除（图35-14 ～图35-16）。与经前后路行全脊椎切除一样，在切除病椎上下位的椎间盘时可使用薄的骨凿。为保证在病椎被旋转出过程中脊柱的稳定性，应在对侧预先安装纵连接棒，并适当撑开。

上海长征医院肖建如教授团队在多年临床实践基础上，发明了胸腰椎肿瘤En-bloc切除手术工具，进一步改进了椎体整块切除方式。术中通过椎体侧前缘剥离器分离椎体侧方及前方软组织，间隙内填塞纱布保护椎旁、椎前大血管和重要脏器，应用特制骨刀离断患椎邻近上下椎间盘，实现后外侧入路胸腰椎肿瘤En-bloc切除。通过术式改进，极大提高了分离、切除效率，避免手指钝性分离需要大范围显露、推进困难、易误入错误间隙的缺点，同时避免了由于线锯放置不精确而从椎体间离断，造成瘤椎残留致肿瘤污染或正常椎体终板误切，导致屏障破坏、远期假体下沉等相关问题。

在病椎切除后，应根据术前方案行前后柱内固定以重建脊柱的稳定性。目前常见的做法是以人工椎体、钛网或3D打印假体等进行前柱重建，以椎弓根螺钉及连接棒进行后柱重建（图35-17）。引流管、胸腔闭式引流及胸膜的修补等同上述。

四、全脊椎切除术的风险及相应处理

根据文献报道及笔者的临床工作总结，行全

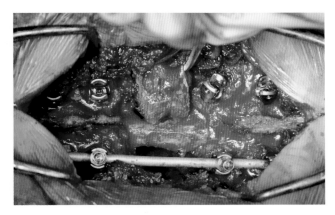

图35-13　术中前方椎体取出

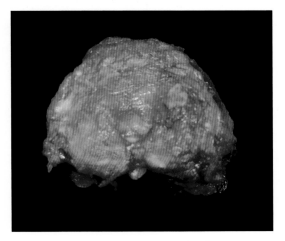

图35-14　完整取出的肿瘤椎体

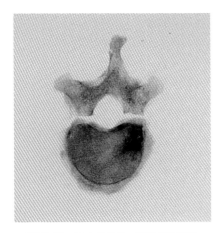

图35-15　取出的椎体、附件透视照片

脊椎切除术的风险主要在于：① 大出血；② 神经根、脊髓损伤；③ 胸膜、肺损伤；④ 肿瘤包膜破损，创面瘤细胞污染；⑤ 脊柱序列异常、失稳。国内外学者们针对该技术的难点总结出以下经验：

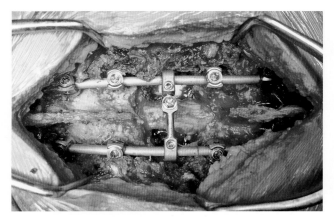

图35-16　椎体取出后钉棒及人工椎体稳定性重建

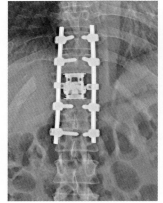
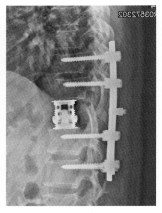

图35-17　全脊椎En-bloc切除后的术后正侧位片

术前进行受累椎体及上下各 1 ～ 2 个椎体节段血管的栓塞，可以减少术中出血，控制性降压和手术创面喷洒生物蛋白胶也可有效减少出血量。另外，在显露椎体前方时，止血纱布及纱布条的填塞、钝性分离技术也极为重要。目前，脊髓损伤可通过术中监测脊髓功能来进行预防。胸膜和肺组织的损伤主要见于胸椎及椎旁巨大肿瘤切除时，如肿瘤累及胸膜，需要同时切除部分肺组织，需

要进行相应的修补。在胸椎为了实现彻底的椎体切除，往往需要切除多根胸神经根，术后患者存在神经根痛的并发症，大多数患者在使用加巴喷丁后止痛效果确切，大部分疼痛症状在术后 3 ～ 6 个月逐渐消失。在显露、离断病椎一侧前须先安装对侧连接棒，使脊柱始终保持一侧的固定状态，避免出现脊柱失稳、滑脱。

（肖建如　杨兴海　杨建）

【参考文献】

[1] Kawahara N, Tomita K, Murakami H, et al. Total en bloc spondylectomy for spinal tumors: surgical techniques and related basic background[J]. Orthop Clin North Am, 2009, 40(1): 47−63.

[2] Tomita K, Kawahara N, Murakami H, et al. Total en bloc spondylectomy for spinal tumors: improvement of the technique and its associated basic background[J]. J Orthop Sci, 2006, 11(1): 3−12.

[3] Kawahara N, Tomita K, Murakami H, et al. Total en bloc spondylectomy of the lower lumbar spine: a surgical techniques of combined posterior-anterior approach[J]. Spine (Phila Pa 1976), 2011, 36(1): 74−82.

[4] Liljenqvist U, Lerner T, Halm H, et al. En bloc spondylectomy in malignant tumors of the spine[J]. Eur Spine J, 2008, 17(4): 600−609.

[5] Enneking W F, Spanier S S, Goodman M A. A system for the surgical staging of musculoskeletal sarcoma. 1980[J]. Clin Orthop Relat Res, 2003, 415: 4−18.

[6] Enneking W F, Spanier S S, Goodman M A. A system for the surgical staging of musculoskeletal sarcoma[J]. Clin Orthop Relat Res, 1980, 153: 106−120.

[7] Enneking W F. A system of staging musculoskeletal neoplasms[J]. Clin Orthop Relat Res, 1986, 204: 9−24.

[8] Fourney D R, Abi-Said D, Rhines L D, et al. Simultaneous anterior-posterior approach to the thoracic and lumbar spine for the radical resection of tumors followed by reconstruction and stabilization[J]. J Neurosurg, 2001, 94(Suppl 2): 232−244.

[9] Fischgrund J S, Cantor J B, Carl-Samberg L. Malignant degeneration of a vertebral osteochondroma with epidural tumor extension: a report of the case and review of the literature[J]. J Spinal Disord, 1994, 19: 309−313.

[10] Kawahara N, Tomita K, Baba H, et al. Cadaveric vascular anatomy for total en bloc spondylectomy in malignant tumors[J]. Spine, 1996, 21: 1401−1407.

[11] Tomita K, Kawahara N, Baba H, et al. Total en bloc spondylectomy for solitary spinal metastasis[J]. Int Orthop, 1994, 18: 291−298.

[12] Murakami H, Kawahara N, Abdel-Wanis, et al. Total en bloc spondylectomy[J]. Semin Musculoskelet Radiol, 2001, 5(2): 189−194.

[13] Tomita K, Kawahara N, Takahashi K, et al. Total en bloc spondylectomy for malignant vertebral tumors[J]. Orthop Trans, 1994, 18: 1166.

[14] Katsuro T, Kawahara N, Baba H, et al. Total en bloc spondylectomy: a new surgical technique for primary malignant vertebral tumors[J]. Spine, 1997, 22(3): 324−333.

[15] Fourney D R, Am-Said D, Laurence D, et al. Simultaneous anterior-posterior approach to the thoracic and lumbar spine for the radical resection of tumors followed by reconstruction and stabilization[J]. J Neurosurg(Spine 2), 2001, 94: 232−244.

[16] Wuisman P, Lieshout O, Sugihara S, et al. Total sacrectomy and reconstruction: oncologic and functional outcome[J]. Clin Orthop, 2000, (381): 192−203.

[17] Chan P, Boriani S, Fourney D R, et al. An assessment of the reliability of the Enneking and Weinstein-Boriani-Biagini classifications for staging of primary spinal tumors by the Spine Oncology Study Group[J]. Spine (Phila Pa 1976), 2009, 34(4): 384−391.

第36章
骶骨肿瘤的外科治疗
Surgical Treatment of Sacral Tumors

骶骨肿瘤临床多见，常见的恶性肿瘤包括脊索瘤、软骨肉瘤、尤因肉瘤等，以及具有高度侵袭性常有恶性表现的骨巨细胞瘤等；良性肿瘤则有骨母细胞瘤、动脉瘤样骨囊肿、畸胎瘤等。发生在骶骨的转移性肿瘤临床也不少见。这些恶性肿瘤的恶性程度较低，发生转移相对较少，且多数对放疗、化疗均不敏感，故手术治疗是多数骶骨肿瘤的首选方案。手术切除的完整性、彻底性是提高手术疗效、降低肿瘤复发率的关键。由于该区域位置低且深在，手术时出血多且不易止血，以往被视为手术禁区。近年来随着技术的改进，骶骨肿瘤的手术疗效得到了显著的提高。

第1节 骶骨肿瘤的围手术期管理

一、术前准备

1. 常规准备 骶骨肿瘤患者的手术具有时间较长、创伤大、出血量相对较多的特点，故术前对于患者一般情况的评估十分重要。评估内容主要包括患者是否存在代谢性疾病、心血管疾病和呼吸系统疾病等。如果一般情况提示手术耐受性较差，接受手术可能存在很大风险，应建议患者暂缓手术或接受放疗等其他非手术治疗措施，同时加强营养及支持治疗，待患者一般状况改善后再考虑接受手术治疗。准备不充分而强行手术，往往会在术中、术后承担很大的风险，甚至导致患者死亡。

肠道准备是术前准备中最重要的工作之一，如果肠道准备不足，肠道一旦破损，极易造成切口感染。主要包括使用灌肠剂和服用导泻药。一般要求术前2天开始进流食，术前24小时开始服用导泻药，

手术当天清晨灌肠。如果手术当中可能实施肠道手术，术前肠道准备应该更加正规和充分。术前几天可以开始应用静脉营养支持治疗，这样不但可以保持肠道的清洁，还可以保持患者的体力。

骶骨肿瘤往往形成巨大的腹膜后包块，累及输尿管、结肠、直肠等腹膜后脏器。在这部分病例中，如果考虑肿瘤累及输尿管，术前应行输尿管插管。如果术中可能实施结肠切除或膀胱分流手术，术前一定要与普通外科和泌尿外科医生会诊沟通，做好预案。同时根据患者个人情况估计失血量并预防并发症的发生。

在接受骶骨肿瘤手术之前，应根据肿瘤的外科分型、组织学类型和外科医师的经验等预先估计可能的手术时间和失血量，做好充分的准备。大多数病例需要准备充足的血以备术中术后使用，个别出血量较大的病例可以应用自体储存血回输。当预计

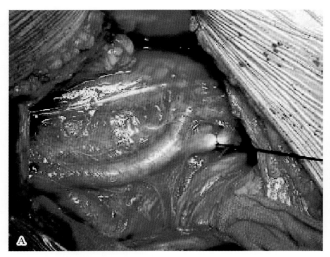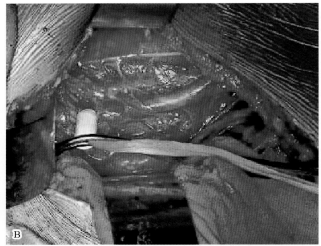

图36-1 骶骨肿瘤手术术中

A.结扎髂内动脉；B.临时阻断腹主动脉情况

失血量达到2 000 ml以上时，还应该准备新鲜冰冻血浆以避免发生凝血功能障碍。

2. 血管阻断技术的应用　骶骨是大血管密布和血运极其丰富的区域，由于其解剖结构的复杂性和不规则性，巨大骨盆骶骨肿瘤的外科手术治疗往往手术中出血很多，大量出血和输血将会直接影响患者的体内环境稳定，增加相关并发症发生率，如何减少术中出血是手术医生所面临的难题，也是手术能否成功的关键因素之一。随着血管阻断技术水平的逐步提高，使骶骨肿瘤手术中的出血产生了很大的改观。

（1）术中髂内动脉结扎及腹主动脉临时阻断技术：术中患者取侧卧位，采用患侧前方大麦氏切口，切开三层腹肌，将腹膜向内侧推开，显露同侧髂总血管及髂内动脉、髂外动脉，分辨、分离髂内动脉并予以结扎（图36-1A），必要时可同时结扎对侧髂内动脉。向上游离显露腹主动脉，以纱条套橡胶管于髂总动脉分叉以上1 cm处临时阻断腹主动脉（图36-1B）。

（2）术前DSA造影，选择性血管栓塞，腹主动脉球囊留置：术前DSA造影，选择性血管栓塞既可以明确病灶局部血供情况，也可以减少术中出血，是骨盆、骶骨肿瘤术前准备的常规措施。近年来我们对复杂的骨盆、骶骨巨大肿瘤手术患者进行术前的高选择性单侧或双侧髂血管DSA栓塞的同时进行腹主动脉球囊留置，明显减少了手术的出血量和输血量，保证手术顺利完成，取得良好的效果。

髂内动脉栓塞及腹主动脉球囊留置手术方法：在手术前1天或手术当天（术前），在DSA机透视监察下，采用Seldinger穿刺法，穿刺股动脉，逆行将导管经股动脉向近心端插入，经腹主动脉造影后插入双侧或单侧髂内动脉，造影了解肿瘤部位、性质、范围及血供情况，采用明胶海绵或弹簧栓子为栓塞物，将双侧或单侧髂内动脉（一般为肿瘤侵犯较重的一侧）及其他可栓塞的靶血管栓塞。腹主动脉再造影确定栓塞效果，于肾动脉在腹主动脉分叉以下留置球囊，注入生理盐水了解阻断腹主动脉血流所需球囊容量（图36-2）。

（3）血管阻断技术在骶骨肿瘤手术中的意义：骶骨肿瘤手术所采取的血管阻断技术中，DSA技术能清晰显示骶骨肿瘤的血供情况，可以通过栓塞有效阻断肿瘤的局部血供，已成为骶骨肿瘤外科手术的重要辅助技术。一般常用的DSA栓塞方法是阻断双侧的髂内动脉，但这种传统方法存在两个方面不足：① 患者可能会出现急性腹痛等下腹部不适反应及术后伤口愈合障碍；② 栓塞后的止血效果往往不尽如人意。鉴于此，既往常采用行前路切口，结

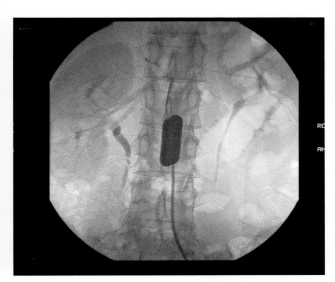

图36-2　骶骨肿瘤患者，术前通过股动脉插管放置腹主动脉球囊以减少术中出血；球囊膨胀后，完全阻断了腹主动脉内血流，造影剂不能通过

扎一侧髂内动脉及临时阻断腹主动脉的方法控制术中出血。近年来采用的球囊阻断技术，避免了前路手术，且腹主动脉球囊阻断后控制出血的效果更好，使手术野变得更加清晰，术者在切除肿瘤的过程中，有较为充足时间进行细致操作，保证了肿瘤切除的质量，让原先难以开展的手术得以实施。术后取出球囊，降低了术后伤口并发症的发生率，提高了手术的安全性。

腹主动脉阻断平面不同，对全身血流动力学、内脏缺血再灌注损伤影响不同。临床上开展的低位腹主动脉阻断技术，相对比较安全。在髂总动脉分叉上方阻断腹主动脉，并不阻断肝、肾、脊髓等对缺血敏感的器官的血液供应。下腹部的卵巢、睾丸对缺血较敏感，但支配其血供的卵巢（睾丸）动脉在肾动脉平面稍下方即开始发出分支，亦不在阻断之列，故其血供不受影响。需要注意的是单次阻断时限最长不能超过90分钟，必要时可重复阻断。

二、术中管理

骶骨肿瘤手术时间通常比较长，患者需保证一个舒适的体位以避免局部的压伤和神经麻痹。头、颈、四肢关节部位应加以保护，侧卧位时应加腋垫。

术中应开放多条静脉通路以便于输血补液，进行中心静脉置管和桡动脉置管以及时监测术中循环系统情况。麻醉师和外科医师应该密切关注术中出血情况，因为术中估计失血量往往少于患者的实际失血量，及时输血有利于避免凝血障碍和循环衰竭。

控制性降压可以有效减少手术失血量，部分患者可以减少约50%，比术中血液稀释更为有效。硝酸酯类药物如硝普钠和硝酸甘油是目前最常用的降压药物。

血液稀释法也是减少出血常用的措施，包括手术前血液稀释（等量血液稀释）与血液稀释性扩容。等量血液稀释是指在麻醉诱导完成后，经动脉或静脉系统放血，同时按一定比例输入晶体液和（或）胶体液，目的是降低血细胞比容（Hct）而不是血管内容量，待术中需要时再输还给患者。血液稀释性扩容是指在麻醉诱导后，经静脉系统输入一定量的晶体液与胶体液（1：1），使中心静脉压（CVP）达到正常值的高限（10～12 cmH₂O），提高全身血管内与细胞外液的容量，通过稀释血液（血细胞比容以不低于30%为限）以减少失血时血液有形成分的丢失，从而增强机体在大量失血时抵御失血性休克的能力。

三、术后管理

除常规的加强营养支持和抗感染治疗外，切口问题是应该值得重视的。骶椎手术切口位置低、靠近肛门，易于被粪便污染，故保持创面清洁是基本要求。充分引流是预防术后出现伤口感染的必要条件，骶骨肿瘤的手术往往由于肿瘤切除造成局部形成大的空腔，空腔早期由凝血块填充，如果不能充分引流，局部极易形成血肿并继发感染，对于应用人工植入物的手术来说，一旦感染，后果是严重的。引流管建议保留至引流量少于50 ml/24 h，对于倒"Y"形切口，由于汇合点血液供应较差而易于出现坏死，故在术后因避免长时间压迫，要求定期翻身。

第2节　骶骨肿瘤的外科治疗

一、骶骨肿瘤的手术范围

骶骨恶性肿瘤中最常见的是脊索瘤、软骨肉瘤及骨巨细胞瘤等。这些肿瘤恶性程度相对较低，但复发率高是目前所面临的临床难题。研究证实，初次手术切除的范围直接影响到患者的无瘤生存时间。Kaiser等报道一组骶椎脊索瘤手术病例，对于初次手术行肿瘤整体切除者其复发率为28%，反之，如手术中进入肿瘤包膜内者，则其复发率达到64%。因此手术应尽可能行骶骨肿瘤的整块切除或至少行广泛的边缘切除，分块切除和病灶内切除的方式对于骶骨肿瘤的预后不利，应尽量避免。

手术范围的选择应根据肿瘤的性质、肿瘤发生的部位和累及范围而定。

（1）对于比较局限的骶骨良性肿瘤可行肿瘤的边缘切除术。

（2）对于高位局限的骶骨低度恶性肿瘤可行保留神经的肿瘤扩大切除术。

（3）对于累及S_1及S_1以下的巨大恶性肿瘤：可行经$L_5 \sim S_1$椎间隙的骶骨整块切除术，并行腰椎骨盆稳定性重建。

（4）对于$S_2 \sim S_3$以下的恶性肿瘤：可行经S_1或$S_1 \sim S_2$之间的骶骨肿瘤切除术。根据骶髂关节的保留情况，必要时可行腰椎骨盆稳定性重建。

（5）骶椎的转移性肿瘤通常可采取保留神经的肿瘤的分块切除，涉及骶髂关节而影响腰椎-骨盆稳定性者需行腰椎-骨盆稳定性重建。

术前骶椎肿瘤的增强MRI表现可以提示肿瘤反应区的范围，目前认为理想的手术切除范围应在肿瘤的反应区之外。

二、骶椎肿瘤手术面临的困难

1. 腹腔脏器　骶骨部位深在，前方有直肠及膀胱，如果肿瘤位置偏高还会涉及腹膜及腹腔脏器。由于盆腔组织较疏松，故骶骨肿瘤早期一般不易发觉，一旦出现症状，肿瘤体积往往已很大，骨质破坏已很明显。同时部分恶性肿瘤可形成局部浸润和侵袭，与周围脏器境界不清，难以完整切除。

2. 腰骶部血管　髂总动脉由腹主动脉于L_4下缘或$L_4 \sim L_5$椎间盘处分叉起始，前面被以腹膜和小肠系膜，部分成人髂总动脉起始处可发生变异。两侧髂总动脉常在骶髂关节处或$L_5 \sim S_1$椎间盘水平分为髂内、外动脉。双侧髂总静脉一般在骶髂关节前方，由髂内、外静脉汇合而成。双侧髂总静脉汇合成下腔静脉处以在髂总动脉分叉下方多见。高位骶骨肿瘤的肿瘤体积较大时可位于腹主动脉和下腔静脉分叉起始部下方，术中即使向上方可以稍许推移大血管，但术中视野仍相对较小，操作比较困难（图36-3）。

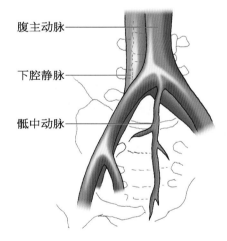

图36-3　腹动脉及下腔静脉分支示意图

髂内动脉供给盆腔脏器、盆壁和外生殖器，这些脏器的血管可以与骶骨肿瘤血管形成交通支，故术前可行血管栓塞或于术中结扎此动脉，以减少出血。骶中动脉起自腹主动脉终端后壁的上方，距分叉处$1 \sim 15$ mm。骶骨肿瘤前路整体切除时应结扎此动脉，否则会引起大出血。文献上尚有报道副骶中动脉直接自腹主动脉分叉处发出，但极罕见。

3. 骶神经根　骶丛为腰骶干（由 L_4 神经下部和 L_5 神经合成）和 $S_1 \sim S_3$ 神经前支与 S_4 神经前支的一半构成。由于 $S_1 \sim S_3$ 神经参与坐骨神经的组成和括约肌的支配，若手术损伤，会带来下肢运动功能和膀胱、直肠功能障碍。术中如何处理这些神经根是手术所面临的重要问题之一（图 36-4）。

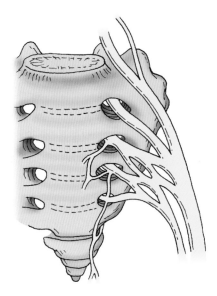

图 36-4　骶丛示意图

从解剖来看，骶骨肿瘤可分高位（位于 S_2 以上）和低位（位于 S_3 及以下）。对于复发率较高的脊索瘤、软骨肉瘤，经过多年的临床总结，国内外以基本相同的方式。从健康组织边缘连同骶神经一起整块切除骶骨肿瘤。尽管术后造成大小便障碍，双下肢功能障碍等，造成残疾并影响生活质量，但确实可以显著降低复发率或延长患者的无瘤生存期，不得不做出取舍。

在骶神经的功能方面，Stener 证实，保留一侧骶神经根可以基本维持部分直肠和膀胱功能。目前较倾向于在手术治疗骶骨肿瘤患者时，$S_1 \sim S_2$ 及一侧 S_3 神经根在保证肿瘤完整切除的前提下可以力争保留，S_4、S_5 神经根或单侧 S_3 神经根切除相对影响不大。但手术中必须坚持肿瘤外科的基本原则，不应单纯地为了保留骶神经功能而仅行不彻底的骶骨肿瘤切除手术，因为骶骨恶性肿瘤术后缺乏有效、敏感的后继治疗手段，不彻底的手术可能导致肿瘤

局部快速复发、生长或转移，带来严重后果。

三、骶骨肿瘤手术入路

（一）手术入路方式的选择原则

骶骨肿瘤手术入路的选择主要是根据肿瘤累及范围、预计的肿瘤切除方式，以及手术医师的外科经验等。

1. 后侧入路手术　适用于：① 转移性肿瘤的分块或姑息性切除术；② 原发肿瘤位于骶椎椎体和（或）附件，拟行后侧入路肿瘤扩大切除术；③ 手术仅行囊内切除术；④ 骶椎原发或复发性肿瘤，与盆腔重要脏器、血管、神经关系尚可分离，拟行后侧入路肿瘤 En-bloc 切除术。

2. 前侧入路手术　通常适用于肿瘤仅位于 S_1、S_2 椎体，且肿瘤向前方生长的肿瘤切除手术。

3. 前后联合入路　适用于：① 前方行髂内动脉结扎，后方肿瘤切除手术；② 肿瘤累及 S_3 以上近端节段，肿瘤与重要血管神经界限不清，拟行肿瘤整体切除，需行前路血管神经松解、后路肿瘤整块切除术。这种入路首先为 McGarty 等报道，用以治疗脊索瘤。

（二）骶骨肿瘤的后侧入路

骶骨肿瘤的后侧入路是最常用的手术方式。当进行骶骨切除时，根据肿瘤的大小、部位和切除方式，在骶骨后正中线做一直切口或倒"Y"形（图 36-5）或"工"形皮肤切口。

这一切口比较容易暴露骶骨的侧方区域，包括骶结节韧带、骶棘韧带等。这些韧带坚韧而且紧张，应当首先切断（图 36-6）。充分暴露坐骨切迹以显示坐骨神经、梨状肌、臀上和臀下动脉。

在需要切除的骶骨水平做椎板切除，打开椎管，结扎并切断神经根。可能的情况下将一侧的 S_3 神经根予以保留，以保留膀胱、直肠功能。在椎管内显露两侧神经根，进行更广范围的椎板切除后可以显示神经孔。在骶骨后壁上确定截骨线（图 36-7）。

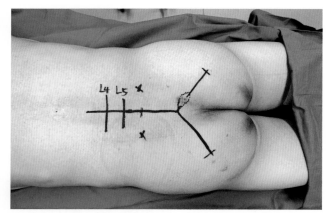

图 36-5 骶骨后路倒 "Y" 形切口示意图

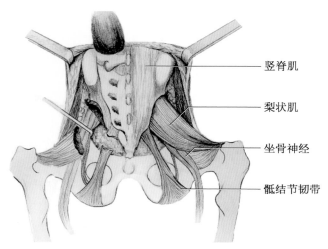

竖脊肌

梨状肌

坐骨神经

骶结节韧带

图 36-6 暴露骶骨后方

骶骨前方可以通过钝性分离得以显露。骶骨截骨线的前壁可以用椎板咬骨钳分块切除，亦可用骨凿切断。因为骶骨中央较厚，在骶骨中线进行截骨比较困难。如果骶骨两侧的开槽范围足够，就可以在骶骨前面安全放入海绵或牵开器。骶骨中央部分可以用骨刀截断，从而完成骶骨截骨。自远端掀起骶骨残端，小心钝性分离截骨水平远侧骶骨与直肠之间的软组织（在骶骨和直肠之间通常有一些软组织，因此可以将直肠自肿瘤分离出来）。由于髂内动静脉的分支位置较深，从前方入路进行处理有一定困难，但在这种特殊情况下，从后方入手却较容易，这样就完成了骶骨切除。

肿瘤切除后尽管常存在较大的无效腔，但并不需要特殊的重建步骤，大多数患者的皮瓣可以

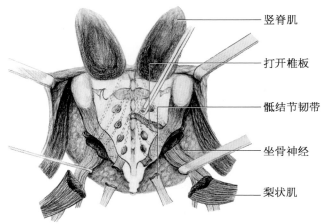

竖脊肌

打开椎板

骶结节韧带

坐骨神经

梨状肌

图 36-7 在骶骨后壁上确定截骨线

直接缝合。一些接受骶骨切除术的患者出现了排便困难，这可能是由于直肠在死腔内变得不稳定所致。

后路进行骶骨肿瘤切除之前应注意如下几点：采用影像检查和肛门指诊以了解直肠和肿瘤之间的粘连情况（可请普外科医生会诊）；如果怀疑存在粘连，则不应单纯采用后入路。

（三）骶骨肿瘤前侧腹膜外入路

前侧经腹膜外途径主要用于直接显露腰椎、骶椎椎体及骶髂关节，对于行腰骶椎肿瘤的整体切除有重大意义。该手术入路直接，但手术途径相对复杂。

1. 切口的选择　根据需要选择不同部位和走向的切口。常用的有经腹膜外的腹壁外侧斜行切口、腹壁旁正中切口和正中切口（图 36-8）。

（1）腹壁外侧斜行切口：患者取仰卧位，腰下垫枕使腰椎前凸增加，切口上起自肋下缘与腋中线相交界处，即第 12 肋远侧端，向前下方，抵于耻骨联合上方 5 ～ 6 cm 处。骶下垫枕，在实际操作中可根据需要将切口延长和缩短。

（2）腹壁旁正中切口：体位同上。自脐上 3 ～ 4 cm 作脐与耻骨联合连线旁开 2 ～ 3 cm 平行切口。

2. 腹壁切开和腹膜的显露

（1）斜行切口：切开皮肤、皮下组织、保护创口。沿腹外斜肌肌纤维方向剪开筋膜，并将纤维作

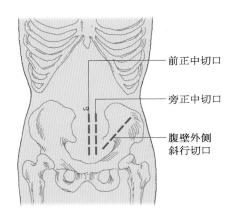

图 36-8 **骶骨肿瘤前路手术切口**

前正中切口

旁正中切口

腹壁外侧
斜行切口

钝性分离，用拉钩分别牵开显露其下方的腹内斜肌和腹横肌，用长血管钳选择肌束间隙，伸入其中，与助手反复交替分离扩张其间隙，即达腹膜表面。术者两手示指触及腹膜，沿肌层钝性分离。用长弯钳自腹膜表面将肌层分次对称分离钳夹并切断，或直接剪断，遇出血则钳夹和缝合止血。肌层切开后腹膜即完全显露出来。术者以包绕湿纱垫的手指将腹膜连同肠道缓慢沿腹膜壁层钝性剥离，越过髂腰肌抵椎体和椎间盘侧方。因为腹主动脉位于左侧，常用左侧入路。用S形牵开器置于腹腔内容物上，将它们牵到右上腹部。输尿管随腹膜一并被带到前方。

（2）旁正中切口：沿腹直肌前鞘直线切开，显露腹直肌肌膜及其边缘，自腹直肌内侧向外牵开后见腹直肌后鞘。以长尖齿钳提起后鞘数次，证实无腹内肠管贴附于腹膜后，小心纵行切开之，并沿切口向上下扩大后鞘切开范围，腹膜即显露。用血管钳钳夹并提起已切开的后鞘，仔细钝性分离其深面的腹膜。术者再用手指包以湿纱垫沿腹膜表面向外侧分离，直达外侧腹膜反折处，并将腹膜内脏器向中线牵开。

3. **椎体和肿瘤的显露** 无论采用腹壁外侧斜行切口，还是正中旁切口，当腹膜显露后，即行腹膜后壁分离。在分离时不可操之过急，均匀地向中线推进。腰大肌首先显露，稍内侧即腰大肌筋膜表面有输尿管斜向内下方。当接近中线时即见腹主动脉和下腔静脉。在 L_5 和 S_1 处可见髂内、外动脉及静

脉。如抵达腰椎椎体中部，可以显露椎体表面的腰动、静脉，为操作方便可将其钳夹、切断和双重结扎。此时，可见椎体和椎间盘表面有相当多的结缔组织，不可贸然切开以防出血。应仔细分离，辨认组织，逐步扩大椎体和肿瘤的显露范围，见到肿瘤后不可操之过急，应仔细结扎肿瘤供血血管后方可行肿瘤切除。结扎单侧髂内动脉不会造成盆腔脏器缺血。

腰骶部的显露尤为小心，通常需要显露腹主动脉分叉（ L_4 下缘或 $L_4 \sim L_5$ 椎间盘处）。骶中动脉和静脉在其深面，需钳夹切断并结扎止血。切开前纵韧带及骨膜并向周围推开即可显露 L_5 和骶椎椎体。

4. **注意事项** 进行骶骨前方肿瘤分离切除手术前通常进行血管造影来了解三个重要问题：① 髂外血管是否可以保留？如果不能，必须准备血管置换。通常人工动脉血管可以达到良好的效果，人工静脉技术目前尚不成熟，但可以采用对侧的大隐静脉移植来解决这一问题。② 髂内动脉是否位于肿瘤部位？如果其位于肿瘤下方，那么前方入路第一步就需要完全结扎髂内动脉。需要注意的是如果牺牲双侧髂内动脉，就有可能影响盆腔脏器的血供，甚至需要切除膀胱、直肠和子宫。只有完全游离肿瘤后才能结扎髂内静脉，否则将因为静脉充血而容易导致肿瘤大出血。③ 是否有侧支血管？如果有，则需要做好术前栓塞或术中结扎的准备。

（四）骶骨肿瘤前侧经腹腔途径

1. **切口的选择** 根据手术需要选择不同形式的切口。

（1）前正中切口：自脐孔上方 2 ～ 3 cm，绕脐或作脐下正中切口，正中直线切口至耻骨联合上方。沿正中切开腹白线，注意防止将两侧腹直肌前鞘切开。

（2）经腹直肌切口：自脐旁切开 2 ～ 3 cm 处向下作直线切口，切开皮肤，显露腹直肌前鞘并切开。

2. **腹腔及腹后壁的显露** 根据切口，处理腹壁

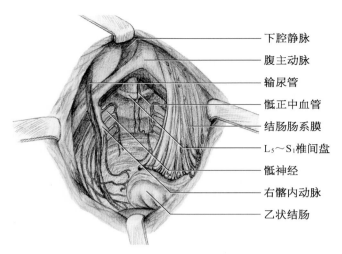

下腔静脉
腹主动脉
输尿管
骶正中血管
结肠肠系膜
$L_5 \sim S_1$ 椎间盘
骶神经
右髂内动脉
乙状结肠

图36-9　经腹骶骨前方入路显露骶骨

方法也不同。以前正中切口为例，切开腹白线，用盐水纱布或刀柄将腹膜前脂肪组织扒向两侧。手术者持有齿镊，夹起腹膜，用刀柄在腹膜上轻轻叩击，助手用弯血管钳在对侧约 1 cm 处提起腹膜，使大网膜或内脏脱离腹膜，用长柄尖刀在钳镊之间切一小口，将钳住的腹膜切开，术者手指伸入腹膜下，在两指之间扩大腹膜切口。

进入腹腔后，用盐水纱垫将肠管保护和隔离于腹腔两侧和盆腔内。显露腹腔后壁。术者以手指深触腹主动脉分叉处及腰骶角，并确定和辨别髂总动脉、静脉及其表面跨过的输尿管。必须小心仔细剥离结缔组织。先作钝性分离并剪开后腹膜，用长弯血管钳将腹膜连同疏松结缔组织切开并扩大显露范围。逐渐将腹主动脉、下腔静脉及髂总动脉和骶骨前组织显露出来，用腹腔拉钩将两侧肠管牵开；也可以将切开的后腹膜与前腹膜边缘缝合数针固定（图36-9）。探查肿瘤，必要时打开侧腹膜，游离乙状结肠达肛管水平，保持肿瘤假性包膜完整。

（五）全骶骨切除手术入路

前后路联合入路是早期全骶骨切除最常用的手术方式，该术式是在前侧入路将肿瘤和主要的血管及重要腹腔器官分离保护，再改变体位，按常规方法进行后路骶骨切除。现在多数情况下采用单一后

方入路即可完成大部分全骶骨切除手术。

后路手术时应充分显露骶骨的侧面和坐骨大切迹，自后方分段切断梨状肌。充分显露骶髂关节的后面，用纱布自坐骨切迹向前保护骶髂关节前方，而后就可以安全地在骶骨侧面或骶髂关节进行截骨。切断附着于椎板的竖脊肌以显露 L_5 附件。

按常规方法切除椎板，在预定的切除水平结扎切断硬膜，用骨刀或线锯沿 Kirschner 线做两侧骶骨或髂骨的截骨（图36-10）。在完全切除骶骨前，需要在髂骨和脊柱之间安装临时内固定，否则将发生脊柱和骨盆的分离。内固定安装完成后，就可进行最后的切除步骤。在骶骨与脊柱和髂骨间的联系被切断后，自骶骨残端的近侧向后掀起并牵向远侧。向远侧钝性分离骶骨和直肠间隙，结扎切断髂内血管的深部分支血管，逐步将全骶骨切除完成。

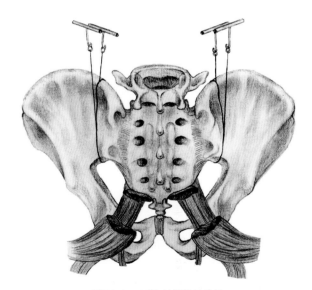

图36-10　后路双侧髂骨截骨

四、北京大学人民医院的手术经验探讨

（一）骶骨肿瘤的分区

骶骨肿瘤发病率相对低，很难在一个医院内积累足够多的病例，因而国内外尚无明确的分区或分型方法。北京大学人民医院以 $S_1 \sim S_2$ 及 $S_2 \sim S_3$ 椎

间盘为界，将骶骨分为上位骶椎（Ⅰ）、中位（Ⅱ）及下位骶椎（Ⅲ）三个区；骶骨肿瘤累及髂骨定义为Ⅳ区，骶骨肿瘤累及腰椎骨定义为Ⅴ区（图36-11）。骶骨肿瘤矢状位上又可分为两型。矢状位上肿瘤累及半侧骶骨及一侧骶髂关节的称为Ⅰ型，矢状

位上肿瘤累及超半侧骶骨及一侧骶髂关节的称为Ⅱ型。根据肿瘤累及骶骨的范围，采取不同的手术入路。神经纤维瘤经神经孔向骶骨前生长，肿瘤巨大，通常只有神经孔的扩大，骨质破坏范围小，可单独列为一种类型。

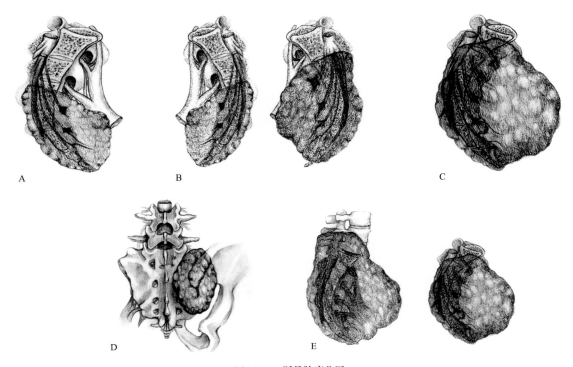

图36-11　骶骨肿瘤分区
A. 低位骶骨肿瘤（Ⅲ区）；B. 中位骶骨肿瘤（Ⅱ区）；C. 高位骶骨肿瘤（Ⅰ区）；
D. 累及髂骨的骶骨肿瘤（Ⅳ区）；E. 累及腰椎的骶骨肿瘤（Ⅴ区）

（二）分区方式指导下的手术入路选择

根据肿瘤累及骶骨的部位分区，确定手术入路。Ⅱ区（S_2 以下）肿瘤采用单纯后方入路可满意地完整切除肿瘤（图36-12）；对于肿瘤累及上位骶骨（S_1 以下）也可采用单纯后方入路（图36-13）。通过切除骶结节韧带和尾骨，进入骶前间隙，自肿瘤钝性分离直肠，于直肠及骶骨间隙处填塞纱布，将直肠推向前方，向上分离直肠达 S_1 水平，切除一侧或双侧骶髂关节，才能显露整个病灶。侧方于骶髂关节外肿瘤外缘处截断髂骨，后方凿除椎板显露骶管，小心分离 S_1 ～ S_2 神经，于 S_2 神经下方结扎切断硬膜囊。如有可能，尽量保留一侧 S_3 神经。

对于病灶范围较广累及上位骶骨或全骶骨的恶性肿瘤病例（图36-14），均须采用前后联合入路或单纯后路切除肿瘤。前方于硬膜囊前 L_5 ～ S_1 椎间盘处截断骶骨，后方凿除椎板显露骶管，小心分离 S_1 神经，于 S_1 神经下方结扎切断硬膜囊。累及腰椎的骶骨恶性肿瘤的切除方式与全骶骨肿瘤相似（图36-15）。

骶骨的神经源性肿瘤原则上不属于起源于骶骨的肿瘤，肿瘤往往通过神经孔生长于骶骨前方，形成巨大肿物，因而不太适合于骶骨肿瘤的分型。巨大的骶前肿物适合经前路腹膜后切除，但是，椎管内的肿瘤部分必须从后路取出。因而，对于骶骨巨大的神经源性肿瘤，应该经前后路联合入路手术切除。对于骶骨前方的神经源性肿瘤，如果所处位置

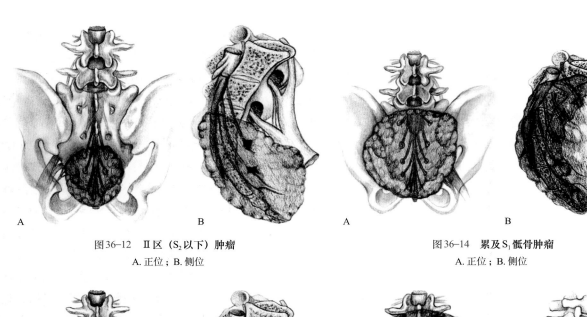

图36-12　Ⅱ区（S₂以下）肿瘤
A. 正位；B. 侧位

图36-14　累及 S₁ 骶骨肿瘤
A. 正位；B. 侧位

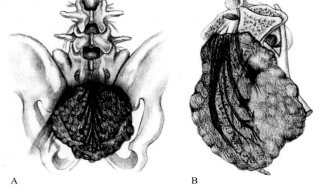

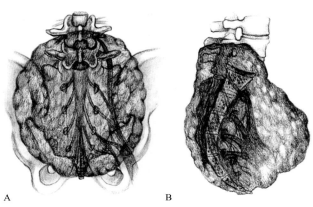

图36-13　Ⅱ区（S₁以下）肿瘤
A. 正位；B. 侧位

图36-15　累及腰椎的骶骨恶性肿瘤示意图
A. 正位；B. 侧位

不高（低于 S₁ 水平），也可以考虑单纯通过后路分块去除。去除 S₃ 以下骶骨，保留双侧 S₃ 神经，这样可以显露直肠及部分骶前肿瘤，于肿瘤包膜内分块切除（图36-16）。

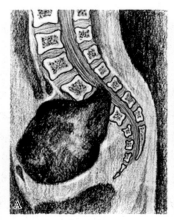
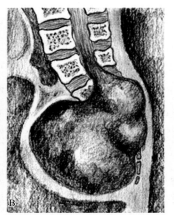
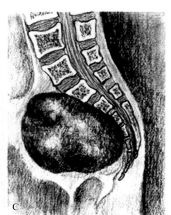

图36-16　骶骨的神经源性肿瘤示意图
A. L₅～S₁椎间肿瘤；B. 高位骶椎间肿瘤；C. 低位骶椎间肿瘤

第3节 骶骨肿瘤的术后重建

随着外科技术、辅助化疗、术前影像学技术和麻醉技术的发展，骶骨肿瘤被安全地完整切除已成为可能，但骶骨肿瘤切除后脊柱及骨盆的稳定性重建问题仍然是一个具有挑战性的难题。Grunterberg等研究认为，骶骨切除S$_2$以下，将丢失骨盆承重力的30%；S$_1$切除则失去骨盆承重力的50%；而骶髂关节切除1/3则稳定性丧失约30%。因此，保留了S$_1$椎体及骶髂关节2/3以上者不需要行脊椎骨盆稳定性重建术。骶骨手术后稳定性重建术主要应用于骶骨全切除或仅保留S$_1$椎上半部分或S$_1$一侧侧块的骶骨切除术后。尤其是全骶骨切除后，下肢力量向中轴骨的传导被打断，中轴骨失去了支撑，可以向任何方向活动，仅受到软组织的限制，活动时可以导致疼痛或血管、内脏等机械性扭曲牵拉而对患者产生严重影响，这种情况下必须进行外科重建固定。

20世纪80年代主要应用Harrington棒系统进行固定，但效果较差，不能进行牢固固定。Takahashi等人（1983年）报道了一个骶骨巨大骨巨细胞瘤行骶骨大部分切除后出现下腰椎和骨盆不稳定，应用自体骨移植进行重建的病例。术中前路应用双侧自体腓骨移植，插在椎体和髂骨之间；后路应用双侧Harrington棒重建。Shikita等（1988年）在骶骨全部切除以后，应用大块的髂骨和腓骨植于L$_3$、L$_4$椎板、横突和髂骨之间，再用Harrington棒和压力棒联合固定。Sung等（1987年）应用髂骨翼或者大块异体骨进行重建。

90年代主要应用Luque棒和钢丝进行髂腰融合。

这项技术虽然提高了骨盆部分的固定效果，但脊柱近侧的固定仍然较为脆弱。Tomita和Tsuchya（1990年）报道了骶骨全部切除后，应用髂骨和高压灭活的骶骨移植填充死腔，并且应用腓骨植于第4腰椎的椎弓根和髂骨翼之间。Leung等（1992年）应用髂骨后部的骨瓣，连同肌肉的附丽一同转位至下腰椎下方，应用骶骨棒将其固定于双侧骶髂关节之间，在后方融合下腰椎以恢复骨盆环的完整性。

现代的脊柱骨盆固定则更多地采用椎弓根螺钉及骶、髂骨螺钉组成的钉棒系统。先将腰椎及骨盆分别牢固固定，然后再以适当的角度安装连接棒，因此相对安全、更稳定。内固定器械进行脊柱骨盆稳定性重建可以提供初期稳定的效果。为解决脊柱骨盆持久稳定的难题，国内外学者做了大量的临床研究和探索，提出了采用自体腓骨移植或钛网植骨等方法（图36-17），并取得了较好的初期效果。

由于腰骶部固定后长时间的应力作用，钉棒断裂成为骶骨肿瘤术后的一个值得重视的并发症。结合自己的临床经验，近年来多采用双棒固定的方式，优点在于：① 钉棒承受的应力相对分散，不易出现钉棒断裂现象；② 内固定棒预弯方便、安装容易。

近几年，3D打印技术在临床上开始得到应用，其中3D打印半骶骨、全骶骨已经在临床上得到初步应用，并且取得了较好的临床效果。对于具有不规则特性的骶骨而言，3D打印可能是骶骨肿瘤切除后稳定性重建的一大亮点（图36-18）。

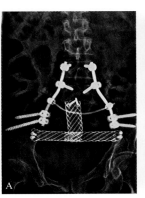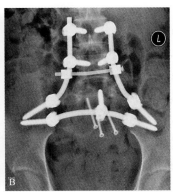

图36-17　A. 骶骨肿瘤术后腰椎骨盆钉棒钛网内固定；B. 骶骨肿瘤切除后腰椎骨盆间植骨并用螺钉固定

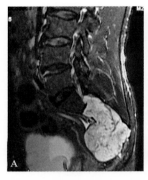
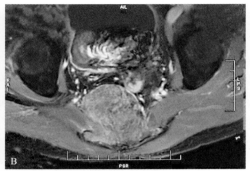
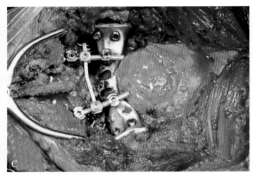
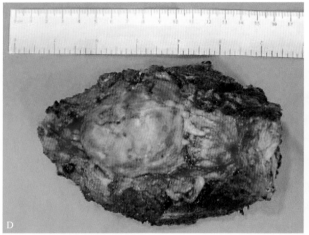
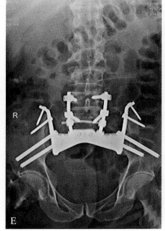
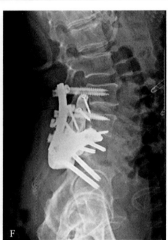

图36-18　**骶骨脊索瘤**

A、B. 骶骨MRI平扫+增强示骶骨巨大脊索瘤；C. 骶骨全切除术后3D打印假体植入；D. 全骶骨切除标本；E、F. 全骶骨切除3D打印假体植入术后正侧位片

第4节　骶骨肿瘤切除术的并发症及处理

骶骨肿瘤位置深在，前面邻近盆腔脏器，下方直接邻近直肠，切除骶骨肿瘤时范围较广，创伤大、时间长，发生并发症的概率相对较高，处理比较复杂。

一、术中出血的预防和处理

骶骨肿瘤切除术中的主要并发症为失血性休克，如不及时纠正，会导致一系列相关并发症，如凝血功能障碍、急性肾衰竭、多脏器功能衰竭、DIC等。骶骨处于中轴骨的尾端，血运非常丰富，且其前方为交织成网状的骶前静脉丛，术中极易出血。如果采用囊内刮除或分块切除，术中出血难以避免。对于一些血供丰富的肿瘤（如骨巨细胞瘤、肾癌转移性肿瘤等），出血量多时可以达到10 000 ～ 20 000 ml。为尽可能减少出血，采取良好的预防措施和恰当的术中止血技术是非常重要的。主要包括：

（1）调节患者的功能状态，纠正贫血和各种出血性因素。

（2）与麻醉师配合，采取控制性降压（平均动脉压维持在 55 ～ 65 mmHg）和急性高容量血液稀释（麻醉后快速输注相当于 20% ～ 30% 自身血容量的液体使血液稀释），这种方式可避免短时间内 AHH 引起的容量负荷过重；减少创面有效红细胞的丧失，保证了足够的血容量储备；降低了血液黏稠度，改善微循环，且对机体氧代谢无明显影响。

（3）术前可以行选择性介入栓塞治疗，栓塞髂内动脉减少肿瘤的血供。现在通过介入方法安装的球囊暂时阻断腹主动脉，有效降低了手术区域肿瘤的血供，使下腰椎和骶椎肿瘤手术中出血得到了极大的控制。

（4）术中血液替代品和血液要结合使用，必须保证输血量与出血量之间不能够有太大的差距，并且应尽量及时补充。如果条件允许，大量失血时补充新鲜全血是最好的选择，效果优于成分输血。

（5）术中彻底止血，肿瘤切除后的空腔可以应用可吸收的止血纱布、止血海绵等填充止血，尽可能地消除无效腔。紧密地缝合筋膜层并且加压包扎伤口压迫止血。对于位置相对比较低的肿瘤，如 S_3 以下的肿瘤，尽可能做到广泛或者边缘切除而避免进入肿瘤内部，也可以大大减少术中出血。

二、伤口愈合不良或者不愈合

切口感染、愈合不良是骶骨肿瘤术后常见的并发症，有文献报道，骶骨肿瘤术后切口愈合不良的发生率可达到 29%。对于年龄较大、术前接受过放疗、营养状态欠佳、肿瘤巨大需要采取倒 "Y" 形切口等患者，出现伤口并发症的概率更高。多数有切口并发症的患者需要进一步手术清创、二期闭合伤口，如出现皮肤缺损较大则需行局部皮瓣转移。

预防切口并发症的措施主要包括：

（1）改善营养状况，调节患者的全身功能状态。

（2）合理设计切口。

（3）髂内血管结扎后，同侧臀上、臀下动脉血供中断，结扎侧皮瓣血运较对侧差，则容易出现伤口愈合不良或者不愈合，故术前要对术中出血量进行必要的评估，尽可能不行前路髂内动脉结扎。

（4）骶骨肿瘤生长的方向也是影响伤口愈合的重要因素。如果肿瘤主要向骶骨前方生长，则对于后路的皮瓣影响较小，比较容易愈合。如果肿瘤主要向后方生长，将后方皮瓣顶起，甚至肿瘤侵及后方的竖脊肌（骶棘肌）和皮下组织、皮肤，在完整切除肿瘤时，势必会将部分皮下组织一同切除，会造成局部皮瓣过薄，血运差，从而影响愈合。但不能为保留皮肤而牺牲了肿瘤的完整切除，必要时可以行转移皮瓣修复。

（5）术后需要仰卧压迫伤口止血，容易造成皮瓣的血运障碍，影响伤口的愈合。因此在术后第 2 天以后，应嘱患者适当翻身活动，避免长期压迫皮瓣。如果出现深层的皮瓣血运不良伤口不愈合，经过一段时间的换药后无明显好转者，则需要行清创术，切除没有血运的皮瓣边缘，清除陈旧肉芽组织。如果局部伤口张力过大，不能缝合者，可以选用肌瓣或肌皮瓣转移修复。

（6）对于接受过放疗的患者，局部软组织条件较差，伤口愈合能力低，则更应该注意闭合伤口的技术，需要采用减张缝合，并且可以适当延长拆线时间。

三、术后深部感染

骶骨肿瘤切除后，残存的空腔由腹膜向后方膨出及血肿填充。如果肿瘤巨大，切除后残存的空腔巨大者，则可能形成巨大的血肿，发生深部感染的概率会有所增加，因此需要在术中严格注意无菌操作，并且术后应用相对广谱的抗生素预防感染的发生。对于可能会累及直肠的肿瘤，术前应该进行严格的肠道准备。如果术中直肠损伤则需要修补直肠，并且可以应用苯扎溴铵（新洁尔灭）以及稀释的聚维酮碘（碘伏）等冲洗伤口，术后应用对阴性杆菌比较敏感的抗生素，将发生感染的可能性降到最低。术后建立通畅引流，避免巨大血肿形成。

深部感染发生后，则应在加强全身支持疗法的同时，进行伤口引流液培养和药敏检测，选用敏感的抗生素进行治疗。如感染没有局限的趋势则需行清创术，彻底清除坏死组织直至新鲜肉芽组织，并且应用生理盐水、双氧水、苯扎溴铵（新洁尔灭）和稀释聚维酮碘（碘伏）反复冲洗伤口，建立通畅引流后，应用丝线全层缝合伤口。

脑脊液漏也是术后常见的并发症。多是因肿瘤巨大，与神经根袖粘连，切除肿瘤时，损伤神经根袖。一般经抬高床尾、应用抗生素等非手术方法治疗可愈合。

四、内脏并发症及切口疝

骶骨肿瘤切除术后的其他并发症还包括直肠损伤，术前应对每一例骶骨瘤的病例行直肠指诊，并且仔细地通过CT及MRI判断肿瘤与直肠的关系，如果可能会损伤直肠，术前应做完善的肠道准备，并在术前清洁灌肠。如果肿瘤已经侵犯直肠壁而无法保留者，对于小的缺损可以行直肠修补术。对于缺损过大吻合张力过高者，不应强行修补，而应行临时性或者永久性直肠造瘘术，避免术后因为直肠瘘口而引起深部感染。

巨大骶骨肿瘤切除后由于缺乏骶骨、竖直肌及臀肌的阻挡，直肠可以向后移位疝于皮下，特别是患者用力大便的时候更容易出现。对于疝补片在降低骶骨肿瘤术后直肠疝的作用上尚未形成统一意见，因为骶骨肿瘤切除后，遗留巨大的空腔，往往存留积血，容易造成感染。如果进行补片修复，由于异物的作用，有导致感染加重的风险。

（郭卫　魏海峰　姬涛）

【参考文献】

[1] Li D, Guo W, Tang X, et al. Surgical classification of different types of en bloc resection for primary malignant sacral tumors[J]. Eur Spine J, 2011, 20: 2275-2281.

[2] Dickey I D, Hugate R R, Fuchs B, et al. Reconstruction after total sacrectomy: early experience with a new surgical technique[J]. Clin Orthop Relat Res, 2005, 438: 42-50.

[3] Denaro L, Berton A, Ciuffreda M, et al. Surgical management of chordoma: A systematic review[J]. J Spinal Cord Med, 2018, 26: 1-16.

[4] Diel J, Ortiz O, Losada R A, et al. The sacrum: pathologic spectrum, multimodality imaging, and subspecialty approach[J]. Radiographics, 2001, 21(1): 83-104.

[5] Eckardt J J, Kabo J M, Delamater R B. Total sacrectomy endoprosthesis: Initial UCLA experience(C)[J]. 10th ISOLCS Conference Proceeding Australia, 1999: 52-53.

[6] Jamshidi K, Bagherifard A, Mirzaei A, et al. Giant cell tumor of the sacrum: series of 19 patients and review of the literature[J]. Arch Bone Jt Surg, 2017, 5(6): 443-450.

[7] Farcy J P, Rawlins B A, Glassman S D. Technique and results of fixation to the sacrum with iliosacral screws[J]. Spine, 1992, 17(Suppl 6): 190-195.

[8] Gennari L, Azzarelli A, Quagliuolo V. A posterior approach for the excision of sacral chordoma[J]. J Bone Joint Surg Br, 1987, 69(4): 565-568.

[9] Gujral S, Bell R, Kabala J, et al. Internal iliac artery embolisation for intractable bladder haemorrhage in the peri-operative phase[J]. Postgrad Med J, 1999, 75(881): 167-168.

[10] Guo W, Tang X, Yang Y, et al. Outcome of conservative surgery for giant cell tumor of the sacrum[J]. Spine, 2009, 34(10): 1025-31.

[11] Jie Q, Wang Z, Wang L. Clinical application of universal spine system in reconstruction of lumbar sacrum joint after resection of sacrum tumor[J]. Zhongguo Xiu Fu Chong Jian Wai Ke Za Zhi, 2003, 17(1): 13-15.

[12] Ozdemir M H, Gurkan I, Yildiz Y, et al. Surgical treatment of malignant tumours of the sacrum[J]. Eur J Surg Oncol, 1999, 25(1): 44-49.

[13] Raque G H, Vitaz T W, Shields C B. Treatment of neoplastic diseases of the sacrum[J]. J Surg Oncol, 2001, 76(4): 301-307.

[14] Roel Bakx, J Jan B van Lanschot, Frans AN Zoetmulder. Sacral resection in cancer surgery: surgical technique and experience in 26 procedures[J]. J Am Coll Surg, 2004, 198(5): 846-851.

[15] Simpson A, Porter A, Griffin A, et al. Cephalad sacral resection with a combined extended illioinguinal and posterior approach[J]. J Bone Joint Surg Am, 1995, 77A(3): 405-411.

[16] Stener B. Resection of the sacrum for tumors[J]. Chir Organi Mov, 1990, 75(Suppl 1): 108-110.

[17] Vanderschot P, Meuleman C, Lefevre A, et al. Trans iliac-sacral-iliac bar stabilisation to treat bilateral lesions of the sacro-iliac joint or sacrum: anatomical considerations and clinical experience[J]. Injury, 2001, 32(7): 587-592.

[18] Waisman M, Kligman M, Roffman M. Posterior approach for radical excision of sacral chordoma[J]. Int Orthop, 1997, 21(3): 181-184.

[19] Wenger M, Markwalder T M. Treatment of neoplastic diseases of the sacrum[J]. J Surg Oncol, 2002, 80(3): 176.

[20] Wuisman P, Lieshout O, Sugihara S, et al. Total sacrectomy and reconstruction-oncological and functional outcome[J]. Clin Orthop Relat Res, 2000, 381(6): 192-203.

[21] 肖建如、贾连顺、袁文、等.高位骶骨肿瘤的切除与重建策略[J].中华外科杂志, 2003, 41(6): 390-393.

[22] 郭卫,汤小东,杨毅,等.骶骨肿瘤的外科分区及手术方法探讨[J].中国脊柱脊髓杂志, 2007,17(8): 605-610.

第37章
经皮椎体成形术
Percutaneous Vertebroplasty

第1节 概述

椎体成形术（vertebroplasty, VP）是指通过椎弓根或直接向椎体内注入人工骨水泥，以达到增强椎体强度和稳定性、防止塌陷、缓解腰背疼痛，甚至部分恢复椎体高度目的的手术。椎体成形术最初源于通过骨移植或骨水泥局部填塞以增强椎体力学强度的开放手术。1984年，Deramond首先应用经皮椎体内注射骨水泥（甲基丙烯酸甲酯PMMA）的方法成功地治疗了1例C_2椎体血管瘤患者，开创了经皮椎体成形术（percutaneous vertebroplasty, PVP）的先河。1989年，Kaemmerlen等报道采用该技术治疗椎体转移瘤。1994年，PVP开始在美国应用。1997年，Lane首次采用经皮、椎弓根向椎体内注入骨水泥（PMMA）进行椎体骨质疏松症的治疗，4例患者均无并发症，疼痛均明显缓解。1998年，John MM等报道对一例长期服用激素引起骨质疏松的长期卧床患者，一次性从第11胸椎到第3腰椎行椎体成形术，术后患者疼痛缓解，恢复日常活动。近年来椎体成形术的应用逐渐推广，除了应用于脊椎血管瘤、骨髓瘤、溶骨性转移瘤、骨质疏松性椎体压缩骨折合并顽固性疼痛的患者外，国内外有人将其用于新鲜的椎体骨折，甚至严重的爆裂性骨折。

经皮椎体后凸矫形术（percutaneous kyphoplasty, PKP）是经皮椎体成形术的改良与发展，该技术由Mermelstein首创，采用经皮椎体内气囊扩张的方法使椎体复位，在椎体内部形成空间，这样可减小注入骨水泥时所需的推力，而且骨水泥置于其内不易泄露。理论上讲，椎体高度的恢复及减少骨水泥的泄露是此种方式与椎体成形术的主要区别。这种方式和常规方式相比，两者生物力学性质无区别，临床应用显示其不仅可解除或缓解疼痛症状，还可以明显恢复被压椎体的高度，增加椎体的硬度和强度，使脊柱的生理曲度得到恢复，改善胸腹腔的容积与脏器功能，提高患者的生活质量。

第2节 经皮椎体成形术的临床应用机制

一、增强椎体强度

Bo等对40例新鲜骨质疏松患者的椎体标本的

生物力学测试显示：椎体压缩骨折后其轴向压缩强度和刚度分别为 527 ± 43 N、84 ± 11 N/mm；而椎体内注入磷酸钙或PMMA后的测试结果显示：磷酸钙组分别为 1 063 ± 127 N、157 ± 21 N/mm，PMMA 组 分 别 为 1 036 ± 100 N、156 ± 8 N/mm，CT检查显示椎体内骨水泥充盈良好，除椎体后部外，磷酸钙组85% ～ 95%充盈，PMMA组79% ～ 90%充盈。上海长征医院的研究表明，椎体内注射自固化磷酸钙骨水泥（calcium phosphate cement, CPC）能显著恢复骨折椎体的力学性质，其恢复的程度与注入骨水泥的量有关，其强度最高可达到原来正常情况下的2倍，而刚度可超过原来的15%左右；椎体骨折后经椎弓根CPC填塞骨折间隙及椎体内空隙同样也可恢复椎体的强度和刚度，分别增加16.67%（$P < 0.05$）和11.05%（$P < 0.05$）。

二、改变椎体稳定性

Mermelstein发现骨质疏松患者压缩骨折行椎体成形术后，其所在椎体运动节段的顺应性较术前显著降低，其屈伸和侧弯顺应性分别降低23%和26%，但Kifune的研究则显示椎体压缩性骨折后，其屈伸、侧弯顺应性较骨折前均增加了34%。尸体标本的生物力学实验表明，经椎弓根向病椎内注入自固化人工骨水泥后可以立即降低椎弓根螺钉的应力。Mermelstein发现爆裂性骨折椎弓根内固定、磷酸钙椎体成形术后，屈伸刚度增加40%，磷酸钙能显著增加前柱的稳定性，降低作用在椎弓根上的应力，最终使骨质疏松、爆裂性骨折及椎弓根内固定术后的稳定性得到增强。尽管各项研究结果有所不同，但均表明椎体成形术对椎体压缩骨折患者所在脊柱节段的稳定性产生明显的影响。

椎体成形术后椎体强度的增加以及刚性改变可能会出现另外一个问题，即上下椎间盘负荷增加（以上椎间盘更明显），易导致椎间盘退变或者邻近椎体的骨折。上海长征医院的研究表明，椎体强度改变后，过高的刚度在一定程度上可引起脊柱应力场和位移场的重分布，但CPC椎体强化后对邻近椎体的应力无明显影响，对邻近椎间盘的影响亦较小。

三、缓解脊柱疼痛

椎体微小的骨折及骨折线微动对椎体内的神经末梢产生刺激可引起疼痛，椎体成形术对这种情况下的疼痛可以产生很好的止痛作用。从这种意义上说，椎体成形术是一种骨折修复技术，而不仅仅是用于椎体内的单纯填塞。几乎所有的临床结果显示，不论是治疗骨质疏松还是陈旧性胸腰椎骨折患者，大量的回顾性及前瞻性的临床研究表明，疼痛的缓解率均高达90%以上，对于因椎体肿瘤所致疼痛的患者，疼痛的缓解率亦可达70%以上。其原因目前尚无肯定的解释，可能在于：① 椎体内的微骨折在椎体成形术后得以稳定。② 骨水泥承担了相当部分轴向应力，从而减少了骨折线的微动对椎体内神经的刺激。③ 椎体内感觉神经末梢被破坏。

由于PMMA有放热和毒性作用，可能损害骨内神经末梢，因此最初许多人认为PMMA椎体成形术后疼痛的缓解主要是由于骨内神经细胞受损引起，但后来发现磷酸钙椎体成形术也能达到同样的止痛效果，可见对神经末梢的损害作用并非唯一因素，以往认为的椎体骨质疏松楔形压缩致脊神经后支牵张引起疼痛在术后得以缓解的解释也不能排除。国内蒲波等发现骨质疏松大鼠的椎体、椎间盘及小关节内有脊神经后支纤维大量分布，认为这可能与不稳有关。

在椎体肿瘤方面，注入骨水泥后，其机械作用可使局部血流截断，其化学毒性作用及聚合热均可使肿瘤组织及其周围组织的神经末梢坏死而达到止痛的效果，甚至在某种意义上具有一定程度的杀死肿瘤细胞的作用。

第3节 经皮椎体成形术的材料

一、骨水泥甲基丙烯酸甲酯（PMMA）

骨水泥甲基丙烯酸甲酯主要有两种成分组成：粉末状的多聚体和液态的单体，二者按一定比例混合能自行固化成为坚硬的高分子聚合物。商品PMMA一般由40 g粉剂和20 ml液剂组成，两者混合比例为2 g/ml，混合后的体积为25 ml，可根据实际用量分次配制。两者混合后不停搅拌，约50秒后其由稀薄状液体逐渐黏稠，约至120秒时转面团状，此状态持续100～150秒，约在15分钟后完全固化。

国外使用的PMMA主要有三种：Simplex P、Osteobond、Cranioplastic，前两者可加入10%浓度（质量体积比）的硫酸钡，但10%浓度往往显影不够，30%浓度的硫酸钡可较好地显影，然而硫酸钡浓度的增加，势必会影响其强度和注射性能，国外常在PMMA中掺入钛粉或钨粉以使之能术中显影。须指出，这种PMMA与平常使用的PMMA不同，经过特殊处理后具有更低的黏稠度，更长的凝固时间。

对国产PMMA的研究表明，按2 g/ml比例配制后浆糊期的时间较短，约50秒，在固化期产热温度为70.3℃，按3 g/2 ml比例配制的PMMA在多项参数上与英国Corin公司低黏度PMMA Coriplast™及英国North Hill Plastic公司产外科用PMMA Simplex P基本接近。国内孙刚等在国产PMMA加入非离子型造影剂，其粉剂：液剂：非离子型造影剂的比例为3：2：1，结果发现加入非离子型造影剂后显影效果好，且对其力学性质的影响不大。

二、自固化磷酸钙骨水泥（CPC）

尽管椎体成形术最初及其后的应用均证明PMMA是较安全的，但同样发现PMMA有许多缺点：① 它凝固时的放热作用（40～100℃），可灼伤附近的软组织，尤其是脊髓和神经根，同时也可烧伤椎体内的骨细胞，影响最终的骨折愈合，而椎体的愈合是最终目的。② PMMA凝固过程中可引起低血压或脂肪栓塞。③ PMMA无生物活性，不能起骨传导作用。④ PMMA不可生物降解，最终不能被骨替代。⑤ PMMA不能与周围骨质通过化学键结合，而在其周围出现异物反应、炎症细胞聚集、巨细胞吞噬，从而影响其在体内的稳定性。⑥ PMMA还可释放有毒性的单体。因此，许多人坚决反对将PMMA用于椎体，除非用于椎体转移性肿瘤的姑息治疗。

羟基磷灰石陶瓷（HAP）太脆、不易塑形，虽然其成分与骨矿相同，具有良好生物相容性，但植入体内后作为异物存在，无法降解吸收，其植入骨缺损区后，宿主骨围绕HAP颗粒形成成骨区，并在骨盐沉积过程中由HAP提供的核心加速钙化成骨。磷酸三钙陶瓷（TCP）生物相容性好，但降解吸收太快，其在体内的最终成分仍是TCP，并且其可塑性也差。

自固化磷酸钙骨水泥（calcium phosphate cement, CPC），也称为羟基磷灰石骨水泥（hydroxyapatite cement, HAC），是Brown和Cohow于20世纪80年代早期研制出来的快速凝固型、非陶瓷型羟基磷灰石（HAP）类人工骨材料。其组成包括固相和液相两部分，固相主要有磷酸四钙、磷酸三钙、二水磷酸氢钙、无水磷酸氢钙、磷酸二氢钙等之中的至少两种，还可以有氟化物、半水磷酸钙等；液相可以是蒸馏水、稀酸、血清、血液等。不同的磷酸盐在液相中发生水化反应，羟基磷灰石（HAP）是其最终产物，也是唯一产物。这些反应可以在人体环境中（pH中性、温度37℃）很好地进行。CPC的一个重要特点就是能够自行固化，粉末与固化液调和为牙膏状后，3～15分钟内凝结且与骨直接黏结，产品固化强度不低于35 kPa。CPC的充填处不能有积血和活动性出血，否则会对固化的强度产生影响。CPC植入动物体后血钙、血磷和碱性磷酸酶均处于正常水平。

自固化磷酸钙综合了上述植入物的优点，克服了缺点，生物相容性好，人体吸收容易，可塑性好，固化时不放热，其成分虽是不同磷酸钙的混合物，但其在体内的最终成分是HAP，降解和新骨形成对等。

用于椎体成形术CPC可做成粉末状，使用时用等渗盐水拌成糊状，要注意其黏稠度要合适，太低易泄露，太稠注入困难，增加注入压力又恐引起静脉栓塞并发症。一般情况下，CPC调制后30分钟开始凝固，4小时完全凝固并自然转变成含有微孔的HA晶体。由于其凝固过程不放热，且Ca-P的成分与骨盐成分完全一样，其晶体结构也与骨质相同，生物相容性好，可从外逐渐向内生物降解，与宿主组织相容，化学性质稳定，能承受各种机械力，物理性能不因组织液侵蚀而改变，不引起炎症反应及过敏反应，亦无致癌作用。

CPC粉末与固化液的比例为3 g/ml，成牙膏状充填骨缺损，用量按每立方厘米缺损用2.5 g粉末计算。

三、磷酸钙骨水泥作为药物及细胞载体的研究

重组人骨形态发生蛋白-2（recombinant human bone morphogenetic protein 2, rhBMP-2）是一种能促进骨质形成的生长因子。研究证实将其注入体内能形成骨化中心，使周围组织骨化，促进植骨融合。rhBMP-2较强的成骨作用为椎体骨质疏松症的治疗提供了一条新的途径。骨质疏松症患者由于椎体内骨矿物质密度降低，椎体抗压强度下降，存在椎体塌陷和压缩性骨折的危险，虽然骨水泥强化椎体后早期能有效地稳定脊柱，但其抗张强度仅为正常骨的25%，且在持续载荷情况下，随着时间延长，骨水泥的机械力学稳定性逐渐减弱，并可出现疲劳断裂。而rhBMP-2通过骨化作用在椎体内促进骨质生成，弥补骨质疏松椎体矿物质不足的缺陷。

研究资料表明，磷酸钙骨水泥（Calcium phosphate cement, CPC）固化后可形成微孔样结构，有利于新骨长入，是rhBMP-2的良好载体，且其本身能在体内生物降解。将携载rhBMP-2的磷酸钙骨水泥注入椎体进行强化治疗骨质疏松及其并发的椎体塌陷和压缩性骨折，可取得更好的效果。然而磷酸钙为碱性，而BMP蛋白为酸性，两者混合必然导致BMP的效能受到影响，因此目前国内有人在将BMP包裹后再与CPC做成复合骨水泥，这是今后的一个方向。

Hamanishi等在磷酸钙骨水泥加入抗生素如万古霉素等，含5%万古霉素的CPC，3周后体内有效浓度仍20倍于其最低抑菌浓度，且抗生素的加入对CPC强度的影响不大，药物的释放与CPC固化后的孔隙率密切相关。

另外，CPC加入抗肿瘤药也有很好的临床应用前景。加入抗肿瘤药的CPC骨水泥经皮注射到恶性肿瘤破坏的椎体内，既可起到强化椎体的作用，又可抗肿瘤。

第4节 经皮椎体成形术的适应证和禁忌证

一、适应证

1. 椎体肿瘤　椎体肿瘤是椎体成形术最早的使用对象，并取得了很好的效果。其适用对象主要有：椎体血管瘤、骨髓瘤、椎体原发及转移性恶性肿瘤和部分椎体良性肿瘤。椎体良性肿瘤应用椎体成形术的指征是良性肿瘤导致椎体骨折塌陷而引起疼痛的患者。对于椎体恶性肿瘤，主要是溶骨性肿瘤的患者，肿瘤病灶可以导致椎体的压缩性骨折，从而引起严重的局灶性疼痛，此时通过椎体内注入PMMA除可获得稳定外，还可同时作肿瘤组织活检以明确诊断。

对于椎体血管瘤，经皮椎体成形术PVP可增加椎体强度，并可止痛，栓塞瘤体。必要时再行后路

椎板减压，这样简化了手术，而无须椎体切除。有报道对椎体血管瘤术前行椎体成形术后再开放手术减压可大大减少出血量。Laredo等根据影像学表现将血管瘤分为侵袭性和潜在侵袭性两大类。血管瘤的主要影像学表现有椎体骨小梁呈不规则栅栏状，可涉及整个椎体及椎弓，病灶边缘可清晰或不清晰，可突破骨皮质并向硬膜外间隙扩展。CT及MRI可发现椎体周围伴有肿块。椎体血管瘤根据临床和影像表现又分为以下几组：① 侵袭性征象阴性但有疼痛症状的血管瘤。② 具有侵袭性征象的影像学表现而无临床症状的血管瘤。③ 既有侵袭性影像学征象又有临床症状的血管瘤。④ 具有侵袭性影像学特征并有脊髓神经压迫症状的血管瘤。第一组为PVP的选择性适应证，Deramond等报道90%的病例症状得以缓解，未发现血管瘤复发；第二组为PVP的最好适应证；第三组血管瘤应在病体内注射无水酒精而不是骨水泥以硬化血管瘤加强椎体负重能力，绝大多数患者神经症状渐渐消失，影像学随访可发现部分病例硬膜外肿物消失；第四组血管瘤PVP仅是辅助手段。在常规手术前一天行PVP病灶内注射N-丁基氰丙烯酸树脂使血管瘤栓塞，减少术中出血，使手术操作易于进行。

转移瘤和骨髓瘤是最常见的脊柱溶骨性恶性肿瘤，常使患者出现背部剧烈疼痛并丧失活动能力，治疗措施取决于受累椎体数量、部位、椎管内受累程度、神经症状、患者的一般情况、疼痛程度及患者活动受限的状况。目前广泛应用的放射治疗能够缓解90%以上患者的症状，但一般需在10～20天后才能显示效果，同时放疗不能维持椎体的稳定性，肿瘤仍可在放疗后的椎体复发。PVP应用于脊柱恶性肿瘤的最佳适应证是恶性肿瘤导致局部剧烈疼痛，活动受限需要卧床休息并依靠止痛药缓解症状，并且无椎管内硬膜结构受侵，如伴椎体压缩性骨折时，椎体至少保持正常高度1/3以上的患者，椎体后部的皮质应完好无损。当患者出现神经根或者脊髓受压的症状或体征时，不宜采用PVP，原因是有可能进一步增加骨水泥注入后对神经根或脊髓的压迫作用。此外，当椎体病灶尚未引起临床症状和体征时，不宜采用预防性PVP治疗，而应选择放疗、化疗等其他方法，但是由于椎体恶性肿瘤有发生压缩性骨折的倾向，即使患者无症状，PVP治疗仍是一个较好方法。据资料表明，80%以上的患者经PVP治疗后症状明显缓解，生活质量提高。国内孙钢对14例椎体转移瘤用国产PMMA行PVP治疗后，5例术后7天内疼痛完全缓解，8例部分缓解，1例轻度缓解，临床治疗有效率92.8%。CT显示PMMA填充病灶均在50%以上。滕皋军报道PVP治疗椎体转移瘤16例，疼痛完全缓解10例，部分缓解5例，无效1例。应用PVP治疗椎体恶性肿瘤后可追加放疗以巩固疗效，因为放疗并不影响骨水泥的物理、化学特性。

骨髓瘤常为多灶性而无法做到多节段切除融合。90%的患者在放射治疗开始后10～14天疼痛才缓解或消除，而且放疗会削弱骨重建能力，常于放疗后2～4个月才开始重建，骨髓瘤的患者放疗后易使椎体塌陷进而神经受压的危险性增加。

多节段椎体病灶引起的弥漫性疼痛并不是PVP的适应证。多节段病灶引起的局部疼痛可以应用PVP手术，但是应该完善术前各项检查，应该根据患者的体检情况和影像学检查结果综合判断需要手术处理的节段，以使患者的疼痛得以缓解。一次手术可以处理的最多节段数仍然是有争议的，通常情况下一次手术不宜超过3个节段。有文献报道一次手术节段过多，患者心肺并发症发生的可能性会增大，原因可能是注入过多的骨水泥等材料将脂肪组织等挤出骨组织，从而增加了栓塞的可能性，特别是针对心肺功能基础较差的患者。

2. 止痛　PVP能立即缓解疼痛，增加脊椎的强度和稳定性，同时可以纠正椎体塌陷后凸畸形，从而大大改善肿瘤患者的生活质量，有利于进一步的化疗和放疗。但当椎体广泛破坏或椎体塌陷严重（椎体高度不到原高度的1/3）时，椎体成形术操作困难。

3. 骨质疏松椎体骨折　骨质疏松症患者不仅是骨的量发生改变，更有骨结构的变化，压缩骨折是其最常见的并发症。压缩的椎体引起的后凸畸形不仅影响外观，而且会引起一系列生物力学和生理上的变化，从而引起持续性腰背痛、胸腔或腹腔活动受限、上下椎间盘退变。这样的患者单纯经椎弓根移植自体骨松质粒往往不成功，内固定亦不牢靠，即使行内固定术，其固定节段要很长，创伤大且费用高，常常难以接受。椎体后凸畸形脊椎后方截骨矫形术也因其创伤太大而一般不予考虑。此时，椎体成形术具有自身的优势：① 椎体后壁完整。② 骨小梁间隙大，注入方便，充盈好。③ 骨质疏松椎体骨折通常骨折块后凸程度较轻，椎体压缩明显，但极少涉及后结构，是很好的适应证。

二、禁忌证

1. 绝对禁忌证　① 未纠正的凝血功能障碍和出血素质。② 对手术所需要的任何物品过敏。

2. 相对禁忌证　① 由与椎体塌陷无关的压迫而导致的神经根性疼痛，该疼痛明显超过椎体塌陷引起的疼痛。② 肿瘤扩展至硬膜外腔而引起明显的椎管压迫。③ 椎体广泛破坏或严重的椎体塌陷（椎体高度不到原高度的1/3）时，椎体成形术操作困难。④ 成骨性肿瘤。⑤ 一次同时治疗3个或3个以上节段。

第5节　经皮椎体成形术的技术要点和疗效

一、术前准备

1. 准备材料　术前要准备带芯穿刺针，其型号为：颈椎14～15 G（长10 cm）；腰椎10 G（长度为10～15 cm），前端呈斜坡形。由于骨水泥是在浆糊期向椎体内注入，黏稠度大，需要用旋转加压式注射器注入。

2. 掌握病情　以疼痛为主诉的患者，在行椎体成形术前要明确诊断，务必要排除其他原因引起的疼痛，如腰椎间盘突出症等。骨质疏松椎体骨折患者，如没有明显的外伤史，要注意和病理性骨折相鉴别，目前已公认MRI鉴别骨折类型效果最好，准确率可以达到94%左右，优于骨核素扫描。骨折急性期或肿瘤浸润期在MRI的T1加权像可见骨髓信号减弱，骨扫描可见放射性核素局部浓度增加。

术前应行X线和CT检查，评估椎体塌陷程度、椎体破坏的部位和范围，椎体皮质尤其是后壁的完整性等，同时，术前应认真观察CT片，制订进针路线，在应用椎弓根入路时应测量椎弓根的倾斜角度、穿刺点的棘突旁开距离及穿刺点皮肤至椎弓根入路的距离，以及穿刺点至病灶的距离。

二、操作方法

根据病变部位与局部椎体具体情况选择穿刺入路和体位：① 前外侧入路适用于颈椎区的穿刺，患者取仰卧位，术者手指探及气管与颈动脉鞘的间隙，穿刺针经此间隙进入椎体。② 椎弓根入路适用于胸腰椎的穿刺，患者取侧卧位或俯卧位，穿刺针经椎弓根进入椎体，此种入路时骨水泥不易沿针道溢出。③ 后外入路适用于椎弓根破坏的椎体肿瘤。

手术全程在C臂机透视下进行。CT具有解剖结构显示清晰的优点，相比于X线透视，CT能准确地显示骨水泥在椎体横切面上的分布，但CT监视下不能做到动态观察，且耗时较长。1999年Gangi等报道了透视与CT结合监视下的安全操作，取得良好的效果。随着即时CT的应用，单纯CT监视下经皮椎体穿刺变得更为方便、准确。

穿刺区域常规消毒、铺巾，用1%利多卡因局部麻醉。在正位透视时，应适当倾斜C臂，使X线束垂直于椎弓根，当穿刺针抵达骨皮质而进针深度未超过椎弓根前缘时，针尖应位于椎弓根透视影的"牛眼征"内。当穿刺针穿透骨皮质进入椎体时，常需借助于外科锤缓慢进入。在确定穿刺针到位后，即可调配骨水泥，在透视下进行注射［通过旋转加压注射器连接，在275.8 kPa（40 lb/in^2）的压力下注入］并观察骨水泥在椎体内的弥散情况。注射完毕后将穿刺针退至骨皮质，插入针芯，旋转穿刺针，避免骨水泥将针粘住，在骨水泥硬化前拔针（图37-1、图37-2）。

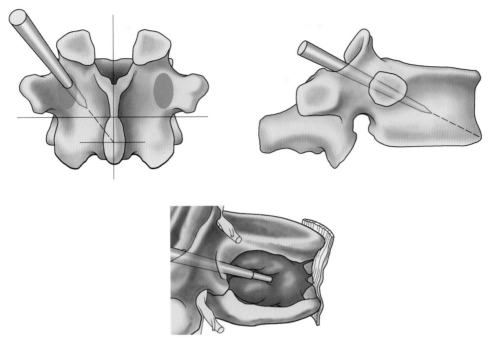

图 37-1　椎体成形术示意图：进针点

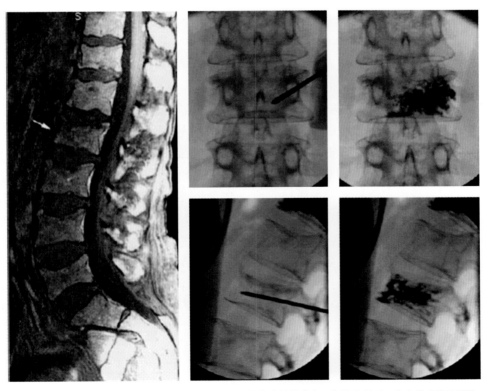

图 37-2　L₂ 椎体多发性骨髓瘤，术前 MRI 发现 L₂ 椎体有溶骨性改变，如箭头所示。术中前后位及侧位
片显示穿刺针位置和注射 PMMA 后情景

经皮椎体后凸矫形术（PKP）的操作与经皮椎体成形术（PVP）基本类似，但前者增加了利用可膨胀式骨填充器（inflatable bone tamp, IBT）在压缩的椎体内通过膨胀形成空腔，并向空腔内注射骨水泥，以达到增加椎体强度与恢复椎体高度的目的。

临床上，椎体成形术可以采用经皮注射这一微创的形式，也可以采用切开经椎弓根直接灌注使椎体成形的形式。在椎弓根内钻孔后，用撬拨器进入椎体，通过撬拨使塌陷的上终板复位。复位完成后，向椎弓根内插入漏斗，其柄部直达椎体的前中1/3处，将预先配置好的已有一定黏稠度的骨水泥向内灌注，在C臂机的引导下，骨水泥将到椎体后缘处停止灌注。这种方法的优点是：可以通过椎弓根获得较多的活检组织；既强化了椎体，又可复位塌陷的椎体，矫正后凸畸形。

三、操作注意要点

（1）对于弥漫性病变，针尖应抵达椎体的前1/3，针尖位于椎体的上半部或下半部，避免位于椎体的中部，以防止骨水泥进入椎体的引流血管。对于局部性病变，穿刺针应位于病变的中央。

（2）使用前配制骨水泥，要有足够的黏稠度，并往骨水泥内掺入硫酸钡或钛粉或钨粉以利于术中透视。PMMA 5～10分钟即凝固，而磷酸钙30分钟开始凝固，故需根据不同类型骨水泥掌握好工作时间。

（3）对于骨质疏松或椎体骨折患者在注射骨水泥前，可应用5～10 ml的碘造影剂Omnipaque做椎体血管造影以观察椎体静脉丛的位置。若针尖位于血管内时应进行调整。但对于肿瘤患者则不宜进行血管造影，这是因为造影剂易滞留于肿瘤血管内，影响注射骨水泥时对注射量及分布状况的观察。

（4）骨水泥在浆糊期注射安全性大，当其到达椎体后壁或椎体旁静脉丛时，应立即停止注射，以避免骨水泥进入椎管、椎间孔及血管内。

（5）骨水泥的注射量一般为2～10 ml。

就注入量而言，Cotton等报道颈椎平均为2.5 ml，胸椎平均为5.5 ml，腰椎平均为7.0 ml。但Liebschner等认为骨水泥填充至椎体的15%即可恢复椎体损伤前的硬度水平。Anne报道的37例椎体成形术中，5例充盈率＞75%，14例充盈率50%～74%，13例充盈率25%～49%，8例＜25%，结果发现椎体内骨水泥充盈率并不与疼痛的缓解率成正比，一些患者椎体充盈效果不佳，但疼痛缓解效果却较好，生物力学测试显示，一侧椎弓根注入与两侧椎弓根注入无明显区别。而且患者疼痛的缓解程度与注入的骨水泥的量亦无明显的相关性。相关研究结果发现：一侧椎弓根注入可以达到满意的效果，但前提是必须使骨水泥充盈超过中线至对侧。

四、疗效

85%～90%的患者疼痛可以获得显著减轻或消失。骨质疏松症或血管瘤性椎体塌陷可以恢复90%以上，椎体转移瘤和骨髓瘤性椎体塌陷可以达到为70%以上。在术后几小时或几天内脊柱的疼痛就可以缓解或消失。

第6节　经皮椎体成形术的并发症及其预防

一、并发症

骨质疏松椎体成形术并发症的发生率为1%～2%，多为神经并发症，且持续时间短暂。恶性肿瘤由于椎体外壳的破坏，并发症发生率为3%～6%，可出现神经症状并发症，但大多数神经症状并发症可通过应用激素、消炎治疗而得到缓解，仅2%～3%需要手术减压。

骨水泥外溢为主要的并发症，占所有并发症的30%～67%（图37-3）。骨水泥外溢有三种情况：

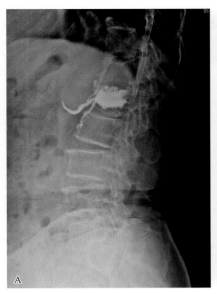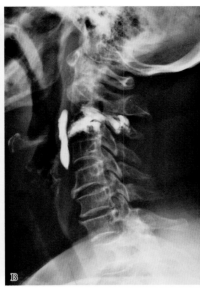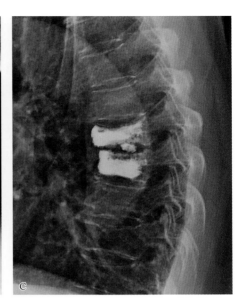

图 37-3　椎体成形术骨水泥渗漏

A. 骨水泥渗入椎旁血管；B. 骨水泥渗入颈椎前间隙；C. 骨水泥渗入椎间隙

① 骨水泥溢入椎旁静脉或硬膜静脉。② 溢入脊柱旁软组织或椎管内硬膜外。③ 溢入椎间盘。骨水泥外溢产生的急性临床症状主要有神经根痛和脊髓受压。发生神经根痛的主要机制为骨水泥通过不完整的椎体后壁、骨折线、骨质破坏区或硬膜外静脉进入椎间孔，压迫神经根而产生神经根症状。在胸椎可致肋间神经痛，可用无水酒精局部浸润治疗；在腰椎则需要神经根减压，应用经椎弓根入路可避免骨水泥进入椎间盘；骨水泥溢入椎间盘多无太大的临床意义；骨水泥溢入椎旁多无临床症状。在透视监视下出现溢入椎旁征象时应立即停止注射，以防止动脉栓塞发生。

对脊柱转移瘤行 PVP 后，可能出现局部疼痛加重，其机制与骨水泥注入后在体内聚合过程的热反应对周围组织与神经根的热损伤有关，一般经 2 ～ 3 天抗炎治疗后症状即可缓解。

其他并发症有：肋骨骨折，多见于严重骨质疏松患者；肺动脉栓塞罕见，即使出现栓子，通常进入血管中的脂肪或者骨髓物质的量较少，并不具有很大的临床意义，文献仅有 2 例报道，经抗凝治疗后未引起严重临床后果。然而，肺动脉栓塞这一并发症仍不可忽视，特别是针对术前具有慢性阻塞性肺疾病（COPD）的患者，发生肺动脉栓塞的概率可能升高。

Anne 用 PMMA 对 37 例患者 40 个肿瘤椎体（30 个恶性肿瘤和 10 个骨髓瘤）行椎体成形术，其泄露情况为：21 例至椎旁组织、15 例至硬膜外、8 例至椎间孔、8 例至椎间盘、2 例为穿刺孔漏出。其中 1 例泄露至腰大肌引起股神经刺激症状，术后出现下肢疼痛，但 3 天后即缓解；1 例泄露至椎间孔引起神经根痛，后来予以手术减压。Alain 的 33 例椎体恶性肿瘤椎体成形术资料也显示无严重的并发症发生，虽有多例椎管内泄露，但未引起神经系统症状，1 例泄露至椎间孔引起神经根痛，后来予以手术减压，2 例 PMMA 椎体成形术后反而疼痛加重，认为是 PMMA 引起化学性炎症，予口服地塞米松数日后缓解。

二、并发症的预防

① 通过导管经椎弓根至椎体前部，不充盈椎体后缘部。② 尽量避免不穿破椎弓根内壁，椎弓根内壁破坏后骨水泥可沿针道外溢至椎管内。③ 对于椎体后壁严重破坏的，骨水泥易向椎管内泄露，压迫椎管内结构，应慎用。④ 骨水泥中加入硫酸钡等使其在 X 线下可显示，及时发现骨水泥的溢出。⑤ 全

过程在X线监视下操作，一旦发现灌注剂随静脉回流迅速扩散或向硬膜外、椎间孔渗漏，应立即暂停，待其黏稠度稍增加后再注射。⑥骨水泥黏度要适度，推注的压力不可太大。⑦避免注射针插入静脉丛，必要时操作前做静脉造影。

术前造影剂的应用仍有待于探讨，因为造影剂的流动性与骨水泥明显不一样，实际应用中，难以根据造影剂的泄露情况操作。为避免泄露，最根本、有效的措施是实时的双平面监视，一旦发现泄露即停止注射，不仅侧位监视以防泄露至椎管，也要前后位监视以防向两侧泄露至椎间孔。

（魏海峰　吴志鹏　彭东宇）

【参考文献】

[1] Lane J M, Riley E H, Wirgbanowizc P Z. et al. Osteoporosis: Diagnosis and treatment[J]. J Bone Jiont Surg(Am), 1996, 11: 565−567.

[2] John M M, Michelle P, Neal N. Percutaneous vertebroplasty treatment of steroid-induced osteoporotic compression fractures[J]. Arthritis and Rheumatism, 1998, 41(1): 171−175.

[3] Alain W M, Jacques C, Jean M S. et al. Spinal metastases: indications for and results of percutaneous injection of acrylic surgical cement[J]. Radiology, 1996, 199: 241−247.

[4] Anne C, Florence D, Bernard C. et al. Percutaneous vertebroplasty for osteolytic metastases and myeloma: Effects of the percentage of lesion filling and the leakage of methyl methacrylate at clinical follow-up[J]. Radiology, 1996, 200: 525−530.

[5] Mermelstein L E, Mclain R E, Yerby S A. et al. Reinforcement of thoracolumbar burst fractures with calcium phosphate cement[J]. Spine, 1998, 23: 664−671.

[6] Bo B, Laith M J, Frederick J K. The use of an injectable, biodegradable calcium phosphate bone substitute for the prophylactic augmengtation of osteoporotic vertebrae and the management of vertebral compression fractures[J]. Spine, 1999, 24: 1521−1526.

[7] Kelkott S M, Mathis J M, Deramond H, et al. An ex vivo biomechanical evaluation of a hydroxyapatite cement for use with kyphoplasty[J]. AJNR Am J Neuroradiol, 2001, 22(6): 1212.

[8] Hamanishi C, Kitamoto K, Ohura K, et al. Self-setting, bioactive, and biodegradable TTCP-DCPD apatite cement[J]. J Biomed Mater Res, 1996, 32(3): 383−389.

[9] 贾连顺，李家顺.脊柱创伤外科学[M].上海：上海远东出版社，2000：284−291.

[10] Knobc, Fabian H F, Bastian L, et al. Late results of thoracolumbar fractures after posterior instrumentation and transpedicular bone grafting[J]. Spine, 2001, 26(1): 88−99.

[11] Kopylor P, Jonsson K, Thorngren K G, et al. Injectable calcuim phosphate in the treatment of distal radial fractrues[J]. J Hand Surg, 1996, 21B: 768−770.

[12] Gauthier, Bouler J M, Weiss P, et al. Short-term effects of mineral particle sizes on celluar degradation activity after implantation of injectable calcium phosphate biomaterials and the consequence for bone substitution[J]. Bone, 1999, 25(2S): 71S−74S.

[13] Goodman S B, Bauer T W, Carter D, et al. Norian SRS cement augmentation in hip fracture treatment. Laboratory and initial clinical results[J]. Clin Orthop, 1998, 348(3): 42−50.

[14] Yoshikawa T, Suwa Y, Ohgashi, et al. Self-setting hydroxyapatite cement as a carrier for bone-forming cells[J]. Bio-Med Mater Eng, 1996, 6(5): 345.

[15] Hamanishi C, Kitanoto K, Tanaka S, et al. A self-setting TTCP-DCPD apatite cement for release of vanocmycin[J]. J Biomed Mater Res, 1996, 33(3): 139.

[16] Lieberman I H, Dudeney S, Reinhardt M K, et al. Initial outcome and efficacy of "kyphoplasty" in the treatment of painful osteoporotic vertebral compression fractures[J]. Spine, 2001, 26(14): 1631−1638.

[17] Jensen M E, Evans A J, Mathis J M, et al. Percutaneous polymethylmethacrylate vertebroplasty in the treatment of osteoporotic vertebral body compression fractures: technical aspects[J]. Am J Neuroradiol, 1997, 18(10): 1897−1904.

[18] Cyteval C, Sarrabere M P B, Roux J O, et al. Acute osteoporotic vertebral collapse: open study on percutaneous injection of acrylic surgical cement in 20 patients[J]. Am J Roentgenol, 1999, 173(6): 1685−1690.

[19] McGraw J K, Lippert J A, Minkus K D, et al. Prospective evaluation of pain relief in 100 patients undergoing percutaneous vertebroplasty: results and follow-up[J]. J Vasc Intervent Radiol, 2002, 13(9 Pt 1): 883−886.

[20] Evans A J, Jensen M E, Kip K E, et al. Vertebral compression fractures: pain reduction and improvement in functional mobility after percutaneous-polymethylmethacrylate vertebroplasty-retrospective report of 245 cases[J]. Radiology, 2003, 226(2): 366−372.

[21] Grados F, Depriester C, Cayrolle G, et al. Long-term observations of vertebral osteoporotic fractures treated by percutaneous vertebroplasty[J]. Rheumatology, 2000, 39: 1410−1414.

[22] Peh W C G, Gilula L A, Peck D D. Percutaneous vertebroplasty for severe osteoporotic vertebral body compression fractures[J]. Radiology, 2002, 223(1): 121—126.

[23] Peh W C G, Gelbart M S, Gilula L A, et al. Percutaneous vertebroplasty: treatment of painful vertebral compression fractures with intraosseous vacuum phenomena[J]. Am J Roentgenol, 2003, 180(5): 1411−1417.

[24] Weill A, Chiras J, Simon J M, et al. Spinal metastases: indications for and results of percutaneous injection of acrylic surgical cement[J]. Radiology, 1996, 199(1): 241−247.

[25] Cotten A, Duquesnoy B. Vertebroplasty: current data and future potential[J]. Rev Rhum Engl Ed, 1997, 64(11): 645−649.

[26] Alvarez L, Perez-Higueras A, Quinones D, et al. Vertebroplasty in the treatment of vertebral tumors: postprocedural outcome and quality of life[J]. Eur Spine J, 2003, 12(4): 356−360.

[27] Fourney D R, Schomer D F, Nader R, et al. Percutaneous vertebroplasty and kyphoplasty for painful vertebral body fractures in cancer patients[J]. J Neurosurg, 2003, 98(Suppl 1): 21−30.

[28] Cotten A, Dewatre F, Cortet B, et al. Percutaneous vertebroplasty for osteolytic metastases and myeloma: effects of the percentage of lesion filling and the leakage of methyl methacrylate at clinical follow-up[J]. Radiology, 1996, 200(2): 525−530.

第 38 章
脊柱肿瘤翻修术
Revision Surgery of Spinal Tumors

第 1 节　概述

脊柱骨肿瘤的外科治疗既要求彻底切除肿瘤，又要求尽可能保护脊髓、神经，避免重要脏器损伤，以保留脊髓神经功能、减少并发症、改善生活质量。由于脊柱解剖结构复杂，毗邻脊髓神经、大血管及重要脏器结构，脊柱肿瘤的手术难度及风险远大于四肢骨肿瘤。在一些脊柱恶性肿瘤的手术中，保留神经功能较完整与彻底切除肿瘤的目标很难同时达到，往往只能平衡取舍，尽可能兼顾，多数情况下很难实现与四肢肿瘤相类似的肿瘤学边界，术后复发率相对较高。另一方面，随着脊柱肿瘤外科治疗的普及推广，也出现一些因治疗不规范、外科技能不足导致脊柱肿瘤残存和复发的案例。多数脊柱肿瘤呈现良性侵袭性或低度恶性的生物学特性，对放、化疗等辅助治疗不敏感，肿瘤复发后多需要翻修手术治疗。由于前次手术的影响，局部瘢痕粘连，解剖结构不清，

肿瘤侵袭扩大等，更增加了翻修治疗的难度和风险，术后并发症发生率也较高。有学者提出，脊柱肿瘤翻修术总的治疗目的应是在完整切除肿瘤的同时，防止周围健康组织受到肿瘤污染，从而尽可能降低再次复发的概率。实际上，受限于邻近重要脏器、神经、大血管等解剖结构，在很多情况下这一总的治疗目的很难实现。在治疗早期明确诊断或者在手术时证实诊断对选择适宜的翻修方案和降低翻修率很有帮助。脊柱肿瘤翻修手术具有更高的难度和风险，应该由经受过专门训练富有经验的脊柱专科医生进行，他们应掌握最新的肿瘤诊疗理念与外科手术技能。脊柱肿瘤翻修手术的具体治疗方案应该做到个体化。患者的年龄、活动水平、机体总的健康状况、病变范围、患者本人的期望值及神经功能、患者及家属的配合情况和对治疗的依从性等都对治疗结果有重要影响。

第 2 节　脊柱肿瘤术后翻修的原因

实施脊柱肿瘤翻修术的指征主要包括初次手术的并发症、初次手术效果不理想（如残留疼痛和残存肿瘤病灶或继发不稳）、肿瘤进展或者复发引起神

经功能障碍再现或进行性加重等。翻修术最主要的目的是切除残存肿瘤病灶、控制或减轻疼痛、治疗椎节不稳和挽救神经功能，使致残率及脊髓神经功

583

能受损程度降到最低，同时尽可能挽救和延长患者的生命。

初次手术引起的并发症包括感染、内植物失败及病段脊椎固定所致的相邻节段继发性退变等。而早期诊断的不正确和治疗方案不当会明显影响初次手术效果。Weinstein报道对恶性肿瘤进行刮除组的5年生存率为0，部分切除组的5年生存率为18.7%，完整切除组的5年生存率为75%。他们指出，对恶性肿瘤及侵袭性良性肿瘤的切除要尽可能彻底，仅行减压手术则可能由于失稳引起疼痛和神经功能受损而需要再次手术治疗。新产生的或复发的疼痛症状及神经功能障碍提示肿瘤复发或扩散。脊柱肿瘤的治疗具有高度的专业性，需在脊柱肿瘤专科医生或者脊柱专科医生主导下多科室协同进行。不规范的治疗可能导致肿瘤残存、局部复发、稳定性重建失效等。

初次手术后再次出现疼痛除了可能来源于肿瘤复发、手术后的椎节不稳外，异位骨化及周围组织功能减退导致的退行性病变也可能导致疼痛。术后出现持续性、逐渐加重的夜间疼痛是肿瘤局部复发的重要信号，需行MRI、CT检查以明确有无肿瘤复发，及时进行翻修治疗。

肿瘤因素是翻修的主要原因多为肿瘤切除不彻底或切除范围不够所致肿瘤残存和复发，主要受以下因素影响：① 肿瘤切除理念及切除方式，早期采用类似于处理创伤、退变的理念行脊柱肿瘤切除，难以达到肿瘤学要求的切除范围，肿瘤残存几乎是必然的，复发也只是时间问题。② 局部解剖结构复杂性，脊柱解剖位置深在，紧邻无大血管、脊髓神经、脏器等重要结构，客观上增高了肿瘤切除的风险和难度，尤其是一些特殊节段，如枕颈段、颈胸段、腰骶段等交界区解剖结构更为复杂，易出现肿瘤切除范围不够而导致肿瘤残存或复发。③ 肿瘤的性质及侵袭范围，高度恶性肿瘤易于复发，生物学行为研究发现，高度恶性肿瘤在其与正常组织之间反应区内形成卫星灶，甚至形成微转移灶，即使达到了较广泛的切除边界，残存肿瘤卫星灶仍可导致肿瘤复发。侵袭范围广的肿瘤也易于复发，与肿瘤边界不易辨别、切除范围不够有关。④ 术前准备不充分，对脊柱肿瘤侵袭范围不明确，错误选择手术入路，术中切除范围不够；对术中出血量估计不足，术中由于血量不够而被迫中止手术。⑤ 术者的外科手术技能，脊柱肿瘤的特殊性也对术者的外科技能及麻醉配合提出了更高的要求，尤其是术者的止血技术，肿瘤切除过程中短时间大量渗血加之术野横跨娇嫩的脊髓，这种情况常常使很多术者手足无措而被迫中止手术，若麻醉配合不好甚至出现生命危险。⑥ 后续综合治疗缺失。多数临床研究表明，根据肿瘤病理性质及生物学特点采用相应的辅助治疗如放疗、化疗、激素治疗、免疫治疗、靶向治疗等，可以控制残存肿瘤细胞的增殖进而降低复发率，是控制肿瘤术后复发的有效手段。只重视外科治疗而忽略肿瘤的生物学特性，未采取相应的后续综合治疗，缺乏治疗的连续性，残存肿瘤细胞得不到有效控制，使肿瘤复发概率增高。

第3节　脊柱肿瘤翻修术的复杂性

大多数情况下确定合适的翻修术方案较初次手术方案的选择困难，医生往往面临两难抉择：广泛的手术切除致残肿瘤导致功能丧失可能性较大，有可能得不偿失，有限切除则极易导致早期复发并最终导致瘫痪。实际上很多复发病例都面临着明确肿瘤安全边界以进行最佳切除的问题。对原先的治疗方案、病理结果及恶性程度与放疗、化疗、靶向等辅助治疗敏感度进行评估和分析将会对翻修治疗提供有益的帮助。通常是肿瘤邻近或者侵及的重要神经及血管组织限制了对肿瘤进行广泛边缘切除。

脊柱肿瘤手术后通常需要系统的放疗、化疗及免疫治疗等辅助治疗，这些辅助治疗可能会导致机体或者局部组织肿胀、粘连等损伤，增加了翻修术时的风险和困难。瘢痕组织和肿瘤组织有时在肉眼下就很难分辨。其分界不清导致肿瘤显露和分离困难。瘢痕组织的血供差也增加了感染的危险性和切口的延期愈合的可能性。

与初次手术相比，脊柱肿瘤翻修手术面临众多难点：① 翻修术术中已无初次手术时的正常解剖关系，由于局部软组织粘连，易发生血管、神经、硬膜囊、食管、胸膜等重要脏器损伤，显露难度和风险大大增高。② 初次手术椎板切除后脊髓漂移、位置变异，硬膜囊周围为瘢痕组织包绕、粘连，不易辨别，若操作不当，术中极易发生硬膜囊损伤甚至灾难性的脊髓损伤。③ 肿瘤与正常组织区分困难，瘢痕组织与肿瘤交织，对术者肉眼分辨能力提出了更高的要求。④ 肿瘤复发后侵袭范围扩大、血供更为丰富，瘢痕创面广泛渗血，手术时间延长，对术中止血要求更高。⑤ 大范围的肿瘤切除常伴随局部软组织出现较大范围缺损，使得闭合伤口时可能要进行复杂的软组织修复重建。

初次手术治疗以及肿瘤进展的打击造成机体损耗会增加翻修术的风险和难度，围术期管理、高营养支持在术前和术后显得非常重要。

第4节　脊柱肿瘤翻修术的手术方法

脊柱肿瘤翻修术的外科治疗目的是：① 肿瘤的彻底切除。② 脊髓神经根减压。③ 脊柱稳定性重建等。肿瘤的侵袭范围应该通过增强 CT、MRI 等检查来获得全面的了解。在计划外科治疗方案时，要充分认识到局部病变活检的意义。但是一旦对肿瘤进行了活检，再想对肿瘤进行完整切除就变得很困难。

在考虑是否能够通过翻修手术将肿瘤彻底切除时，肿瘤本身的生物学特性是一个重要的考虑因素。在 Weinstein-Mclain 回顾的 82 例原发性脊柱肿瘤患者中，良性肿瘤和恶性肿瘤在局部疼痛和放射痛方面的表现无明显差异，但恶性肿瘤患者在疼痛出现后神经受损症状恶化速度进展得更快。从症状出现到确诊恶性肿瘤的时间为 10.4 个月，而对于良性肿瘤，这一间隔时间为 19.3 个月。良性肿瘤的 5 年生存率为 86%，其中，21% 的肿瘤患者有复发。66% 的骨巨细胞瘤患者有局部复发包括恶性变和死亡等。在恶性肿瘤患者中，生长缓慢和局部侵袭性生长的肿瘤患者的生存期相对较长一些。单发的浆细胞瘤和软骨肉瘤生存期最长，骨肉瘤生存期最短。恶性肿瘤患者的生存率同肿瘤切除的彻底性相关，行肿瘤部分切除术的患者无一例生存超过 5 年。行肿瘤完整切除后 5 年生存率达到 75%。

Weinstein 等的研究表明，肿瘤的特性、侵袭性、是否进行了彻底切除，以及肿瘤的自然史等因素，在选择手术治疗时都应该加以考虑。翻修术时，对解剖知识的了解显得更为重要。脊柱专科医师对肿瘤所侵及的节段平面、血管结构及初次手术时神经结构受损情况都应该有清晰的了解。如切除肿瘤时，往往要结扎、切断节段性血管，如果节段血管来源于主要血管如髂动、静脉或股动、静脉，则需要进行血管重建才能够达到肿瘤完整切除的目的。如肿瘤病灶与神经根粘连紧密或神经根穿行瘤体无法分离，则需要牺牲相应神经根，但是如果恶性肿瘤病灶将硬膜囊或者脊髓包绕在内，则无法做到根治性切除。

Weinstein 在 1989 年根据解剖结构将脊柱进行分区（图 38-1），此分区为确定手术入路、肿瘤切除范围和脊椎稳定性重建等方案的制订提供了很好的意见。根据此分区，Ⅰ区的肿瘤可采取后路椎板切除的手术方式，Ⅱ区的肿瘤同样可采用后路进行肿瘤的切除，但需要进行后路的脊椎稳定性的重建，ⅢA区的肿瘤能够达到广泛的边缘切除，但ⅢB区域的肿瘤则难以实施根治性切除。该分期策略比较粗糙，目前应用最多且获得公认的脊柱肿瘤切除方式是依据 Weinstein-Boriani-Biagini 在 1997 年提出的分期方法（即 WBB 分期），该分区系统将脊柱分为 12 区、5 个层面，根据肿瘤所在区域的不同而采取不同的手术策略（见第 4 章第 3 节）。

Thompson 对 14 例表现为下腰痛和坐骨神经痛

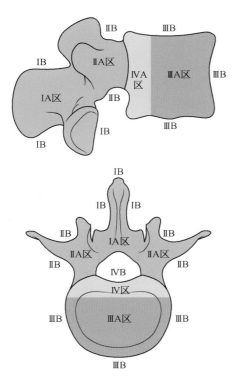

图 38-1　Weinstein 在 1989 年根据解剖结构划分的脊柱区域

的原发恶性腰骨盆肿瘤病例进行了分析。他认为对有下腰痛和坐骨神经痛的患者应该进行 CT 和 MRI 等检查以明确有无恶性肿瘤存在，对骶骨进行切除手术前需了解肿瘤与直肠、骶神经的解剖关系。从 Weinstein、McLain、Malawski 等的原发脊柱肿瘤的外科治疗总体结果来看，瘤内的刮除结果很差，比较彻底的外科手术切除方式通常可以获得更好的远期临床疗效。

　　上海长征医院骨肿瘤科从 2000 年 7 月至 2008 年 1 月，对 14 例颈胸段脊柱骨肿瘤术后患者施行翻修手术，软骨肉瘤 5 例，骨巨细胞瘤 5 例，血管肉瘤、侵袭性骨母细胞瘤、副神经节瘤、动脉瘤样骨囊肿各 1 例。经前后联合入路行单个椎节切除 6 例、两个椎节切除 2 例、三个椎节 3 例，经后外侧入路行单个椎节切除 1 例、两个椎节切除 2 例。除 2 例三个椎节切除分两期进行外，其余均为一期完成。前路采用钛网或植骨、骨水泥加带锁钉板内固定系统或单棒内固定，后路采用钉棒内固定系统重建。术后血管肉瘤患者接受化疗和局部放疗，其余患者接受局部放疗。术后所有患者局部疼痛均有不同程度缓解，脊髓神经功能改善。3 例脑脊液漏，经引流、换药处

理后愈合，2 例 Homer 综合征和 1 例声音嘶哑于术后 2 ～ 5 周自行恢复。随访 18 ～ 108 个月，平均 45 个月。7 例患者分别于术后 12 ～ 22 个月再次复发，其中 5 例分别于术后 30 ～ 38 个月瘫痪、死亡，2 例带瘤生存。笔者认为，脊柱肿瘤翻修术的主要原因是肿瘤局部复发或肿瘤残存。复发与肿瘤病理类型、切除方式和相关综合治疗的衔接有关。相较初次手术，翻修手术具有更高的难度和挑战性，应引起高度重视，翻修对策应注意以下几个方面：① 术前谙熟术区解剖，详读 CT、MRI、造影等影像学资料，借助 3D 打印模型，熟悉肿瘤与重要解剖结构的毗邻关系，充分考虑初次手术及肿瘤复发造成的局部解剖改变，合理选择手术入路、切除方式与内固定重建，周密制定手术计划。② 充分预估翻修手术难度，制定预案处理手术中可能出现的各种情况，必要时相关专科会诊，做好充分准备，备足血量，备齐内固定翻修工具，切不可仓促上阵。③ 术中谨慎暴露、仔细分辨肿瘤与正常组织，做到充分切除肿瘤同时避免损伤重要血管、神经、脏器，推荐术中应用放大镜以提高分辨精度，灵活应用钝、锐分离技术游离肿瘤外缘切除边界。④ 术前瘤体血管造影栓塞，术中控制性降压，综合利用血管结扎、双极电凝、止血材料填压等止血手段，有效控制出血，按术前计划有序推进，直至完成手术。⑤ 术中尽量肉眼下彻底切除肿瘤病灶，切除范围包括病灶及周边反应区组织，保留脊髓及重要功能神经根，如有条件尽可能做到 En-bloc 整块切除，以降低再次复发概率。⑥ 根据重建需要调整或重置内固定，对于椎弓根螺钉植入异位者，调整螺钉位置，断钉、断棒者更换螺钉和棒，两个及以上椎节切除者，后方邻近节段采取双椎节固定，辅以自体骨或人工骨植骨，有效重建脊柱稳定。⑦ 术后严密监测，积极预防和处理各种并发症，根据病理类型，采取相应的综合治疗。

　　术者应提高脊柱肿瘤学的认识，树立正确的脊柱肿瘤切除与重建理念，翻修术应做好全面评估和充分准备，慎重选择手术方式。同时，更应该珍惜第一次手术的宝贵机会，使患者得到真正合理有效的治疗，从而效降低肿瘤复发率，减少翻修术率。

第 5 节 脊柱肿瘤翻修术的手术入路

如情况许可，翻修术可以考虑前外侧入路，以避开放疗过的组织区域，从而降低伤口愈合困难的概率。但如果是因为内植物失败进行翻修则必须沿原手术切口进去。

进行稳定性重建术可采用前路、后路或者前后联合入路。手术入路最好能将病变部位最大限度地暴露。非生物性的内植物能够提供即刻稳定性，但无法达到真正的生物愈合。如果患者的预期寿命较长，最好行生物性的内固定。有时患者的实际寿命超过了预测值，也需再次手术对内植物进行调整或更换。如果放置了生物性内植物，术后又立即放疗，移植物与受体间便可能出现纤维性愈合或者不愈合，导致术后需再进行稳定手术。如果患者的实际寿命超过了原先估计，引发了非生物性内植物失效，也需再次手术更换生物性内植物。两种手术的皮肤切口都可能要经过放疗区域。这时在考虑翻修方案时，伤口的愈合和机体的营养状况就显得尤为重要。在设计翻修方案时要评估预期寿命，以防在初次翻修术后再次进行翻修。如果肿瘤组织新生血管多，血流丰富，则在手术前行血管栓塞可以减少术中出血量。

非侵袭性肿瘤无论良恶性，最好能完整切除并做好脊柱的稳定性重建。通过翻修术应达到使患者的疼痛症状消失，神经功能得到最大程度恢复。侵袭性的原发脊柱肿瘤则面临着左右为难的局面。对肿瘤进行部分切除会导致患者短期内死亡，达不到治疗效果。对肿瘤进行完整切除比刮除后进行稳定手术能够降低复发率。Tomita发明了一种手术锯有希望对肿瘤做到整块切除。原发的脊柱软骨肉瘤具有很高的复发率，也许能从该种治疗方案中获得收益。但是不顾一切对肿瘤进行完整切除有可能导致神经功能的丧失甚至到达一种无法接受的地步。实际上，恶性脊柱肿瘤患者很少因接受了翻修手术而使寿命得到明显的延长，对脊柱肿瘤的完整切除往往让位于保留机体功能的需要。

翻修手术后辅以放疗、化疗等其他治疗对降低复发率具有重要作用。在对神经造成严重损害的前提下将肿瘤完整切除是极为困难的。如骶骨肿瘤切除后对胃肠道功能、大小便功能和性功能都有可能受到影响。Gennari报道有60%的复发率。手术后结合质子或者光子放疗，复发率可降低到31%。Marcove对骨巨细胞瘤进行边缘或者瘤内切除后辅以冷冻疗法，能保存低位脊髓和骨盆的功能。同根治性的骶骨切除相比，该方法使伤残率降低，保留了更多的神经功能。目前在临床正在推广的植入皮下的化疗泵，在降低对机体毒副作用同时，增加了肿瘤局部的药物浓度，可使肿瘤的复发率明显降低，也延长了患者的寿命。

放疗、化疗和免疫治疗的应用使得患者的寿命得到延长，但与此同时又使得接受脊柱翻修手术的患者越来越多。

第 6 节 脊柱肿瘤翻修术的伤口覆盖

放疗后切口在翻修术时面临着切口区域整形重建的问题。放疗所致的亚急性反应使得皮肤和皮下脂肪组织变薄，这是治疗所致该区域反复暴露在重复剂量放疗环境中的结果。其最初的表现是有皮肤红斑合并水肿出现。数月后，皮肤和皮下组织变厚变硬如同"木头感的硬结"。皮肤可以出现更深的色素沉着。位于皮下组织血管的血管壁发生纤维化使得伤口愈合所必需的营养物质、抗生素及体液调节介质等组分的扩散都减少。进一步发生的闭塞性动脉内膜炎导致放射性区域内的组织发生慢性缺血。上述病理变化会影响翻修术后伤口愈合的进程。经受过放疗的组织不能像正常组织那样抵抗细菌侵袭，伤口的感染概率增加。因此在关闭切口前对失活组织的彻底清创及对术野脉冲枪冲洗就显得尤为重要。应该想尽办法避免对本来已经营养不足的组织血供造成进一步损害。对切口边缘的操作应该尽可能轻柔以使局部的损伤尽可能减小。首次手术的瘢痕应该全部切除以暴露出相对健康和新鲜的伤口边缘。

一般情况下，脊柱手术能够做到Ⅰ期闭合伤口。但是，接受过放疗的切口不要强行张力缝合，以免缺血情况进一步加重。在切口周围进行广泛的皮下剥离来试图达到无张力缝合，不仅安全性较低，甚至可能出现皮缘坏死，尤其是在皮下剥离后缝合伤口时尚存张力的情况下。在躯干背部两侧做纵向的减张切口则能减小后正中切口的缝合张力，减张切口应该深入到筋膜层，以便制作出可向中线移动的双侧肌筋膜瓣。双侧裸露的减张切口区域可以用全厚皮瓣覆盖。

如果深部的内植物或骨组织暴露，无张力缝合无法实施时，还可以考虑皮瓣移植。覆盖后正中切口的皮瓣有如下几种可供选择：皮肤筋膜瓣、肌瓣及肌皮瓣等。要防止皮瓣设计不合理而出现皮瓣移植失败。在制作涉及放疗区域的皮瓣时，更要严格遵守皮瓣设计和附着的基本原则。

背阔肌具有足够的大小，从技术上讲也便于直接拉伸。该肌瓣有两个血管蒂：胸背动脉和肋动脉及腰动脉的后方穿支，使得其能够按照血管节段性的分布制作肌皮瓣来满足填充小区域的局部缺损的需要。双侧的背阔肌皮瓣能够向中线移行来填充在背部和腰部大范围组织缺损的需要。背阔肌瓣也可以作为肌皮瓣来使用。

其他的肌瓣包括斜方肌瓣来覆盖脊柱的上1/3区域，臀大肌瓣来覆盖下1/3区域的缺损。双侧的棘旁肌也能够用来作为双蒂肌瓣。这些肌瓣的旋转弧有一定的限制，但是它们却有足够的移动范围来满足覆盖后方正中区域软组织缺损的要求。在很多情况下，只将这些肌瓣移动一段小的距离并不能达到完整覆盖裸露的内植物和骨组织的要求，但可以合在一起使用来满足临床实际需要。

在考虑利用筋膜瓣覆盖放疗后的后正中切口时，局部皮肤和筋膜的实际状况使得设计具有实际应用价值的任意筋膜瓣受到限制。横向筋膜瓣的设计依据的是穿出棘旁肌肉的肌肉筋膜血管。如果Ⅰ期皮瓣直接移植有困难，可以采用延期覆盖方法，这样可以使筋膜皮瓣能够覆盖相对更大的范围。

偶尔皮下软组织的覆盖没有问题，皮肤却无法对合起来。强行在张力下对皮肤进行缝合就会导致皮缘坏死。在这种情况下，进行单纯的皮瓣移植就可以了（图38-2）。

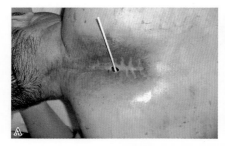
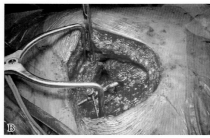
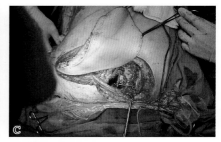
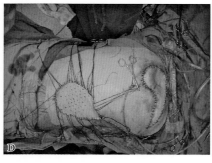
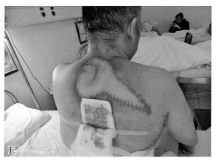

图38-2　A.胸椎肿瘤术后、放疗后复发翻修，切口不愈合；B～D.行清创、背阔肌肌皮瓣转位修复缺损术中；E.修复术后

另外，为了减少异物反应和感染机会，深层缝线尽量减少，线头不要太长，以减少异物存留。对于皮下的筋膜或者肌肉组织建议应用存留时间较长的可吸收缝线如 PDS，皮肤的缝合采用不会引起皮肤反应的缝合材料。皮肤缝线最好在术后 4 ～ 6 周再拆线。留置闭式引流以防血肿形成。在引流物存留期间不要停止应用抗生素。另外还要避免修复区在术后受到压迫，这可以通过应用气垫床或者患者采用特殊的卧姿来达到。

第7节 原发性脊柱肿瘤的预后与影响因素

脊柱肿瘤的预后与其恶性程度及侵袭范围相关。良性肿瘤患者临床随访结果总体较好。恶性肿瘤患者预后差，其中减压术后神经症状改善者预后较好。Dreghorn 随访发现原发恶性脊柱肿瘤平均生存期只有 7 个月，而脊索瘤和浆细胞瘤平均生存期可以超过 7 年。恶性小圆细胞肿瘤包括 Ewing 肉瘤、成神经细胞瘤及髓内肿瘤则预后较差。

在肿瘤切除减压后进行关节植骨融合能保证脊柱的稳定性。在手术前行切开活检明确诊断有助于作出正确的手术方案。病情及条件允许的情况下，对恶性肿瘤进行广泛范围的切除是控制肿瘤的有效手段。对良性肿瘤可行瘤内和边缘切除。对良恶性之间的肿瘤应行根治性切除。对恶性肿瘤即使行广泛的根治性切除，仍有可能复发。

Celli 等认为肿瘤与脊椎和硬膜之间的位置关系不能作为肿瘤是否具有侵袭性的判断。对肿瘤进行局部切除预后最差。即使肿瘤在术中做到了肉眼下完整切除，也应在术后行辅助治疗如放疗等。

总之，对脊柱肿瘤进行翻修术应该选择合理的手术入路。对肿瘤的生物学行为必须有清晰的了解。要对特殊患者的肿瘤学行为进行观察，复习所有的病理切片。仅对影像学资料进行观察并不能确定肿瘤的生物学行为，其只能对肿瘤的治疗提供一个整体的框架。需要结合其他信息资料作出具体的治疗方案。

对肿瘤所侵及的解剖部位及初次手术时的切除情况应该有了解。未受到肿瘤侵及的正常脊柱结构也应该进行仔细观察以考虑能否作为肿瘤切除的正常界限，有时候需要牺牲神经根以达到根治性的肿瘤切除。

随着现代脊柱内固定和假体如钛质网笼、3D 打印个性化一体成型的钛合金假体的发展，近年来脊柱重建技术已经有了很大发展。作为一个脊柱外科医生必须对复杂的内固定选择方案有一个清晰的了解。总之，为了保证翻修手术取得成功，需要多科室工作人员在脊柱外科和骨肿瘤科医生的总体协调下共同努力。

（肖建如 杨兴海 李佳林）

【参考文献】

[1] Boriani S, Weinstein J N, Biagini R. Primary bone tumors of the spine: terminology and surgical staging [J]. Spine, 1997, 22(9): 1036–1044.

[2] Torregrossa F, Landi A, Grasso G. Revision surgery for primary spinal tumor: Too little too late [J]. World Neurosurg, 2017, 100: 690–691.

[3] 肖建如. 脊柱肿瘤外科学 [M]. 上海：上海科学技术出版社，2004.

[4] Coleman R E. Clinical features of metastatic bone disease and risk of skeletal morbidity [J]. Clinical cancer research, 2006, 12(20): 6243s–6249s.

[5] 陈华江，肖建如，贾连顺. 原发性脊柱肿瘤外科治疗现状与进展 [J]. 国际骨科学杂志，2003，24（3）：151-154.

[6] Kerezoudis P, Alvi M, Ubl D, et al. The impact of spine disease, relative to cranial disease, on perception of health and care experience: an analysis of 1484 patients in a tertiary center [J]. J Neurosurg, 2018, 1–11.

[7] Kalakoti P, Missios S, Menger R, et al. Association of risk factors with unfavorable outcomes after resection of adult benign intradural spine tumors and the effect of hospital volume on outcomes: an analysis of

18, 297 patients across 774 US hospitals using the National Inpatient Sample (2002−2011) [J]. Neurosurg Focus, 2015, 39(2): E4.

[8] 杨兴海，肖建如，吴志鹏，等.颈胸段脊柱骨肿瘤术后再手术[J].中华骨科杂志，2010, 30（5）: 454−460.

[9] Bilsky M H, Lis E, Raizer J, et al. The diagnosis and treatment of metastatic spinal tumor [J]. The Oncologist, 1999, 4(6): 459−469.

[10] Tomita K, Kawahara N, Baba H, et al. Total en bloc spondylectomy: a new surgical technique for primary malignant vertebral tumors [J]. Spine, 1997, 22(3): 324−333.

[11] Yokogawa N, Murakami H, Demura S, et al. Incidental durotomy during total en bloc spondylectomy [J]. Spine J, 2018, 18(3): 381−386.

[12] 杨兴海，肖建如.脊柱肿瘤的生物学行为与转归[J].中国脊柱脊髓杂志，2005, 15（2）: 123−125.

[13] Thompson R C, Berg T L. Primary bone tumors of the pelvis presenting as spinal disease [J]. Orthopedics, 1996, 19(12): 1011−1016.

[14] Weinstein J N, Mclain R F. Primary tumors of the spine [J]. Spine, 1987, 12(9): 843−851.

[15] Park H, Lee S, Park S, et al. Surgical management with radiation therapy for metastatic spinal tumors located on cervicothoracic junction: a single center study [J]. J Korean Neurosurg Soc, 2015, 57(1): 42−49.

[16] Tomita K, Kawakami S, Matsutani M, et al. Surgical saw [M]. US. 2012.

[17] Marcove RC, Sheth DS, Brien EW, et al. Conservative surgery for giant cell tumors of the sacrum. The role of cryosurgery as a supplement to curettage and partial excision [J]. Cancer, 1994, 74(4): 1253.

[18] Azzarelli A, Gennari L, Vaglini M, et al. Intra-arterial infusion and perfusion chemotherapy for soft tissue sarcomas of the extremities [M]. US: Springer, 1986.

[19] 钱文彬，杨欣建，蓝涛，等.3D技术打印椎体在全脊椎整块切除术中应用的初步探索[J].生物骨科材料与临床研究，2015, 12（2）: 9−11.

[20] Matsumoto J S, Morris J M, Foley T A, et al. Three-dimensional physical modeling: applications and experience at Mayo Clinic [J]. Radiographics, 2015, 35(7): 1989−2006.

[21] Yoshioka K, Murakami H, Demura S, et al. Clinical outcome of spinal reconstruction after total en bloc spondylectomy at 3 or more levels [J]. Spine, 2013, 38(24): E1511−E1516.

[22] Moon K, Chung C, Jahng T, et al. Postoperative survival and ambulatory outcome in metastatic spinal tumors: prognostic factor analysis [J]. J Korean Neurosurg Soc, 2011, 50(3): 216−223.

[23] Celli P, Trillò G, Ferrante L. Extrathecal intraradicular nerve sheath tumor [J]. Journal of Neurosurgery: Spine, 2005, 3(1): 1−11.

[24] Dreghorn C R, Newman R J, Hardy G J, et al. Primary tumors of the axial skeleton. Experience of the leeds regional bone tumor registry [J]. Spine, 1990, 15(2): 137−140.

[25] Weinstein JN. Surgical approach to spine tumors[J]. Orthopedics, 1989, 12(6):897−905.

第39章
内镜在脊椎肿瘤外科中的应用

Applications of Endoscopy in the Treatment
of Spinal Tumors

第1节 概述

近年来，微创脊柱外科技术取得了很大的进步与发展，并在世界各地迅速普及。其中内镜技术在腰椎退变性疾病的治疗中已取得了显著的临床疗效，其具有创伤小、恢复快、切口美观、并发症少等优势，备受脊柱外科医师的青睐，也是目前脊柱外科发展的重要方向。随着内镜技术和器械的不断革新，内镜技术的应用逐步覆盖了几乎所有脊柱疾病的诊治，包括脊柱骨折、畸形、肿瘤等。

脊柱肿瘤患者能够获得良好治疗效果的前提和基础是明确肿瘤的病理类型、外科分期。随着医疗技术的改进和提高、各种新的辅助检查手段的应用，已使脊柱肿瘤的确诊率有了明显提高，但仍有相当部分病例外科治疗前难以明确，病理活检成为脊柱肿瘤外科治疗过程中必需的、常规的步骤，部分患者不得不接受手术切开探查。内镜技术的应用能用较小的创伤获得脊柱肿瘤的肉眼整体观和病理组织，甚至达到切除肿瘤之目的，这为患者提供了一个新的、更为便捷的诊治手段。

光导纤维、新一代光源及三维成像技术的开发和完善为内镜在脊柱肿瘤外科中的应用奠定了技术基础。内镜下切除脊柱肿瘤可避免传统大切口途径所带来的创伤，术后患者康复快。利用胸膜腔、腹膜腔和腹膜外腔等生理腔隙除了能完整地分离并切除肿瘤病灶，还能提高恶性脊柱肿瘤组织活检阳性率。

在标准条件下，通过内镜可清晰显示脊柱解剖结构及病变的外围轮廓。内镜操作器械中，其管镜结构包括硬管内镜、软管内镜或光导纤维内镜等。其中由于硬管镜的管腔直径相对较小，且可装入高质量的光源及各种透镜，具有使用简单及操作自如、与配套设备相容性好的优点，只要解剖允许便可良好显示脊柱肿瘤组织。软管内镜具有柔软、可调节、多通道操的优点，这促使内镜成为理想的诊断、治疗工具。

一、内镜的光学和物理原理

随着硬管内镜的完善，光源经过透镜直接可以照射到肿瘤组织表面，直视下可以观察到脊柱肿瘤。直视下视野范围小、观察相对困难是其缺点，影像采集系统的开发和应用，使得图像的获得更为方便，早期的影像采集技术仅能产生单方向图像，后来随着软光导纤维内镜的产生，这样可以获得多方向的图像，且图像清晰度不受影响。而且随着摄像机和光导纤维技术改进，图像清晰度在逐步提高。

图像获得的整个过程中，光线从光源发出，经光学纤维传导至被观察的组织，组织反射光线为物镜所接受，然后通过若干影像束传导，由目镜系统获得并形成影像。在保持镜管柔软同时提高光导纤维束的数量是提高成像效果的重要方式。目前外径4.5 mm的内镜可达到30 000个以上的像素。

二、脊柱内镜外科中放射安全性

脊柱内镜手术中首先要明确肿瘤所在的位置和周围解剖结构，为保证内镜准确到达相应椎体的工作区，操作中需要进行反复透视。这样操作过程中的放射安全性是必须要考虑的，如何避免或降低辐射可能导致的伤害是每一位医护工作人员必须掌握的。

放射的安全性取决于以下三方面：照射时间、距离、遮挡保护。人体在射线中的暴露时间与安全性有直接关系。因此术中应采用具有记忆功能的C臂X线机，避免实时照相。距离是放射损害的重要因素，当X线穿过空间后，产生的散射和衰减效果呈指数改变，较大的距离可以显著降低放射线的损伤。遮挡保护是反射安全的重要一环，临床上常用的是术者穿戴0.5 cm厚的铅衣，保护好全身脏器，尤其是手、眼、甲状腺、生殖腺、大脑等器官。

现在对于人体可以承受的放射线照射总量还存在争议，但根据目前的统计分析，每年的全身照射剂量不大于5 rem是可以接受的。为减少辐射、提高脊柱内镜医生的放射安全性，在工作中应注意以下几点。

（1）术者及助手在透视时应尽可能远离放射源，应使用含铅护具，如铅裙、铅防护镜、甲状腺护具等。

（2）机器应配有良好的瞄准仪和影像监视仪。

（3）采用影像记忆，反对实时照相，透视总时间不应超过1分钟。

第2节　腹腔镜在脊柱肿瘤外科中的应用

1987年，法国的Mourel率先开展了腹腔镜下胆囊切除术。腹腔镜最早应用于脊柱手术是1991年，Obenchain报道了一例腹腔镜下前路$L_5 \sim S_1$椎间盘摘除术，此后腹腔镜技术在脊柱外科中得到广泛应用和发展。1993年，Mack等首先报道了摄像辅助胸腔镜外科技术在脊柱外科中的应用，先是开展诊断性组织活检，随后相继应用于胸椎间盘突出症、脊柱畸形的前方松解、骨切除和植骨，以及椎体肿瘤切除术。目前在脊柱肿瘤外科较具临床实用价值的技术包括腹腔镜下椎体肿瘤活检、切除及内固定重建术。

腹腔镜可经腹腔或腹膜后充气技术达到腰椎。将腹腔镜经后腹膜放至腰椎肿瘤处，然后用适配器进行手术操作。采用这种技术不仅可以作前路腰椎肿瘤活检或切除，还可施行腰段脊柱的融合、内固定手术。Hermanlin等将经过动物实验和临床试验均表明经腹腔镜下的腰椎手术较开放手术创伤小、并发症少。目前已有专用内镜和整套的专用器械推出，并被越来越多的医生所接受。

腹腔镜下的脊柱肿瘤手术有以下优点：① 通过影像监视系统，参与手术的人员都可获得良好的手术视野。② 0°和30°内镜的可选择性增大了腹腔镜手术的视野。③ 手术切口小、术后残腔小，减少了手术出血量，降低了术后感染的危险性。④ 腹部的数个各5 ~ 10 mm的小手术瘢痕要比一个大的传统的腹部手术瘢痕美观。⑤ 由于创伤小，术后疼痛轻、切口渗血少、康复快等。腹膜后入路的内镜下脊柱肿瘤手术，减少了经腹腔途径的一些并发症，更易为脊柱外科医生所接受。

一、适应证及禁忌证

一般来说，既往腹部手术史不是腹腔镜手术的禁忌证，但因粘连性肠梗阻、腹部感染和创伤等原因所致的腹膜粘连则是腹腔镜经腹手术的禁忌证。在这样的情况下，通常采取腹膜后入路的手术方式。

经腹膜后入路内镜脊柱手术，指征相对较宽，可应用于 $L_1 \sim L_5$ 广泛区域内的肿瘤手术。

二、手术器械

1. 摄像监视系统　包括照相机、监视器、录像机、放大镜等。

2. 套管　为手术器械和摄像头提供进入腹腔的通道，通常使用 5 mm、10 mm、18 mm 套管。腹腔镜的套管有密闭圈。所有脊柱外科器械必须统一直径以便与相应直径的套管相匹配。同样，所有内植物必须与腹腔镜的套管相适应。

3. CO_2 吹入器　术中腹腔内应不断充入 CO_2 气并保持在 20 mmHg 的压力，以获得良好视野。

4. 内镜血管夹　用于止血和结扎血管，通常应用于节段血管的结扎。

其他有内镜剪、内镜牵开器、取物钳、双极电凝及吸引、冲洗系统等。

三、腹腔镜下腰椎肿瘤的手术方法

术前必须进行 CT 或 MRI 检查以了解椎体肿瘤大小、与周围组织的毗邻关系、肿瘤的可能性质、腹主动脉分叉及双侧髂总静脉会合的位置。常规进行肠道准备，采用可透视手术床。

常规采取气管插管全身麻醉，取 Trendelenburg 体位，以使小肠移开术野（图 39-1）。建立四个通道：① 于脐下 10 mm 作一通道，放入腹腔镜摄像头，以后各通道均在内镜监视下建立。操作时锋利的尖套管应朝向尾端骨盆方向，减小操作时损伤肠管及大血管的可能性（图 39-2）。在入口内，放置 0° 摄像镜头，完成后建立气腹，CO_2 压力保持在 20 mmHg。② 腹壁右下象限 5 mm 的牵引器或吸引器入口。③ 左下象限 10 mm 的组织分离器械入口。④ 10 mm 的耻骨上入口，该入口平行于腰椎肿瘤病变部位，该通道首先用作牵引器和分离器械入口，然后转为操作通道（扩大为 18 mm）以完成肿瘤切除及内固定重建。若肿瘤涉及双椎节，则需另作一

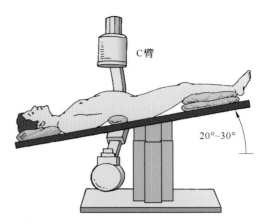

图 39-1　下腰椎肿瘤腹腔镜手术 Trendelenburg 体位
肠道移向头端易于暴露骶骨岬，透视床 C 臂透视引导

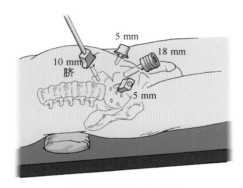

图 39-2　四个通道的建立

牵引通道。牵开小肠和结肠即可显示输尿管和髂血管。$L_4 \sim S_1$ 椎节的肿瘤，需切开后腹膜，钝性分离并牵开骶前神经丛，结扎骶正中动静脉。镜下观察肿瘤的范围，如需活检，在病变周围，以磨钻环行钻孔，再用一特殊器械挖出肿瘤组织。

L_5 椎体肿瘤因与血管分叉关系密切，术中应高度重视。通常腹主动脉、下腔静脉的分叉处总在 $L_5 \sim S_1$ 间隙之上，因此该间隙的暴露仅需在血管分叉下进行，而且相对较容易。$L_4 \sim L_5$ 间隙的显露就要困难得多。一般的做法是先将乙状结肠尽量牵向左前方，在后腹膜中线的左侧纵行切开。应注意切开该系膜之前，确定左右输尿管的位置。乙状结肠的系膜切开后，可显露髂内动脉。在左下腹插入一带缝线的 Keith 针。缝线横穿乙状结肠系膜远端，并向左侧悬吊结肠。如此显露腹主动脉分叉处结构，省去了术者和助手的牵引操作。为了将腹主动脉、

下腔静脉自左向右牵开，需结扎切断一些分支血管，最主要的是左髂腰静脉。该静脉自下腔静脉斜向左下，通常越过 $L_4 \sim L_5$ 间隙的左侧。当这些分支被切断以后，轻柔地将腹主动脉和下腔静脉牵向右侧，即可暴露出 $L_4 \sim L_5$ 间隙（图 39-3）。

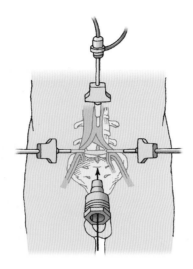

图 39-3　在髂总动静脉分叉处置入内镜下拉钩，显露 $L_5 \sim S_1$ 间隙

必要时，髂内动静脉可用血管夹和血管环结扎。在男性患者，剥离髂血管前方的腹内筋膜时，不应使用单极电凝。使用双极电凝剥离腰椎椎体前方，可避免逆向射精等并发症。在腹腔镜的监视下，以正确的角度作一直径为 18 mm 的通道，作为金属转磨和取物钳的通路。

术中需要不断 CO_2 充气，腹腔充气需使用带密封圈的套管。腹腔 CO_2 充气压保持 20 mmg，手术自始至终必须警惕 CO_2 气体栓塞。手术结束或在髂血

管附近操作时，需将 CO_2 压力降至 10 mmHg，以便检查出血点并电凝止血。术中应采取间断吸引，减少腹腔内 CO_2 气体被吸出。CO_2 压力下降将导致腹腔间隙将塌陷，术者及助手无法看到术野。

下腰椎肿瘤镜下切除手术需要注意以下几点：① 男性患者分离骶岬以下组织应使用双极电凝，以避免交感神经丛损伤而导致逆向射精。② 避免损伤输尿管，可通过观察输尿管蠕动能力加以鉴别。③ 最严重并发症是撕裂髂总静脉或术中肿瘤组织大出血，术前血管栓塞还是需要的。

四、腹腔镜辅助下骶骨肿瘤的切除

1995 年首次出现腹腔镜切除盆腔畸胎瘤的报道，随后又有近 10 例病例报道，所有病例均为儿童。Tsutsui A 在腹腔镜辅助下采用下腹部正中切口，完整切除了腹膜后骶前畸胎瘤，患者术后恢复良好，无相关并发症出现。腹腔镜在气腹下能够在狭窄的盆腔中获得良好的视角，可清楚显示盆腔的内脏神经及输尿管等结构，能帮助术者更好地辨认肿瘤组织与周围组织的边界，使得肿瘤病灶得以安全、精确的切除。Dubory 对比腹腔镜和开腹手术联合后路整体切除骶骨原发恶性肿瘤，结果显示腹腔镜手术出血量显著低于开腹手术。初同伟等人采用腹腔镜下双侧髂内动脉结扎、瘤体前方组织分离、裸化后进行骶骨肿瘤的切除，明显降低了术中出血及后路瘤体切除的难度，是一种切除骶骨肿瘤有效的手术辅助方法。

第 3 节　胸腔镜在脊柱肿瘤外科中的应用

开胸手术是胸椎肿瘤常用的肿瘤切除方式，然而，传统的开胸手术存在创伤大、并发症较多等问题，限制了该技术在胸椎肿瘤切除中的应用。大部分胸椎椎体肿瘤累及胸椎前柱，开放手术常需切除部分肋骨，导致开胸术后综合征及肋间神经痛等并发症。近年来，随着内镜技术的发展，在特殊撑开器及视频辅助下，只需在胸壁上放置四个通道，即可达到开放手术的治疗效果，有效避免了开放手术相关并发症。

一、适应证

一般说来，需要行前路途径的胸椎肿瘤切除手

术都是行胸腔镜手术的适应证。患有慢性阻塞性肺疾病或肺间质纤维化的患者肺功能异常，术前应归类为高危患者；患有较严重心脏病患者，如严重高血压、先天性心脏病，开胸术后危险性较大，这些患者常不能耐受开胸手术，胸腔镜则是最佳的选择。开胸后的生理变化对高危患者有很大的危害，术后双肺功能性残气量增加，疼痛引起通气量下降，甚至有肺不张的可能。胸腔镜手术较开胸手术创伤小、肌肉损伤少、术后疼痛较轻、肩胛骨功能影响小、后遗症发生率低。胸腔镜下手术有利于术后排痰；缩短了手术时间，提高了手术安全性，更有利于心肺功能障碍的老年患者。上胸椎肿瘤镜下手术切除，可使患者创伤减至最小，传统的方法需劈开胸骨，创伤较大。胸腔镜手术给脊柱外科医生提供了理想的手术方法，使患者易于接受手术治疗，恢复良好。适应证如下。

（1）胸椎椎体肿瘤的诊断性活检和病灶切除。

（2）$T_4 \sim T_{12}$ 的椎体肿瘤伴有双侧的软组织浸润，已行一侧肋骨横突或开胸肿瘤摘除，仍残留对侧软组织肿瘤，可采用对侧入路的内镜下病灶摘除术。

（3）胸椎神经源性肿瘤，主要是起源于肋间神经的椎管外肿瘤。

二、禁忌证

（1）有心肺功能疾病病史，不能耐受单侧肺通气的患者。

（2）有严重或急性肺功能不全者。

（3）正压通气时有气道高压者。

（4）胸膜塌陷粘连者。

（5）有明显凝血功能障碍者。

（6）有胸腔引流或开胸手术病史是胸腔镜手术相对禁忌证。

三、胸腔镜下胸椎肿瘤切除手术方法

胸腔镜进行脊柱肿瘤手术时，要求使用双腔管

通气，根据肿瘤的部位，决定左侧或右侧途径，其中 $T_4 \sim T_8$ 水平病变常选择左侧卧位，$T_9 \sim T_{12}$ 水平常选择右侧卧位，上臂外展以避免内镜的放置和操作。肋缘下放置一软垫，有助于暴露手术侧的椎体肿瘤和椎间隙，同时使腋下血管、神经避免长时间受压。在胸椎，三角通道提供最佳入路，硬管胸腔镜显示良好视野和术野。通过腋中线进入胸腔的器械对脊柱肿瘤组织进行操作（图39-4）。在腋前方，内镜上、下方各一通道可插入器械或吸引管，此三角区域可以提供足够的工作范围（图39-5）。

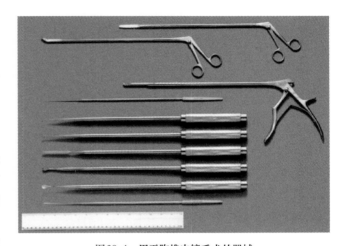

图39-4　用于胸椎内镜手术的器械
Cobb取物钳，刮匙，Kerrison咬骨钳

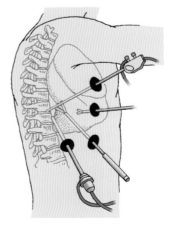

图39-5　胸腔镜下胸椎肿瘤手术的体位和通道建立

胸腔下可通过直视或X线透视确定病变节段和相邻的肋骨，确定病变节段后，需要分离胸膜以显露脊柱，通过胸膜剥离器将胸膜从脊柱上抬高，也

可用剪刀锐性分离胸膜。进入胸腔后将肺向前方牵开，显露脊柱、肋骨、胸壁。由右侧入路时危险的组织结构是奇静脉、交感干和肋间血管，由于胸腔静脉离脊柱较远，一般不易损伤。节段血管位于椎体之间，以神经钩进行分离，然后结扎。显露清楚后，奇静脉及交感链充分剥离并轻柔地牵开。左侧入路，肋间血管同样需结扎。危险较大的主动脉易于辨认。确认交感链后，两者同时牵开。肋间血管结扎，软组织分离充分，显露工作区，即可行肿瘤活检或切除手术。

病变椎体水平的肋骨头及邻近1～2 cm的肋骨需切除以暴露椎弓根。通过剥离肋骨上下的肋间肌分离肋骨，并游离肋骨下缘的神经血管束，通过双极电凝可有效地控制肋间血管的出血。将肋骨头和邻近肋骨的软组织分离后，在内镜下用肋骨剪将其整块切除，必要时也可使用磨钻、骨刀或超声刀。切除肋骨后可清楚显示神经根在椎间孔内的走行及背侧椎间盘。椎弓根是椎管外侧一个重要的解剖标志，可在直视下辨认，咬骨钳或电磨钻去除椎弓根即可显露硬膜和脊髓的侧方，用双极电凝和明胶海绵压迫以控制硬膜外静脉丛出血。显露并切除病变椎体上下椎间盘，以骨刀、咬骨钳、高速磨钻等进行椎体的切除。用磨钻在椎体中央磨出一空腔，为切除压迫硬膜的病变组织提供工作空间，后将椎体后方皮质，后纵韧带以及病变椎体切除。胸腔镜切除技术和开胸椎体切除技术大体相似，但腔镜下需要更长的工具，特殊之处在于术者需在局限的轨道和有限的空间下进行组织的剥离和切除，同时在胸腔镜下应获得足够的视野，尽可能降低病变组织残留。

脊柱稳定性的重建与开放手术相似。首先切除椎体上下椎间盘组织和软骨终板，用骨膜剥离子或磨钻显露骨性终板，修整植骨面后进行植骨融合。将自体骨或同种异体骨填充钛网后进行椎体的重建。

植骨时需测量椎体切除后缺损区域的大小，以选择合适的移植骨，使其尽可能与骨面接触。移植骨通常经20 mm的弹性内镜通道放入胸腔，有时需要延长肋间的切口以放入移植骨，将其放入胸腔后，用Babcock钳夹住移植骨，放置于椎体切除后的缺损区域。移植骨与硬膜的关系在放置过程中可在内镜直视下观察，以避免压迫脊髓，植入后对上下终板进行加压固定。对椎体被恶性肿瘤侵蚀，预期寿命较短的患者，也可用骨水泥进行椎体的重建。最后通过内镜通道在直视下进行钉板系统内固定植入。Kan等采用胸腔镜对5例胸椎转移癌患者进行病灶切除、脊髓减压及脊柱重建固定，术后患者神经功能改善明显，没有出现严重并发症。对个别胸椎原发性肿瘤，甚至有学者在胸腔镜下完成En-bloc切除。Ghostine在影像导航系统辅助胸腔镜下成功切除3例胸椎哑铃形神经鞘瘤，术中未行脊柱内固定重建，术后患者症状改善，未见并发症发生，该手术较传统开放手术创伤更小，费用更低。Stoker等在胸腔镜的辅助下，对一部分非小细胞肺癌侵犯胸椎的T_4期患者，行肺叶和胸椎的次全切除术，同时做后路脊柱重建内固定。与传统手术比较术后并发症及患者术后康复时间更短。Campos等通过胸腔镜及导航技术，对一名16岁的女性患者的椎体侧壁骨样骨瘤行刮除术，由于骨质缺损较小，并未行内固定重建，避免了神经损伤的可能，减少了手术创伤。Oppenlander等对一名T_2、T_3两个节段脊索瘤的患者行前外侧胸腔镜下分离椎体前方以及纵隔组织，再通过后路行两个节段次全切除术，术后无并发症发生。

对于无法单纯通过胸腔镜下切除的椎体肿瘤，可采用胸腔镜辅助下对椎体前方肿瘤组织进行分离，并对前方的节段血管进行结扎，联合后路全脊椎整体切除术，可有效减少术中出血，降低围手术期并发症的发生。

第4节　联合应用胸腔镜和腹腔镜的脊柱肿瘤手术

胸腰段肿瘤的手术切除，由于解剖结构的特殊性，有时需要胸腔镜和腹腔镜技术相结合才能完成。

患者采用双腔管麻醉，取左侧卧位。右肺塌陷，胸腔镜于腋中线第7肋间插入。第12肋软骨结合部可直接切1 cm长切口，可见腹膜后脂肪。用手指钝性分离腹膜后间隙。最初利用注入生理盐水至可扩张的气囊中，分离后腹膜，使气囊塌陷后，在后腹膜充入CO_2气体。由胸腔镜自上面观察右侧的膈肌，从腹膜后下面观察膈肌。很容易地由胸腔入口进入的内镜剪切开膈肌。扇形牵开器由腹膜后置入，一旦膈肌切开，CO_2充入的作用即消失，后腹膜的工作空间需用扇形牵开器维持。切开膈肌的优点是行椎体切除时无需密封圈，且标准的胸腔镜器械可应用于腰椎，这意味着可使用不同直径的脊柱手术器械。

显露肿瘤侵犯的椎节后，可将肺、膈肌和腹膜后内容物向前牵开，C臂机下行X线病变部位定位。在椎体肿瘤邻近的椎间隙行电灼标记（如行L_1椎体切除，可在$L_1 \sim L_2$和$T_{12} \sim L_1$椎间隙作标记）。$T_{12} \sim L_1$椎间盘切除术可用髓核钳、刮匙和Cobb剥离器完成。行L_1椎体肿瘤切除前需将上下两椎间盘仔细彻底切除。该手术步骤基于以下三个方面考虑：① 椎间盘无血运，手术出血少。② 术者可以显示椎体前后边界、后纵韧带及纤维环后方边界。③ 彻底切除邻近的两个椎间盘，清除T_{12}下终板和L_2上终板上的软骨组织，为后面的植骨融合做准备。

行$T_{12} \sim L_1$和$L_1 \sim L_2$椎间盘切除后，术者应在椎体肿瘤切除前行止血处理，止血方法有以下两种：凝血酶止血和内镜双极电凝止血。将L_1节段血管剥离后，用直角血管钳提起，在血管压力高的一侧用血管夹夹住，内镜剪刀剪断。也可使用内镜套圈或外科结结扎血管近端。术中将椎体肿瘤组织送冰冻切片。用45°角4 mm宽的内镜Kerrison钳切除右侧L_1椎弓根。从上方开始，用器械保护下方的神经根。切除右侧L_1椎弓根后，该侧L_1神经根即可以显露，有助于从椎体前方至后纵韧带行L_1椎体肿瘤切除。其关键技术是从椎间隙逐步切除椎体，而不是由椎体前方一下切到椎管。

内镜下脊柱肿瘤手术存在以下缺点：手术时间明显延长，对于血供丰富的椎体肿瘤，止血往往非常困难（目前，仅能用于肿瘤囊内切除、分块切除，难以做到囊外切除或整体切除）；易造成病灶邻近组织的种植、侵袭、蔓延，手术后肿瘤局部复发率高。精准细致的解剖，正确的手术方法可防止大出血等并发症的出现，严格规范的镜下操作是手术成功的保证。

近年来，内镜技术在脊柱外科临床应用取得了很大的进步，适应证不断扩大，疗效令人鼓舞。但需要强调的是脊柱微创手术较开放手术具有更陡峭的学习曲线，术者应具备开放手术的经验，熟悉解剖及相关内镜手术设备的使用，并经过严格的内镜下显微操作训练。除此之外，更为重要的是严格掌握脊柱内镜手术的适应证，不可盲目追求"微创"。内镜下的脊柱肿瘤手术使传统脊柱手术理念前进了一大步。不仅缩短了手术切口，简化了手术操作，而且提高了手术精确度，减少手术并发症和缩短患者康复时间。

微创技术是脊柱外科的一个新的技术，随着手术器械、影像设备及高精尖机器人系统的不断革新和发展，内镜技术在脊柱肿瘤外科将有更广阔的应用前景。

（初同伟 汤宇）

【参考文献】

[1] Greiner-Perth R, Bohm H, ElSaghir H, et al. The microscopic assisted percutaneous approach to posterior spine-a new minimally invasive procedure for treatment of spinal processes[J]. Zentralbl Neurochir, 2002, 63(1): 7-11.

[2] Kessel G, Bocher-Schwarz H G, Ringel K, et al. The role of endoscopy in the treatment of acute traumatic anterior epidural hematoma of the cervical spine: case report[J]. Neurosurgery, 1997, 41(3): 688-690.

[3] van-Dijk M, Cuesta M A, Wuisman P I.

[4] Leu H, Schreiber A. Endoscopy of the spine: minimally invasive therapy[J]. Orthopade, 1992, 21(4): 267-272.

Thoracoscopically assisted total en bloc spondylectomy: two case reports[J]. Surg Endosc, 2000, 14(9): 849-852.

［ 5 ］Huang T J, Hsu R W, Sum C W, et al. Complications in thoracoscopic spinal surgery: a study of 90 consecutive patients[J]. Surg Endosc, 1999, 13(4): 346–350.

［ 6 ］McLain R F. Endoscopically assisted decompression for metastatic thoracic neoplasms[J]. Spine, 1998, 23(10): 1130–1135.

［ 7 ］Dubory A, Missenard G, Lambert B, et al. Interest of laparoscopy for "en bloc" resection of primary malignant sacral tumors by combined approach: Comparative study with open median laparotomy[J]. Spine (Phila Pa 1976), 2015, 40(19): 1542–1552.

［ 8 ］Ofluoglu O. Minimally invasive management of spinal metastases[J]. Orthop Clin North Am, 2009, 40(1): 155–168.

［ 9 ］Saigal R, Wadhwa R, Mummaneni P V, et al. Minimally invasive extracavitary transpedicular corpectomy for the management of spinal tumors[J]. Neurosurg Clin N Am, 2014, 25(2): 305–315.

［10］初同伟，周跃，梁平，等.腹腔镜下双侧髂内动脉结扎骶前分离后路切除骶骨肿瘤的初步探讨[J].中华外科杂志，2008，46（1）：41–43.

［11］Chen Y, Xu H, Li Y, et al. Laparoscopicresection of presacral teratomas[J]. J Minim Invas Gynecol, 2008, 15: 649–651.

［12］Bax N M A, van der Zee D C. The laparoscopic approach to sacrococcygeal teratomas[J]. Surg Endosc, 2004, 18: 128–130.

［13］Lukish J R, Powell D M. Laparoscopic ligation of the median sacral artery before resection of a sacrococcygeal teratoma[J]. J Pediatric Surg, 2004, 39: 1288–1290.

［14］Tsutsui A, Nakamura T, Mitomi H, et al. Successful laparoscopic resection of a sacrococcygeal teratoma in an adult: report of a case[J]. Surg Today, 2011, 41(4): 572–575.

［15］Cappuccio M, Gasbarrini A, Donthineni R, et al. Thoracoscopic assisted en bloc resection of a spine tumor[J]. Eur Spine J, 2011, Suppl 2: S202–S205.

［16］Kan P, Schmidt M H. Minimally invasive thoracoscopic approach for anterior decompression and stabilization of metastatic spine disease[J]. Neurosurg Focus, 2008, 25(2): E8.

［17］Ghostine S, Vaynman S, Schoeb J S, et al. Image-guided thoracoscopic resection of thoracic dumbbell nerve sheath tumors[J]. Neurosurgery, 2012, 70(2): 461–467.

［18］Mori K, Imai S, Saruhashi Y, et al. Thoracoscopic en bloc extirpation for subperiosteal osteoid osteoma of thoracic vertebral body: a rare variety and its therapeutic consideration[J]. Spine J, 2011, 11(5): e13–e18.

［19］Campos W K, Gasbarrini A, Boriani S. Case report: Curetting osteoid osteoma of the spine using combined video-assistedthoracoscopic surgery and avigation[J]. Clin Orthop Relat Res, 2013, 471(2): 680–685.

［20］Stoker G E, Buchowski J M, Kelly M P, et al. Video-assisted thoracoscopic surgery with posterior spinal reconstruction for the resection of upper lobe lung tumors involving the spine[J]. Spine J, 2013, 13(1): 68–76.

第40章
微波技术在脊柱肿瘤治疗中的应用
Application of Microwave in the Treatment of Spinal Tumors

一、概述

微波消融是肿瘤热疗的一种手段，经过近30年的探索和研究，应用日益广泛，其中经皮穿刺微波消融已成为原发性肝癌的一种重要治疗方法，有时候甚至可以替代手术切除。微波消融用于骨肿瘤的探索最早可追溯到20世纪80年代初期，但迄今该技术仍未完善，具体手术适应证及技术操作规范仍需进一步探讨。脊柱肿瘤因其局部结构复杂的解剖特点，手术切除较肢体肿瘤更为困难，以往多采用保守治疗或姑息性的手术治疗，如放疗、囊内刮除、局部减压内固定等，但局部控制及预后均不理想。全椎体整块切除技术的应用使脊柱恶性肿瘤的广泛切除成为可能，是脊柱肿瘤手术治疗的巨大进步，但其是否适用于良性、侵袭性及转移性脊柱肿瘤仍

有争议。利用插入式微波刀头（微波发射器），经椎弓根置入椎体肿瘤区，可以造成直径约3 cm的肿瘤凝固坏死区，变换微波刀头的方向、深度或经双侧消融可以实现较大肿瘤的凝固坏死（图40-1）。从理论上微波消融可以达到肿瘤切除的效果，而且消融灭活后瘤体无血供，出血明显减少，刮除后可保留椎体骨壳，方便重建，所有操作后路一次完成，节省手术时间。微波技术用于脊柱肿瘤，特别是对脊柱转移瘤的治疗，其既可以达到肿瘤切除（高温灭活）的治疗目的，又符合目前"微创"的治疗理念。

二、微波作用原理

通常称频率在300 MHz至300 GHz，波长1 mm至1 m的高频电磁波为微波，其频率介于高频波与

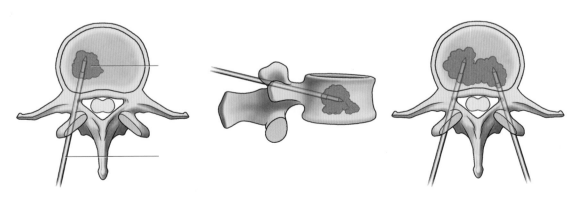

图40-1　椎体微波消融示意图

经椎弓根向肿瘤中心置入微波刀头，可根据肿瘤在椎体内的位置调整刀头在椎弓根里的方向及在椎体里的深度，如肿瘤体积较大，可经双侧椎弓根置入微波刀头

激光之间。微波消融本质是热疗，人体组织大部分是由水和蛋白质等极性分子组成的，在微波电场力矩的作用下，极性分子沿着微波电场的方向进行有序排列的振动，并随着高频电场的交变而来回转动，在转动的过程中与相邻的分子产生类似摩擦、碰撞而生成热量。这是一种内部加热法，且热不散发，热效应、均衡性、热稳定性好。具体操作时，利用微波刀头把能量导入，集中在一个小区域内，使肿瘤组织产生凝固坏死。以成年家猪股骨远端骨松质为实验对象，行微波（频率2 450 MHz、功率为60 W）消融，发现微波消融范围（凝固区）呈纺锤形，随消融时间延长消融范围增大，但10分钟后趋于稳定，10分钟时凝固区横径 3.1 ± 0.2 cm、纵径 4.2 ± 0.4 cm（图40-2）。

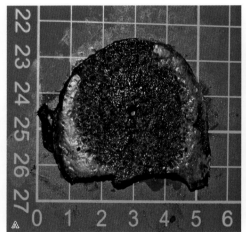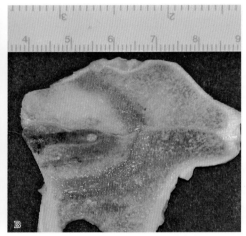

图40-2　骨松质微波消融
A. 离体人椎体；B. 在体家猪股骨远端

三、适应证及禁忌证

（一）适应证

（1）对具有手术适应证的椎体良性肿瘤，后路行微波消融可代替前路刮除手术，且大大减少出血。对远离椎管、诊断明确不需取病理标本的可行经皮穿刺微波消融，如骨样骨瘤。

（2）对中间性肿瘤，Enneking影像分期Ⅰ～Ⅱ级者，微波消融后再行刮除或切除可减少出血、降低复发率，Ⅲ级病变可能消融不全，建议全椎体切除。

（3）对脊柱原发恶性肿瘤一般不推荐微波消融，但对Tomita Ⅰ型、病变直径不超过3 cm、距椎管距离超过1 cm者微波消融有望达到根治，可考虑行微波消融术。对出现远处转移或复发病例无法行广泛切除者，可行姑息性微波消融。

（4）椎体转移瘤

1）预计生存期较长，Tokuhashi评分≥9分。

2）放疗前后及放疗期间出现进行性神经功能障碍。

3）难以忍受的疼痛经保守治疗无效。

4）肿瘤对放疗不敏感。

5）脊柱不稳定或椎体塌陷，伴或不伴神经功能障碍。

6）如已表现为脊髓完全损伤，需为孤立性转移且原发病灶已得到控制。

（二）禁忌证

（1）存在严重内科并发症，不能耐受手术者。

（2）放疗后切口区存在严重放射损伤或切口区存在活动感染者。

（3）对椎体转移瘤，以下情况视为禁忌：

1）预计生存期极其有限，Tokuhashi 评分≤8分。

2）不伴明显脊柱不稳、对放疗敏感，该类患者应优先考虑放疗。

3）脊髓完全损伤、原发病灶未控制或存在其他转移灶：脊髓完全损伤患者术后神经功能恢复机会渺茫，如为孤立转移且原发病灶已控制应考虑肿瘤切除手术，否则手术价值不大，应视为禁忌。

四、手术技术要点

全麻下行后路手术，显露范围包括病椎及上下 1～2 个椎节，自棘突、椎板剥离椎旁肌，直至完整显露双侧关节突。先行病椎上下正常椎体的椎弓根系统内固定，然后对病变椎体行全椎板减压（单侧局限病灶也可酌情行开窗或半椎板），在C臂透视引导下经椎弓根向病椎内置入微波刀头，设置功率 50 W，消融前如硬膜囊与椎体后壁有粘连应予分离，消融期间椎管内生理盐水灌洗降温并行脊髓诱发电位监护，监测椎管内温度不超过 43℃，单点消融时间 10 分钟，切口闭合引流，3 天后待 24 小时引流不足 100 ml 后拔除，拔除引流后即可在支具保护下开始下地活动（图 40-3）。

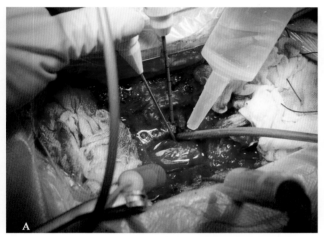
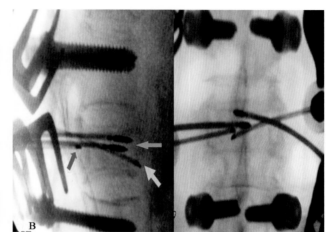

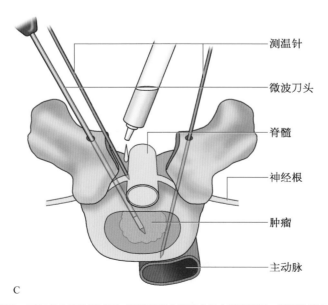

测温针

微波刀头

脊髓

神经根

肿瘤

主动脉

C

图 40-3 微波消融过程，为避免神经热损伤，需行充分的椎板减压，消融过程中椎管内盐水灌洗降温，监测椎管内（椎体后壁）温度不超过 43℃

A. 术中大体照；B. 术中透视显示微波刀头及测温针在椎体内的位置；C. 模式图

在微波治疗时要注意以下要点。

1. 关于消融时间　根据动物实验结果，10分钟内消融范围随消融时间延长而增大，但10分钟后趋于稳定，所以一般单个消融点消融总时长为10分钟。但这10分钟不是连续进行消融，而是累积消融时间，术中监测椎管（椎体后壁）温度超过43℃时停止消融，待温度低于40℃时再开启消融。

2. 关于消融点的选择　单点消融范围直径在3 cm左右，对小的病变，单点消融即可达到治疗目的，对累及整个椎体或伴椎旁肿物者，可经双侧椎弓根置入微波刀头、并调整刀头方向及深度进行多点消融。但为保证安全，不建议同时行多点消融，而是完成一个部位的消融后再进行下一部位的消融。

3. 关于微波刀头的置入　建议使用C臂透视引导下进行微波刀头的置入（先用钻头预钻孔），术者对影像学资料有透彻了解，并掌握娴熟的椎弓根螺钉置入技术。理论上讲，计算机辅助导航系统有助于实现微波刀头的准确置入，但设备昂贵、操作费时费力。

4. 关于消融时的神经保护　微波消融时保护脊髓及神经根免受热损伤非常重要，充分的椎管减压和硬膜囊及神经根的显露、消融时持续椎管内生理盐水灌洗、椎管内温度实时监测等措施可将神经损伤的风险降到最低。同时可尽量分离硬膜囊与椎体后壁间隙并置入脑棉片隔热。微波刀头距离椎体后壁及椎弓根根部的距离最好保持在2 cm以上。

5. 关于消融完成后是否行病灶刮除　多数患者微波消融后不需病灶刮除，但对溶骨破坏明显者可刮除病灶后行植骨或骨水泥填充。

6. 关于内固定　对肿瘤局限、行经皮微波消融或仅行开窗或半椎板切除者，视情况可不行内固定。但对行全椎板切除，或椎体破坏明显，或已存在病理性骨折者需要行内固定，常规采用后路椎弓根钉棒内固定。

7. 关于辅助治疗　针对肿瘤骨转移的外科治疗只是解决局部症状，术后需要根据原发肿瘤的来源和病理分型进行全身抗肿瘤治疗；如无禁忌，建议常规行术后放疗。

五、并发症及展望

该治疗方式和传统的手术切除减压内固定相比，仅增加30分钟左右微波消融时间，且在消融过程中基本不增加新的出血，其手术创伤及出血与后路减压内固定手术相当。由于不行肿瘤刮除，或是在肿瘤消融后刮除，与直接肿瘤刮除或椎体次全切相比，出血量也会明显减少。和全脊椎整块切除相比，手术时间和出血量更是大大减少。在充分的椎板减压和相应节段硬膜囊暴露的基础上，辅以持续的生理盐水灌洗降温和椎管内温度监测，脊髓损伤风险是完全可控的。其他并发症中，伤口延迟愈合和脑脊液漏相对发生率较高，前者可能和部分患者术前接受放疗相关，后者多数是由于肿瘤侵犯椎管并与硬膜粘连，在清除病灶时导致硬膜囊微小裂孔。目前的微波消融能否达到肿瘤彻底灭活，更多取决于术者的经验，需要在透彻了解影像学资料的基础上，术中通过调整微波刀头的置入深度、方向并借助参考点的测温来实现。如何实现消融技术的标准化和提升消融效果判定的准确性是今后研究的主要方向。

六、典型病例

病例一，49岁女性，肺腺癌L_5椎体转移伴病理性骨折、椎管占位，诉腰部及左下肢剧烈疼痛、VAS评分10分，术后疼痛缓解明显、VAS评分1分，随访1年，病情稳定，局部肿瘤无复发迹象（图40-4）。

病例二，57岁男性，L_4椎体脊索瘤，现术后3年，无复发迹象（图40-5）。

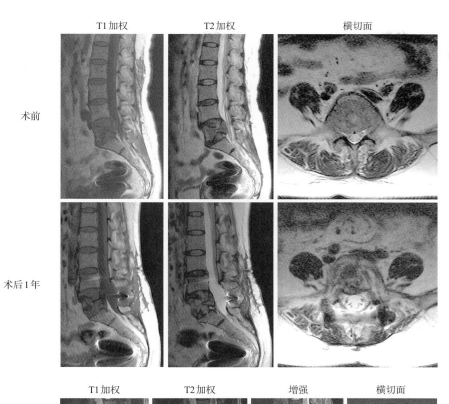

图40-4 中年女性，肺腺癌L₅椎体转移伴病理性骨折，行L₅椎体处微波消融术，术后1年临床随访及MRI复查未见局部肿瘤复发

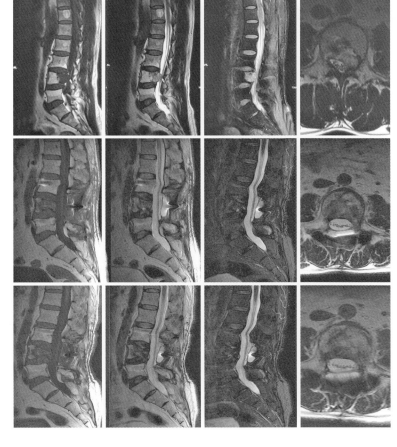

图40-5 中年男性，L₄椎体脊索瘤，行L₄椎体处微波消融术，术后1年、3年MRI复查未见局部肿瘤复发

（韦兴　陈秉耀　严望军）

【参考文献】

[1] Ahn H, Mousavi P, Chin L, et al. The effect of pre-vertebroplasty tumor ablation using laser-induced thermotherapy on biomechanical stability and cement fill in the metastatic spine[J]. Eur Spine J, 2007, 16(8): 1171–1178.

[2] Bandiera S, Boriani S, Donthineni R, et al. Spine oncology: Complications of en bloc resections in the spine[J]. Orthop Clin N Am, 2009, 40: 125–131.

[3] Gevargez A, Groenemeyer D H. Image-guided radiofrequency ablation (RFA) of spinal tumors[J]. Eur J Radiol, 2008, 65(2): 246–252.

[4] Liljenqvist U, Lerner T, Halm H, et al. En bloc spondylectomy in malignant tumors of the spine[J]. Eur Spine J, 2008, 17(4): 600–609.

[5] Rao G, Suki D, Chakrabarti I, et al. Surgical management of primary and metastatic sarcoma of the mobile spine[J]. J Neurosurg Spine, 2008, 9(2): 120–128.

[6] Rosenthal D. Endoscopic approaches to the thoracic spine[J]. Eur Spine J, 2000, 9(Suppl 1): 8–16.

[7] Tomita K, Kawahara N, Murakami H, et al. Total en bloc spondylectomy for spinal tumors: improvement of the technique and its associated basic background[J]. J Orthop Sci, 2006, 11(1): 3–12.

[8] Tokuhashi Y, Matsuzaki H, Oda H, et al. A revised scoring system for preoperative evaluation of metastatic spine tumor prognosis[J]. Spine, 2005, 30(19): 2189–2194.

[9] 陈秉耀, 韦兴, 史亚民, 等. 开放式微波消融结合减压内固定治疗椎体转移瘤的随访报告[J]. 中国骨与关节杂志, 2014, 5（3）: 346–350.

[10] 姚雨, 任刚, 韦兴, 等. 微波灭活松质骨的动物实验研究[J]. 中国骨与关节杂志, 2013, 5（2）: 288–292.

第41章
射频消融技术在脊柱肿瘤治疗中的应用

Application of Radiofrequency Ablation in the Treatment of Spinal Tumors

一、概述及工作原理

射频消融术（radiofrequency ablation, RFA）是近年来迅速发展起来的一种非血管介入技术，尤其在肿瘤的微创治疗方面应用尤其广泛。它通过各种实时影像学技术的引导将射频电极定位于肿瘤组织，通过射频输出，使靶区组织细胞离子震荡摩擦产生热量，在电极周围产生一个椭圆形高温区，局部温度可达 $60 \sim 100℃$，使电极周围的肿瘤组织脱水、干燥，继而产生凝固性坏死，最终形成液化灶或纤维组织，起到灭活肿瘤的作用（图41-1）。同时，肿瘤周围组织凝固坏死形成一个反应带，切断肿瘤血供并抑制肿瘤增大或发生远处转移。RFA治疗时，组织中热量的积存与电流强度成正比。而随着传播距离的增大，能量迅速下降，其衰减程度与传播距离的平方

成正比。为保证肿瘤细胞的彻底灭活，实质脏器肿瘤的消融范围至少包括周围 1 cm 以上的正常组织。然而骨肿瘤在组织结构、生物及理化特性等方面与人体其他组织有明显的不同，即使是同种性质的肿瘤，在分期、分级不同时，其结构和生物学特性等方面也有很大差异。因此，射频毁损灶的范围、形状及射频热场的分布规律也会有别于实质脏器。

肿瘤RFA的疗效主要取决于消融灶的范围、形状及其内在温度分布情况。RFA灶的形状和大小主要受消融功率、消融持续时间及骨皮质的影响：① 功率是影响RFA范围的重要因素之一。功率过大可使热量迅速在电极针附近积聚，组织脱水、炭化并附着在电极上造成绝缘状态，阻抗上升，限制了热量的产生及传导，消融范围减小；功率过低，则产生的热量不易积聚形成有效的热传导，消融范围

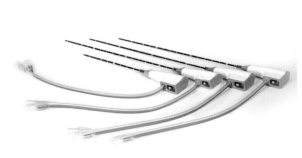
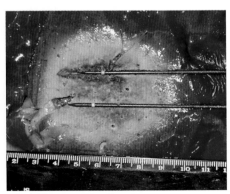

图41-1　射频消融治疗肿瘤示意图

左图为射频消融针，右图示射频消融针消融肝脏巨大肿瘤

也缩小。因此适当控制功率、延长升温时间可产生较大的毁损灶。② RFA温度达到稳态后，过度延长消融持续时间并不能增大消融范围。③ 骨皮质和骨髓的消融范围有明显不同，骨皮质明显限制了热量的分布和传导，具有明显的隔热作用，这对靠近重要器官的骨肿瘤的消融治疗是非常重要的。完整的骨皮质可有效限制热量传导、保护重要器官不受热力损伤，提高了治疗的安全性。④ 骨组织单电极RFA范围有限，其直径为0.9～1.3 cm，用于较大骨肿瘤消融时需多点布针、多次消融。

肿瘤RFA治疗过程中热场分布和热传导情况是一项重要参数。大量动物实验以及临床试验结果表明：骨肿瘤组织在50℃时，4～6分钟即发生不可逆的细胞坏死，30分钟即可杀死全部骨肿瘤细胞。消融范围应包括肿瘤及其与正常邻近骨和软组织的交界区。

一直以来RFA在肝脏肿瘤等实体瘤中得到广泛应用。Rossi等于1990年率先采用射频消融技术治疗肝脏恶性肿瘤，1995年Anzai等采用该技术首次治疗脑肿瘤。而脊柱解剖结构的复杂性决定了脊柱肿瘤的手术治疗难度较大。近年来有学者探索性地将影像引导下或直视下的射频消融技术应用于部分脊柱肿瘤的治疗，取得了良好效果，为脊柱肿瘤的微创治疗及综合治疗提供了一条新途径。其具有以下优点：① 经皮穿刺进针，创伤小。② 局麻下实施，视情况可选择腰麻和全麻。③ 可重复性操作。④ 可选择门诊治疗，减少住院日。⑤ 可在开放手术下直视操作，协助减瘤，减少术中出血。

二、应用简介

RFA技术在脊柱肿瘤中的应用首先是在骨样骨瘤上。Rosenthal等在1992年率先报道了在CT引导下经皮穿刺RFA治愈骨样骨瘤，国内外报道较多的也是RFA治疗骨样骨瘤。RFA也应用到转移性骨肿瘤、非骨化性纤维瘤、椎体血管瘤等的治疗中。国内有学者报道对20例恶性肿瘤骨转移患者在CT引导下行RFA治疗骨转移，随访6个月，患者全部存活并且疼痛明显缓解。也有学者报道对18例患者共31处椎体转移瘤、5处椎体后缘有骨质破坏行RFA联合经皮椎体成形术（percutaneous vertebroplasty, PVP），手术操作成功率为100%，术后24小时疼痛视觉模拟评分（VAS评分）由术前平均8.17分降至4.5分，术后1个月平均降至2.5分，17例止痛药量减少，1例维持原剂量。

三、脊柱肿瘤射频消融系统

脊柱肿瘤射频消融（spinal tumor ablation with radiofrequency, STAR）系统是新近出现于临床一线的射频消融设备。STAR系统（DFINE, San Jose, CA）包括Spine STAR消融装置和MetaSTAR显示器。Spine STAR是一个有活动关节（铰链式）、导航和双极射频电极的装置。射频电极具有一对沿其长轴安置的热电偶，从热电偶至消融探针尖端距离有10 mm和15 mm两种。当离电极15 mm处的热电偶温度达50℃时，最大消融范围可至30 mm×20 mm×20 mm，当离电极10 mm处的热电偶温度达50℃时，最大消融范围可至20 mm×15 mm×15 mm。这就方便操作者确保有足够的温度和范围消除整个肿瘤。实时温度监控使肿瘤附近的神经、脏器得以被保护。Wallace等采用STAR系统对32例肿瘤破坏椎体后缘皮质和49例肿瘤位于椎弓根的患者进行射频消融。尽管这些肿瘤的位置靠近脊髓，但术后仅有4例（5.6%；4/72）出现了神经根性疼痛，后采用疼痛封闭疗法治愈。Spine STAR消融装置采用的是双极电极，Nakatsuka等报道17例采用单极电极射频消融结合骨水泥注入椎体治疗脊柱肿瘤，VAS评分均有显著降低（从8.4分至1.1分不等）。然而，其中4例（24%）出现了神经损伤，原因是肿瘤侵犯了椎体骨皮质及椎弓根。Angelos等通过临床试验证实，双极消融电极能够通过温度控制，避免损伤肿瘤周围毗邻的重要神经结构。双极电极在设计时就将电流回路在消融针尖完成，消除了接地片的设置，避免了经皮射频消融时灼伤皮肤的风险。在单极电极，电流离开电极后，流动至患者皮肤上的负极片，从而完成电流回路。同样的能量储存于电极片和皮肤上的负极板,越大面积的皮肤贴片越易将热量消散,而错误放置接地片或其他阻止散热装置则会引起皮肤灼伤。这就是双极电极优于单极电极之处。MetaSTAR 显示器可连续不断地实时显示 2 支热电偶所控制的消融区域最外围所允许的温度阈。消融探针远端的可伸缩电极可弯曲至 90°,能满足多角度的肿瘤消融。在治疗时,消融通道经椎弓根进入椎体,避免了损伤椎旁血管或硬膜外隙,包括 Adamkiewicz 动脉。然而,通过这种路径,不可弯曲的 RFA 探针只能到达椎体前方。相比而言,STAR 消融探针经椎弓根途径进入椎体,远端探针能够弯曲进入椎体后方。在许多病例中,STAR 系统已经被用于安全而有效地治疗位于椎体后缘和椎弓根的脊柱转移癌。Wallace 等使用 STAR 系统对 110 处脊柱转移灶进行了 72 次 RFA 治疗,其中 81%(89/110)包括椎体后缘和 45%(49/110)包括椎弓根,效果显著。消融探针的另一个重要特点就是沿管道走形的两根热电偶的合并。

Madaelil 等报道了 1 例 38 岁女性,乳腺癌骶骨转移,有明显的下腰痛症状,使用 STAR 系统形 RFA 治疗来缓解疼痛和控制肿瘤。近期,Bagla 等报道了一个多中心的前瞻性研究,其中包括 50 名患者,69 处脊柱转移癌灶,使用 STAR 系统。研究发现,术后疼痛数字评分(numerical pain rating scale, NRPS)从 5.9 降至术后 90 天的 2.1($P < 0.000\,1$);Oswestry 功能障碍指数(Oswestry disability index, ODI)从 52.9 降至 37.0($P < 0.08$);FACT-G7 量表(functional assessment of cancer therapy-general 7)从 10.9 升至 16.2($P=0.000\,1$);FACT-BP 量表(functional assessment of cancer therapy quality-of-life measurement in patients with bone pain)从 22.6 升至 38.9($P < 0.001$),无操作相关并发症出现。Madaelil 等对 11 名骶骨转移癌患者的 16 处转移癌灶使用 STAR 系统进行减轻疼痛的处理。消融后 1 个月,平均疼痛评分从基线水平的 8 分(四分位间距,6 ~ 9.25)降至 3 分(四分位间距,1.75 ~ 6.3)。对于局部肿瘤的控制,在 75% 存在转移癌的患者中,

中位随访时间达 7.6 个月(全距,3.6 ~ 11.9 个月)。在全部中位临床随访的 4.7 个月的时间内(全距,0.9 ~ 28.7 个月),无急性或长期并发症出现。

1. RFA 治疗过程中的注意事项 ① 术前 CT 扫描明确骨肿瘤的大小、部位,选择合适的电极针尽可能地覆盖肿瘤,电极穿刺针离重要的脏器或大血管、神经 1 cm 以上,避免术中损伤周围重要的脏器或大血管、神经,确保手术安全及术后无并发症。② 选择肿瘤的长轴为进针路径,针尖的远端贴近破坏的骨面,消融治疗的重点应放在骨肿瘤破坏的骨边缘,治疗区域包括软组织-骨的交界面,保证肿瘤细胞的彻底灭活。RFA 也可联合其他方法综合治疗恶性骨肿瘤,可降低肿瘤复发、减少痛苦、延长生命,为没有手术指征的晚期转移性骨肿瘤患者提供了一项有效的治疗选择。

2. 适应证 ① 良性脊柱肿瘤:如骨样骨瘤、非骨化性纤维瘤、椎体血管瘤、软骨母细胞瘤等。② 原发性恶性脊柱肿瘤:可结合手术、放疗、化疗及骨水泥填充。③ 转移性恶性脊柱肿瘤:如皮质完整的椎体转移肿瘤可结合经皮椎体成形术。④ 对放疗、化疗不敏感的脊柱或椎旁软组织肿瘤。⑤ 失去手术切除机会的恶性脊柱肿瘤的姑息治疗。

3. 禁忌证 ① 椎体后壁皮质不完整的椎体肿瘤,但椎体后缘破坏区不超过椎管外缘的 1/3 的患者可作为适应证。② 成骨性的病灶通常不适宜用 RFA,电极针在成骨性的病灶中很难打开,溶骨性病灶伴有软组织成分的病灶更为适合。③ 肿瘤包裹范围累及重要脏器、血管和神经的肿瘤。④ 有出血倾向或凝血机制障碍的患者。⑤ 穿刺部位附近有隐匿性感染灶或有活动性感染的患者。⑥ 严重的神经系统疾患或全身情况差难以耐受手术及麻醉的患者。

4. 并发症及其预防 可能引起神经、血管损伤、脂肪液化、皮肤坏死。根据肿瘤的位置,可能会引起肌肉坏死,如果邻近关节,关节软骨也可能受损。邻近器官如肺脏、膀胱等也可能受影响。这些必须在治疗计划中考虑到,尽量避免这些组织的损伤。对于 RFA 治疗过程中应该做好 BPI 评分、KPS 评分、病灶穿刺、术后并发症的处理、术后 CT 值的

对照等。

四、原发性脊柱肿瘤的射频消融

（一）RFA治疗骨样骨瘤

脊柱骨样骨瘤临床主要表现为疼痛及日常活动受限，肿瘤为瘤核及外周包绕的反应骨构成。治疗以缓解临床症状、防止复发为主要目的。手术刮除或肿瘤整块切除是治疗该肿瘤的主要方向。近年来，有学者将射频消融术用于脊柱骨样骨瘤的治疗，创伤小、疼痛缓解迅速，以及与开放手术治疗类似的复发率等特点，使其得到广泛应用。

Osti等于1998年第一次应用RFA治疗1例脊柱骨样骨瘤患者，肿瘤位于L_4附件，患者因为严重背痛无法从事任何日常活动。他们采用Radionics RFG-6系统，设定温度85℃，消融时间4分钟，术后24小时疼痛完全缓解，临床随访16个月疼痛无复现。Dupuy等应用Radionics射频系统治疗T_{11}椎弓根骨样骨瘤1例，设定温度90℃，消融时间6分钟，术后疼痛完全缓解，随访8个月CT检查示肿瘤瘤核已消失但反应骨仍存在。他们认为肿瘤瘤核周围的反应骨及完整的骨皮质可以有效阻挡热量向椎管内传递，同时椎管内静脉丛和脑脊液循环可带走部分热量，防止脊髓热损伤。骨样骨瘤瘤核一般小于12 mm，采用普通单极射频电极即可良好的消融肿瘤。

Rosenthal等对RFA治疗脊柱骨样骨瘤和手术切除方式进行了对比，结果显示两者远期复发率相当。RFA更微创安全，患者耐受性更好，同时住院周期缩短，术后恢复更快。

Samaha等报道RFA治疗3例邻近神经根及脊髓结构的脊柱骨样骨瘤患者，1例位于T_8椎体后缘，与椎管仅隔薄层骨质，1例位于C_6上关节突并紧贴C_7神经根，1例位于L_5上关节突紧贴L_4神经根。射频温度设定90℃，消融时间4分钟。3例患者术中及术后均未出现脊髓神经根受损表现，疼痛在术后数小时内均缓解。随访8~36个月，症状无复发，1例患者获得2年的影像随访，CT显示病灶瘤核已消失。他们提出

对紧邻神经脊髓结构的骨样骨瘤进行RFA治疗亦是安全有效的，但尚需大宗病例验证其安全性。

Vanderschueren等报道24例累及脊柱骨样骨瘤患者累计接受28次射频治疗。24例患者平均获得72个月随访，16例患者肿瘤邻近脊髓神经结构（距离脊髓神经根小于1 cm），采用5 mm的射频电极，设定射频温度90℃，射频时间4分钟，定义随访4个月症状消失及随访40个月症状无复发为射频消融治疗成功。首次射频消融治疗成功率为79%；1例患者复发后出现根性症状，接受开放手术治疗；4例射频消融术后复发及疗效欠佳者再次行消融治疗，效果均满意。射频消融总成功率为96%，无操作相关并发症。他们认为对于脊柱骨样骨瘤，RFA治疗是安全可靠的，且对于复发病例再次消融仍可取得满意效果，但对于出现神经脊髓受压表现或肿瘤边缘距离脊髓神经根2 mm以内者仍建议采用开放手术治疗。

Vanderschueren等总结24例脊柱骨样骨瘤射频经验，认为采用射频半径为5 mm的非循环水冷射频电极可更好控制消融范围，减少不必要的消融区域，防止过大的消融范围对神经脊髓热损伤的可能性；采用该射频电极对距离神经脊髓组织2 mm以上的肿瘤消融都是安全的。

Klass等在消融过程中对神经根旁及硬膜外持续用温盐水灌注防止脊髓神经热损伤，具体方法为通过一个21 G的穿刺鞘将一根26 G的软管置入射频区域邻近的神经根管出口处，射频开始前通过26 G套管注入10 ml常温生理盐水，使其分布于神经根周围及邻近的硬膜外间隙，开始消融，每隔30秒重复注入，防止神经脊髓热损伤，操作结束后通过26 G套管注入1~3 ml 0.5%布比卡因，以缓解神经根性症状。用此方法治疗7例患者，均无神经热损伤并发症。与传统开放手术切除相比，射频消融治疗骨样骨瘤有安全、高效及并发症少等优势，但长期疗效有待于进一步验证。

（二）RFA治疗非骨化性纤维瘤

有学者报道对1例非骨化性纤维瘤患者行RFA

联合骨水泥注射治疗，术后患者疼痛消失，无不良反应发生。

（三）RFA治疗椎体血管瘤

有学者等对19例椎体血管瘤患者应用经皮RFA加椎体成形术治疗，术后患者的胸、腰背疼痛症状明显缓解或消失，无复发，故认为RFA治疗椎体血管瘤是一种有效的方法。有学者对经皮RFA加椎体成形术治疗椎体血管瘤进行研究，认为其明显减轻患者的疼痛、提高生活质量。

五、转移性脊柱肿瘤的射频消融

恶性肿瘤患者晚期常发生脊柱转移，是因为椎体静脉丛与肺、乳腺、前列腺、肝脏、肾脏等器官联系紧密。这些部位的肿瘤细胞通过椎体静脉丛血行转移到达椎体，而在椎体转移瘤中，又以胸、腰椎所占比例最高。乳腺癌、前列腺癌和肺癌患者的尸体解剖研究显示死亡时大约有85%的患者出现骨转移。同时，90% ～ 95%的脊柱转移癌晚期患者会出现疼痛，这种疼痛往往剧烈难忍，威胁着患者的生存质量。因此，缓解疼痛与提高生存期是同等重要的目标。部分患者对传统的放疗止痛敏感度差，而此类患者往往无法继续加大放疗剂量。自20世纪90年代以来，国内外陆续有学者报道将RFA技术应用于骨转移性肿瘤，从而减轻患者疼痛，并不断取得新进展。并有学者联合应用射频消融术和椎体成形术（PVP）治疗晚期脊柱转移瘤，以缓解患者疼痛并改善患者生存质量。

射频消融在针对恶性肿瘤治疗时，其输出频率一般控制在104 ～ 1 012 kHz。RFA治疗转移性脊柱肿瘤通常为500 kHz，电磁波毁损生物体内已发生病变的组织以达到治疗疾病的目的。RFA对于缓解丧失手术时机的骨转移癌所引起的疼痛是相对安全、有效的。相比于其他微创治疗方法，RFA的优点如下：① 麻醉不仅仅局限于全身麻醉，而可在局麻或清醒镇静等麻醉下进行。② CT或MRI等实时影像引导下准确置针。③ 损毁范围可精确控制，并可实时监控靶区温度。④ 能够有效规避放疗的骨髓抑制作用。

另外，RFA治疗骨转移癌缓解疼痛的机制尚未完全明了，可能的原因如下：① 物理性（高温）损毁进入骨膜及骨皮质的邻近传感神经，阻止了痛觉传导通路。② 瘤体减小后，减少了对神经纤维的压迫刺激，使痛觉传导减弱。③ 产生刺激神经的细胞因子的肿瘤细胞被消灭。④ 抑制引起疼痛的破骨细胞活动。

2000年由Dupuy等首次报道应用RFA治疗1例恶性血管外皮瘤腰椎转移患者，目标椎体的后缘皮质尚完整。采用Radionics 3 cm Cool-Tip射频电极，局麻联合基础麻醉，射频消融时间设定为12分钟，无操作相关并发症，术后随访13个月无症状复发，但出现新的骶骨转移癌灶。他们指出骨皮质及骨松质能有效防止操作中热量传递，因此对于病椎后缘骨质完整射频治疗是相对安全的。

Gronemeyer等报道在CT引导下行RFA治疗10例脊柱转移瘤患者，应用RITA多极射频电极的温控模式，设定温度50 ～ 120℃，单次消融时间12 ～ 15分钟，平均随访5.8个月（2 ～ 11个月），9例疼痛较术前明显缓解，其中3例完全缓解，VAS评分平均下降74.4%，术中和术后无相关并发症出现，末次随访行MRI检查未见消融区域肿瘤再发。他们对其中4例患者在射频消融治疗后3 ～ 7天在CT及X线引导下行PVP，平均注入聚甲基丙烯酸甲酯（PMMA）3 ～ 5.5 ml，无骨水泥渗漏。他们认为对于无法切除且对放化疗不敏感的脊柱肿瘤，RFA不失为一种安全有效的微创治疗方法，并且首次提出RFA联用PVP对于疼痛缓解起到协同作用，但未提出PVP应用指征。因在局麻下一期行射频消融和PVP患者在操作过程中疼痛较剧烈，故可分期施行。

2003年Schaefer等首次报道1例一期行RFA联合PVP治疗肾癌L_3椎体转移病例。采用Radio Therapeutics公司生产的RF3000射频消融系统，全麻下采用阻抗控制模式，能量从40 W逐渐上升，每3分钟上升10 W，直至阻抗上升至45 Ω。PVP

操作前行椎体内静脉造影，除外管径较大的引流静脉，注入 PMMA 4 ml，无明显相关并发症。患者疼痛完全缓解（根据 VAS 评分判断），日常活动无受限，无神经受损体征。他们认为，因为 RFA 损毁了肿瘤血管并使射频区域组织均一性提高，从而有利于骨水泥的分布并防止其渗漏或进入引流静脉形成栓子。

Nakatsuka 等报道 17 例患者共计 23 处恶性骨肿瘤（14 例脊柱转移瘤、2 例多发性骨髓瘤、1 例浆细胞瘤）病灶采用 RFA 联合骨水泥注入治疗，有 17 处累及脊柱，其中 2 处病灶侵及椎体后壁、13 处侵及椎弓根，术中局部浸润麻醉，采用 Radionics Cool-Tip 射频电极，最大输出功率下单次射频消融时间设定为 12 分钟，操作中遇到患者主诉放射痛时立即停止操作，防止神经损伤。一期 CT 引导下行经椎弓根骨水泥注入 PVP 术，术前及术后 1 周行 VAS 评分，术后增强 MRI 检查评估肿瘤坏死情况，操作成功率达 96%，肿瘤坏死率为 14% ～ 100%（71%±24%），术前肿瘤体积小于 5 cm 与大于 5 cm 射频消融坏死率有明显差异（78%±23% 与 59%±22%）。其中 13 例以疼痛为主诉的患者 VAS 评分由术前平均 8.4 分降至术后 1 周平均 1.1 分，1 例成骨性病灶未能成功置入射频电极。5 例在术后 1 年（平均 4.9 个月）内疼痛复发，其中 2 例为肿瘤原位复发，3 例为新发转移灶。6 例术后随访过程中死亡致失访。术后平均生存 6.3±5 个月。4 例 RFA 过程中出现神经损伤（3 例椎体后缘皮质破坏及 1 例侵及椎弓根），3 例治疗后好转，1 例症状持续存在。他们认为骨水泥硬化过程中所释放的热量与 RFA 的热量释放有协同作用。另外，2 例原位肿瘤再生引发疼痛复现的患者均为瘤体直径大于 5 cm 者，提示对于直径大于 5 cm 的治疗有待完善改进，且 RFA 不适合成骨性骨肿瘤。对于椎体骨皮质破损病例或肿瘤邻近脊髓神经根者，RFA 造成神经热损伤的危险较大，需引起高度重视。Nakatsuka 等报道椎管内实时温控监测下对邻近脊髓痛性脊柱转移瘤患者 10 例行 RFA 治疗。10 例患者均接受过放疗和（或）化疗，疼痛无缓解，肿瘤边缘距脊髓 1 cm 以内。麻醉方法采用基础麻醉加局麻，射频电极采用 Cool-Tip 电极。同时通过一根 21 G 的探针将一个带温度探头的测温电偶置入肿瘤与硬脊膜之间的硬膜外间隙，实时监测间隙温度的变化，温度超过 45℃ 则立即中止消融。有 9 例患者监控温度≤45℃，1 例患者达到 45℃ 后立即停止射频治疗，但椎管内温度最终达到 48℃，出现一过性脊髓热损伤症状，保守治疗 2 天后症状缓解。术后 1 周 VAS 评分由 7.5±2.7 分降至 2.7±2.0 分。术后平均生存期为 4.5±1.3 个月，1 例疼痛复现，2 例出现新发病灶致疼痛，所有患者术后随诊中均死亡。其中 6 例温控探头误入蛛网膜下腔，提示硬膜外间隙放置温控探头对于防止消融过程中脊髓热损伤有一定意义，但实际操作困难。

对于失去切除指征且引发明显疼痛的溶骨性转移病灶，RFA 能迅速、有效缓解疼痛，从而提高生活质量。RFA 虽然对于控制局部肿瘤效果明显，但对于提高患者远期生存率意义不大。部分学者认为肿瘤消融的范围与疼痛缓解没有必然联系。伴有椎体后壁破损及椎弓根侵及的肿瘤射频治疗有损伤脊髓及神经根的危险，部分学者认为是禁忌，但有学者认为在椎管内温度监控下可做到最大限度的肿瘤消融。

脊椎转移性肿瘤特别是存在椎板被肿瘤侵蚀破坏的患者，由于肿瘤病灶直接侵犯邻近椎管，RFA 术中的热效应及术后肿瘤周围组织凝固坏死形成反应带可引起部分组织水肿，椎管相对于其他脏器空间位置狭小，因此对于这类患者的脊柱肿瘤行 RFA 时应慎重。

RFA 作为一种微创治疗手段，可单独或联合 PVP 等微创方法处理脊柱肿瘤，在灭瘤的同时能加强骨的强度及硬度，起到稳定脊柱、防止后突畸形的作用，长期疗效评价令人期待。同时，RFA 操作安全简便、疗效确切、减轻疼痛、提高生活质量，也并未增加术后感染等并发症的发生率，为部分脊柱肿瘤患者提供了一项有效的治疗选择。

（刘铁龙　刘永刚　龚海熠）

【参考文献】

[1] van der Horst G, van der Pluijm G. Clinical and Preclinical Imaging in Osseous Metastatic Disease. Primer on the Metabolic Bone Diseases and Disorders of Mineral Metabolism[M]. Ames, USA: John Wiley & Sons, 2013: 677–685.

[2] Harel R, Angelov L. Spine metastases: current treatments and future directions[J]. European Journal of Cancer, 2010, 46: 2696–2707.

[3] Smith H S, Barkin R L. Painful boney metastases[J]. American Journal of Therapeutics, 2014, 21: 106–130.

[4] Maccauro G, Spinelli MS, Mauro S, et al. Physiopathology of spine metastasis[J]. Int J Surg Oncol, 2011: 107969.

[5] Dupuy D E, Liu D, Hartfeil D, et al. Percutaneous radiofrequency ablation of painful osseous metastases[J]. Cancer, 2010, 116: 989–997.

[6] Callstrom M R, Charboneau J W. Percutaneous ablation: safe, effective treatment of bone tumors[J]. Oncology, 2005, 19: 22–26.

[7] Rossi S, Fornari F, Pathies C, et al. Thermal lesions induced by 480 kHz localized current field in guinea pig and pig liver[J]. Tumori, 1990, 76: 54–57.

[8] Anzai Lufkin R, De Salles A. Radiofrequency thermal ablation as tumor therapy[J]. Am J Neuroradiol, 1995, 16: 39–52.

[9] Rosenthal D I, Hornicek F J, Wolfe M W, et al. Percutaneous radiofrequency coagulation of osteoid osteoma compared with operative treatment[J]. J Bone Joint Surg Am, 1998, 80: 815–821.

[10] Goetz M P, Callstrom M R, Charboneau J W, et al. Percutaneous image-guided radiofrequency ablation of painful metastases involving bone: a multicenter study[J]. J Clin Oncol, 2004, 22: 300–306.

[11] Thanos L, Mylona S, Galani P, et al. Radiofrequency ablation of osseous metastases for the palliation of pain[J]. Skeletal Radiol, 2008, 37: 189–194.

[12] Buy X, Basile A, Bierry G, et al. Saline-infused bipolar radiofrequency ablation of high-risk spinal and paraspinal neoplasms[J]. Am J Roentgenol, 2006, 186: 322–326.

[13] Hillen T J, Anchala P, Friedman M V, et al. Treatment of metastatic posterior vertebral body osseous tumors by using a targeted bipolar radiofrequency ablation device: technical note[J]. Radiology, 2014, 273: 261–267.

[14] Wallace A N, Huang A J, Vaswani D, et al. Combination acetabular radiofrequency ablation and cementoplasty using a navigational radiofrequency ablation device and ultrahigh viscosity cement: technical note[J]. Skeletal Radiol, 2016, 45: 401–405.

[15] Wallace A N, Greenwood T J, Jennings J W. Radiofrequency ablation and vertebral augmentation for palliation of painful spinal metastases[J]. J Neurooncol, 2015, 124: 111–118.

[16] Nakatsuka A, Yamakado K, Maeda M, et al. Radiofrequency ablation combined with bone cement injection for the treatment of bone malignancies[J]. J Vasc Interv Radiol, 2004, 15: 707–712.

[17] Gazis A N, Beuing O, Franke J, et al. Bipolar radiofrequency ablation of spinal tumors: predictability, safety and outcome[J]. The Spine Journal, 2014, 14: 604–608.

[18] Huffman S D, Huffman N P, Lewandowski R J, et al. Radiofrequency ablation complicated by skin burn[J]. Semin Intervent Radiol, 2011, 28: 179–182.

[19] Anchala P R, Irving W D, Hillen T J, et al. Treatment of metastatic spinal lesions with a navigational bipolar radiofrequency ablation device: a multicenter retrospective study[J]. Pain Physician, 2014, 17: 317–327.

[20] Yuntong M A, Wallaceb A N, Madaelilb T P. Treatment of osseous metastases using the spinal tumor ablation with radiofrequency (STAR) system[J]. Expert Review Of Medical Devices, 2016, 13: 1137–1145.

[21] Madaelil T P, Wallace A N, Jennings J W. Radiofrequency ablation alone or in combination with cementoplasty for local control and pain palliation of sacral metastases: preliminary results in 11 patients[J]. Skeletal Radiol, 2016, 45: 1213–1219.

[22] Bagla S, Sayed D, Smirniotopoulos J, et al. Multicenter prospective clinical series evaluating radiofrequency ablation in the treatment of painful spine metastases[J]. Cardiovasc Intervent Radiol, 2016, 39: 1289–1297.

[23] Maugeri R, Graziano F, Basile L, et al. Reconstruction of vertebral body after radiofrequency ablation and augmentation in dorsolumbar metastatic vertebral fracture: Analysis of clinical and radiological outcome in a clinical series of 18 patients[J]. Acta Neurochir Suppl, 2017, 124: 81–86.

[24] Gronemeyer D H, Schirp S, Gevargez A. Image-guided radiofrequency ablation of spinal tumors: preliminary experience with an expandable array electrode[J]. Cancer J, 2002, 8: 33–39.

[25] Schaefer O, Lohrmann C, Markmiller M, et al. Technical innovation: combined treatment of a spinal metastasis with radiofrequency heat ablation and vertebroplasty[J]. AJR, 2003, 180: 1075–1077.

[26] Nakatsuka A, Yamakado K, Takaki H, et al. Percutaneous radiofrequency ablation of painful spinal tumors adjacent to the spinal cord with real-time monitoring of spinal canal temperature: a prospective study[J]. Cardiovase Intervent Radiol, 2009, 32: 70–75.

[27] Toyota N, Naito A, Kakizawa H, et al. Radiofrequency ablation therapy combined with cementoplasty for painful bone metastases: initial experience[J]. Cardiovasc Intervent Radiol, 2005, 28: 578–583.

[28] Proschek D, Kurth A, Proschek P, et al. Prospective pilot-study of combined bipolar radiofrequency ablation and application of bone cement in bone metastases[J]. Anticancer Res, 2009, 29: 2787–2792.

第42章
计算机辅助导航技术在脊柱肿瘤外科治疗中的应用

Application of Computer Assisted Navigation in Surgical Treatment of Spinal Tumors

一、概述

计算机辅助导航系统（computer assisted navigation system, CANS）是近年来外科领域，尤其是骨外科领域迅速发展起来的一项新技术。Roberts等于1986年首次报道CANS应用于神经外科，其后该技术越来越广泛地应用于诸多外科领域，并得到飞速发展。CANS能实现人机交互，可以定量利用多元数据和系统软件进行手术计划、干预和评价，其较好结合了三维图像重建、计算机辅助成像、计算机模拟操作、外科机器人等相关技术特点，不但可以辅助良性骨肿瘤的外科手术，在辅助恶性骨肿瘤外科治疗方面也比传统手术更有独特的优势。

自20世纪90年代以来，计算机辅助骨科手术应运而生，随后该技术在脊柱外科、人工关节置换、肢体骨折、骨盆截骨等骨科手术中得到成功应用。1995年Nolte等应用计算机导航技术辅助实施了第1例腰椎椎弓根螺钉内固定术后，CANS逐渐发展，并在脊柱外科手术中广泛应用。2004年Hufner等报道了在计算机导航技术下治疗骨盆恶性肿瘤的病例，2007年Kwok-Chuen Wong等进行了计算机辅助下骨盆肿瘤切除与人工假体重建，2014年O. Cartiaux等报道了3D技术和导航下骨盆肿瘤的精确切除与重建，由此逐渐拉开了计算机辅助导航在骨肿瘤领域应用的序幕。

CANS应用于脊柱肿瘤外科治疗之前，脊柱外科医生主要是以CT或者MRI影像在自己大脑中合成肿瘤侵袭范围的图像并在术前利用X线透视进行定位，然后在直视下进行脊柱肿瘤手术切除。由于脊柱解剖结构复杂独特，肿瘤毗邻脊髓、重要血管及脏器，术者视野受限，因此脊柱肿瘤手术存在较高的难度和风险。这种依据术者的经验而非精确影像指导的肿瘤切除方式也常常使术者难以按照术前计划实施肿瘤切除，结果导致两种可能：一是肿瘤切除范围过小，边界不清，肿瘤残留，术后复发率高；二是为了获得安全的外科边界，盲目扩大切除范围，由此造成过大损伤，重建困难，术后并发症多。

为了规避传统脊柱肿瘤手术的技术缺陷，利用CANS技术可有效提供脊柱三维可视化操作，弥补手术者在肿瘤切除时术野不清和边界不明的局限性，同时为术者在术中实时定位局部解剖结构和精确安放内固定提供帮助。目前，先进的手术导航系统能为手术医生提供三维图像融合和手术规划等工具，利用这些工具进行手术设计，可以给术者直观的图像指导，并辅助实施精确的肿瘤切除和重建。许多研究报道显示，通过导航技术应用，可以较好实现脊柱肿瘤的精确切除与重建，从而确保了脊柱肿瘤的手术安全性和治疗效果。通过不断的技术改进及外科医生对该项技术的认识与掌握，CANS在不同节段脊柱肿瘤切除重建手术中发挥着越来越重要的作用。

二、CANS工作原理

CANS是一种以影像资料为基础，应用虚拟成像和实时技术显示手术器械与术野解剖结构的关系，引导和帮助术者高质量地完成手术规划和手术操作的三维定位系统。CANS工作原理类似于全球卫星定位系统，其基本配置（图42-1）主要包括三个部分，即图像工作站（图像处理软件，如simpleware、mimics软件）、位置探测装置和专用手术器械及适配器（图42-2）。

术前医生或技术人员将数字化扫描技术（CT、MRI等）所得到的患者术前影像信息，输入到计算机工作站，通过三维重建、图像配准、图像融合（图42-3）等处理，重建出患者的三维模型影像并建立虚拟坐标空间，医生即可在此影像基础上进行术前计划和模拟操作，实际手术过程中系统红外线摄像头动态追踪手术器械和植入体相对患者解剖结构的当前位置（实际坐标空间），并明确显示在患者的二维、三维影像资料上，将两个坐标空间匹配，实时显示定位图像。手术医生通过导航仪显示屏观察

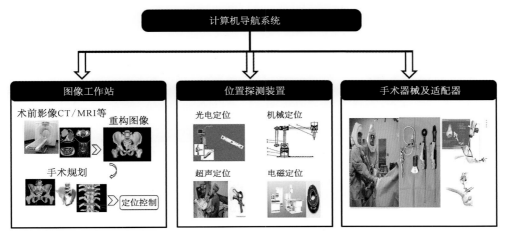

图42-1　计算机导航系统的组成

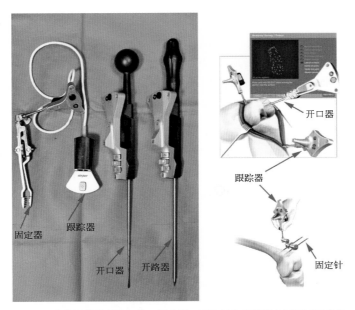

图42-2　术中导航常用的工具：固定器、固定针和跟踪器主要用于导航的注册；开口器和开路器主要用于术中导航截骨和置钉

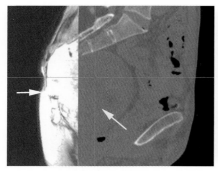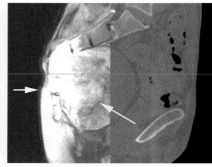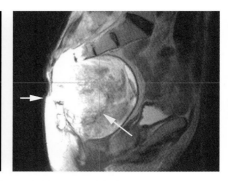

图42-3 计算机导航系统中CT与MRI的图像融合过程（白色箭头指示融合方向，黄色箭头指示肿瘤侵袭范围）

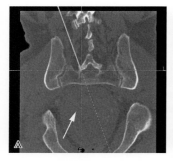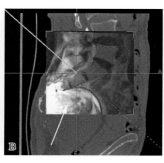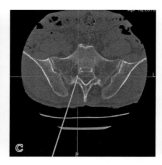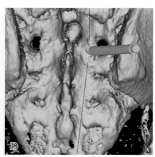

图42-4 术中导航

A～D分别为导航仪显示屏观察手术区域内冠状面、矢状面、横断面及三维重建的解剖结构（白色箭头指示肿瘤区域）

手术区域内冠状面、矢状面、轴面、斜面及三维重建的解剖结构（图42-4），并从各个方位实时观察手术入路及各种参数（角度、深度等），以确保手术切除的部位、钻孔、开道、置钉等每一操作步骤的精确度，并及时观察开道及器械置入时的细微状况，从而最大限度地避开危险区，在最短的时间内到达靶点区域。

三、CANS常用设备

根据选择的导航信号不同，CANS可分为光学（红外线）定位、磁（电磁场）定位、声学（超声信号）定位和机械定位4种类型。导航系统从最初的CT交互式导航发展到现在的光学导航和电磁导航，其定位精度在不断提高，临床实用性也越来越强。1986年，日本、美国和瑞士等国家先后开发了由交互式CT机组成的导航设备，也就

是最初的计算机辅助骨科手术技术。1990年，枢法模公司推出全球首台针对骨科的光学手术导航系统并投入临床使用。新一代导航系统以主动式光学导航技术为主，以摄像机作为传感器，利用安装在手术器械上的红外发光二极管发出的红外线的空间位置，判断出手术器械的位置和姿态，指导医生完成手术操作，其具有更高的定位精确性，是目前导航系统中的主流定位方法，也是脊柱肿瘤外科治疗的主导信号传导方式。目前国内外应用于脊柱肿瘤切除手术的导航系统主要包括：中国深圳安科高技术股份有限公司开发的ASA-630V系统，美敦力（Medtronic）公司开发的FluoroNav™、StealthStation、O-arm系统，德国博医来（BrainLAB）公司开发的VectorVision系统和西门子（Siemens）公司开发的ISO-C系统等。目前在国内应用最为广泛的导航系统是史赛克（Stryker）公司的主动式光学导航系统（图42-5）。

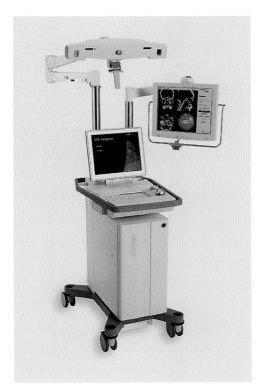

图42-5　史赛克（Stryker）公司的主动式光学导航系统

四、计算机辅助导航脊柱肿瘤手术适用范围与禁忌

（一）导航手术适用范围

计算机辅助导航可适用于脊柱不同节段、不同类型肿瘤的切除与重建，其主要应用于以下几个方面。

1. 判定脊柱肿瘤的安全边界　CANS能够有效融合CT、MRI、PET-CT等图像，将传统的静态图像与功能影像进行融合，形成三维图像，能够很好地确认肿瘤的边界，尤其是CT和MRI的融合图像可以清晰显示肿瘤在骨和软组织内的侵袭范围，有利于制定手术计划，再利用术中导航验证，做到安全完整的肿瘤切除。

2. 脊柱良性骨肿瘤精确定位刮除和微创化手术　CANS应用于良性骨肿瘤的刮除手术，可以明显减少传统术中影像参考带来的误差，实时指导外科医生确认肿瘤部位和刮除边界，避免盲目扩大或

刮除不足。对于一些位于解剖结构复杂区域，仅需去除病灶的良性肿瘤（如骨样骨瘤、骨软骨瘤等），CANS能精确定位肿瘤位置，并能指导手术操作，减少手术创伤，尽可能保留正常解剖结构，从而达到手术部位重要结构的微创化。

3. 辅助解剖结构复杂区域的肿瘤手术　如骶骨区域的肿瘤，毗邻重要的神经血管等复杂结构，肿瘤与周围组织可视性欠佳，瘤体切除较困难，手术风险较高。CANS可以精确定位，能够明确肿瘤边界，按照术前计划完成肿瘤安全边界切除，同时最大限度地保留周围负重区的正常骨质，减少肿瘤切除后的功能缺失并有利于骨缺损的重建，同时也可显著降低手术风险和手术难度。

4. 引导脊柱肿瘤切除后骨缺损的重建　脊柱肿瘤切除后，造成的骨缺失常常需要重建以恢复功能，但脊柱结构复杂，空间狭小，重建过程中如果内固定或植入物放置不准确会导致神经脊髓损伤，术后内固定失败的发生率也会增高。CANS可以通过影像引导，使内固定得到精确放置，从而避免损伤神经、血管等重要结构，使脊柱重建效果更加理想。

（二）导航手术禁忌证

计算机导航在脊柱肿瘤切除重建中的应用没有明确的禁忌证。但对于胸椎上段肿瘤、十分肥胖的患者及伴有严重骨质疏松的脊柱肿瘤患者，由于透视成像比较困难，会导致导航时定位不够准确，成为计算机导航在脊柱肿瘤外科治疗应用方面的相对禁忌证。

五、计算机导航辅助脊柱肿瘤外科治疗的实施流程（图42-6）

（一）术前设计

1. 基于图像融合的脊柱肿瘤安全边界的确定　脊柱骨肿瘤切除范围包括椎体内及周围软组织内的肿瘤切除，计算机导航辅助的脊柱肿瘤切除需要根

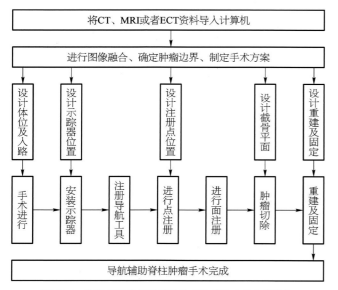

将CT、MRI或者ECT资料导入计算机

↓

进行图像融合、确定肿瘤边界、制定手术方案

设计体位及入路 | 设计示踪器位置 | 设计注册点位置 | 设计截骨平面 | 设计重建及固定

手术进行 → 安装示踪器 → 注册导航工具 → 进行点注册 → 进行面注册 → 肿瘤切除 → 重建及固定

导航辅助脊柱肿瘤手术完成

图42-6　计算机导航辅助脊柱肿瘤外科治疗的实施流程

据术前肿瘤的影像学进行术前边缘设计和术中切除的影像指导。虽然患者的体内信息无法通过三维坐标测量和激光抄数等实体轮廓测量方法获取，但CT/MRI扫描能够很好地解决患者体内组织器官形态信息的采集问题。CT扫描具有精确度高、可在不破坏组织结构的前提下获取实体内外表面的参数，从而确定骨组织的侵袭范围；MRI检查可以显示软组织解剖结构的细微差别，可以确定髓内或软组织侵袭范围。然而，单一的影像学资料并不能完整地显示骨肿瘤的全貌，需要X线片、CT、MRI、ECT等从不同角度综合反映脊柱肿瘤的局部生长和毗邻情况。因此需要术前采集患者的CT和MRI等图像数据并导入导航系统的工作站进行图像融合，并重建目标区域，即脊柱肿瘤发生部位的3D图像，通过阈值算法（如采用成人骨皮质的Hounsfield值2 000），对融合图像进行结构划分（包括骨、肌肉、神经、血管、肿瘤等），使术者能够直观地掌握肿瘤组织中骨性成分、软组织成分以及坏死组织成分的分布范围，根据多个层面的图像融合，了解肿瘤精确的立体构型，并标记、勾画出肿瘤边界（图42-7）。术者可以依据脊柱肿瘤外科分期系统（如WBB、Tomita和Enneking等分期），设计肿瘤切除范围并进行标记，供术中导航指引操作。

2. 数据采集要求及图像融合　在术前获取患者数据的过程中，CT扫描参数要求层厚小于2 mm，一般选择CT扫描层厚为0.625 mm，分辨率512×512。而患者MRI扫描参数无特殊要求，但层厚越小则图像数据精度越高，两者均要存储为Dicom3.0格式。另外，MRI多种序列可以更好地显示肿瘤范围，如在MRI的T1WI上和脂肪抑制的T2WI上，可更加清楚地显示肿瘤在髓腔内的侵犯范围。MRI可以更清楚地显示有无软组织肿块，了解肿瘤是否侵蚀或压迫邻近的肌肉、脏器、大血管和重要神经等组织结构，同时可清晰显示肿瘤周围有无水肿和水肿的范围。这些参数既能够满足重建高精度骨三维模型的要求，又能够满足计算机辅助导航系统精确定位的参数要求。

但需要注意的是，在采集数据的过程中，虽然CT和MRI检查时是同源的，但是不同机、不同时，而且获得的数据包括图像扫描层厚、分辨率及空间定位等不同，因此不能简单地将两者图像机械地加以单叠，需要利用MRI和CT数据分别进行三维重建。在建立三维模型的过程中，要保证原始数据的坐标系不变，不能变换三维坐标系，不能对体数据集进行重新切割或重组，这样做的目的是在各种软件及导航系统中转换数据或传输模型时，有一个统一的基准三维坐标。

3. 模拟肿瘤切除后椎体固定与重建　根据术前设计的肿瘤切除范围，医生可在计算机导航系统中模拟肿瘤切除操作，同时也可模拟肿瘤切除后脊柱的重建过程，通过导航系统，选择最佳的固定方式和植入物，有效避让脊髓、重要神经、血管和脏器等，寻找合适的钉道位置、方向、固定点等。

（二）脊柱肿瘤精确切除与重建操作流程

术前一天进行导航准备，将患者的病变区域的CT数据及术前设计中所获得的各项参数（肿瘤切除参数和固定参数，包括截骨范围、截骨平面、角度、钉道位置、方向等）输入导航系统，并调试准确。

1. 导航注册　手术区域的骨性标志与计算机导航系统中的模型的配准，称为注册。手术按正常操

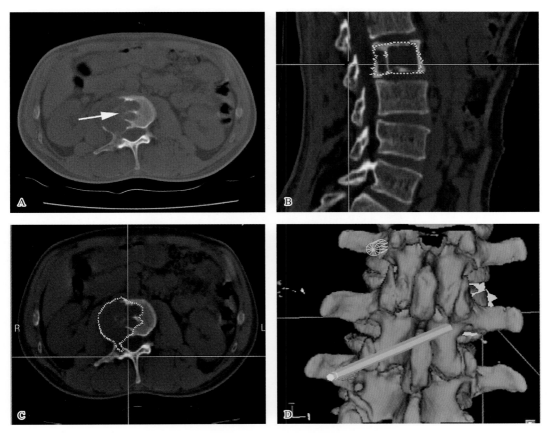

图 42-7 图像融合技术辅助脊柱肿瘤导航术前设计

A. 脊柱肿瘤水平位 CT 扫描图像（白色箭头所示肿瘤破坏区域）；B、C. CT 重建图上可见肿瘤区域（黄色线所示的区域）；D. CT 图像融合后所得的三维重建效果图（黄色示肿瘤范围）

作进行，麻醉满意后常规消毒、铺单，显露患处椎体节段后。按设计入路逐层分离组织，显露正常骨皮质，按计划打入示踪器固定针，固定示踪器，再分别显露注册点。完成示踪器及指示器的注册后，按照术前设计的注册点进行点注册，即在骨骼表面选择 3～5 个骨性标志点，分别与导航系统中术前三维模型表面的虚拟对应点互相匹配，完成点注册，若点注册误差＞3 mm，则重新进行点注册。再通过面注册校正，若面注册误差＞1 mm，则需要重新进行注册。通过以上步骤完成计算机导航系统的注册。

2. 肿瘤精确切除 术中实时精确地显示解剖位置，使术者能够实时直观看到 CT 显示的肿瘤三维构象。按照术前标记操作，使术前设计的理想切除范围具有可操作性和可视性，同时指导、验证术者术前的手术计划和术中的操作结果。

3. 脊柱精确重建 切除脊柱瘤体后，若对于脊柱的稳定性、功能有影响时，需要对脊柱进行固定或重建。固定前需将特制的夹具夹在邻近手术区域的棘突上，其尾端安装示踪器。在进行此项操作时，需注意示踪器不能妨碍手术操作，同时确保固定可靠，术中不能有任何移动，否则会影响导航的精度。导航设备的靶罩为空间定位装置，在正、侧位透视时，需确保患者示踪器和靶罩同时被定位装置追踪到。在图像采集时，所有物体的相对位置不能有任何改变。图像采集完成并经图像工作站自动计算和匹配后显示在监视器上，导航系统就能发挥虚拟 X 线成像功能，并进行手术区域的空间定位导航和距离、角度等的测量。术中使用的特殊器械如开口锥和椎弓根探子等尾端安装示踪器后，能为定位装置接收，伴随器械的移动，代表器械尖端的光点实时重叠在手术区域的正、侧位图像上，整个过程中医生可以直观地判断进钉的部位并及时调整进钉方向和角度。当使用人工椎体或钛网进行椎体重建时，可以通过导航验证钛网安放的位置是否符合解剖结构要求，避免脊髓压迫，减少术中透视次数。

六、术后评价

术后常规进行影像评估和对切除标本进行病理学检查。根据肿瘤性质和肿瘤切除的边界，选择性进行辅助化疗或放疗。术后第3、6和12个月定期随访观察局部肿瘤控制、远隔转移、内固定位置和植骨融合等情况，以后每半年或一年一次。每次随访时需对患者进行临床查体，常规拍摄X线片，选择性进行CT、MRI、胸部CT和ECT等检查，观察肿瘤有无复发和转移，并进行功能评分。根据上述方法系统评价导航辅助脊柱肿瘤切除重建的效果。

七、导航辅助脊柱肿瘤外科治疗临床应用

按照计算机导航辅助脊柱肿瘤手术的适用范围和禁忌证，制订计算机导航辅助脊柱肿瘤精确切除及椎体重建、固定的流程，对脊柱肿瘤患者进行外科干预。肿瘤类型包括良性肿瘤和恶性肿瘤，切除方式根据骨肿瘤外科原则包括刮除术和整块切除术。

（一）导航辅助胸椎椎体骨样骨瘤精确刮除术

1. 一般资料　患者女性，37岁，胸背部疼痛1年余，加重1个月。术前CT检查、骨扫描检查提示T$_9$椎体良性病变。MRI检查提示T$_9$椎体后缘异常信号，有硬化边，考虑良性病变（图42-8）。SPECT-CT检查提示T$_9$椎体内略高密度影，骨代谢轻度活跃，多考

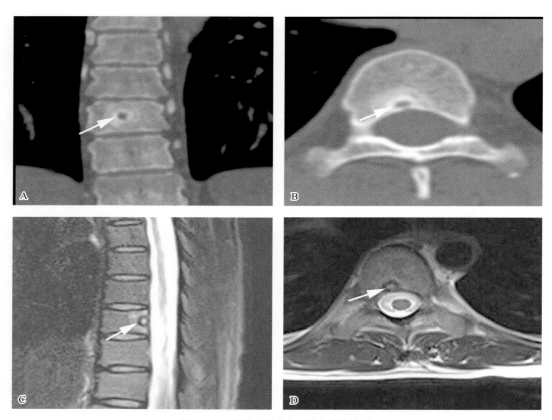

图42-8　T$_9$椎体后缘病变（考虑骨样骨瘤）

A、B. CT检查中白色箭头所示的T$_9$椎体后缘有一溶骨破坏区，范围约5 mm×5 mm，周边骨质硬化；C、D. MRI检查中白色箭头所示的T$_9$椎体后缘瘤巢，椎体后壁有破损，病变紧邻硬膜囊

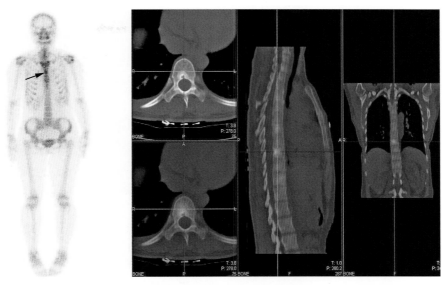

图 42-9 SPECT-CT检查提示T₉椎体后缘骨代谢轻度活跃（考虑良性病变）

虑良性病变（图42-9）。患者夜间疼痛明显，疼痛持续性发作，影响日常生活及休息，为明确诊断，解除症状，进行手术处理。然而，病变位置隐蔽，常规方法寻找病灶困难，创伤大，易于造成病变残留，有损伤脊髓可能。为准确定位病灶，微创处理，避免损伤脊髓，选择导航辅助病灶清除术。

2. 术前设计

（1）图像融合：按照图像融合的操作流程，将患者的CT和MRI影像数据导入Spinal Navigation软件，进行图像融合并模拟重建。分析确定肿瘤切除（刮除）的安全通道和边界，计算机模拟重建肿瘤的切除范围，供术中导航指引。

（2）规划肿瘤切除范围：根据脊柱肿瘤探查活检（切除）原则，依据融合图像的影像指导，确定病灶刮除范围和边界。

3. 手术操作

（1）导航注册：术前一天完成导航影像资料和系统准备。手术在全麻下操作，患者取俯卧位，常规消毒、铺单，以T₉为中心行后正中切口显露T₈～T₁₀棘突及小关节突，在T₇棘突上固定跟踪器，注册连接史赛克导航系统（图42-10）。

（2）肿瘤（病灶）刮除：咬除T₉右侧横突及近横突端部分肋骨，由肋横突关节处进入。以椎板钳咬除右侧椎板及椎弓根，显露硬膜囊右后方及椎体后缘。导航定位病变组织位置后，导航软件提示误差为0.4 mm，以导航引导方向以高速磨钻磨除椎体右后方骨质，建立通道。反复导航定位确定病变位置（图42-11）。以刮匙和高速磨钻交替处理病变组织，直至导航确定病变组织被完全去除。透视验证病灶清除效果，见病变组织被完全去除。

（3）脊柱固定融合：因病灶清除时去除了T₉右侧椎弓根和部分椎板，肿瘤刮除后行脊柱固定融合。在导航引导下（图42-12），于T₈、T₁₀双侧置入万向椎弓根螺钉4枚，位置准确，常规安装钉棒系统，以高速磨钻将T₈、T₁₀椎板打磨出血后，将人工骨置

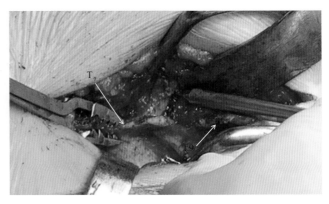

图 42-10 选取骨骼标志点进行导航注册：跟踪器固定于T₇棘突上，显露T₉附件

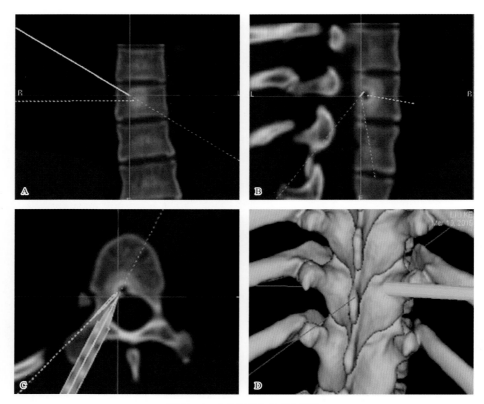

图42-11 术中导航定位病变部位

A～D分别从CT重建图的冠状位、矢状位、横断位及三维重建图上对椎体病变进行定位，其中黄色线表示术前计划的进针方向及深度，蓝色线是术中导航指引器，术中导航指引器尖端紧贴椎管右侧壁准确到达病变部位

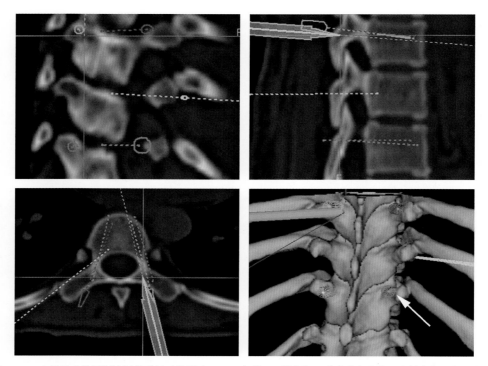

图42-12 在导航术前置钉计划的引导下分别于T_8、T_{10}各植入两枚螺钉，其中黄色线指示术前定位的病变位置，蓝色线为导航的置钉开路器，白色箭头指示计划植入的螺钉

入 T_8、T_{10} 双侧椎板及小关节间隙、横突间，行后外侧植骨融合（图 42-13）。

4. **术后疗效随访**　切除的标本送病理学检查，病理诊断证实为 T_9 椎体骨样骨瘤。术后患者胸背部疼痛症状消失，无围手术期相关并发症。术后常规拍摄 X 线片显示脊柱固定良好（图 42-14）。术后第 3 天患者即可佩戴胸背支具下地活动。患者于术后 3、6 和 12 个月随访，其后每年随访 1 次，病变无复发，植骨融合满意，功能良好。

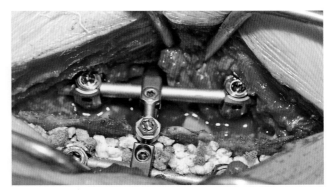

图 42-13　$T_8 \sim T_{10}$ 钉棒固定、植骨融合

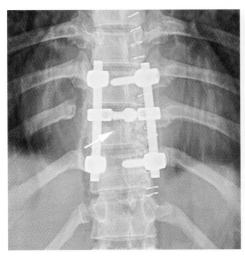
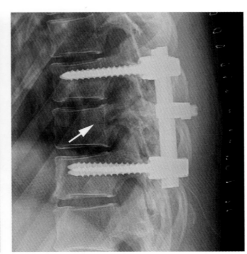

图 42-14　术后胸椎正侧位 X 线片

白色箭头所示病灶清除彻底，钉棒系统固定良好

（二）导航辅助胸椎软骨肉瘤精细化整块切除术

1. **一般资料**　患者女性，59 岁，左侧胸背部疼痛 2 年，加重 1 个月。患者曾于 2 年前行左胸壁及第 9 肋骨肿瘤切除术，术后病理诊断为高分化软骨肉瘤。最新骨扫描显示 $T_8 \sim T_9$ 椎体骨代谢活跃，CT、MRI 检查（图 42-15）提示 $T_8 \sim T_9$ 骨质破坏，椎旁左侧软组织包块，考虑肿瘤复发，拟行椎体肿瘤整块切除。

2. **术前设计**

（1）图像融合：按照前述方法，将患者的 CT 和 MRI 影像数据，导入 Spinal Navigation 软件，进行图像融合并模拟重建，分析确定肿瘤切除的安全边界，计算机模拟重建肿瘤切除范围，供术中导航指引。

（2）规划肿瘤切除范围：根据脊柱软骨肉瘤整块切除原则，确定手术入路和肿瘤切除的外科边界，标定肿瘤周围重要结构（如胸膜、大血管和脊髓等），供术中参考（图 42-16）。

3. **手术操作**

（1）导航注册：常规导航术前准备。患者先取右侧卧位，消毒铺单，行左侧第 8 肋弧形切口，后方起于棘突，前方止于腋前线。切开皮肤、皮下组织及深筋膜，见皮下存在大量手术及放疗后瘢痕，瘢痕组织与椎体、胸膜粘连紧密。仔细分离第 7 和第 8 肋骨并切除，向 $T_8 \sim T_9$ 椎体分离，小心保护胸主动脉，分离椎前筋膜与胸主动脉，探查见肿瘤突出于 $T_8 \sim T_9$ 椎体左侧，沿肿瘤外缘继续分离，直至跨越椎体前正中线。

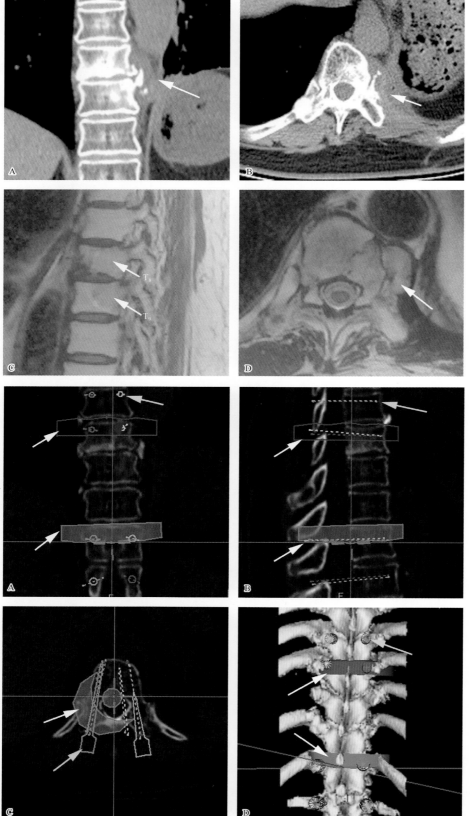

图42-15　CT和MRI检查

A、B. CT显示患者 T_8、T_9 骨质破坏；C、D. MRI显示患者 T_8、T_9 骨质破坏（白色箭头指示肿瘤侵袭范围）

图42-16　术前手术规划

A ～ D分别从CT重建图的冠状位、矢状位、横断位和三维重建显示导航辅助术前规划，白色箭头指示计划的截骨平面，黄色箭头指示计划的置钉方向

安装注册导航系统，跟踪器固定在 T_5 椎体上（图42-17），定位确定 $T_7 \sim T_8$ 椎间隙（图42-18）、$T_9 \sim T_{10}$ 椎间隙（图42-19），导航引导完全切除 $T_9 \sim T_{10}$ 椎间盘组织，充分游离肿瘤上下、前方和外侧边界，冲洗、止血，临时关创。更换体位为俯卧位，重新消毒铺单，沿 $T_5 \sim T_{11}$ 棘突行后正中纵行直切口，与前方切口形成"T"字形，纵行切开棘上韧带，于 $T_6 \sim T_{11}$ 棘突骨膜下剥离椎旁肌，显露双侧 $T_6 \sim T_{11}$ 椎板和横突，导航定位 $T_7 \sim T_9$ 椎体和椎弓根。

（2）肿瘤整块切除：在导航引导下（图42-20），于 T_6、T_7 及 T_{10}、T_{11} 双侧椎弓根置放万向头椎弓根螺钉8枚，剪除 T_9、T_{10} 棘突，以椎板咬钳咬除 T_8 双侧下部分椎板、$T_9 \sim T_{10}$ 全椎板及 T_{11} 上部分椎板，显露该节段硬膜囊。显露并切除 T_8、T_9 右侧横突及肋

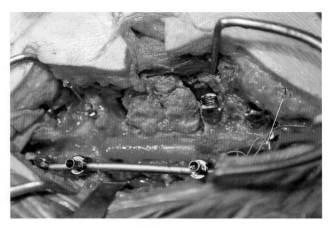

图42-17　跟踪器固定在 T_5 棘突上，导航注册后定位 $T_7 \sim T_8$、$T_9 \sim T_{10}$ 间隙

骨头，结扎 T_8、T_9 肋间神经及血管，沿 T_8、T_9 椎体右侧分离，直至椎体前缘与左侧相通，以 Tomita 手术专用挡板，保护胸主动脉及胸膜后，导航再次定

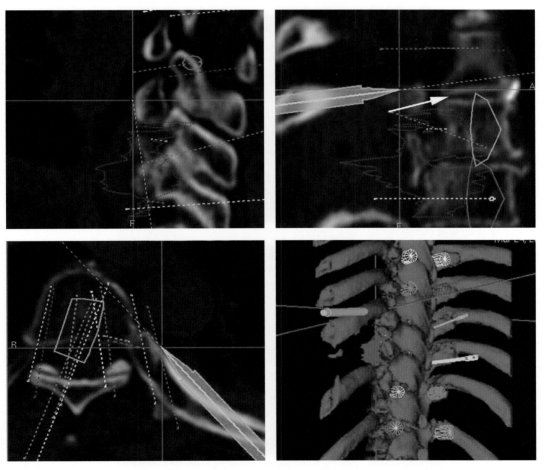

图42-18　蓝色线为指引器定位 $T_7 \sim T_8$ 椎间隙（白色箭头指示 $T_7 \sim T_8$ 椎间隙）

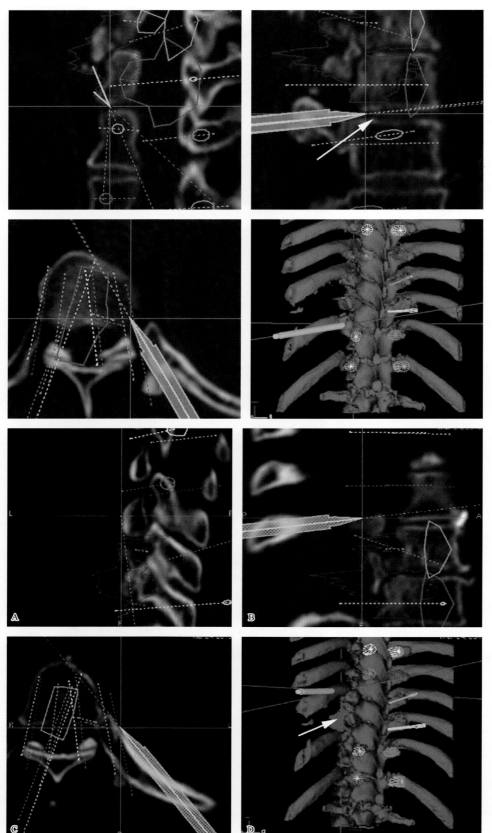

图42-19　蓝色线为指引器定位 T$_9$ ～ T$_{10}$ 椎间隙（白色箭头指示 T$_9$ ～ T$_{10}$ 椎间隙）

图42-20　术中导航显示肿瘤侵袭部位

A. 红色区域指示肿瘤侵袭部位；B. 指示器指向T$_7$ ～ T$_8$椎间隙；C. 在导航工具视角（toolp's eyes）下，指示器定位与主动脉相邻的椎体边缘；D. CT图像融合显示肿瘤区域（白色箭头指示区域）

位 $T_7 \sim T_8$、$T_9 \sim T_{10}$ 椎间隙，处理 $T_9 \sim T_{10}$ 残余椎间盘，依据胸椎弧度预弯固定棒，安装右侧固定棒做临时脊柱稳定，导航定位确定 T_7 椎体中部截骨平面后，骨刀截断椎体。分离结扎左侧 T_8、T_9 神经根，将硬膜与椎体后缘分离，将 T_8、T_9 椎体和部分 T_7 椎体整体游离，确定病椎与硬膜囊无粘连后，将 $T_7 \sim T_9$ 整块从左侧旋出（图42-21），最后用导航验证截骨边缘，确定肿瘤切除完整无残留（图42-22）。将植入自体骨的适合长度钛网植入椎体间，导航和透视验证钛网大小合适，位置满意，安装左侧固定棒，并双侧适度加压，增加钛网稳定性，于 $T_7 \sim T_{10}$ 棘突间行异体骨结构植骨，安装横向连接杆，于 T_6、T_7、T_9、T_{10} 两侧椎板、小关节及横突间植入自体骨，行后外侧植骨融合（图42-23）。

4. 术后疗效随访 切除的标本送病理学检查，证实切缘干净完整。术后常规预防感染，制动和功

能锻炼。术后常规拍摄X线片（图42-24）显示脊柱固定稳定。术后1周佩戴胸背支具下地活动。患者于3、6和12个月随访，其后每年随访1次，无肿瘤复发、远隔转移和内固定失效，植骨融合满意，功能良好。

（三）导航辅助骶骨肿瘤精确整块切除术

1. 一般资料 患者女性，14岁，确诊骶骨Ewing肉瘤11个月，给予异环磷酰胺、洛铂-多柔比星方案化疗9次，病情稳定，肿瘤局限，无远隔转移。根据脊柱Ewing肉瘤外科治疗原则，拟采取骶骨肿瘤整块切除术。术前影像（X线、CT和MRI）显示肿瘤位于 S_1、S_2 右侧（图42-25），为达到肿瘤精确整块切除的目的，使用导航辅助引导外科操作。术前1天，在CT引导下行经皮穿刺动脉栓塞术，栓塞肿瘤滋养血管，以减少术中出血。

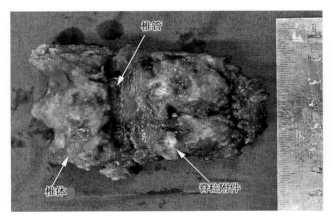

图42-21　整块截除的部分 T_7 椎体和 T_8、T_9 椎体肿瘤

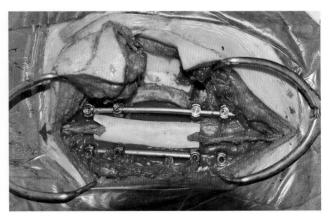

图42-23　自体骨联合棘突间"H"形异体植骨，达到360°植骨融合目的

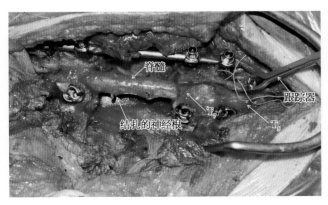

图42-22　T_7 部分椎体及 T_8、T_9 椎体肿瘤整块切除后导航验证截骨平面，确定肿瘤切除完整，边界安全

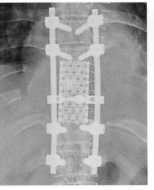
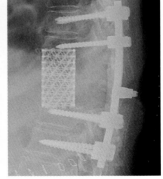

图42-24　术后胸椎正侧位X线片显示 $T_7 \sim T_9$ 椎体、肋骨肿瘤切除彻底，钛网及椎弓根螺钉位置满意

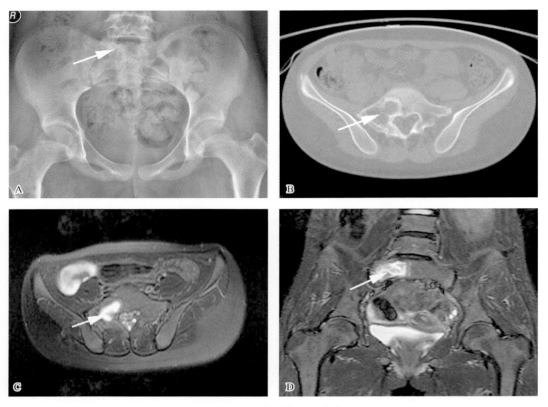

图42-25　高位骶骨Ewing肉瘤

A. 骨盆X线平片显示S_1、S_2右侧骨质破坏；B. CT显示S_1、S_2右侧骨质破坏，肿瘤局限在骨内；C、D. MRI显示肿瘤侵袭S_1、S_2右侧骨质，周围软组织内未见明显包块（白色箭头指示肿瘤侵袭部位）

2. 高位骶骨肿瘤矢状位整块切除术前设计

（1）图像融合：按照前述导航图像融合方法，将患者的CT和MRI影像数据导入相关软件，进行图像融合并模拟重建，直观显示肿瘤部位与范围，为手术规划创造条件（图42-26）。

（2）规划肿瘤切除范围：根据肿瘤切除原则确定肿瘤切除的外科边界，计算机模拟重建肿瘤的切除范围，供术中导航指引（图42-27）。

3. 手术操作

（1）导航注册：患者取俯卧位，消毒铺单后，取L_4～S_3棘突上后正中直切口，切开皮肤、皮下组织和深筋膜，向两侧剥离椎旁肌肉，显露L_4～S_3棘突、椎板和两侧髂骨后部，跟踪器固定在左髂后上棘上，在导航引导下于双侧L_4、L_5椎弓根置放螺钉。

（2）S_1、S_2肿瘤矢状位整块切除：咬除L_5椎板及部分关节突，咬除S_1～S_3椎板，显露硬脊膜和神经根。导航引导下从右侧髂骨外板向内侧骶髂关节

进行截骨，截除髂后上棘和部分后侧髂骨，正常骨质留待后续植骨用。用手指顺骶髂关节腹侧将骶前筋膜和血管神经束推开，钝性分离骶前间隙，显露L_5～S_1椎间盘，离断清除右侧部分，导航验证肿瘤边界（图42-28），因右侧S_1神经根包绕在肿瘤内，予以离断，使用超声骨刀沿S_1、S_2椎体后壁向腹侧进行矢状位截骨，完整整块切除S_1、S_2肿瘤，从背侧将肿瘤取出，在双侧髂骨后方安装椎弓根螺钉，连接钛棒和横连，修整植骨块，将其镶嵌在L_5椎体和右侧残余髂骨上，用骨松质螺钉固定植骨块（图42-29），导航及透视验证内固定位置良好。术后患者右足背外侧皮肤感觉减退，右足跖屈、背伸肌力略下降，与术中切除S_1神经根有关。

4. 术后随访　患者术后X线片显示S_1、S_2肿瘤切除完整，骶-髂植骨固定满意（图42-30），继续给予规范化化疗，术后随访过程中未发现局部复发和肺转移，植骨融合良好。

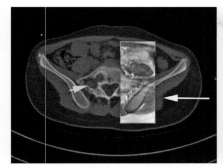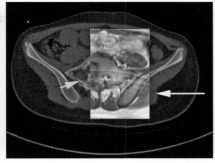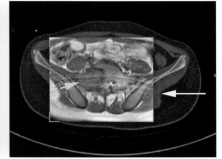

图42-26　计算机导航系统中CT与MRI的图像融合过程

白色箭头指示融合方向，黄色箭头指示肿瘤破坏区域

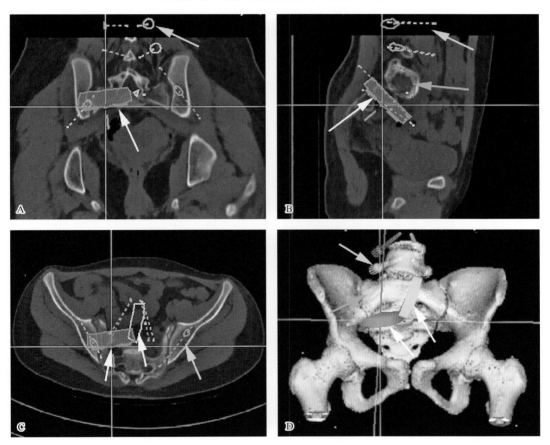

图42-27　术前规划

A～D分别从CT重建图的冠状位、矢状位、横断位和三维重建显示导航的术前规划，绿色箭头指示肿瘤破坏区域，白色箭头指示计划的截骨平面，黄色箭头指示计划的置钉方向

八、小结

（一）导航辅助脊柱肿瘤外科治疗的优点

计算机辅助导航脊柱肿瘤切除与重建是骨科领域的一项创新技术，具有比普通透视辅助手术更卓越的性能，是外科医生的重要辅助工具，已成为脊柱肿瘤精细化外科治疗的重要手段。

（1）CANS应用中，通过影像信息和图像融合技术，可以提供骨肿瘤的准确解剖部位，确定安全

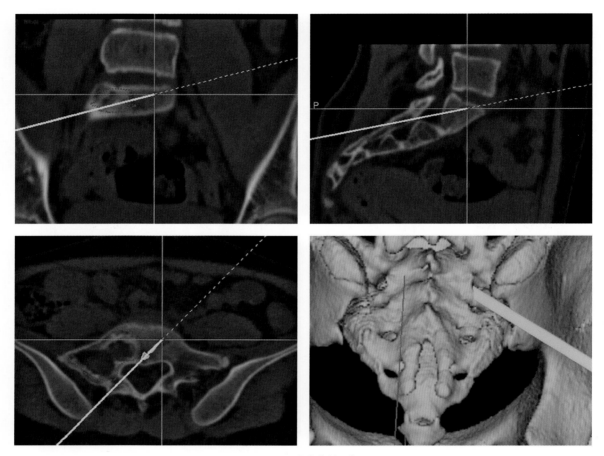

图 42-28　术中截骨导向

蓝色线为导航指引器引导截骨方向，红色线指示肿瘤边界

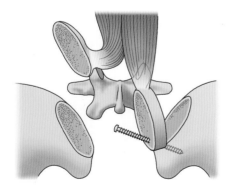

图 42-29　腰骶融合（带蒂髂骨瓣植骨融合）示意图

的切除边界，实时确定解剖部位、重要结构和相关器械的位置，从而为术者提供精确的术中影像指导，特别针对复杂的脊柱肿瘤，由于局部解剖结构复杂多变，与周围重要神经、血管和脏器毗邻，手术操作要求更为精细，因此，手术导航系统的应用就具有重要的价值。当脊柱肿瘤引发脊柱畸形时，脊柱解剖标志点不易识别，内固定的安装将更加困难，通过导航辅助，可以大大降低置钉等操作的失败率，从而降低手术风险。

（2）CANS的应用，还可以减少手术医生和患者术中辐射暴露的次数，使手术医生通过显示屏清楚地看到手术区域和手术器械的实时位置，及时纠正操作错误，弥补不足。

（3）CANS的应用，更能使脊柱肿瘤的切除与重建更加微创化，对于良性脊柱肿瘤（如骨样骨瘤等）或脊柱微小病灶，在导航辅助下，可以使操作更加迅速，病灶定位更加准确，刮除更加精准和彻底，从而避免盲目扩大手术、病灶刮除不足和结构破坏过多等问题，最大限度地保留正常骨质，维持脊柱的稳定和功能，为重建创造条件。

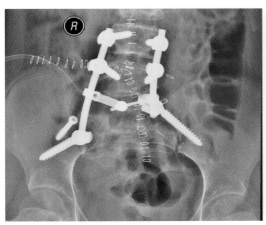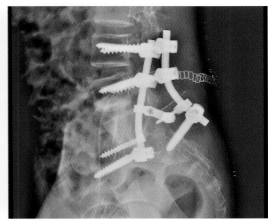

图 42-30　术后腰骶椎 X 线正侧位片显示骶骨肿瘤切除彻底，植骨固定满意

（二）导航辅助脊柱肿瘤外科治疗仍然存在以下问题

（1）导航系统价格昂贵，患者需要承担更大的经济负担。

（2）在开展导航辅助脊柱肿瘤手术初期，外科医生需要经过一定的学习曲线，以致手术时间相对延长，增加了术中感染的风险。

（3）当脊柱肿瘤侵犯周围软组织时，术中导航定位的组织漂移问题仍未解决，急需开发针对软组织肿瘤的计算机软件。

（4）导航术前需要进行图像采集与输入，准备时间约1小时，尤其在复杂部位的脊柱肿瘤手术设计与实施过程中，需要花费更长的操作时间，因此需要安排专人（技术人员）负责此项工作。

（5）CANS不能替代外科医生的手术思维与操作，只是外科医生手术操作的重要辅助手段，术中不能过度依赖导航系统，以免因为系统误差造成手术失误。

随着计算机辅助导航外科技术的发展，以及新的骨肿瘤导航软件模块的开发与应用，CANS将能更加便捷、精准地指导医生进行手术规划、手术操作和术后重建，相信在不远的将来，该项技术将在脊柱肿瘤外科治疗领域发挥更大的作用，并得到更好的普及。

（郭征　杨兴海）

【参考文献】

[1] Nolte L P, Visarius H, Arm E, et al. Computer-aided fixation of spinal implants[J]. J Image Guid Surg, 1995, 1(2): 88−93.

[2] Hufner T, Kfuri M Jr, Galanski M, et al. New indications for computer-assisted surgery: tumor resection in the pelvis[J]. Clin Orthop Relat Res, 2004, (426): 219−225.

[3] Wong K C, Kumta S M, Chiu K H, et al. Computer assisted pelvic tumor resection and reconstruction with a custom-made prosthesis using an innovative adaptation and its validation[J]. Comput Aided Surg, 2007, 12(4): 225−232.

[4] Cartiaux O, Paul L, Francq B G, et al. Improved accuracy with 3D planning and patient-specific instruments during simulated pelvic bone tumor surgery[J]. Ann Biomed Eng, 2014, 42(1): 205−213.

[5] Bandiera S, Ghermandi R, Gasbarrini A, et al. Navigation-assisted surgery for tumors of the spine[J]. Eur Spine J, 2013, 22(6): 919−924.

[6] Fujibayashi S, Neo M, Takemoto M, et al. Computer-assisted spinal osteotomy: a technical note and report of four cases[J]. Spine, 2010, 35(18): 895−903.

[7] Guppy K H, Chakrabarti I, Banerjee A. The use of intraoperative navigation for complex upper cervical spine surgery[J]. Neurosurg Focus, 2014, 36(3): 5.

[8] Nagashima H, Nishi T, Yamane K, et al. Case report: osteoid osteoma of the C2 pedicle: surgical technique using a navigation system[J]. Clin Orthop Relat Res, 2010, 468(1): 283−288.

[9] Kotani Y, Abumi K, Ito M, et al. Improved accuracy of computer-assisted cervical pedicle screw insertion[J]. J Neurosurg, 2003, 99(3): 257−263.

[10] Arand M, Hartwig E, Kinzl L, et al. Spinal navigation in tumor surgery of the thoracic spine: first clinical results[J]. Clin Orthop Relat Res, 2002, 399: 211−218.